最新ガイドライン準拠

血液疾患
診断・治療指針

編　集●**金倉　譲** 大阪大学
編集協力●**伊豆津宏二** 虎の門病院
　　　　冨山佳昭 大阪大学
　　　　松村　到 近畿大学
　　　　山﨑宏人 金沢大学

中山書店

序

　血液疾患では，遺伝子や分子レベルでの新たな診断法が次々と開発され，治療に関しても，従来の薬物療法に加えて，分子標的療法，移植による抗腫瘍免疫療法と多彩な選択肢が広がっている．血液疾患の診断・治療は，実に理論的かつ科学的であり，専門家にとっては極めて楽しく，わくわくする領域である．一方，多くの研修医や一般内科医にとっては，血液疾患はどうも敷居の高い領域のようである．この一因として，白血病，リンパ腫，骨髄不全や血栓・止血異常症などの血液疾患に日常診療で接する機会が少ないことが挙げられる．しかし，実際に血液病棟で研修を行うと，血液疾患のおもしろさに驚き，血液疾患をとおして多くの全身性の疾患の管理が学べることに気付くことも多いのである．

　本書は，一般内科医や研修医を対象とした血液疾患診療マニュアルである．日常診療で出合う血液疾患について，最新の国内外のガイドラインに基づき，必要最小限の事項を要領よく短時間で学べるように工夫している．執筆は，各血液疾患を専門としている先生がそれぞれ担当し，専門医ならではのアドバイスを加えることにより，各疾患に対する理解が深まるとともに，実際的な診断・治療の流れが把握できるような内容となっている．本書の構成は，血液疾患総論と血液疾患各論からなるが，血液疾患に罹患した患者の診察から始まり，各疾患の理解と治療について，簡潔な解説と図表を多用したビジュアルな紙面作りとなっている．

　なお，血液疾患をより詳しく知りたい方には，本書の姉妹書「プリンシプル血液疾患の臨床」シリーズが有用であろう．このシリーズは，『ここまできた白血病/MDS治療』，『リンパ腫・骨髄腫の最新療法』，『新戦略による貧血治療』，『よくわかる血栓・止血異常の診療』の全4巻からなり，血液疾患の診療ですぐに役立つ実践的で専門医に必要な知識を提供している．

　本書が，血液疾患診療の辞書として手元におきたくなる一冊となり，血液疾患の診断・治療の一助となれば幸いである．最後に，ご多忙のなかご執筆いただいた先生方に心より深謝する次第である．

2015年9月

大阪大学大学院医学系研究科 血液・腫瘍内科学

金倉　譲

血液疾患総論

1章 血液疾患に罹患した患者への診察の基本

主訴と鑑別のための問診・診察・検査オーダー	檀　和夫	2
検査・所見の異常と鑑別診断		
白血球数異常	後藤明彦	8
赤血球数異常	翁　家国, 小澤敬也	17
凝固・止血異常	村田　満	25
リンパ節腫脹	柴山浩彦	33
Advice：血算の読み方	波多智子	39
緊急対応を要する異常値と専門医に紹介するタイミング	田所誠司	43

2章 検査

血球検査	末盛晋一郎, 通山　薫	50
骨髄検査	脇本直樹, 松田　晃	59
凝固・線溶検査	朝倉英策	66
溶血検査	菅野　仁	73
リンパ節生検	横山雅大	78
遺伝子・染色体検査	南谷泰仁	82
免疫学的検査	織谷健司	88
画像検査	石守崇好, 中本裕士	93

3章 主な治療法

化学療法	髙松　泰	98
造血因子，サイトカイン療法	大島久美	107

分子標的治療	水木満佐央	112
造血幹細胞移植	神田善伸	121
輸血	芦田隆司，松村 到	129
感染症予防	定平 健，櫻井政寿，森 毅彦	133
放射線療法	加賀美芳和	139

血液疾患各論

4章 疾患の理解と治療

貧血

〔造血必須物質の欠乏による貧血〕

鉄欠乏性貧血	山﨑宏人	146
巨赤芽球性貧血	大西 康	154
腎性貧血	一井倫子	160

〔溶血性貧血〕

自己免疫性溶血性貧血（温式）	亀崎豊実	167
寒冷凝集素症	石田陽治	175
発作性寒冷ヘモグロビン尿症	石田陽治	178
発作性夜間ヘモグロビン尿症	植田康敬，西村純一	180
遺伝性球状赤血球症	和田秀穂	186
サラセミア	服部幸夫，山城安啓	192

〔骨髄不全とその周辺疾患〕

再生不良性貧血	山﨑宏人	196
Fanconi貧血	矢部みはる	206
先天性角化不全症	西尾信博，高橋義行，小島勢二	210
赤芽球癆	廣川 誠	214

〔基礎疾患を有する貧血〕

anemia of chronic disease (ACD)	臼杵憲祐	219
薬剤性貧血	半下石 明	224

骨髄異形成症候群（MDS）

骨髄異形成症候群（MDS）とは	石川隆之	230

低リスク MDS	松田光弘	236
高リスク MDS	宮崎泰司	243
5q−症候群	通山 薫	249
小児 MDS	真部 淳	254

白血病

白血病とは	冨田章裕	260
急性骨髄性白血病（non-APL）	石川裕一，清井 仁	274
急性前骨髄球性白血病（APL）	竹下明裕	283
二次性（治療関連）白血病	薄井紀子	290
混合表現型急性白血病	薄井紀子	294
急性リンパ性白血病（non-Ph）	早川文彦	298
高齢者白血病	宮腰重三郎	303
慢性骨髄性白血病	田中宏和，平瀬主税，松村 到	308
慢性リンパ性白血病	鈴宮淳司，足立康二，井上政弥	318
骨髄線維症	久冨木庸子，下田和哉	325
本態性血小板血症	小松則夫	329
真性赤血球増加症（真性多血症）	小松則夫	334

リンパ腫

リンパ腫とは	吉野 正，髙田尚良	340
びまん性大細胞型 B 細胞リンパ腫	宮﨑香奈	348
原発性縦隔大細胞型 B 細胞リンパ腫	富田直人	355
血管内大細胞型 B 細胞リンパ腫	末永孝生	361
濾胞性リンパ腫	綿本浩一，渡辺 隆	367
MALT リンパ腫	石澤賢一	374
脾リンパ腫	伊豆津宏二	379
原発性マクログロブリン血症・リンパ形質細胞リンパ腫	関口直宏	385
マントル細胞リンパ腫	伊豆津宏二	389
バーキットリンパ腫	丸山 大	394
末梢性 T 細胞リンパ腫	德永隆之	399
節外性 NK/T 細胞リンパ腫，鼻型	山口素子	405
皮膚 T 細胞リンパ腫	菅谷 誠	410
成人 T 細胞白血病/リンパ腫	石塚賢治	416
ホジキンリンパ腫	鈴木達也	424
原発性中枢神経系リンパ腫	近藤英生	429

医原性免疫不全状態に伴うリンパ増殖性疾患	正木康史	434
AIDS リンパ腫	竹下昌孝	439
小児リンパ腫	森　鉄也	443

骨髄腫

骨髄腫とは	森　敬子, 尾崎修治	450
多発性骨髄腫	得平道英, 木崎昌弘	456
AL アミロイドーシス	島崎千尋	465

止血・凝固異常

〔出血性疾患〕

血友病	嶋　緑倫	474
後天性血友病 A	田中一郎	483
von Willebrand 病	松下　正	490
特発性血小板減少性紫斑病	冨山佳昭	498
血小板機能異常症	柏木浩和, 冨山佳昭	505

〔血栓性疾患〕

静脈血栓塞栓症	横山健次	510

〔血小板減少を伴う血栓性疾患〕

抗リン脂質抗体症候群	加藤　将, 渥美達也	515
播種性血管内凝固症候群（DIC）	朝倉英策	520
血栓性血小板減少性紫斑病	松本雅則	529
溶血性尿毒症症候群	松本雅則	536
ヘパリン起因性血小板減少症	松尾武文	540

《プリンシプル血液疾患の臨床》シリーズ総目次　　547

索引　　549

● 凡例

以下の記号は，姉妹編《プリンシプル血液疾患の臨床》シリーズでの参照頁を示します．項目については巻末のシリーズ総目次をご覧ください．

- 白血病/MDS：『ここまできた 白血病/MDS 治療』
- リンパ腫・骨髄腫：『リンパ腫・骨髄腫の最新療法』
- 貧血：『新戦略による貧血治療』
- 血栓・止血異常：『よくわかる 血栓・止血異常の診療』

執筆者一覧 (執筆順)

檀　和夫	了德寺大学健康科学部医学教育センター／日本医科大学名誉教授
後藤明彦	順天堂大学医学部内科学血液学講座
翁　家国	自治医科大学医学部内科学講座血液学部門
小澤敬也	東京大学医科学研究所先端医療研究センター遺伝子治療開発分野
村田　満	慶應義塾大学医学部臨床検査医学
柴山浩彦	大阪大学大学院医学系研究科血液・腫瘍内科学
波多智子	長崎大学原爆後障害医療研究所血液内科学研究分野
田所誠司	市立豊中病院血液内科
末盛晋一郎	川崎医科大学検査診断学
通山　薫	川崎医科大学検査診断学
脇本直樹	埼玉医科大学血液内科
松田　晃	埼玉医科大学国際医療センター造血器腫瘍科
朝倉英策	金沢大学附属病院高密度無菌治療部
菅野　仁	東京女子医科大学病院輸血・細胞プロセシング科
横山雅大	がん研究会有明病院血液腫瘍科
南谷泰仁	岐阜大学医学部附属病院輸血部
織谷健司	大阪大学大学院医学系研究科血液・腫瘍内科学
石守崇好	京都大学大学院医学研究科放射線医学講座（画像診断学・核医学）
中本裕士	京都大学大学院医学研究科放射線医学講座（画像診断学・核医学）
髙松　泰	福岡大学医学部腫瘍・血液・感染症内科学
大島久美	広島大学原爆放射線医科学研究所血液・腫瘍内科学研究分野
水木満佐央	大阪大学大学院医学系研究科血液・腫瘍内科学／化学療法部
神田善伸	自治医科大学附属病院・附属さいたま医療センター血液科
芦田隆司	近畿大学医学部附属病院輸血・細胞治療センター／血液・膠原病内科
松村　到	近畿大学医学部血液・膠原病内科
定平　健	川崎市立井田病院血液内科
櫻井政寿	慶應義塾大学医学部血液内科
森　毅彦	慶應義塾大学医学部血液内科
加賀美芳和	昭和大学医学部放射線医学講座放射線治療学部門
山﨑宏人	金沢大学附属病院輸血部
大西　康	東北大学大学院医学系研究科血液・免疫病学分野
一井倫子	大阪大学大学院医学系研究科血液・腫瘍内科学
亀崎豊実	自治医科大学地域医療学センター地域医療支援部門
石田陽治	岩手医科大学内科学講座血液腫瘍内科分野
植田康敬	大阪大学大学院医学系研究科血液・腫瘍内科学
西村純一	大阪大学大学院医学系研究科血液・腫瘍内科学
和田秀穂	川崎医科大学血液内科
服部幸夫	山口県済生会山口総合病院検査部／山口大学名誉教授
山城安啓	山口大学医学部保健学科病態検査学
矢部みはる	東海大学医学部附属病院細胞移植再生医療科
西尾信博	名古屋大学医学部附属病院先端医療・臨床研究支援センター／小児科
高橋義行	名古屋大学大学院医学系研究科小児科学／成長発達医学
小島勢二	名古屋大学大学院医学系研究科小児科学／成長発達医学
廣川　誠	秋田大学大学院医学系研究科総合診療・検査診断学講座
臼杵憲祐	NTT東日本関東病院血液内科
半下石　明	NTT東日本関東病院血液内科
石川隆之	神戸市立医療センター中央市民病院血液内科
松田光弘	PL病院血液内科
宮﨑泰司	長崎大学原爆後障害医療研究所血液内科学研究分野
真部　淳	聖路加国際病院小児科

冨田章裕	名古屋大学大学院医学系研究科血液・腫瘍内科学		山口素子	三重大学大学院医学系研究科血液・腫瘍内科学
石川裕一	名古屋大学大学院医学系研究科血液・腫瘍内科学		菅谷　誠	東京大学大学院医学系研究科皮膚科学
清井　仁	名古屋大学大学院医学系研究科血液・腫瘍内科学		石塚賢治	福岡大学医学部腫瘍・血液・感染症内科
竹下明裕	浜松医科大学医学部附属病院輸血細胞治療部		鈴木達也	国立がん研究センター中央病院血液腫瘍科
薄井紀子	東京慈恵会医科大学附属第三病院腫瘍・血液内科		近藤英生	岡山大学大学院医歯薬学総合研究科総合内科学
早川文彦	名古屋大学大学院医学系研究科血液・腫瘍内科学		正木康史	金沢医科大学血液免疫内科学
宮腰重三郎	東京都健康長寿医療センター血液内科		竹下昌孝	国立国際医療研究センター病院血液内科
田中宏和	近畿大学医学部血液・膠原病内科		森　鉄也	聖マリアンナ医科大学小児科学
平瀬主税	近畿大学医学部血液・膠原病内科		森　敬子	徳島県立中央病院総合診療科
鈴宮淳司	島根大学医学部附属病院腫瘍センター		尾崎修治	徳島県立中央病院血液内科
足立康二	島根大学医学部附属病院腫瘍センター		得平道英	埼玉医科大学総合医療センター血液内科
井上政弥	島根大学医学部附属病院腫瘍センター		木崎昌弘	埼玉医科大学総合医療センター血液内科
久冨木庸子	宮崎大学医学部消化器血液学分野		島崎千尋	地域医療機能推進機構京都鞍馬口医療センター血液内科
下田和哉	宮崎大学医学部消化器血液学分野		嶋　緑倫	奈良県立医科大学小児科
小松則夫	順天堂大学医学部内科学血液学講座		田中一郎	八尾市立病院小児科
吉野　正	岡山大学大学院医歯薬学総合研究科病理学分野		松下　正	名古屋大学医学部附属病院輸血部
髙田尚良	岡山大学大学院医歯薬学総合研究科病理学分野		冨山佳昭	大阪大学医学部附属病院輸血部
宮﨑香奈	三重大学大学院医学系研究科血液・腫瘍内科学		柏木浩和	大阪大学大学院医学系研究科血液・腫瘍内科学
富田直人	横浜市立大学大学院医学研究科病態免疫制御内科学		横山健次	東海大学医学部付属八王子病院血液腫瘍内科
末永孝生	亀田総合病院血液・腫瘍内科		加藤　将	北海道大学大学院医学研究科内科学講座免疫・代謝内科学分野
綿本浩一	小牧市民病院血液内科		渥美達也	北海道大学大学院医学研究科内科学講座免疫・代謝内科学分野
渡辺　隆	小牧市民病院血液内科		松本雅則	奈良県立医科大学輸血部
石澤賢一	山形大学大学院医学系研究科血液・細胞治療内科学		松尾武文	兵庫県立淡路医療センター名誉院長
伊豆津宏二	虎の門病院血液内科			
関口直宏	国立病院機構災害医療センター血液内科			
丸山　大	国立がん研究センター中央病院血液腫瘍科			
徳永隆之	国立病院機構名古屋医療センター血液内科			

本書で用いられる主な略語

α₂-PI	α₂-plasmin inhibitor	α₂プラスミンインヒビター
ACD	anemia of chronic disease	慢性疾患に伴う貧血
ADC	antibody-drug conjugate	抗体-薬物複合体
ADCC	antibody-dependent cell cytotoxicity	抗体依存性細胞傷害
AIHA	autoimmune hemolytic anemia	自己免疫性溶血性貧血
ALCL	anaplastic large cell lymphoma	未分化大細胞リンパ腫
ALL	acute lymphoblastic leukemia	急性リンパ性白血病
AML	acute myeloid leukemia	急性骨髄性白血病
APL	acute promyelocytic leukemia	急性前骨髄球性白血病
APS	antiphospholipid syndrome	抗リン脂質抗体症候群
APTT	activated partial thromboplastin time	活性化部分トロンボプラスチン時間
AT	antithrombin	アンチトロンビン
ATL	adult T-cell leukemia/lymphoma	成人T細胞白血病/リンパ腫
ATRA	all-trans retinoic acid	全トランス型レチノイン酸
BL	Burkitt lymphoma	バーキットリンパ腫
CDC	complement-dependent cytotoxicity	補体依存性細胞傷害
CHL	classical Hodgkin lymphoma	古典的ホジキンリンパ腫
CLL	chronic lymphocytic leukemia	慢性リンパ性白血病
CML	chronic myeloid leukemia	慢性骨髄性白血病
CMML	chronic myelomonocytic leukemia	慢性骨髄単球性白血病
DIC	disseminated intravascular coagulation	播種性血管内凝固症候群
DLBCL	diffuse large B-cell lymphoma	びまん性大細胞型B細胞リンパ腫
DS	differentiation syndrome	分化症候群
DVT	deep vein thrombosis	深部静脈血栓症
EMA	eosin-5-maleimide	エオシン-5-マレイミド
EPO	erythropoietin	エリスロポエチン
ET	essential thrombocythemia	本態性血小板血症
FDG	fluorodeoxyglucose	フルオロデオキシグルコース
FDP	fibrin (and fibrinogen) degradation products	フィブリン（/フィブリノゲン）分解産物
FISH	fluorescence in situ hybridization	
FL	follicular lymphoma	濾胞性リンパ腫
FLC	free light chain	遊離軽鎖
FN	febrile neutropenia	発熱性好中球減少症
G-CSF	granulocyte colony-stimulating factor	顆粒球コロニー刺激因子
GP	glycoprotein	血小板膜糖蛋白
GPI	glycosylphosphatidyl-inositol	グリコシルホスファチジルイノシトール
GVHD	graft-versus-host disease	移植片対宿主病
Hb	hemoglobin	ヘモグロビン

HPS	hemophagocytic syndrome	血球貪食症候群
HS	hereditary spherocytosis	遺伝性球状赤血球症
HSC	hematopoietic stem cell	造血幹細胞
Ht	hematocrit	ヘマトクリット
HUS	hemolytic uremic syndrome	溶血性尿毒症症候群
INR	international normalized ratio	国際標準化
IPI	International Prognostic Index	国際予後指標
IPSS	International Prognostic Scoring System	国際予後スコアリングシステム
ISRT	involved site radiation therapy	
IST	immunosuppressive therapy	免疫抑制療法
ITI	immune tolerance induction	免疫寛容導入療法
ITP	idiopathic thrombocytopenic purpura	特発性血小板減少性紫斑病
LA	lupus anticoagulant	ループスアンチコアグラント
LDH	lactate dehydrogenase	乳酸脱水素酵素
LPD	lymphoproliferative disease	リンパ増殖性疾患
MCL	mantle cell lymphoma	マントル細胞リンパ腫
MCV	mean corpuscular volume	平均赤血球容積
MDS	myelodysplastic syndrome	骨髄異形成症候群
MPN	myeloproliferative neoplasms	骨髄増殖性腫瘍
MRD	minimal residual disease	微小残存病変
NAP	neutrophil alkaline phosphatase	好中球アルカリホスファターゼ
NOAC	novel oral anticoagulants	新規経口抗凝固薬
PAI	plasminogen activator inhibitor	プラスミノゲンアクチベーターインヒビター
PE	pulmonary embolism	肺塞栓症
PMF	primary myelofibrosis	原発性骨髄線維症
PNH	paroxysmal nocturnal hemoglobinuria	発作性夜間ヘモグロビン尿症
PS	performance status	身体活動度
PT	prothrombin time	プロトロンビン時間
PTCL	peripheral T-cell lymphoma	末梢性T細胞リンパ腫
PV	polycythemia vera	真性赤血球増加症
RAEB	refractory anemia with excess blasts	芽球増加を伴う不応性貧血
RCC	refractory cytopenia of childhood	小児不応性血球減少症
TBI	total body irradiation	全身放射線照射
TF	tissue factor	組織因子
TIBC	total iron-binding capacity	総鉄結合能
TLS	tumor lysis syndrome	腫瘍崩壊症候群
TMA	thrombotic microangiopathy	血栓性微小血管障害症
TPO	thrombopoietin	トロンボポエチン
TTP	thrombotic thrombocytopenic purpura	血栓性血小板減少性紫斑病
VWF	von Willebrand factor	von Willebrand因子

●治療効果判定の主な略語

CR	complete response (remission)	完全奏効（寛解）
VGPR	very good partial response	最良部分奏効
PR	partial response (remission)	部分奏効（寛解）
SD	stable disease	安定
PD	progressive disease	進行・増悪
RD	relapse disease	再発
OS	overall survival	全生存期間／割合
DFS	disease-free survival	無病生存期間／割合
RFS	relapse-free survival	無再発生存期間／割合
EFS	event-free survival	無イベント生存期間／割合
PFS	progression-free survival	無増悪生存期間／割合
FFS	failure-free survival	治療成功生存期間／割合
MST	median survival time	生存期間中央値
TTF	time to treatment failure	治療成功期間

読者への注意

本書では，医薬品の適応，副作用，用量用法等の情報について極力正確な記載を心がけておりますが，常にそれらは変更となる可能性があります．読者には当該医薬品の製造者による最新の医薬品情報（添付文書）を参照することが強く求められます．著者，編者，および出版社は，本書にある情報を適用することによって生じた問題について責任を負うものではなく，また，本書に記載された内容についてすべてを保証するものではありません．読者ご自身の診療に応用される場合には，十分な注意を払われることを要望いたします．

中山書店

1章

血液疾患に罹患した患者への診察の基本

1章 血液疾患に罹患した患者への診察の基本

主訴と鑑別のための問診・診察・検査オーダー

専門医からのアドバイス

- 血液疾患は全身疾患であり，その診療には内科医としての高い臨床能力が求められ，綿密な問診（医療面接），正確な身体診察，豊富な血液学的知識に基づいた効率的な検査計画と鑑別診断，そして患者および家族への説明と同意に基づいた最新の標準治療の施行を必要とする．
- 血液疾患を疑う主訴・症状としては，貧血症状，発熱，リンパ節腫脹，脾腫，出血傾向，血栓傾向がある．また，症状がない場合でも末梢血液検査での赤血球数，白血球数，血小板数および凝固・線溶系検査の異常は血液疾患を疑う．

- 本項では，貧血，発熱，リンパ節腫脹，脾腫，出血・血栓傾向について，問診，身体診察および検査オーダーについて解説する（検査値異常および鑑別診断については，次項の「検査・所見の異常と鑑別診断」を参照されたい）．

貧血

問診

- 貧血の症状（❶）としては，組織の低酸素状態からくる易疲労感，頭痛，めまい，狭心症様症状，食欲低下などと，代償機序による症状の動悸，頻脈，息切れ，皮膚粘膜蒼白など，および各貧血症に特有の舌炎，爪の菲薄化，黄疸，出血傾向，発熱，神経症状，味覚異常などに注意する．
- 貧血症状の強さは，貧血の程度（ヘモグロビン値），貧血の進行速度，患者の状態（年齢，臓器障害の有無）により左右される．このため，貧血症状の出現時期および経過を聴くことが重要である．
- 貧血症の鑑別診断を頭に入れながら，慢性出血（鼻出血，口腔内出血，痔など）の有無，便・尿の色，食事内容，既往歴（特に消化管手術）などを聴取する．
- 貧血症には多くの遺伝性疾患が含まれているため，症状の出現時期とともに家族歴の聴取が重要である．
- 貧血症のなかには医薬品副作用としての造血障害がみられるため，薬剤歴の

❶ 貧血の症状

組織の低酸素症状	易疲労感, 倦怠感, 頭痛, めまい, 失神, 狭心症様症状, 食欲低下, 便秘, 下痢など
生体の代償機序による症状	動悸, 頻脈, 息切れ, 皮膚粘膜蒼白など
貧血症ごとの特異的症状	舌炎, 爪の菲薄化, 黄疸, 出血傾向, 発熱, 神経症状, 味覚異常など

聴取も重要である.

身体診察

- 各貧血症が示す身体所見を考えに入れながら全身の診察をする. たとえば, 鉄欠乏性貧血では爪の菲薄化（匙状爪）や舌炎, 溶血性貧血では黄疸や脾腫の有無, 再生不良性貧血では出血症状や発熱, 巨赤芽球性貧血では舌の萎縮や神経症状, 白血病やリンパ腫に伴う二次性貧血ではリンパ節腫脹や脾腫の有無, その他の二次性貧血では基礎疾患を示す所見の有無などである.

検査オーダー

- 貧血症の診断は, 末梢血液検査で赤血球量の低下を確認することから始まる.
- 赤血球量の指標には赤血球数, ヘモグロビン濃度, ヘマトクリット値があるが, 病態生理から考えるとヘモグロビン濃度で貧血症の診断をするのが最も適切である[1].
- 末梢血液検査では赤血球数, ヘモグロビン濃度, ヘマトクリット値, 白血球数, 血小板数だけでなく, 必ず網赤血球数と白血球分画（視算法）も検査する.
- 網赤血球数は正球性正色素性貧血の鑑別にあたって骨髄の造血能を判断するうえで必要であり, 再生不良性貧血や溶血性貧血の診断には必須である. なお, 網赤血球数は％で判断するのではなく, 絶対数で判断することが重要である.
- 血液塗抹標本から得られる情報はきわめて多く, 各貧血症は血液塗抹標本の赤血球形態, 白血球形態を見るだけで診断がつくことも多く, また造血器腫瘍に合併した二次性貧血の診断にも欠かせない.
- 再生不良性貧血や骨髄異形成症候群などの骨髄不全症および造血器腫瘍に合併した二次性貧血では骨髄検査が必須だが, その他の貧血症の診断においては骨髄検査で得られる情報は少ない.
- 血液生化学検査では必要に応じて血清鉄, 不飽和鉄結合能, 血清フェリチン, 血清ビタミンB_{12}, 血清葉酸, LDH, 間接ビリルビン, 血清ハプトグロビン, 血清エリスロポエチンなどを測定する.
- 鑑別すべき貧血症によっては, 直接・間接 Coombs 試験, 赤血球表面 CD55/CD59 などの特殊検査を行う.

❷ 発熱と血液疾患

感染症の合併	好中球減少：再生不良性貧血，急性白血病，造血器腫瘍の化学療法後など
	好中球機能低下：骨髄異形成症候群，先天性好中球機能異常症など
	免疫能低下：リンパ系腫瘍
腫瘍熱	リンパ腫，急性白血病など
薬物アレルギー	抗菌薬，化学療法薬など
輸血の副作用	赤血球輸血，血小板輸血，血漿成分輸血

発熱

問診
- 発熱から血液疾患を疑う場合は，血液疾患に合併しやすい感染症，造血器腫瘍に伴う腫瘍熱などであり，さらに血液疾患の診療中にみられる発熱としては薬剤アレルギー，輸血熱などに注意が必要である．
- 発熱の原因により熱型に特徴がみられることがある．肺炎などの感染症では稽留熱，敗血症などの感染症や薬物アレルギー，造血器腫瘍では弛張熱，リンパ腫では間欠熱や波状熱などの熱型をとることがあり参考となる．
- 発熱以外の感染症状の有無，血小板減少症の合併を疑わせる出血症状の有無，造血器腫瘍を疑わせるリンパ節腫脹の有無なども詳細に聴取する．
- 最近の薬剤服用歴も詳細に聴取する．

身体診察
- 血液疾患に関連した発熱の原因を❷に示す．
- 好中球減少がみられる再生不良性貧血や急性白血病，好中球機能異常がみられる先天性疾患や骨髄異形成症候群，免疫能が低下するリンパ系腫瘍などでは感染症合併の頻度が高いため，全身を診察して感染症を見逃さないようにする．
- リンパ腫や急性白血病ではしばしば腫瘍熱がみられるため，不明の発熱をみたらこれら疾患を考慮して診察所見をとる．特に表在リンパ節腫脹や脾腫の有無をみる．
- 血液疾患の治療中では頻繁に使用される抗菌薬や血液製剤による発熱も常に考慮して診療する．

検査オーダー
- 不明の発熱から血液疾患の可能性も否定できないときは，血液塗抹標本による白血球分画，網赤血球数を含めた末梢血液検査を行い，再生不良性貧血，骨髄異形成症候群，造血器腫瘍の可能性を考慮する．
- 上記の疾患が疑われたら骨髄検査を行う．
- 身体所見からリンパ腫の可能性があれば血清可溶性IL-2受容体を測定する．

❸ リンパ節腫脹をきたす疾患

感染性腫脹	一般細菌（局所性）：化膿性リンパ節炎など ウイルス（全身性）：風疹，麻疹，伝染性単核球症など 結核（肉芽腫性），梅毒 その他：リケッチア，寄生虫など
非感染性炎症性腫脹	自己免疫疾患：全身性エリテマトーデス，関節リウマチなど アレルギー疾患：薬物過敏症，血清病など
腫瘍性腫脹	造血器腫瘍：リンパ腫，急性白血病（特にリンパ性），慢性リンパ性白血病（および類縁疾患），成人T細胞白血病，原発性マクログロブリン血症など がんの転移
その他	脂質代謝異常：Gaucher病，Niemann-Pick病など その他：サルコイドーシス，全身性Castleman病など

リンパ節腫脹

問診
- リンパ節腫脹をきたす疾患を❸に示す．問診ではこれらの疾患を考慮しながら必要な情報を聴取する．
- 感染性腫脹では，発熱，咽頭痛，咳，局所の化膿巣，腫脹しているリンパ節の疼痛の有無，腫脹に気がついてからの経過，既往歴，家族歴，ペット飼育の有無，渡航歴などをもれなく聴取する．
- 非感染性炎症性腫脹では，アレルギー疾患の有無，薬剤歴を忘れずに聴取する．
- 腫瘍性腫脹では腫脹リンパ節の疼痛の有無と増大傾向の有無，発熱，盗汗，体重減少などの全身症状の有無を聴く．

身体診察
- 全身の表在リンパ節の触診をし，その分布が限局性か全身性か，大きさ，圧痛の有無，硬さ，表面の性状，可動性，周囲組織との癒着を注意深く診察する．
- リンパ節以外の身体所見では，各種感染症にみられる他覚所見の有無，発疹，外傷，化膿巣などの皮膚所見の有無，自己免疫疾患にみられる皮膚所見，関節所見の有無などに注意を払う．

検査オーダー
- 造血器腫瘍を疑った場合には，まず末梢血液検査を行い，白血球数の増減，白血病細胞やリンパ腫細胞の有無，貧血や血小板減少の有無をみる．
- リンパ腫を疑った場合には可溶性IL-2受容体，成人T細胞白血病の可能性がある場合にはHTLV-1の検索を行う．
- リンパ節腫脹が炎症性か腫瘍性か鑑別が困難な場合には2〜3週間の経過観察を行い，悪性疾患が否定できないときにはリンパ節生検を行う．造血器腫瘍が疑われる場合や急激な増大がみられる場合には迅速にリンパ節生検を行う．なお，リンパ節腫脹の診断には吸引穿刺では十分な情報が得られない[2]．

❹ 脾腫をきたす主な疾患

感染症	ウイルス：伝染性単核球症，サイトメガロウイルス感染症，ウイルス性肝炎など 細菌：亜急性心内膜炎，敗血症など 結核 マラリアなど
造血器腫瘍	白血病：急性白血病，慢性骨髄性白血病，慢性リンパ性白血病 骨髄増殖性腫瘍：骨髄線維症，真性赤血球増加症，本態性血小板血症 その他のリンパ系腫瘍：リンパ腫，原発性マクログロブリン血症
うっ血脾	肝硬変，特発性門脈圧亢進症，Budd-Chiari症候群，うっ血性心不全など
炎症性疾患	関節リウマチ（Felty症候群），全身性エリテマトーデス，サルコイドーシスなど
溶血性貧血	遺伝性溶血性貧血，自己免疫性溶血性貧血など
その他	代謝異常（脂質，アミロイド）など

- リンパ節生検ではヘマトキシリン-エオシン染色による病理組織検査のみでなく，免疫組織学的検査，細胞表面マーカー検査，染色体分析，遺伝子解析も同時に行う．
- 深部リンパ節腫脹の検索にはCT検査，PET/CT検査などの画像検査を行う．
- 表在リンパ節腫脹がなく，深部リンパ節腫脹のみの場合は経過観察も含めて慎重な判断をし，必要時には開腹生検，開胸生検，胸腔鏡下生検，経気管支肺生検などを行う．

脾腫

問診

- 脾腫をきたす疾患を❹に示す．問診ではこれらの疾患を考慮しながら必要な情報を聴取する．
- 脾腫を疑わせる症状には，左季肋部の違和感，圧迫感，痛み，腹部膨隆，食欲不振などがある．
- 感染症が疑われる場合には，該当する感染症の症状の有無を聴取する．
- 血液疾患が疑われる場合には，貧血症状，出血傾向，リンパ節腫脹などの有無も慎重に聴取する．最近の健康診断の結果も参考になる．

身体診察

- 左季肋部の打診でも脾腫の存在が疑われるが，脾臓が正常の約3倍以上に腫大すると左肋骨弓下に触知する．脾切痕を触れれば脾腫であることが確実である．正常の約8倍以上になるとその先端は臍下に達し，巨脾と呼ばれる．
- 血液疾患が疑われる場合には全身の出血症状，リンパ節腫脹の有無を注意深く診察する．

検査オーダー

- 腹部診察で脾腫が明瞭でない場合には，腹部超音波検査，腹部CT検査で脾腫の確認が可能である．

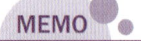

MEMO

細胞表面マーカー検査：血液細胞の表面抗原を解析することにより，腫瘍細胞の由来を判定する．病型診断に有用で，治療後の微小残存病変の検出にも使われる．細胞系列ごとの主な表面抗原として，骨髄系ではCD13，CD33，CD14，グリコホリンA，CD41など，未分化系ではCD34，HLA-DR，TリンパT球系ではCD3，CD4，CD5，CD7，CD8など，Bリンパ球系ではCD10，CD19，CD20，CD23，κ/λなどが用いられる．

MEMO

PET/CT：FDG-PET（^{18}F-fluorodeoxyglucose positron emission tomography）とCT（computed tomography）を組み合わせて画像を融合させた検査で，腫瘍細胞では糖代謝が亢進していることを利用して腫瘍病変を描出するものである．血液疾患では，主にリンパ腫での病期診断と治療効果判定に用いられており，きわめて有用である．

- 感染症，うっ血脾，炎症性疾患が疑われる場合にはそれぞれのスクリーニング検査を行う．
- 血液疾患が疑われる場合には，まず末梢血液検査で血球増加あるいは減少の有無，血液塗抹標本による異常細胞の有無を検査する．
- 造血器腫瘍が疑われる場合には骨髄検査（穿刺，生検），リンパ節生検を行う．これらの検査を行うときには，細胞表面マーカー検査，染色体分析，遺伝子解析も同時に行う．

出血・血栓傾向

問診
- 出血・血栓傾向を主訴とする疾患には先天性疾患が多いため，症状の出現時期や症状の反復，および家族歴の詳細な聴取が必要である[3]．
- 他の疾患あるいは薬剤に起因するものも多いため，既往歴，基礎疾患の有無，薬剤服用歴を正確に把握する．
- 出血症状の出方，すなわち皮膚・粘膜出血か筋肉内・関節内などの深部出血か，いったん止血後の再出血（後出血）か，などを聴取する．
- 血栓症状の出方，すなわち反復性か，通常では認められない部位の血栓か，などを確認する．

身体診察
- 出血の部位が表在か深部か，皮下出血では点状出血か斑状出血あるいは溢血斑かを判断する．また，アレルギー性紫斑病や老人性紫斑などの出血斑の特徴や好発部位にも注意する．
- 後天性では基礎疾患がある場合が多く，その症候を考慮して所見をとる．
- 血栓症では血管閉塞による臓器症状・所見に注意する．

検査オーダー
- まず末梢血液検査を行い，血小板の異常および基礎となる血液疾患の有無を調べる．
- 出血性疾患では同時に凝固・線溶系のスクリーニング検査（PT，APTT，フィブリノゲン値，FDP〈またはD-ダイマー〉）により鑑別を行う．
- その後，必要に応じて凝固因子活性の測定，補正試験などの検索を行う．
- 血栓性疾患ではさらに血栓関連分子マーカーの測定を行う．

（檀　和夫）

MEMO

血栓関連分子マーカー：トロンビン-アンチトロンビン複合体（TAT），プロトロンビンフラグメント1+2，フィブリンモノマー複合体（FMC），フィブリン分解産物（FDP），D-ダイマー，プラスミン-α_2プラスミンインヒビター複合体（PIC），組織型プラスミノゲンアクチベータ-プラスミノゲンアクチベータインヒビター-1複合体などが測定される．

文献

1) Means RT, Glader B. Anemia: General considerations. In: Greer JP, et al., eds. Wintrobe's Clinical Hematology 12th ed. Philadelphia: Lippincott Williams & Wilkins; 2008. pp.779-809.
2) Macon WR, et al. Diagnosis and classification of lymphomas. ibid. pp.2071-102.
3) Rodgers GM, Lehman CM. Diagnostic approach to the bleeding disorders. ibid. pp.1273-88.

1章 血液疾患に罹患した患者への診察の基本／検査・所見の異常と鑑別診断

白血球数異常

> **専門医からのアドバイス**
>
> ▶ 白血球の数の異常は，おのおのの白血球分画のいずれか，あるいは総体の結果であり，まずどの血球が増減しているのかを鑑別する．
> ▶ 芽球，前骨髄球の出現は，まず造血器腫瘍性疾患を考え，緊急性を判断するための検査（生化学検査，凝固系検査，骨髄穿刺など）を行う．
> ▶ 赤血球数，血小板数の異常が同時に生じていないかを確認し，2あるいは3系統の血球に異常がみられる場合は，造血器疾患の存在を念頭におくことが必要である．
> ▶ 白血球増加のうち貧血と血小板減少を伴う場合はまず，白血病の可能性を想起する．また，血小板増加を伴えば骨髄増殖性腫瘍を考える．
> ▶ 汎血球減少では再生不良性貧血，骨髄異形成症候群のほかに血球貪食症候群や急性白血病，なかでも急性前骨髄球性白血病を忘れてはいけない．

- 白血球数の正常値は，日本人では3,500〜9,000/μLとされる．
- 末梢血で通常みられる白血球は好中球，好酸球，好塩基球，リンパ球，単球であり（❶），白血球数はその総計をみている．
- 小児では成人と比較してやや高値である．
- 正常下限前後の低めの人や逆に上限前後の高めの人など個人差があるため，普段の白血球数を知っておくこと，経過をみることは有益である．

異常が起こる原因

- 白血球が増加する機序は，大別すると，①腫瘍性増加と②反応性増加ととら

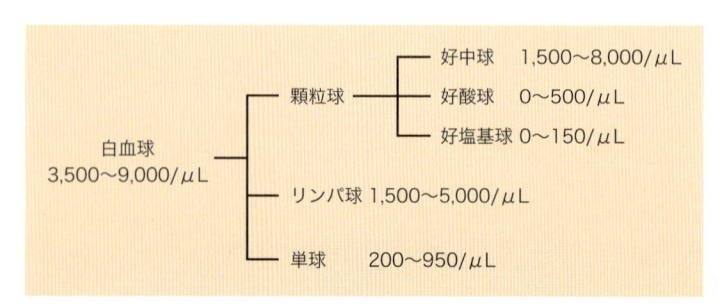

```
                    ┌─ 好中球   1,500〜8,000/μL
          ┌─ 顆粒球 ─┼─ 好酸球   0〜500/μL
          │          └─ 好塩基球 0〜150/μL
白血球 ────┤
3,500〜9,000/μL
          ├─ リンパ球 1,500〜5,000/μL
          │
          └─ 単球    200〜950/μL
```

❶ 末梢血白血球分画と正常値

❷ 反応性好中球増加をきたす疾患

感染症	細菌性，真菌性
組織破壊	心筋梗塞，肺梗塞，外傷，手術，火傷
炎症性疾患	血管炎，Castleman 病
薬物	G-CSF 製剤，エピネフリン，ステロイド，リチウム製剤
悪性腫瘍	G-CSF 産生腫瘍
内分泌疾患	糖尿病性昏睡，甲状腺クリーゼ，Cushing 症候群，褐色細胞腫
その他	急性出血，溶血，妊娠，喫煙者など

G-CSF：顆粒球コロニー刺激因子

えられる．
- 反応性増加の機序は，①骨髄での産生増加，②白血球分布の変化（骨髄や marginal pool から circulating pool への放出など）があげられる．
- 白血球が減少する機序は，①骨髄での産生低下，②消費亢進，③破壊亢進，④白血球分布の異常の4つに分けられる．

考えられる疾患

- 白血球数の異常は，おのおのの白血球分画のいずれかの増減，あるいはその総体の結果であり，場合によってはある白血球が増加しているのに，別の白血球が低下しているために白血球数は正常範囲になる（薬剤性の好中球減少と好酸球増加の併存など）こともありうる．したがって，白血球数の異常の原因は白血球の種類ごとに考える必要がある．

白血球増加

好中球増加

(1) 反応性増加

- 臨床において最もよくみる白血球増加である．❷に主な原因を示す．
- 急性，慢性感染における炎症反応に伴う顆粒球コロニー刺激因子（G-CSF）を代表とする種々のサイトカインへの反応などの結果，好中球の末梢血への動員や産生刺激がなされて生じる．
- 感染による好中球増加は通常，桿状核球や特に分葉核球を中心とする成熟好中球の増加が主体であるが，重篤な細菌感染では後骨髄球や骨髄球などの幼若な細胞が出現することがある（核左方移動）．
- G-CSF 産生腫瘍では，明らかな全身的な炎症反応がないのに成熟好中球の増加がみられる．がん腫としては肺がんが最も多いが，さまざまながんで G-CSF 産生が報告されている．
- 必ずしもメカニズムや意義は明らかではないが，喫煙者ではしばしば好中球増加による白血球増加をみる．20,000/μL を超えることはまれである．
- 女性では妊娠に伴い，生理的な好中球増加による白血球増加がみられる．

❸ 反応性好酸球増加をきたす疾患

アレルギー疾患	気管支喘息，アトピー性皮膚炎，花粉症，蕁麻疹，薬剤性など
寄生虫	回虫，フィラリア，*Pneumocystis jirovecii* など
自己免疫疾患	結節性多発動脈炎，肉芽腫性多発血管炎，関節リウマチ，強皮症など
腫瘍	がんおよび肉腫，ホジキンリンパ腫など

(2) 腫瘍性増加
- 好中球系白血球の増加する造血器腫瘍で比較的頻度の高いのは慢性骨髄性白血病（CML）であり，幼若な骨髄球系細胞が出現するが白血病裂孔は認めない．好酸球や好塩基球の増加と血小板増加をしばしばみる．
- 真性赤血球増加症（PV），本態性血小板血症（ET），原発性骨髄線維症（PMF）などのフィラデルフィア（Ph）染色体陰性骨髄増殖性腫瘍（MPN），特に *JAK2* V617F 陽性例では好中球優位の白血球増加（時に芽球も含む幼若白血球の出現）を認めることが多い[1]．
- 慢性好中球性白血病（CNL）はまれな疾患だが，成熟好中球が腫瘍性に著明に増加する．CML と比べると Ph は認めず，好中球アルカリホスファターゼ（NAP）は高値である．最近 *CSF3R* 遺伝子の異常が報告された[2]．

好酸球増加

(1) 反応性増加
- 反応性（二次性）好酸球増加をきたす疾患を❸に示す．
- なかでも薬剤性が最も頻度が高い．各種アレルギー疾患でもさまざまな程度で好酸球増加をみる．
- ホジキンリンパ腫などの造血器腫瘍や固形がん患者にもみられることがある．
- 寄生虫の侵入によるものは，特に開発途上国では頻度が高い．

(2) 腫瘍性増加
- CML を含む MPN では腫瘍クローン由来の好酸球増加を認めることがあるが増加白血球の主体とはならない．
- 好酸球が腫瘍細胞の主体となる疾患は，① *PDGFRA*，*PDGFRB* および *FGFR1* 遺伝子異常を伴う骨髄性およびリンパ性腫瘍と，②慢性好酸球性白血病である[3]．
- ①のなかでは del(4q12) に伴い PDGFRα の活性化が生じる *FIP1L1-PDGFRA* の頻度が最も高い．診断には末梢血の FISH 法が有用である．
- 二次性や①が否定的で②が疑われてもクロナリティが証明できないものは原発性好酸球増加症候群（idiopathic hypereosinophilic syndrome；idiopathic HES）と呼ばれる．
- 原発性 HES の定義は，臓器浸潤・障害を伴い6か月以上継続する $1,500/\mu L$ 以上の好酸球増加である．

好塩基球増加

- 著しく増加している場合は腫瘍性である場合が多い．CML 慢性期，移行期では好塩基球増加が特徴的であり，好中球 FISH 法などで Ph の確認をすべ

❹ リンパ球増加をきたす疾患

造血器腫瘍	慢性リンパ性白血病，成人Ｔ細胞白血病，顆粒リンパ球増殖性疾患，リンパ腫の白血化
感染症	伝染性単核球症（様症候群），百日咳，結核，流行性耳下腺炎など
内分泌疾患	Addison 病，Basedow 病など

きである．Ph 陰性の MPN でも好塩基球増加をみることがある．好塩基球単独の増加，なかでも急性好塩基球性白血病はきわめてまれである．
- 非腫瘍性増加としては，アレルギー疾患や甲状腺機能低下症でみられることがあるが，白血球数が異常高値になるほど上がることはほとんどない．

リンパ球増加（❹）

（1）反応性増加
- リンパ球の反応性増加としては伝染性単核球症が代表例である．これは Epstein-Barr（EB）ウイルスの初感染に際し，感染したＢ細胞に対して細胞傷害性Ｔ細胞が著しく増加し，異型リンパ球として観察される．
- EB ウイルスのほかに，サイトメガロウイルスやヒトヘルペスウイルス６（HHV-6）などヘルペス属の初感染でも伝染性単核球症様症候群を発症することがある．
- その他，リンパ球増加をみることがある感染症として，結核，百日咳，流行性耳下腺炎があげられる．
- Basedow 病や Addison 病などの内分泌疾患でも時にリンパ球増加をみる．

（2）腫瘍性増加
- 成熟リンパ球が腫瘍性に増加する疾患は慢性リンパ性白血病，リンパ腫の白血化，成人Ｔ細胞白血病（ATL）などがある．

単球増加
- 炎症性疾患，薬剤性無顆粒球症や抗がん剤投与後に起こった白血球減少症の回復期，亜急性心内膜炎，敗血症，梅毒，活動性結核，ブルセラ症などの細菌感染でみられる．
- 腫瘍性としては慢性骨髄単球性白血病（CMML）があり，1,000/μL 以上の単球増加が原因不明で３か月以上遷延し，血球に異形成があれば疑う．

芽球増加
- 芽球の著しい増加による白血球増加は，急性白血病や CML，CMML，骨髄異形成症候群（MDS），MPN などからの急性転化が示唆される．
- 類白血病反応は，白血球数 50,000/μL 以上で芽球の出現を伴うが急性白血病が否定された場合に称され，感染症や中毒，腫瘍，急性出血，溶血などが原因となりうる．
- 白赤芽球症（leukoerythroblastosis）では，末梢血に芽球とともに赤芽球の出現を認める．重要な原因としてがんの骨髄転移（骨髄がん腫症），骨髄線維化があげられる．

❺ 好中球減少をきたす疾患

感染症	重症細菌感染症，腸チフス，ブルセラ症，リケッチア，ウイルス感染症，原虫感染症など
骨髄占拠性病変	急性白血病，がんの骨髄転移など
薬物	❻参照
造血不全	再生不良性貧血，骨髄異形成症候群，発作性夜間ヘモグロビン尿症，巨赤芽球性貧血，鉄欠乏性貧血など
好中球破壊亢進	免疫性好中球減少症，自己免疫疾患，同種免疫性（頻回輸血，新生児同種免疫性好中球減少症），脾機能亢進症など
好中球産生障害	先天性好中球減少症，周期性好中球減少症，特発性好中球減少症，Shwachman-Diamond症候群，WHIM症候群など
その他	放射線照射，抗がん剤投与，アルコール中毒，神経性食思不振症，悪液質など

❻ 好中球減少の原因となりうる主な薬剤

抗炎症薬	インドメタシン，イブプロフェン，ロキソプロフェン，セレコキシブなど
抗菌薬	ペニシリン系，セフェム系，ST合剤，イソニアジドなど
抗甲状腺薬	チアマゾール（メチマゾール），プロピルチオウラシルなど
抗精神病薬，抗うつ薬	フェノチアジン誘導体，クロルプロマジン，アミトリプチリン，アモキサピンなど
抗けいれん薬	フェニトイン，カルバマゼピン，バルプロ酸ナトリウムなど
経口糖尿病薬	クロルプロパミド，トルブタミドなど
消化性潰瘍治療薬	H_2ブロッカー，プロトンポンプ阻害薬
その他	アロプリノール，キニジン，プロカインアミド，メチルドパ，カプトプリル，フロセミド，抗リウマチ薬など

白血球減少
- 白血球単独の減少としては，好酸球，好塩基球，単球の減少が臨床上の問題となることは少なく，好中球減少とリンパ球減少が問題となる．
- 白血球減少に加えて，赤血球か血小板いずれかあるいは汎血球減少を認めた場合は再生不良性貧血，MDSや発作性夜間ヘモグロビン尿症などの造血障害，鉄欠乏性貧血（白血球減少を伴うことあり）や巨赤芽球性貧血のような造血に必須なビタミンなどの欠乏症のほかに，急性白血病（特に急性前骨髄球性白血病〈APL〉）や血球貪食症候群（HPS）などの重篤な病態の可能性がある．

好中球減少
- 好中球減少の定義は1,500/μL以下であるが，1,000/μL以下の場合は感染症を合併しやすく，500/μL以下では重症の感染症のリスクが高くなる．好中球減少を示す疾患を❺に示す．
- 好中球のみの減少であれば，ウイルスなどの感染症，薬剤性を考慮する．薬剤はほとんどすべてが被疑薬となりうるが，主なものを❻に示す．

❼ リンパ球減少をきたす疾患

感染症	HIV 感染症，急性感染症（インフルエンザなど），活動性結核，細菌性感染症，敗血症，ウイルス性肝炎など
薬物	ステロイド，抗がん剤，抗リンパ球抗体，免疫抑制薬など
放射線照射	
悪性腫瘍	末期悪性腫瘍，ホジキンリンパ腫など
自己免疫疾患	全身性エリテマトーデス，関節リウマチ，重症筋無力症など
その他	先天性免疫不全症，心不全，蛋白漏出性腸炎，胸管ドレナージ

- 好中球減少が6か月以上確認されれば慢性好中球減少症となる．
- 慢性好中球減少症には，自己抗体により好中球破壊が亢進する免疫性好中球減少症と，好中球の産生障害で起こる重症先天性好中球減少症や周期性好中球減少症などがある．

リンパ球減少
- 一般的な細菌感染などによる好中球増加に伴った相対的リンパ球減少を除き，絶対的な減少をきたすものでは薬剤性，放射線照射，HIV 感染症があげられる（❼）．
- 小児では先天性免疫不全症（特に重症複合型免疫不全症）に注意が必要である．

鑑別のポイント

白血球増加
- まず，目視法で白血球分画と他の血球の増減を確認する．
- 主として増加している白血球を計算し，❽のフローチャートに沿って鑑別診断を行っていく．
- 芽球が観察された場合，特に貧血 and/or 血小板減少を伴っていると急性白血病の可能性があり，緊急の骨髄検査の適応である．採取した骨髄は一部は標本や病理，一部は染色体分析やフローサイトメトリー，残余はペレットにするなどして保存する．
- 芽球が骨髄細胞の20％以上を占めれば WHO 基準での急性白血病であり，特殊染色などで確定診断を行う．
- 芽球20％未満で t(8;21) や inv(16) などいわゆる recurrent genetic abnormality がない場合は CML，MPN，MDS，AML M6，CMML などを念頭に鑑別を行う．
- 骨髄 dry tap の場合は，生検で骨髄線維化が確認されれば PMF もしくは二次性骨髄線維症（MF）となり，PV，ET，リンパ腫など種々の二次性 MF の原因を鑑別する．
- 上記のいずれでもなければ類白血病反応を疑い，原因を検索する．
- 好中球主体の白血球増加で特に前骨髄球，骨髄球などの幼若細胞や好酸球・

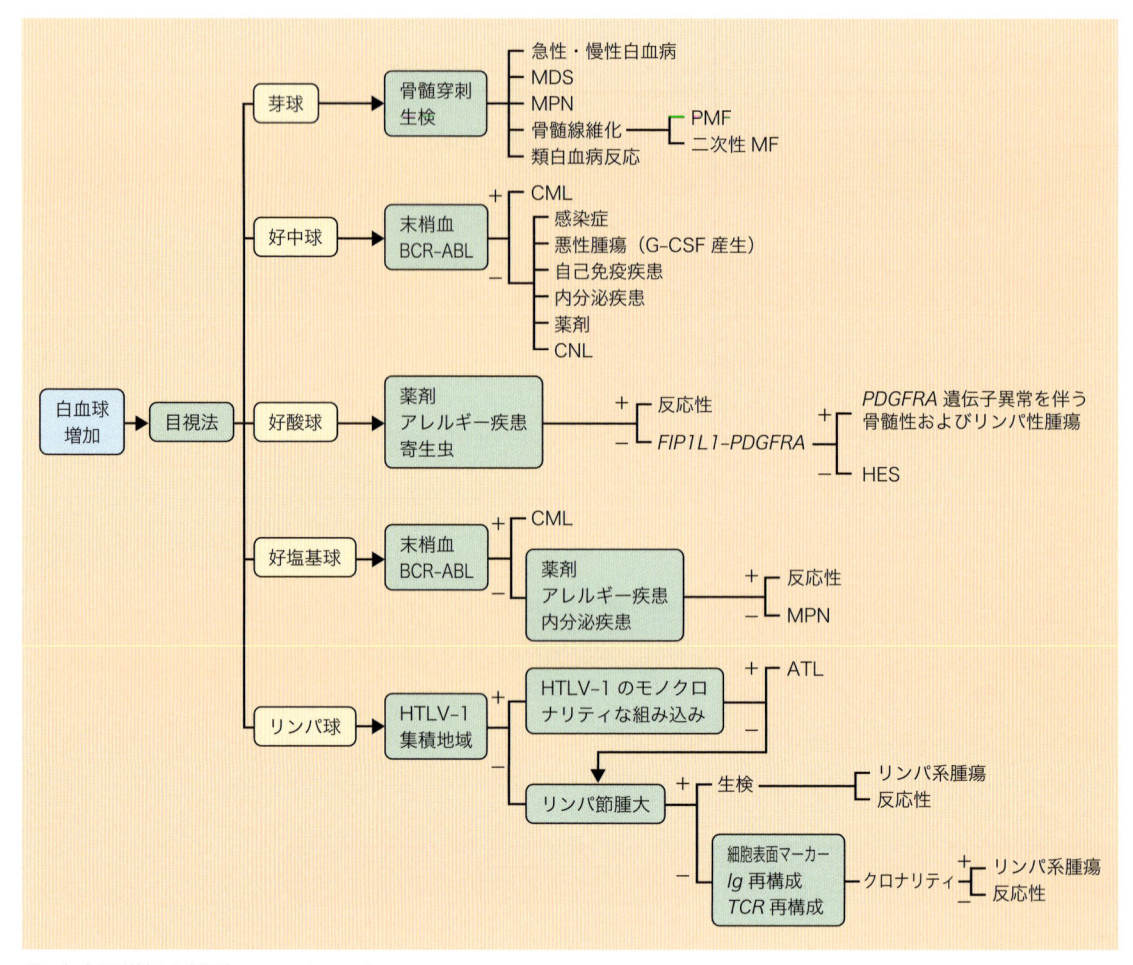

❽ 白血球増加の鑑別フローチャート

MDS：骨髄異形成症候群，MPN：骨髄増殖性腫瘍，PMF：原発性骨髄線維症，MF：骨髄線維症，CML：慢性骨髄性白血病，G-CSF：顆粒球コロニー刺激因子，CNL：慢性好中球性白血病，HES：好酸球増加症候群，ATL：成人T細胞白血病，HTLV-1：ヒトT細胞白血病ウイルス1型，Ig：免疫グロブリン，TCR：T細胞受容体

- 好塩基球の増加をみた場合はまずCMLを疑い，末梢血好中球BCR-ABL（FISH法）でPhの有無を確認する．NAPが著しく低下するのも参考になる．
- 成熟好中球主体の増加でCML，MPN，重症感染症などが完全に否定されればCNLの可能性も考える．
- 好酸球主体の増加（>1,000/μL）では病歴を詳細に聴取し，薬剤性，アレルギー疾患，寄生虫などの可能性を吟味する．原因不明の場合はFIP1L1-PDGFRAを末梢血FISH法でチェックし，陰性で慢性的に経過するのであればHESの診断となる．
- 好塩基球の割合や絶対数が増加している場合，末梢血好中球BCR-ABL（FISH法）を確認する．陰性の場合は薬剤・アレルギー疾患・内分泌疾患などの反応性か，MPNなどの腫瘍性疾患を考える．

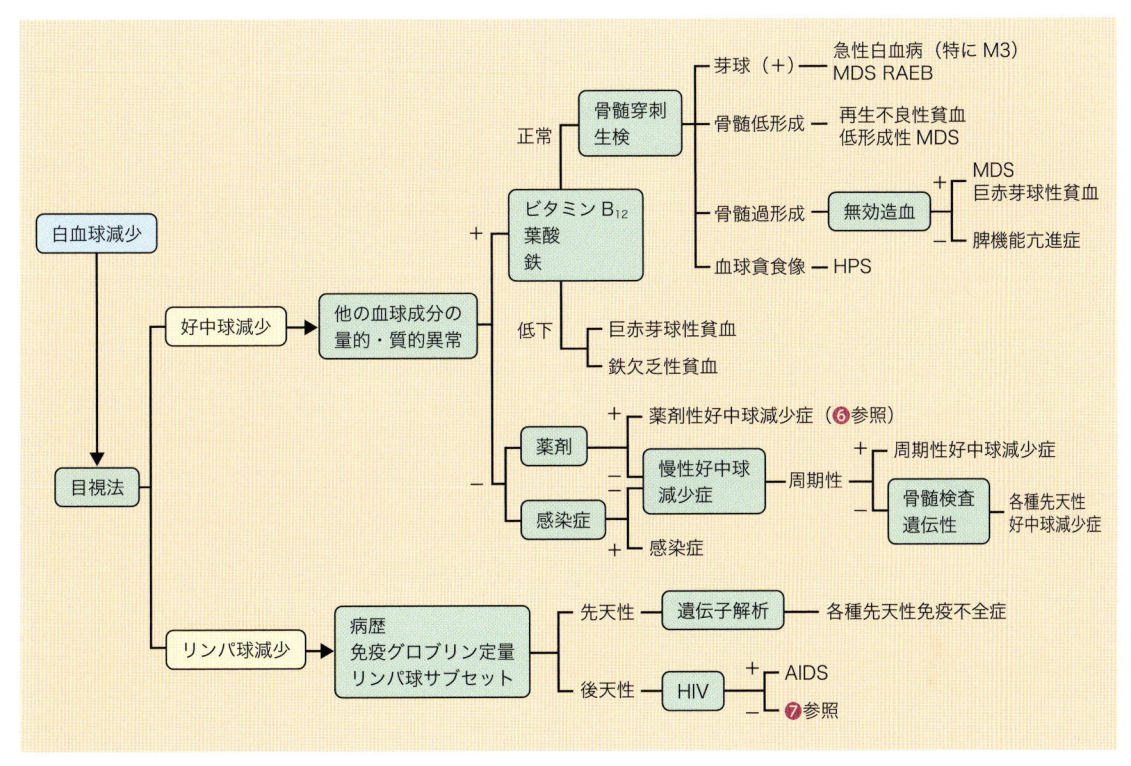

❾ 白血球低下の鑑別フローチャート
MDS：骨髄異形成症候群，RAEB：芽球増加を伴う不応性貧血，HPS：血球貪食症候群，HIV：ヒト免疫不全ウイルス，AIDS：後天性免疫不全症候群

- 成熟リンパ球の増加では，患者や血縁者が九州や沖縄などヒトT細胞白血病ウイルス1型（HTLV-1）の集積地域出身であればATLA（成人T細胞白血病関連抗原）を調べ，陽性であればHTLV-1のモノクロナリティな組み込みをサザンブロットで証明すればATLの確定診断となる．
- 表在リンパ節腫大を伴う場合は，生検によりリンパ系腫瘍か反応性かの判断を行い，末梢血のみの増加の場合はリンパ球表面マーカーや免疫グロブリン（Ig）遺伝子再構成，T細胞受容体（TCR）遺伝子再構成を検討し，反応性か腫瘍性増加か判断する．

白血球減少

- 白血球増加時と同様に目視法でどの白血球が減少しているか，また他の血球の増減を確認する．
- 臨床的に遭遇する白血球減少の多くは好中球減少であり，❾のフローチャートを参考に鑑別を行っていく．
- 貧血 and/or 血小板減少を伴う場合は造血器疾患の可能性が高く，ビタミンB$_{12}$，葉酸，鉄など造血に必須なものの低下がなければ骨髄検査の適応となる．
- 汎血球減少の場合，急性白血病，特にAPLの可能性があり，末梢血塗抹標本を端々まで観察することが肝要である．

MEMO
筆者は1枚の標本で1個だけファゴット細胞を認めたAPLを経験したことがある．

- 高熱,LDH 高値,可溶性インターロイキン 2 受容体高値などが伴う汎血球減少は HPS の可能性があり,骨髄検査による貪食像の確認が必要である.
- 好中球のみの減少では病歴を詳細に検討し,薬剤性や感染症によるのかを鑑別する.そうした二次性のものが否定された場合,先天性の好中球減少症を考慮する.
- リンパ球減少に際しては HIV 感染の確認やリンパ球サブセットの確認を行い,先天性免疫不全症や後天性免疫不全症を鑑別していく.

〔後藤明彦〕

文献

1) Tefferi A, Barbui T. Polycythemia vera and essential thrombocythemia: 2015 update on diagnosis, risk-stratification and management. Am J Hematol 2015; 90: 162-73.
2) Maxson JE, et al. Oncogenic *CSF3R* mutations in chronic neutrophilic leukemia and atypical CML. N Engl J Med 2013; 368: 1781-90.
3) Gotlib J, Cools J. Five years since the discovery of *FIP1L1-PDGFRA*: what we have learned about the fusion and other molecularly defined eosinophilias. Leukemia 2008; 22: 1999-2010.

1章 血液疾患に罹患した患者への診察の基本／検査・所見の異常と鑑別診断

赤血球数異常

> **専門医からのアドバイス**
> - 貧血がゆっくり進行してきた場合は，体の中で代償機転が働くため，かなり高度の貧血になるまで自覚症状を訴えないことが多い．
> - 貧血の鑑別診断では，平均赤血球容積（MCV）の値により小球性・正球性・大球性の貧血にまず分ける．また，網赤血球数により，赤血球造血が亢進しているか，低下しているかを判断する．
> - 造血幹細胞の遺伝子異常によって生じる真性赤血球増加症は，軽度の白血球増加と血小板増加，さらに脾腫を伴うことが多い．二次性赤血球増加症やストレス赤血球増加症（ストレス多血症）との鑑別が難しい場合は，*JAK2*遺伝子変異検索が決め手となる．

異常が起こる原因

貧血

- 末梢血液中の赤血球（RBC）数，ヘモグロビン（Hb）濃度あるいはヘマトクリット（Ht）値が低下した状態を貧血という．
- Hbが酸素の運搬体の役割を果たすことから，Hb濃度が最も重要な貧血の指標となる．一般には，成人男性でHbが13 g/dL未満，成人女性で12 g/dL未満，高齢者では男女ともに11 g/dL未満を貧血とする．
- 貧血の原因としては，赤血球産生の障害（造血幹細胞/前駆細胞の増殖分化の障害，Hb合成障害，DNA合成障害，エリスロポエチン（erythropoietin；EPO）産生障害，造血器腫瘍や骨髄占拠病変），赤血球の破壊亢進（先天性および後天性の溶血性貧血），赤血球の喪失（出血），赤血球の分布異常（脾腫），その他の二次性貧血（肝疾患，甲状腺機能低下症，下垂体機能低下症）に大きく分けられる（❶）．
- 慢性感染症・炎症性疾患・悪性腫瘍などに伴う二次性貧血は，慢性疾患に伴う貧血（anemia of chronic disease；ACD）と呼ばれ，炎症性サイトカインなどが関与する．
- 貧血患者では，皮膚・粘膜の蒼白などの視診所見のほか，Hb低下による組織の低酸素血症に基づく症候，代償機序による症候が共通してみられる

▶ **貧血**
p.2参照

❶ 病態からみた貧血の分類

赤血球産生の障害	1. 造血幹細胞/前駆細胞の増殖分化の障害 　・再生不良性貧血 　・赤芽球癆（PRCA） 　・骨髄異形成症候群（MDS） 2. Hb 合成障害 　・鉄欠乏性貧血 　・鉄芽球性貧血 　・慢性感染症・炎症性疾患・腫瘍による二次性貧血（ACD） 　・サラセミア 3. DNA 合成障害（巨赤芽球性貧血） 　・ビタミン B$_{12}$ 欠乏（胃切除後，悪性貧血） 　・葉酸欠乏 　・抗がん剤投与 4. EPO 産生障害 　・慢性腎不全 5. 造血器腫瘍や骨髄占拠病変に伴う貧血 　・白血病 　・リンパ腫 　・多発性骨髄腫 　・骨髄線維症 　・骨髄がん腫症
赤血球の破壊亢進 （溶血性貧血）	1. 先天性疾患 　・赤血球膜の異常（遺伝性球状赤血球症など） 　・赤血球酵素異常症 　・異常ヘモグロビン症 2. 後天性疾患 　・自己免疫性溶血性貧血（AIHA） 　・発作性夜間ヘモグロビン尿症（PNH） 　・細血管障害性溶血性貧血（MHA） 　・血球貪食症候群
赤血球の喪失 （失血性貧血）	・出血
赤血球の分布異常	・脾腫
その他の二次性貧血	・肝疾患 ・甲状腺機能低下症 ・下垂体機能低下症

Hb：ヘモグロビン，EPO：エリスロポエチン

（❷）．その他，貧血の原因となった基礎疾患そのものによる症候，高度の貧血で心不全を合併した場合にはその症候が認められる．

- 組織の低酸素血症の症候としては，頭痛，めまい，耳鳴，失神，倦怠感，狭心痛，労作時息切れ，易疲労感，筋力減退などが出現する．なお，心電図で虚血性変化を認めることがあるが，このような所見は貧血の改善とともに消失する．

- 組織の酸素不足を補うための生体の代償機序による症状として，頻脈（動悸），機能性収縮期心雑音，頸部静脈コマ音（血管性雑音），頻呼吸などが出現する．

- 貧血がゆっくり進行してきた場合は，代償機転が働いて体が慣れてしまうため，かなり高度の貧血になるまで自覚症状を訴えないことが多い．

❷ 貧血全般に共通する症状と身体所見

貧血の視診所見	● 顔面や手掌の襞，爪床などの蒼白色調 ● 眼瞼結膜が貧血様
臓器・組織の酸素不足による症候	● 脳神経系：頭痛，めまい，耳鳴，失神，倦怠感など ● 循環器系：狭心痛 ● 呼吸器系：息切れ ● 骨格筋系：易疲労感，筋力減退
代償機序による症候	● 循環器系：頻脈（動悸），機能性収縮期心雑音，頸部静脈コマ音 ● 呼吸器系：頻呼吸

❸ 赤血球増加症の分類

相対的赤血球増加症	1. 赤血球濃縮状態 　● 下痢，発汗亢進，重度の熱傷 2. ストレス赤血球増加症（ストレス多血症，Gaisböck 症候群）
絶対的赤血球増加症	1. 一次性赤血球増加症（造血幹細胞の異常） 　1）真性赤血球増加症（真性多血症） 　2）慢性骨髄性白血病の一部 　3）EPO 受容体（*EPOR*）遺伝子異常 2. 二次性赤血球増加症（EPO の産生亢進） 　1）低酸素状態 　　● 高地居住，高地トレーニング，慢性肺疾患，先天性心疾患による右左シャント，肥満低換気症候群（Pickwick 症候群） 　　● 異常ヘモグロビン症（酸素親和性亢進型） 　　● 慢性一酸化炭素中毒（ヘビースモーカー，トンネル内作業） 　　● コバルト曝露 　2）EPO 産生腫瘍 　　● 腎腫瘍，腎嚢胞 　　● 肝細胞がん 　　● 小脳血管芽細胞腫 　　● 子宮線維筋腫 　3）腎移植後 　4）*EPO* 遺伝子発現制御分子の異常 　　● 低酸素応答因子（*HIF2A*）遺伝子異常 　　● von Hippel-Lindau（*VHL*）遺伝子異常 　　● プロリン水酸化酵素（*PHD2*）遺伝子異常 3. 特発性赤血球増加症 4. その他 　● 蛋白同化ホルモン，EPO 投与

赤血球増加症

- 赤血球増加症（多血症）とは，一般には，男性では，Hb＞18 g/dL，Ht＞55％，赤血球数＞600万/μL のいずれか，女性では，Hb＞16 g/dL，Ht＞50％，赤血球数＞550万/μL のいずれかを満たした場合をいう．
- 赤血球増加症には，赤血球量は正常であるものの血漿量の減少に伴い Hb 濃度が上昇するもの（相対的赤血球増加症）と，赤血球量そのものが上昇する絶対的赤血球増加症がある（❸）．
- 相対的赤血球増加症の代表はストレス赤血球増加症（ストレス多血症）

（stress erythrocytosis）である．ストレス環境下で血管収縮により生じる血圧上昇を緩和するため，代償的に血漿を失うと考えられている．そのほか，下痢や発汗の亢進による脱水，重度の熱傷によって循環血漿量が減少すると，やはり見かけ上の赤血球増加症となる．

- 絶対的赤血球増加症には腫瘍性に赤血球が増加する真性赤血球増加症（polycythemia vera；PV）と，さまざまな原因によりEPO濃度が上昇したための二次性赤血球増加症がある．
- ヘビースモーカーはしばしば二次性赤血球増加症をきたす．酸素と結合できないカルボキシヘモグロビンが血中に増加することがEPO産生の刺激となるためである．
- 先天性赤血球増加症はきわめてまれであり，内科ではほとんど遭遇しない．ヘモグロビン異常症，EPO受容体の遺伝子異常，EPO発現制御分子の遺伝子異常などが知られる．

考えられる疾患

貧血（❶）
赤血球産生の障害
- 造血幹細胞の増殖分化が障害され，貧血を含む（汎）血球減少が生じるものとしては再生不良性貧血が代表的である．
- 赤血球系前駆細胞のレベルで増殖分化が免疫学的に抑制される場合は，慢性赤芽球癆の病像を呈する．
- 急性赤芽球癆は，赤血球造血が亢進している患者にパルボウイルスB19の初感染が起こった場合に出現するのが一般的であるが，薬剤性の場合もある．
- 骨髄異形成症候群（myelodysplastic syndromes；MDS）では，典型例では骨髄過形成を示すが，無効造血のために末梢血では汎血球減少をきたす．
- Hb合成障害によるものでは，鉄欠乏性貧血（iron deficiency anemia；IDA）が代表的であり，日常臨床で最もありふれた貧血である．
- 慢性の感染症や炎症に伴う二次性貧血では，血清鉄が低値になってくるが，鉄代謝ホルモンのヘプシジンが関与している．
- サラセミアはわが国ではまれであるが，軽度のもの（赤血球が代償性に増加するため，貧血の程度は軽い）は時に遭遇することがある．
- 巨赤芽球性貧血では，胃切除後あるいは悪性貧血によるビタミンB_{12}欠乏症が大部分である．
- 慢性腎不全では，EPO産生ができないために貧血をきたす（腎性貧血）．
- 造血器腫瘍や骨髄占拠病変（骨髄線維症や骨髄がん腫症）に伴う貧血では，白血球減少や血小板減少もみられる．

赤血球の破壊亢進（溶血性貧血）
- 溶血性貧血には，先天性のものと後天性のものがある．遺伝性球状赤血球症（hereditary spherocytosis；HS）はわが国で比較的よくみられる．

MEMO

ヘプシジン（hepcidin）：体内の鉄のホメオスタシスを維持するうえで重要な働きをする鉄代謝ペプチドホルモンで，肝臓で産生される．ヘプシジンはフェロポルチン（細胞の鉄輸送体）に結合し，マクロファージからの鉄の放出と消化管からの鉄の取り込みを抑制する．慢性の感染症や炎症ではIL-6によりヘプシジンの発現が亢進するため，マクロファージを介した鉄のリサイクルが抑制され，また鉄吸収が抑えられ，血清鉄が低値となり，二次性貧血をきたす．その他，鉄過剰の場合もヘプシジンの発現が亢進し，鉄吸収が抑えられる．

- 自己免疫性溶血性貧血（autoimmune hemolytic anemia；AIHA）は，慢性リンパ性白血病やリンパ腫などに合併することもある．
- 発作性夜間ヘモグロビン尿症（paroxysmal nocturnal hemoglobinuria；PNH）は，汎血球減少を伴うことがある．
- 細血管障害性溶血性貧血（microangiopathic hemolytic anemia；MHA）は，細血管障害により赤血球が破砕されて出現する溶血性貧血で，血栓性血小板減少性紫斑病（thrombotic thrombocytopenic purpura；TTP），溶血性尿毒症症候群（hemolytic uremic syndrome；HUS），播種性血管内凝固症候群（disseminated intravascular coagulation；DIC），がん，造血幹細胞移植後の血栓性微小血管障害症（thrombotic microangiopathy；TMA）などが知られる．

赤血球増加症（❸）
真性赤血球増加症（PV）
- 造血幹細胞に生じた遺伝子異常（*JAK2* V617F 変異）により，特に赤血球系を主体とした腫瘍性増殖をきたす疾患である．骨髄増殖性腫瘍の一病型に分類される．
- EPO は正常下限から低下を示す．
- 循環血液量の増加，血液粘稠度の上昇により，頭痛，めまい，易疲労感を訴える．好塩基球の増加に伴い，胃潰瘍や皮膚の瘙痒を訴えることがある．血栓症や出血傾向の合併も多い．

二次性赤血球増加症
- EPO の産生亢進により赤血球増加症をきたす疾患である．低酸素状態が原因となる場合と，EPO 産生腫瘍が潜在している場合がある．
- 低酸素状態をきたす原因として，高地居住や高地トレーニング，慢性肺疾患や右左シャントを伴う先天性心疾患，高度肥満を伴う Pickwick 症候群などがある．
- EPO 産生腫瘍として，腎がん，肝細胞がん，小脳血管芽細胞腫などがある．

ストレス赤血球増加症（ストレス多血症，Gaisböck 症候群）
- 血漿の減少による見かけ上の相対的赤血球増加症である．
- 中年男性で赤ら顔，肥満でヘビースモーカー，アルコール多飲であることが多く，高血圧をしばしば合併する．

鑑別のポイント

貧血
- 平均赤血球容積（mean corpuscular volume；MCV）により，小球性貧血，正球性貧血，大球性貧血にまず大きく分類し，そのうえでさらに❹に示すように鑑別診断を進める．
- 網赤血球数は赤血球造血の状態を反映した指標となる．溶血性貧血の場合のように，代償性に骨髄での赤血球造血が活発になっている場合は著しい増加

❹ 貧血の鑑別診断

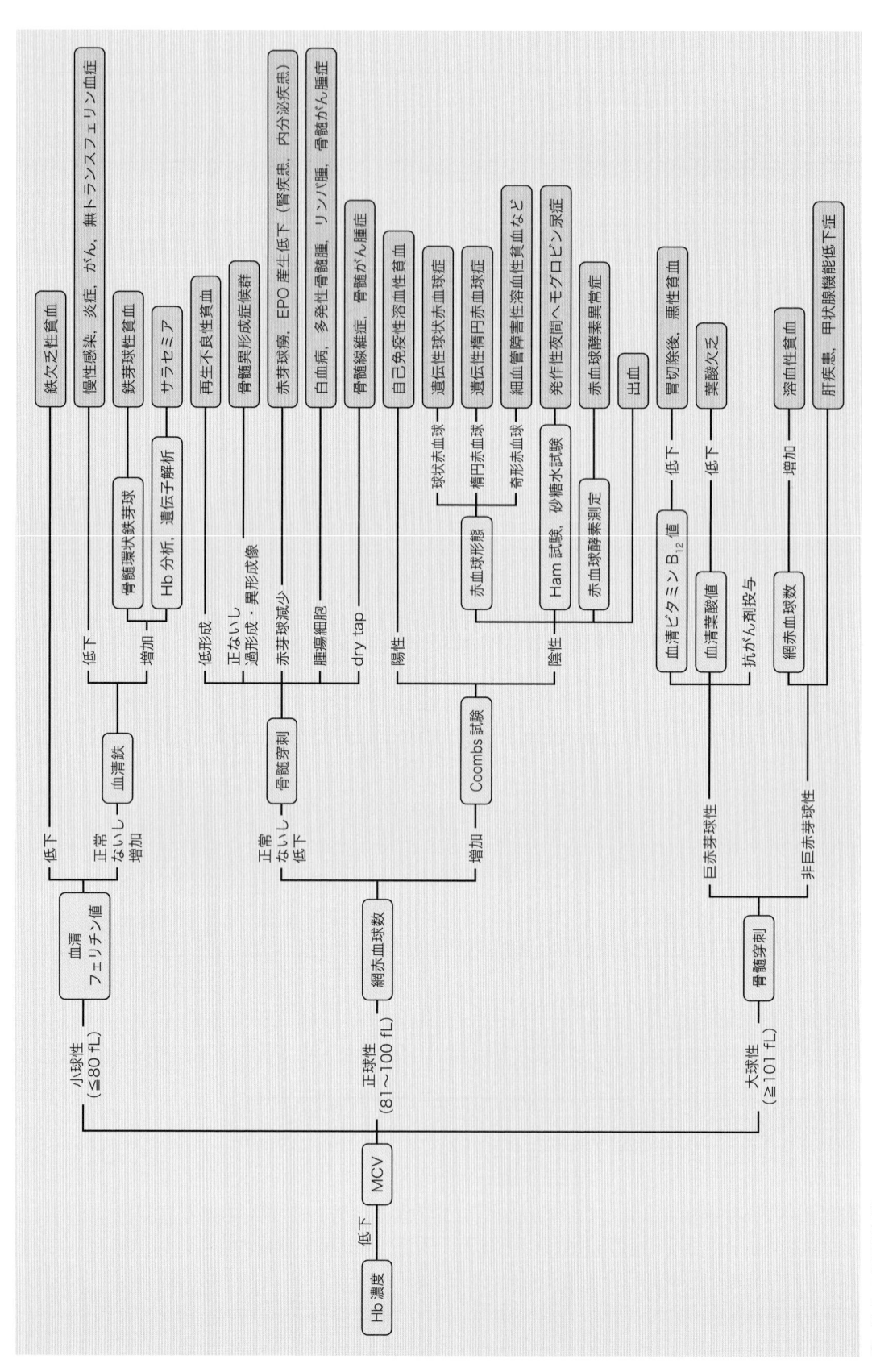

```
Hb濃度 ─低下─ MCV ┬─ 小球性（≦80 fL）─── 血清フェリチン値 ┬─ 低下 ──────────────────── 鉄欠乏性貧血
                │                                    │
                │                                    └─ 正常ないし増加 ── 血清鉄 ┬─ 低下 ──────── 慢性感染，炎症，がん，無トランスフェリン血症
                │                                                            │
                │                                                            └─ 増加 ── 骨髄環状鉄芽球 ┬─ ──────── 鉄芽球性貧血
                │                                                                                    │
                │                                                                                    └─ Hb分析，遺伝子解析 ── サラセミア
                │
                ├─ 正球性（81～100 fL）── 網赤血球数 ┬─ 正常ないし低下 ── 骨髄穿刺 ┬─ 低形成 ──────────────────── 再生不良性貧血
                │                                │                          │
                │                                │                          ├─ 正常ないし過形成・異形成 ─── 骨髄異形成症候群
                │                                │                          ├─ 赤芽球減少 ─────────────── 赤芽球癆，EPO産生低下（腎疾患，内分泌疾患）
                │                                │                          ├─ 腫瘍細胞 ─────────────── 白血病，多発性骨髄腫，リンパ腫，骨髄がん腫症
                │                                │                          └─ dry tap ──────────────── 骨髄線維症，骨髄がん腫症
                │                                │
                │                                └─ 増加 ── Coombs試験 ┬─ 陽性 ──────────────────────── 自己免疫性溶血性貧血
                │                                                    │
                │                                                    └─ 陰性 ── 赤血球形態 ┬─ 球状赤血球 ─────────── 遺伝性球状赤血球症
                │                                                                        ├─ 楕円赤血球 ─────────── 遺伝性楕円赤血球症
                │                                                                        ├─ 奇形赤血球 ─────────── 細血管障害性溶血性貧血など
                │                                                                        ├─ Ham試験，砂糖水試験 ── 発作性夜間ヘモグロビン尿症
                │                                                                        ├─ 赤血球酵素測定 ────── 赤血球酵素異常症
                │                                                                        └─ ──────────────────── 出血
                │
                └─ 大球性（≧101 fL）── 骨髄穿刺 ┬─ 巨赤芽球性 ── 血清ビタミンB₁₂値 ┬─ 低下 ──── 胃切除後，悪性貧血
                                              │                              │
                                              │                              └─ 血清葉酸値 ┬─ 低下 ──── 葉酸欠乏
                                              │                                          │
                                              │                                          └─ 抗がん剤投与
                                              │
                                              └─ 非巨赤芽球性 ── 網赤血球数 ┬─ 増加 ──── 溶血性貧血
                                                                          │
                                                                          └─ ──────── 肝疾患，甲状腺機能低下症
```

❺ 真性赤血球増加症の診断基準

大基準	1. Hb 濃度が男性 18.5 g/dL 以上，女性 16.5 g/dL 以上（あるいは，赤血球量の増大を示す他の証拠） 2. *JAK2* V617F もしくは機能的に類似な *JAK2* 遺伝子変異（エクソン12変異など）が存在
小基準	1. 骨髄生検において，赤芽球系，顆粒球系および巨核球系細胞の著明な増殖により過形成を示す 2. 血清 EPO 低値 3. 内因性赤芽球系コロニー形成（EPO 非添加培養）

大基準の両方の項目と小基準の1項目を満たすか，大基準の1番目の項目と小基準の2項目を満たす場合に，真性赤血球増加症と診断する

（WHO 分類，第4版，2008より抜粋）

が認められる．一方，再生不良性貧血や白血病などのように，正常赤血球造血が低下している場合は網赤血球数も低下する．
- 末梢血塗抹標本で赤血球形態に注意を払うことも重要である．
- 血液生化学検査では，血清鉄（Fe），総鉄結合能（TIBC）もしくは不飽和鉄結合能（UIBC），フェリチン，ビタミン B_{12}，葉酸，間接ビリルビン，LDH，ハプトグロビンなどを検査する．
- 鉄欠乏性貧血を疑う場合は，極端な偏食の有無，黒色便の有無，女性では過多月経の有無を確認する．
- 貧血をきたした原疾患による症候としては，鉄欠乏性貧血では口角炎，舌乳頭萎縮，嚥下障害（Plummer-Vinson 症候群），匙状爪，溶血性貧血では黄疸，胆石発作，悪性貧血では舌の発赤と乳頭萎縮（Hunter 舌炎），深部知覚障害などがある．
- 自己免疫性溶血性貧血では Coombs 試験，発作性夜間ヘモグロビン尿症では砂糖水試験（スクリーニング），Ham 試験を行う．
- 再生不良性貧血，骨髄異形成症候群，巨赤芽球性貧血や白血病などでは，白血球や血小板にも異常があるため，発熱や出血傾向の有無を確認する．
- 再生不良性貧血や骨髄異形成症候群などの慢性骨髄不全症，白血病や多発性骨髄腫などの造血器腫瘍，がんの骨髄浸潤や骨髄線維症などを疑った場合には，骨髄穿刺や骨髄生検を行う．

赤血球増加症
- PV の診断基準を❺に示す．
- PV と二次性赤血球増加症の鑑別には，以下の点が有用である（❻）．

血中 EPO 濃度測定
- PV では EPO 濃度は正常下限から低下していることが多い．
- 二次性赤血球増加症では EPO 濃度が上昇することが多い．酸素飽和度を測定し，低下していれば心疾患や呼吸器疾患を念頭に鑑別を進め，正常であれば EPO 産生腫瘍を念頭に画像診断を進める．

動脈血酸素飽和度測定*
- 低酸素状態を原因とする二次性赤血球増加症を診断するのに重要である．

＊パルスオキシメータによる簡易測定でもよい．

```
                    絶対的赤血球増加症
                          │
                          ▼
                      血中 EPO 濃度
              正常下限/低下        増加
                   │                │
                   ▼                ▼
            JAK2 遺伝子変異      動脈血酸素飽和度
          陽性      陰性        低下       正常
           │         │           │          │
           ▼         ▼           ▼          ▼
        真性赤血球  EPO 受容体変異  慢性呼吸器疾患  EPO 産生腫瘍
        増加症        など         心疾患        腎疾患
                                            HIF2A・VHL・PHD2 遺伝子異常
                                            ヘモグロビン異常症
                                            薬剤性
```

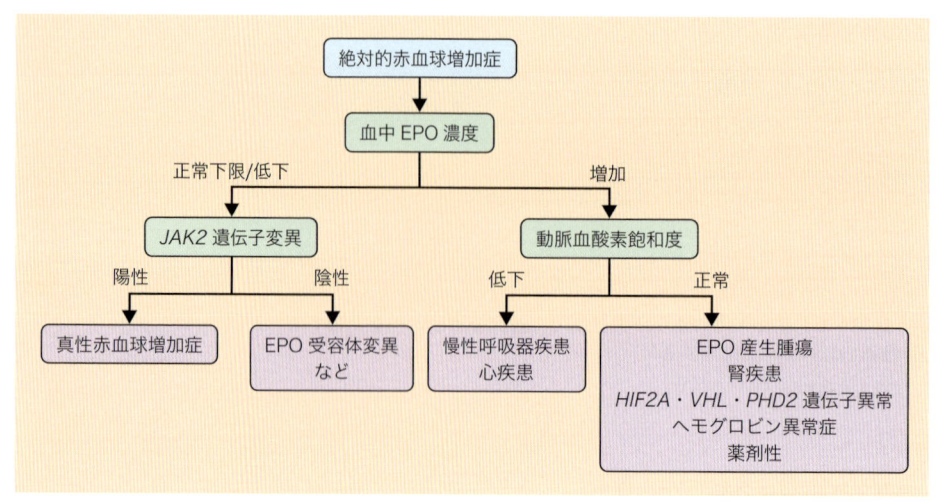

❻ 赤血球増加症の診断アルゴリズム
(小松則夫．赤血球増加症の原因と分類．内科学．第10版．東京：朝倉書店；2013．p.1950より)

- 慢性肺疾患や先天性心疾患による PaO_2 の低下，肺胞低換気（高度肥満，Pickwick 症候群）による $PaCO_2$ の上昇を確認する．

JAK2 遺伝子変異解析
- PV ではおよそ95％の症例に V617F 変異を認める．
- PV とその他の赤血球増加症との鑑別にきわめて有用である．
- 原発性骨髄線維症や本態性血小板血症でもおよそ半数は *JAK2* 変異を認めるため，遺伝子変異のみで PV の診断はできない．

その他
- 慢性骨髄性白血病の一部は赤血球増加症を伴うので除外診断が必要である．フィラデルフィア染色体陰性，*BCR-ABL* 融合遺伝子陰性を確認する．

（翁　家国，小澤敬也）

> **MEMO**
> JAK2（Janus activating kinase 2）：血液細胞の増殖や分化を調節するサイトカインシグナルを担う細胞質型チロシンキナーゼである．正常では EPO の存在下にシグナル伝達を担うが，遺伝子変異が生じると非存在下でも恒常的に活性化され赤血球を過剰産生する．2015年8月時点で保険未収載の検査である．

参考文献
- 日本血液学会，編．造血器腫瘍診療ガイドライン　2013年版．WEB 版（第1.1版）．http://www.jshem.or.jp/gui-hemali/
- Patnaik MM, Tefferi A. The complete evaluation of erythrocytosis: congenital and acquired. Leukemia 2009: 23: 834-44.

1章 血液疾患に罹患した患者への診察の基本／検査・所見の異常と鑑別診断

凝固・止血異常

> **専門医からのアドバイス**
> - 止血異常は種々の基礎疾患において観察され，その正しい診断と治療は日常診療においてきわめて重要である．
> - 止血異常の診断には問診と身体所見が重要だが，最終的には出血・凝固系の検査により診断することが多い．
> - 薬剤性の出血傾向や血栓症にも注意が必要である．

正常止血機構

▶ 血栓・止血異常
第1章などを参照

- 止血に関与する4大因子は，①血管（血管内皮細胞や内皮下組織），②血小板，③血液凝固因子，④線溶因子である．
- 血管が損傷し出血すると主に2つの機構により止血血栓形成が起こる．1つは，血管内皮下組織への血小板の粘着，顆粒放出，凝集により，血小板血栓（白色血栓）が形成される過程であり，ほかの1つは，血管内皮細胞などで産生された組織因子（tissue factor；TF）が凝固第Ⅶ因子と複合体を形成する外因系凝固反応で，フィブリン，血小板，赤血球などを巻き込んだ血栓（赤色血栓）を形成するものである．
- 前者は一次止血反応と呼ばれ，血小板が重要な役割を果たす．後者は二次止血反応と呼ばれ，凝固因子が中心的役割を果たす．
- 血小板は，血液凝固促進作用（向凝固活性）や血餅退縮能も有する．前者は血小板表面のリン脂質がその役割を演じている．
- 血液凝固反応は，基本的にはセリンプロテアーゼ凝固因子とその複合体による連続的な未活性化因子の限定分解反応である．血中に存在する凝固因子はほとんどが非活性型で存在するが，血管損傷に伴う組織因子の露呈などにより凝固カスケードの活性化が起こる．また，活性化血小板も凝固を活性化する[1,2]．
- 一方，生体には凝固にブレーキをかける機能が備わっている．代表的な血漿中因子はアンチトロンビン，プロテインC，プロテインSである．
- アンチトロンビンはⅡaとXaを，プロテインCはVaとⅧaを不活性化する．プロテインSはプロテインCの補因子として作用する[3]．

❶ 一次止血と二次止血

一次止血	・血小板が主体となる止血 ・障害により皮下，粘膜の出血をきたす（点状出血，斑状出血） ・障害により出血時間が延長する
二次止血	・凝固因子（および血小板）が主体となる止血 ・障害により関節内，筋肉内など，深部の出血をきたす ・障害により凝固時間が延長する

（村田 満．エッセンシャル血液病学．第5版．1999[4]）より）

- フィブリン血栓を除去するための線維素溶解（線溶）系の活性化はフィブリン血栓の形成が引き金になる．血漿中のプラスミノゲンが活性化されてプラスミンに変換されるとフィブリンやフィブリノゲンを分解するようになる（MEMO 参照）．
- 線溶反応はプラスミノゲンアクチベータインヒビター（PAI）や$α_2$プラスミンインヒビター（$α_2$-PI）により制御されている．
- 一次止血と二次止血の比較を❶[4])に示す．

凝固・止血異常の病態とその評価方法

- 止血異常（出血傾向）は種々の基礎疾患において観察され，その正しい診断と治療は日常診療においてきわめて重要である．
- 血小板，凝固因子，線溶因子いずれかの欠乏や異常により出血傾向（易出血性）が現れ，逆にこれら因子の活性亢進は血栓傾向を招く[3]．
- 出血傾向を呈する患者の評価には詳細な問診と身体所見が重要だが，最終的に出血凝固系の検査により診断する．
- スクリーニング検査として血小板数，凝固異常についてAPTT（活性化部分トロンボプラスチン時間），PT（プロトロンビン時間），フィブリノゲンを測定する（❷[4])．
- スクリーニング検査により出血性疾患を大まかに分類し（❸，❹[4])，さらに二次検査により疾患を特定する．
- いまだ血栓症を発症していないが，何らかの誘因により血栓症を起こしやすくなっている状態を，血栓傾向あるいは血栓準備状態と呼ぶ．一般には止血機能の過剰状態（止血を促進する物質〈血小板，血液凝固因子〉がこれを阻止する物質〈血小板凝集抑制物質，血液凝固抑制因子，線溶物質〉に対して優勢となった場合）にみられる．
- 血栓症に関する検体検査には，血栓の存在そのものを同定する検査と，血栓傾向を予測する検査がある．
- 血栓の存在そのものを同定する検査としては，FDP（フィブリン/フィブリノゲン分解産物）やD-ダイマーが代表的で，血栓傾向はアンチトロンビン，プロテインC，プロテインS，抗リン脂質抗体などを評価する．

MEMO

線溶系：線溶系は凝固系の活性化によって形成されたフィブリンを分解することによって，循環血中から血栓を除去するために必要な一種の生体防御機構である．フィブリンを分解する中心的役割を演じる酵素はプラスミンであるが，通常血液中を循環しているのはその前駆体であるプラスミノゲンである．プラスミノゲンの活性化はプラスミノゲンアクチベータ（PA）によって惹起される．生体内に存在するPAには2種類ある．1つは血管内皮細胞が産生する組織型プラスミノゲンアクチベータ（tPA）であり，もう1つは主に腎細胞が産生するウロキナーゼ型PA（uPA）である．これら線溶を阻害する物質としてPAに対してはプラスミノゲンアクチベータインヒビター（PAI）があり，またプラスミンに対しては$α_2$プラスミンインヒビター（$α_2$-PI）がある．プラスミンが$α_2$-PIと結合するとプラスミン-$α_2$プラスミンインヒビター複合体（PIC）が生じる．プラスミンによって分解されたフィブリンからはフィブリン/フィブリノゲン分解産物（FDP）が生成される．したがって，これら分子を測定することにより，線溶系の活性化および抑制の評価が可能である．

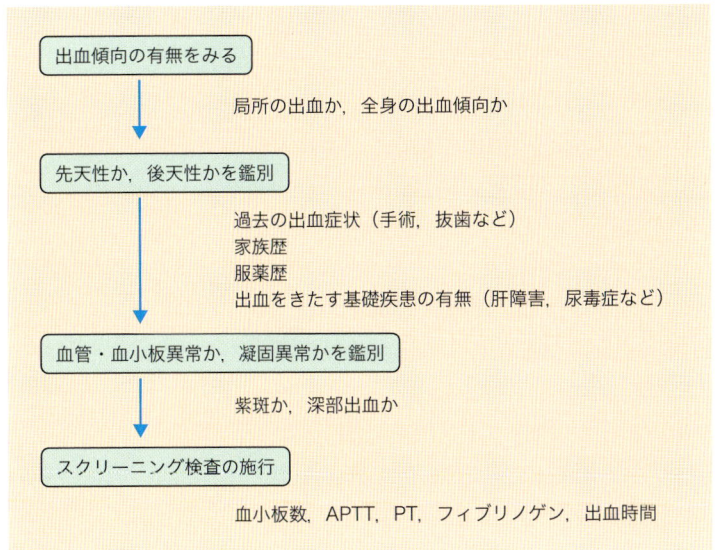

❷ 出血性素因の診断
（村田　満．エッセンシャル血液病学．第5版．1999[4)]より一部改変）

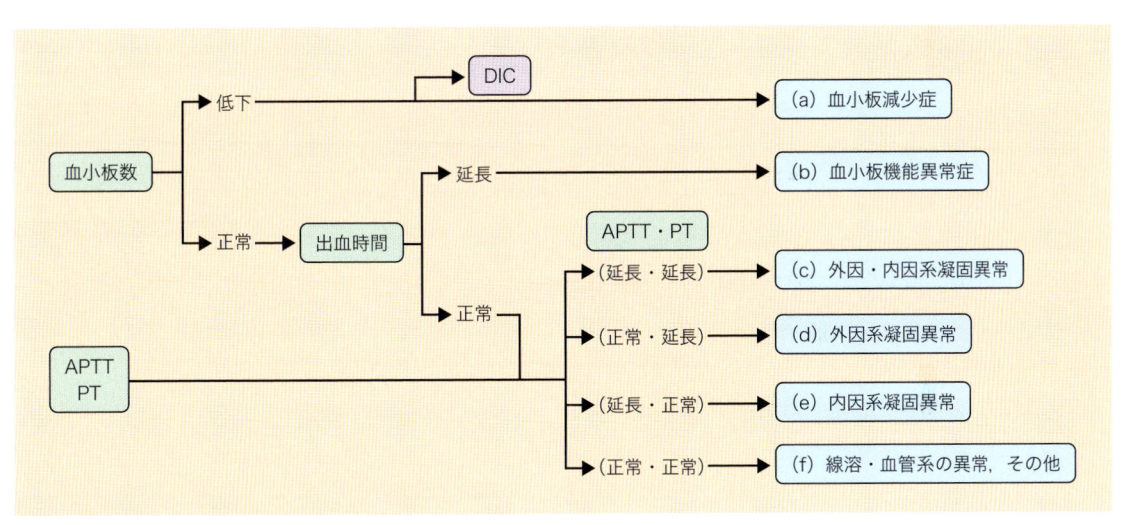

❸ スクリーニング検査による止血異常の分類
DIC：播種性血管内凝固症候群
（村田　満．エッセンシャル血液病学．第5版．1999[4)]より一部改変）

❹ 止血異常の分類

	(a) 血小板減少症	(b) 血小板機能異常症	(c) 外因・内因系凝固異常	(d) 外因系凝固異常	(e) 内因系凝固異常	(f) 線溶・血管系の異常，その他（XIII因子欠乏など）
出血時間（IVY法）	異常	異常	正常 or 異常	正常	正常	正常
血小板数	異常	正常	正常 or 異常	正常	正常	正常
APTT	正常	正常	異常	正常	異常	正常
PT	正常	正常	異常	異常	正常	正常
フィブリノゲン量	正常	正常	正常 or 異常	正常	正常	正常

（村田　満．エッセンシャル血液病学．第5版．1999[4)]より一部改変）

身体所見の評価

- 出血症状により，異常がおおまかに示唆されることがある．
- 血小板および血管の異常では凝固因子の異常に比べ出血斑は小さく，また大出血はまれである．皮下の点状出血などが典型である．
- 凝固因子の異常では観察される出血斑は大きく，大関節内出血，筋肉内出血などの大出血も珍しくない．
- 病歴では，既往症，特に過去の抜歯における出血症状，手術での異常出血，家族歴，服薬歴，出血をきたした誘因（感染の有無など）のほか随伴症状（発熱，腹痛，関節痛，Raynaud症状）を聴取する．
- 身体所見では出血斑の分類（点状出血〈3 mm 以下〉，斑状出血〈3 mm 以上〉），出血斑の性状（"palpable" または "non palpable"，熱感，圧痛，かゆみの有無），関節の腫脹の有無，リンパ節腫脹の有無，肝脾腫の有無などに注意する．

凝固・止血異常のスクリーニング検査

- 血小板数，APTT，PT，フィブリノゲン，その他（血算，肝機能，腎機能，蛋白分画，免疫グロブリンなど）をまず検査する（❸)[4]．
- 出血時間は侵襲的検査であるので，血小板数が正常以上で出血傾向がある（血小板機能異常が疑われる）場合に施行する．
- これらにより，大きく6つのカテゴリー（❸，❹の a 〜 f)[4] に分類する．
- スクリーニングがすべて正常で明らかに出血傾向を認めれば，血管異常や線溶亢進（FDP, PIC〈プラスミン-α_2プラスミンインヒビター複合体〉，プラスミノゲン，α_2-PI などを参考にする），XIII因子欠乏症（血漿XIII因子が正常の1%以下）やXIII因子に対するインヒビターを疑う．
- 基本的に APTT は内因性凝固機構，PT は外因性凝固機構を反映する．

鑑別診断

- スクリーニング検査による暫定的診断に基づき，以下の手順で診断を進める．

血小板減少症（❺)[4]

- 血小板減少症は末梢血中の血小板数が正常より低値を示す病態をさすが，正常値以下でも直ちに血小板減少症とはいいがたく，通常は血小板数が10万/μL以下をさす．
- 血小板減少で出血症状がみられるのは，一般に血小板数2〜3万/μL以下である．
- まず，偽性血小板減少症を除外する．塗抹標本で血小板数を確認するかクエン酸加採血で血小板数を算定する．
- 血小板減少があり，骨髄穿刺で巨核球以外に異常がなく，巨核球数が正常ま

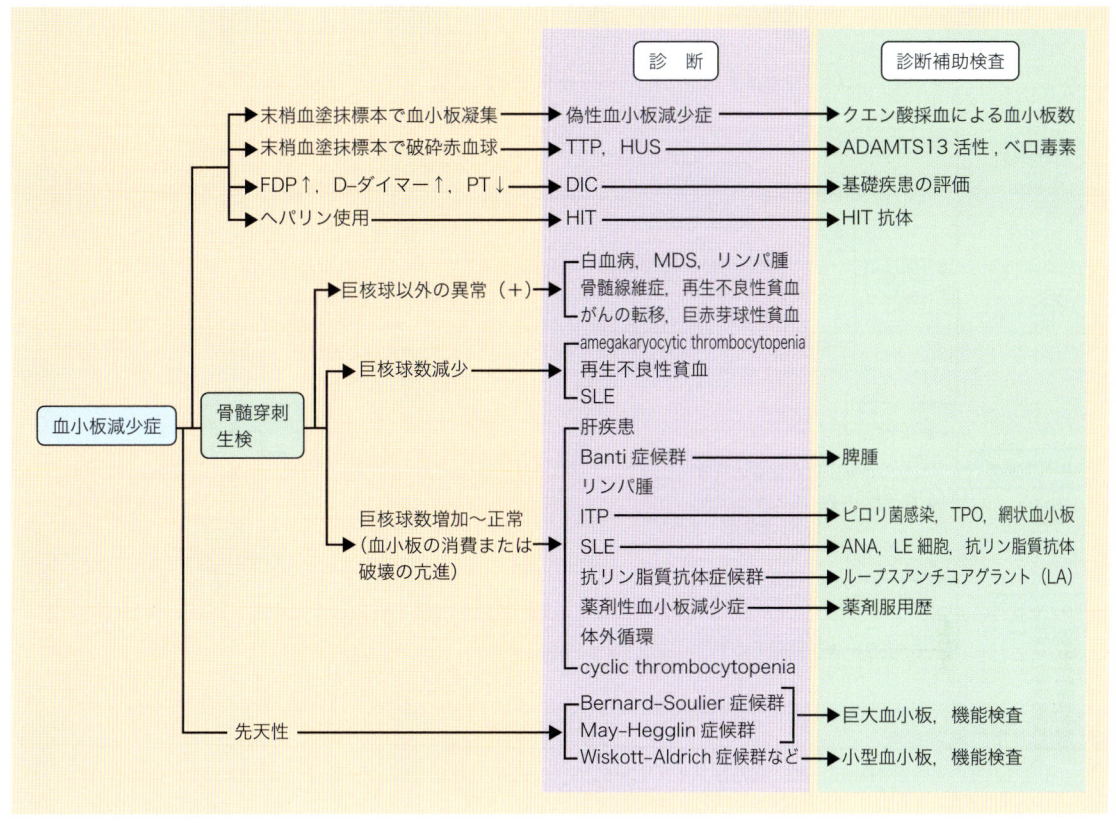

❺ 血小板減少症の鑑別診断

TTP：血栓性血小板減少性紫斑病，HUS：溶血性尿毒症症候群，DIC：播種性血管内凝固症候群，HIT：ヘパリン起因性血小板減少症，MDS：骨髄異形成症候群，SLE：全身性エリテマトーデス，ITP：特発性血小板減少性紫斑病，TPO：トロンボポエチン，ANA：抗核抗体
(村田 満．エッセンシャル血液病学．第5版．1999[4]）より一部改変）

たは増加のとき，消費または破壊の亢進あるいは分布の異常と診断される．この場合，脾腫の有無，末梢血塗抹標本で破砕赤血球，FDPを調べる．薬剤服用歴は最も重要である．

血小板機能異常症

- 血小板数が正常か増加しているにもかかわらず，一次止血の異常（皮膚の点状出血などの症状，出血時間の延長）を呈する場合，血小板機能異常症と考える．
- まず，血小板凝集能，von Willebrand因子抗原（VWF：Ag），とvon Willebrand因子活性（VWF：RCo）を検査する．
- 日常臨床では血小板機能異常は後天性が多い（薬剤，骨髄増殖性疾患〈MPD〉，骨髄異形成症候群〈MDS〉，腎障害などが原因）．
- 先天性血小板機能異常は，多くの場合，幼少時から発症するため，小児科領域で発見される頻度が高い．
- 先天性血小板機能異常症はその異常により粘着，放出，凝集の各異常症に分

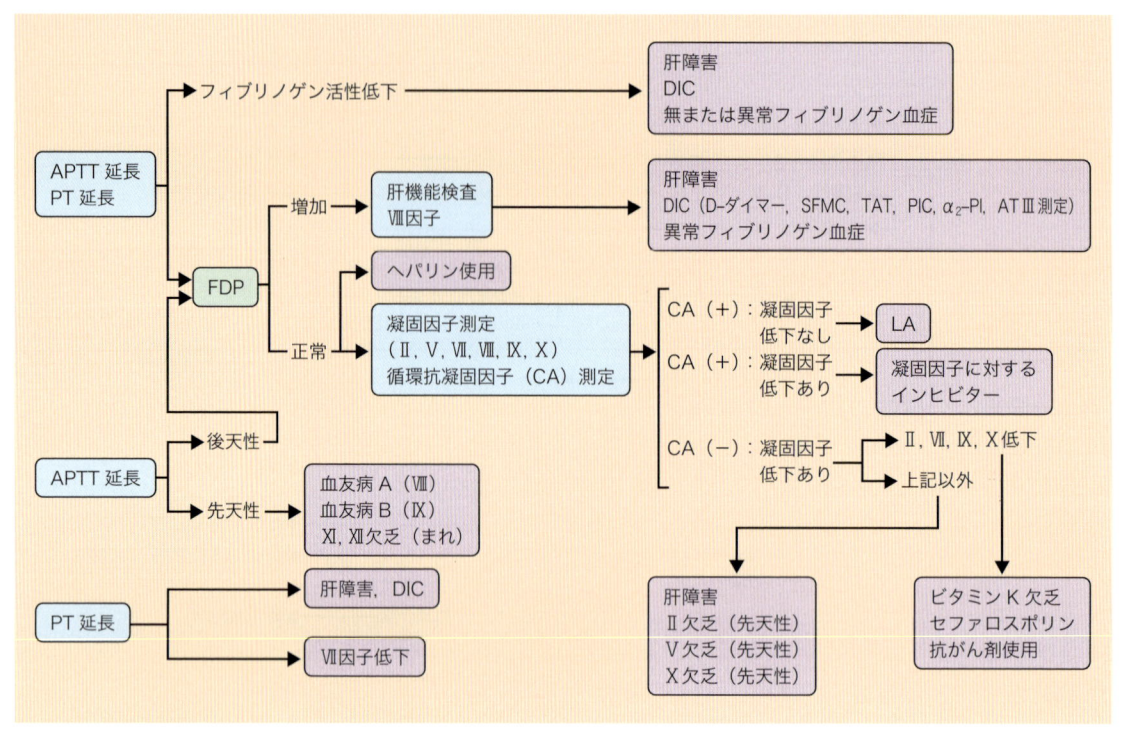

❻ 凝固異常の鑑別診断

DIC：播種性血管内凝固症候群，SFMC：可溶性フィブリンモノマー複合体，TAT：トロンビン-アンチトロンビン複合体，PIC：プラスミン-α_2プラスミンインヒビター複合体，α_2-PI：α_2プラスミンインヒビター，ATⅢ：アンチトロンビンⅢ，LA：ループスアンチコアグラント
(村田 満．エッセンシャル血液病学．第5版．1999[4]より一部改変)

けられる．特定の血小板膜蛋白の欠損症/分子異常症が多く，その原因遺伝子異常が多数報告されている．
- 一方，後天性/先天性血小板機能異常症では複数の因子が関与しているため，粘着異常，凝集異常，放出異常などが明確に区別できないことが多い．

凝固異常（❻）[4]

- APTT，PTともに延長する場合はまず肝障害，DIC（播種性血管内凝固症候群），抗菌薬（特にセファロスポリン系）やヘパリン使用の有無を考える．
- これらが除外されたら凝固因子測定と循環抗凝血素（circulating anticoagulant；CA）の存在をみる．
- ループスアンチコアグラント（LA）が疑われれば，確認試験および抗リン脂質抗体（APA）を測定する．
- 循環抗凝固因子はイソニアジド（INH），ペニシリン，サルファ剤，アミノ配糖体使用後などに出現することがある．
- APTTが特異的に延長するのは血友病（Ⅷ因子やⅨ因子欠乏），まれだがⅪ因子やⅫ因子欠乏がある．ただし，Ⅻ因子欠乏は一般に出血傾向を呈さない．
- これらに対する特異的阻害物質（後天的に出現する抗体）でも同様の結果となるが，この場合はCAが陽性となる．

- 実際の臨床では，APTT か PT の純粋にどちらかだけが延長することはまれである．
- 特定の凝固因子の欠乏が疑われれば，さらに各因子（Ⅱ，Ⅴ，Ⅶ，Ⅸ，Ⅹ，Ⅺ，Ⅻ，ⅩⅢ）の活性を測定する．
- APTT，PT の 2 つはスクリーニングとして重要だが，凝固因子のうちⅩⅢ因子の異常は検出できない．すなわち，ⅩⅢ因子欠乏症（血漿ⅩⅢ因子が正常の 1％以下）は顕著な出血傾向をきたすが，APTT も PT も正常である．
- 線溶系や血小板および血管の異常による出血傾向は，APTT や PT には反映されない．
- 日常臨床頻度の高い疾患としては肝障害，特に肝硬変症があげられる．肝臓での凝固因子産生が低下すること，門脈圧亢進や脾腫の結果，血小板減少をきたすことが出血傾向の主要な病態であるが，線溶亢進も観察される．
- 腎障害では血小板減少，血小板機能異常がみられる．また，透析に伴って血小板減少がみられることもある．
- 薬剤による出血傾向のメカニズムは，血小板減少を起こす，血小板機能異常をきたす，凝固異常を引き起こすなど，さまざまである．
- 抗菌薬，特にセフェム系広域抗菌薬使用中の突然の凝固異常（APTT や PT の延長）は，腸管の細菌叢の変化に伴うビタミン K の吸収障害が原因であり，ビタミン K 依存性の凝固因子（Ⅱ，Ⅶ，Ⅸ，Ⅹ因子など）が低下する結果，出血傾向をきたす．
- あらゆる薬剤が出血傾向をきたしうることを常に念頭において診療にあたる．

凝固・止血異常に関する検査

血管・血小板系の検査
出血時間
- 出血時間は，皮膚に専用のメスで切創を作り，そこから湧出する血液が自然に止まるまで（止血するまで）の時間を測定する検査である．
- 一次止血（血小板血栓により起こる止血）能を反映する．したがって，血小板機能（血小板数，個々の血小板の機能，血小板機能を補助する von Willebrand 因子やフィブリノゲンを含む）に強く影響される．一方，凝固・線溶系の異常は，原則として出血時間に影響しない．
- 出血時間の臨床的意義は，血小板機能異常症のスクリーニングである．血小板数が正常にもかかわらず，一次止血の障害が疑われる出血傾向の患者に検査が適応される．
- 血小板数が少ないとき，出血時間は当然延長するため施行する意義はない（侵襲的検査であるため，施行は控えるべきである）．

血小板粘着能（停滞率）
- 停滞率とは全血を一定のカラムを通過させる際，通過前後の血小板数の差から計算される値であり，粘着能が高いほど，カラムに残存する血小板が多く

なることから停滞率が高くなる．
- 従来はガラスビーズ法（HellemⅡ法，Salzman法）などが用いられていた．最近のプラビーズカラム®は，血管内皮下組織の主成分であるコラーゲンをプラスチックビーズにコートしたものである．

血小板凝集能 — Born の比濁法
- 血小板凝集能検査は血小板機能検査で最も一般的なもので，血小板機能異常症の診断に重要である．また，抗血小板薬の作用のモニターにも利用可能であるが，実際には種々の理由で行われないことが多い．Bornの比濁法や簡易血小板機能検査がある．

von Willebrand 因子（VWF）
- 先天性の止血異常としては最も頻度が高い von Willebrand 病の診断や血小板機能異常（Bernard-Soulier 症候群），第Ⅷ因子低下時の鑑別診断や病態評価に用いられる．
- 抗原量測定と活性測定がある．
- 活性測定は，リストセチン補因子活性（ristocetin cofactor activity；RCo）として被検血漿を正常血小板浮遊液に加えた際のリストセチン凝集活性を測定する．

凝固・線溶系の検査
- 2章の「凝固・線溶検査」の項（p.66）を参照．

（村田　満）

文献

1) De Simone N, Sarode R. Diagnosis and management of common acquired bleeding disorders. Semin Thromb Hemost 2013; 39: 172-81.
2) Hunt BJ. Bleeding and coagulopathies in critical care. N Engl J Med 2014; 370: 847-59.
3) MacCallum P, et al. Diagnosis and management of heritable thrombophilias. BMJ 2014; 349: g4387.
4) 村田　満．出血性疾患の診断アプローチ．柴田　昭ほか，編．エッセンシャル血液病学．第5版．東京：医歯薬出版；1999．pp.221-6．

1章 血液疾患に罹患した患者への診察の基本／検査・所見の異常と鑑別診断

リンパ節腫脹

> **専門医からのアドバイス**
> - リンパ節腫脹の原因は，反応性（炎症性），腫瘍性，その他がある．
> - 腫脹しているリンパ節の炎症所見（圧痛，発赤など）の有無を調べる．
> - 表在リンパ節腫脹は，頸部，腋窩部，鼠径部の腫脹の有無を調べる．
> - 血液検査や画像検査で鑑別診断できない場合はリンパ節生検が必要となる．
> - 生検したリンパ節は，病理組織検査以外に，遺伝子検索などに用いる．
> - リンパ腫の病変の広がりを調べるにはFDG-PET検査を行う．

リンパ節の構造と生理機能

▶ リンパ腫・骨髄腫
p.21参照

- リンパ節は通常約1cm以下の腎臓形をした小器官であり，リンパ管の経路に沿って存在する．表在から触れるものとしては，頸部，腋窩部，鼠径部に存在するが，深部にあるリンパ節の部位としては深頸部，縦隔，肺門部，腹腔内が重要である．
- リンパ節の構造を❶に示す[1]．リンパ節には，リンパ管を通ってくるリンパ液と，血管を通ってくる血液が循環している．リンパ液はリンパ節の被膜を貫通している輸入リンパ管からリンパ節内に入り，皮質洞，髄洞を経て門部の輸出リンパ管から出ていく．また，血液は門部の輸入動脈から入りリンパ節内を灌流した後，再び門部の輸出静脈から出ていく．
- 皮質洞や髄洞には多数のマクロファージが存在し，リンパ流や血流にのって流入してきた細菌や異物を貪食し濾過するとともに，リンパ球に対して抗原提示を行う．
- 皮質には主にBリンパ球で構成される濾胞（lymph follicle）と濾胞の周囲を取り囲む暗殻（mantle zone）が存在する．また，濾胞には小リンパ球のみから成る一次濾胞と，抗原刺激を受け増殖をしている胚中心（germinal zone）をもつ二次濾胞がある．胚中心にある活性化されたBリンパ球は，やがて形質細胞に分化し抗体を産生するようになる．
- このように，リンパ節は体内に侵入してきた細菌や異物を捕らえ濾過するとともに，それらを認識するリンパ球が活性化し，抗体の産生が行われる免疫担当器官である．

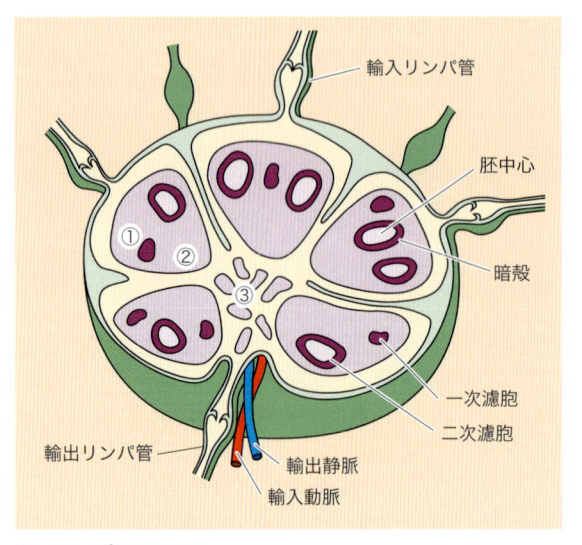

❶ リンパ節の構造
①皮質，②副皮質，③髄質

❷ リンパ節腫脹をきたす疾患

1. 感染性腫脹
a. 一般細菌（局所性）：化膿性リンパ節炎など
b. ウイルス（全身性）：風疹，麻疹，伝染性単核球症など
c. 結核，梅毒
d. リケッチア，寄生虫など
2. 非感染性炎症性腫脹
a. 自己免疫疾患：全身性エリテマトーデス，関節リウマチ，Sjögren症候群など
b. アレルギー疾患：血清病，薬物過敏症など
3. 腫瘍性腫脹
a. 造血器腫瘍：リンパ腫，急性白血病（特にリンパ性），慢性リンパ性白血病（および類縁疾患），成人T細胞白血病/リンパ腫，原発性マクログロブリン血症など
b. 固形がんのリンパ節転移
4. その他
a. 脂質代謝異常：Gaucher病，Niemann-Pick病など
b. サルコイドーシス
c. 全身性Castleman病

（檀 和夫. 内科学. 第10版. 2013[1] より一部改変）

リンパ節腫脹をきたす疾患

- リンパ節腫脹の原因としては，❷に示すように，大きく分けると，リンパ節の機能が亢進している場合，すなわちリンパ節にある免疫担当細胞が活性化している炎症の状態，腫瘍細胞がリンパ節に浸潤（あるいは転移）している場合，その他の原因として脂質やサルコイドなどの物質がリンパ節に蓄積している場合などに分かれる[1]．

反応性（炎症性）

- 炎症の原因としては，細菌やウイルスなどの感染症によるものと全身性エリテマトーデスや関節リウマチなどの自己免疫疾患によるものがある．
- 感染症の場合，細菌やウイルスなどの異物を身体から排除するための免疫機能が亢進するため免疫担当器官であるリンパ節の腫脹が認められる．一般的に細菌感染の場合は，細菌が侵入した部位に近い場所のリンパ節が腫脹する．一方，ウイルス感染の場合は，全身性にリンパ節が腫脹することが多い．
- 自己免疫疾患の場合も，自己抗原に対する免疫応答がみられ，リンパ球の活性化が認められるため，リンパ節の腫脹をきたす．

腫瘍性

- 腫瘍細胞の浸潤（転移）によるリンパ節腫脹で，最も多いのが造血器腫瘍である．特に，リンパ球の腫瘍であるリンパ腫や急性リンパ性白血病，慢性リンパ性白血病，成人T細胞白血病/リンパ腫，マクログロブリン血症では，

❸ 感染性腫脹と腫瘍性腫脹の鑑別点

		感染性腫脹		腫瘍性腫脹	
		急性	慢性（結核など）	造血器腫瘍	固形がんの転移
自発痛		あり	時にあり	なし	なし
経過		短期	長期	次第に増大	次第に増大
触診	性状	軟	弾性硬（時に波動）	弾性硬	硬
	癒着	なし	リンパ節相互	なし	下層とあり
	圧痛	高度	乏しい	なし	なし
分布		限局〜多発	限局〜多発	限局〜多発	限局

(檀 和夫. 内科学. 第10版. 2013[1]より)

リンパ節腫脹が最初の症状として現れることが多い．造血器腫瘍以外の固形がんのがん細胞がリンパ節に転移をきたしリンパ節腫脹を認めることもある．

その他
- 上記の2つの原因以外のリンパ節腫脹としては，脂質代謝異常症やサルコイドーシスなどのリンパ節に，ある特定の物質が蓄積して腫脹がみられる疾患や，炎症性サイトカインのIL-6が異常高値となり，リンパ節腫脹がみられるCastleman病がある．

リンパ節腫脹の鑑別のポイント

- リンパ節腫脹の原因の鑑別において最も重要なのは，それが感染症による炎症性のものか，それとも腫瘍の浸潤（転移）によるものかを鑑別することである．感染性のリンパ節腫脹と腫瘍性のリンパ節腫脹の鑑別点を❸に示す[1]．リンパ節の性状，腫脹する速度（経過），腫脹しているリンパ節の分布が鑑別のための重要な情報となる．
- 腫脹しているリンパ節の分布を調べるのと，それが腫瘍性か反応性かを見分けるのに簡便で有用な検査法としてFDG-PET検査があるが，保険適用の制限があるため，本検査を行うには，十分にその適用を考える必要がある．
- 実際の診療のなかでリンパ節腫脹の鑑別を行うアルゴリズムを❹に示す[2]．
  ①腫脹したリンパ節の性状を診察することで，鑑別を行っていく．すなわち，リンパ節を触診し圧痛や自発痛を認める場合，反応性（炎症性）のものを考える．
  ②血液検査にて好中球の増加，C反応性蛋白（CRP）の増加などの炎症所見を認める場合は，細菌感染に伴う化膿性リンパ節炎を疑い，抗菌薬などを投与し経過をみる．
  ③リンパ節に痛みを認めず，リンパ節がいくつか癒合していたり，皮下組織と癒着し可動性が不良であったり，触診にて比較的硬い場合は，腫瘍性の可能性が高いのでリンパ節生検を行う方針をたてる．また，このような場

> **MEMO**
>
> 現在，FDG-PET検査の保険適用は，早期胃がんを除くすべての悪性腫瘍とすでに診断されている患者において，他の検査，画像診断により病期診断，転移，再発の診断が確定できない患者とされている．以前，良性・悪性の鑑別も適用とされていたが，現在は適用外とされている．

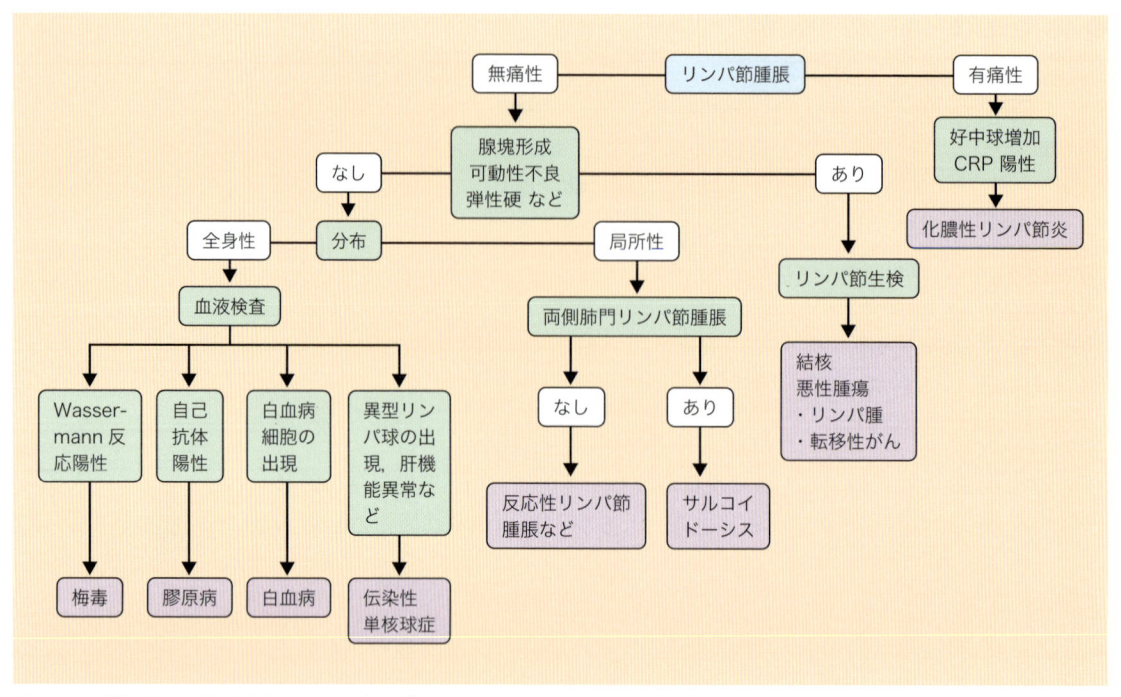

❹ リンパ節腫脹の鑑別診断のアルゴリズム
（黒川　清ほか，編．吉利和　内科診断学．改訂8版．1997[2])より一部改変）

合，結核性リンパ節炎の可能性もあるので，生検検体の取り扱いには注意する．
④腫瘍性を疑う所見が乏しい場合，あるいはリンパ節生検以外の血液検査などで診断にたどりつく場合は，リンパ節生検を行わずに診断する．代表的な疾患としては，全身性のリンパ節腫脹を認める場合，伝染性単核球症，急性および慢性のリンパ性白血病，膠原病，梅毒などがあげられる．また，両側肺門部に限局したリンパ節腫脹を認める場合，サルコイドーシスを考える．

リンパ節生検を行うタイミングと生検検体の処理

リンパ節生検を行うタイミング

- リンパ節腫脹の鑑別診断を行うなかで，血液検査や画像検査だけでは診断できない場合，最終的に診断を確定するためには腫脹しているリンパ節の生検が必要となる．
- 当初は炎症性（感染性）のものを念頭において抗菌薬投与などの治療を行ってもリンパ節腫脹が改善しない場合，あるいは治療中に増悪を示す場合もリンパ節生検を行う必要がある．
- 腫瘍性のものを強く疑う場合は，確定診断，病型診断をするためにできる限り早く生検を行うようにする．

MEMO

リンパ節生検では，患者の病態を最も反映していると考えられる大きなリンパ節（直径20 mmくらい）を丸ごと採取する．大きさが同じ場合，鼠径部リンパ節は非特異的炎症が多いので避けたほうが無難である．

❺ リンパ節生検の指針

	生検が必要	生検が不要
大きさ	＞1.5 cm×1.5 cm	＜1.0 cm×1.0 cm
場所	鎖骨上窩は必須	ほかの状態を参考にする
性状	硬い，丸い	軟らかい，細長い
圧痛	なし	あり
局所の皮膚所見	あり	なし
年齢	≧40歳	＜40歳
上気道炎の症状	なし	あり
耳鼻咽頭領域の異常	局所の精査を優先	なし
体重減少，盗汗	あり	なし
脾腫	あり	なし
胸部X線	異常あり	異常なし

（品川克至．今日の診断指針．第6版．2010[3]より）

- ❺にリンパ節生検を行う際の指針を示す[3]．この際，リンパ節の大きさや性状以外に，腫脹しているリンパ節の部位や腫瘍性を思わせる全身症状（体重減少，盗汗など）の有無などを参考にする．

生検したリンパ節検体の処理方法

- 外科的に切除されたリンパ節は生理食塩水に浸したガーゼに包んで速やかに検査室に運び検体処理を行う．
- リンパ節を鋭利なメスを用いて切り分ける．割面は，リンパ腫の場合，均一で白色調であることが多いが，壊死や膿瘍がみられる場合は感染症も念頭において細菌検査も行う．メスで切り分けたリンパ節は以下の処理を行う．
  ①割面をスライドグラスに押し付けて捺印標本（タッチ標本）を作製しMay-Giemsa染色などで落ちてきた細胞の形態を観察する．
  ②最大割面を10％ホルマリン液で固定し病理診断に用いる．病理診断では，HE染色標本による細胞組織形態以外に，各種抗体を用いた免疫組織染色を行う．
  ③リンパ節の一部から細胞浮遊液を作製し，フローサイトメトリーによる細胞表面抗原検索と染色体分析，遺伝子検査（免疫グロブリン遺伝子の再構成，T細胞受容体遺伝子の再構成など）に用いる．
  ④残ったリンパ節検体を5mm大くらいの大きさに分けて－80℃のディープフリーザーに凍結保存しておき，後の遺伝子解析などに用いることが可能なようにしておく．

おわりに

- リンパ節腫脹は，日常診療のなかでよく出会う症候の一つである．リンパ腫を疑った場合の専門医への紹介のタイミングは，生検検体の処理が行える施

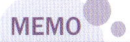

MEMO

免疫学的形質の解析では，免疫組織染色とフローサイトメトリーによる細胞表面抗原の検索が行われる．免疫組織染色はホルマリン固定パラフィン包埋切片を用い，抗体と反応させ染色を行うもので，HE染色標本における組織像と対比して解析できる利点がある．一方，フローサイトメトリーによる解析は，比較的短時間に多数の抗体に対する陽性率を定量的，かつ再現性よく測定できる利点を有する．

設では生検によるリンパ腫の病理診断がついてからが望ましく，生検が難しい場合は，これまで述べてきた腫瘍性リンパ節腫脹の可能性が強く疑われる場合に紹介するのが望ましい．

（柴山浩彦）

文献

1) 檀　和夫．リンパ節腫脹．矢崎義雄，総編集．内科学．第10版．東京：朝倉書店；2013. pp.71-3.
2) 3章　症候論　22 リンパ節腫脹．黒川　清ほか，改訂編集．吉利和 内科診断学．改訂8版．京都：金芳堂；1997. pp.260-4.
3) 品川克至．リンパ節腫大（1）非感染症を中心に．金澤一郎，永井良三，総編集．今日の診断指針．第6版．東京：医学書院；2010. pp.35-7.

1章 血液疾患に罹患した患者への診察の基本／検査・所見の異常と鑑別診断

Advice 血算の読み方

- 血液疾患を疑うきっかけは，貧血症状，発熱，出血やリンパ節腫脹といった自覚的および他覚的症状と血液検査値異常によることが多い．
- 多血球にわたる数的異常は血液疾患を考慮する必要がある．
- 血球増多を示す疾患においては，白血球分画の確認が必要であり，形態学的診断，細胞表面抗原，さらに染色体や遺伝子検査により診断に至るのは比較的容易である．
- 多血球にわたる血球減少は，❶に示すように血液疾患だけでなく，非血液疾患にも多く認められる．診断には他の疾患を除外することが必要であり，しばしば診断が困難な症例に遭遇する．血球減少の原因は骨髄に異常がある場合と，骨髄には異常がないが，早期に消失する場合が想定されるが，多彩な機序が複合して関与している場合も少なくない．
- 貧血症状と出血傾向，時に感染症による発熱を主訴とし，汎血球減少を示した3症例を提示し，鑑別のポイントを述べる．

スクリーニング検査のポイント

- 貧血が疑われる症例は，必ず網赤血球を測定する．なお，網赤血球は％などの割合ではなく，絶対数で評価する．
- 平均赤血球容積（MCV）による分類は，貧血の鑑別に有用である．
- 白血球分画を確認する．自動血球計数器は芽球の出現，異常リンパ球の検出能は十分とはいえない．また，好中球異形成の指摘は困難であることなど，検査の限界を理解しておく．症例によっては赤血球や血小板の形態を含

❶ 多（汎）血球減少の原因疾患

A．骨髄の異常
1．造血幹細胞のクローン性異常
　1）腫瘍性
　　骨髄異形成症候群
　　急性白血病
　2）非腫瘍
　　発作性夜間ヘモグロビン尿症
2．免疫学的機序
　再生不良性貧血
　薬剤性
3．異常細胞の骨髄浸潤
　リンパ腫
　多発性骨髄腫
　骨髄線維症
　がんの骨髄転移
4．造血物質の欠乏
　ビタミンB_{12}欠乏
　葉酸欠乏

B．末梢での破壊亢進
1．免疫学的機序
　Evans症候群
　薬剤性
　自己免疫疾患（全身性エリテマトーデス，関節リウマチ）
　血栓性血小板減少性紫斑病
2．非免疫学的機序
　脾機能亢進症
　播種性血管内凝固症候群（DIC）
　血球貪食症候群
3．感染症
　ウイルス感染症
　結核
　敗血症

め，目視による確認が必要である．
- 出血を認める症例では，血小板数，形態を確認するとともに凝固系検査を行う．
- 最低限必要な生化学検査として，LDH，総ビリルビン，間接ビリルビン，クレアチニンを確認する．

鑑別診断の実際

症例1（❷）
注目すべき数値
- 汎血球減少
- 貧血：正球性貧血，網赤血球減少．
- 白血球減少：好中球減少を伴う．
- 生化学検査：異常なし．

検査値から推定されること
- 網赤血球の減少は，骨髄での赤血球造血が低下していることを示している．
- 白血球分画においてリンパ球比率が67％と増加しているが，これは，好中球減少に伴う相対的リンパ球増加と考える．造血能の低下が示唆される．

想定すべき疾患
- 再生不良性貧血
- 骨髄異形成症候群
- 急性白血病
- 薬剤性
- 巨赤芽球性貧血：鉄欠乏性貧血が合併すると可能性はある．
- 発作性夜間ヘモグロビン尿症
- 異常細胞の骨髄浸潤
- 骨髄線維症
- 脾機能亢進症

追加検査
- 末梢血スメアにて赤血球や好中球の形態を確認する．
- 骨髄穿刺は必須である．以下について評価する．
  - 骨髄細胞密度：低形成であれば骨髄生検や骨髄MRIを考慮する．
  - 巨核球数と異形成
  - 血球分類と形態の異常
  - 異常細胞の有無
- 染色体検査

❷ 症例1のスクリーニング検査結果

末梢血	
赤血球数	$227 \times 10^4/\mu L$
ヘモグロビン（Hb）	7.6 g/dL
ヘマトクリット（Ht）	22.5％
平均赤血球容積（MCV）	99.1 fL
白血球数	1,900/μL
好中球	27％
リンパ球	67％
単球	4％
好酸球	2％
血小板数	$1.3 \times 10^4/\mu L$
網赤血球数	$2.6 \times 10^4/\mu L$
凝固検査	
PT-INR	0.93
APTT	25.6秒
フィブリノゲン	93 mg/dL
FDP	1.2 μg/mL
生化学	
LDH	145 IU/L
総ビリルビン	0.6 mg/dL
クレアチニン	0.69 mg/dL

- ビタミン B₁₂, 葉酸

結論
- 骨髄は低形成で，芽球増加はなく，血球の異形成を認めなかった．骨髄細胞の染色体は正常核型であり，再生不良性貧血と診断した．

症例2（❸）

注目すべき数値
- 汎血球減少
- 貧血：MCV が 110 fL を超える著明な大球性貧血，網赤血球減少．
- LDH 上昇
- 総ビリルビン上昇，間接ビリルビン上昇

検査値から推定されること
- 網赤血球の減少は，骨髄での赤血球造血が低下していることを示している．
- 著明な大球性貧血は，まず巨赤芽球性貧血を疑う．
- LDH は組織障害（溶血を含む）や腫瘍の増殖で上昇する．間接ビリルビン優位の高ビリルビン血症があることから，溶血の存在を疑わせる所見である．しかし，網赤血球は上昇しておらず，典型的な溶血性貧血とは合致しない．

想定すべき疾患
- 巨赤芽球性貧血
- 骨髄異形成症候群

追加検査
- 末梢血スメアにて赤血球や好中球の形態を確認する → 過分葉好中球を認める（❹）．
- LDH アイソザイム → 1, 2型上昇．溶血を疑う．
- ビタミン B₁₂ → 67 pg/mL で低値．
- 葉酸 → 正常．
- ハプトグロビン → <5.0 mg/dL で低値．
- 抗内因子抗体
- 抗胃壁細胞抗体
- Coombs 試験
- 上部消化管内視鏡

結論
- ビタミン B₁₂ 欠乏性貧血と診断した．
- ビタミン B₁₂ 欠乏では，無効造血や髄外溶血のため生化学検査は溶血パターンとなる．
- ビタミン B₁₂ は，DNA 合成に必要であるため，その欠乏

❸ 症例2のスクリーニング検査結果

末梢血	
赤血球数	156×10⁴/μL
Hb	7.0 g/dL
Ht	19.6%
平均赤血球容積（MCV）	125.6 fL
白血球	1,700/μL
好中球	49%
リンパ球	48%
単球	2%
好酸球	1%
血小板数	9.0×10⁴/μL
網赤血球数	2.6×10⁴/μL
凝固検査	
PT-INR	1.07
APTT	25.4秒
フィブリノゲン	182 mg/dL
FDP	1.5 μg/mL
生化学	
LDH	1,395 IU/L
総ビリルビン	3.7 mg/dL
間接ビリルビン	3.0 mg/dL
クレアチニン	0.5 mg/dL

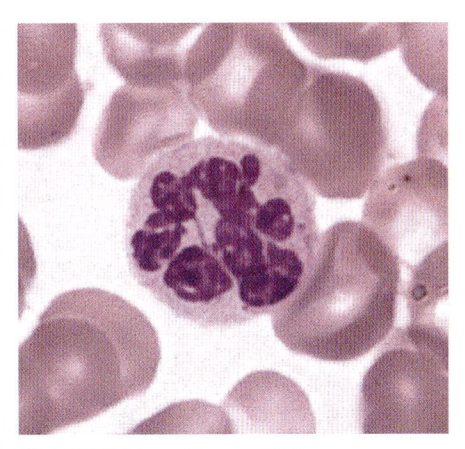

❹ 末梢血 May-Giemsa 染色
好中球過分葉の定義は確立していないが，5分葉以上であれば，過分葉とすることが多い．異形成の一つである．

により汎血球減少をきたす．
- 萎縮性胃炎や胃がんの合併が多い．

症例3 （❺）

注目すべき数値
- 汎血球減少
- 貧血：正球性貧血．網赤血球正常．
- 末梢血に幼若顆粒球が出現．
- FDP，D-ダイマー上昇，フィブリノゲン減少
- LDH 上昇

検査値から推定されること
- 幼若白血球の出現は造血器腫瘍を考慮する．
- 線溶亢進型 DIC
- LDH は上昇しているが，ビリルビンは正常で溶血は考えにくい．
- 以上から造血器腫瘍を疑う．

想定すべき疾患
- 急性白血病
- 骨髄異形成症候群
- がんの骨髄転移
- 骨髄線維症

追加検査
- 末梢血スメアで形態を確認する．→ 少数ではあるが，異常細胞を認めた（❻）．
- 骨髄穿刺（細胞形態，細胞表面形質，染色体，遺伝子検査）

結論
- 急性前骨髄球性白血病と診断した．

まとめ

- 病歴，既往歴や身体所見からは，診断にとって大変有用な情報が得られる．さらに適切なスクリーニング検査により病態を理解することで，ある程度疾患を想定し，二次検査を選択することが要求される．
- 提示した症例はすべて異なる病態でありながら汎血球減少をきたした典型例である．ここに示された異常値が，必ずしもすべての症例に当てはまるわけではないことも理解したうえで，個々の症例に対応していただきたい．

（波多智子）

❺ 症例3のスクリーニング検査結果

末梢血	
赤血球数	$288 \times 10^4/\mu L$
Hb	9.4 g/dL
Ht	27.6%
平均赤血球容積（MCV）	95.8 fL
白血球数	1,000/μL
芽球	1%
前骨髄球	3%
桿状核球	2%
分葉核球	37%
リンパ球	54%
単球	2%
好酸球	1%
血小板数	$2.6 \times 10^4/\mu L$
網赤血球数	$5.1 \times 10^4/\mu L$
凝固検査	
PT-INR	1.17
APTT	31.7秒
フィブリノゲン	136 mg/dL
FDP	235.0 μg/mL
D-ダイマー	31.2 μg/mL
生化学	
LDH	470 IU/L
総ビリルビン	1.1 mg/dL
クレアチニン	0.89 mg/dL

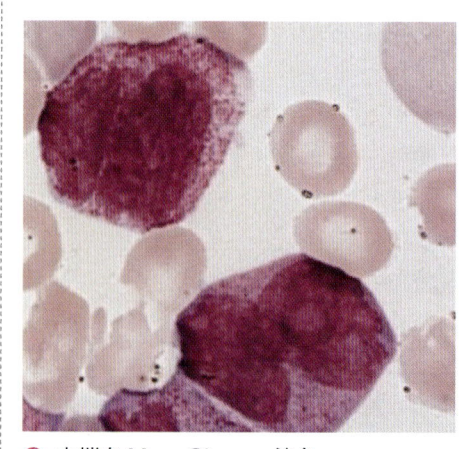

❻ 末梢血 May-Giemsa 染色

少数であるが，深く切れ込み，二分葉にくびれた核を有する細胞を認めた．細胞質には粗大なアズール顆粒を認める．急性前骨髄球性白血病に特徴的な細胞である．

1章 血液疾患に罹患した患者への診察の基本

緊急対応を要する異常値と専門医に紹介するタイミング

専門医からのアドバイス

- 急速に進行する高度の汎血球減少症は，急性白血病，血球貪食症候群などが疑われるため，直ちに専門医に紹介する．
- 白血球数に異常を認めた場合には，目視法による白血球分類を検査する．機械法による白血球分類では，単球分画の異常に注意することがポイントとなる．
- 血小板減少を伴う貧血，白血球数異常は直ちに専門医に紹介する．粘膜出血を伴う血小板減少症も早急に専門医に紹介する．
- リンパ節腫脹では，1週間以上改善のない若年者や週単位や数日単位で急速に増大する場合には，専門医に紹介する．

専門医に紹介すべき病態

急性白血病が疑われた場合には，直ちに専門医に紹介する

- 急速に進行する高度の汎血球減少症をきたす疾患には，急性白血病，血球貪食症候群（HPS），重症再生不良性貧血などが考えられる．
- 急性白血病では，目視法による白血球分類で末梢血中に20％以上の白血病細胞が認められるが，機械法による白血球分類では，芽球分画がとらえられない．
- 機械法による白血球分類では，単球の増加に注意することが大切である．急性骨髄性白血病の骨髄芽球は，単球分画に認められることが多い（❶）．
- 急性白血病での白血球数は，増加，正常，減少のいずれも起こりうる．血球寿命の短い血小板数が減少していれば，急性白血病を疑う．
- 貧血による赤血球沈降速度の亢進が，改善，正常化した場合には，播種性血管内凝固症候群（DIC）の合併を考える．

血球貪食症候群（HPS）が疑われた場合には，直ちに専門医に紹介する

- 発熱，脾腫，血球減少（末梢血で2系統以上の減少）を認めれば，HPSを念頭におく．
- HPSでは，高フェリチン血症，高LDH血症，高sIL-2R血症，凝固異常，

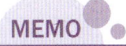

MEMO

急性白血病の国際分類：急性白血病は，形態学的，細胞生化学，免疫学的形質の解析に基づくFAB（French-American-British）分類から，染色体，遺伝子変異の解析や発症原因などの臨床経過に基づくWHO分類へと発展している．❶では，専門医に紹介する前の検査異常値として分類可能な，形態学的形質の解析に基づくFAB分類を併記した．

MEMO

血球貪食症候群（HPS）：きわめて急速に症状が進行し，致死的な経過をたどる．HPSにはウイルス関連（VAHS）とリンパ腫関連（LAHS）が多いが，特に，Epstein-Barrウイルス関連のHPS（EBV-VAHS）に重篤例を認める．

WBC	5.40×10³/μL	白血球分画（目視法）	
RBC	2.04×10⁶/μL	Blast	33 %
Hb	7.1 g/dL	Pro	10 %
Ht	22.2 %	My	3 %
Plt	48×10³/μL	Met	3 %
白血球分画（機械法）		St	1 %
好中球	31.7 %	Seg	4 %
リンパ球	45.0 %	Ly	43 %
単球	23.3 %	Mo	0 %
好酸球	0 %	Eo	3 %
好塩基球	0 %	Ba	0 %

症例1：36歳，女性
急性骨髄性白血病
AML with t(8;21)(q22;q22); *RUNX1-RUNX1T1*
(FAB 分類：AML, M2)

WBC	8.59×10³/μL	白血球分画（目視法）	
RBC	2.56×10⁶/μL	Blast	0 %
Hb	8.3 g/dL	Pro	89 %
Ht	23.9 %	My	1 %
Plt	16×10³/μL	Met	0 %
白血球分画（機械法）		St	0 %
好中球	17.1 %	Seg	2 %
リンパ球	11.4 %	Ly	8 %
単球	71.1 %	Mo	0 %
好酸球	0 %	Eo	0 %
好塩基球	0.4 %	Ba	0 %

症例2：62歳，女性
急性前骨髄球性白血病
APL with t(15;17)(q22;q12); *PML-RARA*
(FAB 分類：AML, M3)

WBC	60.33×10³/μL	白血球分画（目視法）	
RBC	3.76×10⁶/μL	Blast	12 %
Hb	11.0 g/dL	Pro	7.5 %
Ht	33.4 %	My	2 %
Plt	114×10³/μL	Met	0 %
白血球分画（機械法）		St	0 %
好中球	25.1 %	Seg	2.5 %
リンパ球	14.0 %	Ly	10.5 %
単球	60.3 %	Mo	65 %
好酸球	0.5 %	Eo	0.5 %
好塩基球	0.1 %	Ba	0 %

症例3：20歳，女性
急性単球性白血病
acute monoblastic/monocytic leukemia
(FAB 分類：AML, M5b)

WBC	73.37×10³/μL	白血球分画（目視法）	
RBC	3.92×10⁶/μL	Blast	89 %
Hb	8.0 g/dL	Pro	0 %
Ht	24.8 %	My	0 %
Plt	112×10³/μL	Met	0.5 %
白血球分画（機械法）		St	0 %
好中球	5.7 %	Seg	1 %
リンパ球	84.3 %	Ly	9.5 %
単球	9.7 %	Mo	0 %
好酸球	0.1 %	Eo	0 %
好塩基球	0.2 %	Ba	0 %

症例4：27歳，女性
急性リンパ性白血病
B lymphoblastic leukemia/lymphoma
with t(9;22)(q34;q11.2); *BCR-ABL1*
(FAB 分類：ALL, L2)

❶ 急性白血病の紹介例

骨髄芽球が単球分画に認められる（　　）．
WBC：白血球数，RBC：赤血球数，Hb：ヘモグロビン値，Ht：ヘマトクリット値，Plt：血小板数，Blast：骨髄芽球，Pro：前骨髄球，My：骨髄球，Met：後骨髄球，St：桿状核球，Seg：分葉核球，Ly：リンパ芽球，Mo：単球，Eo：好酸球，Ba：好塩基球

肝機能障害，高トリグリセリド血症などを伴うことがある．

粘膜出血を伴う血小板減少症は直ちに専門医に紹介する

- 出血傾向があれば，血算，凝固検査を行う．他の血球数異常を伴う血小板減少症は直ちに専門医に紹介する．
- 紫斑の大きさや部位によって，血小板の異常か凝固因子の異常かは，ある程度鑑別可能である．広範な皮下や筋肉内の出血は，凝固因子の異常の可能性が高い．
- 日常生活において出血症状が現れるのは，血小板数が5万/μL以下に減少した場合が多い．
- 血小板数が3万/μL以下では，歯肉出血や鼻出血が出現することが多く，血小板数が1万/μL以下では，頭蓋内出血，消化管出血，性器出血の危険性が高い．
- 血小板減少に，溶血性貧血，破砕赤血球を認めた場合，血栓性血小板減少性紫斑病（TTP）および溶血性尿毒症症候群（HUS）を念頭におく．

リンパ節腫脹を認めたとき，1週間以上改善のない若年者や，週単位や数日単位で急速に増大する場合には専門医に紹介する

- 15 mm以上ある無痛性で弾性硬〜硬のリンパ節や，短径と長径の差が少ないリンパ節は，悪性腫瘍を考える．
- 著しい盗汗，体重減少を伴うときは，専門医に紹介する．
- リンパ節腫大は数日単位，あるいは週単位で経過を追う．時間軸の情報が診断に有用となる．
- リンパ腫の診断には，病理組織診のほかにもフローサイトメトリー，染色体分析，遺伝子解析などが必要となる．生検リンパ節を全部ホルマリン固定液につけない．必要な場合は，リンパ節生検を実施する前に専門医にコンサルトする．
- ホジキンリンパ腫では，左方移動を伴わない成熟好中球増多症とリンパ球比率の低下を認めることがある（❷）．

貧血に蛋白尿や血清総蛋白（TP）の異常を認めた場合，多発性骨髄腫を疑って専門医に紹介する

- TPが高値の場合はM蛋白の有無を検索する．多発性骨髄腫では，骨髄腫細胞の産生するM蛋白の増加や，正常免疫グロブリンの低下を認める（❸）．
- 高齢者では，多発性骨髄腫の骨病変のため，腰痛症などとして治療されていることが多い．

多血症を認めた場合，Hb 18 g/dL以上では赤血球増加症の鑑別診断のため，専門医に紹介する

- 赤血球増加症を認めた場合，相対的多血症と絶対的多血症の鑑別のため，病歴や生活歴の聴取が重要である．
- 相対的多血症には，脱水，喫煙やストレスによるものが多く，生活習慣の指導で赤血球増加が改善することがある（❹）．
- 絶対的多血症には，汎血球増加を認める真性多血症のほか，慢性肺疾患，先

WBC	13.08×10³/μL	白血球分画（目視法）	
RBC	4.39×10⁶/μL	Blast	0 %
Hb	11.6 g/dL	Pro	0 %
Ht	37.0 %	My	0 %
Plt	247×10³/μL	Met	0 %
白血球分画（機械法）		St	0 %
好中球	86.9 %	Seg	88 %
リンパ球	6.3 %	Ly	6 %
単球	4.6 %	Mo	3 %
好酸球	1.4 %	Eo	2 %
好塩基球	0.8 %	Ba	1 %
CRP	6.59 mg/dL		

症例5：27歳，男性
ホジキンリンパ腫
（結節硬化型）

WBC	195.5×10³/μL	白血球分画（目視法）	
RBC	4.22×10⁶/μL	Blast	2 %
Hb	12.3 g/dL	Pro	2.5 %
Ht	38.8 %	My	25 %
Plt	204×10³/μL	Met	15.5 %
白血球分画（機械法）		St	7.5 %
好中球	79.5 %	Seg	34.5 %
リンパ球	7.8 %	Ly	4 %
単球	2.0 %	Mo	1.5 %
好酸球	2.6 %	Eo	4 %
好塩基球	8.1 %	Ba	3.5 %
		Ebl	2 %
CRP	6.05 mg/dL		

症例6：53歳，女性
慢性骨髄性白血病
（慢性期）

WBC	23.45×10³/μL	白血球分画（目視法）	
RBC	7.54×10⁶/μL	Blast	0 %
Hb	17.1 g/dL	Pro	0 %
Ht	57.8 %	My	0 %
Plt	923×10³/μL	Met	0 %
白血球分画（機械法）		St	1.5 %
好中球	80.9 %	Seg	80 %
リンパ球	11.8 %	Ly	13.5 %
単球	2.8 %	Mo	2 %
好酸球	0.7 %	Eo	2 %
好塩基球	0.3 %	Ba	0.5 %
		Ebl	0 %
エリスロポエチン	5.4 mU/mL		

症例7：56歳，男性
骨髄増殖性腫瘍

❷ 好中球優位な白血球増加を認めた紹介例
好中球増加とリンパ球低下が認められる（　）．

天性心疾患，睡眠時無呼吸症候群，さらに高地居住などによる二次性多血症があげられる．

白血球増加で骨髄球や好塩基球の増加を伴う場合，慢性骨髄性白血病を疑って専門医に紹介する

- 白血球数に異常を認めた場合には，目視法による白血球分類を検査する．
- 白血球増加では，感染，炎症，喫煙のほかに，悪性腫瘍による類白血病反応を念頭におく．白赤芽球症（leukoerythroblastosis）では，がんの骨髄転移を考える．

MEMO
白赤芽球症：末梢血中に幼若顆粒球と赤芽球の出現を認めるものを白赤芽球症という．白赤芽球症は，がんの骨髄転移のほかにも，白血病などの造血器腫瘍，骨髄線維症，高度な溶血・出血，感染症（結核や骨髄炎），化学療法からの骨髄回復期などで認められる．

WBC	8.80×10³/μL	尿蛋白 (2+)	
RBC	3.68×10⁶/μL		
Hb	**11.6 g/dL**	TP	9.9 g/dL
Ht	37.0 %	Alb	3.5 g/dL
Plt	162×10³/μL	Cr	0.80 mg/dL
好中球	50.5 %		
リンパ球	40.1 %		
単球	6.8 %		
好酸球	1.8 %		
好塩基球	0.8 %		

症例8:50歳, 男性

IgG　　455 mg/dL
IgA　5,626 mg/dL
IgM　　 11 mg/dL
骨髄
形質細胞　　30 %

多発性骨髄腫 (IgA-λ型)

WBC	4.90×10³/μL	尿蛋白 (2+)	
RBC	385×10⁶/μL		
Hb	**12.1 g/dL**	TP	7.5 g/dL
Ht	37.2 %	Alb	4.8 g/dL
Plt	250×10³/μL	**Cr**	**1.51 mg/dL**
好中球	64.5 %	IgG	1,411 mg/dL
リンパ球	28.0 %	**IgA**	**25 mg/dL**
単球	5.1 %	**IgM**	**13 mg/dL**
好酸球	1.6 %		
好塩基球	0.8 %		

症例9:70歳, 男性

骨髄
形質細胞　　30 %

多発性骨髄腫 (BJP-κ型)

WBC	4.64×10³/μL	尿蛋白 (2+)	
RBC	3.63×10⁶/μL		
Hb	**12.0 g/dL**	TP	9.2 g/dL
Ht	36.0 %	Cr	0.93 mg/dL
Plt	166×10³/μL		
好中球	48.9 %		
リンパ球	45.3 %		
単球	5.0 %		
好酸球	0.4 %		
好塩基球	0.4 %		

1年後に血液内科に紹介

WBC	4.79×10³/μL	尿蛋白 (2+)	
RBC	1.71×10⁶/μL		
Hb	**5.7 g/dL**	TP	15.4 g/dL
Ht	17.9 %	Alb	2.2 g/dL
Plt	86×10³/μL	Cr	1.46 mg/dL
好中球	44.7 %		
リンパ球	45.5 %		
単球	8.6 %		
好酸球	0.8 %		
好塩基球	0.4 %		

症例10:59歳, 男性

IgG　12,143 mg/dL
IgA　　　 6 mg/dL
IgM　　 <5 mg/dL
骨髄
形質細胞　　69.4 %

多発性骨髄腫 (IgG-λ型)

❸ 多発性骨髄腫の紹介例
貧血, 蛋白尿, TP増加が認められる (　).
TP:総蛋白, Alb:アルブミン, Cr:クレアチニン

- 異型リンパ球と異常リンパ球は異なる. 異型リンパ球出現時には, まず, ウイルス感染症を考える.
- 好酸球増多症では, 薬剤アレルギー, アトピー性疾患, 寄生虫感染症を鑑別する.

WBC	3.98×10³/μL	WBC	3.85×10³/μL	症例11：52歳，男性
RBC	6.53×10⁶/μL	RBC	5.09×10⁶/μL	ストレス多血症
Hb	21.5 g/dL	Hb	16.5 g/dL	
Ht	64.0 %	Ht	49.4 %	
Plt	166×10³/μL	Plt	166×10³/μL	

職場環境の改善で正常化

WBC	6.14×10³/μL	WBC	8.46×10³/μL	症例12：71歳，女性
RBC	5.46×10⁶/μL	RBC	4.25×10⁶/μL	気管支喘息
Hb	19.0 g/dL	Hb	13.9 g/dL	
Ht	54.3 %	Ht	39.8 %	
Plt	195×10³/μL	Plt	254×10³/μL	

気管支喘息の治療後に正常化

WBC	5.53×10³/μL	WBC	4.82×10³/μL	症例13：67歳，女性
RBC	5.12×10⁶/μL	RBC	4.62×10⁶/μL	登山（4,400 m）
Hb	15.3 g/dL	Hb	13.9 g/dL	
Ht	47.1 %	Ht	42.2 %	
Plt	285×10³/μL	Plt	203×10³/μL	

平地生活で通常の値に戻る

❹ 赤血球増加症の紹介例

Hb 増加が認められる（　　）．

手術や観血的処置を予定している場合，血小板数や凝固・線溶系の検査値に異常を認めた場合には，専門医へのコンサルトを行う

- 血小板数の減少，増加を認めた場合，原因疾患によって対処が異なる．
- 血友病など先天性凝固因子欠乏症や後天性凝固因子低下症では，インヒビターの有無や疾患によって対処が異なる．
- von Willebrand病（VWD）では，病型によって対処が異なる．
- 抗リン脂質抗体症候群はAPTTの延長を認める血栓性疾患であり，凝固因子欠乏による出血性疾患とは対処が異なる．

付記：症例1〜13は，2013〜2014年に筆者に紹介された実際の患者である．紹介された時点の検査値を示すので，専門医に紹介するタイミングの参考にしていただきたい．

（田所誠司）

2章

検査

2章 検査

血球検査

専門医からのアドバイス
- 血球像は疾患の病態をしばしば反映し疾患特異的な所見もあり，鑑別診断の際に非常に有用な項目であるので十分に注意を払う．
- 貧血の場合には効率的な鑑別診断を行うために MCV，MCHC を評価する．
- 白血球分画比率に異常がみられる場合には，各細胞分画の絶対数を算出して細胞数の増減を評価する．

検査の実際

- 血球検査は末梢血中の赤血球，白血球，血小板の各計数と形態の評価を行うものであり，自動血球分析装置を用いた解析が主体となっている．白血球分類もフローサイトメトリー方式もしくはパターン認識法などを用いることにより，自動血球分析装置で行われている（❶）．
- 自動血球分析装置による解析の際には，測定誤差を引き起こす要因が存在することに注意が必要である．誤差が生じた可能性がある場合などには，測定機器から警告が発せられるようになっている．警告が発せられた場合や得られた解析結果に計測上の問題が疑われる場合には，塗抹標本の鏡検確認を行う必要がある．
- 血算の全国共通の基準範囲として，2014年に日本臨床検査標準化協議会が提唱した共用基準範囲を❷に示す．

赤血球に関する検査

赤血球の数の評価
貧血
- 貧血とは末梢血中の赤血球成分が低下した状態であり，血球検査においては赤血球数の低下，ヘモグロビン濃度低下，ヘマトクリット低下として表される．ただし，これら3つの指標はそれぞれが同じ程度で変動しないことがある．

MEMO
臨床検査値の共用基準範囲：臨床検査値の基準範囲は，従来，施設や都道府県によって多少とも異なっているのが実情であった．そこで臨床検査関連学会・団体から成る合同基準範囲共有化ワーキンググループが結成され，健常者を対象とする膨大な検査データが集積され，これをもとに2014年3月，日本臨床検査標準化協議会が「日本における主要な臨床検査項目の共用基準範囲案」を提唱した．単位表記では国際的に用いられているSI単位に準じた表記法を用いている．現在全国的に普及しつつある段階であるので，本項でも採用した．

a. 健常者

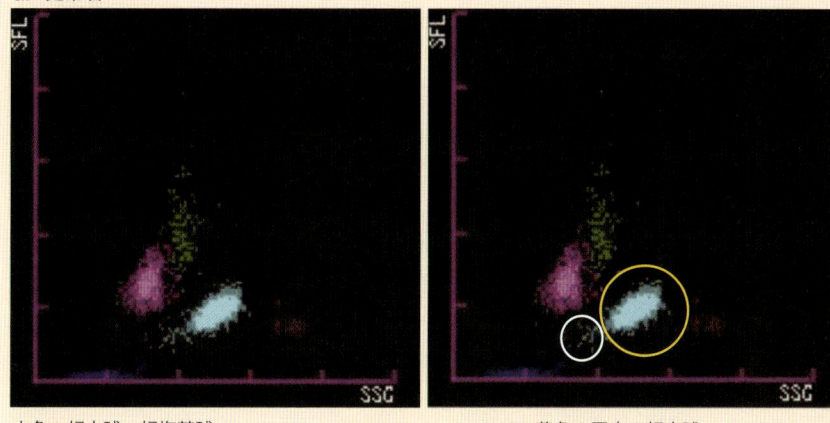

水色：好中球，好塩基球
紫色：リンパ球，緑色：単球
赤色：好酸球，青色：ghost

黄色の円内：好中球
白色の円内：好塩基球

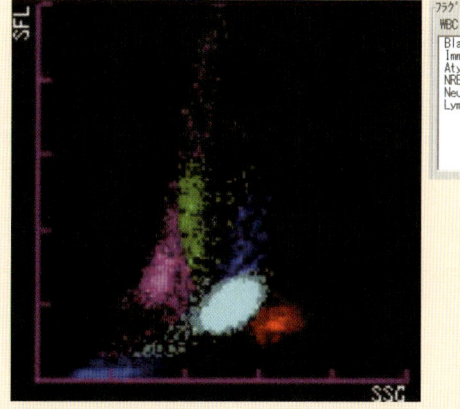

b. 好中球増加症例

本症例では好中球分画の密度が高く，面積が軽度拡大している．解析結果画面上には右上の警告が示された．

c. 白血病症例

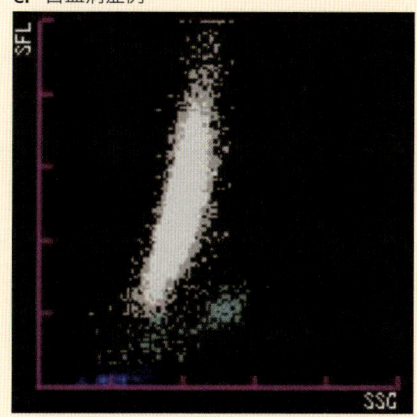

本症例では灰色で示される細胞集団が検出された．その一方で通常みられる白血球の集団は著減している．解析結果画面上には右上の警告が示された．

❶ 自動血球分析装置を用いた白血球分類の実際

- 赤血球の重要な機能として酸素運搬があるが，これら3つの指標のなかでこの機能を直接反映するのはヘモグロビン濃度であり，WHOによる貧血の基準はヘモグロビン濃度で規定されている（❸）．
- 貧血が認められたならば，その原因となっている疾患を明らかにする必要がある．その際に有用な検査項目について記載する．

(1) 赤血球恒数

- 赤血球恒数にはMCV（mean corpuscular volume；平均赤血球容積），MCH（mean corpuscular hemoglobin；平均赤血球ヘモグロビン量），MCHC（mean corpuscular hemoglobin concentration；平均赤血球ヘモグロビン濃

❷ 血算値の共用基準範囲

項目名	項目名略語	単位	男女	下限値	上限値
白血球数	WBC	$10^3/\mu L$	共通	3.3	8.6
赤血球数	RBC	$10^6/\mu L$	男性	4.35	5.55
			女性	3.86	4.92
ヘモグロビン濃度	Hb	g/dL	男性	13.7	16.8
			女性	11.6	14.8
ヘマトクリット	Ht	%	男性	40.7	50.1
			女性	35.1	44.4
平均赤血球容積	MCV	fL	共通	83.6	98.2
平均赤血球ヘモグロビン量	MCH	pg	共通	27.5	33.2
平均赤血球ヘモグロビン濃度	MCHC	g/dL	共通	31.7	35.3
血小板数	PLT	$10^3/\mu L$	共通	158	348

(日本臨床検査標準化協議会，2014より)

❸ WHOによる貧血の基準

	ヘモグロビン濃度
成人男性，新生児	13 g/dL 以下
成人女性，学童	12 g/dL 以下
高齢者，妊婦，乳幼児	11 g/dL 以下

❹ 赤血球恒数による貧血の分類

小球性低色素性貧血 （MCV≦80, MCHC≦31）	正球性正色素性貧血 （MCV 81〜100, MCHC 32〜36）	大球性貧血 （MCV≧101, MCHC 32〜36）
● 鉄欠乏性貧血 ● 感染，炎症，腫瘍に伴う貧血 ● 鉄芽球性貧血 ● サラセミアなどのグロビン合成異常 ● 無トランスフェリン血症	● 溶血性貧血 ● 再生不良性貧血 ● 赤芽球癆 ● 腎性貧血 ● 内分泌疾患に伴う貧血 ● 骨髄への悪性腫瘍浸潤 ● 急性出血	● 巨赤芽球性貧血 ● 網赤血球増加を伴う貧血

注：ここでは共用基準範囲ではなく，より簡単な数値で境界を区分してある．

度）があり，このうちMCV，MCHCによって貧血を小球性低色素性貧血，大球性貧血，正球性正色素性貧血に分類して考えると，その後の鑑別を効率よく進めることができる（❹）．

● ただし，再生不良性貧血や骨髄異形成症候群などの一部ではMCV高値をとるものも存在するので，注意を要する．

(2) 網赤血球数

● 網赤血球は骨髄から末梢血へ動員されたばかりの幼若な赤血球であり，骨髄での赤血球造血能を反映し，網赤血球増加があれば少なくとも赤血球造血に問題はないと判断してよい．

● 網赤血球数は通常，赤血球数に対する％もしくは‰で表示されるが，評価の際には絶対数を算出してその増減を判断すべきで，基準範囲は0.8〜2.2％，4〜8万/μLである[1]．

● 網赤血球が著明に増加している場合，網赤血球が成熟赤血球よりも大きいことを反映して，MCVが高値に傾くので注意が必要である．

● 網赤血球数は一般血液検査項目には含まれていないことが多いため，必要に

❺ 赤血球の大きさと病態・疾患

赤血球の大きさに基づく所見	関連する病態・疾患
大赤血球（直径12 μm以上）	巨赤芽球性貧血，先天性赤血球異形成貧血（congenital dyserythropoietic anemia；CDA）
小赤血球（直径6 μm以下）	小球性貧血

❻ 赤血球内顆粒，封入体と病態・疾患

赤血球内顆粒，封入体	関連する病態・疾患
Howell-Jolly小体（❽a）	悪性貧血，骨髄異形成症候群，脾摘後，サラセミア
好塩基性斑点（basophilic stippling）（❽b）	悪性貧血，骨髄異形成症候群，サラセミア，不安定ヘモグロビン症，鉛中毒，ピリミジン-5'-ヌクレオチダーゼ欠乏症，幼児
マラリア原虫（❽c）	マラリア

❼ 赤血球形態変化と病態・疾患

赤血球形態変化	関連する病態・疾患
球状赤血球（spherocyte）（❽d）	遺伝性球状赤血球症，自己免疫性溶血性貧血
楕円赤血球（elliptocyte）（❽e）	遺伝性楕円赤血球症
有口赤血球（stomatocyte）	遺伝性有口赤血球症
標的赤血球（target cell）	サラセミア，閉塞性黄疸，異常ヘモグロビン症，LCAT欠乏症，脾摘後
涙滴赤血球（tear drop cell, dacryocyte）（❽f）	骨髄線維症，サラセミア，がんの骨髄転移
菲薄赤血球（leptocyte）	鉄欠乏性貧血
有棘赤血球（acanthocyte）	血漿脂質異常，肝障害，chorea-acanthocytosis，脾摘後
ウニ状赤血球（echinocyte, burr cell）	赤血球解糖系酵素異常症，標本作製時のアーチファクト
鎌状赤血球（sickle cell, drepanocyte）	鎌状赤血球症
破砕赤血球（red cell fragment, keratocyte, schizocyte）（❽g）	赤血球破砕症候群（血栓性血小板減少性紫斑病，溶血性尿毒症症候群など）
連銭形成（rouleaux formation）	多発性骨髄腫，マクログロブリン血症，肝硬変

LCAT：レシチン-コレステロールアシルトランスフェラーゼ

応じてオーダーする．

赤血球増加症

- 赤血球増加症は，赤血球数，ヘモグロビン濃度，ヘマトクリット値が上昇した状態と定義され，わが国では一般に，男性では赤血球数≧600万/μL，ヘモグロビン濃度≧18.0 g/dL，ヘマトクリット≧55％のいずれかを示す場合，女性では赤血球数≧550万/μL，ヘモグロビン濃度≧16.0 g/dL，ヘマトクリット≧50％のいずれかを示す場合とされている[2]．

❽ 種々の血液像

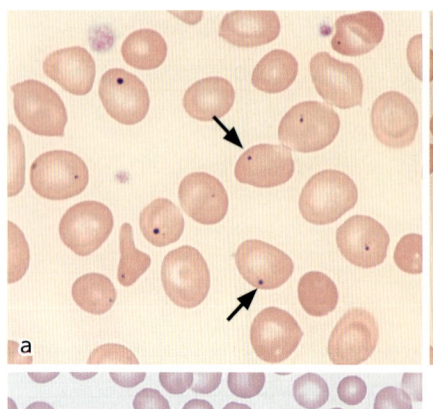

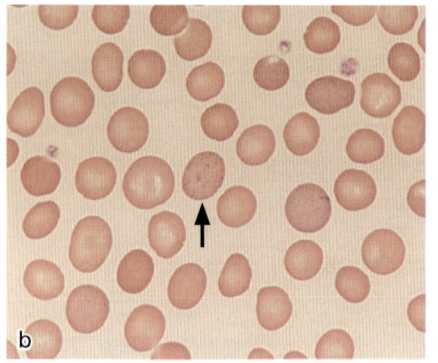

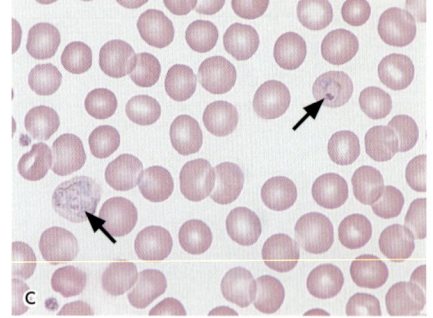

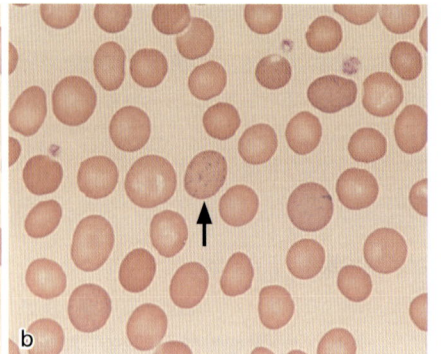

a：Howell-Jolly 小体．矢印以外にも多数みられる．
b：好塩基性斑点．
c：マラリア．マラリア原虫（➡）．
d：球状赤血球．小型球状赤血球（➡）．中央の白みの部分（central pallor）のない小型の赤血球．
e：楕円赤血球．矢印以外にも多数みられる．
f：涙滴赤血球．矢印以外にも多数みられる．
g：破砕赤血球．矢印以外にも多数みられる．

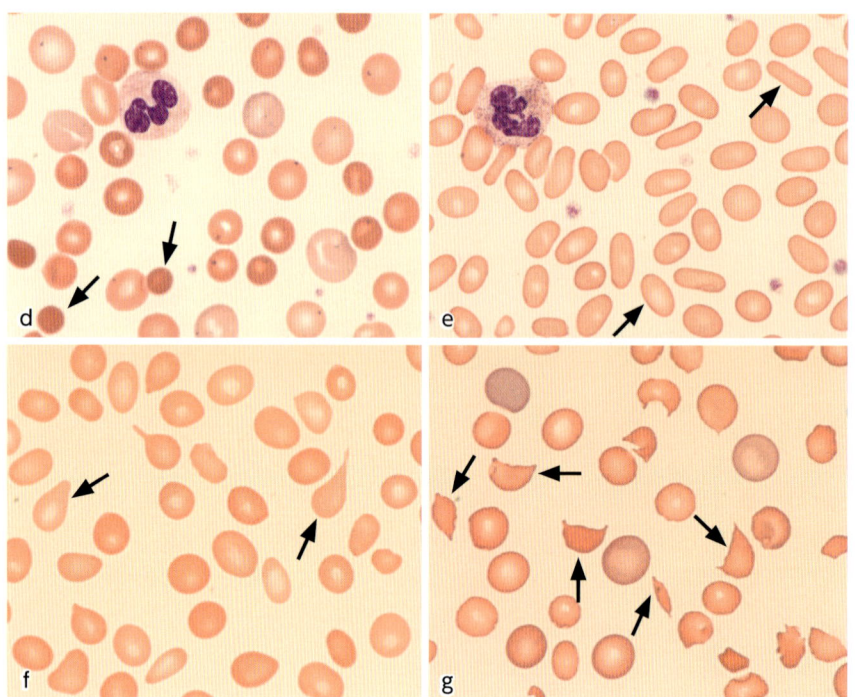

- 赤血球増加症は，循環赤血球量が実際に増加している絶対的赤血球増加症と，見かけ上赤血球量が増加してみえる相対的赤血球増加症に大別される．
- 相対的赤血球増加症を呈する病態には，脱水などによる赤血球濃縮状態とストレス赤血球増加症（Gaisböck 症候群）がある．
- 絶対的赤血球増加症は，造血幹細胞の異常により自律性に赤血球が増加する

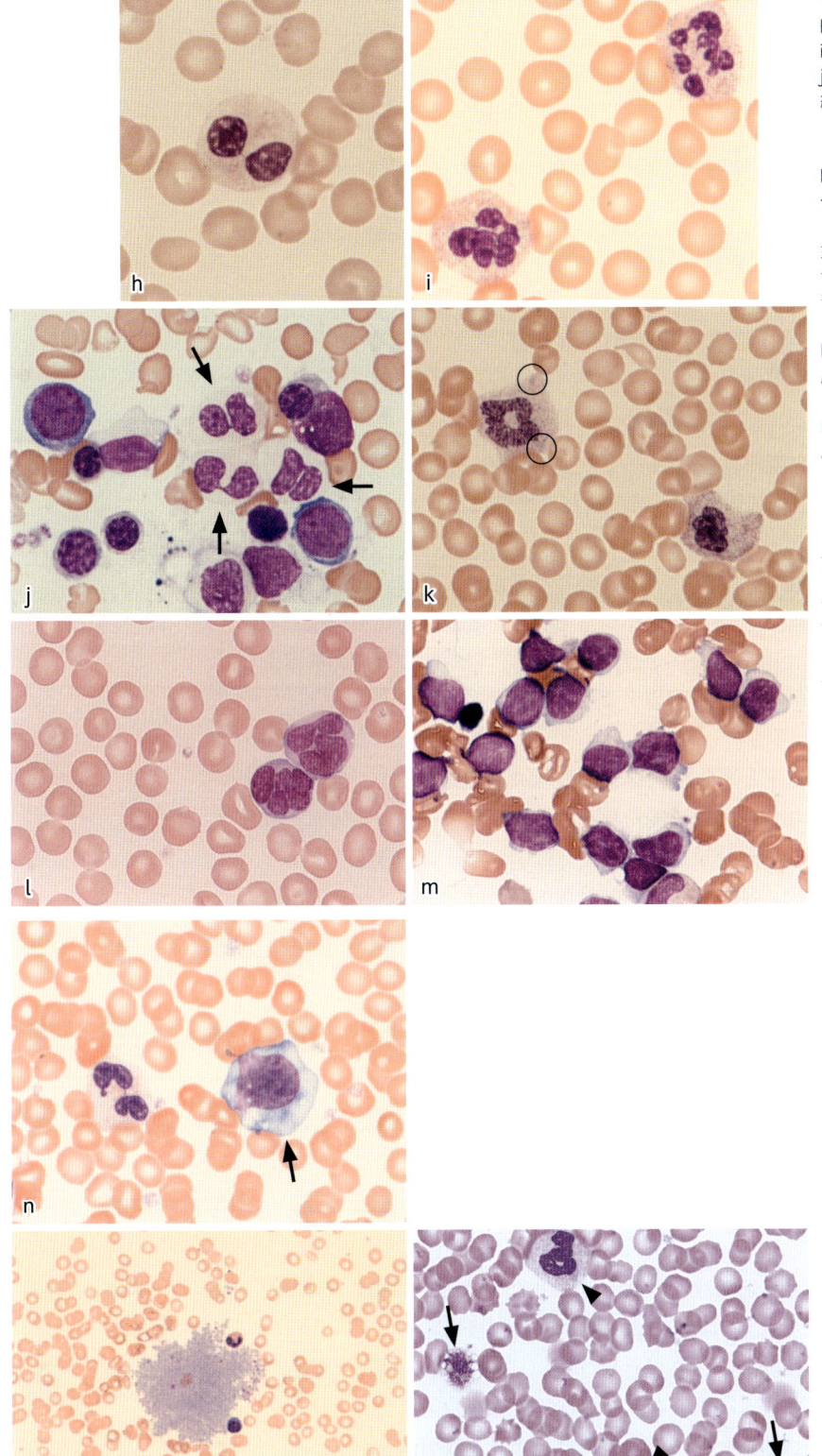

❽ 種々の血液像（つづき）

h：偽 Pelger 核異常．
i：過分葉好中球．
j：好中球脱顆粒．好中球の細胞質に顆粒が認められない（→）．これらの好中球は偽 Pelger 核異常も伴っている．
k：中毒性顆粒と Döhle 小体．中毒性顆粒（青紫色に染まる大きな顆粒）のみられる好中球．Döhle 小体は，淡青色～青色に染まる封入体で，部分的にリボゾームが残留したもの（○）．
l：成人 T 細胞白血病/リンパ腫細胞．花弁状に分葉した核を有する細胞（flower cell）．
m：慢性リンパ性白血病細胞．細胞質が少なく，成熟した核網をもつ細胞が多くみられる．
n：異型リンパ球（→）．細胞質は比較的広く，色調は青色が強い．空胞を認める．
o：EDTA による血小板凝集像．
p：May-Hegglin 異常．巨大血小板（→），Döhle 様小体（▶）．

血球検査 55

一次性赤血球増加症とエリスロポエチン産生増加により赤血球が増加する二次性赤血球増加症に分類される．
- 絶対的赤血球増加症のうち，真性赤血球増加症の診断は，WHO 分類第4版による診断基準において男性でヘモグロビン濃度＞18.5 g/dL，女性でヘモグロビン濃度＞16.5 g/dL と規定されている．

赤血球像の評価
- 赤血球の大きさと染色性，赤血球内の顆粒や封入体，赤血球形態などをそれぞれ評価して鑑別診断を行う（❺〜❽）．

白血球に関する検査

白血球の数の評価
- 成人の白血球数の基準範囲は報告者により多少の相違があるが，4,000〜9,000/μL である[1]．白血球数に異常がみられる場合には，必ず白血球分画を検査して異常を示す分画を確認する．
- 白血球数はさまざまな生理的条件により変動しうるため，軽度の変化の場合には臨床所見，生化学検査，白血球分画異常の有無など他の情報を加味して総合的に評価する．また過去のデータがある場合に，経時的な数値の推移を評価することは得られたデータを評価するうえで非常に有用である．

白血球減少症
- 白血球数が3,000/μL 以下となった状態を白血球減少症とする[3]．白血球減少症を認めた場合には白血球分画の絶対数を算出して減少している分画を確認するが，好酸球，好塩基球，単球はもともと好中球，リンパ球よりも少なく，減少をとらえることが困難なため，絶対数の評価は好中球，リンパ球について行う．
- 好中球の減少はその絶対数により，好中球減少症（好中球数1,500/μL 以下）と無顆粒球症（好中球数500/μL 以下）に分けられる．リンパ球についてはリンパ球の絶対数が1,000/μL 以下となった場合をリンパ球減少症という[3]．

白血球増加症
- 明確な基準はないが，白血球数10,000/μL 以上の場合を白血球増加症とすることが多い[4]．白血球増加を認めた場合にも，どの分画が増加しているのかが重要で，割合だけでなく，各白血球分画の絶対数を算出して評価する．

白血球像の評価
- 健常者の末梢血でみられる白血球は，分葉核好中球，桿状核好中球，単球，リンパ球，好酸球，好塩基球であり，これら以外の有核細胞が認められた場合には必ずその原因を精査する必要がある．
- 観察の際には細胞質の所見（顆粒の有無・性状，細胞質の色調，封入体の有無・性状，細胞辺縁の状態）と核の所見（核網の状態，核小体の有無，核辺縁の状態，核のくびれの有無）についてそれぞれ詳細に観察し，得られた所見から鑑別診断を進めていく（❾）．

❾ 白血球の形態異常と病態・疾患

形態異常：核の異常所見	関連する病態・疾患
偽Pelger核異常：好中球の核が2分葉までで核網成熟した形態異常（❽h）	骨髄異形成症候群，急性白血病（特にM2）
過分葉好中球：核が6分葉以上の好中球（❽i）	巨赤芽球性貧血，骨髄異形成症候群，重症感染症，中毒

形態異常：細胞質の異常所見	関連する病態・疾患
好中球脱顆粒（❽j）	骨髄異形成症候群
中毒性顆粒（❽k）	細菌感染症
巨大顆粒	Chédiak-Higashi症候群
Döhle小体（❽k）	細菌感染症
Döhle様小体（❽p）	May-Hegglin異常

幼若細胞もしくは異常な細胞の出現	関連する病態・疾患
芽球	急性白血病，骨髄異形成症候群
異常な細胞	白血化したリンパ腫や多発性骨髄腫，成人T細胞白血病/リンパ腫（❽l），慢性リンパ性白血病（❽m）
白赤芽球症：末梢血に顆粒球系幼若細胞と赤芽球が同時に出現する状態	悪性腫瘍の骨髄転移，骨髄線維症

- 評価の際に注意を要する細胞に異型リンパ球がある（❽n）．異型リンパ球はウイルス感染症などによって活性化したリンパ球であり，リンパ腫やリンパ性白血病などの腫瘍細胞ではない（したがって，反応性リンパ球という名称が提案されている）．異型リンパ球は腫瘍細胞と異なり，同一人において多様な形態を示すことも特徴の一つである．なお，異型リンパ球のなかには腫瘍細胞との鑑別が困難なものもあることから，判断が困難な場合には速やかに血液専門医への相談を考慮する．
- 好中球アルカリホスファターゼ（neutrophil alkaline phosphatase；NAP）は成熟好中球に発現する酵素であり，本酵素を染色し染色陽性顆粒の数・分布状況をスコア化したものを好中球アルカリホスファターゼスコア（NAPスコア）という．
- 発作性夜間ヘモグロビン尿症，慢性期の慢性骨髄性白血病ではNAPスコアが低値となり，鑑別診断に有用な所見の一つである．一方，重症感染症，類白血病反応，顆粒球コロニー刺激因子（G-CSF）投与時，真性赤血球増加症では，NAPスコアが多くの場合に高値となる．慢性骨髄性白血病では急性転化時（チロシンキナーゼ阻害薬の登場によってほとんどみられなくなった）にしばしばNAPスコアが上昇する．

> **MEMO**
> 日本検査血液学会におけるリンパ球系細胞の分類基準：異型リンパ球の特徴を「直径16μm（赤血球直径のおおよそ2倍程度）以上で細胞質は比較的広く，色調はリンパ球に比較し好塩基性が強い．アズール顆粒，空胞を認める場合がある．核は類円形，時に変形を呈し，核クロマチンは濃縮しているが，核小体が認められるものもある（抜粋）」としている[5]．

❿ 血小板の形態異常と病態・疾患

異常所見	関連する病態・疾患
巨大血小板	May-Hegglin 異常（❽ p），Bernard-Soulier 症候群，本態性血小板血症，骨髄異形成症候群，特発性血小板減少性紫斑病，大量出血
血小板のアズール顆粒減少	骨髄増殖性腫瘍，α-ストレージプール病

血小板に関する検査

血小板の数の評価

血小板減少症

- 血小板数10万/μL 未満の場合に血小板減少症とされる[6]．血液検査で明らかな血小板減少を認めるにもかかわらず，それに見合う出血症状が認められない場合には偽性血小板減少症を疑い，塗抹標本上で血小板凝集像の有無を確認する（❽ o）．
- 巨大血小板出現時も自動血球分析装置にて血小板数が低く見積もられる可能性がある．したがって，自動血球分析装置で血小板減少症が認められた場合には，塗抹標本を目視で確認し，血小板凝集像および巨大血小板の有無を評価すべきである．

血小板増加症

- 一般的に血小板数40万/μL 以上の場合，血小板増加症とされる[7]．

血小板像の評価

- 血小板の大きさと血小板内の顆粒を評価し，鑑別診断を行う（❿）．赤血球を超えるくらいの大きさの血小板を巨大血小板と呼ぶ．
- 巨大血小板が出現する疾患のうち，May-Hegglin 異常は巨大血小板の存在に加え，血小板減少および白血球内に Döhle 様小体を認める先天性疾患である[8]（❽ p）．本疾患は血算上，血小板減少のみをきたす点で特発性血小板減少性紫斑病（ITP）との鑑別が重要となるが，血算のみでは鑑別ができないため，塗抹標本上で巨大血小板と白血球内 Döhle 様小体の有無を確認する必要がある．

（末盛晋一郎，通山　薫）

> **MEMO**
>
> 偽性血小板減少症：通常の血算の際に使われる採血管に抗凝固薬として含まれるエチレンジアミン四酢酸（ethylenediaminetetra-acetic acid；EDTA）が血小板凝集を惹起することにより，自動血球分析装置で血小板数が測定できなくなる現象である．したがって，EDTA を用いた採血管を使用して検査を行った場合には常に念頭におく必要がある．なお，偽性血小板減少症を呈する場合に血小板数を正しく測定するには，抗凝固薬としてクエン酸もしくはヘパリンを用いる．

文献

1) 矢富　裕．臨床血液検査 I．血球計数検査．金井正光，監修．臨床検査法提要．改訂第33版．東京：金原出版；2010. pp.197-200.
2) 桐戸敬太，小松則夫．多血症の鑑別．日本血液学会，監修．血液専門医テキスト．東京：南江堂；2011. pp.33-5.
3) 南谷泰仁．白血球減少．medicina 2014；51：440-3.
4) 南谷泰仁．白血球増加症・減少症の鑑別．日本血液学会，監修．血液専門医テキスト．東京：南江堂；201. pp.36-7.
5) 日本検査血液学会．http://www.jslh.com/
6) 冨山佳昭．血小板減少．medicina 2014；51：448-51.
7) 檀　和夫．血小板増加．medicina 2014；51：444-7.
8) 大森　司．先天性血小板減少症．日本血液学会，監修．血液専門医テキスト．東京：南江堂；2011. pp.383-4.

2章 検査

骨髄検査

> **専門医からのアドバイス**
> - 骨髄穿刺検査と骨髄生検では使用器具，検査方法，検査対象に相違があるため，適切な検査を選ぶ．
> - 危険性の高い検査ではないが，合併症のリスクを説明し，文書でインフォームドコンセントを得る．穿刺部位の第一選択は腸骨とする．
> - 骨髄像，細胞形態，組織構築を顕微鏡で観察する．さらには，細胞表面抗原の解析，染色体検査，遺伝子検査などにも供される．病態によって検査範囲を決め，検体処理する．

目的・検査の意義

▶ **白血病/MDS**
p.43参照

- 骨髄検査の意義は次の2つに集約される．
  ①造血機能の評価：血球減少や増加の原因追求．
  ②白血病などの造血器腫瘍やがんの骨髄浸潤の有無の検索．
- 骨髄は骨皮質と異なり，骨梁に囲まれた液体に近いゼリー状組織であるため，注射器を用いた吸引が可能である一方で，生検により固形組織として取り出すことも可能である．前者を骨髄穿刺検査，後者を骨髄生検という．両者では検査に用いる針が異なる（❶）．❷に両者の違いを示す．骨髄穿刺検査のことを俗にマルクともいう．

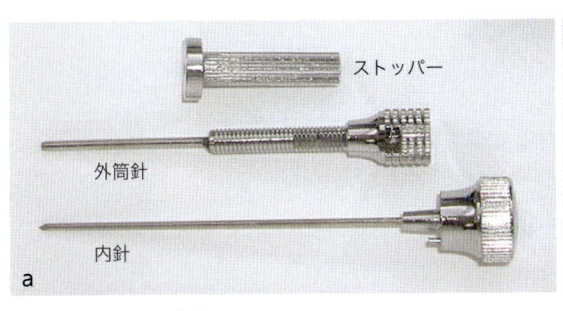

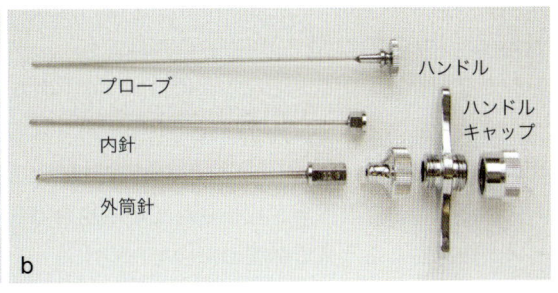

❶ 骨髄検査針の分解図
a：骨髄穿刺針（小宮針），b：骨髄生検針（Jamshidi 針）．両写真は当縮尺ではない．

❷ 骨髄穿刺検査と骨髄生検の比較

	骨髄穿刺検査	骨髄生検
採取される検体	造血細胞と支持細胞	細胞成分に骨皮質・骨梁を含む
検体採取の可能性	骨髄線維化・著明な過形成髄では採取不可の場合あり	いずれの状態でも採取可
標準染色法	May（Wright）-Giemsa 染色	ヘマトキシリン-エオシン（HE）染色
検査内容	細胞形態，表面蛋白，染色体，遺伝子	組織構築（表面蛋白，染色体，遺伝子の検索は限定的）

骨髄穿刺検査

- 骨髄穿刺は比較的容易に行える検査であるが，局所麻酔薬によるショック，胸骨穿刺の場合の貫通による気胸・血胸・心タンポナーデの合併，骨髄腫や高度の骨粗鬆症の場合の骨折などの合併症の報告例がある．

骨髄穿刺検査の適応
- 骨髄穿刺検査の適応を以下にあげる．
  ①末梢血における異常白血球の出現：類白血病反応であることが明らかな場合を除いて，末梢血に骨髄芽球，前骨髄球，骨髄球，リンパ芽球が出現する場合は，骨髄穿刺検査が必要である．異型リンパ球（反応性リンパ球）の出現は，それのみでは適応とはならない．
  ②白血球減少：ほかに疑うべき疾患がなく，白血球数の減少が持続する場合．
  ③血小板減少：播種性血管内凝固症候群（DIC），肝硬変，薬剤の副作用などが明らかな場合は除く．
  ④貧血：鉄欠乏性貧血，腎性貧血，肝硬変などで説明されない持続性の貧血がある場合には考慮する．
  ⑤多発性骨髄腫が疑われる場合．
  ⑥悪性腫瘍の骨髄転移が疑われる場合．
  ⑦不明熱が存在する場合：血球貪食症候群が不明熱に関与していることがあり，骨髄穿刺検査以外ではわからないことがある．また，骨髄穿刺検査によって粟粒結核が診断されることがある．
  ⑧その他：Gaucher 病，サルコイドーシスなど．

骨髄穿刺検査の禁忌
- 骨髄穿刺検査の禁忌とすべき病態は，DIC，血友病，von Willebrand 病などの血液凝固因子異常に伴う出血傾向が認められるときである．しかし，白血病が疑われる DIC 併発例などでは診断を優先することがある．
- 抗血小板薬や抗凝固薬が投与されている場合は，中止による血栓塞栓症のリスクを考慮したうえで休薬の可否を決定する．
- 血小板減少に伴う出血傾向は，止血しにくくても穿刺部位を長く圧迫するか，血小板輸血を行うことにより止血できるため，必ずしも禁忌にはならない．

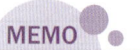

> **MEMO**
> 針の種類と名称：わが国で使用される骨髄穿刺針は，ほとんどが小宮式骨髄穿刺針（小宮針）と呼ばれるもので，熊本大学教授であった小宮悦造先生が考案されたのでこの名がある．欧米で用いられる骨髄穿刺針の多くはストッパーがなく，深すぎる穿刺や貫通のリスクがあった．ストッパーをつけ，刺入する深さをねじで調節できるようにした小宮針は使い勝手がよく，わが国で汎用されている．一方，骨髄生検でよく用いられる針は Jamshidi 針といい，考案者であるイラン人内科医 Khostrow Jamshidi にちなんだ名称である．

> **MEMO**
> 「マルク」の意味と言葉の由来：ドイツ語で「骨髄」を意味する Knochenmark（クノッヘンマルク）から転じて骨髄穿刺検査あるいはその検体・標本のことをいう．一方，骨髄生検は骨髄を採取する手技でありながらマルクとは呼ばないことが多い．最初にマルクの報告を行ったのはドイツの Arinkin で，1929 年に学術雑誌に報告された[1]．このためドイツ語が用いられるのである．

骨髄穿刺検査の部位の選択
- 骨髄の一部を採取するには，皮膚から到達しやすい浅い部位にある骨を選択する必要がある．さらに，20歳代以降の成人では長管骨造血が失われており，扁平骨を選ぶ必要がある．上記の事情から，小児では前脛骨部が選択されることもあるが，成人では一般に安全面に配慮し腸骨から採取する．扁平骨のなかでも最も体表に近く，成人においても比較的に造血が保たれるからである．
- 穿刺部位の第一選択は後腸骨稜であるが，左右どちらの腸骨稜を選択してもよい．後上腸骨棘近傍の腸骨稜のうち，触診上，体表に最も近い部位を選ぶ．仙腸関節付近は骨折や検査後の疼痛遷延の原因となるので避ける．
- 以下の場合は，必要性を十分に検討したうえで胸骨から採取することもある．
  ①再生不良性貧血，骨髄異形成症候群，低形成白血病などの病態の把握のために2か所以上における骨髄評価が必要な場合．
  ②肥満，腰部外傷などにより腸骨の穿刺が困難な場合．
- 胸骨穿刺では，胸骨貫通・心大血管穿刺による死亡例の報告が複数あり，その選択はやむをえない場合に限るべきである[2]．胸骨穿刺は経験豊富な医師が行う．
- 以下の場合，原則として胸骨からの骨髄穿刺を行わない．
  ①多発性骨髄腫が疑われる場合．
  ②高度の骨粗鬆症が予想される場合．
- 胸骨で骨髄穿刺検査を行う場合，肋骨付着部を避け，第2～3肋間レベルの胸骨中央を穿刺する．第4肋間以下のレベルは胸骨の可動性が増し，心臓がより近接して危険であるので避ける．触診にて胸骨外側縁を確認し，中央を事前にマーキングしておくことが肝要である．

骨髄穿刺の方法
- 骨髄穿刺検査は以下の手順で行われる．
  ①検査前に骨髄穿刺検査を行う目的（意義），方法，危険性・合併症，代替できる方法の有無，自由意思に基づく同意（拒絶できる権利等）などについて十分に説明し，文書による同意を得る．
  ②覆い布がかかる前に穿刺部位を確認し，マジックなどでマーキングする．
  ③穿刺部位周辺をポビドンヨードあるいはクロルヘキシジンで消毒する．
  ④リドカインなどの局所麻酔薬で皮膚および皮下に局所麻酔する．骨膜に23G針が達したら，局所麻酔薬を四方に浸潤させる．
  ⑤穿刺針を正しく把持する（❸a）．マーキングした位置を再確認し，穿刺針をきりもみしながら垂直に刺入する．抵抗が減じ，手を添えなくても針が立つまで刺入する（多発性骨髄腫の場合，立たないことがある）．
  ⑥一瞬の痛みを患者に予告し，一気に吸引する．塗抹標本作製と有核細胞数・巨核球数算定用は原則として0.5 mL以上吸引しない．一部を抗凝固薬入りスピッツに入れ，残りを時計皿にのせる．染色体や表面マーカーの分析をするときはヘパリン加注射器に換えてさらに必要量（2～3 mL）吸

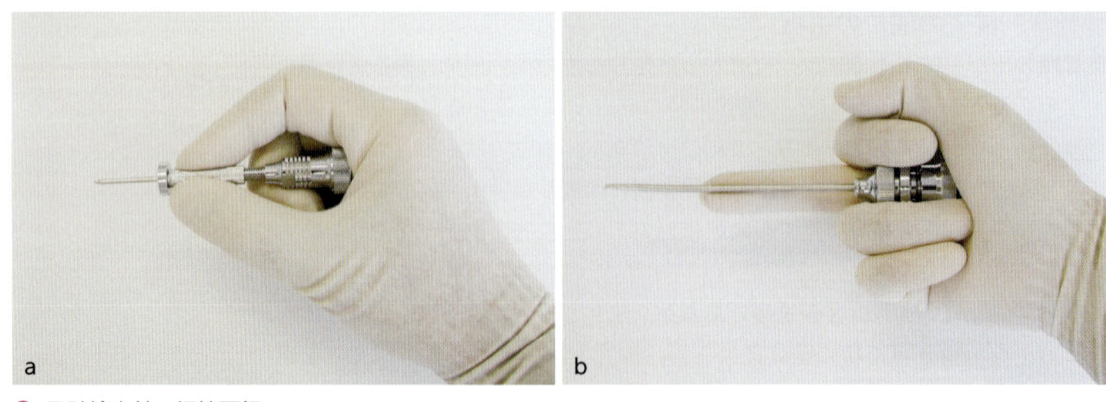

❸ 骨髄検査針の把持要領
a：骨髄穿刺針（小宮針）の把持，b：骨髄生検針（Jamshidi 針）の把持．

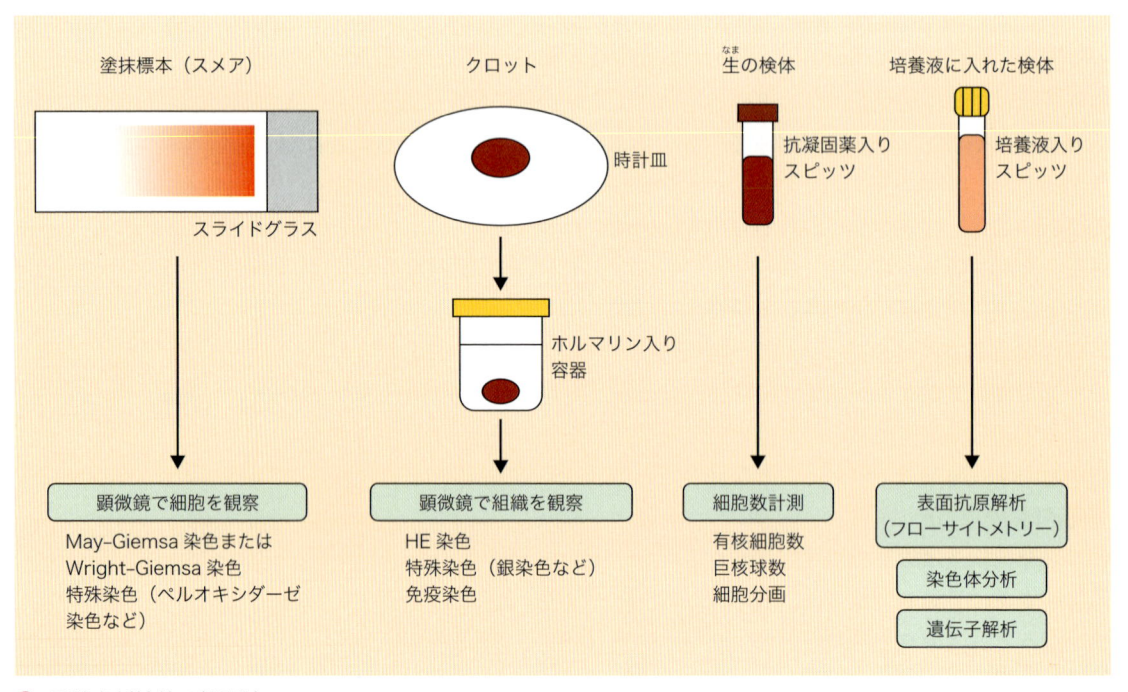

❹ 骨髄穿刺検体の処理法

引する．骨髄液が十分取れないときでも諦めず外筒内にわずかに付着した血液をグラスに塗って診断に利用する．
⑦穿刺針を抜去し，再度消毒して圧迫止血する．
⑧バイタルサインを測定する．
⑨仰臥位とし，30分〜1時間程度安静を指示する（自重による圧迫止血）．

検体の処理
- 有核細胞数と巨核球数を算定するための抗凝固薬入りスピッツと，染色体や表面マーカー分析用の培養液入りスピッツは，検体を入れたら直ちに転倒混和する（❹）．

①時計皿上の骨髄液を用いて塗抹標本を作製する．塗抹標本は特殊染色なども行うため，必要枚数分作製する．スライドグラスに塗抹したら，直ちに風乾固定する．
②時計皿上の残りの骨髄液は，凝固した状態になったのを確認し，10％緩衝ホルマリンが入った専用容器に濾紙でこそぎとって移す（放置して過度に乾燥しないよう注意する）．

穿刺吸引不能（dry tap）の場合の対応

- 骨髄穿刺検査で骨髄液がまったく採取されない状態を dry tap という．胸骨穿刺の dry tap は，腸骨穿刺に切り替える．腸骨穿刺の dry tap は，数 mm 針を進めて再度吸引してみる．それでも dry tap である場合は，部位をずらすか，対側の腸骨を穿刺する．2～3回の穿刺吸引で dry tap が確認されたら，生検に移る．

骨髄生検

- 骨髄生検の適応と禁忌は，骨髄穿刺検査と同様である．骨髄生検の部位は成人では腸骨に限られる．

骨髄生検の方法

- ①～④インフォームドコンセントを得て局所麻酔を行うところまでは骨髄穿刺検査と共通である．
  ⑤生検針を正しく把持する（❸b）．マーキングした位置を再確認し，針をきりもみしながら垂直に刺入する．この際，中指を針に添えてストッパー代わりとし，刺入する深さを調節する．抵抗が減じ，手を添えなくても針が立つまで刺入する．
  ⑥内針を抜き去り，内針のついていないハンドルキャップをハンドルに装着して，さらに1cm刺入する．
  ⑦「刺している場所の付近を揺らしますよ」と予告し，刺入部を基点に円を描くように針を回転させ，検体の先端を折る動作をしながら骨髄生検針を抜去する．
  ⑧骨髄生検針に検体が採取されていることを確認し，プローブを差し入れて検体を取り出す．
  ⑨穿刺部を再度消毒して圧迫止血する．
  ⑩バイタルサインを測定する．
  ⑪仰臥位とし，30分～1時間程度安静を指示する（自重による圧迫止血）．

検体の処理

- 採取された生検標本が脂肪組織や皮下組織でないことを目視確認する．標本はホルマリン容器に入れる前に，印鑑を押すようにプレパラートに付着させ，捺印標本を作製する．捺印標本は塗抹標本と同様に風乾固定する．それが終了したら，検体をホルマリン容器に入れる（❺）．

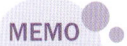

MEMO

骨髄塗抹標本の風乾：わが国では，スライドグラスに塗抹された細胞を広げ，観察しやすくするためにうちわやドライヤーなどを用いて風乾固定させることが多い．ドライヤーを用いるときは，細胞の変性を避けるため，冷風とする．一方，欧米では骨髄塗抹標本は自然乾燥とすることが多い．この場合，細胞がやや縮んで見える．

MEMO

針についての注意事項：骨髄穿刺針と生検針は，滅菌して再利用する金属製の針とディスポーザブル針がある．使用法はおおむね同じであるが，細かいところに若干の違いがある．ディスポーザブル針は切れ味が鋭く，骨皮質を貫いても気がつかずにさらに針を進めてしまう可能性があるため注意を要する．2000年9月にわが国にて，移植用の骨髄採取の際にディスポーザブル針が貫通したことによるとみられる後腹膜血腫を生じた事例の報告がある．

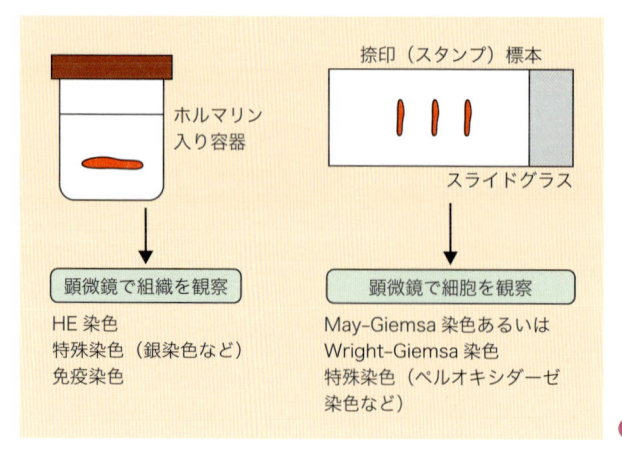

❺ 骨髄生検検体の処理法

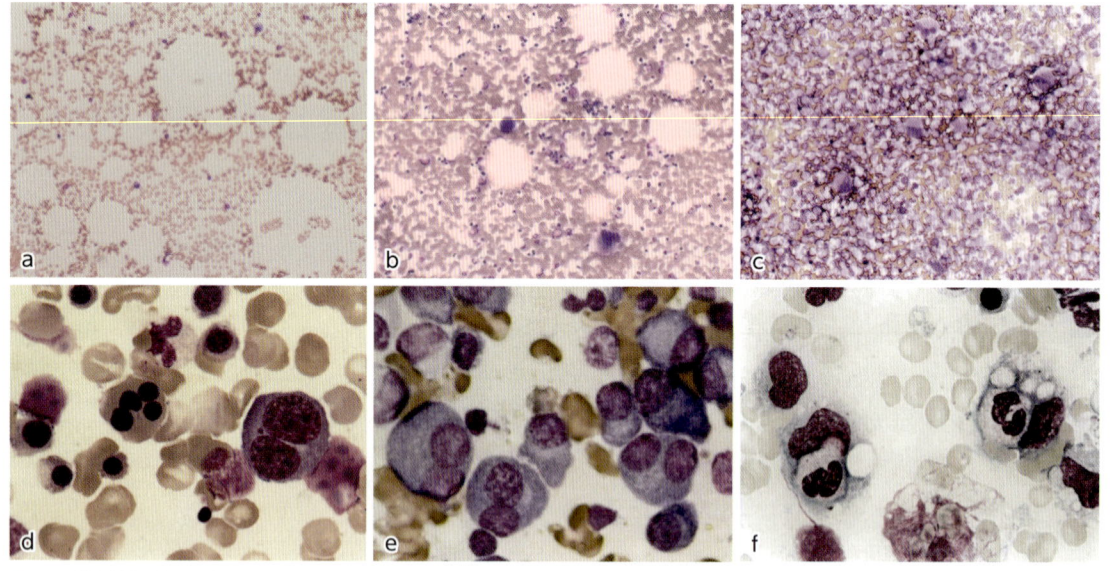

❻ 骨髄塗抹標本の例
a：低形成髄（再生不良性貧血），b：正形成髄，c：過形成髄（慢性骨髄性白血病），d：骨髄異形成症候群，e：多発性骨髄腫，f：血球貪食症候群．
a〜c は弱拡大（100 倍拡大），d〜f は強拡大（1,000 倍拡大）の像を示す．

検査結果の解釈

- 骨髄塗抹標本で読み取るべきポイントは，以下のとおりである．
  ①細胞密度（骨髄有核細胞数）と巨核球数：骨髄中にどのくらい細胞がいるか．
  ② M/E 比：骨髄系細胞と赤芽球系細胞の比はどうか．
  ③成熟度：細胞分化が保たれ，分画がピラミッド型分布を示すか．
  ④細胞形態異常の有無：芽球や異常リンパ球（腫瘍性リンパ球）が増えていないか，その他の細胞の形態異常はないか．

- ❻a～cに骨髄塗抹標本の弱拡大（100倍拡大）の例を示す．この拡大では，細胞密度，巨核球数，M/E比がおおまかに評価される．
- 次いで強拡大で個々の細胞形態を観察する（❻d～f）．必要に応じて特殊染色，フローサイトメトリーによる細胞表面抗原（表面マーカー）解析，染色体検査，遺伝子検査を行う．
- 骨髄生検は，主として病理組織検査に供される．

（脇本直樹，松田　晃）

文献

1) Arinkin MI. Die intravitale Untersuchungsmethodik des Knochenmarks. Folia Haematol 1929; 38: 233-41.

2) 脇本直樹．骨髄穿刺検査の致死的合併症とその対策．内科医会誌 2005；17：230-4.

2章 検査

凝固・線溶検査

> **専門医からのアドバイス**
>
> ▶ 凝固・線溶検査はいったん理解すれば記憶することもほとんどなく，理論的に考えを進めやすいという性格がある．血栓止血領域の疾患を診療するうえで，凝固・線溶検査は基本となるが，一方で検査の理解のみでも疾患の相当部分を理解したともいえよう．
>
> ▶ 凝固検査 PT，APTT は基本ではあるものの，血栓止血領域疾患の深い理解のためは，この2つのマーカー以外のマーカーが重要な意義を有している．

目的

▶ **血栓・止血異常**
p.258, 273 参照

- 凝固・線溶検査の意義としては，以下があげられる．
  ①出血性素因の診断，治療効果や副作用のモニタリング．
  ②血栓性素因の診断，治療効果や副作用のモニタリング．
  ③術前検査は出血性素因の有無を評価する目的で行われることが多いが，血栓性素因の有無を評価する目的としても重要である．
  ④入院時ルーチン検査は重要な疾患を見逃さないためにも意義を有している．

出血性素因の検査，術前検査

- 出血性素因の検査，術前検査，入院時ルーチン検査として最初に行うべきスクリーニング検査としては，プロトロンビン時間（prothrombin time；PT），活性化部分トロンボプラスチン時間（activated partial thromboplastin time；APTT），フィブリノゲン，フィブリン/フィブリノゲン分解産物（fibrin/fibrinogen degradation products；FDP）（D-ダイマー），出血時間があげられる（ただし，出血時間は観血的処置を予定していなければ入院時ルーチン検査としなくてよい）．これらの検査に異常がみられた場合には，次のステップの検査に移行する．
- ただし，教科書的にはこれらの検査でスクリーニングされるはずであるにもかかわらず異常所見が得られないこともあり，疑った場合には疾患に特異的

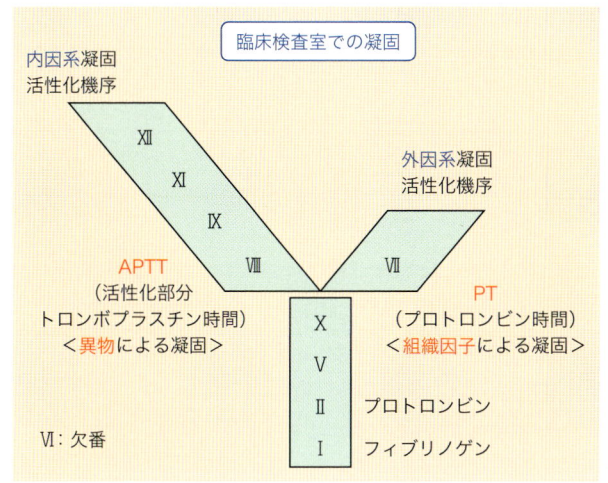

❶ 血液凝固カスケードとPT，APTT

な検査を同時に行うことも多い（後述のvon Willebrand病でのAPTTの問題など）．
- 上記のスクリーニング検査ではチェックされない出血性疾患として，第XIII因子欠損症，α_2プラスミンインヒビター（α_2-PI）欠損症があるが，希少疾患である．
- PT，APTTのみでは多くの凝固異常が見落とされる．たとえば，大出血をきたすような線溶亢進型播種性血管内凝固症候群（DIC）（動脈瘤，一部のがん，急性白血病など）であっても，PT，APTTは正常であることが多い．必ず，フィブリノゲンやFDP（D-ダイマー）の検査も同時に行う[1,2]．

PT
- 基準値は通常10～12秒くらい（試薬により異なる）．PT-INRは1.0である．
- INR（international normalized ratio；国際標準比）は以下の式で算出される．

$$INR = \left(\frac{患者PT}{正常PT}\right)^{ISI}$$

PT試薬ごとにISI（international sensitivity index；国際感受性指標）が設定されている．
- 外因系凝固活性化機序（組織因子による凝固）を反映した検査である．
- 凝固第VII，X，V，II（プロトロンビン），I（フィブリノゲン）因子の活性低下で延長（INRは上昇）する（❶）．
- PT延長：ワルファリン内服中，ビタミンK欠乏症，肝不全，DIC，凝固第VII・X・V・II・I因子の欠損症またはこれらの凝固因子に対するインヒビター，低栄養状態，リバーロキサバンやエドキサバン内服時（APTTも軽度延長）など．
- PTは半減期の短い第VII因子（1.5～5時間）を反映している点がポイントであり，ワルファリン内服，ビタミンK欠乏症，肝不全などで速やかに延長する．

凝固・線溶検査 67

- ワルファリン内服時は，INR 2〜3程度でコントロールすることが多い．
- ビタミンK欠乏症に対してビタミンKを点滴などで補充すると，PTは半日程度で正常化するために，治療診断可能である．

APTT
- 基準値は通常30〜40秒くらいである（試薬により異なる）．
- 内因系凝固活性化機序（異物による凝固）を反映した検査である．
- 凝固第XII，XI，IX，VIII，X，V，II，I因子の活性低下で延長する（❶）．
- APTT延長：血友病A（第VIII因子の欠損），血友病B（第IX因子の欠損），von Willebrand病（VWD），後天性血友病，ループスアンチコアグラント（LA），凝固第XII・XI・X・V・II・I因子の欠損症またはこれらの凝固因子に対するインヒビター，ヘパリン投与時，ダビガトラン内服時（PTも軽度延長）など．
- ワルファリン内服中，ビタミンK欠乏症，肝不全でも延長することがあるが，PT延長よりも目立たない．
- von Willebrand因子（VWF）は第VIII因子のキャリア蛋白であり，VWDではVWFのみならず第VIII因子活性も低下するためにAPTTが延長する．ただし，APTT延長の目立たないVWDも多く，疑った場合にはVWF抗原および活性，第VIII因子も同時に測定する．
- APTTの延長がみられた場合，特にLAや後天性血友病を疑った場合には，クロスミキシング試験を行う．保険収載された重要な検査である．なお，後天性血友病では混合直後のみならず，2時間incubation後のクロスミキシング試験も行わないと誤診される．

トロンボテスト（TT），ヘパプラスチンテスト（HPT）
- 基準値は，TTは＞70％，HPTは70〜130％である．
- いずれもPT検査の亜系であり，組織因子による凝固時間を測定している．ただし，試薬に第V因子，フィブリノゲン（第I因子）も含まれているため，外因系凝固活性化機序のうちVとIの影響が除かれる．すなわち，第VII，X，II因子の減少で，測定値（％）は低下する（秒は延長しており，秒を％に換算している）．
- TTは低値での精度がよく，PIVKA（ビタミンK欠乏状態で誘導される蛋白）凝固因子の影響を受けやすい．もっぱらワルファリンコントロール目的に使用される．
- HPTは，正常〜正常下限レベルでの定量性が高くPIVKAの影響を受けにくい．肝予備能のマーカーとして用いられる．ただし，PTでも同目的を果たせるため，検査件数が低下している．
- TTおよびHPT低下：ワルファリン内服中，ビタミンK欠乏症，第VII・X・II因子活性の低下，肝不全，（LAの一部）など．
- ワルファリン内服中：通常TT 10〜10数％でコントロールする．なお，INR 2.0はTT 17％，INR 3.0はTT 9％に相当する．
- ワルファリン内服中はHPTを通常測定しないが，誤って測定して異常低値

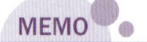

MEMO
PIVKA II（protein induced by vitamin K absence or antagonist-II）：ビタミンK欠乏状態で血中に出現するが，肝細胞がんの腫瘍マーカーとしても知られる．ワルファリン内服中は当然PIVKA IIは著増するが，肝細胞がんではない（ワルファリン内服中はPIVKA IIの測定自体がナンセンスである）．

MEMO
PT，APTTが正常であるにもかかわらずTTやHPTが低下する場合：TTやHPT試薬中のリン脂質がPT試薬よりも低濃度であることに起因するLAの存在を意味することがある．
TTやHPTが正常であるにもかかわらずPTが延長している場合：フィブリノゲンも正常であれば，第V因子欠損症（またはインヒビター）の可能性が高い．

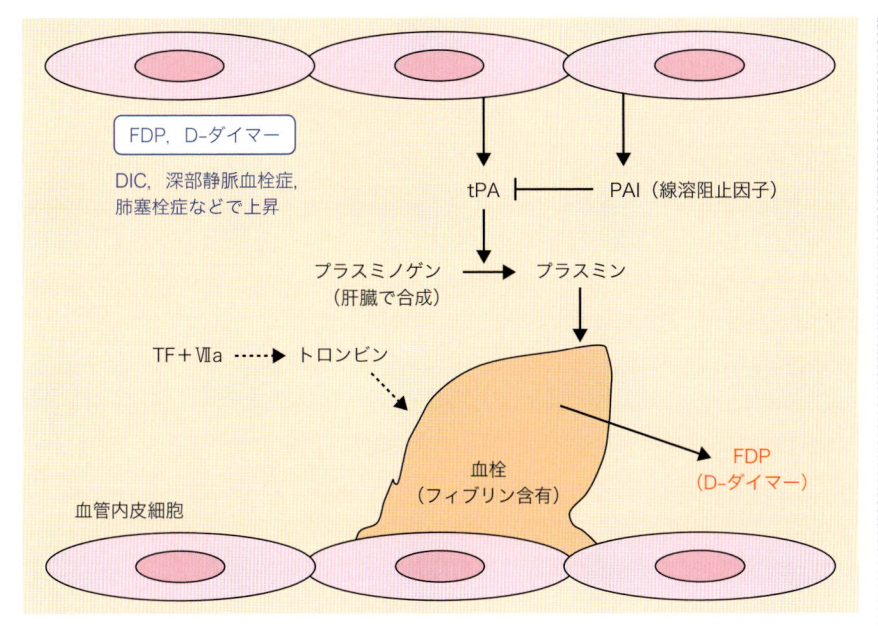

❷ 血管内凝固線溶と FDP，D-ダイマー
FDP：フィブリン/フィブリノゲン分解産物，D-ダイマー：フィブリン（血栓）分解産物の最小単位，DIC：播種性血管内凝固症候群，tPA：組織型プラスミノゲンアクチベータ，PAI：プラスミノゲンアクチベータインヒビター，TF：組織因子

をみても，当然ながら肝予備能低下を意味しない．

フィブリノゲン

- 基準値は200〜400 mg/dL である．
- 高値：炎症反応時（感染症，膠原病，悪性腫瘍など），妊娠，血栓症急性期など．
- 低値：DIC，一次線溶亢進（線溶療法時，ウロキナーゼ型プラスミノゲンアクチベータ〈uPA〉産生腫瘍など），異常（・低・無）フィブリノゲン血症，肝不全（肝硬変，慢性感性など），L-アスパラギナーゼ投与，巨大血栓症，大量出血など．
- 新規経口抗凝固薬の一つであるダビガトラン（プラザキサ®）内服中の患者でフィブリノゲンが著減と測定されることがある．これは，ダビガトランの抗トロンビン効果に伴う artifact である．DIC と誤診してはいけない．

FDP，D-ダイマー

- 基準値は FDP＜5μg/mL 程度，D-ダイマー＜1μg/mL 程度である（施設により異なる）．
- 血管内凝固を生じて血栓が形成されて，線溶により血栓が分解されると血中に出現する（❷）．
- 上昇：DIC，深部静脈血栓症（DVT），肺塞栓症（PE）など．
- 大量腹水，大血腫でも上昇するが，DIC と誤診して抗凝固療法を行うと大出血をきたしてしまう懸念がある．腹水内や血腫内に存在する大量の FDP や D-ダイマーが流血中に入る[2,3]．

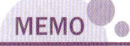

MEMO
D-ダイマー（D dimer）：フィブリン分解産物のほうの細小単位であり，より血栓に特異的なマーカー．

MEMO
FDP と D-ダイマーの乖離現象：線溶亢進型 DIC では FDP および D-ダイマーともに上昇するが，著明な線溶活性化のためにフィブリノゲンの分解まで進行して，D-ダイマーに比較して FDP がさらに上昇する（FDP/D-ダイマー比が上昇する）．

出血時間

- 基準値は5分以下（通常3分以下）である（Duke法）．
- 耳たぶを，ランセット（メス）で切開して出血させ，30秒ごとに濾紙で血滴を吸い取っていく．血液が出なくなった時点が，出血時間である．
- 出血時間の延長する病態には，①血小板数の低下，②血小板機能の低下，③血管壁の脆弱性の存在があり，このなかでも，②の意義が最も大きい．
- 出血時間の延長する代表的疾患を以下にあげる．
    ①血小板数の低下：特発性血小板減少性紫斑病（ITP）ほか多数．ただし，通常は出血時間を行わない．
    ②血小板機能の低下：血小板無力症，VWD，Bernard-Soulier症候群（BSS），尿毒症，非ステロイド抗炎症薬（NSAIDs）内服，抗血小板薬内服時．
    ③血管壁の脆弱性の存在：これに相当する疾患はあまりない．
- 出血時間の延長がみられれば，臨床的には血小板機能障害が疑われる．この場合に次に行われる検査は血小板凝集能である．
    ① ADPの一次凝集の低下：血小板無力症のみ．
    ②リストセチン凝集の低下：VWDとBSSのみ．
    ③エピネフリン凝集の低下：血液内科疾患で多い．骨髄増殖性疾患（慢性骨髄性白血病〈CML〉，本態性血小板血症〈ET〉，真性赤血球増加症〈PV〉），骨髄異形成症候群など．
    ④リストセチン以外の血小板凝集能の低下：血小板凝集能の低下といった場合に最も多い．多くの血小板機能低下をきたす病態（尿毒症など），NSAIDsや抗血小板薬の内服などでみられる．

血栓性素因の検査

- 動脈血栓症（心筋梗塞，心房細動以外の脳梗塞，末梢動脈血栓症など）であるか静脈血栓症（深部静脈血栓症，肺塞栓症など）であるかによって，検査の方向性は異なってくる[1]（❸）．
- 動脈血栓症では，高血圧症，糖尿病，脂質異常症，喫煙などの危険因子をまずチェックするが，これらの危険因子がはっきりしない動脈血栓症（特に若年者）では，凝血学的検査を行う．特に，抗リン脂質抗体症候群（APS）の発症頻度はきわめて高く，必ずチェックすべきである．具体的には，LA，抗カルジオリピン抗体，抗カルジオリピン-$β_2$GPI複合体の検査が必要である．
- 静脈血栓症では，先天性の凝固阻止因子欠損症の有無について精査が特に重要である（❹）．具体的には，アンチトロンビン（AT），プロテインC（PC），プロテインS（PS）の検査を行う[1]．
- 動脈血栓症，静脈血栓症の両者の危険因子として，LP(a)，ホモシステインの検査も行う場合がある．

> **MEMO**
> 日本人では，先天性PS欠損症は，1/55人ときわめて発症頻度が高い．ただし，PSは妊娠，女性ホルモン製剤など多くの要素で低下するために評価する際に注意が必要である．

❸ 血栓症の分類と治療の考え方

1. 動脈血栓症
- 血流が速い環境下の血栓症
- 血小板活性化が主病態
- 血小板血栓
- 病理：白色血栓（血小板が白い），血小板含有量の多い血栓
- 脳梗塞（心房細動を除く）[*1]，心筋梗塞，末梢動脈血栓症，腸間膜動脈血栓症など
- 抗血小板薬が有効[*2]

2. 静脈血栓症
- 血流が遅い環境下の血栓症
- 凝固活性化が主病態
- 凝固血栓
- 病理：赤色血栓（赤血球が赤い），血流が遅い環境下で赤血球を巻き込んだフィブリン含有量の多い血栓
- 深部静脈血栓症，肺塞栓症，門脈血栓症，腸間膜静脈血栓症，心房細動に起因する脳梗塞（心原性脳塞栓）[*1]など
- 抗凝固薬が有効[*3]

[*1] 心房細動に起因する脳梗塞における血栓で閉塞する部位は脳動脈であるが，血栓形成機序は心内血液滞留であり，血流が遅い環境下の凝固血栓の性格がある．

[*2] 抗血小板薬：アスピリン，チクロピジン，クロピドグレル，シロスタゾール，ベラプロストナトリウム，サルポグレラートなど（シロスタゾール，ベラプロストナトリウム，サルポグレラートは血管拡張作用を併せもつ）．

[*3] 抗凝固薬：ワルファリン，新規経口抗凝固薬（ダビガトラン，リバーロキサバン，エドキサバン，アピキサバン），ヘパリン類（未分画ヘパリン，低分子ヘパリン，ダナパロイド，アリクストラ）※，アルガトロバン※，トロンボモジュリン※など（※は注射薬，他は経口薬）．

❹ 静脈血栓症の危険因子

1. 先天性凝固阻止因子欠損症/線溶異常
   - 先天性アンチトロンビン欠損症
   - 先天性プロテインC欠損症
   - 先天性プロテインS欠損症
   - 異常プラスミノゲン血症
2. 脱水，多血症
3. 肥満
4. 妊娠
5. 下肢骨折・外傷，手術
6. 下肢麻痺，長期臥床，ロングフライト
7. 悪性腫瘍
8. 心不全，ネフローゼ症候群
9. 経口避妊薬
10. 抗リン脂質抗体症候群（APS）
11. 高Lp(a)血症
12. 高ホモシステイン血症
13. 発作性夜間ヘモグロビン尿症（PNH）
14. 慢性骨髄増殖性疾患（真性赤血球増加症，本態性血小板血症）
15. 薬剤性（トラネキサム酸など）
16. その他

凝固活性化レベルの評価

- 各種血栓症，DIC，DIC準備状態などの病勢評価，抗血栓療法の効果判定目的などに凝固活性化マーカーは重要である[1-3]．
- 体内におけるトロンビン産生量を測定できれば，過剰産生の場合には血栓症になりやすい，あるいはすでに血栓症を発症していると評価できる．しかし，トロンビンの血中半減期はきわめて短いために測定不能である．そのため，トロンビン産生量を反映する半減期の比較的長い分子マーカーが開発されて，血栓性病態の評価目的に用いられる（❺）．

トロンビン-アンチトロンビン複合体（TAT）
- トロンビンとその代表的な阻止因子であるアンチトロンビンが1：1結合した複合体がTATである．DICや各種血栓症ではTATのみが単独で測定されることは例外的で，FDP，D-ダイマー，プラスミン-α_2プラスミンインヒビター複合体（PIC）などとセットで測定される．

プロトロンビンフラグメント1+2（F1+2）
- 活性型第X因子によって，プロトロンビンがトロンビンに転換する際に，プロトロンビンから遊離するペプチドがF1+2である．ワルファリンなどの抗

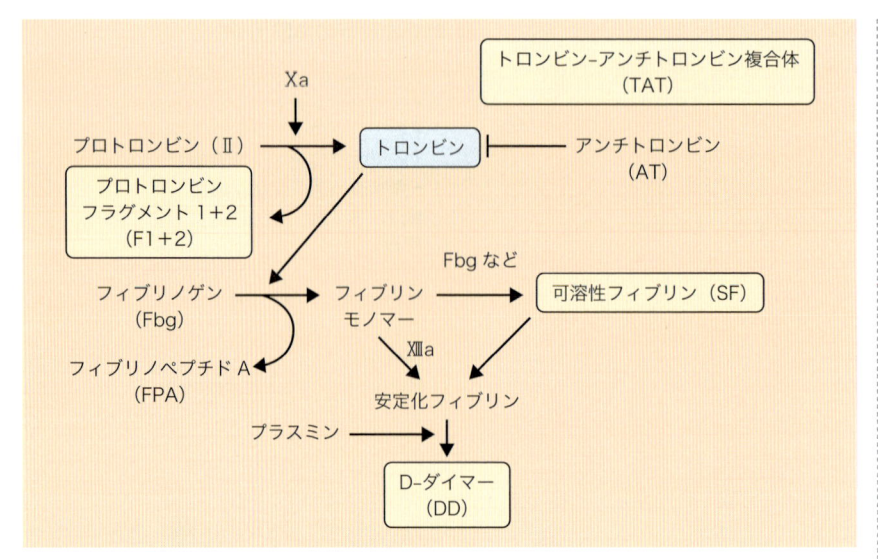

❺ 凝固活性化を反映するマーカー

凝固療法中にはコントロール良好であれば，TATは正常下限に，F1+2は正常下限よりさらに低値となる．

可溶性フィブリン（SF）

- トロンビンがフィブリノゲンに作用して最終的に安定化フィブリンになる過程で形成される中間産物である．具体的には，SFはフィブリンモノマー1分子とフィブリノゲン2分子により構成された3分子複合体である．SFの上昇は，トロンビンが確実にフィブリノゲンに作用したことを意味する．
- 筆者は，TATよりもSFのほうが病態や予後をより反映している印象をもっている．

（朝倉英策）

文献

1) 朝倉英策．止血の生理と血栓の病態．朝倉英策，編．臨床に直結する血栓止血学．東京：中外医学社；2013. pp. 2-11.
2) 朝倉英策．播種性血管内凝固症候群（DIC）．上掲書．pp.168-78.
3) 朝倉英策．しみじみわかる血栓止血．Vol. 1 DIC・血液凝固検査編．東京：中外医学社；2014. pp.1-146.

2章 検査

溶血検査

> **専門医からのアドバイス**
> - 溶血性貧血は，赤血球寿命の短縮によって発症する貧血の総称である．
> - 後天性の温式自己免疫性溶血性貧血（AIHA）と発作性夜間ヘモグロビン尿症（PNH）が溶血性貧血全体の約70％を占め，ヘモグロビン・赤血球膜・赤血球酵素の異常で起こる先天性溶血性貧血が約20％である．
> - AIHAやPNHの診断が一般臨床検査センターで実施可能であるのに対して，先天性溶血性貧血の病型診断は専門の検査施設に限られているのが現状である．

溶血性貧血の検査方法 ❶

- 貧血の病因が溶血かどうかを確認し，次に疾患特異性の高い検査により，病因を明らかにすることが重要である．

▶ **貧血**
第2章参照

溶血性貧血の病因を明らかにするために必要な検査

後天性溶血性貧血の検査

自己免疫性溶血性貧血（AIHA）の診断

- 免疫学的機序による溶血性貧血の代表例が温式抗体による自己免疫性溶血性貧血（autoimmune hemolytic anemia；AIHA）である．
- AIHAの診断には，赤血球が自己抗体により感作されていることを示すことが必要で，赤血球表面の免疫グロブリンあるいは補体の証明が診断根拠となる．
- この目的で行うのが直接抗グロブリン試験（direct antiglobulin test；DAT)[1]である．
- 臨床的にしばしば問題となるのは，DATによる検出感度以下の赤血球表面IgGがAIHAの原因となりうることである．DATにおいて判定可能な赤血球表面IgGは，赤血球1個あたり少なくとも200～500分子以上といわれている．

MEMO
抗グロブリン試験は，Coombs試験とも呼ばれる．

❶ 溶血性貧血の検査法

検査項目	備考
末梢血ヘモグロビン濃度	・代償性赤血球造血の亢進により，貧血が認められない場合もある
網赤血球数	・骨髄における赤血球造血亢進を反映して増加する ・骨髄異形成症候群（MDS）や先天性赤血球異形成貧血（CDA）など無効造血による貧血でも軽度の上昇を認める ・先天性溶血性貧血患者のパルボウイルス B19 感染による無形成発作では骨髄低形成により減少する
赤血球形態の観察	・大小不同，多染性などは溶血性貧血全般に共通する形態異常である ・小型球状赤血球の出現は遺伝性球状赤血球症（HS）だけでなく，自己免疫性溶血性貧血（AIHA）でもしばしば観察される．AIHA では赤血球凝集像もしばしば認める ・奇形赤血球，破砕赤血球は微小循環障害・機械的溶血，重症赤血球膜異常症で認められる ・赤血球膜異常症では，楕円赤血球や有口赤血球が観察される ・その他，Heinz 小体や好塩基性斑点の出現に注意する
血清 LD 活性およびアイソザイム	・LD1，2 アイソザイムの増加を確認する
血清間接ビリルビン濃度	・体質性黄疸（Gilbert 症候群，Dubin-Johnson 症候群など）との鑑別が必要である
血清ハプトグロビン濃度	・赤血球外に出た遊離ヘモグロビンを結合し，網内系まで運搬する血漿蛋白であり，溶血では著明な減少を認める ・無効造血疾患では骨髄内で起こる髄内溶血のため，低下することがある
尿中ウロビリノゲン	・尿中ウロビリノゲンは迅速検査が可能であり，陽性化が溶血を疑うきっかけになる
尿中ヘモジデリン	・マクロファージに貪食された赤血球由来のヘモグロビンがリソソーム内で分解されて生じる
尿中ヘモグロビン	・大量に血管内溶血が生じた際に陽性化する
骨髄像	・巨赤芽球性貧血，MDS，CDA などの疾患との鑑別に必要となる場合がある
腹部エコー検査	・脾腫の有無・程度，胆石の有無などを検討する

- 健常者の赤血球では 30〜40 分子/赤血球だが，DAT 陰性 AIHA ではその中間的な値を示す．赤血球表面免疫グロブリン分子数の解析は，一般臨床検査センターでは検査ができないため，専門の施設への依頼が必要となる．
- 冷式抗体による AIHA には，寒冷凝集素症（cold agglutinin disease；CAD）や発作性寒冷ヘモグロビン尿症（paroxysmal cold hemoglobinuria；PCH）がある．それぞれ寒冷凝集素および Donath-Landsteiner 抗体を検出することが確定診断となる．

発作性夜間ヘモグロビン尿症（PNH）の診断

- 発作性夜間ヘモグロビン尿症（paroxysmal nocturnal hemoglobinuria；PNH）は，慢性溶血とコーラ様のヘモグロビン尿，深部静脈血栓症さらに造血不全を主徴とする後天性溶血性貧血の一型である．
- 本症の病因は，赤血球膜表面のグリコシルホスファチジルイノシトール（GPI）アンカー型蛋白と呼ばれる蛋白が完全ないし部分欠損をすることによる．
- 本疾患の原因遺伝子 *PIGA* の産物は GPI アンカーの生合成系に重要な初発反応で，ホスファチジルイノシトールに *N*-アセチルグルコサミン（GlcNAc）を付加する反応における糖転移酵素活性を有しており，本症で

- は骨髄造血前駆細胞における *PIGA* 遺伝子の体細胞突然変異によってこの過程が障害されている．
- 従来臨床的に用いられるスクリーニング検査としては，補体活性化によって誘発される溶血を指標とする Ham 試験（acidified-serum test），ショ糖溶血試験（sucrose hemolysis test）があった．
- このうち Ham 試験は alternative pathway を介する補体の活性化を誘発する検査で，ショ糖溶血試験は低張液における細胞膜表面への非特異的 IgG の結合が結果として classical，alternative 両方の経路を活性化するのを利用する．
- 再生不良性貧血，巨赤芽球性貧血などでは，ショ糖溶血試験が陽性となるケースがある．
- Ham 試験では，先天性赤血球異形成貧血（CDA）Ⅱ型においても陽性例がある．
- 近年 PNH の診断は，フローサイトメトリー（FCM）による GPI アンカー型の血球表面マーカー，CD55 および CD59 の陽性細胞率を検討することが確定診断として用いられている．
- CD55 および CD59 検査は，好中球・単球 PNH クローンの出現も証明できるので，汎血球減少症として発症した PNH の早期診断においても有用である．

先天性溶血性貧血の検査[2]

- 後天性溶血性貧血の病因が主として免疫学的機序による赤血球の破壊であるのに対して，先天性溶血性貧血は，赤血球の生理機能に破綻をきたした場合に発症する．
- 赤血球膜異常症，異常ヘモグロビン症，赤血球酵素異常症の3つの病型に大別される．

遺伝性球状赤血球症の診断[3]

- 赤血球膜異常症では，小型球状赤血球，楕円赤血球，有口赤血球や破砕赤血球などの赤血球形態異常を認める．
- 先天性溶血性貧血で最も高頻度に認められるのが，遺伝性球状赤血球症（hereditary spherocytosis；HS）であり，わが国の先天性溶血性貧血症例の約70％を占める．
- 赤血球は毛細血管や脾臓の類洞内皮細胞間隙を通過するため，変形能を有しており，膜が断片化することのない安定性を有している．これらの機能は赤血球膜の脂質二重層を裏打ちする膜骨格蛋白により担われている．
- HS は，αスペクトリン（*SPTA1*），βスペクトリン（*SPTB*），バンド3（*SLC4A1*），アンキリン（*ANK1*）および 4.2 蛋白（*EPB42*）遺伝子の変異によって発症する単一遺伝子病である．

赤血球浸透圧脆弱性試験（osmotic fragility test；OF）

- 赤血球を低張緩衝液中に浮遊させると，赤血球外部から水分の流入が起こ

り，赤血球は過膨張し，さらには破裂する．HSで観察される小型球状赤血球は，正常赤血球より高張の緩衝液で溶血が生じる．この現象を「赤血球浸透圧脆弱性の亢進」あるいは「赤血球浸透圧抵抗の低下」と表現する．
- HSや遺伝性楕円赤血球症などの赤血球膜異常では赤血球浸透圧脆弱性の亢進を認め，小球性貧血のサラセミアや鉄欠乏性貧血では浸透圧抵抗の増大を認める．

赤血球エオシン5′-マレイミド（EMA）結合能
- 特に家族歴がなく，赤血球形態で典型的な小型球状赤血球が確認できないような非定型的HS疑い例では，現在，赤血球EMA結合能測定検査がHSのスクリーニング検査として最も有用である．
- このEMAは，赤血球膜貫通蛋白バンド3の細胞外ドメインに結合する蛍光色素であり，EMA結合能検査はHSにおける赤血球表面積の減少を定量する検査である．
- HSにおいては，その分子異常がアンキリン，スペクトリン（α・β），バンド3, 4.2蛋白のいずれであっても結果として赤血球表面積の減少をきたす．
- 正常対照とHS症例との比較ではMCF（mean corpuscular fluorescence）は80％以下に低下することが多く，軽度のEMA低下例では，臨床所見や他の検査データを参考にしながら慎重に病型診断する必要がある．

不安定ヘモグロビン症の診断[4]
- ヘモグロビン一次構造の異常により立体構造が不安定になり，酸化ストレスに対する抵抗性が減弱した場合，異常ヘモグロビンは赤血球内で変性しやすくなる．
- ヘモグロビンが変性する過程で発生する活性酸素は膜脂質を過酸化し，膜蛋白を修飾する．さらに，変性ヘモグロビンが赤血球内で沈殿（Heinz小体）を形成すると，血球の柔軟性が損なわれて脾洞通過時にHeinz小体が赤血球膜とともにちぎり取られ，マクロファージに貪食される．
- 不安定ヘモグロビン症の原因となる異常ヘモグロビンは，熱あるいはイソプロパノールに対する感受性の亢進を示す．不安定ヘモグロビン症が疑われる場合，専門施設に委託して，熱安定性試験あるいはイソプロパノール試験を行い，不安定ヘモグロビンの有無を確認する．

赤血球酵素異常症の診断[5]
- AIHA, PNH, HSや不安定ヘモグロビン症などが否定された場合，赤血球酵素異常症を疑い，還元型グルタチオン濃度の測定および赤血球酵素活性の測定を専門施設に依頼する．
- わが国の先天性溶血性貧血の原因で多くみられる赤血球酵素異常症では，解糖系酵素異常症としてピルビン酸キナーゼ（PK）異常症，グルコースリン酸イソメラーゼ（GPI）異常症，ペントースリン酸経路ではグルコース-6-リン酸脱水素酵素（G6PD）異常症，そしてヌクレオチド代謝系ではピリミジン5′-ヌクレオチダーゼ（P5N）異常症の頻度が高い．

> **MEMO**
> 赤血球浸透圧抵抗試験はHSのスクリーニング検査として手技が簡単である反面，脾摘前のHSでは約1/3の症例でOFは正常であり，感度が低いことが問題である．

還元型グルタチオン濃度定量

- 還元型グルタチオン（GSH）は赤血球の酸化刺激に対する保護に重要な役割を果たしており，ペントースリン酸回路およびグルタチオン合成・代謝系の酵素異常症でその量が低下する．
- G6PD異常症のヘミ接合による男性患者およびヘテロ接合体の保因者では低下することが多い．
- P5N異常症，一部の骨髄異形成症候群（MDS）ではその赤血球内含量が増加することがある．

赤血球酵素活性測定

- 現在，解糖系，ペントースリン酸経路，ヌクレオチド代謝，グルタチオン代謝系など17種類の酵素異常症が報告されている．
- 診断に赤血球溶血液を用いた酵素活性の測定が必要である．
- 一般の検査センターでは測定できないので，専門施設に依頼する．

（菅野　仁）

文献

1) Segel GB, Lichtman MA. Direct antiglobulin ("Coombs") test-negative autoimmune hemolytic anemia: a review. Blood Cells Mol Dis 2014; 52: 152-60.
2) 菅野　仁．非免疫性溶血性貧血を対象とした診断システムの構築．臨床検査 2014；58：327-35.
3) Gallagher PG. Abnormalities of the erythrocyte membrane. Pediatr Clin North Am 2013; 60: 1349-62.
4) Yates AM, et al. The diagnostic dilemma of congenital unstable hemoglobinopathies. Pediatr Blood Cancer 2010; 55: 1393-5.
5) Koralkova P, et al. Rare hereditary red blood cell enzymopathies associated with hemolytic anemia-pathophysiology, clinical aspects, and laboratory diagnosis. Int J Lab Hematol 2014; 36: 388-97.

2章 検査

リンパ節生検

専門医からのアドバイス

- リンパ節が腫脹する疾患は多く存在し，確定診断のためにはリンパ節生検が最も重要である．
- 生検された検体をホルマリンにつける前に，生検体でしかできない検査があり，その検査を施行することが鑑別に重要である．
- 他の診療科との良好なコミュニケーションを保つことが，正確な診断への近道である．

目的

- リンパ節腫脹の原因を検索し，正確な病理診断をつけることである．

リンパ節腫脹の鑑別診断

- リンパ節腫脹をきたす主な疾患を❶に示す[1]．
- 問診，身体所見，臨床検査所見が必要である．
- 問診は，年齢，性別，腫脹の始まった時期，部位，増大傾向の有無，発熱，疼痛，盗汗，体重減少，既往歴（結核，アレルギー，膠原病，薬物），生活歴などを詳細に聴取する．
- 身体所見は，視診，触診により表在リンパ節腫脹の部位，広がりを調べる．次いで❷，❸に示すような項目に沿って鑑別を進める[1,2]．
- 臨床検査所見では，末梢血液所見による異型リンパ球，白血病などの病的細胞の出現などが診断には重要である．また，胸部X線，超音波検査，CT検査，PET検査などにより全身のリンパ節腫脹の有無を確認することも重要である．

リンパ腫確定診断に有用な情報

- リンパ腫の診断は，WHO分類に即した病理診断が行われるが，正確な診断には，さまざまな情報が必要である．以下に必要な情報と検査を示す＊．

▶ リンパ腫・骨髄腫
p.21参照

＊ 検査の詳細は，本書「遺伝子・染色体検査」(p.82)，「免疫学的検査」(p.88)の項などを参照

❶ リンパ節腫脹をきたす主な疾患

炎症性腫脹	1. 限局性腫脹 　①化膿菌（癰，疔，皮膚化膿創など） 　②結核，Hansen病，梅毒，ネコひっかき病，野兎病，ツツガムシ病，真菌感染，ブルセラ症，鼠径リンパ肉芽腫症 2. 全身性腫脹 　伝染性単核球症，麻疹，風疹，トキソプラズマ症，サイトメガロウイルス感染症，壊死性リンパ節炎，後天性免疫不全症候群（AIDS）
腫瘍性腫脹	1. リンパ腫と血液類縁疾患 　ホジキンリンパ腫，非ホジキンリンパ腫，骨髄性肉腫，骨髄増殖性疾患，形質細胞腫 2. その他 　がん・肉腫のリンパ節転移
特発性腫脹	1. アレルギー 　血清病，薬物（抗けいれん薬など） 2. 自己免疫疾患とその治療薬 　全身性エリテマトーデス（SLE），関節リウマチ，Sjögren症候群，皮膚筋炎，それら疾患に対する免疫抑制薬（メトトレキサートなど） 3. 肉芽腫症 　サルコイドーシス，ベリリウム中毒 4. リポイド沈着症 　Gaucher病，Niemann-Pick病など 5. 内分泌疾患 　甲状腺機能亢進症

（中原一彦．内科学書．改訂第6版．2002[1])を参考に作成）

❷ リンパ節腫脹の身体所見による鑑別

	局所の熱感，発赤	疼痛	硬度	可動性	癒合	皮膚の瘻孔	進行速度
急性炎症	＋	＋ 自発痛，圧痛	軟	＋	－	＋ （化膿性炎症）	急速腫大
慢性炎症	－	－	やや硬（結核による石灰化のときは硬）	＋	－ （結核は＋）	＋ （結核，真菌感染，野兎病）	徐々に腫大，数年持続するものあり
悪性腫瘍	－ （急速腫脹のときは＋）	－ （急速腫脹のときは＋）	弾性硬（リンパ腫）岩様硬（悪性腫瘍の転移）	－	＋	－ （急速進行かつ長期間放置のときは＋）	急速に腫大（低悪性度リンパ腫の場合は緩徐に腫大）

（中原一彦．内科学書．改訂第6版．2002[1])を参考に作成）

①形態学
②免疫形質（免疫染色やフローサイトメトリーによる免疫学的マーカー解析）
③遺伝子・染色体（サザンブロット法やPCR法による遺伝子異常やモノクロナリティ解析，FISH法や分染法による染色体異常の解析）
④臨床情報（年齢，病変の分布，経過，症状，既往歴，合併症，検査値など）

上記①～④すべての情報を網羅して正確な確定診断に至る．1つでも欠ければ確定診断の精度が落ちる．

❸ リンパ節腫脹部位と成因

部位	非悪性疾患	悪性疾患
頸部	頭頸部の感染症，口腔・歯科疾患，上気道感染症，伝染性単核球症，トキソプラズマ症，結核，菊池病，ネコひっかき病，サルコイドーシス	リンパ腫，頭頸部がん，乳がん，肺がん，甲状腺がん，悪性黒色腫など
耳介	結膜炎，流行性角結膜炎，ネコひっかき病，風疹	リンパ腫，耳下腺がんなど
顎下	口腔・歯科疾患，ネコひっかき病	リンパ腫，顎下腺がんなど
後頭	頭部感染症，伝染性単核球症，トキソプラズマ症，アタマジラミ	リンパ腫など
鎖骨上窩	結核，サルコイドーシス，トキソプラズマ症	リンパ腫，肺がん，食道がん，胃がん，胆囊がん，膵がん，腎がん，卵巣がんなど
腋窩	上肢や胸壁の感染，ネコひっかき病，関節リウマチ	リンパ腫，乳がん，悪性黒色腫など
鼠径	下肢の感染，性感染症	リンパ腫，子宮頸がん，卵巣がん，外陰がん，悪性黒色腫，直腸がん，前立腺がんなど

(井野晶夫．血液・腫瘍科 2004[2] より)

検体処理の実際

- ❹に示すように，リンパ節を採取したら小分けにする．
- ❺に示すように，生検体でしかできない検査とホルマリン固定してもできる検査をよく理解する[3]．
- 形態観察が最も重要であるので，検体中の最良の部分を速やかにホルマリン固定する．
- 次に生検体でしかできないフローサイトメトリーと分染法による染色体解析を施行する．
- サザンブロット法やPCR法は保存検体でも施行可能である．
- 十分な検体量が確保できなかった場合，優先順位はまずホルマリン固定，次に生検体によるフローサイトメトリー，分染法による染色体解析である．
- 消化管内視鏡や気管支鏡での検体や針生検での検体は小さく，含まれる細胞が少ない可能性があり，注意を要する．
- 胸水や腹水などの体液からも，細胞診のみではなく，セルブロック標本を作製し病理診断を行うことが可能である．セルブロックは免疫染色も可能であり，また細胞成分が多ければ，フローサイトメトリー検査なども可能となる．

各科との連携

- リンパ腫は全身のあらゆる臓器に発生しうるため，検体採取を依頼する際は，各科の生検担当者と事前にホルマリンにつける前の検体（生検体）が必要である旨を，十分に相談しておく必要がある．
- 消化管内視鏡や気管支鏡で得られた検体，針生検で得られた検体，外科的開腹・開胸手術により得られた検体など，再検査しにくい検体の場合は，特に

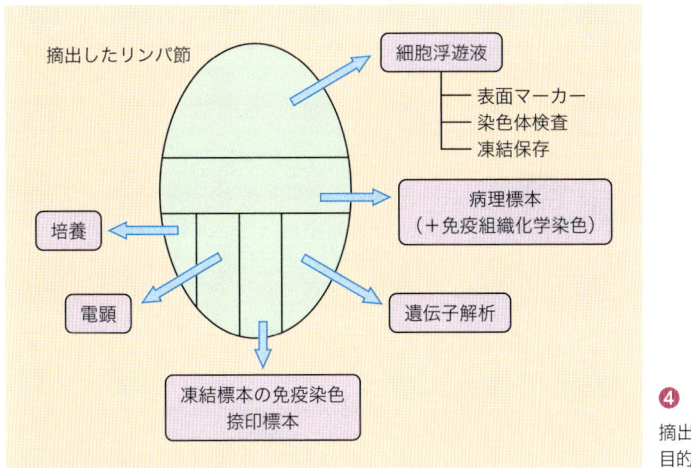

❹ リンパ節生検
摘出したリンパ節は目的別に切り分ける．

❺ 検体解析法とその処理方法

解析法とその優先順位	生検体	凍結保存検体	ホルマリン固定・パラフィン包埋検体
1. 組織形態観察（HE染色）	×（固定後に可能）	△	○
2. 免疫染色	×（固定後に可能）	○	○
3. フローサイトメトリー	○	×	×
4. 分染法による染色体解析	○	×	×
5. サザンブロット法	○	○	×
6. PCR法	○	○	△
7. FISH法	○	○	△

（竹内賢吾．最新化学療法レジメン―血液腫瘍．2007[3]より）

注意が必要である．

注意点

- 本来は悪性腫瘍が存在するにもかかわらず，生検する部位によって腫瘍成分が含まれていない場合もある．一度の生検で悪性所見がないからといって，それが真実とは言い切れない．
- 患者の臨床症状，所見，経過を注意深く観察し，臨床的にリンパ腫などが疑わしい場合は，再生検も考慮すべきである．

（横山雅大）

文献

1) 中原一彦．リンパ節腫脹．島田 馨，総編集．内科学書．改訂第6版．東京：中山書店；2002．pp.261-3．
2) 井野晶夫．リンパ節腫脹の診断の進め方．「血液・腫瘍科」編集委員会，編．悪性リンパ腫のすべて．血液・腫瘍科 2004；49（Suppl 4）：265-9．
3) 竹内賢吾．WHO分類に即した診断のための生検検体解析法．畠 清彦，編．最新化学療法レジメン―血液腫瘍．東京：メジカルビュー社；2007．pp.10-2．

2章 検査

遺伝子・染色体検査

専門医からのアドバイス
- 診断時の遺伝子検査・染色体検査は，G分染法など包括的な検査とともに，想定する疾患に特異的な検査を用いて診断の補助とする．診断確定後には，予後因子など疾患の特徴を明らかにする検査を選択する．
- 治療開始後は，対象となる症例にみられた異常を，微小残存病変の評価に適した感度の高い検査系を選択して測定し，治療効果判定や再発の早期判定に用いる．

遺伝子・染色体検査の種類と原理

染色体異常の検査

G分染法（❶）
- 細胞分裂の中期（metaphase）に出現する染色体を固定し，Giemsa染色を用いてバンドを表出することで，染色体の異常を検出する方法である．染色体異常を網羅的に調べることができる．
- 染色体の数の異常（異数性），転座，比較的大きな部分欠失・増幅の検出をすることができるが，点突然変異や微少な欠失・増幅は検出できない．
- 血液腫瘍は染色体異常が診断の補助や予後因子となることが多く，初診時には原則行う．
- 検査を行う細胞数が通常20個程度であるため感度が低く，微小残存病変（minimal residual disease；MRD）の検出には向かない．
- 生きた細胞が必要であり，細胞の増殖率に影響されるため真の異常細胞の割合を反映しない点に注意する．

FISH（fluorescence in situ hybridization）法（❷）
- 特定のDNA領域を，それに結合するプローブ（蛍光色素で可視化されている）で標識することで，その領域の数の増減や分裂を検出する方法である．プローブの設定の仕方によって，異数性，部分欠失・増幅，転座などを調べることが可能である．
- G分染法と比較して，生きた細胞を必要としないため保存検体でも検査が可能であり，培養が不要なため迅速である（通常3～4日）．また，200個ほど

▶ **白血病/MDS**
p.63, 67, 70参照

▶ **リンパ腫・骨髄腫**
p.26参照

▶ **貧血**
p.150参照

MEMO
SKY（spectral karyotyping）法：5種類の蛍光色素の組み合わせを用いて，ヒトの24種類の染色体を異なった色で染め分ける方法である．分裂中期細胞を用いて行う．G分染法では判定が困難な由来不明な付加染色体部分や由来不明染色体（marker染色体）の解析に有用である．

❶ G 分染の例

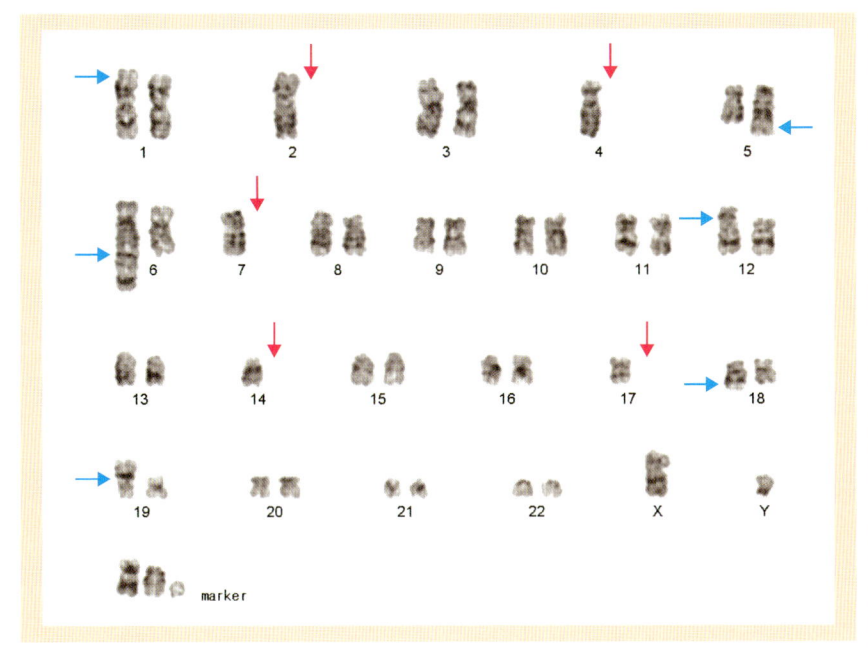

急性骨髄性白血病（AML）の症例の初診時 G 分染である．➡は染色体の欠失を，➡は付加（addition）を示す．染色体異常の表記は ISCN（International System for Human Cytogenetic Nomenclature）の定めた規則に従っている．本症例では "44, XY, add(1)(p32), −2, −4, add(5)(q11.2), add(6)(q23), −7, add(12)(p11.2), −14, −17, add(18)(q21.1), add(19)(p13.1), +3mar" と表記される．たとえば，add(1)(p32) は，染色休の 1p32 よりテロメア側が由来不明の断片に置換されていることを示す．+3mar は，3 本の由来不明染色体（marker）が存在することを示す．SKY 法を用いると，G 分染法で判定できない断片の由来を知ることができる．

> **MEMO**
>
> コピー数解析：CGH（comparative genomic hybridization）法や SNPs アレイを用いて全ゲノムのコピー数変化を網羅的に検出することができる．G 分染法では検出不可能な数十 kbp の微少な領域の欠失や増幅を調べるだけでなく，コピー数の変化のない LOH（copy number neutral LOH）も検出することができる．骨髄異形成症候群（MDS）などではコピー数変化を伴う症例の予後への影響が明らかになりつつある．また，疾患に共通して異常がみられる部位の解析から疾患の原因となる遺伝子が多数発見されている．

の細胞数を調べることができるため G 分染法と比べて感度が高いという特徴がある．
- 多発性骨髄腫や慢性リンパ性白血病は G 分染法の検出感度が低く，原則として FISH 法で確認する．

遺伝子変異の検査

RT-PCR（reverse transcription and polymerase chain reaction）法

- キメラ遺伝子生成型変異の検索に用いられる．1〜3 日で結果を出すことが可能である．
- 検出感度はプライマーの性能などに依存するが，一般に 10^4〜10^6 と高い．
- 転座点の近傍にプライマーを設定する必要があり，目的とする転座点が検出可能な検査系であることの確認が必要である．たとえば，リンパ腫によくみられる免疫グロブリン近傍の転座の場合には，切断点が数 kb に及ぶことが多く PCR 法での検出が困難であるため FISH 法が適している．
- PCR 法には定量性があり，PCR 産物の量を数値化できることから，治療効果の判定や MRD の検出に適している．ただし，検査機器・検査施設間の数値の比較は一般に困難で，これを可能とする作業を標準化と呼ぶ．
- 偽陽性・偽陰性となることがあることに注意が必要である．

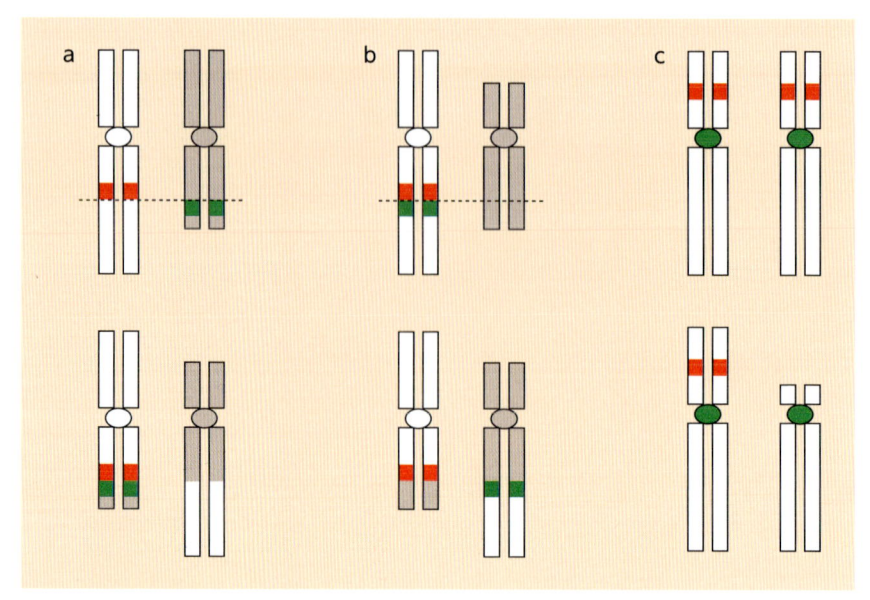

❷ FISH 法の応用

プローブの設定の仕方を工夫することで，さまざまな異常を検出することができる．
a. 相互転座：既知の異なる転座点におのおの赤と緑のプローブを設定する．相互転座が生じると，異なるプローブが隣接するため融合シグナルとして検出される．
b. 相互転座（転座相手が特定できない場合）：*MLL* 遺伝子は 50 以上の転座パートナーが知られており，転座の相手を推定できない．その場合，*MLL* 遺伝子の両端に赤と緑のプローブを設定しておくと，転座が生じた場合にこれらのシグナルが解離する．
c. 欠失：17p13 の p53 遺伝子はしばしば腫瘍で欠失するため，この部位に赤のプローブを設定することで，欠失を検出することができる．コントロールとしてセントロメアに緑のプローブを設定している．

点突然変異検出法

- ホットスポットが存在する場合の検査法にはさまざまなものがあるが，ここでは PCR 産物の融解曲線を用いる方法を紹介する[1]．これは DNA 二重鎖が融解する温度が塩基構成によって異なる原理を利用している．
- ❸は骨髄増殖性腫瘍の患者の *JAK2* 遺伝子の PCR 産物を標識して徐々に加熱し，各温度における二本鎖 DNA が一本鎖 DNA に解離する割合を図示したものである．ヘテロ接合体の場合には，融解曲線が変異型と野生型の 2 つのピークを示すため，変異がホモかヘテロかを調べることができる．
- 一方，明確なホットスポットが存在せず，一定の長さの領域の塩基配列を調べる場合には Sanger 法（ジデオキシ法）によるシークエンスを行うのが一般的である．

クロナリティの検査

遺伝子再構成とは

- リンパ腫，リンパ性白血病におけるクロナリティを確認するために用いられる．リンパ球の増殖がみられるときには，その原因が反応性か腫瘍性かを鑑別するために遺伝子再構成を調べる．
- リンパ球は B 細胞では免疫グロブリン分子の，T 細胞では T 細胞受容体（TCR）の多様性を確保するためにゲノム DNA を組み替える仕組みを有し

> **MEMO**
> 最新の次世代シークエンサーは 1 回の稼働で 100G（＝1,000 億）塩基を読む能力があり，全エクソン，全ゲノムを調べることができる．

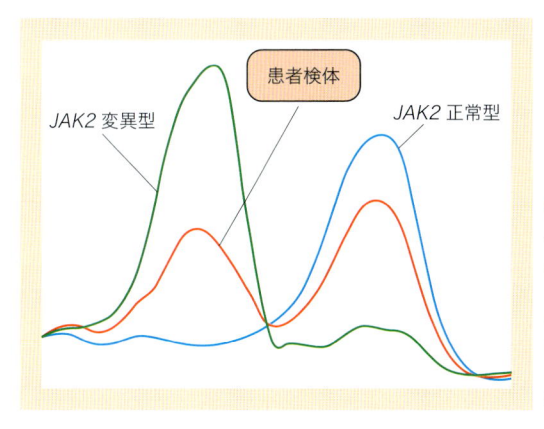

❸ 点突然変異の検出

例として骨髄増殖性腫瘍にみられる JAK2 遺伝子の V617F 変異を検出する検査系を示す．緑のカーブは JAK2 変異型，青のカーブは JAK2 正常型遺伝子の融解曲線を示す．赤のカーブは本態性血小板血症の患者検体であり JAK2 変異型と JAK2 正常型の 2 つのカーブをもち，ヘテロの変異であることがわかる．融解曲線のピークの高さから定量化した変異アレルの割合を allele burden と呼び，骨髄増殖性腫瘍では重要な意味をもつ．

ている．第 14 染色体の IGH@座に存在する免疫グロブリン重鎖の再構成を例にとると，ゲノム DNA にはもともと 44 個の V 領域，27 個の D 領域，6 個の J 領域が存在するが，それぞれの領域から 1 つずつランダムに選択して余分な領域を切り取るように VDJ 領域が構成される．mRNA ではなくゲノム DNA に生じることが重要であり，これを遺伝子再構成と呼ぶ．同様に軽鎖は第 2 染色体の IGK@座から κ 鎖が，第 22 染色体の IGL@座から λ 鎖が遺伝子再構成によって生成される．軽鎖には D 領域がなく，VJ 領域のみで構成される．T 細胞にも同様に VJ 領域をもつ α 鎖と，VDJ 領域のもつ β 鎖が再構成を経て生成される．その選択パターンは細胞ごとに異なるが，腫瘍性の増殖ではこれが同一のパターンをとるため，反応性の増殖と腫瘍性の増殖を鑑別することができる[2]．B 細胞であれば FACS（fluorescent activated cell sorter）や免疫組織染色で免疫グロブリン軽鎖の偏りがないかを調べることも有用である．

サザンブロット法

- ゲノム DNA を制限酵素で切断して泳動し，免疫グロブリン遺伝子に相補的なプローブを用いて標識をする．単一の遺伝子再構成パターンをもつ細胞集団があればバンドとして検出される．
- 断片化していない新鮮な DNA が多く必要であり，検査に時間がかかること，感度が低いことから，下記の PCR 法に移行しつつある．

PCR 法

- サザンブロット法と比較して，所要日数が短く少量の検体でも施行可能であるため，近年多く用いられる．ゲノム DNA を抽出して V, D, J 領域に複数のプライマーを設定して PCR を行う（❹）．生理的な再構成のもとではさまざまな大きさの PCR 産物が混在して存在する．一方，特定の PCR 産物が突出して多く増幅した場合，再構成パターンが腫瘍性であると判定する[3]．

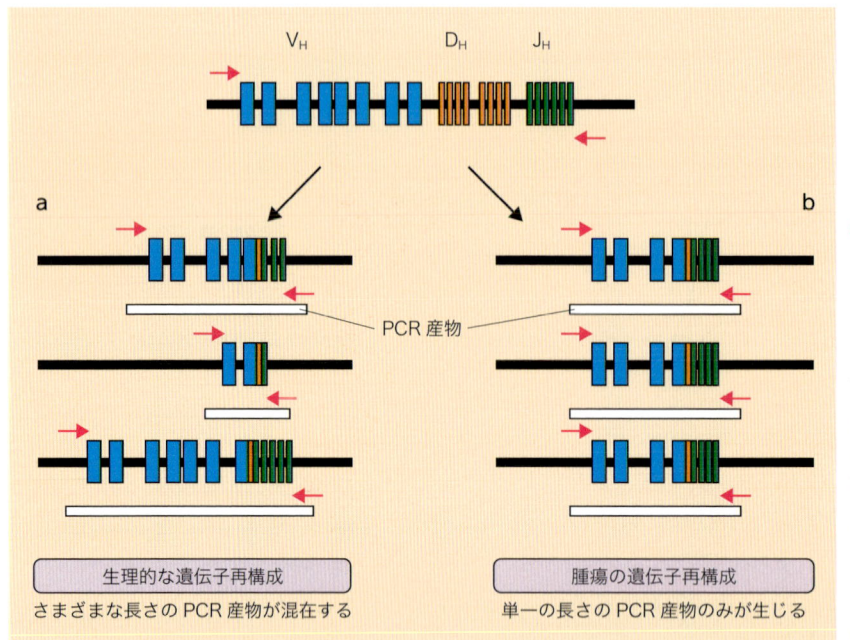

❹ 遺伝子再構成を検出するPCR検査

免疫グロブリン重鎖（heavy chain）に設定したプライマー（→）を用いてPCRを行う．
a：通常，遺伝子再構成は細胞ごとに異なるパターンをとるため，PCR産物はさまざまな長さのものが混在する．反応性リンパ球増殖はこのパターンをとる．
b：リンパ球が腫瘍性に増殖した場合，それらの細胞は単一の遺伝子再構成パターンをとるため，単一の長さのPCR産物が生じる．

検査の目的

診断時に行う検査とその目的

- 血液腫瘍の診断時に行う検査は，主に①診断の根拠となる異常の検出，②疾患を特徴づける因子の検出，③フォローアップに使用できる異常の検出，の3つを目的とする．

  ①疾患に特異的な遺伝子異常が多く発見され，血液疾患のWHO分類第4版では遺伝子異常をもとにした疾患単位が多く設定されている．たとえば，慢性骨髄性白血病（CML）における*BCR-ABL*や急性骨髄性白血病（AML）M3における*PML-RARA*の確認は必須である．AMLにみられる*RUNX1-ETO*や*CBFB-MYH11*は芽球の割合が20％未満でもAMLと診断する根拠となる．リンパ腫でも濾胞性リンパ腫の*BCL2-IGH*，バーキットリンパ腫の*MYC-IGH*など特徴的な転座がみられるため診断時に確認を行う．リンパ腫では反応性リンパ球増殖と鑑別が必要なリンパ腫ではクロナリティの検査を同時に提出する．これらの変異の確認は，診断プロセスにおいて重要である．WHO分類第4版発表以降，ヘアリーセル白血病の*BRAF*変異[4]，マクログロブリン血症の*MYD88*変異[5]，骨髄異形成症候群（MDS）の環状鉄芽球を伴う不応性貧血（RARS）の*SF3B1*変異[6]など高頻度の遺伝子変異が相次いで発見されており，診断における遺伝子変異の重要性はますます増すものと思われる．

  ②例として予後因子となる異常の確認があげられる．正常核型AMLにおける*NPM1*, *FLT3*, *CEBPA*などの異常や，多発性骨髄腫におけるdel

(17p），t(4;14) など，多くのマーカーが予後と相関することが知られている．これらの異常は，移植の適応や薬剤選択にも影響することがある．

③腫瘍に特徴的な異常のうち，MRD マーカーとして使用できるものを選択しておく．①や②の目的で検出した異常をフォローアップに使用することもある．なるべく測定感度が高く，定量性のあるものを選択する．

治療開始後・経過観察時に行う検査とその目的

- 血液腫瘍では，治療後残存する腫瘍細胞を末梢血や骨髄で定量化することで治療効果の指標とすることができる．腫瘍に特徴的かつ MRD を高感度に検出する系を選択することが望ましい．そのような系は治療による MRD の減衰率に応じた予後予測や，経過観察中の再発の早期検出に用いることができる．

- キメラ遺伝子を生成する均衡型転座を有する変異の場合，PCR 法を用いることで $10^4 \sim 10^5$ 程度の高い感度で MRD を検出することができる．一般的に定性 PCR 法のほうが定量 PCR 法より感度が高い．ただし，すべての均衡型転座に PCR 法が使用できるわけではない．遺伝子再構成が陽性の場合，再構成配列を解析して症例特異的に PCR 法による検査系を設定することができ，小児急性リンパ芽球性白血病（ALL）の診療ではよく用いられる．遺伝子検査以外にも multi-color FACS でも 10^4 程度の感度をもつ．

- PCR 法が利用できない場合，染色体の欠失・増幅型変異であれば FISH 法で 200 個の細胞を検査することによって 1〜数 % 程度の MRD を検出する感度を有する．G 分染法は検出感度が低いため，MRD の定量には不向きである．

- CML や MDS などで慢性的な管理を行う場合には，腫瘍クローンが変化し付加的染色体異常が検出されることがあるため年 1 回程度の染色体検査を行うことが望ましい．

（南谷泰仁）

> **MEMO**
> *WT1* 定量検査：*WT1*（Wilms' tumor 1）遺伝子は，造血系の前駆細胞に高発現をしている．AML において地固め療法後の発現低下のレベルが予後因子となるほか，経時的な測定をすることで再発の早期検出に役立つ[7]．末梢血での測定も意味をもつため，他の MRD マーカーが使用できない場合にも使用できる．MDS においても，WHO 分類や国際予後スコアリングシステム（IPSS）と相関し，IPSS とは独立した予後因子となる[8]．AML および MDS の診断の補助もしくは経過観察を目的として，骨髄もしくは末梢血を用いた *WT1* の測定が保険適用を有している．

文献

1) Qian J, et al. Rapid detection of JAK2 V617F mutation using high-resolution melting analysis with LightScanner platform. Clin Chim Acta 2010; 411: 2097-100.
2) Garcia-Castillo H, Barros-Núñez P. Detection of clonal immunoglobulin and T-cell receptor gene recombination in hematological malignancies: monitoring minimal residual disease. Cardiovasc Hematol Disord Drug Targets 2009; 9: 124-35.
3) van Dongen JJ, et al. Design and standardization of PCR primers and protocols for detection of clonal immunoglobulin and T-cell receptor gene recombinations in suspect lymphoproliferations: report of the BIOMED-2 Concerted Action BMH4-CT98-3936. Leukemia 2003; 17: 2257-317.
4) Tiacci E, et al. *BRAF* mutations in hairy-cell leukemia. N Engl J Med 2011; 364: 2305-15.
5) Treon SP, et al. MYD88 L265P somatic mutation in Waldenström's macroglobulinemia. N Engl J Med 2012; 367: 826-33.
6) Yoshida K, et al. Frequent pathway mutations of splicing machinery in myelodysplasia. Nature 2011; 478: 64-9.
7) Cilloni D, et al. Early prediction of treatment outcome in acute myeloid leukemia by measurement of *WT1* transcript levels in peripheral blood samples collected after chemotherapy. Haematologica 2008; 93: 921-4.
8) Tamura H, et al. Prognostic significance of WT1 mRNA and anti-WT1 antibody levels in peripheral blood in patients with myelodysplastic syndromes. Leuk Res 2010; 34: 986-90.

2章 検査

免疫学的検査

専門医からのアドバイス

- 腫瘍細胞が発現する分子を解析することで、腫瘍細胞の系統や分化段階がわかる。
- 細胞表面抗原の解析は、腫瘍細胞の解析だけでなく、免疫状態の把握やPNHクローンの検索など幅広く臨床応用されている。
- ウイルス産物と反応するIgG, IgM, IgAの出現には、それぞれ特徴がある。
- 血清補体価は、補体の産生と活性化の指標である。

免疫細胞抗原検査

▶ 白血病/MDS p.57参照

概要
- 造血器細胞は、細胞系統や分化段階に応じて特定の細胞表面抗原、細胞接着分子、サイトカイン受容体を発現する。これら細胞表面分子に対するモノクローナル抗体を用いて細胞を染色した後に、フローサイトメーターや免疫組織学的に解析することができる。
- 解析対象の細胞がどのような細胞表面抗原を発現しているかを調べることで、診断だけでなく治療方針決定や治療効果判定に有用である。

検査方法
フローサイトメトリー（flow cytometry）
- 細胞の大きさ（FSC）や内部構造（SSC）の情報に基づき、特定の細胞集団を選別した後に、蛍光標識した抗体の細胞との反応を解析する。
- 腫瘍細胞の割合が少ない場合や腫瘍細胞と正常細胞の分布が重なる場合など、腫瘍細胞の表現型の判断が困難なことも多い。そこで、腫瘍細胞を同定するための種々のゲーティング法が開発されている。白血病細胞のCD45発現強度が正常細胞と比較してしばしば減弱していることから、CD45/SSCサイトグラムを用いて白血病細胞と正常白血球を区別できる（CD45ブラストゲーティング）。また、骨髄腫細胞の解析には、形質細胞が強発現するCD38を用いて識別できる（CD38ゲーティング）。

免疫組織化学染色（immunohistochemistory）
- 抗体の反応特異性を利用して組織を染色することで、抗原を発現する細胞の

MEMO

CD (cluster of differentiation) 分類：International Working on Human Leukocyte Differentiation Antigenが多くのモノクローナル抗体を認識する抗原ごとに整理し統一的なCD番号をつけたものである。後に、モノクローナル抗体に対応する抗原分子をも示すようになった。

❶ 系統特異的な細胞表面マーカー

造血幹/前駆細胞		CD34, c-kit
リンパ球系	T細胞 B細胞 （形質細胞） NK細胞	CD1, CD2, CD3, CD4/8, CD5, CD7 CD10, CD19, CD20, CD21, CD22, CD23, CD79, 細胞膜Ig CD38, CD138, 細胞内Ig CD16, CD56, CD57
骨髄球系	顆粒球系 単球系 マクロファージ 血小板系 赤血球系	CD13, CD33 CD11b, CD11c, CD14, CD64 CD68, CD163 CD41, CD42, CD61 CD235a（グリコホリンA）

存在・局在を観察する．
- 可視化するために酵素を用いた方法を酵素抗体法，蛍光色素を用いた方法を蛍光抗体法という．

細胞表面抗原
- CD34抗原は造血幹細胞（$CD34^+CD38^-$）から造血前駆細胞（$CD34^+CD38^+$）の段階で発現が認められ，各系統に分化するに従って徐々に失われていく．さらに分化が進行すると，各系統特異的な細胞表面マーカーを発現するようになる（❶）．解析する抗原を組み合わせることで，どの系統で，どの分化段階に位置する細胞であるかがわかる．

臨床応用
- 以下のことに臨床応用されている．
  ①腫瘍細胞の帰属・分化段階の決定
  ② mixed lineage leukemiaの診断
  ③クロナリティの検索
  ④抗CD20抗体療法の適応の有無
  ⑤微小残存病変評価による治療効果の判定
  ⑥造血幹細胞の同定
  ⑦免疫状態の把握
  ⑧PNHクローンの検索

腫瘍細胞の解析
- 正常造血細胞は，系統や分化成熟段階に応じて，特定の細胞表面抗原を発現する．白血病やリンパ腫などの造血器腫瘍細胞は，それらの起源となった細胞の生物学的特徴を一部保持している．一方，正常細胞では認められない抗原を発現することもある．
- 1つの白血病細胞が骨髄球系とリンパ球系マーカーを同時に発現する場合（biphenotypic leukemia）や白血病細胞のうちCD13, CD33陽性とCD10, CD19陽性が別々の分画で認められる場合（bilineage leukemia）なども存在する．このような正常分化とは異なる表面形質を示す腫瘍細胞の存在を利用して，治療後の残存病変を同定することが可能であり，CD45ゲーティング法を併用すると1％以下の微小残存腫瘍を検出できる．

❷ 主なリンパ系腫瘍の表面形質

B細胞性	Bリンパ芽球性リンパ腫	TdT, CD10, CD19, CD38
	バーキットリンパ腫	CD10, CD19, CD20, CD22, 細胞膜Ig
	マントル細胞リンパ腫	CD5, CD20, CD22, 細胞膜Ig
	濾胞性リンパ腫	CD10, CD19, CD20, 細胞膜Ig
	びまん性大細胞リンパ腫	CD19, CD20, CD22, CD79a, 細胞膜Ig
	MALTリンパ腫	CD19, CD20, CD22, 細胞膜Ig
	慢性リンパ性白血病	CD5, CD19, CD20（弱陽性）, CD23, 細胞膜Ig
	ヘアリーセル白血病	CD11c, CD25, CD103, CD123, 細胞膜Ig
	多発性骨髄腫	CD38, CD138, 細胞内Ig
T/NK細胞性	Tリンパ芽球性リンパ腫	TdT, CD2, 細胞内CD3, CD5, CD7
	末梢性T細胞リンパ腫	CD2, CD3, CD5, CD7, CD4/8
	成人T細胞白血病	CD2, CD3, CD5, CD4, CD25
	血管免疫芽球性T細胞性リンパ腫	CD2, CD3, CD5, CD7, CD4, CD10
	未分化大細胞型リンパ腫	CD25, CD30
	NK細胞リンパ腫	CD2, CD16, CD56

- 成熟リンパ系腫瘍では，形態学的な細胞特性に乏しいことから，細胞表面抗原検索はより重要である．主なリンパ系腫瘍の表面形質を❷に示す．
- 成人T細胞白血病はCD4とCD25陽性でケモカイン受容体CCR4を発現する特徴があり，急性型におけるHLA-DR陰性化や慢性型におけるCD7陽性化などが知られている．一方，菌状息肉症/Sézary症候群の腫瘍細胞はCD25陰性であり，成人T細胞白血病との鑑別に役立つ．
- 成熟B細胞性腫瘍は，多彩な病状を示すが，リンパ芽球性リンパ腫と多発性骨髄腫を除く大部分は細胞膜グロブリンを発現している．この際，免疫グロブリン軽鎖に偏りがあればクロナリティの証明となる．
- 進歩が著しい抗CD20抗体などのモノクローナル抗体療法の適応を考慮する場合，対応抗原の発現量の解析は必須である．
- CD10は胚中心B細胞から派生したリンパ腫に発現が認められ，濾胞性リンパ腫やマントル細胞リンパ腫で陽性である．
- Hodgkin細胞やReed-Sternberg細胞は，通常，CD15, CD30, CD138陽性細胞として同定できる．
- CD5, CD20, CD23の表面マーカーを組み合わせると，慢性リンパ性白血病とマントル細胞リンパ腫の鑑別の一助となる．すなわち，慢性リンパ性白血病細胞の表面形質はCD5$^+$, CD20^{dim}, CD23$^+$であるが，マントル細胞リンパ腫細胞ではCD5$^+$, CD20^{bright}, CD23$^-$である．
- ヘアリーセル白血病細胞は，CD11cとCD25を同時に発現するとともにCD103, FCM7が陽性であることが特徴である．

非腫瘍性造血器疾患における細胞表面抗原解析の役割

- 同種・自己を含め造血幹細胞移植は，造血器腫瘍の治療成績を著しく改善した．その際，移植の成否を決定する要因として造血幹細胞数の多寡があげられ，その評価法としてCD34陽性細胞数が指標として用いられている．
- B/T細胞比率やT細胞分画（CD4/CD8比）は臨床でよく使用されており，原発性・後天性免疫不全の診断や，自己免疫疾患および感染症などに伴

う免疫異常の病態把握に役立っている．また，後天性免疫不全症候群の経過観察にはCD4リンパ球数が重要であり，その減少は病状進行と相関する．
- 赤血球や白血球表面でのCD55，CD59などの発現消失が発作性夜間ヘモグロビン尿症（PNH）の診断に使用されている．また，再生不良性貧血や骨髄異形成症候群患者の一部では，健常者でもわずかに存在するPNHクローンの増加が認められること，そのような患者には免疫抑制療法が奏効しやすいことなども報告されている．

ウイルス感染症免疫学的検査

- ウイルス感染症を診断する方法として，ウイルス自身あるいはウイルスが細胞に感染した証拠を検査するものや血清学的にウイルスの抗体価の上昇をもって感染を証明するものがある．
- ウイルス抗原検査法には，ウイルス抗原と特異的抗体を反応させ酵素反応（酵素免疫法〈EIA〉）や蛍光色素（蛍光抗体法〈FA〉）により検出するものや，遺伝子増幅法，サザンブロット法，in situ ハイブリダイゼーション法などを用いるものもある．
- ウイルス抗体検査法には，固相化したウイルス抗原と反応した抗体を定量する酵素免疫法（EIA）をはじめとして補体結合反応（CF），中和反応（NT）など，さまざまな検出法がある．
- ウイルス産物と反応する抗体のうち，IgMは早期に産生されるが短時間で消失する．IgAはIgMより遅れて上昇するがIgMと比較して長く検出可能である．IgGの出現は最も遅いが長期間にわたって陽性を示すなどの特徴がある．
- 単一のウイルス血清抗体価の高低だけでは感染の有無を判定できず，発病後早期と回復期のペア血清が4倍以上上昇した場合を有意として判定する．また，自然感染では感染初期に応答するIgM抗体の検出が有効であり，感染既往の有無やワクチンの効果判定にはIgG抗体の検査が有用である．
- Epstein-Barrウイルス（EBV）関連疾患として，伝染性単核球症，慢性活動性EBV感染症やバーキットリンパ腫，鼻腔T/NKリンパ腫，日和見リンパ腫などが知られている．
- EBV感染に関する検査の考え方について紹介する（❸）．EBV抗体は，ウイルスカプシドに対する抗体（抗VCA抗体），びまん性および限局性早期抗原に対する抗体（抗EA-DR抗体），核内抗原に対する抗体（抗EBNA抗体）に分類される．多くの日本人はEBV感染既往をもち，抗VCA-IgM抗体陰性，抗VCA-IgG抗体陽性，抗EA-DR-IgG抗体陰性，抗EBNA抗体陽性を示す．抗VCA-IgG抗体が1：160以上の高値を示し抗EBNA抗体が陽性の場合や，抗EA-DR抗体と抗EBNA抗体がともに陽性の場合には，EBV感染の再活性化が考えられる．そのほかには，血清や髄液サンプルを用いたPCR法によるEBVゲノムの検出あるいは病理組織標本を用いたin

❸ EBV関連疾患における抗体検査結果

EBV関連疾患	VCA-IgG	VCA-IgA	VCA-IgM	EA-DR-IgG	EA-DR-IgA	EBNA
未感染者	−	−	−	−	−	−
初感染（急性期）	++	−	+	++	−	−
初感染（回復期）	+	−	−	+	−	+/−
既感染健常者	+	−	−	−	−	+
慢性活動性EBV感染症	+++	+++	+/−	+++	+/−	+/−
バーキットリンパ腫	++	+/−	+/−	+/−	+/−	+/−
上咽頭がん	+++	+	−	+++	+	+

situ ハイブリダイゼーション法によるEBV-encoded small RNA（EBER）の検出などがある．

免疫一般検査項目

免疫グロブリン
- IgG, IgA, IgM, IgD, IgEの5クラスの免疫グロブリンがあり，液性免疫機能の全般的な状態を知る指標である．
- 先天的・後天的免疫不全症による低ガンマグロブリン血症や，慢性感染症および自己免疫疾患による多クローン性免疫グロブリン増加，あるいは多発性骨髄腫による単クローン性免疫グロブリン増加などは病態の把握に重要である．
- 単クローン性（腫瘍性）あるいは多クローン性（反応性）であるかは軽鎖（κとλ）の偏りにより鑑別でき，免疫電気泳動や免疫固定法などで解析できる．

補体
- 補体の産生や活性化の指標として血清補体価（CH50）が用いられる．感染症では，補体成分の産生亢進の結果としてCH50が増加することが多い．一方，自己免疫疾患では，補体系の活性化によりCH50が低下することが多い．
- C3正常C4低下の場合は第一経路優位の活性化，C3低下C4正常の場合は第二経路優位の活性化を示唆する．

β_2ミクログロブリン
- β_2ミクログロブリンは，HLAクラスI抗原（HLA-A, B, C）を構成する蛋白であり，幅広い細胞で産生される．
- β_2ミクログロブリンは，腎糸球体で濾過された後に近位尿細管でそのほとんどが再吸収される．腎尿細管障害があると再吸収が低下し，尿中β_2ミクログロブリンが増加する．一方，腎糸球体障害があると排泄されず，血中β_2ミクログロブリンが増加する．
- ウイルス感染症やリンパ腫などリンパ球が活性化することでβ_2ミクログロブリンの産生が高まるような病態でも血中濃度は上昇する．

（織谷健司）

2章 検査

画像検査

> **専門医からのアドバイス**
> - 血液疾患においては，リンパ腫を中心とする腫瘍性疾患や，止血・凝固異常に伴う出血・血栓症，疾患経過中に発生する肺炎などの合併症などが画像診断の対象となりうる．
> - X線CTなどの形態学的診断が中心となる場合が多いが，状況と対象臓器に応じて単純X線，超音波検査，MRIなども使い分けることが重要である．
> - リンパ腫など腫瘍性疾患の診断においては，FDG-PET/CTによる機能画像との組み合わせが病期診断，治療効果判定，再発診断に対して有用である．

目的と概要

▶ リンパ腫・骨髄腫
p.36参照

- 診察所見や検体検査で得られない体内の病変の存在や広がりを非侵襲的に診断する．
- 電離放射線（X線，γ線），超音波，電磁波など生体内を通過する物理現象が用いられる．
- 形態的診断が主体となるが，病理学的診断の代用とはならず，必ずしも最終診断とはならない．各画像診断法の特徴を十分理解したうえで効果的に利用することにより，安全・確実に，また経済的に診断および治療を進めることができる．

画像診断法の種類と特徴

- 単純X線写真，CT，MRIなどに代表される形態画像と，PET検査を含む核医学検査で得られる機能画像とに分けられる．
- CTの進歩と普及は著しく，広範囲の客観的情報が迅速・安価に得られることから，画像診断の中心となっている．さらにMRIやPET/CTなどによって相補的な情報が得られる．

単純 X 線撮影
- X 線を体外から照射し，その透過性をフィルムないし検出器で画像化する．
- 撮影装置は広く普及しており，短時間で施行可能で，簡便，低侵襲かつ安価な検査であることから，特に胸部，骨軟部領域では，現在でも一般的に行われている．
- 近年，コンピュータ処理を行ったデジタル画像（computed radiography；CR）も普及している．ただし得られる情報には限界があり，精密検査としては以下に述べる CT や MRI などが続いて施行されることも多い．

消化管造影検査，血管造影，胆道造影，尿路造影など
- さまざまな方法で造影剤を投与して X 線写真を撮る．主に管腔臓器の形態が描出される．
  - ①消化管造影検査：造影剤を経口または経肛門的に注入して撮像する．
  - ②血管造影：造影剤をカテーテルから動脈あるいは静脈に注入して撮像する．
  - ③胆道・尿路造影：胆汁・尿路排泄の造影剤を経静脈的に投与して撮像する．
  - ④内視鏡的逆行性胆管膵管造影：内視鏡的に胆管・膵管に造影剤を注入して撮像する．

CT（computed tomography；コンピュータ断層撮像法）
- 体の周囲を X 線の管球と検出器が回転し，検出器で得られた X 線の吸収値を再構成することにより，体軸に垂直な平面の画像が X 線の吸収値の濃淡として表される．
- 広く普及しており，臨床的にまず考慮される画像診断法と位置づけられる．
- 画像を任意の断面（曲面でも可）で再構成することが可能となり，冠状断像や矢状断像も容易に評価できる．
- ヨード造影剤を用いた多相の造影 CT 画像は診断に役立ち，体軸方向に連なる血管や管腔臓器の評価も可能である．血管内の造影欠損による血栓・塞栓の診断，造影剤の血管外漏出による活動性出血の診断も可能である．
- 患者の放射線被曝が比較的多い点に注意が必要である．得られる情報のメリットが被曝というデメリットを上回るかどうか，常に留意すべきである[1]．
- ヨード造影剤に対する副作用が一定の確率で生じるため，造影検査の必要性の吟味や注意深い問診が必要となる[2]．

> **MEMO**
> 寝台を持続的に移動させて撮像するヘリカルスキャン，検出器が多列化したマルチスライス CT により広範囲の三次元データが得られるようになった．

超音波検査（ultrasonography；US）
- 超音波を発する検査装置の探触子を検査対象部位に密着させて走査し，反射した超音波を探触子で受信し，画像化する．
- 放射線被曝を伴わず，装置も小型のため広く普及しており，スクリーニング検査として，またベッドサイドでも，簡便・迅速に施行できる．
- 精密検査や，生検部位同定のためのガイドとして施行される場合もある．
- 内視鏡と組み合わせた超音波内視鏡が，消化管や膵・胆道疾患の精査に用いられる．
- 肝腫瘍の精査には，微小気泡の懸濁液である超音波用造影剤が用いられる．
- 超音波検査の対象臓器は，頸部，乳房，心臓，腹部，経腟・経肛門プローブ

による骨盤内臓器と多様である．一方，腸管や肺など気体が多い部位の体外からの検査は困難である．また，術者の技量に大きく依存するという問題点も有する．

MRI（magnetic resonance imaging；磁気共鳴画像）

- 磁場と電磁波を用いて断層画像を得る．
- CTとは異なり，電離放射線被曝がない．
- CTと比較して空間分解能は劣るが，さまざまなパルスシーケンスを用いて描出対象のコントラストを高めることができ，組織のコントラスト分解能が高い．
- 動脈・静脈や膵管・胆管，脊髄腔などは造影剤を使わなくても描出できる．
- 拡散強調画像は，拡散制限を受ける部位を画像化することで病変の検出に役立つ[3]．
- MRI用の造影剤として，常磁性体であるガドリニウムのT1短縮作用を利用するガドリニウム造影剤，正常肝組織に取り込まれて信号を低下させるリゾビスト®（フェルカルボトラン）（superparamagnetic iron oxide〈SPIO〉），正常肝組織に取り込まれて信号を増強させるEOB・プリモビスト®（ガドキセト酸ナトリウム）などが用いられる．
- もともと局所の質的診断や広がり診断に強みを発揮してきたが，最近では拡散強調画像やコイルの進歩に伴い，スクリーニング目的で広範囲の病変検索を行うことも可能となった．
- 検査室内は常時強い磁場が生じているため，禁忌についての十分な理解が必要である．検査室内への金属の持ち込みは厳禁である．
- 重度の腎障害がある患者では，ガドリニウム造影剤の投与によって腎性全身性線維症が引き起こされる可能性があり注意を要する．
- 妊娠中（特に初期）の胎児に対するMRI検査の安全性は確立していない．

核医学検査

- 放射能をもつ薬剤を体内に投与し，放出される放射線（γ線）を体外から計測して，薬剤の体内分布を画像化する．
- 全身撮像が容易で，[67]Gaシンチグラフィがリンパ腫の診断に古くから用いられてきた．また，[111]In-Clシンチグラフィが骨髄機能の診断に用いられる．
- リンパ腫など悪性腫瘍の診断には，近年，陽電子放出核種であるフッ素-18標識のフルオロデオキシグルコース（FDG）を投与して糖代謝の亢進部位を画像化するPET（ポジトロン断層撮像法）検査が行われるようになり，マルチスライスCTと組み合わせたPET/CT装置による検査が一般的となった．
- FDG集積は悪性腫瘍に特異的ではない．
    ①生理的集積：脳，扁桃，消化管，精巣や卵巣などの正常臓器・組織．
    ②良性病変：炎症，良性腫瘍．
    ③偽陰性：微小病変，細胞密度の低い病変，高血糖，一部の悪性腫瘍（低悪性度リンパ腫，多発性骨髄腫の一部，肝細胞がん，腎細胞がんなど）．

MEMO

- 磁性体の脳動脈瘤クリップがある患者は禁忌である．
- 心臓ペースメーカーは従来MRI禁忌であったが，近年MRI対応デバイスが開発され，関連学会による実施条件に準拠すれば検査可能である．
- ヘアピン，指輪，入れ歯，義肢などの金属類は取り外す必要がある．
- 酸素ボンベ，車いす，ストレッチャーなどの医療器具は，MRI室専用のものを用いる必要がある．

MEMO

FDG-PET検査前には4時間以上の絶食が必要であり，摂食後はたとえ血糖値が正常であっても内因性のインスリンの影響が残るため検査は中止すべきである．検査直前のインスリン投与は筋肉への集積を高める可能性があり，避けるべきである．糖分を含まない水やお茶などの摂取は好ましい影響が期待されるため推奨される．

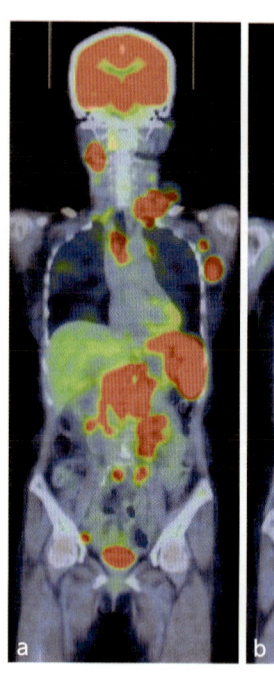

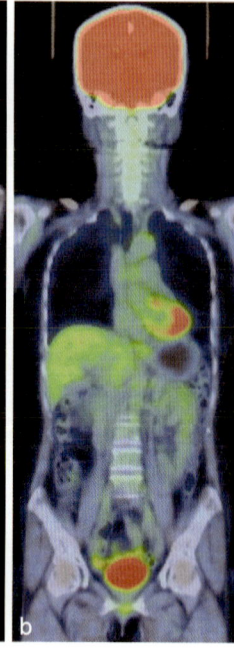

❶ **びまん性大細胞型 B 細胞リンパ腫における FDG-PET/CT**

FDG-PET/CT 全身冠状断の融合画像で，治療前（a）には全身のリンパ節や脾臓へのFDG高集積が明らかであるが，化学療法後（b）では消失している．融合画像を用いることにより，病変の局在の同定が容易となる．

- リンパ腫では組織型により FDG 集積の程度が異なり，びまん性大細胞型 B 細胞リンパ腫，ホジキンリンパ腫など多くの組織型においてよく集積するが，MALT リンパ腫など集積の弱いタイプもある．FDG がよく集積するタイプでは病期診断および治療効果判定に FDG-PET/CT が有用である（❶）．
- FDG がよく集積するタイプのリンパ腫では，治療後の形態学的画像診断で病変が残存していたとしても FDG の集積が消失していれば奏効と考えるという提言がなされている[4,5]．

（石守崇好，中本裕士）

> **MEMO**
> わが国では，2012（平成24）年度の診療報酬改定の疑義解釈にて，リンパ腫に対して治療効果判定目的で行った FDG-PET（PET/CT）検査は，転移・再発診断目的に該当し，保険適用可能とされている．

文献

1) Guttikonda R, et al. Estimated radiation exposure and cancer risk from CT and PET/CT scans in patients with lymphoma. Eur J Radiol 2014; 83: 1011-5.
2) van Hamersvelt HP, et al. Can full-dose contrast-enhanced CT be omitted from an FDG-PET/CT staging examination in newly diagnosed FDG-avid lymphoma? J Comput Assist Tomogr 2014; 38: 620-5.
3) Kitamoto E, et al. The application of dynamic contrast-enhanced MRI and diffusion-weighted MRI in patients with maxillofacial tumors. Acad Radiol 2015; 22: 210-6.
4) Cheson BD, et al. Recommendations for initial evaluation, staging, and response assessment of Hodgkin and non-Hodgkin lymphoma: the Lugano classification. J Clin Oncol 2014; 32: 3059-68.
5) Cheson BD, et al. Revised response criteria for malignant lymphoma. J Clin Oncol 2007; 25: 579-86

3章

主な治療法

3章 主な治療法

化学療法

> **専門医からのアドバイス**
> - 血液腫瘍は抗がん剤の感受性が高く，高率に腫瘍が縮小・消失して正常組織が回復する効果（完全寛解）が得られる．寛解到達後も抗がん剤治療を繰り返すことで治癒が期待できる疾患がある反面，一時的な効果しか得られず必ず再発する疾患もある．治療の目標を理解したうえで治療計画を立てる．
> - 治癒が期待できる疾患では，診断後直ちに治療を開始し，治療強度（relative dose intensity）を保って予定した治療を完遂することが重要である．
> - 進行が緩徐で寛解・再発を繰り返す血液腫瘍は，腫瘍に伴う症状が出現するまで経過観察（watchful waiting）を行う．

目的

▶ 白血病/MDS
p.78, 325参照

- 白血病を発症すると，骨髄内で白血病細胞が増殖するため正常造血が抑制される．白血球が減少すると感染症にかかりやすく，かつ治りにくくなる．赤血球が減少すると労作時の動悸や息切れなど貧血症状が現れる．血小板が減少すると出血が止まりにくくなる．抗がん剤治療により白血病細胞を減少・消失させると，正常造血が回復して感染症，貧血，止血困難などの症状が改善する．
- リンパ腫では，リンパ節，胸腺，脾臓，口蓋扁桃，腸管のPeyer板などのリンパ組織，および皮膚，脳，鼻腔，胃，骨，乳腺などの臓器や組織にリンパ腫細胞が腫瘤を形成する．発熱，盗汗，体重減少などの全身症状を伴うこともある．リンパ腫細胞の増殖に伴い正常リンパ球が抑制され，易感染性になる．抗がん剤治療を行うとリンパ腫病変が縮小・消失するとともに，全身症状や感染防御力が回復する．
- 多発性骨髄腫では，骨髄腫細胞がM蛋白を産生するのに伴って正常免疫グロブリンの産生が抑制され，感染症にかかりやすく，かつ治りにくくなる．骨の溶解が進行し，骨痛や病的骨折，高カルシウム血症が起こる．また，貧血や腎機能障害が出現する．抗がん剤治療を行うとこれらの骨髄腫に伴う症

状が改善する.
- 急性骨髄性白血病，急性リンパ性白血病，ホジキンリンパ腫，びまん性大細胞型B細胞リンパ腫など進行の速い血液腫瘍は，強力な抗がん剤治療を繰り返し行うことで治癒が期待できる．完全寛解を目指して治療を行う．
- 慢性リンパ性白血病，濾胞性リンパ腫，多発性骨髄腫など進行が緩徐な血液腫瘍は，抗がん剤治療で病変が一時的に縮小・消失するものの再発・再燃し，治癒は得られない．腫瘍に伴う症状の軽減・消失，延命を目的に治療を行う．

適応

- 急性骨髄性白血病，急性リンパ性白血病，バーキットリンパ腫など高悪性度リンパ腫の患者は，急速に病状が進行する．短期間に感染症や出血などの合併症により死亡する危険が高いため，診断後直ちに治療を開始する．
- 慢性リンパ性白血病，濾胞性リンパ腫など低悪性度リンパ腫の患者は，腫瘍の進行が緩徐で自然退縮することもある．治療を行わなくても日常生活に支障がないことが多く，診断がついてもすぐに治療を開始する必要性は低い．
- 全身状態が不良な患者は，強力な抗がん剤治療を行うと治療関連死の危険がある．抗がん剤治療で治癒が期待できる疾患であっても忍容性がないと判断された場合は，積極的な治療の適応とはならない．症状緩和を目的とした治療を行う．

方法

- 急性骨髄性白血病および急性リンパ性白血病では，完全寛解に到達することを目標として多剤を併用した強力な寛解導入療法を行う．完全寛解に到達した後も，total cell killの治療概念に基づいて白血病細胞をゼロにすることを目標に，強力な抗がん剤治療を短い治療間隔で繰り返し行う．
- 急性骨髄性白血病に対する標準治療薬は，アントラサイクリン系薬剤（イダルビシンもしくはダウノルビシン）とシタラビンである．
- 急性リンパ性白血病に対する標準治療薬は，ビンクリスチン，ドキソルビシン，シクロホスファミド，メトトレキサート，L-アスパラギナーゼ，副腎皮質ステロイドである．
- 慢性骨髄性白血病は，抗がん剤治療で治癒は期待できない．BCR-ABLを標的とした分子標的薬治療を行う．
- 慢性リンパ性白血病は，腫瘍に伴う症状が出現するまでwatchful waitingを行う．発熱，体重減少などの全身症状を生じた場合，あるいは末梢血リンパ球増加やリンパ節腫大，肝脾腫が急速に増悪する場合，貧血や血小板減少が進行する場合に治療を開始する．標準治療薬はフルダラビンである．
- ホジキンリンパ腫は，完全寛解に到達することを目標として多剤を併用し

た抗がん剤治療を行う．標準治療はドキソルビシン，ブレオマイシン，ビンブラスチン，ダカルバジンを用いたABVD療法である．限局期の症例はABVD療法に病変部への放射線治療（involved field radiotherapy）を併用する．

- びまん性大細胞型B細胞リンパ腫など中悪性度のリンパ腫は，完全寛解に到達することを目標として多剤を併用した抗がん剤治療を行う．標準治療はシクロホスファミド，ドキソルビシン，ビンクリスチン，プレドニゾロンを用いたCHOP療法である．限局期の症例はCHOP療法に病変部への放射線治療を併用する．CD20陽性のB細胞リンパ腫ではリツキシマブを併用する．
- 濾胞性リンパ腫など低悪性度の悪性リンパ腫は，病状が進行して症状が出現した場合に治療を開始する．標準治療は定まっておらず，中悪性度のリンパ腫に準じてCHOP療法，もしくはシクロホスファミド，ビンクリスチン，プレドニゾロンを用いたCOP療法，ベンダムスチン治療が行われることが多い．
- 多発性骨髄腫は，無症候性であればwatchful waitingを行う．高カルシウム血症，腎機能障害，貧血，多発する骨病変など臓器障害が出現した場合に抗がん剤治療を開始する．プロテアソーム阻害薬や免疫調節薬などの分子標的薬に，メルファラン，シクロホスファミド，ドキソルビシン，副腎皮質ステロイドを併用した治療を行う．
- 急性白血病やホジキンリンパ腫，中悪性度のリンパ腫に対して治癒を目指した治療を行う場合は，治療強度（relative dose intensity）が減弱すると寛解率や寛解生存率が低下する．予定された投与量の抗がん剤を予定された治療間隔で投与することが重要である．
- 慢性リンパ性白血病，低悪性度のリンパ腫，多発性骨髄腫に対する治療時は，重症な副作用が出現した場合は，次サイクルから抗がん剤の投与量を減量する，もしくは治療間隔を延長する．

> **MEMO**
>
> relative dose intensity：dose intensityとは単位時間あたりの抗がん剤投与量（mg/m^2/週）を表したもので，推奨される標準治療のdose intensityに対する実際に投与したdose intensityの割合をrelative dose intensityという．

作用機序

- 腫瘍細胞は増殖が速い．細胞が増殖する際には，染色体が倍加，分離して細胞分裂が起こる．抗がん剤の大半は細胞分裂を障害して腫瘍細胞の増殖を抑える作用をもつ（❶）．
- 正常細胞は腫瘍細胞に比べて増殖速度が遅いので，抗がん剤の影響を受けにくい．しかし，造血細胞や消化管の粘膜細胞など増殖が速いものは抗がん剤治療により障害され，造血抑制や粘膜障害などの副作用が出現する．
- 代謝拮抗薬は，核酸代謝に必要な生理物質と類似構造をもち，核酸合成を阻害する．細胞周期のS期に特異的に作用し，抗腫瘍効果は時間依存性である．代表的薬剤としてメトトレキサート，シタラビン，ゲムシタビン，フルダラビン，6-メルカプトプリン，ヒドロキシカルバミドがある．
- アルキル化薬は，細胞内SH化合物をアルキル化し，DNA複製を阻害して

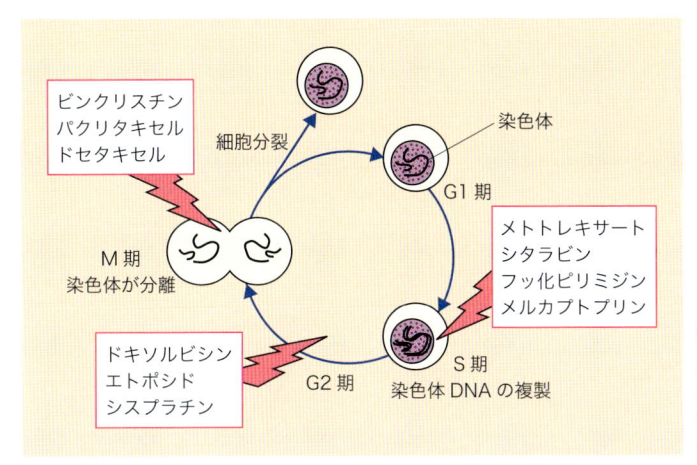

❶ 抗がん剤の作用機序

抗がん剤には、腫瘍細胞の細胞周期依存性にDNA複製もしくは染色体分離を障害することで細胞分裂を阻害する作用をもつ薬剤と、細胞周期非依存性に作用する薬剤がある．

殺細胞効果を現す．細胞周期に非特異的かつ濃度依存性に作用する．代表的薬剤としてシクロホスファミド，メルファラン，ブスルファン，ラニムスチンがある．

- 白金製剤は，分子内の塩素が離脱することにより反応基を生成し，DNAの鎖間あるいは鎖内架橋形成を生じ，DNA複製障害をきたす．細胞周期に非特異性である．代表的薬剤としてシスプラチン，カルボプラチンがある．
- 抗がん性抗生物質は，インターカレーション，架橋形成，トポイソメラーゼ阻害，有糸分裂阻害，細胞膜障害など多様な作用をもち，細胞周期に非特異性である．代表的薬剤としてドキソルビシン，ダウノルビシン，イダルビシン，ミトキサントロンがある．
- 微小管阻害薬は，チューブリンと結合して微小管重合を阻害し，紡錘体を破壊し細胞分裂をM期で停止させることで殺細胞効果を表す．代表的薬剤としてビンクリスチン，パクリタキセル，ドセタキセルがある．
- トポイソメラーゼ阻害薬は，DNAおよびトポイソメラーゼと結合し安定な複合体を形成してDNAの複製または転写を阻害することによりDNA合成障害をもたらす．代表的薬剤としてエトポシド，イリノテカンがある．

副作用とその対策

骨髄抑制

- 抗がん剤治療の最も問題となるdose-limiting toxicityは，骨髄抑制である．
- 好中球が減少すると発熱する危険が高く（発熱性好中球減少症〈febrile neutropenia；FN〉），急速に重症化して死亡することがある．FNが起こった場合は，直ちに広域スペクトルの抗菌薬を投与する[1,2]．
- 抗がん剤治療後に顆粒球コロニー刺激因子（G-CSF）を予防的に投与すると，好中球減少期間を短縮するのみならず，FNの発症頻度を軽減することができる[3,4]．

MEMO

アントラサイクリン系薬の心毒性：蓄積性かつ非可逆性にうっ血性心不全が起こる．心臓超音波検査で左室駆出率を測定し，50％未満であれば投与中止を検討する．総投与量の限界値は，ドキソルビシン 500 mg/m^2，ダウノルビシン 20 mg/kg，エピルビシン 900 mg/m^2，ピラルビシン 950 mg/m^2，ミトキサントロン 160 mg/m^{2}である．ドキソルビシンを基準とした場合の換算式は，ダウノルビシン×0.75，エピルビシン×0.5，ピラルビシン×0.5，ミトキサントロン×3である．

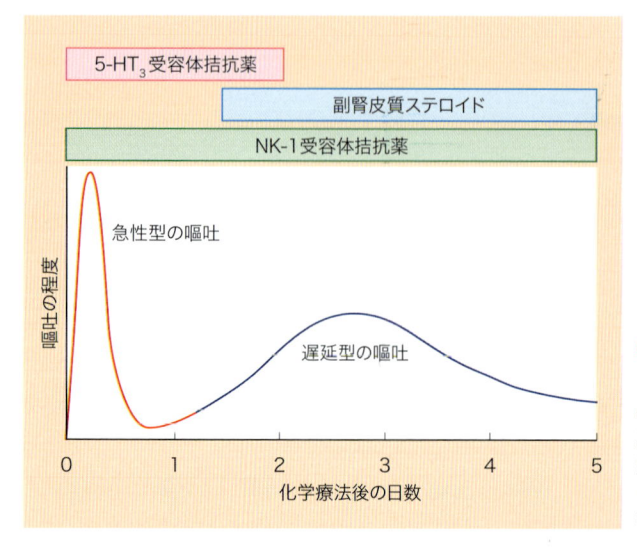

❷ **抗がん剤に伴う悪心・嘔吐の発現時期とその治療薬**

抗がん剤治療に伴う悪心・嘔吐は，発症時期により急性，遅延性，予測性に分類される．5-HT₃受容体拮抗薬は急性型，副腎皮質ステロイドは遅延型の悪心・嘔吐に有効で，NK-1受容体拮抗薬は急性型および遅延型の悪心・嘔吐に有効である．

- 高度の貧血をきたした場合は，赤血球濃厚液を輸血する．輸血を行う目安はヘモグロビン値7.0 g/dLとされているが，貧血の進行速度や罹病期間，患者の心肺機能などにより異なる[5]．
- 血小板減少時は，血小板数を1〜2万/μL以上に維持するように血小板濃厚液の輸血を行う．重篤な活動性出血を認める場合は，血小板数を5万/μL以上に維持する．

化学療法に伴う悪心・嘔吐（chemotherapy-induced nausea and vomiting；CINV）

- 抗がん剤治療時に起こる悪心・嘔吐は，発症時期により急性，遅延性，予測性に分類される（❷）．急性嘔吐は抗がん剤投与後1時間ほどで現れ，24時間以内に改善する．セロトニン（5-HT₃）受容体拮抗薬の予防投与が有効である．遅発性嘔吐は抗がん剤投与1〜2日後に現れ，5日間ほど持続する．予防目的で副腎皮質ステロイド，ニューロキニン1（NK-1）受容体阻害薬（アプレピタント）を投与する．予測性嘔吐は過去の抗がん剤治療時に悪心・嘔吐を経験した患者に生じる．
- 抗がん剤の催吐性は，制吐薬の予防を行わずに治療した場合に予測される急性嘔吐の発症頻度に基づいて高度（＞90％），中等度（30〜90％），軽度（10〜30％），最小度（＜10％）に分類される（❸）．抗がん剤治療を行う場合，使用する薬剤の催吐性リスクを確認して適切な制吐薬を投与する[6]．

血管外漏出

- 抗がん剤が血管外に漏出すると，局所の壊死を生じ潰瘍を形成する危険がある．少量の漏出でも潰瘍を形成する危険が高い起壊死性抗がん剤，発赤・腫脹など局所の炎症を起こすものの潰瘍形成までは至らない炎症性抗がん剤，漏出しても炎症や壊死を起こす危険が低い起炎症性抗がん剤に分類される（❹）．
- 抗がん剤を末梢ラインから投与する場合は，血液の逆流を確認し，投与中は

❸ 抗がん剤の催吐リスク

	高度リスク high emetic risk (頻度>90%)	中等度リスク moderate emetic risk (30〜90%)	軽度リスク low emetic risk (10〜30%)	最小度リスク minimal emetic risk (<10%)
薬剤	シスプラチン シクロホスファミド (≥ 1.5 g/m^2) ダカルバジン ダクチノマイシン アントラサイクリン系 　+シクロホスファミド	ドキソルビシン ダウノルビシン イダルビシン エピルビシン シクロホスファミド (<1.5 g/m^2) シタラビン（>1 g/m^2） イホスファミド イリノテカン カルボプラチン オキサリプラチン	ミトキサントロン エトポシド メトトレキサート シタラビン（≤ 1 g/m^2） パクリタキセル ドセタキセル ペメトレキセド マイトマイシン ゲムシタビン フルオロウラシル	ビンクリスチン ビンブラスチン フルダラビン クラドリビン ブレオマイシン ブスルファン
推奨される 嘔吐予防法	5-HT$_3$受容体拮抗薬 +デキサメタゾン +アプレピタント	5-HT$_3$受容体拮抗薬 +デキサメタゾン	デキサメタゾン	不要

各種抗がん剤の催吐性リスクを示す．高度催吐性リスクの化学療法を受ける患者には，5-HT$_3$受容体拮抗薬，NK-1受容体拮抗薬（アプレピタント），デキサメタゾンを予防投与する．中等度催吐性リスクの場合は5-HT$_3$受容体拮抗薬とデキサメタゾン，軽度催吐性リスクの場合はデキサメタゾン単剤を予防投与する．最小度催吐性リスクでは制吐薬の予防投与は推奨されない．

❹ 血管外漏出時の組織障害の程度

起壊死性抗がん剤	炎症性抗がん剤	起炎症性抗がん剤
アントラサイクリン系 　ドキソルビシン 　ダウノルビシン 　イダルビシン 　エピルビシン 　ピラルビシン 　アムルビシン 　ミトキサントロン ビンカアルカロイド系 　ビンクリスチン 　ビンブラスチン 　ビンデシン タキサン系 　パクリタキセル 　ドセタキセル その他 　マイトマイシンC 　アクチノマイシンD	アルキル化薬 　シクロホスファミド 　ダカルバジン 　イホスファミド 白金製剤 　シスプラチン 　カルボプラチン 　オキサリプラチン トポイソメラーゼ阻害薬 　エトポシド 　イリノテカン 代謝拮抗薬 　ゲムシタビン 　フルオロウラシル 抗がん性抗生物質 　ブレオマイシン	代謝拮抗薬 　シタラビン 　エノシタビン 　メトトレキサート アルキル化薬 　ラニムスチン その他 　L-アスパラギナーゼ

抗がん剤の種類により血管外漏出した際の組織損傷の程度は異なり，少量の漏出でも局所の壊死を生じ潰瘍を形成する危険が高い起壊死性抗がん剤，発赤・腫脹など局所の炎症を起こすものの潰瘍形成までは至らない炎症性抗がん剤，漏出しても炎症や壊死を起こす危険が低い起炎症性抗がん剤に分類される．投与する抗がん剤の種類により，血管確保をする部位を選択する．

- 滴下状況，刺入部の観察を頻回に行う．
- 抗がん剤が血管外漏出した場合は，速やかに注入を中止する．すぐに抜針せず薬液を数 mL 吸引する，あるいは副腎皮質ステロイドの局注が行われることが多いが，その有用性は明確ではない．

❺ 腫瘍崩壊症候群（TLS）の定義

a. laboratory TLS

	血清濃度	基準値からの変動
尿酸	476 μmol/L（8 mg/dL）以上	25％以上増加
カリウム	6.0 mmol/L（6 mg/L）以上	25％以上増加
リン	1.45（小児は2.1）mmol/L 以上	25％以上増加
カルシウム	1.75 mmol/L 以下	25％以上減少

化学療法開始前3日間，もしくは開始後7日間に上記の2項目以上を満たす．

b. clinical TLS

Grade	0	1	2	3	4	5
血清クレアチニン（×正常上限値）	≦1.5	1.5	1.5< ≦3.0	3.0< ≦6.0	6.0<	死亡
不整脈	なし	処置不要	薬物療法緊急性なし	症候性薬物療法や除細動では制御不良	重篤	死亡
けいれん	なし	なし	短時間一過性	意識低下	長時間反復性	死亡

laboratory TLS の定義を満たし，かつ上記の1項目以上を満たす．

TLS の診断基準として，2004年に Cairo と Bishop により報告された定義が標準的に使用されている．血液検査所見で高尿酸血症，高カリウム血症，高リン血症，低カルシウム血症の4項目中2項目以上を満たし，臨床所見で腎機能障害，不整脈，けいれんのいずれかを認める場合，TLS と診断する．TLS は治療開始後早期に起こることが多いが，治療前に発症することもあるため，血液検査所見の評価は治療開始後（7日以内）のみならず治療開始前（3日以内）も行う．
（Cairo MS, Bishop M. Br J Haematol 2004[8] より）

- アントラサイクリン系薬剤が漏出した場合は，組織障害を抑制する目的でデクスラゾキサンの投与を検討する．

腫瘍崩壊症候群

- 腫瘍崩壊症候群（tumor lysis syndrome：TLS）は，抗がん剤治療により崩壊した腫瘍細胞から核酸や蛋白，リン，カリウムなどが急速に放出されることにより生じる．核酸が代謝され高尿酸血症をきたす．血中に増加したリンがカルシウムと結合してリン酸カルシウムを形成し，低カルシウム血症を生じる．析出した尿酸結晶やリン酸カルシウムが腎尿細管に沈着し，急性腎不全を起こす．高カリウム血症や低カルシウム血症により不整脈やけいれんを起こす[7]．
- リンパ腫（特にバーキットリンパ腫），急性リンパ性白血病など抗がん剤の感受性が高い腫瘍で，増殖が速い，もしくは腫瘍量が多い場合に TLS を発症する．
- 血液検査所見で高尿酸血症，高カリウム血症，高リン血症，低カルシウム血症の4項目中2項目以上を満たし，臨床所見で腎機能障害，不整脈，けいれんのいずれかを認める場合，TLS と診断する（❺）[8]．
- TLS は突然死を起こす原因になる．また，抗がん剤治療の中断・延期を余

MEMO
デクスラゾキサン：アントラサイクリンの血管外漏出による組織障害を抑制する治療薬．トポイソメラーゼⅡの作用を阻害することによりアントラサイクリンの血管外漏出による組織障害を抑制すると推測されている．1日1回，投与1～2日目は1,000 mg/m²，3日目は500 mg/m²を1～2時間かけて3日間連続で静脈内投与する．なお，血管外漏出後6時間以内に可能な限り速やかに投与を開始し，投与2～3日目は投与1日目と同時刻に投与を開始する．

❻ リスク分類に基づいた腫瘍崩壊症候群（TLS）の推奨予防策

	低リスク	中等リスク	高リスク
TLSの発症率	<1%	1〜5%	>5%
利尿	通常の輸液	尿量3 L/m^2/日を確保するように輸液	尿量3 L/m^2/日を確保するように輸液
高尿酸血症予防	なしまたはアロプリノールフェブキソスタット	アロプリノールフェブキソスタット	ラスブリカーゼ

中等〜高リスク群では，1日3 L/m^{2}以上の尿量を確保できるように輸液を行う．高尿酸血症の予防目的で，高リスク群では抗がん剤治療開始4〜24時間前にラスブリカーゼを投与する．中等リスク群では，高尿酸血症の予防目的で抗がん剤治療1〜2日前からアロプリノール300 mg/m^2/日の分3内服，もしくはフェブキソスタット1日1回10 mg（最大60 mgまで増量可能）の内服を行う．アロプリノールは腎臓から排泄されるため，腎機能障害がある場合は投与量を50％減量する．フェブキソスタットは，軽度〜中等度の腎機能障害では用量調整は不要である．
(Cairo MS, et al. Br J Haematol 2010[9])をもとに作成)

儀なくされ，治療効果や生存率に悪影響を及ぼすため，適切な予防策をとることが重要である（❻）[9]．

- TLSが起こった場合は，大量輸液を行って尿量を十分に確保し，尿酸，リン，カリウムを速やかに体外に排泄する．フロセミドやアセタゾラミドなどの利尿薬，ラスブリカーゼも有効である．腎不全，著しい高カリウム血症，高尿酸血症が起こり，通常の治療では制御できない場合は血液透析を行う．

消化器症状

- ビンカアルカロイドは，便秘を起こす．ビンクリスチンは投与量が1.5 mg/m^2/週，ビンデシンは3 mg/m^2/週を超えた場合，麻痺性イレウスの危険性が高い．センノシド，酸化マグネシウムなど緩下剤を投与する．
- シタラビン，メトトレキサート，フルオロウラシル（5-FU）などの代謝拮抗薬やイリノテカンは下痢を起こしやすい．抗がん剤のコリン作動性作用により腸管蠕動が亢進して起こる場合と，腸粘膜の障害による場合がある．水分および電解質の補正を行うとともに，コリン作動性作用による下痢の場合は抗コリン薬（ブチルスコポラミン臭化物など）を投与する．腸粘膜障害による下痢の場合は，ロペラミド塩酸塩やコデインリン酸塩水和物を投与する．オクトレオチドはソマトスタチンのアナログ薬で，消化管運動の抑制作用，腸管からの水・電解質の分泌抑制かつ吸収促進作用をもち，難治性の下痢にも有用である．
- 口内炎ができた場合は，口腔内の保清，保湿に加えて消炎鎮痛，組織修復を目的に含嗽を行う．疼痛に対して局所麻酔薬（リドカインなど）や消炎鎮痛薬（アセトアミノフェン，非ステロイド性抗炎症薬）を使用し，疼痛が激しい場合はオピオイドを投与する．

神経毒性

- ビンカアルカロイドは，末梢神経障害を起こす．深部腱反射が比較的早期に消失する．手足の異常感覚が強く日常生活に支障をきたす場合もしくは筋力

が低下した場合は，減量・投与中止を検討する．
- シタラビンは，大量投与時に言語障害，運動失調，傾眠，昏睡，白質脳症などの中枢神経症状を起こす．60歳以上の高齢者は1回1.5 g/m^{2}以上の大量投与は控える．
- ブスルファンは髄液移行性が高くけいれんを起こすことがあるため，大量投与時は抗けいれん薬を予防投与する．

（髙松　泰）

文献

1) Freifeld AG, et al. Clinical practice guideline for the use of antimicrobial agents in neutropenic patients with cancer: 2010 update by the infectious diseases society of America. Clin Infect Dis 2011; 52: e56-93.
2) 日本臨床腫瘍学会，編．発熱性好中球減少症（FN）診療ガイドライン．東京：南江堂；2012.
3) Kuderer NM, et al. Impact of primary prophylaxis with granulocyte colony-stimulating factor on febrile neutropenia and mortality in adult cancer patients receiving chemotherapy: a systematic review. J Clin Oncol 2007; 25: 3158-67.
4) 日本癌治療学会，編．G-CSF適正使用ガイドライン．2013年版．東京：金原出版；2013.
5) 厚生労働省医薬食品局長通知「輸血療法の実施に関する指針（改定版）及び血液製剤の使用指針（改定版）」．平成17年9月，平成19年11月一部改正．
6) 日本癌治療学会，編．制吐薬適正使用ガイドライン．東京：金原出版；2010.
7) 日本臨床腫瘍学会，編．腫瘍崩壊症候群（TLS）診療ガイダンス．東京：金原出版；2013.
8) Cairo MS, Bishop M. Tumour lysis syndrome: new therapeutic strategies and classification. Br J Haematol 2004; 127: 3-11.
9) Cairo MS, et al. Recommendations for the evaluation of risk and prophylaxis of tumour lysis syndrome（TLS）in adults and children with malignant diseases: an expert TLS panel consensus. Br J Haematol 2010; 149: 578-86.

3章 主な治療法

造血因子，サイトカイン療法

専門医からのアドバイス

- がん化学療法後の好中球減少に対する顆粒球コロニー刺激因子（G-CSF）の使用では，一次予防，二次予防，治療的投与の投与目的を意識して使用する．
- G-CSFの一次予防投与では，発熱性好中球減少症を予防する目的で，がん化学療法の1コース目より，抗腫瘍薬の投与終了後好中球が減少する以前から，計画的にG-CSFを投与する．PEG化G-CSFでは，化学療法後1回のみ使用する．
- エリスロポエチン（EPO）製剤は，主に腎性貧血に対して使用するが，ダルベポエチン アルファは骨髄異形成症候群に伴う貧血に対しても保険適用を取得した．

顆粒球コロニー刺激因子（G-CSF）

▶ 白血病/MDS
p.311参照

目的

- 顆粒球コロニー刺激因子（granulocyte colony-stimulating factor；G-CSF）は，単球，マクロファージ，線維芽細胞，内皮細胞などによって産生される分子量約20,000の糖鎖を有する蛋白質である．
- 好中球系前駆細胞に特異的に作用し，分化・増殖を促進するとともに，成熟好中球の生存期間を延長し，さまざまな好中球機能（血管内皮への付着，血管内から組織内への流出，感染巣への移動，細菌や真菌の貪食・殺菌能）を亢進させる作用をもつ．
- G-CSF投与の目的は，がん化学療法による好中球減少症予防，造血幹細胞移植時の好中球数回復促進，健常者ドナーまたはがん患者における造血幹細胞の末梢血中への動員などである．
- G-CSF製剤としては，レノグラスチム，フィルグラスチム，ナルトグラスチム，ペグフィルグラスチム（ポリエチレングリコール〈PEG〉付加により半減期が長い持続型G-CSF製剤）が使用可能である．

適応

- 現在，わが国でのG-CSFの保険適用を❶に示す．

MEMO

サイトカイン：サイトカインは，レセプターをもつ細胞に働き，細胞の増殖・分化・機能発現を行う蛋白である．特に，血液細胞の分化・増殖を制御するサイトカインを造血因子と呼ぶ．1つのサイトカインがさまざまな生物学的機能をもつだけでなく，異なったサイトカインが重複して同じ機能をもち，また，レセプターも同様であるため，サイトカインの標的や機能は複雑である．

❶ G-CSF製剤の保険適用

保険適用（詳細）	製剤
1. 造血幹細胞の末梢血中への動員 ・自家および同種末梢血幹細胞を採取する場合の単独投与による動員 ・がん化学療法終了後に自家末梢血幹細胞を採取する場合の単独投与による動員	ナルトグラスチムは除く
2. 造血幹細胞移植時の好中球数の増加促進	
3. がん化学療法による好中球減少 ・急性骨髄性白血病 ・急性リンパ性白血病 ・リンパ腫，小細胞がん，胚細胞腫瘍（睾丸腫瘍，卵巣腫瘍など），神経芽細胞腫，小児がん ・その他のがん腫	ナルトグラスチムは除く
4. ヒト免疫不全ウイルス感染症の治療に支障をきたす好中球減少症	ナルトグラスチムは除く
5. 骨髄異形成症候群に伴う好中球減少症	ナルトグラスチムは除く
6. 再生不良性貧血に伴う好中球減少症	ナルトグラスチムは除く
7. 先天性・特発性好中球減少症	ナルトグラスチムは除く
8. 免疫抑制療法（腎移植）に伴う好中球減少症	レノグラスチムのみ

● PEG化G-CSF製剤であるペグフィルグラスチムの保険適用は，がん化学療法による発熱性好中球減少症（febrile neutropenia；FN）の発症抑制である．

方法

●ガイドラインの現況

● がん化学療法後の好中球減少に対するG-CSFの適正な使用法については，国内外からガイドラインが公表されているが，個々の患者に対するG-CSF使用の得失については，エビデンスに基づく適正な使用基準を十分に考慮しながら総合的な判断をする必要がある．

● 国内のガイドラインとしては，日本癌治療学会の『G-CSF適正使用ガイドライン（2013年版）』，日本臨床腫瘍学会の『発熱性好中球減少症（FN）診療ガイドライン（2012年版）』が頻用される[1,2]．

● 海外のガイドラインではアメリカのASCO（American Society of Clinical Oncology）[3]，NCCN（National Comprehensive Cancer Network）[4]，ヨーロッパのEORTC（European Organization for Research and Treatment of Cancer）[5]にがん化学療法後の好中球減少に対するG-CSFの適正な使用法が推奨されている．

一次予防投与

● G-CSFの一次予防投与では，抗腫瘍薬治療の1コース目から，化学療法による骨髄抑制を最小限にとどめ，重篤な好中球減少を避け，FNを予防

> **MEMO**
> 造血因子製剤：種々の造血因子がクローニングされているが，造血因子製剤として血液疾患の治療，特に化学療法時の支持療法に使用されているのは，その一部である．効果が特異的で副作用が軽微である系統特異的造血因子が主に臨床応用されており，顆粒球コロニー刺激因子（G-CSF），マクロファージコロニー刺激因子（M-CSF），エリスロポエチン（EPO），トロンボポエチン（TPO）などが含まれる．しかし，現在臨床応用されているTPO製剤は厳密には造血因子ではなくTPO作動薬（アゴニスト）であるため，本項では触れない．本書「特発性血小板減少性紫斑病」の項（p.498）を参照していただきたい．

> **MEMO**
> G-CSFの作用機序：G-CSFは標的細胞表面に存在するG-CSF受容体に特異的に結合し，G-CSFが結合したG-CSF受容体2分子が会合することによって，細胞内にシグナルが伝達される．JAK2-STAT1/STAT3経路やRAS/MAPキナーゼ経路，さらには，Srcファミリーキナーゼを活性化する．これらのシグナルがCEBPαなどの核内転写因子を誘導し，さまざまな作用を発現する．

❷ 発熱性好中球減少症（FN）発症のリスク因子

ガイドライン	リスク因子
ASCO	高齢（65歳以上），performance status（PS）不良，レジメンの異なる先行化学療法におけるFNの既往歴，広範囲への放射線照射などの強度の高い前治療，放射線同時併用化学療法，腫瘍の骨髄浸潤による血球減少，栄養状態不良，開放創や活動性感染の存在，進行がん，その他の重篤な合併症
NCCN	高齢（65歳以上），化学療法施行歴，放射線治療施行歴，治療前の好中球減少，腫瘍の骨髄浸潤，感染や開放創の存在，最近の手術施行歴，PS不良，腎機能障害，肝機能障害（ビリルビン高値）
EORTC	高齢（65歳以上），進行がん，レジメンの異なる先行化学療法におけるFNの既往歴

する目的で，抗腫瘍薬の投与終了後好中球が減少する以前から，計画的にG-CSFを投与する．PEG化G-CSFでは，化学療法後1回のみ使用する．
- G-CSFの一次予防投与によりFN発症率を減らせることについては十分な報告があるが，生存期間を延長させるという明確なエビデンスはない[6-8]．
- 感染関連死亡や化学療法中の早期死亡についても，有意に減少したという報告もあるが[6]，死亡率に有意差がなかったという報告もある[7]．
- 好中球減少期間や入院期間，抗生物質の投与期間の短縮は多く報告されており，対費用効果での有用性も報告されている．
- 一次予防はFN発症率が20％以上のレジメンを使用するときに推奨される．
- FN発症率が10～20％のレジメンを使用する場合，FN発症または重症化のリスクが高いと考えられる因子をもつ患者ではG-CSFの一次予防投与が考慮されるが，それ以外の患者では推奨されない．FN発症リスク因子を❷に示す．
- 化学療法の強度を増強または維持する目的でのG-CSF一次予防投与は，G-CSFの併用を前提に治療強度を増強したレジメンで生存期間の延長が示されている場合と，治癒もしくは生存期間の延長を目的とする化学療法において治療強度が低下すると予後が不良となることが示されている場合で推奨される．

二次予防投与
- G-CSFの二次予防投与は，先行する化学療法時にFNを発症した場合に，次のコースで発症リスクを低下させるためにG-CSFを好中球が減少する前から計画的に投与する方法である．

治療的投与
- 好中球減少症が認められても感染症を起こしていない場合，ルーチンにG-CSFを投与することの臨床的意義は確立していない．
- MASCCスコア（Multinational Association for Supportive Care in Cancer Risk-Index Score）などのリスク評価により，重篤化の高リスクの場合，FN発症時にG-CSFの治療的投与が検討される．

MEMO

G-CSFの一次予防投与についてのメタ解析：G-CSFの一次予防投与についてのメタ解析がいくつも報告されている．がん化学療法と造血幹細胞移植を対象とした148の臨床試験のメタ解析では，FN発症率はG-CSF使用により44.2％から25.3％に減少，微生物学的に同定された感染症も28.6％から23.5％に有意に減少しているが，全早期死亡（7.6％ vs 8.0％）も感染症関連死亡（3.1％ vs 3.8％）にも有意な差は認められなかった[7]．

副作用

- G-CSFの副作用としては，骨痛や発熱，倦怠感などの軽微なものが多く，重篤なものとしてはアナフィラキシーショックや間質性肺炎などが報告されているが，かなりまれである．
- G-CSFは骨髄性白血病や骨髄異形成症候群においてはG-CSF受容体を有する白血病細胞を増殖させることが危惧されたが，少なくとも寛解期の投与では，臨床上の悪影響は示されていない．
- 骨髄異形成症候群，再生不良性貧血などにおける好中球減少症では，好中球が500/μL以下の際に，重症感染症のリスクを考慮して使用を検討する*．

*本書「骨髄異形成症候群」(p.236, 243)，「再生不良性貧血」(p.196)の項を参照

エリスロポエチン（EPO）

目的

- エリスロポエチン（erythropoietin；EPO）は，組織特異性と低酸素誘導性があり，赤血球産生を増加させる．
- 赤血球産生とEPOの間には巧妙なフィードバック機能が存在し，EPOは赤血球のホメオスタシスを保つ最も重要な因子である．
- EPOは主に胎児期には肝臓で，成体では腎臓で作られる．

適応

- 組換え型EPOであるEPO製剤（エポエチン アルファとエポエチン ベータ）やその持続型製剤（ダルベポエチン アルファとエポエチン ベータ ペゴル）（あわせてEPO関連製剤，erythropoiesis stimulating agents；ESAs）が，主に慢性腎臓病に伴う貧血（腎性貧血）の治療に頻用されている．
- 自己血輸血や未熟児貧血の治療などでも使用される．
- ダルベポエチン アルファは，骨髄異形成症候群に伴う貧血に対しても保険適用を取得した．
- 海外における骨髄異形成症候群の治療ガイドラインでは，血清中EPO濃度500 mIU/mL以下，かつ，国際予後スコアリングシステム（IPSS）でlowまたはintermediate-1リスクに分類される骨髄異形成症候群の第一選択薬として推奨されている．

方法

● ガイドラインの現況

- 慢性腎臓病における貧血に対するEPOの使用法については，国内のガイドラインとして日本透析医学会の『慢性腎臓病患者における腎性貧血治療のガイドライン（2008年版）』，海外のガイドラインとしてKDIGO（Kidney Disease/Improving Global Outcomes）の『慢性腎臓病における貧血のためのKDIGO診療ガイドライン（2012年版）』(http://kdigo.org/home/guidelines/)，ERBP（European Renal Best Practice）の『慢性腎臓病における貧血診療ガイドライン

> （2008年版）』[9]がある．
> - 各ガイドラインにおいて，EPO製剤の開始基準，投与目標となるヘモグロビン値は少しずつ異なっている．
> - 骨髄異形成症候群の治療ガイドラインは，国内においては『骨髄異形成症候群診療の参照ガイド（平成26年改訂版）』，海外のガイドラインではNCCNが参考となる*．

＊詳細については，本書「骨髄異形成症候群」の項を参照

- がん化学療法後の貧血に対する治療については，ASCO[10]やNCCN[11]のガイドラインが参考となる．しかし，EPO製剤は，血液凝固系の異常が潜在的に存在する担がん患者において静脈血栓塞栓症の頻度を高める可能性や，腫瘍細胞を増殖させる可能性も指摘されており，海外では一般的に使用されているが，日本ではがん化学療法後の貧血に対する保険適用薬としての使用は認められていない．

投与法と副作用

- EPO製剤は週2～3回の静脈内投与，または，週1回の皮下投与を行う．いずれの場合も貧血の程度，年齢などにより適宜増減し，貧血改善効果が得られた後は，維持量に移行する．
- PEG化EPO製剤は，2週に1回から開始し，維持量では4週に1回の皮下投与とする．
- 副作用は，血圧上昇，肝機能異常，頭痛などであり，重大な副作用は多くない．

（大島久美）

文献

1) 日本癌治療学会．G-CSF適正使用ガイドライン．http://www.jsco-cpg.jp/guideline/30.html#cq01-01.
2) 日本臨床腫瘍学会，編．発熱性好中球減少症（FN）診療ガイドライン．東京：南江堂；2012.
3) Smith TJ, et al. 2006 update of recommendations for the use of white blood cell growth factors: an evidence-based clinical practice guideline. J Clin Oncol 2006; 24: 3187-205.
4) NCCN. Myeloid Growth Factors. NCCN Clinical Practice Guidelines in Oncology. 2014; version. http://www.nccn.org/professionals/physician_gls/pdf/myeloid_growth.pdf.
5) Aapro MS, et al. 2010 update of EORTC guidelines for the use of granulocyte-colony stimulating factor to reduce the incidence of chemotherapy-induced febrile neutropenia in adult patients with lymphoproliferative disorders and solid tumours. Eur J Cancer 2011; 47: 8-32.
6) Kuderer NM, et al. Impact of primary prophylaxis with granulocyte colony-stimulating factor on febrile neutropenia and mortality in adult cancer patients receiving chemotherapy: a systematic review. J Clin Oncol 2007; 25: 3158-67.
7) Sung L, et al. Meta-analysis: effect of prophylactic hematopoietic colony-stimulating factors on mortality and outcomes of infection. Ann Intern Med 2007; 147: 400-11.
8) Cooper KL, et al. Granulocyte colony-stimulating factors for febrile neutropenia prophylaxis following chemotherapy: systematic review and meta-analysis. BMC Cancer 2011; 11: 404.
9) Locatelli F, et al. Anaemia management in patients with chronic kidney disease. Nephrol Dial Transplant 2009; 24: 348-54.
10) Rizzo JD, et al. American Society of Clinical Oncology/American Society of Hematology clinical practice guideline update on the use of epoetin and darbepoetin in adult patients with cancer. J Clin Oncol 2010; 28: 4996-5010.
11) NCCN. Cancer- and Chemotherapy- Induced Anemia. NCCN Clinical Practice Guidelines in Oncology. Version 2. 2015.

3章 主な治療法

分子標的治療

> **専門医からのアドバイス**
>
> ▶ 分子標的薬とは，慢性骨髄性白血病のBCR-ABLに対するイマチニブなどの腫瘍特異的な異常分子の阻害薬や，血管内皮増殖因子（VEGF）を阻害する抗体薬ベバシズマブなどの腫瘍特異的分子ではないが腫瘍の増殖・生存にとって重要な分子を標的とした薬剤の名称である．
>
> ▶ 細胞内分子を標的としたチロシンキナーゼ阻害薬などの低分子化合物と，細胞膜上もしくは細胞外の分子を標的とした抗体製剤が主たる分子標的薬である．

分子標的薬とは

- 分子標的薬とは，主に腫瘍性の疾患において使用される薬剤の名称であり，疾患特異的な異常や疾患の発症，進行に重要な分子を標的とした治療薬である．
- 造血器腫瘍における最初の分子標的薬の成功は，急性前骨髄球性白血病（acute promyelocytic leukemia；APL）における全トランス型レチノイン酸（all-*trans* retinoic acid；ATRA）を用いた治療である．
- 分子標的薬との対比で，従来の抗がん剤は殺細胞性抗がん剤と称する．殺細胞性抗がん剤は細胞傷害活性を指標として開発されるが，分子標的薬は標的分子に対する阻害活性を指標に開発される．
- 標的分子に対する効果をon target効果，標的分子以外に対する効果をoff target効果と称する．off target効果は薬剤の予期せぬ副作用の原因となる一方で，off target効果の付加的な作用が治療効果を高める場合もありうる．
- 分子標的薬は，チロシンキナーゼ阻害薬などの低分子化合物と，抗体製剤などの高分子薬剤に大きく分けられる．
- 腫瘍性増殖を推進する異常（driver変異）を標的とする薬剤が最も効果的な薬剤である．また，多発性骨髄腫におけるプロテアソームなどのように，変異があるわけではないが，腫瘍細胞が正常細胞よりも依存度の高い経路も有効な標的となる．

▶ **白血病/MDS**
p.85参照

▶ **リンパ腫・骨髄腫**
p.62参照

MEMO

APLとATRA：APLのATRAによる驚くべき治療効果は，1988年に上海の王先生により報告された．APLの原因遺伝子がATRAの標的分子であるRARαとPMLの融合遺伝子*PML-RARA*であることが明らかとなったのは1990年である．もう一つのAPLの分子標的薬である亜ヒ酸は，18世紀にThomas Fowlerが造血器腫瘍を含む種々の疾患に用いたことに始まり，1878年に慢性骨髄性白血病（CML）の治療薬として効果が報告されている．1970年代には，中国でAPLの治療薬として使用され始めていた．

❶ 分子標的薬（主な阻害薬）

種類	一般名	商品名	標的分子	適応疾患
チロシンキナーゼ阻害薬	イマチニブ	グリベック®	BCR-ABL, PDGFR, c-KIT	CML, Ph陽性ALL, GIST
	ダサチニブ	スプリセル®	BCR-ABL, Srcファミリー, c-KIT, EPHA2, PDGFR	CML, Ph陽性ALL
	ニロチニブ	タシグナ®	BCR-ABL, c-KIT, PDGFR	CML
	ボスチニブ	ボシュリフ®	BCR-ABL, Srcファミリー	CML
	ゲフィチニブ	イレッサ®	EGFR	肺がん（*EGFR*変異陽性）
	エルロチニブ	タルセバ®	EGFR	肺がん（切除不能，再発），膵がん（切除不能例）
	アファチニブ	ジオトリフ®	EGFR	肺がん（*EGFR*変異陽性）
	ラパチニブ	タイケルブ®	EGFR, HER2	乳がん（HER2過剰発現）
	クリゾチニブ	ザーコリ®	ALK, ROS, MET	肺がん（*ALK*融合遺伝子陽性）
	アレクチニブ	アレセンサ®	ALK	肺がん（*ALK*融合遺伝子陽性）
	スニチニブ	スーテント®	VEGFR-1, 2, 3, c-KIT, FLT3, PDGFR, CSF-1R, RET	進行腎がん，GIST（イマチニブ不応例）
	ソラフェニブ	ネクサバール®	VEGFR-2, 3, c-KIT, PDGFR, RAF, FLT3, RET, FGFR-1	進行腎がん，肝細胞がん
	アキシチニブ	インライタ®	VEGFR-1, 2, 3, c-KIT, PDGFR	進行腎がん
	パゾパニブ	ヴォトリエント®	VEGFR-1, 2, 3, c-KIT, PDGFR	軟部肉腫，進行腎がん
BRAF阻害薬	ベムラフェニブ	ゼルボラフ®	BRAF	*BRAF*変異陽性悪性黒色腫
mTOR阻害薬	エベロリムス	アフィニトール®	mTOR	進行腎がん，膵神経内分泌腫瘍，乳がん
	テムシロリムス	トーリセル®	mTOR	進行腎がん
プロテアソーム阻害薬	ボルテゾミブ	ベルケイド®	プロテアソームβ5サブユニット	多発性骨髄腫，マントル細胞リンパ種

PDGFR：血小板由来増殖因子受容体，CML：慢性骨髄性白血病，ALL：急性リンパ性白血病，GIST：gastrointestinal stromal tumor，EGFR：上皮増殖因子受容体，HER2：ヒト上皮増殖因子受容体2型，ALK：anaplastic lymphoma kinase，VEGFR：血管内皮増殖因子受容体，FLT3：fms-like tyrosine kinase 3，FGFR：線維芽細胞増殖因子受容体，mTOR：mammalian target of rapamycin

分子標的薬の分類

チロシンキナーゼ阻害薬

- 現在国内で承認されているチロシンキナーゼ阻害薬は，16種類である（❶）.
- 造血器腫瘍の分野では慢性骨髄性白血病（CML），Ph陽性急性リンパ性白血病（ALL）の原因遺伝子である*BCR-ABL*を標的としたABL阻害薬として，イマチニブ，ニロチニブ，ダサチニブ，ボスチニブがあり，骨髄線維症の原因遺伝子の一つである*JAK2*変異を標的としたルキソリチニブが使用されている.
- 現在開発されているチロシンキナーゼ阻害薬は，すべてATP結合領域の阻害薬であり，ATP競合阻害型がほとんどである.
- チロシンキナーゼは，非活性化状態ではclosed formをとり，活性化状態ではopen formへ構造変化を起こす（❷）[1,2]．ATP競合阻害型の阻害薬にはopen formおよびclosed formの両者に結合可能な薬剤とclosed formに特異的に結合する薬剤がある．前者をtype I阻害薬，後者をtype II阻害薬と称する．type II阻害薬のほうが標的分子に対する特異性が高い．イマチニ

> **MEMO**
>
> ibとmab：低分子阻害薬は，imatinibのように，阻害薬（inhibitor）からibを語尾につけた形で命名される．抗体製剤は，rituximabのようにモノクローナル抗体（monoclonal antibody）からmabを語尾につけて命名される．なお，-xi-はマウス-ヒトのキメラ抗体，-zu-はヒト化抗体，-mu-は完全ヒト抗体を指し，-tu-は腫瘍に発現される分子に対する抗体であることを意味している．

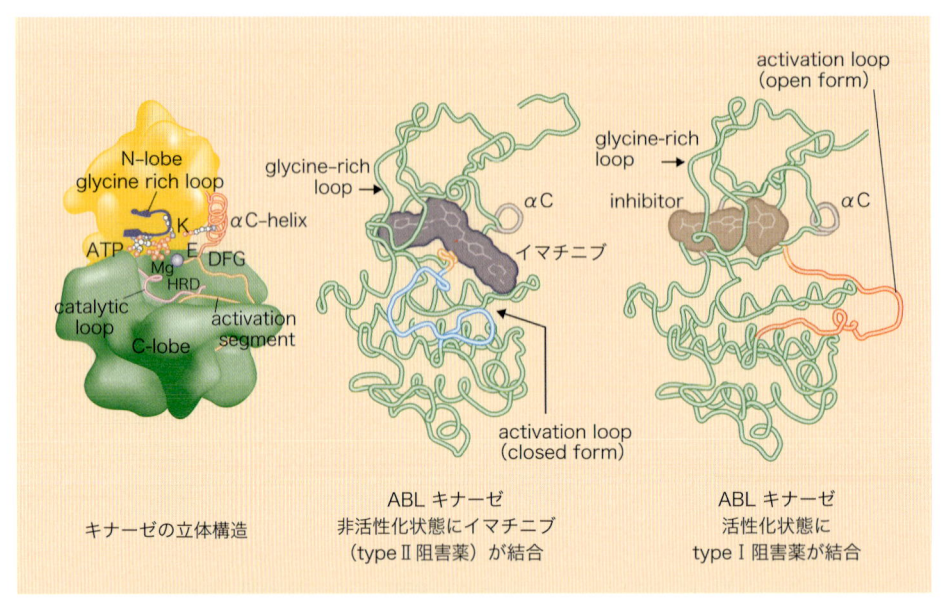

キナーゼの立体構造	ABL キナーゼ 非活性化状態にイマチニブ (typeⅡ阻害薬) が結合	ABL キナーゼ 活性化状態に typeⅠ阻害薬が結合

❷ **キナーゼ立体構造**
glycine-rich loop は P-loop ともいわれ，ATP の P との結合に重要な部位である．catalytic loop の Y/HRD，activation loop の DFG はすべてのキナーゼで保存された配列である．activation loop は活性化状態で位置が変わり，基質のアクセスのしやすさを規定している．
(Nagar B, et al. Cancer Res 2002[1]／Eswaran J, et al. Biochim Biophys Acta 2010[2] より，筆者により図中の文字加筆)

ブ，ニロチニブは typeⅡ阻害薬，ダサチニブ，ボスチニブは typeⅠ阻害薬であり Src ファミリーキナーゼに対する阻害活性も有している[3,4]（❷）．

- ATP 競合阻害薬よりもさらに強力な阻害活性を得るために，ATP 結合領域周囲に存在する Cys 残基や Lys 残基との共有結合を起こすことで非可逆的な阻害を生じる，共有結合型阻害薬も開発されている．BTK 阻害薬 ibrutinib や EGFR 阻害薬アファチニブは共有結合型阻害薬である．
- チロシンキナーゼへの耐性は，ABL 阻害薬について検討が進んでいて，当初から治療効果が認められない一次耐性と，当初認められた効果が消失する二次耐性がある．一次耐性の原因としては，腸管からの吸収の低下，細胞内への取り込み低下と細胞内からの排出促進がある．二次耐性の原因としては，標的分子の遺伝子の点突然変異による構造変化が主である．
- ニロチニブ，ダサチニブ，ボスチニブはイマチニブに耐性を示す点突然変異を有する ABL を阻害する．それぞれ，イマチニブの 20 倍，325 倍，50〜200 倍の阻害活性を示す．
- ABL 阻害薬の有害事象としては，共通して血球減少がある．非血液毒性として皮疹，肝障害以外に，イマチニブは浮腫，ニロチニブは膵酵素上昇，血糖上昇，QTc 延長，ダサチニブは胸水貯留，QTc 延長，ボスチニブは下痢がある．
- 骨髄線維症の薬剤として臨床使用されているルキソリチニブは JAK1/JAK2 の阻害薬であり，変異 *JAK2* V617F に対する特異性は低い．貧血，

血小板減少の血液毒性，JAK1阻害に伴う免疫低下による易感染性が有害事象として認められる．また，治療中断時に，炎症所見の増悪などを認めるwithdrawal syndromeに注意を要する．

● 日本では未承認で，今後期待されるチロシンキナーゼ阻害薬には以下のものがある．
- ponatinib（ポナチニブ）：ABL阻害薬で，Thr315Ile変異を有するCML例に有効である．この変異例は現在日本で使用できる4剤すべてに抵抗性を示す．
- quizartinib（クイザルチニブ）：FLT3阻害薬で，FLT3（fms-like tyrosine kinase 3）の活性化変異である*FLT3*-ITDを有するAML例に有効である．
- ibrutinib（イブルチニブ）：BTK阻害薬で，BTK（Bruton's tyrosine kinase）はB細胞の免疫グロブリン受容体からのシグナル伝達に重要なチロシンキナーゼである．アメリカではB細胞性の慢性リンパ性白血病，マントル細胞リンパ腫，マクログロブリン血症に適応となっている．
- crizotinib（クリゾチニブ）：ALK阻害薬で，ALK（anaplastic lymphoma kinase）陽性未分化大細胞リンパ腫の臨床試験中である．

抗体療法

● 疾患に特異的な分子に対するモノクローナル抗体を用いた治療法は，1986年に抗CD3抗体Orthoclone OKT®3が臓器移植での免疫抑制療法として使用されたことに始まる．本薬剤はマウスモノクローナル抗体であり，抗マウス抗体（human anti-mouse antibody；HAMA）によるアナフィラキシー反応，活性阻害，血中濃度の低下などのために十分な効果が得られなかった．

● 遺伝子工学技術の発展により，マウス抗体へのヒト配列の導入（キメラ，ヒト化，完全ヒト）により活性の維持と血中濃度の維持が可能となり臨床導入が実現された（❸，❹）．

● 抗体療法は，抗体依存性細胞傷害（antibody-dependent cell cytotoxicity；ADCC），補体依存性細胞傷害（complement-dependent cytotoxicity；CDC），抗体による直接の細胞傷害，リガンドと受容体の相互作用の阻害により，効果を発揮する[5]（❺）．

● 抗体の抗腫瘍効果を高める方法として，抗体に放射性物質を結合させた放射免疫療法，抗がん剤を結合させた抗体（抗体-薬物複合体〈antibody-drug conjugate；ADC〉）がある[6]．また，抗体のFc部分に存在するフコースを取り除くことでADCC活性を増強させた抗体も開発されている．

● 抗体療法に共通した有害事象として，infusion reactionがある．infusion reactionは，点滴中および24時間以内に生じるアレルギー様反応であり，発熱，皮疹などの軽症から気道閉塞，血圧低下，ショックなどの重症がある．リツキシマブでは初回投与時に77％に生じることが報告されている．通常のアレルギー反応とは異なり，いったん中止後，流速を緩徐にして再

> **MEMO**
> 抗体医薬品の開発：1997年にCD20に対するキメラ抗体であるリツキシマブが，1998年には乳がん患者のHER2分子に対するトラスツズマブが，免疫疾患の分野で関節リウマチ患者においてTNF-αに対する抗体インフリキシマブがFDAに承認され，これらの抗体の大成功から今日の抗体医薬品開発ラッシュが始まっている．現在国内では21種の抗体製剤が使用されている．

❸ 分子標的薬（主な抗体製剤）

種類	一般名	商品名	標的分子	適応疾患
抗体単剤	リツキシマブ	リツキサン®	CD20	CD20陽性B細胞リンパ腫，B細胞性リンパ増殖性疾患，Wegener肉芽腫症，顕微鏡的多発血管炎，難治性ネフローゼ症候群
	オファツムマブ	アーゼラ®	CD20	慢性リンパ性白血病
	モガムリズマブ	ポテリジオ®	CCR4	成人T細胞白血病/リンパ腫，末梢性T細胞リンパ腫，皮膚T細胞リンパ腫
	アレムツズマブ	マブキャンパス®	CD52	慢性リンパ性白血病
	エクリズマブ	ソリリス®	補体C5	発作性夜間ヘモグロビン尿症，非定型溶血性尿毒症症候群
	デノスマブ	ランマーク®	RANKL	多発性骨髄腫または固形がん骨転移による骨病変
	トラスツズマブ	ハーセプチン®	HER2	乳がん，胃がん
	ペルツズマブ	パージェタ®	HER2	乳がん
	セツキシマブ	アービタックス®	EGFR	大腸がん，頭頸部がん
	パニツムマブ	ベクティビックス®	EGFR	大腸がん
	ベバシズマブ	アバスチン®	VEGF	大腸がん，肺がん，乳がん，卵巣がん，悪性神経膠腫
抗がん剤結合型	ゲムツズマブ オゾガマイシン	マイロターグ®	CD33	急性骨髄性白血病
	ブレンツキシマブ ベドチン	アドセトリス®	CD30	ホジキンリンパ腫，未分化大細胞リンパ腫
	トラスツズマブ エムタンシン	カドサイラ®	HER2	乳がん
放射線同位元素結合型	イブリツモマブ チウキセタン	ゼヴァリン® イットリウム	CD20	低悪性度B細胞性非ホジキンリンパ腫，マントル細胞リンパ腫

RANKL：RANK ligand, EGFR：上皮増殖因子受容体, VEGF：血管内皮増殖因子

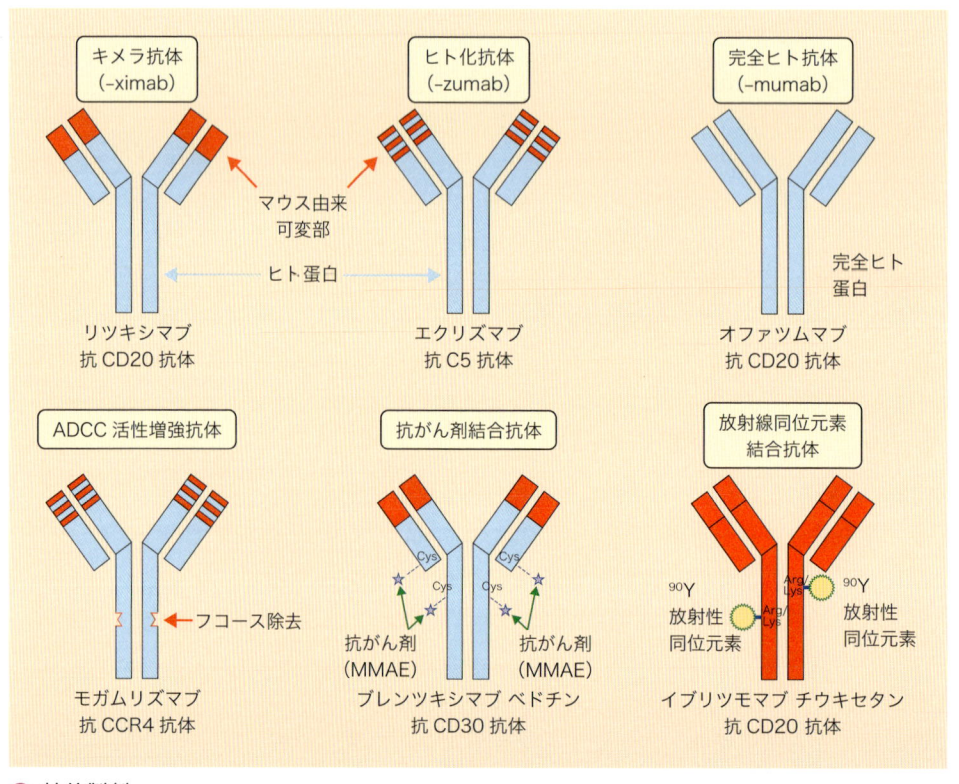

❹ 抗体製剤
ADCC：抗体依存性細胞傷害, MMAE：モノメチルアウリスタチンE

❺ 抗体薬の作用機序

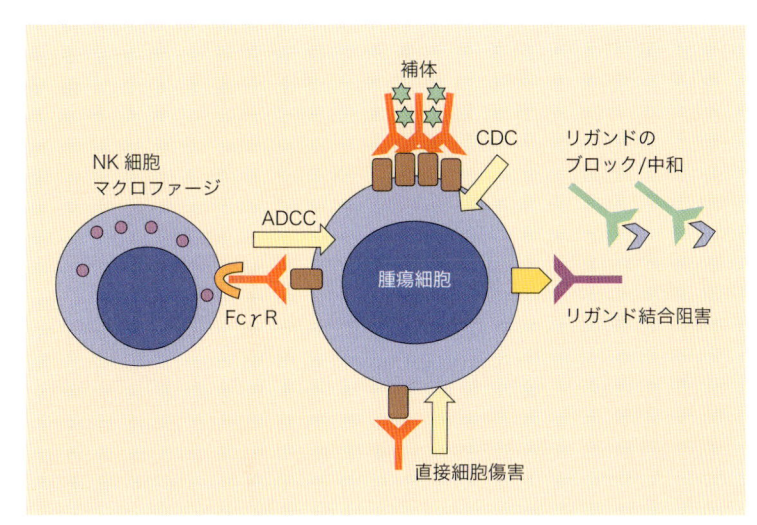

抗体薬による抗腫瘍効果には，抗体依存性細胞傷害（ADCC），補体依存性細胞傷害（CDC），直接細胞傷害，リガンド/受容体結合阻害，リガンドの中和などの機序がある．

開可能であることが多く，回数を重ねるごとに頻度と重症度が低下する．cytokine release syndrome と考えられている．
- 現在，造血器疾患で使用されている抗体製剤は以下の通りである．
  - 抗 CD20 抗体：リツキシマブ，オファツムマブ
  - 抗 CCR4 抗体：モガムリズマブ
  - 抗 CD52 抗体：アレムツズマブ
  - 抗 C5 抗体：エクリズマブ
  - 抗 IL-6 受容体抗体：トシリズマブ
  - 抗がん剤結合抗 CD33 抗体：ゲムツズマブ オゾガマイシン
  - 抗がん剤結合抗 CD30 抗体：ブレンツキシマブ ベドチン
  - 放射線結合性抗 CD20 抗体　イブリツモマブ チウキセタン
- 現在臨床試験中もしくは今後期待される抗体製剤としては，抗 CD20 抗体の obinutuzumab（オビヌツズマブ），CD3 と CD19 の両方に結合する bispecific 抗体である blinatumomab（ブリナツモマブ），免疫チェックポイントを標的とした抗 PD-1 抗体ニボルマブなどがある．

その他の薬剤

プロテアソーム阻害薬[7]

- プロテアソームは，プロテアーゼ活性を有する 20S プロテアソームとその両側に会合する 19S 制御領域から成る．20S プロテアソーム領域は，それぞれ 7 つのサブユニットから成る α リングと β リングが αββα と円筒状に並んで構成されている．β1 はカスパーゼ様，β2 はトリプシン様，β5 はキモトリプシン様活性を有し，プロテアソーム阻害薬はこれらのプロテアーゼ活性を阻害している．
- 現在，国内で使用されているプロテアソーム阻害薬は，ボルテゾミブであり，多発性骨髄腫の治療の中心的薬剤である．ボルテゾミブは，20S プロテアソームの β5 サブユニットに結合し可逆的に機能を阻害する．

> **MEMO**
> プロテアソーム：プロテアソームは，細胞内の短寿命の蛋白質の分解をする場であり，対象となる蛋白質は，細胞周期，転写，DNA 修復，細胞死，シグナル伝達，代謝，分化，抗原提示，神経機能など多彩である．また，蛋白質のうち，障害のあるものや異常なものを分解することで，細胞内蛋白の quality control にも関与している．

分子標的治療 ● 117

- ボルテゾミブの特徴的な有害事象として末梢神経障害がある.
- FDA で認可されている新規のプロテアソーム阻害薬 carfilzomib（カルフィルゾミブ）はボルテゾミブよりも高い特異性でβ5サブユニットに結合しその機能を非可逆的に阻害する. さらに経口薬のプロテアソーム阻害薬 ixazomib（イクサゾミブ）が臨床試験中である.

エピジェネティック関連

- エピジェネティックは，塩基配列の変化を伴わずに，DNA やヒストンの化学的な修飾により遺伝情報の発現を調節する仕組みである[8]. DNA のメチル化，ヒストンのメチル化，アセチル化，リン酸化，ユビキチン化，ADP リボース化などがある.
- エピジェネティック関連遺伝子変異には，DNA メチル化に関与する DNMT3, TET2, IDH1/2 の変異や，ヒストンのメチル化を制御する polycomb 群遺伝子である EZH2, ASXL1, UTX の変異などがあり，造血器腫瘍で高頻度に認められている.
- DNA メチル化の阻害薬には，現在アザシチジンが骨髄異形成症候群（MDS）治療薬として臨床使用され MDS 患者の生存を有意に改善している. このほかに, decitabine（デシタビン）が DNA メチル化阻害薬として FDA で認可されている.
- ヒストンの脱アセチル化酵素である histone deacetylase（HDAC）の阻害薬にはボリノスタット，romidepsin（ロミデプシン），パノビノスタットがあり，前2剤は皮膚T細胞リンパ腫に，後1剤は多発性骨髄腫に臨床使用されている. HDAC 阻害はヒストンのアセチル化誘導のみならず, 非ヒストン蛋白のアセチル化にも影響し, 細胞周期停止, 分化, 細胞死などを生じる.

急性前骨髄球性白血病（APL）の分子標的薬：ATRA と亜ヒ酸[9]

- APL の原因遺伝子である PML-RARA は，転写抑制因子 transcription co-repressor である NCoR/SMRT complex を結合する. この複合体に含まれる HDAC や histone methyltransferase は，RARα の標的遺伝子である骨髄系の分化に必要な遺伝子発現を抑制し白血病化を生じている.
- ATRA は，生理学的濃度の約100倍の濃度を投与することで，PML-RARα の RARα 部分に結合可能となり，正常な RARα の機能を回復させ，転写を活性化し白血病細胞を分化誘導させる. また, ATRA と結合した PML-RARα は最終的に分解される.
- 亜ヒ酸（As_2O_3）は，PML-RARα の PML 部分に結合することで PML-RARα を分解し，白血病細胞を分化誘導するとともに細胞死をもたらす.

シグナル経路阻害薬

- 腫瘍増殖のシグナル伝達は，RAS-RAF-MAP キナーゼ経路，PI3 キナーゼ-AKT-mTOR 経路[10]，JAK-STAT 経路を介し, 最終的に核内で増殖関連遺伝子，生存関連遺伝子の発現に至る. このほか，リンパ系腫瘍では NF-κB 経路も重要である. これらのシグナル伝達経路の阻害薬が開発，臨床使用されている（❻）.

> **MEMO**
> エピジェネティック変化：DNA のメチル化は，プロモーター領域の CpG が密に存在する領域（CpG アイランド）のシトシンがメチル化されることであり，転写を抑制する. ヒストン修飾は，その組み合わせで多彩な遺伝子発現が生じることからヒストンコードと呼ばれる. アセチル化とメチル化が主たる修飾である. アセチル化は転写を活性化する. メチル化は，部位によって作用が異なり，H3K4me3（ヒストン H3 サブユニットの4番目のリジン〈K〉のトリメチル化）は転写活性化に，H3K9me3，H3K27me3，H3K20me3 は転写抑制に働く.

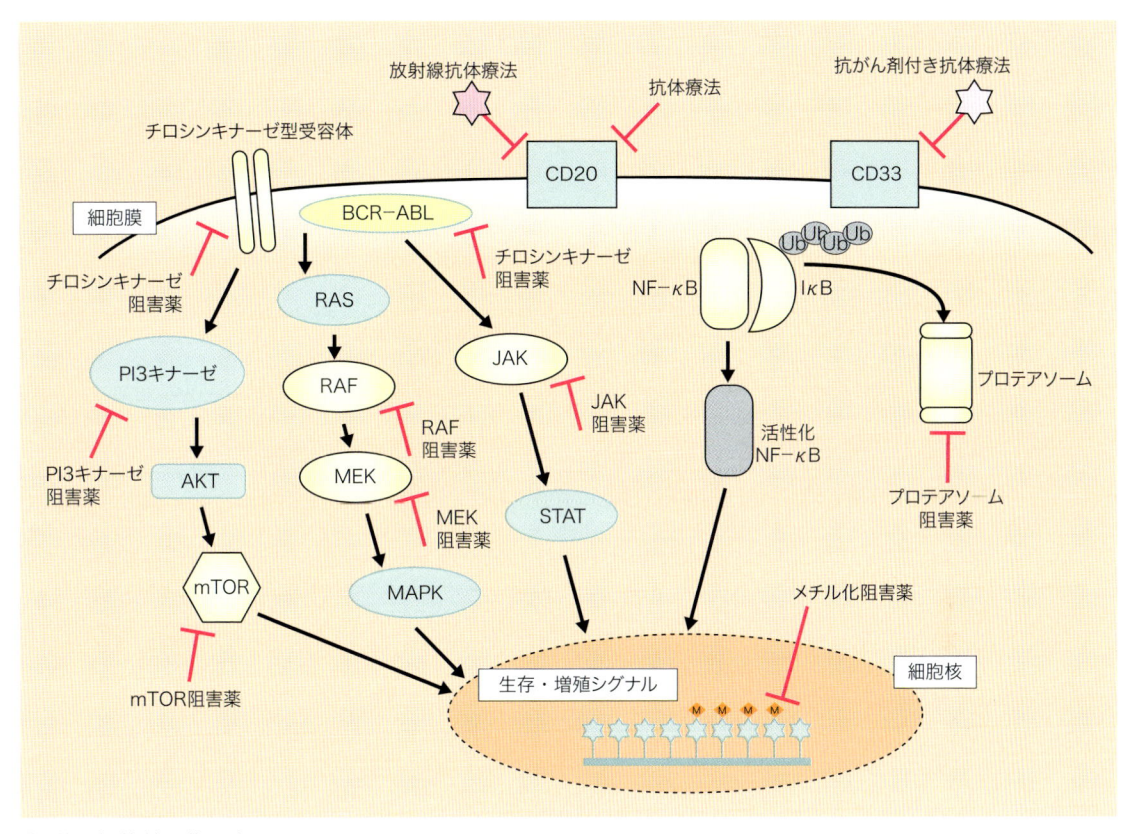

❻ 分子標的薬の作用点

- PI3キナーゼ阻害薬：idelalisib（イデラリシブ）（CAL-101）は造血細胞に特異的に発現するPI3キナーゼδに対する阻害薬である（本邦未承認）．idelalisibは低悪性度リンパ腫，マントル細胞リンパ腫，慢性リンパ性白血病に効果が確認されている．
- mTOR阻害薬：テムシロリムス（CCI-779），エベロリムス（RAD001）があり，これら2剤は腎がんの治療薬として認可されており，エベロリムスは膵内分泌腫瘍の治療薬としても認可されている．現在，この2剤はリンパ腫の臨床試験中である．
- RAS-RAF-MAPキナーゼの阻害薬：*BRAF* V600Eを有する悪性黒色腫を対象としたBRAF阻害薬vemurafenib（ベムラフェニブ）が臨床導入されている．さらにMEK阻害薬としてtrametinib（トラメチニブ）が臨床試験中である．ヘアリーセル白血病は*BRAF* V600E変異が陽性であり，治療抵抗例に対してvemurafenibが使用され有効例が報告されている．

MEMO

mTOR阻害薬：mTOR阻害薬の原型は免疫抑制薬として用いられているラパマイシンであり，ラパマイシンはFK506 binding protein 12（FKBP12）と結合し，この複合体がmTORと結合することで活性を阻害するallosteric型阻害薬である．チロシンキナーゼ阻害薬と同様にATP結合部位の阻害薬も開発中である．

おわりに

- 次世代シークエンスを用いた研究により，多くのがん腫において複数の特異的遺伝子異常が見出されている[11]．これらの腫瘍特異的遺伝子異常に対する

薬剤の開発とともに，複数の分子標的薬や，従来型の抗がん剤を併用した形での治療が今後さらに進んでいくことが期待される．

（水木満佐央）

文献

1) Nagar B, et al. Crystal structures of the kinase domain of c-Abl in complex with the small molecule inhibitors PD173955 and imatinib (STI-571). Cancer Res 2002; 62: 4236-43.
2) Eswaran J, Knapp S. Insights into protein kinase regulation and inhibition by large scale structural comparison. Biochim Biophys Acta 2010; 1804: 429-32.
3) Fabbro D, et al. Ten things you should know about protein kinases: IUPHAR Review 14. Br J Pharmacol 2015; 172: 2675-700.
4) Lemmon MA, Schlessinger J. Cell signaling by receptor tyrosine kinases. Cell 2010; 141: 1117-34.
5) Sliwkowski MX, Mellman I. Antibody therapeutics in cancer. Science 2013; 341: 1192-8.
6) Panowksi S, et al. Site-specific antibody drug conjugates for cancer therapy. MAbs 2014; 6: 34-45.
7) Crawford LJ, Irvine AE. Targeting the ubiquitin proteasome system in haematological malignancies. Blood Rev 2013; 6: 297-304.
8) Ntziachristos P, et al. Mechanisms of epigenetic regulation of leukemia onset and progression. Adv Immunol 2013; 117: 1-38.
9) Dos Santos GA, et al. Synergy against PML-RARa: targeting transcription, proteolysis, differentiation, and self-renewal in acute promyelocytic leukemia. J Exp Med 2013; 210: 2793-802.
10) Fruman DA, Rommel C. PI3K and cancer: lessons, challenges and opportunities. Nat Rev Drug Discov 2014; 13: 140-56.
11) Garraway LA, Lander ES. Lessons from the cancer genome. Cell 2013; 153: 17-37.

3章 主な治療法

造血幹細胞移植

> **専門医からのアドバイス**
> - 造血幹細胞移植は，造血幹細胞を移植することによって大量抗がん剤や全身放射線照射による強力な治療（移植前処置）を可能にする治療法である．
> - 自家移植と同種移植があり，後者ではドナー免疫細胞による抗腫瘍効果が期待できる．
> - 同種移植は移植前処置による毒性のみならず，移植片対宿主病（GVHD），感染症などのさまざまな合併症を生じることがあり，入念な対策が求められる．
> - したがって，造血幹細胞移植の適応については慎重な検討が必要である．

目的

- 造血器腫瘍のように抗がん剤の感受性が高い腫瘍は，抗がん剤の投与量を高めるほど強い抗腫瘍効果が得られやすい．
- しかし，放射線照射や抗がん剤は，投与線量や投与量を増加させていくと，ある一定の投与量（最大耐容量；MTD）を超えた時点で何らかの毒性のために（用量制限毒性；DLT），それ以上の増量が不可能となる．多くの抗がん剤において DLT は骨髄抑制である．
- 造血幹細胞移植とは，抗腫瘍効果を高めるために MTD を上回る大量の抗がん剤や全身放射線照射を用いた強力な治療（移植前処置）を行って，患者骨髄とともに悪性腫瘍を壊滅に導き，その後にドナー由来（同種）の，あるいはあらかじめ凍結保存しておいた患者自身（自家）の造血幹細胞を輸注することによって造血能を補う治療法である（❶）．
- さらに同種移植の場合はドナーリンパ球による抗腫瘍効果（GVL〈graft-versus-leukemia〉効果）が得られることがある．
- 一方，再生不良性貧血などの非腫瘍性疾患に対しては，正常造血の再構築を目的として同種移植が行われる．
- 造血幹細胞移植は，造血幹細胞の採取方法によって骨髄移植（bone marrow transplantation；BMT），末梢血幹細胞移植（peripheral blood stem cell transplantation；PBSCT），臍帯血移植（cord blood transplantation；

▶ **白血病/MDS**
p.99, 106, 112, 122 参照

MEMO

造血幹細胞とは白血球，赤血球，血小板のすべての造血細胞に分化する能力と，自己複製能力を有する細胞である．通常は骨髄内に存在するが，化学療法後の骨髄回復期や顆粒球コロニー刺激因子（G-CSF）投与後に末梢血中に動員されること，臍帯血中にも含まれていることが判明し，造血幹細胞移植に利用されている．

造血幹細胞移植 ● 121

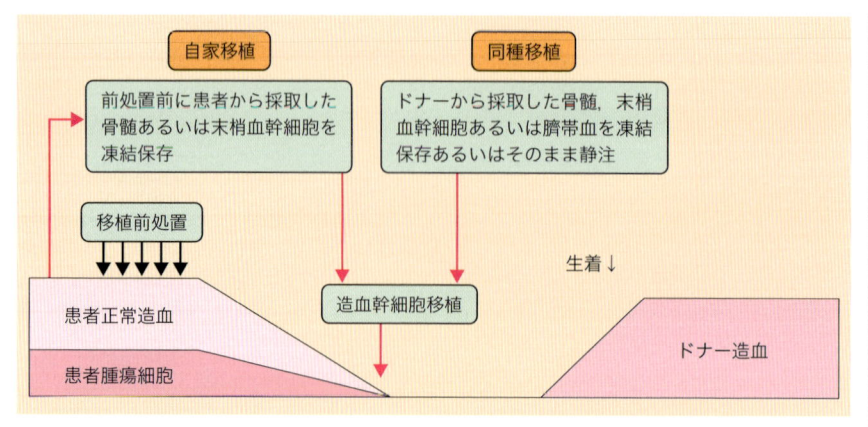

❶ 自家造血幹細胞移植（自家移植）と同種造血幹細胞移植（同種移植）

CBT）に分類される．

適応

- 造血幹細胞移植（特に同種移植）は，重篤な合併症や移植関連死亡に加えて長期的なQOLが低下するリスクと引き換えにして，原疾患の根治の確率を高めようという治療法であり，その適応は慎重に検討しなければならない．
- 個別の疾患の移植適応については疾患各論に委ねるが，前方視的な比較試験で移植適応が明確に示されているような状況は決して多くはない．
- 生存率のみならず，長期的なQOLなどの要素も含めて，患者や患者家族と十分な情報を共有しながら移植の是非を考えていくということが重要である．

方法

自家移植と同種移植の選択
- 自家移植において期待できる抗腫瘍効果は，移植前処置の大量抗がん剤や全身放射線照射による効果のみである．また，採取した移植片に腫瘍細胞が混入する可能性があり，この混入腫瘍細胞が移植後再発の原因となる可能性がある．
- 一方，同種移植においては移植片に腫瘍細胞が混入する可能性がないのみならず，ドナーの免疫担当細胞による抗腫瘍効果（GVL効果）が期待できる．しかし，同種移植後は移植片対宿主病（graft-versus-host disease；GVHD）や感染症などによる移植関連死亡率が高くなる．
- すなわち，自家移植と同種移植の選択は，疾患や病期などに応じて，同種移植による抗腫瘍効果の増強と合併症や移植関連死亡率の増加のバランスを考えて選択しなければならない．
- 一般的には白血病，骨髄異形成症候群，再生不良性貧血では同種移植が，リンパ腫，多発性骨髄腫では自家移植がより多く行われている（❷）．

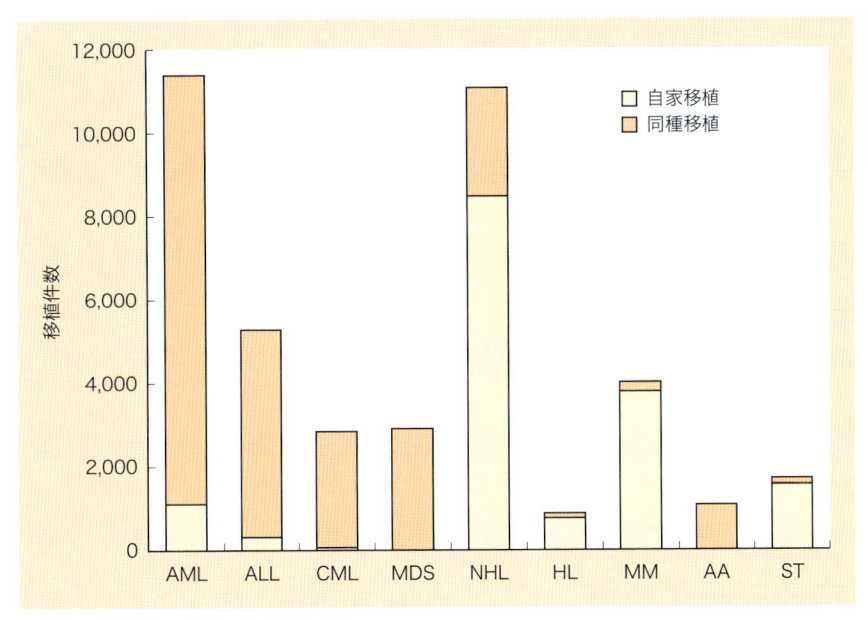

❷ 疾患別移植の種類（16歳以上）
同種移植は血縁者間骨髄移植，血縁者間末梢血幹細胞移植，非血縁者間骨髄移植，非血縁者間臍帯血移植を含む．
AML：急性骨髄芽球性白血病，ALL：急性リンパ芽球性白血病，CML：慢性骨髄性白血病，MDS：骨髄異形成症候群，NHL：非ホジキンリンパ腫，HL：ホジキンリンパ腫，MM：多発性骨髄腫，AA：再生不良性貧血，ST：充実性腫瘍
（日本造血細胞移植学会平成24年度全国調査報告書より）

造血幹細胞移植の流れと合併症

- まずは病状や臓器機能などの全身的な評価を行って移植適応の有無を検討する．
- 自家移植の適応と判断された場合は，患者本人の造血幹細胞（通常は末梢血幹細胞）を採取，凍結保存した後に，移植前処置を行い，凍結幹細胞を解凍して輸注する．
- 同種移植の適応と判断された場合は，適切なドナーが存在するかどうかを調査する．
- HLA（human leukocyte antigen）適合血縁者以外からの移植については移植成績が低下する可能性があるので，移植適応について再検討する．
- 血縁ドナーの場合はドナーの健康診断を実施して，ドナーとしての適格性を判定する．
- 移植前にもう一度患者の病状，臓器機能などの評価を行い，ドナーとの関係なども含めて総合的に判断し，移植前処置，GVHD予防法，感染症対策を決定する．
- 移植前処置を行い，通常は移植前日から免疫抑制薬を開始し，移植日にドナー造血幹細胞を輸注する．
- ドナーからの幹細胞採取は患者の移植日に合わせて行うか，あるいは末梢血幹細胞採取の場合は前処置開始前に採取して凍結保存しておくこともある．
- 移植日以後，少なくとも数年間にわたって移植後合併症の管理が必要である

❸ 骨髄移植（BMT）と末梢血幹細胞移植（PBSCT）の比較

		BMT	PBSCT
ドナーの立場から	長所	確実に細胞数が得られる 経験が多く，安定している	全身麻酔を回避できる 自己血貯血が不要
	短所	全身麻酔による副作用の出現（骨痛，凝固亢進，自己免疫疾患の増悪） 穿刺部の疼痛，感染，出血（血圧低下，低カルシウム血症など） 自己血貯血を要する	大量 G-CSF の副作用 採取中の合併症 採取による血小板減少
患者の立場から	長所	経験が多く，安定している	造血回復が早い GVL 効果が増強される可能性がある
	短所		急性 GVHD がわずかに増加する可能性がある 慢性 GVHD が増加する

が，移植後の時期によって生じやすい合併症を予測することができるため，適切な予防対策や早期発見対策を行う．

ドナーの選択，幹細胞種の選択

- 理想のドナーである HLA 適合血縁者が得られる確率は，少子化の進む先進国では 30％ 以下とされている．
- 骨髄バンクを介した非血縁者間移植は，遺伝子レベルで HLA が適合していれば HLA 適合血縁者間移植と遜色のない治療成績が得られるが[1]，登録から移植までの期間が長いということが問題となる．
- HLA 一抗原不適合血縁者間移植や遺伝子型一アリル不適合非血縁者間移植は，HLA 適合血縁者間移植よりも移植成績は若干劣るものの通常の移植方法で実施可能であり，一抗原不適合血縁者もドナー候補になりうる[1,2]．
- これらのドナーがいずれも見つからない場合には，非血縁者間臍帯血移植や HLA 二抗原以上不適合血縁者間移植を検討することになるが，移植関連死亡率が高まるため，適応は慎重に考えなくてはならない．
- 血縁者間の移植あるいは骨髄バンクからの移植においては BMT と PBSCT を選択できる（ただし，非血縁者間移植の PBSCT は限定的）．
- ドナー，患者にとって，BMT と PBSCT でそれぞれ異なる利点，欠点があるため（❸），十分に説明したうえで選択する．
- ドナーの骨髄採取における重篤な合併症の多くは麻酔に伴う合併症である．一方，末梢血幹細胞採取では顆粒球コロニー刺激因子（G-CSF）大量投与後の凝固亢進に伴う心筋梗塞，狭心症，一過性脳虚血発作などによる死亡事故が伝えられている．
- 患者に対する影響については，メタアナリシスの結果，BMT よりも PBSCT 後の造血回復が有意に早いということに加えて，グレードⅢ以上の急性 GVHD や慢性 GVHD が有意に増加すると結論されている[3]．
- 一方，移植後の再発は PBSCT 群で有意に低く，進行期症例では PBSCT 群

で無病生存率，生存率が有意に優れていることが示された．

移植前処置

- 移植前処置の目的は悪性腫瘍を根絶させることと，ドナー造血細胞が拒絶されないようにホストの免疫を抑制することであり，通常は大量抗がん剤や全身放射線照射（total body irradiation；TBI）を用いて行われる．
- 最も標準的に用いられている前処置法は，大量シクロホスファミドとTBIの組み合わせ（CY-TBI）と，TBIを用いない前処置としてブスルファン（BU）とCYの組み合わせ（BU-CY）である．
- TBIを含む前処置とBU-CYの優劣に関する複数のRCTのメタアナリシスでは，生存，無病生存率はCY-TBIがBU-CYと比較して同等あるいはより優れているという結果であった[4]．
- しかし，BUの静注製剤導入以降のデータでは，両者の差は無視できる程度になっている．
- ただし，リンパ系腫瘍や若年女性（卵巣機能の観点から）ではCY-TBIが推奨される．
- 高齢者や臓器障害を有する患者には移植前処置の強度を弱めたミニ移植が行われており，免疫抑制効果の強いフルダラビンにアルキル化薬を加えた前処置が使用される．
- 再生不良性貧血などの非腫瘍性疾患に対する同種移植では，抗腫瘍効果を求める必要はなく，ドナー造血幹細胞を生着させるために患者の免疫力を抑制することが前処置の目的となるので，CYやフルダラビンなどの免疫抑制力の強い抗がん剤が用いられる．

GVHDの診断と予防と治療

- 同種移植における同種免疫反応は，宿主（患者）がドナー由来の移植片を拒絶する方向と，ドナー由来の移植片が宿主を攻撃する（GVHD）方向に働く可能性がある．
- 造血幹細胞移植では，宿主の免疫力は大量抗がん剤やTBIを用いた移植前処置によって強力に抑制されているため，移植片拒絶の頻度は低い．
- ヒトの主要組織適合性抗原であるHLAが適合していないと，拒絶や重症GVHDの危険度が上昇する．
- GVHDはドナー由来の免疫細胞（主にT細胞）が宿主を異物とみなして生じる免疫反応である．
- 急性GVHDの標的となる主な臓器は皮膚，消化管，肝臓である．一方，慢性GVHDは皮膚，肝臓，分泌腺組織を中心にさまざまな症状を長年にわたって呈する病態であり，移植後のQOLを低下させたり，致死的感染症を合併したりすることがある．
- GVHDの予防法としては，カルシニューリン阻害薬（シクロスポリンあるいはタクロリムス）にメトトレキサートを併用する方法が標準的に行われている．
- 急性GVHDの診断のためには皮膚，消化管，肝臓の少なくとも一臓器に症

MEMO
TBIを行う際に卵巣を金属で遮蔽することによって卵巣機能を保護することが可能である．しかし，遮蔽によって再発率が上昇しないかどうかについてはより多数例の観察が必要である．

MEMO
以前は移植後の発症する時期によって移植後100日以内は急性GVHD，移植後100日以降は慢性GVHDと分類されていたが，近年は症状の特徴に従って診断するようになった[5]．

❹ 急性 GVHD 重症度分類

a. ステージの定義（成人）

ステージ[*3]	皮膚	肝臓	消化管
	皮疹（%）[*1]	総ビリルビン（mg/dL）	下痢（mL/日）
1	<25	2〜3	500〜1,000 または持続する嘔気[*2]
2	25〜50	3〜6	1,000〜1,500
3	>50	6〜15	>1,500
4	全身性紅皮症（水疱形成）	>15	高度の腹痛・腸閉塞

[*1] 火傷における rule of nine（成人）を適応する．すなわち，成人では頭部，左上肢，右上肢をそれぞれ9％，体幹前面，背面，左下肢，右下肢をそれぞれ18％，陰部を1％として評価する．
[*2] 胃・十二指腸の組織学的証明が必要．
[*3] ビリルビン上昇，下痢，皮疹を引き起こす他の疾患が合併する場合はステージを1つ落とし，疾患名を記載する．

b. グレードの定義

グレード	皮膚	肝臓	消化管
	ステージ	ステージ	ステージ
Ⅰ	1〜2	0	0
Ⅱ	3　or	1　or	1
Ⅲ	―	2〜3　or	2〜4
Ⅳ	4　or	4	―

① PS が極端に悪い場合（PS 4，または Karnofsky score<30％），臓器障害がステージ4に達しなくてもグレードⅣとする．ただし他の合併症が存在するときの判定は困難である．
② "or" は，各臓器障害のステージのうち，1つでも満たしていればそのグレードとするという意味である．
③ " ― " は，皮膚の場合，ステージが0，1，2，3の範囲で何であっても構わないという意味で，たとえば，肝障害がステージ2, 3ならば自動的にグレードⅢとなる．つまり皮膚障害の程度はグレードⅢを規定しない．同様に消化管の場合は，障害の程度が何であれグレードⅣには関与せず，たとえステージ4でも皮膚または肝臓にステージ4病変がない限り，グレードⅣとは判定されない．

- 状が48時間以上持続して存在し，他の原因疾患が否定されることが必要である．
- 急性 GVHD の重症度は皮疹の広がり，下痢の量，ビリルビンの上昇によって定義されている[6]（❹）．
- グレードⅡ以上の急性 GVHD を発症した場合にはステロイドの全身投与による治療を開始するが，皮膚に限局したグレードⅡの急性 GVHD はステロイドの外用のみで経過を観察することもある．
- ステロイド抵抗性の急性 GVHD の予後はきわめて不良である．
- 慢性 GVHD の診断については，他の検査や他の臓器の病変がなくとも慢性 GVHD と診断できるような特徴的な徴候が存在する場合，あるいは急性 GVHD では認められないような症状だが慢性 GVHD の診断には他の検査や他の臓器の病変を必要とする徴候を病理学的に裏づけできた場合に慢性 GVHD と診断する[5]．
- 慢性 GVHD の治療は，限局した軽い症状のみの慢性 GVHD はステロイド外

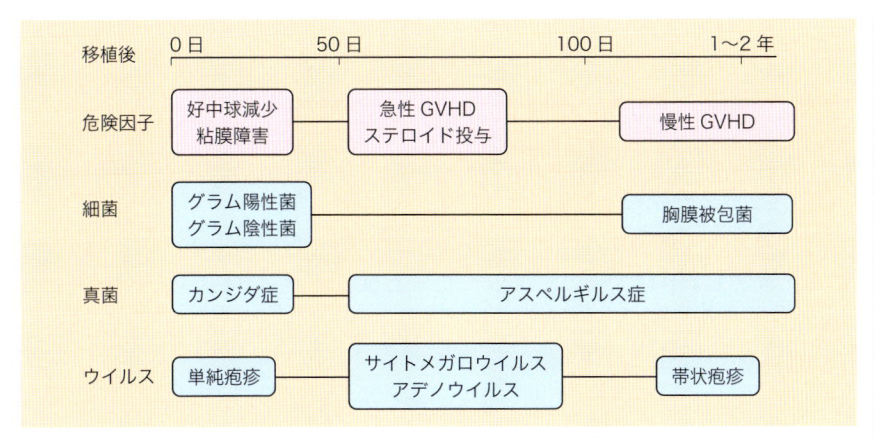

❺ 造血幹細胞移植後の時期別の危険因子および好発する感染症

用などの局所療法で対応可能であるが，多くの臓器に障害を生じている場合や，単一臓器でも重篤な障害を有する場合は，全身的な免疫抑制療法の適応となる．
- 慢性 GVHD 患者の死因の多くは感染症であり，感染症予防対策として一般的な細菌，真菌，サイトメガロウイルス（CMV），ニューモシスチス肺炎（PCP）の予防に加えて，低免疫グロブリン血症患者では被包化細菌（肺炎球菌，インフルエンザ桿菌，髄膜炎菌など）への対策が重要になる．

感染症の予防と治療

- 同種移植後は，早期の好中球減少期間および粘膜障害の時期を乗り越えた後にも，急性 GVHD の発症による細胞性免疫の回復遅延，ステロイドの投与による好中球，単球，マクロファージなどの貪食能低下，慢性 GVHD の発症に伴う液性免疫の回復遅延などのさまざまな感染症発症危険因子が続発する（❺）．
- 移植後早期の好中球減少期間の感染症対策は一般化学療法と同様であり，抗菌薬と抗真菌薬の予防投与が幅広く行われている．さらに，単純ヘルペスウイルス感染症の予防のためにアシクロビルも予防的に投与する．
- 好中球減少中の発熱（FN）に対しては，広域スペクトラムの静注抗菌薬を開始する．
- 好中球の生着を確認したら ST 合剤による PCP の予防を開始し，CMV 抗原血症を週に1回モニターしながら適宜ガンシクロビルを投与する．
- GVHD に対してステロイドを投与している状況ではウイルス感染症や真菌感染症（特にアスペルギルス症）の発症頻度が増加するため，抗糸状菌薬の予防投与を行うか，定期的なアスペルギルス抗原検査や胸部単純 CT 検査で早期発見に努める．
- 慢性 GVHD 合併患者では液性免疫低下（IgG 400 mg/dL 以下など）に対して予防的抗菌薬（特に莢膜被包菌を標的とする）の投与や免疫グロブリン補

充療法を検討する.

晩期合併症

- 移植後の長期的なQOLに影響を与える晩期合併症として，骨関節障害，角結膜炎・白内障，口内炎，肝障害，二次発がん，性腺障害・不妊，性的問題，内分泌障害などがあり，慢性GVHDの発症はQOLの低下と強く関連している.
- 内分泌障害のなかでは甲状腺異常，特に甲状腺機能低下症が多い.
- 二次発がんは口腔，肝臓，脳・中枢神経，甲状腺，骨，軟部組織，皮膚黒色腫などが一般人口よりも多く，移植直後の5年間は一般人口の1.3～1.6倍にとどまるが，10年を過ぎると4.6倍に上昇する.
- 乳がん，子宮頸がん，大腸・直腸がん，肺がんのスクリーニングに加えて口腔，甲状腺，皮膚も定期的な検査が推奨されている.
- 不妊の問題に対しては，精子，受精卵，あるいは未受精卵の凍結保存，卵巣を遮蔽したTBIなどが試みられている.

移植後の再発

- 数多くの合併症を乗り越え，そして移植後3～5年を経過して原疾患の再発がないことを確認して，初めて移植が成功したということができる.
- 再発は移植が失敗に終わる最大の理由の一つであり，特に非寛解期の造血器腫瘍に対する移植後に再発が多い.
- 移植後の再発に対しては，GVL効果を期待して免疫抑制薬を急速に中止したり，ドナーリンパ球を輸注したりすることが試みられているが，その効果は限定的である．再移植によって一部の患者に根治が得られている．

（神田善伸）

文献

1) Kanda J, et al. Related transplantation with HLA-1 Ag mismatch in the GVH direction and HLA-8/8 allele-matched unrelated transplantation: a nationwide retrospective study. Blood 2012; 119: 2409-16.
2) Kanda Y, et al. Impact of a single human leucocyte antigen (HLA) allele mismatch on the outcome of unrelated bone marrow transplantation over two time periods. A retrospective analysis of 3003 patients from the HLA Working Group of the Japan Society for Blood and Marrow Transplantation. Br J Haematol 2013; 161: 566-77.
3) Stem Cell Trialists' Collaborative Group. Allogeneic peripheral blood stem-cell compared with bone marrow transplantation in the management of hematologic malignancies: an individual patient data meta-analysis of nine randomized trials. J Clin Oncol 2005; 23: 5074-87.
4) Hartman AR, et al. Survival, disease-free survival and adverse effects of conditioning for allogeneic bone marrow transplantation with busulfan/cyclophosphamide vs total body irradiation: a meta-analysis. Bone Marrow Transplant 1998; 22: 439-43.
5) Filipovich AH, et al. National Institutes of Health consensus development project on criteria for clinical trials in chronic graft-versus-host disease: I. Diagnosis and staging working group report. Biol Blood Marrow Transplant 2005; 11: 945-56.
6) Przepiorka D, et al. 1994 Consensus Conference on Acute GVHD Grading. Bone Marrow Transplant 1995; 15: 825-8.

3章 主な治療法

輸血

> **専門医からのアドバイス**
> - 血液製剤による輸血副作用・合併症を根絶することは困難なため，輸血適応について十分考慮し，適正使用を図ることが重要である．
> - 輸血過誤を防ぐには輸血の原則を守り，常にダブルチェックを行う必要がある．
> - 安全に輸血を行うためには，血液製剤の適切な管理，輸血速度，輸血必要量など輸血療法の基本を遵守しなければならない．

輸血の原則

- 輸血療法は，生体内の赤血球，血小板，凝固因子の量や機能が低下したときに補充する治療法である．
- 安全対策の推進によって，血液製剤による免疫性および感染性輸血副作用・合併症は減少し，安全性は非常に高くなってきたが，輸血副作用・合併症を根絶することは困難である．したがって，輸血適応について十分考慮し，必要のない輸血をせず，適正使用を図ることが重要である．
- 輸血の実施にあたっては，輸血の原則（❶）を厳守し，安全性を確保することが重要である．
- 検査技師は届いた検体を用いて検査を施行するため，患者と検体が一致しているかを確認できない．したがって，担当医は検体が患者から正しく採血されているかに留意する必要がある．
- 安全に輸血を行うには，2回採血を行い，異なる検体で血液型が一致することを確認する（ダブルチェック）．
- 輸血部から届いた血液製剤が該当患者のものであるかを2人で読み合わせて確認する（ダブルチェック）．
- 輸血実施時には，ベッドサイドにおいて2人で，患者と血液製剤と血液型を確認する（ダブルチェック）．
- 輸血による副作用を見逃さないために，輸血開始後の5分間と15分後には患者の観察を行う．誤って異型輸血を行っても，早期に発見すると救命できることを認識しておく．

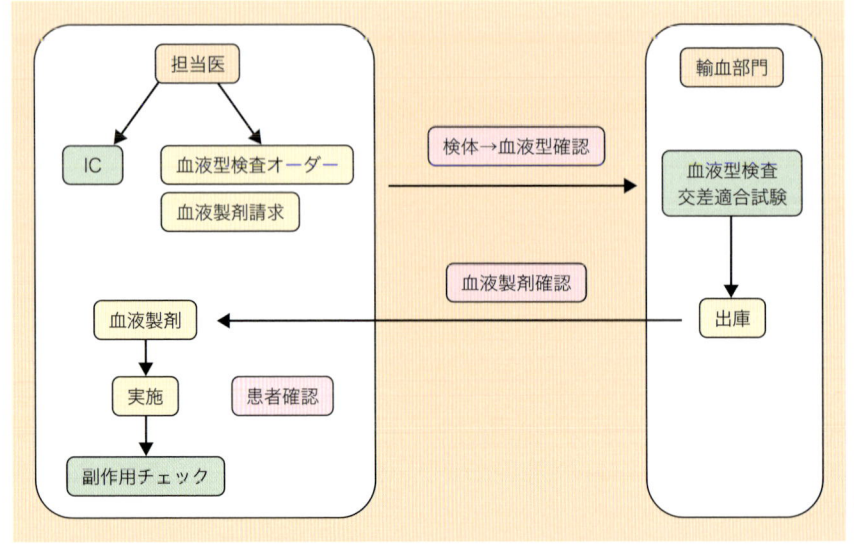

❶ 輸血の原則
IC：インフォームドコンセント

血液型検査と交差適合試験

- 輸血前の検査として，ABO血液型検査（❷），Rh血液型検査，不規則抗体検査を行う．
- ABO血液型オモテ検査では，赤血球のA型およびB型抗原の検出を目的とする．ウラ検査は血清（血漿）中に存在する抗A抗体，抗B抗体の検出を目的とする．
- オモテ検査では，抗A血清，抗B血清に患者赤血球浮遊液を添加して凝集を確認する．ウラ検査では，患者血清（血漿）にA血球，B血球を添加して凝集を確認する．
- Rh抗原の免疫源としての強さは，D，E，e，C，cの順である．したがって，D抗原陽性者を一般にRh陽性という．日本人では99.5％がRh陽性である．
- 血液型検査は異型輸血の防止のためには重要であり，十分トレーニングを行ったものが行わなければならない．
- 不規則抗体は，血液型抗原に対する同種抗体で，規則抗体（抗A抗体，抗B抗体）以外のものを指す．不規則抗体は，輸血，妊娠，移植などによって産生される．
- 患者血液と輸血用血液を用いて交差適合試験（❸）を行う．
- 交差適合試験の目的は，輸血用血液のABO血液型の合致の再確認と，臨床的に問題となる不規則抗体による不適合がないかを確認することである．
- 赤血球製剤のABO不適合輸血では，重篤な合併症を併発し，死亡に至ることがある．重要な点は，輸血前の確認を厳密に行うことと，輸血開始後の患者の状態確認である．

▶ **白血病/MDS**
赤血球輸血量と予後との関連については，p.302のBasic Pointを参照

	オモテ検査（ガラス板法）		ウラ検査（試験管法）	
	抗A血清	抗B血清	A血球	B血球
	凝集（＋）	凝集（−）	凝集（−）	凝集（＋）

❷ ABO血液型検査
図はA型の検査例．

❸ 交差適合試験

	受血者	供血者
主試験	血清	血球
副試験	血球	血清

血清と赤血球を試験管内で反応させ，凝集または溶血の有無によって判定する．

❹ 血液製剤の保存・管理

血液製剤	貯法	採血後有効期間
赤血球液	2〜6℃	21日間
血小板製剤	20〜24℃で振盪保存	4日間
新鮮凍結血漿	−20℃以下	1年間
アルブミン製剤	凍結を避けて30℃以下	国家検定合格の日から2年間

❺ 血液製剤の投与量と予測上昇値

血液製剤	一般的な輸血量	患者体重別予測上昇値 50 kg	患者体重別予測上昇値 70 kg
赤血球液	2単位	Hb値 1.5 g/dL	Hb値 1.1 g/dL
血小板製剤	10単位	血小板 3.8万/μL	血小板 2.7万/μL
新鮮凍結血漿	4単位	凝固因子活性値 24％	凝固因子活性値 17％

輸血療法の基本

- 血液製剤は適切に保存・管理しなければならない．血液製剤の保存・管理は製剤別に異なっており，十分な注意が必要である（❹）．
- 安全に輸血を行うには輸血の速度に注意を払う必要がある．輸血速度は，始めの15分間は1 mL/分でゆっくりと行い，その後は5 mL/分とする．
- 輸血前には必要量を把握しておく必要がある．血液疾患領域における一般的な輸血量と，簡便な体重別予測上昇値を示す（❺）．
- 輸血後には投与した血液製剤の効果について検討する必要がある．一度に大量輸血を行わずに，効果をみながら追加輸血することが基本となる．

輸血副作用

- 血液製剤別の輸血副作用は，血小板製剤で最も多く（4.35％），次いで新鮮凍結血漿（1.23％），赤血球製剤（0.85％）である[1]．
- 輸血副作用のなかでは，瘙痒感・かゆみ，発疹・蕁麻疹が多い．このようなアレルギー反応の予防として，輸血前に抗ヒスタミン薬やステロイドが投与されることがある．
- 重症アレルギー反応が連続する場合には，洗浄赤血球製剤や洗浄した血小板製剤を用いる．

▶ 白血病/MDS
p.296参照

▶ 血栓・止血異常
p.238, 248参照

MEMO
2014年8月から赤血球製剤の呼称が「赤血球濃厚液」から「赤血球液」に変更になった．正式には，赤血球液-LR「日赤」という．

▶ 白血病/MDS
p.301参照

- 輸血後移植片対宿主病（GVHD）を予防するため，放射線照射した輸血用血液（新鮮凍結血漿を除く）を用いる．輸血時の確認項目として，照射の有無を忘れてはいけない．
- 輸血中または輸血後6時間以内に急性呼吸困難を生じた場合，輸血関連急性肺障害（transfusion related acute lung injury；TRALI）を考える．輸血に伴って起こる循環負荷のための心不全である輸血関連循環過負荷（transfusion associated circulatory overload；TACO）でも同様の症状を認めるため鑑別を要する．

おわりに

- 安全かつ適正な輸血療法を施行するにあたり『血液製剤の使用指針』[2]と『輸血副作用対応ガイド』[3]を参照してほしい．

（芦田隆司，松村　到）

文献

1) 椿本祐子ほか．当院における過去10年間の輸血副作用発生状況についての解析．日本輸血細胞治療学会誌　2014；60：327．
2) 厚生労働省，編．血液製剤の使用指針（改定版）．血液製剤の使用にあたって．第4版．東京：じほう；2009．
3) 日本輸血・細胞治療学会 輸血療法委員会，編．輸血副作用対応ガイド．2011．

3章 主な治療法

感染症予防

> **専門医からのアドバイス**
> - 血液疾患と一言で言っても，その疾患の種類，治療により感染症の頻度が高まる病原体は大きく異なる．
> - 適切な予防法を適用するためには，個々の患者で疾患，治療の特性からどの免疫監視機構が障害されるかを把握しておく必要がある．
> - すべての疾患で共通する感染症予防の基本は手洗い，口腔ケア，陰部・肛門部ケアであり，患者への指導を徹底する．
> - フルオロキノロン系抗菌薬の投与により，好中球減少期の細菌感染症は効果的な予防が可能である．
> - アスペルギルス感染症の予防には防護環境が有効である．
> - HBs抗体あるいはHBc抗体陽性者でのB型肝炎ウイルスの再活性化が問題となる治療がある．

ヒトの免疫監視機構とその障害 （❶）

▶ **白血病/MDS**
p.315参照

- ヒトの免疫監視機構には生理的バリア（皮膚，粘膜など），食細胞（主に好中球），液性免疫，細胞性免疫があり，これらが協同して免疫を担っている．
- 原疾患およびそれに対する治療によりこれらの免疫監視機構が障害されるが，その程度は疾患の種類や治療法により大きく異なっており，そのことを理解することが適切な予防法を選択するうえで重要である．
- 中心静脈カテーテルを挿入する場合には皮膚，口内炎や消化管粘膜障害をきたす治療では粘膜という生理的バリアが障害され，細菌や真菌による感染症の危険性が高まる．
- 食細胞の異常は主に化学療法による好中球数の低下である．ただし，初発の急性白血病，再生不良性貧血などでは来院時から好中球数が低値である．
- 一部の骨髄異形成症候群では，好中球の機能異常も易感染性の原因となる．また，ステロイドの全身投与は食細胞の機能を低下させる．
- 食細胞の数や機能低下では細菌，真菌の感染症の頻度が高くなり，特に菌血症や肺炎などの生命を脅かす重篤な感染症の危険性が高い．
- 液性免疫および細胞性免疫の障害はリンパ系腫瘍（急性リンパ性白血病，リンパ腫，多発性骨髄腫）に対する治療中や造血幹細胞移植後にみられる．

❶ ヒトの免疫監視機構と起因病原体

免疫監視機構	担う細胞など	障害された場合の主な起因病原体
生理的バリア	皮膚, 粘膜, 正常細菌叢	細菌, 真菌
食細胞系	好中球, 単球, マクロファージ	細菌, 真菌
細胞性免疫	T細胞, ナチュラルキラー（NK）細胞	ウイルス, 一部の真菌
液性免疫	B細胞・形質細胞, 抗体, 補体	細菌, ウイルス

- 液性免疫では主に細菌や一部のウイルス，細胞性免疫不全ではさまざまなウイルス感染症やニューモシスチス肺炎が問題となる．

血液疾患治療中の感染症予防の方法

血液疾患に共通した感染症予防

手洗い
- 感染症予防の基本は患者自身による手洗いが重要であり，食事前，排便・排尿後などの手洗いを医療者が指導し，その後の実施状況もフォローする．
- 適切な手洗いの方法を指導する．
- 手洗いによる皮膚トラブルを予防するために保湿剤などの使用も指導する．

口腔ケア
- 既存の歯科的疾患（齲歯や歯周病など）が治療中に重篤化し，菌血症などの全身性感染症になる可能性がある．
- 歯科にてこれらの疾患のスクリーニングと必要に応じた治療を行う．
- 多発性骨髄腫の骨病変や高カルシウム血症に使用されるビスホスホネート製剤使用前には，同剤による副作用の一つである顎骨壊死を予防するため，歯科的疾患のスクリーニングと治療は必須である．
- 化学療法中もブラッシングや含嗽などの患者指導を行い，二次発生に注意するようにする．
- 含嗽は通常の水道水で十分であり，特別な含嗽薬などを使用する必要はない．
- ポビドンヨード含嗽薬はアルコールを含み，口内炎などが生じている状況では刺激となるため使用しない．

陰部・肛門部ケア
- 好中球減少期には痔核などから感染症を併発すると痔瘻や肛門周囲膿瘍という治療が長期化する感染症へ進展する可能性がある．
- ウオシュレット，シャワーや入浴により陰部，肛門部の清潔を保つように指導する．
- 排便後の拭き取りの力加減や前から後ろへの拭き取りなども指導する．

細菌感染症予防
- 好中球減少をきたす化学療法施行時にフルオロキノロン系抗菌薬を投与することは，メタアナリシスの結果により，感染症発症頻度の低下に加え，生存

- 率も改善することが明らかになった[1]．
- 短期的だけでなく長期的な生存率も改善する[2]．
- 好中球数が 500/μL 未満となる期間が 7 日以上続くと予測される化学療法では，化学療法開始時からフルオロキノロン系抗菌薬（レボフロキサシンやシプロフロキサシン塩酸塩など）の連日経口投与を行う．

【処方例】
- クラビット®錠（500 mg），1 錠，分 1，連日　または
- シプロキサン®錠（200 mg），3 錠，分 3，連日

- フルオロキノロン系抗菌薬がアレルギーなどで投与できない場合には，ポリミキシン B 硫酸塩（300 万単位）を連日経口投与する．
- 好中球数が 500/μL 未満となる期間が 7 日未満と予測される化学療法（リンパ腫に対する CHOP 療法など）にはルーチンの抗菌薬の予防投与は不要である．
- 液性免疫障害により低ガンマグロブリン血症（血清 IgG が 400 mg/dL 以下）がある場合には免疫グロブリン製剤を投与する（5～10 g/回）．

真菌感染症予防
- 血液疾患で問題となる真菌は，主に酵母真菌であるカンジダと糸状菌であるアスペルギルスである．
- 好中球数が 500/μL 未満となる期間が 7 日未満と予測される化学療法では，ルーチンの抗真菌薬の予防投与は不要である．
- 好中球数が 500/μL 未満となる期間が 7 日以上続くと予測される化学療法では，カンジダを標的として化学療法開始時からフルコナゾール（200 mg）またはイトラコナゾール内用液（200 mg）の連日経口投与を行う．
- フルコナゾールは *Candida albicans* や *Candida tropicalis* には有効であるが，他の菌種へは効果が限定的あるいは期待できない．
- アムホテリシン B の内服は非吸収性であり，消化管への作用しかなく，全身性の予防効果はない．
- アスペルギルスなどの糸状菌に対する予防を検討するのは好中球減少期が 2～3 週間以上持続する治療および疾患，同種造血幹細胞移植と移植後のステロイド投与である．
- アスペルギルスは経気道的に吸入して感染するため，アスペルギルス感染症の予防に最も有効なのは防護環境（HEPA フィルターを装備した病室）での治療である．
- 抗真菌薬としてアスペルギルスに対して有効性が期待できるのはイトラコナゾール，ボリコナゾール，ミカファンギンであるが，予防効果が十分に示されているのはイトラコナゾール（内用液）とボリコナゾールである[3]．
- イトラコナゾール，ボリコナゾールはチトクローム P450 への作用が強いため，抗腫瘍薬（ビンクリスチン，ボルテゾミブ，亜ヒ酸など）を含む多くの薬物と相互作用が知られており，注意が必要である．

MEMO
CHOP 療法：シクロホスファミド，ドキソルビシン，ビンクリスチン，プレドニゾロン

MEMO
フルコナゾールはアスペルギルスなどの糸状菌には無効である．

MEMO
施設内での大規模な工事を実施中はアスペルギルス感染の頻度が高くなることが知られており，予防のための防護環境，抗糸状菌作用のある抗真菌薬の投与などを積極的に活用する．

ニューモシスチス肺炎予防

- ニューモシスチス肺炎は *Pneumocystis jirovecii*（*P. jirovecii*）により引き起こされる.
- ニューモシスチス肺炎は, 細胞性免疫が障害される場合に予防が必要である.
- 予防が必要なのはリンパ系腫瘍に対する化学療法時, フルダラビンやクラドリビンなどのプリンアナログ製剤投与後, 造血幹細胞移植後などである.
- ニューモシスチス肺炎予防のために ST 合剤を投与する.

【処方例】
- バクタ®配合錠, 1錠, 分1, 連日　または
- バクタ®配合錠, 4錠, 分2, 週2回

- ST 合剤が副作用（アレルギー, 腎障害, 骨髄毒性など）で使用できない場合にはペンタミジンの吸入を行う. 1 か月に 1 回, 300 mg を蒸留水で溶解して吸入するが, あらかじめ気管支攣縮の予防のため気管支拡張薬の吸入を行ったうえで開始し, 超音波ネブライザーを使用する.

ウイルス感染症予防

- ウイルス感染症の予防の基本は, 感染者との接触を避けることである. 家族や面会者を含めて, 発熱や上気道炎症状, 消化器症状を有する者, 口唇や陰部ヘルペス発症者などが患者と接触するのを避けるように注意する.
- 血液疾患において予防が重要となるのは, ヒト単純ヘルペスウイルス（HSV）, 水痘帯状疱疹ウイルス（VZV）, サイトメガロウイルス（CMV）, B 型肝炎ウイルス（HBV）である.

HSV
- 造血幹細胞移植後には HSV の再活性化が問題となるため, 移植前から移植約 1 か月後までアシクロビル製剤の予防投与を行う.

VZV
- 造血幹細胞移植, 特に同種造血幹細胞移植後には VZV の再活性化による帯状疱疹の発症頻度が高く, 時には内臓播種性病変などの全身性疾患となり重篤化するため, 移植後 1 年間あるいは免疫抑制薬投与中はアシクロビル製剤の少量投与（200〜400 mg/日）を行う[4].
- 多発性骨髄腫に対してボルテゾミブを含む化学療法を実施する場合, 帯状疱疹の発症頻度が高いことが報告されており, アシクロビルの予防投与を行う[5,6].

CMV
- 造血幹細胞移植, 特に同種造血幹細胞移植後, 成人 T 細胞白血病/リンパ腫の治療後, フルダラビンやクラドリビンなどのプリンアナログ製剤が投与されている場合には CMV が再活性化する可能性があるため, CMV 抗原血症による週 1 回程度の定期的なモニタリングを行う[7].
- CMV 抗原血症が陽性化した場合には, 肺炎, 網膜炎, 胃腸炎の発症に注意しつつ, ガンシクロビル, バルガンシクロビル, ホスカルネットなどの抗ウ

MEMO

ペンタミジン吸入中は気管支攣縮が起きることがあり, 注意深く観察する. また, 吸入中は可能な限り体位変換などを試みて, 肺全体に行きわたるように工夫する.

ペンタミジン吸入中, 医療従事者は薬剤曝露を避けるため, 入室はマスク着用のうえ, 最小限とするのが望ましい.

MEMO

造血幹細胞移植後に VZV の再活性化が全身性感染症となり, 原因不明の急性腹症として発症することがある.

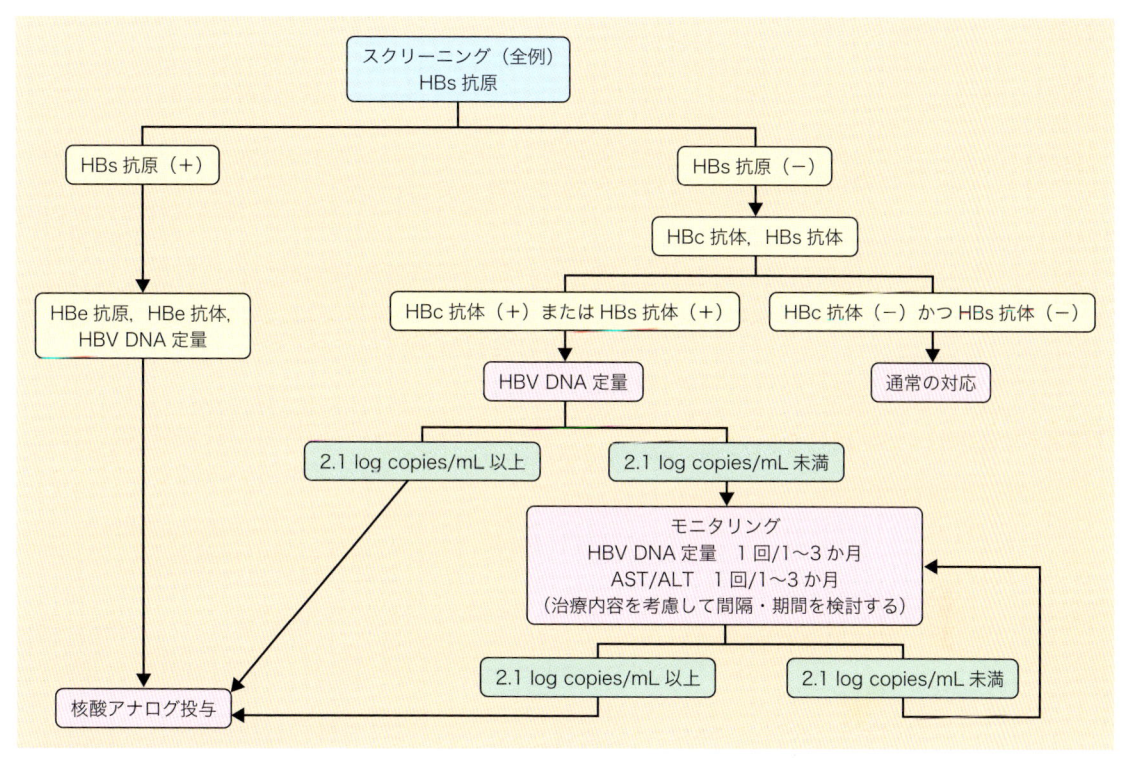

❷ 化学療法施行時の B 型肝炎対策
（日本肝臓学会・肝炎診療ガイドライン作成委員会, 編. B 型肝炎治療ガイドライン. 第2版. 2014[8] より）

イルス薬投与を開始する（先制治療）[7].

HBV（❷）

- 化学療法施行時の HBV 対策としては日本肝臓学会肝炎診療ガイドライン作成委員会による『B 型肝炎治療ガイドライン』が参考になる[8].
- 化学療法開始時には HBs 抗原のスクリーニング後，陰性の場合には HBs 抗体および HBc 抗体を測定する（❷）.
- HBs 抗原や HBV DNA 陽性の B 型肝炎キャリアに対して化学療法（特にリツキシマブ，ステロイド，プリンアナログ製剤を含むレジメン）を行う場合には，治療開始前からエンテカビル（0.5 mg/日）を投与しつつ，ウイルス量をモニタリングする.
- HBs 抗体あるいは HBc 抗体陽性（既感染）患者では，化学療法（特にリツキシマブを含む治療）後にウイルス再活性化が起こり，de novo 肝炎を発症することが報告されている．特に de novo 肝炎は重症化・劇症化する頻度が高いため注意が必要である.
- HBs 抗体あるいは HBc 抗体陽性者では，化学療法開始前に HBV DNA も測定し，陰性であった場合にも，治療開始後は1～3か月に1回程度，HBV DNA のモニタリングを継続する（❷）．HBV DNA が陽性化した時点でエンテカビル（0.5 mg/日）の投与を開始する.

（定平　健，櫻井政寿，森　毅彦）

MEMO
HBs 抗体あるいは HBc 抗体陽性者では肝臓内には HBV が存在し，免疫抑制により再活性化すると考えられている.

文献

1) Gafter-Gvili A, et al. Meta-analysis: antibiotic prophylaxis reduces mortality in neutropenic patients. Ann Intern Med 2005; 142 (12 Pt 1): 979-95.
2) Schlesinger A, et al. Infection-control interventions for cancer patients after chemotherapy: a systematic review and meta-analysis. Lancet Infect Dis 2009; 9: 97-107.
3) Glasmacher A, et al. Itraconazole prevents invasive fungal infections in neutropenic patients treated for hematologic malignancies: evidence from a meta-analysis of 3,597 patients. J Clin Oncol 2003; 21: 4615-26.
4) Kawamura K, et al. Low-dose acyclovir prophylaxis for the prevention of herpes simplex virus disease after allogeneic hematopoietic stem cell transplantation. Transpl Infect Dis 2013; 15: 457-65.
5) Chanan-Khan A, et al. Analysis of herpes zoster events among bortezomib-treated patients in the phase III APEX study. J Clin Oncol 2008; 26: 4784-90.
6) Aoki T, et al. Efficacy of continuous, daily, oral, ultra-low-dose 200 mg acyclovir to prevent herpes zoster events among bortezomib-treated patients: a report from retrospective study. Jpn J Clin Oncol 2011; 41: 876-81.
7) 日本造血細胞移植学会．造血細胞移植ガイドライン―サイトメガロウイルス感染症．第2版．2011. http://www.jshct.com/guideline/pdf/guideline_CMV_2.pdf
8) 日本肝臓学会・肝炎診療ガイドライン作成委員会，編．B型肝炎治療ガイドライン．第2版．2014. http://www.jsh.or.jp/doc/guidelines/HBV_GL_ver2.201406.pdf

3章 主な治療法

放射線療法

> **専門医からのアドバイス**
> - 悪性血液疾患は放射線による腫瘍縮小効果が良い．根治を目指す治療から緩和治療まで幅広く用いることが可能である．標準治療のなかでの放射線治療の役割をよく理解する必要がある．個々の状況のなかで放射線治療を適切に使用するためには，治療前から放射線治療医と十分に協議をしておくのがよい．
> - 放射線治療と化学療法とのcombined modality therapy（CMT）ではISRT（involved site radiation therapy）で放射線治療を行う．照射野は化学療法前の腫瘍容積により設定するので，治療開始前に必要な画像情報は得ておく必要がある．

- 日本放射線腫瘍学会，日本血液学会，NCCN（National Comprehensive Cancer Network），ILROG（International Lymphoma Radiation Oncology Group）のガイドラインなどを参考にして以下に記述した[1-7]．

▶ **白血病/MDS** p.94参照

▶ **リンパ腫・骨髄腫** p.74参照

目的

- 放射線治療（radiotherapy；RT）は，悪性血液疾患ではそれぞれの疾患の状況に応じて，単独あるいは化学療法とのcombined modality therapy（CMT）による根治治療，化学療法後の残存病変への治療，造血幹細胞移植の前処置としての全身照射（total body irradiation；TBI）および緩和治療と幅広く用いられる．

適応

- 根治治療としては以下の状況で適応がある．

非ホジキンリンパ腫
- びまん性大細胞型B細胞リンパ腫（DLBCL）
  ①限局期（I，II期）DLBCLでは，CMT：R-CHOP療法を3コース後，あるいはR-CHOP療法を6〜8コース後残存病巣に行う．

MEMO
R-CHOP療法：リツキシマブ，シクロホスファミド，ドキソルビシン，ビンクリスチン，プレドニゾロン

②bulky mass を伴う進行期（Ⅲ，Ⅳ期）DLBCL では R-CHOP を 6〜8コース後に bulky mass に対して行う．
　③化学療法が施行できない DLBCL
- 限局期濾胞性リンパ腫（FL）
- 限局期 MALT リンパ腫
　①限局期胃 MALT リンパ腫：*H. pylori* 陰性
　②限局期胃 MALT リンパ腫：*H. pylori* 陽性で除菌失敗例
　③限局期で胃以外の MALT リンパ腫
　④限局期節性 MALT リンパ腫
- 限局期マントル細胞リンパ腫（MCL）
- 限局期末梢性 T 細胞リンパ腫（PTCL）
- 限局期節外性 NK/T 細胞リンパ腫，鼻型
- 皮膚リンパ腫
　①限局期皮膚 B 細胞リンパ腫
　②限局期皮膚 T 細胞リンパ腫

ホジキンリンパ腫（HL）
- 古典的ホジキンリンパ腫（CHL）
　予後良好群限局期（Ⅰ，Ⅱ期），予後不良群限局期（Ⅰ，Ⅱ期）および進行期（Ⅲ，Ⅳ期）ABVD 療法後部分奏効（PR）例
- 限局期結節性リンパ球優位型 HL（NLPHL）

造血幹細胞移植の前処置としての TBI
- 白血病細胞などの腫瘍細胞の死滅およびリンパ球の不活化による移植細胞拒絶予防を目的に行う．

孤立性形質細胞腫

方法

非ホジキンリンパ腫
びまん性大細胞型 B 細胞リンパ腫（DLBCL）
- 限局期（Ⅰ，Ⅱ期）DLBCL では，R-CHOP などの化学療法後に ISRT で行う．完全奏効（CR）の場合は 30〜36 Gy，部分奏功（PR）の場合は 40〜50 Gy 照射する．
- bulky mass を伴う進行期（Ⅲ，Ⅳ期）DLBCL では，bulky mass に対して RT を行うことがある．CR の場合は 30〜36 Gy，PR の場合は 40〜50 Gy 照射する．
- 化学療法が施行不能な DLBCL では，ISRT で行い 45〜55 Gy 照射する．
- 節外性 DLBCL は節性 DLBCL と基本的には同様に治療するが，配慮が必要なこともある．中枢神経原発 DLBCL ではメトトレキサート（MTX）大量療法を先行し，それに引き続き全脳照射を行う．高齢者では遅発性中枢神経障害のリスクに配慮を要する．精巣原発 DLBCL では対側精巣への照射

MEMO
ABVD 療法：ドキソルビシン，ブレオマイシン，ビンブラスチン，ダカルバジン

MEMO
線量率：TBI での線量制限因子は間質性肺炎である．それを軽減するとされる放射線治療因子は肺線量，分割照射と線量率である．線量率 0.075 Gy/分と 0.015 Gy/分では発生率がおのおの 13%，43% と低線量率で低い間質性肺炎発生率であるという報告がある．

MEMO
ISRT（involved site radiation therapy）[6]
（❶）：病巣部に限定する照射方法である．従来の標準的照射方法であった病巣のある解剖的部位を照射する involved field radiation therapy（IFRT）よりは照射容積が減り，正常組織への有害事象が軽減する可能性がある．照射部位は化学療法前あるいは摘出前の GTV（gross tumor volume；肉眼的腫瘍体積）を基礎に CTV（clinical target volume；臨床標的体積）を設定する．RT の照射容積は化学療法の進歩による腫瘍制御の向上，CT，MR，PET といった画像診断の向上を背景に extended field から involved field そして involved site と縮小してきた．

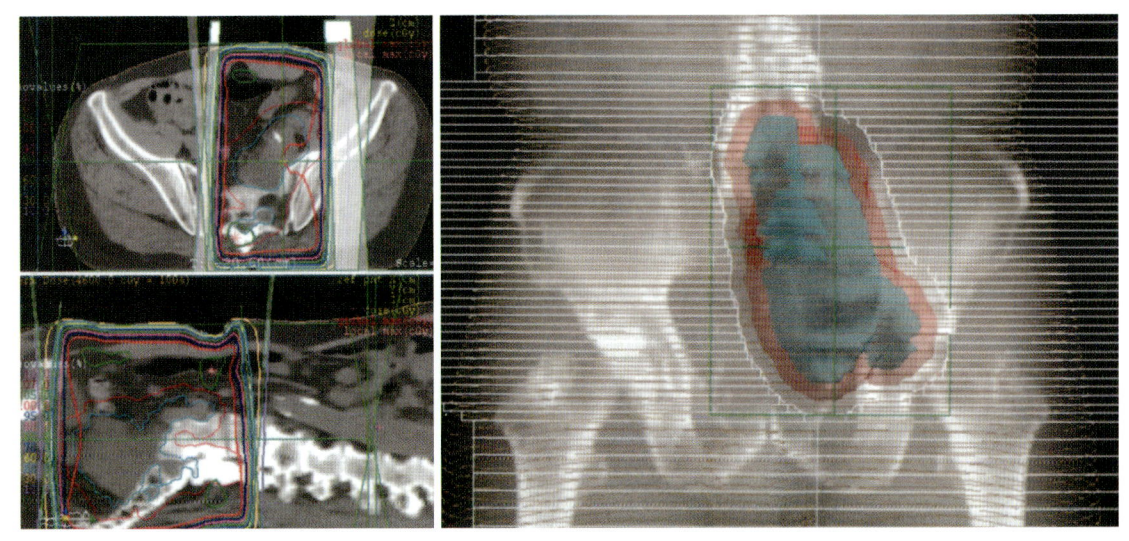

❶ DLBCL に対する ISRT の例
CT で認められた腫瘍に限局して照射部位を設定した.

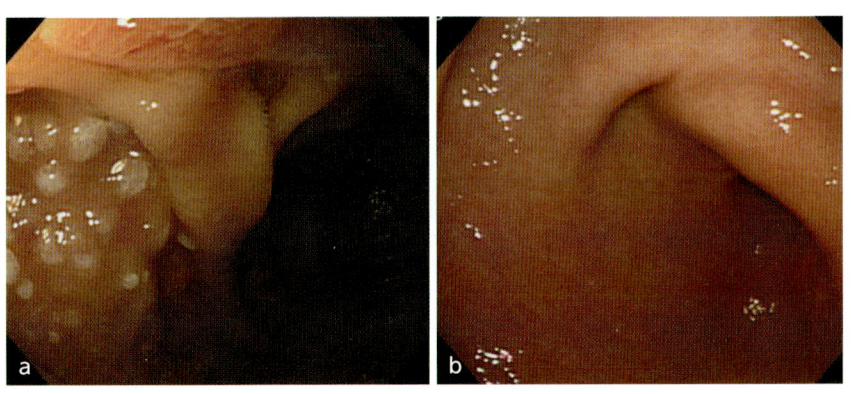

❷ 十二指腸のⅠ期濾胞性リンパ腫（FL）
ISRT 30 Gy にて腫瘍が消失した状態となった（b）.

を行う.

限局期（Ⅰ，Ⅱ期）濾胞性リンパ腫（FL）（❷）

- Grade 1, 2 で RT を選択する場合は，RT 単独で治療を行う．ISRT で行い 24 ～30 Gy 照射する．bulky mass には 6 Gy 追加することもある．Grade 3 では DLBCL と同様に治療を行う．

限局期 MALT リンパ腫

- 胃 MALT リンパ腫では，*H. pyloli* 陰性例および *H. pyloli* 陽性例でも除菌が失敗した場合に行う．RT 単独で胃全体を照射野とし 30 Gy 照射する．
- 胃以外の節外 MALT リンパ腫（眼付属器，甲状腺，唾液腺，肺，乳腺，大腸など）では 24～30 Gy 照射する．眼付属器，甲状腺，唾液腺，乳腺では臓器全体を照射する．

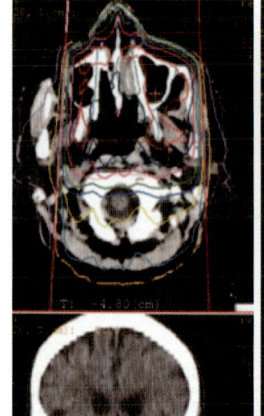

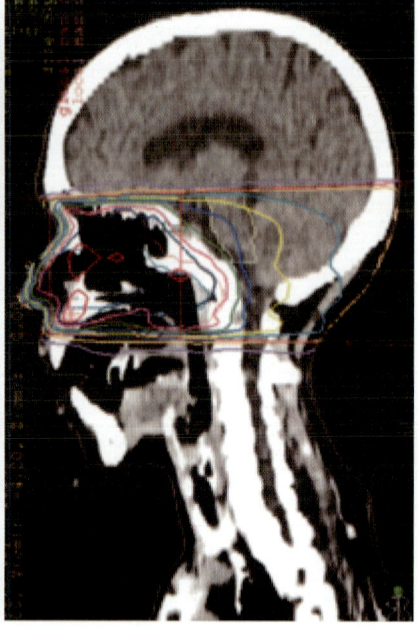

❸ NK/T 細胞リンパ腫，鼻型の照射例
左鼻腔に限局しⅠ期と診断された例の放射線治療で鼻腔および隣接の上咽頭，右上顎洞を CTV に設定した．

- 節性 MALT リンパ腫では，ISRT で行い 24～30 Gy 照射する．

限局期マントル細胞リンパ腫（MCL）

- 施行する場合は RT 単独で ISRT で行い 24～30 Gy 照射する．

限局期末梢性 T 細胞リンパ腫（PTCL）

- CMT を治療選択した場合は，病型にかかわらず ISRT による RT 追加が推奨される．30～40 Gy 照射する．造血幹細胞移植施行例では施行前に局所的な RT を行うことがある．

限局期節外性 NK/T 細胞リンパ腫，鼻型

- DeVIC 療法と同時併用で RT を行う．高線量 50 Gy の照射を行う（❸）．

皮膚リンパ腫

- 皮膚 B 細胞リンパ腫では，限局した原発性皮膚濾胞中心リンパ腫（PCFCL）と，原発性皮膚辺縁帯 B 細胞リンパ腫（PCMZL）には RT 単独で治療を行う．DLBCL では R-CHOP 療法に引き続き RT を行う．
- 皮膚 T 細胞リンパ腫では，菌状息肉腫（MF）では病変が限局している場合に RT は有効で，30 Gy 程度照射する．病期にかかわらず腫瘍制御のためにも腫瘍に限局した RT を行うことがある．皮膚病変が広範な場合は全身皮膚電子線（total skin electron beam；TSEB）療法を行うことがある．原発性皮膚未分化大細胞リンパ腫（primary cutaneous anaplastic large cell lymphoma；PALCL）では，孤立性の病変の場合は切除後あるいは RT 単独での治療が勧められる．腫瘍に限局し 30～36 Gy 照射する（❹）．

ホジキンリンパ腫（HL）

古典的ホジキンリンパ腫（CHL）

- 予後良好群限局期（Ⅰ，Ⅱ期）は CMT で行い，ABVD 療法を 2～4 コース

MEMO

DeVIC 療法：デキサメタゾン，エトポシド，イホスファミド，カルボプラチン

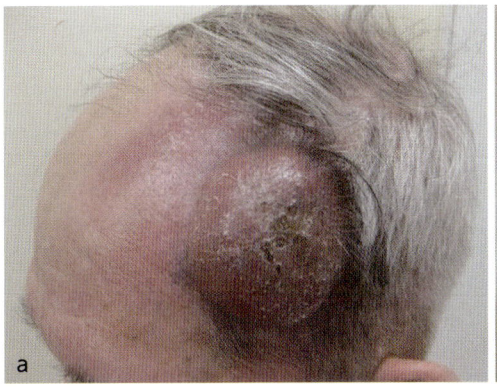

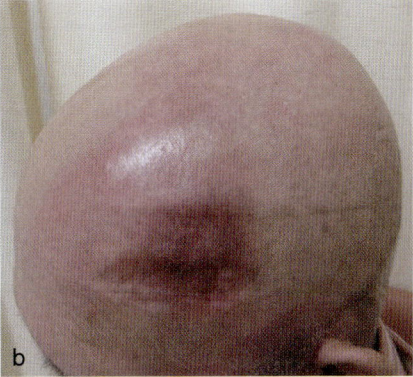

❹ **皮膚T細胞リンパ腫（PTCL）の放射線治療例**
頭皮に対してIMRT（強度変調放射線治療）により36 Gy照射し腫瘍が消失した（b）.

後，20〜30 Gy照射する．照射野はISRTで行う．
- 予後不良群限局期（Ⅰ，Ⅱ期）はCMTで行い，ABVDを4コース後に30 Gy照射する．照射野はISRTで行う．
- 進行期（Ⅲ，Ⅳ期）はABVD療法を6〜8コース後にPRとなった例のbulky部に30〜36 Gy照射する．

限局期結節性リンパ球優位型HL（NLPHL）
- RTのみで治療を行う．ISRTで行うがRT単独で治療を行うのでCMTで行われるCHLよりは照射野を少し大きく設定する必要がある[6]．

TBI
- 大量の抗がん剤（シクロホスファミドなど）投与後に全身に12 Gy/6回，1日1回あるいは2回照射で行われることが多い．線量率は0.05〜0.10 Gy/分で照射する．肺への線量は8 Gy以下にする．高齢者や全身状態が悪い場合は，総線量を2〜4 Gyとして骨髄非破壊的な前処置とする．

孤立性形質細胞腫
- 骨性，骨外性にかかわらず病巣に限局しRT単独で45 Gy以上照射する．

緩和治療
- 腫瘍による疼痛，出血，脊髄などの神経圧迫症状，気道狭窄・閉塞による症状などの緩和にRTは有効である．上記に準じて治療を行う．indolent lymphomasおよびMCLの進行期，再発例での緩和治療では4 Gy（2 Gy×2）が有効である．

（加賀美芳和）

文献
1) 日本放射線腫瘍学会，編．放射線治療計画ガイドライン．2012年版．東京：金原出版：2012．
2) 日本血液学会，編．造血器腫瘍診療ガイドライン　2013年版．東京：金原出版：2013．
3) NCCN Guidelines for treatment of cancer by site. Hodgkin lymphoma. Version 2. 2014. http://www.nccn.org/professionals
4) ibid. Multiple myeloma. Version 2. 2015.
5) ibid. Non-Hodgkin lymphoma. Version 5. 2014.

6) Specht L, et al. Modern radiation therapy for Hodgkin lymphoma: field and dose guidelines from the international lymphoma radiation oncology group (ILROG). Int J Radiat Oncol Biol Phys 2014; 89: 854-62.

7) Halperin EC, et al., eds. Perez and Brady's Principles and Practice of Radiation Oncology. 6th ed. Philadelphia: Lippincott Williams & Wilkins; 2013.

4章

疾患の理解と治療

貧血

4章 疾患の理解と治療／貧血／造血必須物質の欠乏による貧血

鉄欠乏性貧血

> **専門医からのアドバイス**
> - たとえ貧血が高度であっても，ゆっくり進行した場合は自覚症状が乏しい．
> - 血清鉄の低値のみで安易に診断してはいけない．
> - 血清フェリチン値低下が確定診断の決め手になる．
> - 原因となる消化管出血や婦人科疾患の検索を行う．
> - たとえ貧血が高度であっても，内服可能であれば経口鉄剤を投与する．
> - 鉄剤はヘモグロビン（Hb）値が正常化しても中止せず，フェリチン値が正常化するまで継続する．

疫学・病態・症状

▶ 貧血
p.10参照

- 鉄欠乏性貧血（iron deficiency anemia）は日常診療で最も遭遇する機会が多い貧血疾患であるが，その正確な頻度は明らかではない．
- 先進国のなかでも，わが国の罹患率は高い．
- 男性の罹患率は2％以下にすぎないものの，女性の罹患率は10％程度と推測されている．
- 貧血の診断基準は満たさないものの，貯蔵鉄が枯渇した潜在的な鉄欠乏状態は女性の約半数に上るとされる（❶）．
- 赤血球に含まれるヘモグロビン（hemoglobin；Hb）は，体内の各組織に酸素を運搬する働きを担う．
- Hbはヘムとグロビンから構成され，酸素と結合する鉄はヘムの合成に必要不可欠である．
- 鉄欠乏性貧血はHb合成に必須の鉄が不足することに起因する「赤血球系造血障害」の一つである．
- 貯蔵鉄の低下に伴って，鉄の吸収率を高めるためトランスフェリンの産生が高まり，血清トランスフェリンが増加し，総鉄結合能（total iron-binding capacity；TIBC）も増加する．
- 赤芽球はトランスフェリンと結合した鉄を取り込むので，血清鉄の減少により赤芽球への鉄の供給が低下してHb合成が低下する．

❶ 鉄欠乏の病期

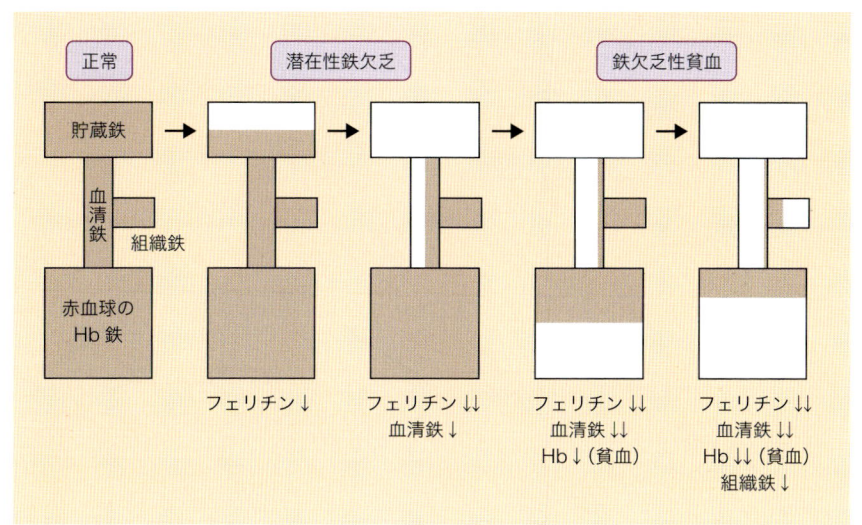

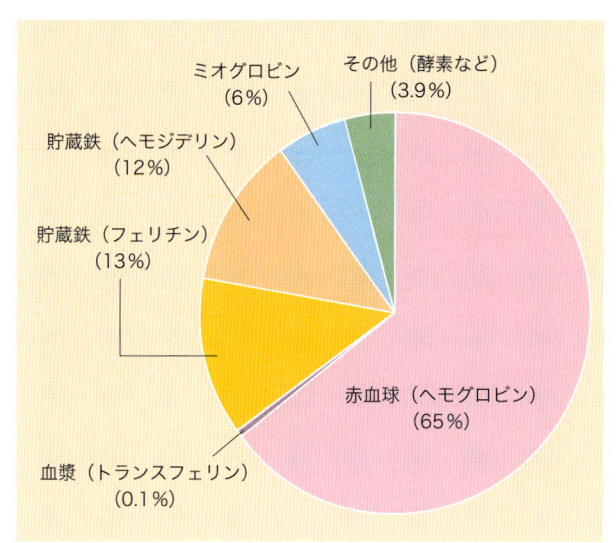

❷ 鉄の体内分布
成人全鉄量 3〜4 g（男性 50 mg/kg，女性 30 mg/kg）
Hb 1 g ＝鉄 3.4 mg
（Andrews NC. Wintrobe's Clinical Hematology. 12th ed. 2008[1]）より作成）

- 成人の体内には 3〜4 g（男性 50 mg/kg，女性 30 mg/kg）の鉄が存在し，その 2/3 は赤血球中の Hb に結合している（❷）．
- 残りの大部分はフェリチンやヘモジデリンに結合した「貯蔵鉄」であり，その他，少量ずつさまざまな様式で存在している（❷）．
- 1 日の食事中に含まれる鉄量は約 10 mg で，そのうちの約 10％が十二指腸〜空腸上部から吸収される．したがって，食物を通じて吸収される鉄は，1 日にわずか 1 mg 程度である（❸）．
- 鉄吸収の調節には肝臓で合成されるヘプシジンが関与している．ヘプシジンはフェロポーチン-1 を分解することよって細胞内から血漿中への鉄排出を低下させ，細胞内に鉄を蓄えることによって鉄吸収を抑制している[1]（❸）．
- 生体内には鉄の能動的な排出機構は備えられていないものの，腸粘膜や皮膚の脱落，あるいは便・尿・汗などとともに 1 mg 程度が排泄されるため，出

鉄欠乏性貧血 ● 147

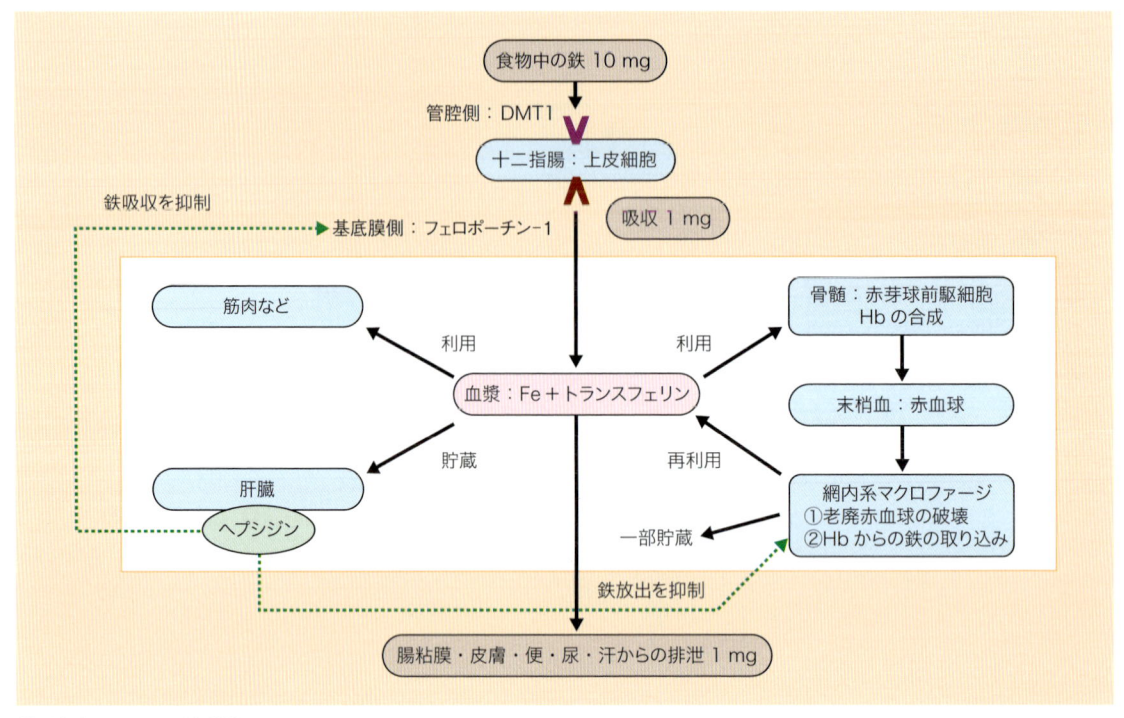

❸ 体内における鉄動態
DMT1：divalent metal transporter 1
（Andrews NC. Wintrobe's Clinical Hematology. 12th ed. 2008[1]）より作成）

納のバランスがとれている（❸）．
- 体内の鉄はわずかな出入りがあるものの，生理的な状態ではほぼ同量を維持している．そのため，出血などによる鉄の喪失，摂取量の低下，あるいは需要の増大などが加わると，容易に鉄欠乏状態に至ってしまう．
- 血液1 mL喪失時には0.5 mgの鉄が失われる．
- 成人女性の場合は月経による出血で1日平均2 mg，妊娠した場合は胎児への鉄補給も加わり1日平均3 mgの鉄が必要となる．
- 授乳中は鉄が母乳中のラクトフェリンとして失われる．
- 貧血を呈する疾患に共通の症状として，易疲労感，全身倦怠感，頭痛，めまいなどの組織の酸素不足による症状のほか，それを代償しようとして生体が反応する脈拍・心拍出量・呼吸数の増加に伴う動悸・息切れがある．
- 症状の程度とHb値のレベルとは必ずしも相関せず，貧血の進行速度が大きく影響する．貧血が急速に進行した場合は症状が出現しやすいが，ゆっくりと進行した場合は症状が乏しい．
- 診察上は，皮膚・粘膜・眼瞼結膜の蒼白，浮腫，頻脈，頻呼吸，機能性収縮期雑音，頸静脈雑音などを認めることがある．
- 鉄欠乏自体による匙状爪（spoon nail）は有名であるが，実際に見かけることは少ない．
- 氷や米粒を好んで食する異食症（pica）も鉄欠乏に伴う症状として知られ

❹ 鉄欠乏性貧血および貧血のない鉄欠乏の診断基準

	ヘモグロビン（Hb）* （g/dL）	総鉄結合能（TIBC） （μg/dL）	血清フェリチン （ng/mL）
正常	≧12	＜360	≧12
貧血のない鉄欠乏	≧12	≧360 or ＜360	＜12
鉄欠乏性貧血	＜12	≧360	＜12

*成人女性の場合（年齢や性別によってHb値の基準は異なってくることに注意）．
（内田立身．鉄剤の適正使用による貧血治療指針．改訂第2版，2009[2]）より）

- ているが，患者本人が嗜好ととらえ，病的と認識していないことが多い．
- 乳幼児期は発育発達障害や行動異常，思春期は記憶力や認知力の低下を呈することがある．また，妊婦（妊娠後期）では早産や低体重児出産のリスクが高まる．
- しばしば，むずむず脚症候群（restless legs syndrome）を合併する．
- Plummer-Vinson症候群は，鉄欠乏性貧血に下咽頭食道接合部のヒダ形成と舌炎を伴うものをいう（わが国ではまれ）．

検査・診断（鑑別診断）

- 自覚症状に乏しいことが多いため，日常臨床では，患者自身による自発的な受診よりも，健康診断などで偶然発見され医療機関を受診するケースが多い．
- WHO基準で，Hbの正常値は成人男性で13.0 g/dL以上，成人女性で12.0 g/dL以上とされる．
- ただし，鉄需要が高まる成長期の小児や80歳以上の高齢者では11 g/dL以上，循環血漿量が増加する妊婦では，妊娠前期および後期は11 g/dL以上，妊娠中期では10.5 g/dL以上に設定されている．
- Hb値が上記の正常値未満の場合，貧血と診断する．
- Hb値低下（貧血）を認めた場合，平均赤血球容積（mean corpuscular volume；MCV）を計算し，小球性貧血（MCV＜80 fL）であれば鉄欠乏性貧血を疑い，血清鉄，TIBCおよびフェリチンを測定する．
- TIBC≧360 μg/dL，血清フェリチン＜12 ng/mLを満たす場合，鉄欠乏性貧血と診断する[2]（❹）．
- 血清鉄の低値のみで安易に鉄欠乏性貧血と診断してはいけない．
- トランスフェリン飽和率（transferrin saturation；TSAT）〔（血清鉄/TIBC）×100〈％〉〕が15％以下であれば鉄欠乏性貧血と診断できる（TSATの正常値は25～30％）．
- 診断確定後は鉄欠乏に至った原因を検索する．
- 鉄欠乏をきたす原因としては，①出血による鉄の喪失（月経，消化管疾患，婦人科疾患など），②鉄供給の減少（偏食や胃切除後あるいは*Helicobacter pylori*感染などによる鉄吸収不足など），③鉄需要の増大（妊娠や成長期など）がある．

> **MEMO**
> MCV：赤血球の大きさを表す．80≦MCV≦100で正球性貧血，MCV＜80で小球性貧血，MCV＞100で大球性貧血と分類する．
> MCV（fL）＝Ht（％）/100÷RBC（×10[6]/μL）＝Ht/100÷RBC（×10[-3]/fL）＝Ht/RBC×10（fL）

❺ 鉄欠乏性貧血と他の小球性貧血との鑑別

小球性貧血	病態	フェリチン	血清鉄	TIBC
鉄欠乏性貧血	鉄欠乏により貯蔵鉄，血清鉄が低下．鉄吸収率を高めるため，トランスフェリンの産生が高まり，TIBC も上昇	↓	↓	↑
anemia of chronic disease（ACD）	鉄が網内系に取り込まれ血清鉄が減少するため，鉄が骨髄に運搬されない．貯蔵鉄は過剰になっているので，トランスフェリンの産生が抑制され，TIBC は低下	↑*	↓	↓*
無トランスフェリン血症	トランスフェリン合成障害により TIBC が低下．血清鉄も低下し，貯蔵鉄は増加する	↑	↓	↓
サラセミア	1 つ以上のグロビン鎖の合成障害による Hb 産生障害．無効造血と血管外溶血により鉄過剰状態となる	↑*	↑*	↓*
鉄芽球性貧血	ヘム合成の障害により鉄利用ができず，鉄過剰状態となる．トランスフェリン産生は抑制され，TIBC は低下	↑	↑	↓*

*正常範囲内の例もある．

- マラソンやテニスなどのスポーツ選手では，物理的破壊によって少量の血管内溶血が起こり，その結果，ヘモグロビン尿が産生され鉄喪失を引き起こすことがある．
- anemia of chronic disease（ACD），無トランスフェリン血症，サラセミア，鉄芽球性貧血も小球性低色素性貧血を呈するが，鉄代謝マーカーを組み合わせることによって鑑別可能である（❺）．
- 血清鉄は低値を示すが，血清フェリチンが低値とならず TIBC も高値とならない ACD の鑑別に注意する．ACD は悪性腫瘍，膠原病，感染症などの慢性炎症に伴うことが多い．
- 末梢血塗抹標本では，赤血球は中心の色素を欠き（central pallor），リング状で厚みの足りない菲薄赤血球像を示す．大小不同（anisocytosis）や形の変形した赤血球（poikilocyte）を認めることもある．
- 鉄欠乏性貧血は血液検査のみで診断できるので，たとえ貧血が高度であっても，骨髄検査の適応はないが，典型例では①赤芽球系が過形成であり，②健常者では 30〜50％ にみられる鉄可染性の赤芽球（鉄芽球〈sideroblast〉）が 10％ 以下まで著減している．
- 鉄欠乏性貧血患者では，貧血に対して腎臓からのエリスロポエチンが増加し，それが骨髄の赤芽球系造血を促進することにより骨髄赤芽球が増加する．しかし，鉄の欠乏で赤芽球の Hb 産生が不十分であり，赤芽球細胞質が少なく，未熟なものが多い．

治療

●ガイドラインの現況

- 日本鉄バイオサイエンス学会治療指針作成委員会が作成した『鉄剤の適正使用による貧血治療指針（改訂第 2 版）』が参考になる[3]．

MEMO

鉄代謝マーカー
トランスフェリン：血液中の鉄輸送蛋白．1 分子のトランスフェリンに 2 つの Fe^{3+} が結合する．
血清鉄：トランスフェリンと結合した鉄．
フェリチン：アポフェリチンという蛋白質と Fe^{3+} から成る水溶性蛋白．フェリチンは一定の割合で血中に溶け出し，血清フェリチンとして測定される．体内の貯蔵鉄量を敏感に反映する．
総鉄結合能（TIBC）：すべてのトランスフェリンに結合しうる鉄の量．TIBC＝不飽和鉄結合能（UIBC）＋血清鉄

鉄欠乏予防と食品からの鉄吸収

- 前述のように，食物を通じて吸収される鉄は，1日にわずか1 mg程度である（❸）．
- 野菜などに含まれる無機鉄（非ヘム鉄）に比べると，肉や赤身の魚に多く含まれる有機鉄（ヘム鉄）は腸管からの吸収効率が高い．
  - 動物性のヘム鉄（有機鉄，二価鉄 Fe^{2+}）を含むもの：肉，レバー，魚の赤身（吸収率：10〜25%）．
  - 植物性の非ヘム鉄（無機鉄，三価鉄 Fe^{3+}）を含むもの：ひじき，ほうれん草，ゴマ（吸収率：1〜5%）．
- 食品中の非ヘム鉄は三価（Fe^{3+}）の化合物として存在しており，胃酸により二価（Fe^{2+}）に還元されて十二指腸〜空腸上部で吸収されるが，胃全摘後は鉄が還元されなくなるために鉄吸収も低下する．そのため，胃全摘後は鉄欠乏を伴っている場合が多い．
- 日本人は肉類よりも野菜や穀物，海藻などから鉄を摂取する割合が高いため，鉄の吸収効率が悪い．したがって，こうした非ヘム鉄を有効に吸収するためには，ビタミンCや消化酵素を多く含む動物性蛋白を一緒に摂取することが望ましい．

鉄欠乏性貧血に対する治療

- 鉄剤の経口投与と静脈内投与があるが，第一選択は経口鉄剤である．
- 静脈用鉄剤を用いるのは，①重篤な心不全や大量出血時のように早急な鉄補給が必要な場合，②消化器症状による服薬困難例，③消化管からの鉄吸収低下例，④炎症性腸疾患などの合併例などの場合に限られる．

鉄剤の経口投与

- 経口鉄剤の内服量は50〜200 mg/日である．
- 鉄剤を服用すると便の色が必ず黒くなることをあらかじめ説明しておく．
- 鉄剤内服患者の10〜20%に悪心・嘔吐，便秘，腹痛，下痢といった消化器症状を認める．
- 患者によって薬剤に「相性」があるので，不耐用を訴える場合は別の薬剤を試してみるとよい．
- 徐放錠は，吸収効率は悪いが消化器症状は少ない．
- 溶性ピロリン酸第二鉄（インクレミン®）は，経口鉄剤のなかでは消化器症状が最も少ない．
- 空腹時のほうが吸収率は高いが，消化器症状を増悪させることがあるので食後の内服でも構わない．
- ビタミンCの併用は鉄吸収を増加させるものの，消化器症状を増悪させることがある．
- 緑茶などに含まれるタンニン酸は鉄吸収を低下させるが，臨床的には問題にならない．したがって，お茶で飲むことをあえて禁止する必要はない．
- 胃酸分泌阻害薬（H_2受容体阻害薬やプロトンポンプ阻害薬）やテトラサイクリン系抗菌薬，キノロン系抗菌薬は鉄吸収を低下させるので併用時は注意

する.
- 鉄剤を開始すると，1週間から10日後に網赤血球数が増加し，2か月程度でHb値は正常化する．しかし，この時点ではいわゆる貯蔵鉄が満たされておらず，鉄剤中止後には貧血が再燃しやすい．
- Hb値が正常化しても鉄剤は中止せず，フェリチン値が正常化するまでさらに3〜4か月間程度，継続する．
- 鉄剤の内服では，生体内の鉄の量が十分になると鉄吸収が低下するので鉄過剰症はまれである．
- 治療効果はHb値で確認し，治療終了時期はフェリチン値で判断する．
- 血清フェリチン値は，鉄欠乏状態の早期診断だけではなく，鉄剤の投与中止決定に重要な指標である．

鉄剤の経静脈投与
- 経口鉄剤では投与量の10〜20%が吸収されるにすぎないが，静注用鉄剤では投与した量がすべて体内に蓄積される可能性があり鉄過剰状態になりやすい．
- そのため，経静脈投与を行う場合には貧血の程度に応じてあらかじめ投与量を決め計画的に投与する．

   中尾の式：総鉄必要量〈mg〉＝[2.7×(16−Hb値)＋17]×体重〈kg〉

- 1日あたり40〜120 mgを連日投与し，あらかじめ計算された総鉄必要量に達すれば治療を終了する．
- 静注用鉄剤は経口鉄剤より貧血の改善は早い．
- 静注用鉄剤投与直後は血清フェリチン値が一過性に高値を示す．これは，投与された鉄がHbに合成される前にいったん網内系に取り込まれ，一時的に血清フェリチン値が高くなるためである．この時期は血清フェリチン値も体内貯蔵鉄量を正確には反映していない．したがって，4週間ほど経過してからフェリチン値を測定し評価する．
- 静注用鉄剤は，生理的食塩水を希釈に用いるとコロイドが不安定になるため，5〜20%ブドウ糖液に溶解し点滴静注あるいは2分以上かけて静脈注射する．
- 静注用鉄剤は血管痛，血圧低下，アナフィラキシーショックなどを引き起こす可能性があるので，急速静注は避ける．
- 血管外漏出すると，アルカリ性のため炎症を生じる．
- 静注用鉄剤のなかでフェジン®に特異的に発生する副作用として「低リン血症」や「骨軟化症」を引き起こす症例が報告されているので，長期間にわたり頻回に投与する場合は注意する．
- 静注用鉄剤が投与されると，mucosal blockという現象により消化管粘膜からの鉄の吸収が抑制されるため，経口鉄剤の併用効果は乏しい．

輸血
- 鉄欠乏性貧血は，鉄剤の投与のみで治癒しうる．したがって，たとえ貧血が高度であっても循環動態に支障をきたしていない限り，安易な輸血は避ける．

- 特に，貧血がゆっくり進行した例では，輸血は不要である．

鉄剤に不応時の対応
- 経口鉄剤投与にもかかわらず貧血の改善が得られない場合，漫然と継続せず，その原因を検討する．
- 月経や痔核などによる慢性出血は，過剰な鉄喪失が持続し，しばしば難治性貧血の原因となる．貧血を引き起こしている原因への対処も必要である．
- 消化器症状のため内服できていない場合は，薬剤の変更，内服時間の変更，あるいは静注用鉄剤への変更を考慮する．
- *Helicobacter pylori* による萎縮性胃炎併発例では，治療抵抗性を示すことが報告されている．こうした例では，除菌療法のみで貧血が改善する場合がある[4]．

注意点

- 小球性（MCV＜80 fL）にこだわると思わぬ落とし穴に陥ることがある．たとえば，大球性貧血の代表である巨赤芽球性貧血に鉄欠乏性貧血を合併すると，相殺されて小球性を示さないことがある．
- 血清フェリチン値の低値は，鉄欠乏状態に特異的であるが，炎症所見を伴う病態ではフェリチンが正常または増加している場合があり，鉄欠乏性貧血の合併の可能性を否定できない．実際に消化管疾患などでは，しばしばACDと鉄欠乏性貧血の合併例を認める．
- C型慢性肝炎患者に鉄剤を投与すると肝炎を悪化させるため，鉄剤の投与を避けることが望ましい[5]．
- 慢性腎不全患者の鉄欠乏性貧血合併時は通常よりフェリチン値が高値であるため，100 ng/mL 未満になれば鉄剤を開始してもよい．
- 発作性夜間ヘモグロビン尿症（PNH）患者に鉄剤を投与すると，溶血を悪化させることがあるので，必要時は少量から開始する．

〔山﨑宏人〕

文献
1) Andrews NC. Iron deficiency and related disorders. In: Greer JP, et al., eds. Wintrobe's Clinical Hematology. 12th ed. Philadelphia: Lippincott Williams & Wilkins; 2008. pp.810-34.
2) 内田立身．鉄欠乏性貧血の治療指針．日本鉄バイオサイエンス学会治療指針作成委員会，編．鉄剤の適正使用による貧血治療指針．改訂第2版．札幌：響文社；2009. pp.10-7.
3) 日本鉄バイオサイエンス学会治療指針作成委員会，編．鉄剤の適正使用による貧血治療指針．改訂第2版．札幌：響文社；2009.
4) 山﨑宏人．*Helicobacter pylori* と鉄欠乏性貧血．成人病と生活習慣病 2012；42：1218-22.
5) 日野啓輔ほか．慢性肝障害における鉄代謝異常と除鉄療法．日内会誌 2010；99：1248-54.

4章　疾患の理解と治療／貧血／造血必須物質の欠乏による貧血

巨赤芽球性貧血

> **専門医からのアドバイス**
>
> ▶ 悪性貧血は，自己免疫性の萎縮性胃炎により内因子分泌が低下することでビタミン B_{12}（VB_{12}）吸収障害が起き，大球性貧血をきたす疾患である．
> ▶ 内因子を使用する血清 VB_{12} 値の測定において，抗内因子抗体陽性例では見かけ上 VB_{12} 値が低下しないことがあり，血清 VB_{12} 値が正常でも悪性貧血の鑑別が必要となる．
> ▶ 悪性貧血の標準治療は VB_{12} の非経口投与（筋注など）である．高用量経口投与でもごく一部が吸収されることから，神経障害がなく重篤でない場合には専門医の管理のもと，有効な場合もある．
> ▶ VB_{12} 欠乏により亜急性連合性脊髄変性症などの神経障害を合併することがあり，早期診断が重要となる．
> ▶ 高齢者では摂取不足や萎縮性胃炎により VB_{12} が欠乏し，VB_{12} 欠乏による活動性の低下からさらに食事量が減少して悪化するケースがある．

疫学・病態

- 巨赤芽球性貧血（megaloblastic anemia）とは，DNA 合成障害を原因として骨髄に巨赤芽球が出現する疾患の総称である．
- DNA 合成障害の主たる原因はビタミン B_{12}（VB_{12}，コバラミン）または葉酸の欠乏であり，ほかに薬剤性もある．
- VB_{12} 欠乏をきたす原因・疾患を❶に示す．VB_{12} 欠乏の原因として最も頻度が高いのが悪性貧血（pernicious anemia；PA）である．
- VB_{12} が食物から吸収され，細胞まで運搬される過程には多くの因子が関与する（❷）．

悪性貧血

- 悪性貧血（PA）はどの年齢層にも発症するが，一般的には40歳以降に多く，大規模調査では70～80歳に中央値がある．ヨーロッパ，アフリカと比較してアジアでは頻度が低い．
- PA は胃壁細胞の破壊，胃粘膜萎縮により内因子の分泌が低下・欠乏することで VB_{12} の吸収不良が起こる疾患である．胃壁細胞の H/K-ATPase が $CD4^+$ T 細胞の標的とされ[1]，胃酸も欠乏する．無ガンマグロブリン血症の

▶ 貧血
p.29参照

MEMO

内因子：染色体11番にコードされた分子量約45,000の糖蛋白であり，胃酸と同様，胃壁細胞でつくられる．内因子のC末側に VB_{12} 結合部位，N末に回腸の受容体結合部位がある．VB_{12} は内因子と結合するとコンパクトな形態となり，蛋白分解に抵抗性となる．

❶ ビタミン B₁₂（VB₁₂）欠乏の原因

摂取不足	完全菜食主義，ベジタリアンの児（完全母乳保育），VB₁₂ 欠乏に起因する精神症状により，さらに食事摂取が低下することで悪循環となるケース
胃	悪性貧血，胃摘後，胃バイパス，萎縮性胃炎，プロトンポンプ阻害薬（PPI）長期投与
膵臓	外分泌低下（慢性膵炎），Zollinger-Ellison 症候群（胃酸過多のため膵液による中和ができない）
小腸	小腸切除後，バイパス術後，炎症性腸疾患，盲端症候群，広節裂頭条虫症，セリアック病，腸結核，腸リンパ腫，アミロイドーシス，骨盤照射後，甲状腺機能低下に関連した吸収不良，VB₁₂ 欠乏自体による腸粘膜への影響
薬剤性	亜酸化窒素（N₂O）麻酔（メチルコバラミンの破壊による急性巨赤芽球性貧血），ネオマイシン，メトホルミン（カルシウムの補充で予防可）
遺伝性	Imerslund-Gräsbeck 病（常染色体劣性遺伝，cubam 受容体を構成する cubilin, amnionless の変異），遺伝性トランスコバラミン II 欠損症（常染色体劣性遺伝），先天性内因子欠損症（常染色体劣性遺伝）

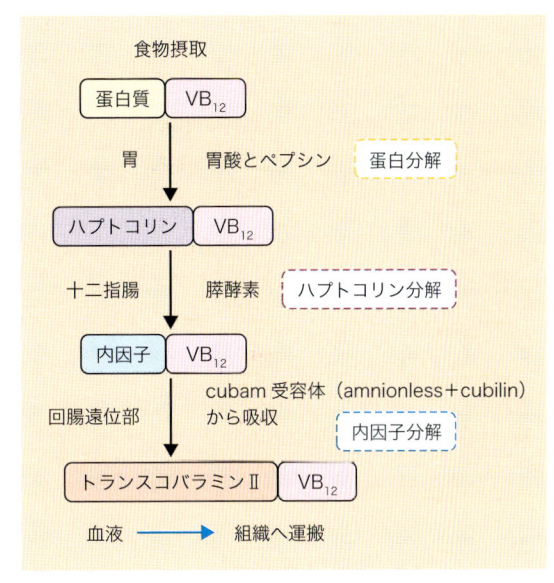

❷ ビタミン B₁₂（VB₁₂）吸収に関連する因子

①食物に含まれる VB₁₂ は蛋白質と結合しており，胃酸とペプシンの作用で蛋白質が分解されることで，VB₁₂ が遊離する．
　→萎縮性胃炎により胃酸やペプシンの作用が低下すると VB₁₂ が蛋白質から遊離せず，吸収不良が起きる．
②胃で蛋白質から遊離した VB₁₂ はハプトコリンと結合することで，強酸性下でも分解を免れる．
③VB₁₂ とハプトコリンの結合体は十二指腸に移動し，ハプトコリンが膵酵素によって蛋白分解されることで VB₁₂ が遊離する．
④ハプトコリンから遊離した VB₁₂ は胃壁細胞で産生された内因子と結合する．
⑤VB₁₂ と内因子との結合体は回腸遠位部で cubam 受容体を介して腸上皮細胞に吸収される．
　→Imerslund-Gräsbeck 症候群（20 万人に 1 人）は cubam 受容体（amnionless, cubilin）の変異による先天的 VB₁₂ 吸収障害である．
⑥内因子＋VB₁₂ 複合体が回腸で吸収された後，内因子が分解され，トランスコバラミン II（TCII）が VB₁₂ と結合して組織への運搬を担う．

患者でも PA が発症することから，T 細胞による胃壁細胞障害が PA 発症の主たる自己免疫的機序と考えられる．

- 甲状腺疾患，1 型糖尿病，白斑症などの自己免疫疾患とも関連することが知られる．
- 抗内因子抗体（感度 50～70％）は PA に特異的である．blocking 抗体は VB₁₂ と内因子の結合を阻害し，binding 抗体は VB₁₂＋内因子複合体に結合することで回腸からの吸収を阻害する作用がある．PA における内因子の分泌不全に加えて，抗内因子抗体の存在が VB₁₂ 吸収不良を増悪させると考えられる．
- 抗胃壁細胞抗体は通常の萎縮性胃炎では 40～60％で陽性であるが，PA では約 90％で陽性となる．抗胃壁細胞抗体自体は PA の発症にはあまり寄与していないと考えられる．

MEMO

ハプトコリン（haptocorrin）：電気泳動時の動態が rapid であることからハプトコリンは R factors, R binders, R proteins ともいわれる．以前，トランスコバラミン I，III として知られていた．これらは唾液腺などの外分泌腺，貪食細胞から分泌され，その働きは不明であるが，コバラミンアナログの処理にかかわっている可能性が示唆されている．一方，トランスコバラミン II（TCII）は，多くの細胞でつくられる．

❸ ビタミン B₁₂（VB₁₂）欠乏時にみられる症状・検査所見

症状	・緩徐に進行するため，貧血がかなり進行してから症状が出ることが多い ・貧血症状（倦怠感，動悸，息切れ，蒼白顔貌，貧血と黄疸の合併による lemon-yellow skin，浮腫） ・萎縮性舌炎（shiny tongue）による味覚障害や舌のヒリヒリ感
神経学的所見・症状	・亜急性連合性脊髄変性症（四肢の軽度脱力，しびれ，チクチクした痛みなどの知覚異常，低反射，振動覚・位置覚の低下，歩行障害，Romberg徴候，痙性麻痺） ・精神障害（気分変容，認知障害，躁うつ，易刺激性，妄想，精神不安定状態） ・自律神経障害（尿失禁，勃起不全，起立性低血圧）
血算・骨髄	・大球性貧血，網赤血球は正常～低下 　（鉄欠乏が合併していると，大球性にならないケースもある） 　（断片化赤血球がみられることもある） ・過分葉好中球，白血球減少，血小板減少 ・骨髄所見（骨髄検査は診断に必須ではない）：過形成，巨赤芽球，巨大桿状核球
生化学	・LDH上昇，間接ビリルビン上昇，ハプトグロビン低下，血清鉄上昇
その他	・血栓症（脳静脈洞など非特異的な部位にも生じることがある）

葉酸欠乏性巨赤芽球性貧血

- 葉酸欠乏の原因は摂取不足（野菜摂取不足，加熱過多食，うつ病などの精神疾患），またはアルコール依存や薬物依存に伴うことがほとんどである．アルコール依存症では，葉酸とVB₁₂の両者が欠損する場合も多い．
- 他の原因としては，吸収障害（セリアック病，炎症性腸疾患，短腸症候群，小腸腫瘍），薬剤性（メトトレキサート，トリメトプリム，フェニトイン），需要亢進（妊娠，授乳，溶血性疾患，剥脱性皮膚炎）がある．
- 葉酸欠乏は高齢者に多く，75歳以上では10％程度に観察される．

症状・検査・診断（鑑別診断）

- VB₁₂欠乏による症状，神経学的所見，検査値異常について❸に示す．
- 過分葉好中球（5分葉以上が5％以上，6分葉以上が1％以上）は感度が高い所見である（❹a）．
- 骨髄検査は診断に必須ではないが，骨髄所見としては過形成，巨赤芽球（❹b），巨大桿状核球（giant band）（❹c）などを認める．時に急性白血病と誤診されるケースもある．
- 末梢血スメアでは断片化した赤血球が出現することもあり，微小血管症性溶血性貧血と誤る可能性もある[2]．
- 注意すべき点としては，鉄欠乏，サラセミア，慢性炎症の合併により，VB₁₂欠乏があるにもかかわらず平均赤血球容積（MCV）値が上昇しないことがある．この場合でも，過分葉好中球の存在が診断の役に立つ．鉄欠乏合併例では鉄の補充でMCV値が上昇して顕在化することがある．
- 血清VB₁₂は内因子を結合蛋白に用いて測定する．抗内因子抗体の存在はVB₁₂測定に影響するので，PA患者でVB₁₂が正常値である場合や，むしろ高い値となる誤りが起こる[3]．このため，VB₁₂値が正常内であってもVB₁₂欠乏を否定できない．

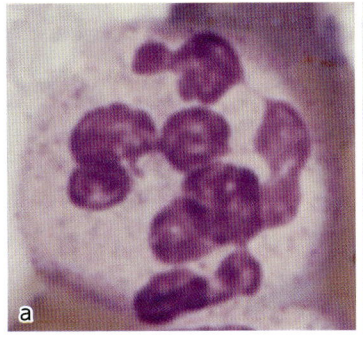

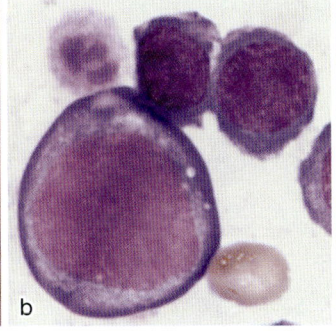

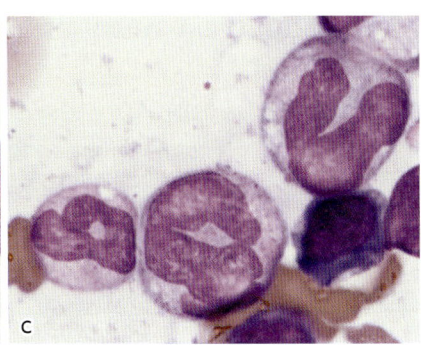

❹ ビタミン B$_{12}$（VB$_{12}$）欠乏時にみられる血球の形態異常
a：過分葉好中球，b：巨赤芽球，c：巨大桿状核球．
（東北大学病院診療技術部検査部門，鈴木千恵先生より提供）

- 通常，血清 VB$_{12}$＜100 pg/mL であれば VB$_{12}$ 欠乏に伴う臨床症状・所見を呈することが多い．臨床所見と VB$_{12}$ 値などの検査所見が乖離するときは，VB$_{12}$ 補充療法による反応をみることが望まれる．
- わが国の日常診療ではまだ普及していないが，メチルマロン酸（正常値 70～270 nmol/L），ホモシステイン（正常値 5～15 μmol/L）の測定が有用である[4]．臨床的に VB$_{12}$ 欠乏を認めた患者の 98％以上でこれらが著明に上昇していることが示されている．
- 萎縮性胃炎は空腹時ガストリン値の上昇（＞100 pmol/L），ペプシノゲン I の低下（＜30 μg/L）が参考となる．
- ^{57}Co，^{58}Co をラベルした VB$_{12}$ を使用する Schilling テストは有名であるが，現在は施行されていない．
- 胃悪性疾患の合併が多いため，便潜血検査や消化管内視鏡検査を検討する．
- 銅欠乏でも神経学的異常をきたすことがあり，VB$_{12}$ 欠乏を認めた際は銅欠乏合併の有無を確認する．

葉酸欠乏の検査
- 遺伝性以外の葉酸欠乏のみでは神経障害の合併はみられない．
- 血清葉酸＞4 ng/mL（9.1 nmol/L）であれば否定的，血清葉酸＜2 ng/mL（4.5 nmol/L）であれば診断的価値があると考えられる．
- 葉酸欠乏ではホモシステインが上昇する．

治療

＊巨赤芽球性貧血のガイドラインは作成されていない．

VB$_{12}$ 欠乏性巨赤芽球性貧血
- VB$_{12}$ の推定必要量は 1 日 2.0 μg（妊婦は 2.3 μg），推奨摂取量は 1 日 2.4 μg（妊婦は 2.8 μg）とされる．
- 体内には 2,000～5,000 μg の VB$_{12}$ が貯蔵されており，約半分は肝臓にある．摂取不良や吸収障害により，数年で枯渇する計算であるが，貯蔵量が少ない高齢者ではより早期に発症することもある．

❺ ビタミンB_{12}（VB_{12}）補充療法に対する反応

時間経過（目安）	治療反応
1〜2日後	LDH，間接ビリルビン，血清鉄などが低下
3〜4日後	網赤血球の増加（1週間でピーク） （貧血の改善前に自覚症状が改善してくる）
1週間後	徐々にHb上昇，MCV低下
2週間後	過分葉好中球が消失
2か月後	Hb正常化 （改善が乏しい場合は鉄や葉酸の欠乏の有無を確認）
3か月〜1年	神経障害の改善

- VB_{12}補充療法は内因子が欠乏するPA患者に対しては，非経口投与（筋注など）が標準である．
- 高用量のVB_{12}内服にて投与量の0.5〜4.0％が受動拡散で吸収されることから，経口投与でもPAの臨床的改善が得られる場合もある．さらに，VB_{12}内服と注射で明らかな差はないとする報告もある[4-7]．経口投与は神経障害がなく，重症でない場合に検討されることがあるが，血液専門医のもとで評価・管理されることが望ましい．また，VB_{12}の経口投与を選択する際は服用コンプライアンスに注意が必要である．

【処方例】
- メチコバール®錠（500μg），3錠，分3

- 診断時，重篤な貧血で心不全を合併している場合には，輸血や利尿薬なども考慮する．
- VB_{12}筋注による治療例：
  ①最初の1週間はVB_{12} 1,000μg（もしくは500μg）を連日投与し，2週目以降は症状が改善するまで週1回（通常4〜8週間），その後は月1回の頻度で投与を継続する．
  ②外来管理が可能な全身状態で連日投与が難しい場合は，週3，4回の投与を2週間継続し，その後週1回，月1回と頻度を減らしていく．
  ③安定した後，長期的には2〜3か月に1回の投与で問題のないケースもある．
- VB_{12}補充を中止すると半年程度で神経障害が，数年後に貧血が再燃することが多い．PAではVB_{12}補充を継続する．
- 胃摘後，バイパス術後，小腸切除後，炎症性腸疾患などによるVB_{12}欠乏性巨赤芽球性貧血に対してもPAと同様に治療する．
- 高齢者の萎縮性胃炎に伴うVB_{12}吸収不良では，VB_{12} 500〜1,000μg/日の経口投与，もしくは筋注で治療する．
- VB_{12}補充療法開始後の反応について❺に示す．

葉酸欠乏性巨赤芽球性貧血

- 葉酸は緑色葉野菜，果実，ナッツ，肉に含まれている．1日推定必要量は約200μg，1日推奨摂取量は240μgであり，妊娠/授乳中は必要量として370

- μg/280μg，推奨摂取量として400μg/300μgとされている．
- 葉酸は熱に弱く，体内には5〜10 mg程度の貯蔵しかないため，摂取を中止した場合は4〜5か月で葉酸欠乏を起こす．
- 葉酸補充療法は1〜5 mg/日の経口摂取を1〜4か月継続する．

【処方例】
- フォリアミン®錠（5 mg），1錠，分1

- VB_{12}欠損があると葉酸の投与で神経障害が増悪することがあるため，葉酸補充の開始前にはVB_{12}欠乏の有無を確認することが必要である．
- 検査結果が得られる前に治療開始の必要があるときは，VB_{12}と葉酸の両者を投与してよい．
- 葉酸補充開始後に血液や神経所見が悪化する場合は，VB_{12}を繰り返し測定して欠乏の有無を再確認することが重要である．

注意点

VB_{12}値が高いときの注意点

- サプリメントなどによるVB_{12}補充がない状況で，VB_{12}値の上昇がみられる場合は注意が必要である．
- 骨髄増殖性疾患など，顆粒球およびその前駆細胞の増加により，トランスコバラミンが上昇することで血清VB_{12}値が高値となる場合がある．ただし，このトランスコバラミンはⅠ，Ⅲ型であり，Ⅱ型に結合するVB_{12}は低下し，組織へのVB_{12}供給は低下している．好酸球増多症，マクロファージ活性化症候群，炎症性疾患，急性前骨髄球性白血病などでも同様の所見がみられる．
- VB_{12}＞1,275 pg/mLは有意に血液悪性疾患の存在と関連するという報告もあり，血液専門医への相談が望ましい．

（大西　康）

文献

1) Toh BH, et al. Cutting edge issues in autoimmune gastritis. Clin Rev Allergy Immunol 2012; 42: 269-78.
2) Merino A, Cid J. Very unusual presentation of pernicious anemia with schistocytes in peripheral blood. Blood 2013; 122: 3862.
3) Yang DT, Cook RJ. Spurious elevations of vitamin B_{12} with pernicious anemia. N Engl J Med 2012; 366: 1742-3.
4) Stabler SP. Clinical practice. Vitamin B_{12} deficiency. N Engl J Med 2013; 368: 149-60.
5) Kuzminski AM, et al. Effective treatment of cobalamin deficiency with oral cobalamin. Blood 1998; 92: 1191-8.
6) Bolaman Z, et al. Oral versus intramuscular cobalamin treatment in megaloblastic anemia: a single-center, prospective, randomized, open-label study. Clin Ther 2003; 25: 3124-34.
7) Nilsson M, et al. Medical intelligence in Sweden. Vitamin B12: oral compared with parenteral? Postgrad Med J 2005; 81: 191-3.

腎性貧血

> **専門医からのアドバイス**
> ▶ 腎性貧血は，エリスロポエチン（EPO）産生低下だけでなく，慢性炎症などの複合的な要因によって発症する疾患である．
> ▶ 赤血球造血刺激因子製剤（ESA）の投与中は，貧血の回復速度や過度にヘモグロビン（Hb）値を上げないよう注意する．

疫学・病態・症状

▶ **貧血** p.42参照

腎性貧血とは

- 腎性貧血（renal anemia）とは，腎機能低下に起因する貧血をさす．
- 2002年に「慢性腎臓病（chronic kidney disease；CKD）」という概念がアメリカ腎臓財団によって提唱されて以降，腎臓病は原疾患と腎機能（糸球体濾過量〈glomerular filtration rate；GFR〉と尿アルブミンまたは尿蛋白）をもとに重症度を規定し診療を行う方向へ転換した．日本においてもKDIGO（Kidney Disease Improving Global Outcomes）のガイドラインを日本人用に改変した重症度分類を用いることが一般的になっている[1]（❶）．
- 日本でもCKD患者数は増加傾向であり，軽症を含めると日本の成人人口の約13％がCKD患者である．50％以上が貧血を合併しているとされるGFRステージG4以上の患者数は20～30万人である[1]（❷）．これらのデータから，日本における腎性貧血患者は30万人以上と推定されている．

腎性貧血の病態（❸）

- 腎性貧血の発症機序としては，腎臓からのエリスロポエチン（EPO）産生低下が第一にあげられるが，そのほかに多くの要因がかかわっている．
- EPOは，腎臓間質の酸素分圧に反応して産生される．近年の研究からは，腎機能低下に伴うEPO産生低下は分泌能力の劣化ではなく，腎臓内の組織荒廃による酸素分圧バランスの異常によってEPO産生細胞が貧血に対して適切に反応できない病態であることがわかってきた．
- 腎性貧血は，炎症性貧血（ACD）＊としての側面を有する．慢性炎症下では，ヘプシジンが肝臓より産生され，十二指腸およびマクロファージの細胞膜上に存在する鉄輸送体フェロポルチンを分解して鉄の吸収や利用を阻害し

> **MEMO**
> EPOの機能：EPOは胎生期では肝臓，出生後は腎臓で主に産生され，赤血球分化を制御する．細胞・動物実験をもとにした基礎研究分野からは，脳，心臓，肺，腸管，生殖器，骨・骨髄や悪性腫瘍で，EPOが抗アポトーシス作用による細胞保護，血管新生促進，免疫制御にかかわっている可能性が報告されてきた．ただし，これらに否定的な論文もある．また，ヒト生体内での役割については，赤血球分化促進以外に明らかになっていない．

＊本書「anemia of chronic disease（ACD）」の項（p.219）を参照

❶ 慢性腎臓病（CKD）の重症度分類

原疾患	蛋白尿区分		A1	A2	A3
糖尿病	尿アルブミン定量（mg/日）尿アルブミン/Cr比（mg/gCr）		正常	微量アルブミン尿	顕性アルブミン尿
			30未満	30〜299	300以上
高血圧 腎炎 多発性嚢胞腎 移植腎 不明 その他	尿蛋白定量（g/日）尿蛋白/Cr比（g/gCr）		正常	軽度蛋白尿	高度蛋白尿
			0.15未満	0.15〜0.49	0.50以上
GFR区分（mL/分/1.73 m²）	G1	正常または高値	≧90		
	G2	正常または軽度低下	60〜89		
	G3a	軽度〜中等度低下	45〜59		
	G3b	中等度〜高度低下	30〜44		
	G4	高度低下	15〜29		
	G5	末期腎不全（ESKD）	<15		

重症度は原疾患・GFR区分・蛋白尿区分を合わせたステージにより評価する．CKDの重症度は死亡，末期腎不全，心血管死亡発症のリスクを緑 ■ のステージを基準に，黄 ■ ，オレンジ ■ ，赤 ■ の順にステージが上昇するほどリスクは上昇する．
（KDIGO CKD guideline 2012を日本人用に改変）
（日本腎臓学会，編．CKD診療ガイド2012．2012[1]より）

❷ 日本におけるCKD患者数（％）（20歳以上）

GFRステージ	GFR（mL/分/1.73 m²）	尿蛋白 −〜±	尿蛋白 1+以上	腎性貧血の合併率*
G1	≧90	2,803万人	61万人（0.6%）	
G2	60〜89	6,187万人	171万人（1.7%）	
G3a	45〜59	886万人（8.6%）	58万人（0.6%）	⎫ 20〜40%
G3b	30〜44	106万人（1.0%）	24万人（0.2%）	⎭
G4	15〜29	10万人（0.1%）	9万人（0.1%）	⎱ 50〜60%
G5	<15	1万人（0.01%）	4万人（0.03%）	⎰ >70%

■ のところが，CKDに相当する．
（平成23年度厚生労働省CKDの早期発見・予防・治療標準化・進展阻止に関する研究班／日本腎臓学会，編．CKD診療ガイド2012．2012[1]より．*筆者追加）

ている．CKD患者においても炎症性サイトカイン（IL-6，TNF）産生や腎クリアランスの低下によって，血中ヘプシジン値は上昇している（❹）[2]．炎症性サイトカイン自体も，EPO産生低下や骨髄のEPOへの反応性低下に直接的に関与している．

腎性貧血の症状
- 腎性貧血は徐々に進行するため，典型的な貧血症状が乏しい場合が多い．
- 貧血による心負荷，腎血流量低下に伴う腎機能低下の進行といった，他臓器機能への影響は長期予後にもかかわる危険性があり，注意が必要である．

MEMO

EPO産生腫瘍：EPO産生腫瘍は多血症の原因の一つである．頻度としては腎腫瘍が最も多いが，EPO産生性の肝がん，小脳血管腫，子宮筋腫も認められる．また，きわめてまれであるが，副腎・卵巣・胃・乳房・精巣・前立腺腫瘍，髄膜腫による多血症合併の報告もある．

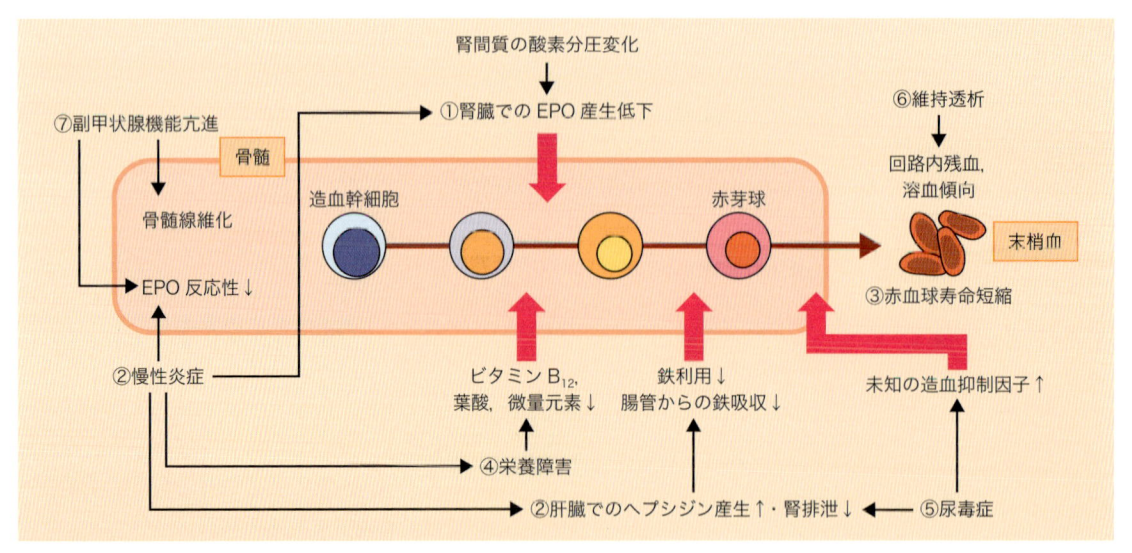

❸ 腎性貧血の原因

腎性貧血は，EPO の産生低下（①）だけでなく，慢性炎症（②）など複合的な要因によって発症する．腎機能低下が高度になると，赤血球寿命短縮（③），栄養障害による微量元素低下（④），尿毒症による未知の貧血促進因子産生（⑤）も関与する．維持透析が導入される末期腎不全状態では，血液透析による血球のロス（⑥）や副甲状腺機能亢進（⑦）の影響も考えられる．

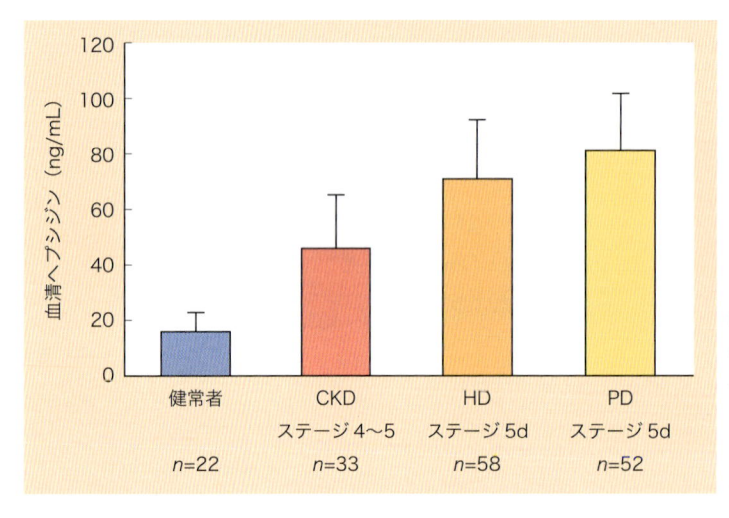

❹ CKD 患者における血清ヘプシジン値

CKD ステージ4〜5：GFR ステージ G3b 以上・非透析の CKD 患者，HD：血液透析患者，PD：腹膜透析患者，ステージ5d：透析期の CKD 患者．
(Tsuchiya K, et al. Ther Apher Dial 2013[2] より)

検査・診断（鑑別診断）❺

- ステージ3以上の CKD 患者に正球性正色素性の貧血を認めた場合，出血など他の原因が見当たらなければ腎性貧血の可能性が高い．
- GFR ステージ G3 以上で腎性貧血合併の可能性があり，糖尿病性腎症では比較的早期に（Ccr 値＜45 mL/分程度）合併する傾向がある．逆に，多発性嚢胞腎では EPO 産生が比較的維持されやすい．
- 血中 EPO 濃度の測定は有用であるが，基準値以下まで低下するわけではない．むしろ，貧血存在下で産生が増加していないことが診断の根拠となる．

❺ 貧血の原因と CKD

	一般的な貧血原因	CKD での合併の有無
産生低下	鉄欠乏性	○消化器疾患合併だけでなく，血液透析後の回路残血による鉄欠乏を合併する
	慢性炎症に伴う貧血	○
	慢性腎不全	○
	再生不良性貧血，赤芽球癆	△ESA のまれな副作用として赤芽球癆を合併することがある
	血液悪性疾患（骨髄異形成症候群，多発性骨髄腫など）	○骨髄腫は腎障害を伴うことが多い．また，骨髄異形成症候群は高齢者に多い
	甲状腺機能低下	
	肝障害	
	巨赤芽球性貧血	○栄養障害を伴いやすい
	微量元素欠乏（銅，亜鉛）	○栄養障害を伴いやすい
消費亢進	出血	○心血管疾患合併，透析導入などにより抗血小板薬・抗凝固薬の使用率が高い
	免疫異常による溶血	
	血管障害による溶血	○透析に伴い溶血傾向を認めることがある
	脾機能亢進	
	血球貪食症候群	
その他	薬剤性	○

● 腎性貧血は複合的な要因で発症する（❸，❺）．治療抵抗性の場合は，他疾患による貧血の可能性がないか，また微量元素（Al, Zn, Cu），葉酸・ビタミン B_{12}，副甲状腺機能（intact PTH）の検査を行う．

治療

● ガイドラインの現況

- 日本透析医学会『慢性腎臓病患者における腎性貧血治療のガイドライン（2008年版）』と日本腎臓学会による『CKD 診療ガイド2012』に腎性貧血に対する推奨治療が記載されている[1, 3]．日本腎臓学会では，『CKD 診療ガイドライン』を数年おきに発行し，改訂を行っている[4]．
- 海外のガイドラインの主なものとして，アメリカ腎臓財団および KDIGO からの Kidney Disease Outcomes Quality Initiative（KDOQI），ヨーロッパ腎臓学会とヨーロッパ透析移植学会が合同で作成している European Renal Best Practice（ERBP）などがあげられる．いずれのガイドラインもインターネット上に公開され，参照可能である（KDOQI：http://kdigo.org/home/, ERBP：http://www.european-renal-best-practice.org/）．

治療の概要

- 輸血療法と蛋白同化ホルモン投与が治療の主体であった頃は，貧血の治療成績は不良だった．1980年代後半からヒト遺伝子組換え EPO 製剤の臨床使用が可能となり，現在は，持続型赤血球造血刺激因子製剤（erythropoiesis stimulating agent；ESA）も使われるようになっている．
- ESA と鉄剤の適切な投与方法については，現在も議論が続いており，ガイドラインにより推奨内容は異なる（❻）．
- 他の貧血要因があれば補充療法などの治療を並行して行う．

ESA 療法（❻ a, ❼）

- 日本では現在，ヒト遺伝子組換え EPO 製剤（エポエチン アルファ・ベータ），持続型 ESA（ダルベポエチン アルファ，エポエチン ベータ ペゴル）が投与可能である（❼）．
- ヘモグロビン（Hb）10～11 g/dL 未満まで貧血が進行したら治療を開始する．
- ESA 治療の目標値は，Hb 10～12 g/dL とする．貧血の改善は，心機能にも良い影響を与え，また腎血流量の上昇によって機能低下進行を抑制すると考えられていた．しかしながら，近年の欧米の大規模研究では，目標値を高く設定（Hb＞13 g/dL）すると，むしろ心血管疾患発症が増加し，予後を悪化させる危険性が示された．日本では欧米より心血管イベントのリスクの高い患者の割合は少ないが，リスクや既往のある患者では注意深く治療を行う必要がある．
- ESA 投与などによって急速に Hb 値が上昇すると，高血圧の増悪や高血圧脳症，血栓症を合併する危険性がある．貧血改善のペースは，Hb 0.3～0.4 g/dL/週を超えないように調整する．
- まれにではあるが重篤な副作用として，抗 EPO 抗体形成による赤芽球癆があげられる．ESA 治療中に突然の貧血増悪を認めた場合は，出血性疾患などとともに赤芽球癆の可能性も考慮する．

鉄補充療法（❻ b）

- ESA 投与時は相対的な鉄不足になるので鉄補充が重要と考えられている．日本透析医学会および日本腎臓学会では，ESA 療法中は，鉄飽和率（血清鉄〈μg/dL〉/総鉄結合能〈μg/dL〉×100）20％以下かつ血清フェリチン値 100 ng/mL 以下で鉄補充療法を行うとしている．
- 腎性貧血においては血清フェリチン値の低下を伴わない貧血も多く，鉄剤補充の至適値や安全限界は不明である．推奨基準も各国のガイドラインでさまざまである．
- 鉄過剰による免疫不全や臓器障害のリスクを回避するため，日本腎臓学会では経口での鉄剤投与を推奨している．

MEMO

ESA の適応疾患：現在日本では，腎性貧血に加えて，自己血貯血後および低リスク骨髄異形成症候群に合併する貧血に対する ESA 治療が保険承認されている．
海外では，固形がんに合併する貧血に対しても ESA が使用されている．しかしながら，2000年代前半から行われた大規模研究のいくつかでは，ESA 投与群で死亡率が上昇したと報告された．貧血重症度や目標 Hb 値といった試験計画の設定や，EPO による腫瘍進行促進の影響が考えられたが，現時点では，ESA 治療の有用性について結論は出ていない．そのため，日本では担がん患者の貧血改善治療は認可されていない．アメリカでは，Hb 値が 10 g/dL を下回る高度の貧血を示す症例で，かつ放射線および化学療法の支持療法としての投与に限定して使用することが推奨されている[5]．

❻ 日本で推奨される腎性貧血治療

a. ESA投与基準

ガイドライン		開始Hb値	目標Hb値	上限Hb値
日本透析医学会[3]	HD	<10 g/dL	10〜11 g/dL（活動性の高い若年者では11〜12 g/dL）	>12 g/dLで減量・休薬（活動性の高い若年者では>13 g/dL）
	PD, ND	<11 g/dL	11 g/dL以上	>13 g/dLで減量・休薬（心血管系合併症のある場合は>12 g/dL）
日本腎臓学会[1,4]		10 g/dL以下	10〜12 g/dL	>12 g/dLで減量・休薬（13 g/dLを超えない）

b. 鉄剤投与基準

ガイドライン		開始基準	投与法	目標値
日本透析医学会[3]		TSAT 20%以下かつ血清フェリチン値100 ng/mL以下	HD：透析終了時に週1回40〜50 mg静注	具体的な値は設定しないが、開始基準を下回った際に期間を限って治療を行う
			PD, ND：1日100〜200 mg経口投与．経口困難または改善が認められない場合、1回40〜120 mgを静注	静注の場合、回数は週1回・計13回を目安限度とし、治療後再評価を行う
日本腎臓学会[1,4]		TSAT 20%以下かつ血清フェリチン値100 ng/mL以下	1日100〜200 mg経口投与．鉄過剰症のリスクを避けるため、経口投与を推奨する．経口困難または改善が認められない場合、1回40〜120 mgを静注	TSAT 20%または血清フェリチン値100 ng/mL以上．フェリチンは250 ng/mLを超えない

HD：血液透析患者、PD：腹膜透析患者、ND：非透析CKD患者、TSAT：鉄飽和率＝血清鉄（μg/dL）/総鉄結合能（μg/dL）×100

❼ 赤血球造血刺激因子製剤（ESA）の種類と投与方法

種類		半減期	適応	初回投与量	維持量	投与量上限
ヒト遺伝子組換えエリスロポエチン	エポエチン アルファ、エポエチン ベータ	10〜24時間	HD	1回3,000単位（静注）×週3回	1回1,500〜3,000単位×週2〜3回	3,000単位
			PD, ND	1回3,000〜6,000単位（皮下または静注）×週1回	1回6,000〜12,000単位×隔週	6,000単位
持続型赤血球造血刺激因子	ダルベポエチン アルファ	30〜50時間	HD	1回20 μg（静注）×週1回	週1回での投与量の2倍量×隔週	180 μg
			PD, ND	1回30 μg（皮下または静注）×隔週	隔週投与量の2倍量×月1回	180 μg
	エポエチン ベータ ペゴル	150〜220時間	HD	1回50 μg（静注）×隔週	隔週での投与量の2倍量×月1回	250 μg
			PD, ND	1回25 μg（皮下または静注）×隔週	隔週投与量の2倍量×月1回	250 μg

投与量は、Hb値に応じて適宜調整する．
HD：血液透析患者、PD：腹膜透析患者、ND：非透析CKD患者

注意点

- 腎性貧血治療への反応性はそれぞれ異なる．およその基準として、週あたりの投与量としてダルベポエチン アルファ1.0〜1.5 μg/kg（60〜100 μg/週）

腎性貧血

以上でも目標 Hb 値に回復できない場合を ESA 治療抵抗性と考える．ESA 治療抵抗性を認めたときは，腎性貧血以外の貧血原因について再度スクリーニングし，また鉄剤の併用を検討する．ビタミン D 製剤の併用が有効であるという報告もある．

- ESA の高用量投与を予後不良因子とする報告もあり，個々の患者の合併症に基づいて副作用と有効性を検討し，目標 Hb 値を設定する必要がある．

（一井倫子）

文献

1) 日本腎臓学会，編．CKD 診療ガイド 2012．東京：東京医学社；2012．
2) Tsuchiya K, Nitta K. Hepcidin is a potential regulator of iron status in chronic kidney disease. Ther Apher Dial 2013; 17: 1-8.
3) 第二次腎性貧血治療ガイドライン作成ワーキンググループ．2008 年版 日本透析医学会 慢性腎臓病患者における腎性貧血治療のガイドライン．透析会誌 2008；41：661-716．
4) 日本腎臓学会，編．エビデンスに基づく CKD 診療ガイドライン 2013．東京：東京医学社；2013．
5) Rizzo JD, et al. American Society of Clinical Oncology/American Society of Hematology clinical practice guideline update on the use of epoetin and darbepoetin in adult patients with cancer. J Clin Oncol 2010; 28: 4996-5010.

4章 疾患の理解と治療／貧血／溶血性貧血

自己免疫性溶血性貧血（温式）

専門医からのアドバイス

- 温式自己免疫性溶血性貧血（AIHA）では，主にIgG型の自己抗体が体温付近（37℃）で赤血球と結合し溶血をきたす．
- 溶血性貧血の一般的検査所見に加え，直接Coombs試験が陽性になり，特異的Coombs試験ではIgGまたはIgGと補体成分が検出される．
- 第一選択薬は副腎皮質ステロイドである．
- ステロイド不応例では，脾摘，免疫抑制薬などが使用される．

疫学・病態・症状[1]

▶ 貧血
p.66, 76参照

- 自己免疫性溶血性貧血（autoimmune hemolytic anemia；AIHA）の推定患者数は100万対3〜10人で，年間発症率は100万対1〜5人である．温式AIHAは，AIHA全体の約9割である．
- 基礎疾患のない特発性と基礎疾患（自己免疫疾患，リンパ増殖性疾患，感染症など）を認める続発性に区分され，比率はほぼ半々とされる．
- 臨床経過で急性（治癒まで6か月以内）と慢性（6か月以上遷延）に区分する．
- 重症度は，副腎皮質ステロイド（ステロイド）に対する反応性が予後を規定することから，治療反応性により分類される（❶）．
- 特発性温式AIHAは，若年層と老年層の二峰性に分布し，女性にやや多い．
- 自己抗体は主にIgGクラスで，血液型特異性の明らかでない汎反応性が多く，

❶ 自己免疫性溶血性貧血（AIHA）の重症度分類（厚生労働省特発性造血障害に関する調査研究班．平成16年度修正）

stage 1	軽症	薬物療法を行わないでヘモグロビン濃度 10 g/dL 以上
stage 2	中等症	薬物療法を行わないでヘモグロビン濃度 7〜10 g/dL
stage 3	やや重症	薬物療法を行っていてヘモグロビン濃度 7 g/dL 以上
stage 4	重症	薬物療法を行っていてヘモグロビン濃度 7 g/dL 未満
stage 5	最重症	薬物療法および脾摘を行ってヘモグロビン濃度 7 g/dL 未満

（金倉 譲ほか．自己免疫性溶血性貧血診療の参照ガイド〈平成26年度改訂版〉．2015[1]より）

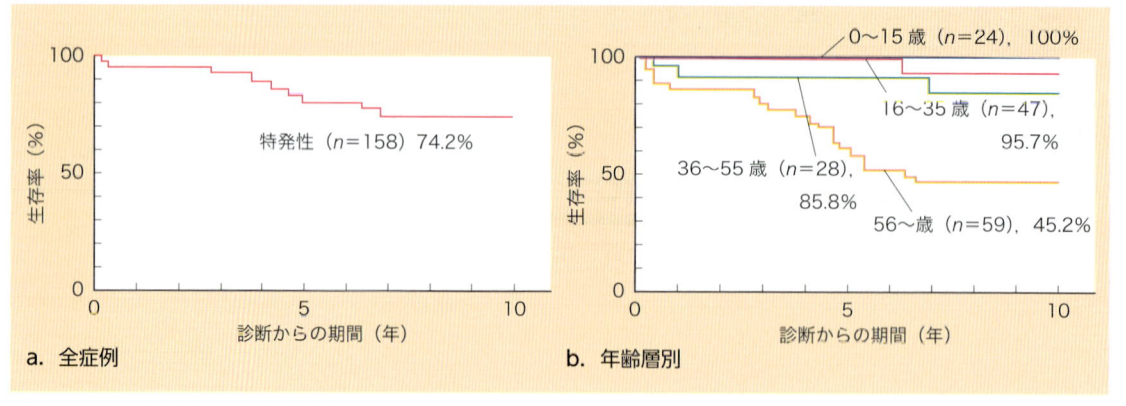

❷ 特発性温式 AIHA の生存率曲線
(金倉 譲ほか. 自己免疫性溶血性貧血診療の参照ガイド〈平成26年度改訂版〉, 2015[1] より)

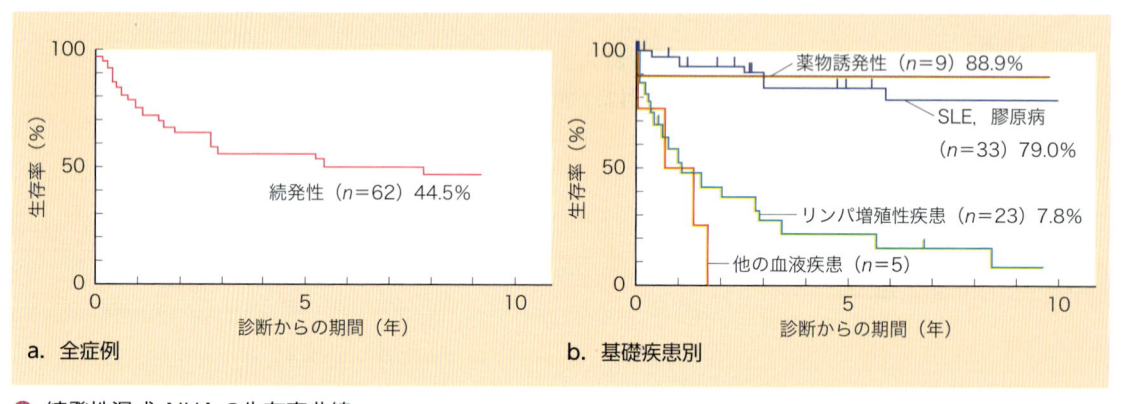

❸ 続発性温式 AIHA の生存率曲線
(金倉 譲ほか. 自己免疫性溶血性貧血診療の参照ガイド〈平成26年度改訂版〉, 2015[1] より)

赤血球に結合し,主に脾臓でマクロファージに貪食（血管外溶血）される.
- 自己抗原として,Rh ポリペプナド,バンド3,グリコホリン A が同定されている.
- 臨床像は多様で,発症の仕方も急激から潜行性まで幅広いが,急激発症は小児や若年者に多く,高齢者では潜行性が多い.
- 受診時の貧血は高度が多く,症状の強さには貧血の進行速度,心肺機能,基礎疾患などが関連する.代償されて貧血が目立たないこともある.
- 黄疸はほぼ必発だが,肉眼的には比較的目立たない.
- 温式 AIHA に特発性血小板減少性紫斑病（ITP）が合併する Evans 症候群は,特発性温式 AIHA の10～20％程度に認める.
- 特発性温式 AIHA では,年齢,重症感染症（特に脾摘後）,急性腎不全,Evans 症候群の合併,糖尿病が予後因子としてあげられる.続発性温式 AIHA では,基礎疾患が主要な予後因子となる[1,2].
- 特発性温式 AIHA の発症・診断から5年後の生存率は約80％で,続発性では3年までに約50％の死亡が認められる（❷,❸）[1].

検査・診断（鑑別診断）

- AIHAの診断の流れとして，まず溶血性貧血としての一般的基準を満たすことを確認し（❹），次いで疾患特異的な検査によって病型を確定する（❺)[1].
- 温式AIHAの診断時には，同種免疫性溶血性貧血（不適合輸血，新生児溶血性疾患）および薬剤起因性免疫性溶血性貧血を除外する必要がある．
- 特異的直接Coombs試験でIgGのみ，またはIgGと補体成分が検出されるのが原則であるが，抗補体または広スペクトル抗血清でのみ陽性のこともある．
- 温式AIHAの1割程度に直接Coombs試験が陰性のことがある（Coombs陰性AIHA）．この場合，患者赤血球結合IgGの定量が診断に有用である．
- 網赤血球は著明に増加するが，無形成クリーゼ合併や基礎疾患による骨髄機能低下・無効造血亢進などがあると，急激発症後，一時的に網赤血球反応の遅れが目立つことがある．
- 骨髄検査では強い正赤芽球過形成像を示すが，急激発症例では赤芽球増加がなく，逆に減少のこともある．
- 温式AIHAと寒冷凝集素症が合併している場合は，混合型AIHAの診断となる．

治療

●ガイドラインの現況

- 厚生労働科学研究費補助金（難治性疾患政策研究事業）特発性造血障害に関する調査研究班による『特発性造血障害疾患の診療の参照ガイド（平成26年度改訂版　編集：黒川峰夫）』[1]に，日本におけるAIHAに対する治療の推奨が掲載されている（http://zoketsushogaihan.com/file/guideline_H26/AIHA.pdf）．
- AIHAの自然歴，すなわち無治療か適切なステロイドによる治療が行われない場合の死亡率は31～53％と報告されており，何らかの介入を行わなければ，予後不良な疾患である．
- 特発性の温式AIHAの標準的治療（❻）では，ステロイドが第一選択である[1,2,5]．
- 特発性温式AIHAの80～90％がステロイド単独で管理が可能とされている．
- 続発性では，基礎疾患の治療が基本となるが，溶血のコントロールが優先される場合には，特発性に準じて治療する．

初期治療（寛解導入療法）

- 初期治療（寛解導入療法）として，プレドニゾロン換算で1.0 mg/kgの大量

MEMO

Coombs陰性AIHA[3,4]：温式AIHAの1割程度でCoombs試験が陰性を示し，ほとんどが「Coombs試験感度以下の赤血球結合IgG抗体」が原因であり，RIAなどの高感度法で結合抗体量を定量すると正常範囲を上回る値が得られることが多い．ステロイド治療前に赤血球結合IgG定量検査を行い，79 IgG分子/赤血球以上であるとCoombs陰性AIHAの可能性が高い．通常のCoombs陽性AIHAと比較すると，貧血と溶血の程度はCoombs陰性AIHAが有意に軽度であり，ステロイド治療に対する反応性はともに9割程度で，1年後の生存率もともに80～90％と有意差は認めない．

MEMO

混合型AIHA：混合型AIHAの頻度や治療反応性は報告者によって異なる．37℃で洗浄した赤血球での直接Coombs試験が陽性であり，寒冷凝集素価が30℃以上でも検出される場合のみを診断基準として厳密に適応すると0.1％以下の頻度であったとの報告もある．温式IgG抗体と寒冷凝集素の溶血への関与の程度により，さまざまな病態を示している可能性がある．

❹ 溶血性貧血の診断基準（厚生労働省特発性造血障害に関する調査研究班．平成16年度改訂）

1. 臨床所見として，通常，貧血と黄疸を認め，しばしば脾腫を触知する．ヘモグロビン尿や胆石を伴うことがある．
2. 以下の検査所見がみられる．
    1) ヘモグロビン濃度低下
    2) 網赤血球増加
    3) 血清間接ビリルビン値上昇
    4) 尿中・便中ウロビリン体増加
    5) 血清ハプトグロビン値低下
    6) 骨髄赤芽球増加
3. 貧血と黄疸を伴うが，溶血を主因としない他の疾患（巨赤芽球性貧血，骨髄異形成症候群，赤白血病，congenital dyserythropoietic anemia，肝胆道疾患，体質性黄疸など）を除外する．
4. 1，2によって溶血性貧血を疑い，3によって他疾患を除外し，診断の確実性を増す．しかし，溶血性貧血の診断だけでは不十分であり，特異性の高い検査によって病型を確定する．

（金倉　譲ほか．自己免疫性溶血性貧血診療の参照ガイド〈平成26年度改訂版〉．2015[1]）より）

❺ 自己免疫性溶血性貧血（AIHA）の診断基準（厚生労働省特発性造血障害に関する調査研究班．平成22年度一部改訂）

1. 溶血性貧血の診断基準を満たす．
2. 広スペクトル抗血清による直接Coombs試験が陽性である．
3. 同種免疫性溶血性貧血（不適合輸血，新生児溶血性疾患）および薬剤起因性免疫性溶血性貧血を除外する．
4. 1～3によって診断するが，さらに抗赤血球自己抗体の反応至適温度によって，温式（37℃）の1）と，冷式（4℃）の2）および3）に区分する．
    1) 温式自己免疫性溶血性貧血
    臨床像は症例差が大きい．特異抗血清による直接Coombs試験でIgGのみ，またはIgGと補体成分が検出されるのが原則であるが，抗補体または広スペクトル抗血清でのみ陽性のこともある．診断は2），3）の除外によってもよい．
    2) 寒冷凝集素症
    血清中に寒冷凝集素価の上昇があり，寒冷曝露による溶血の悪化や慢性溶血がみられる．直接Coombs試験では補体成分が検出される．
    3) 発作性寒冷ヘモグロビン尿症
    ヘモグロビン尿を特徴とし，血清中に二相性溶血素（Donath-Landsteiner抗体）が検出される．
5. 以下によって経過分類と病因分類を行う．
    急性：推定発病または診断から6か月までに治癒する．
    慢性：推定発病または診断から6か月以上遷延する．

    特発性：基礎疾患を認めない．
    続発性：先行または随伴する基礎疾患を認める．
6. 参考
    1) 診断には赤血球の形態所見（球状赤血球，赤血球凝集など）も参考になる．
    2) 温式AIHAでは，常用法による直接Coombs試験が陰性のことがある（Coombs陰性AIHA）．この場合，患者赤血球結合IgGの定量が診断に有用である．
    3) 特発性温式AIHAに特発性血小板減少性紫斑病（ITP）が合併することがある（Evans症候群）．また，寒冷凝集素価の上昇を伴う混合型もみられる．
    4) 寒冷凝集素症での溶血は寒冷凝集素価と平行するとは限らず，低力価でも溶血症状を示すことがある（低力価寒冷凝集素症）．
    5) 自己抗体の性状の判定には抗体遊出法などを行う．
    6) 基礎疾患には自己免疫疾患，リウマチ性疾患，リンパ増殖性疾患，免疫不全症，腫瘍，感染症（マイコプラズマ，ウイルス）などが含まれる．特発性で経過中にこれらの疾患が顕性化することがある．
    7) 薬剤起因性免疫性溶血性貧血でも広スペクトル抗血清による直接Coombs試験が陽性となるので留意する．診断には臨床経過，薬剤中止の影響，薬剤特異性抗体の検出などが参考になる．

（金倉　譲ほか．自己免疫性溶血性貧血診療の参照ガイド〈平成26年度改訂版〉．2015[1]）より）

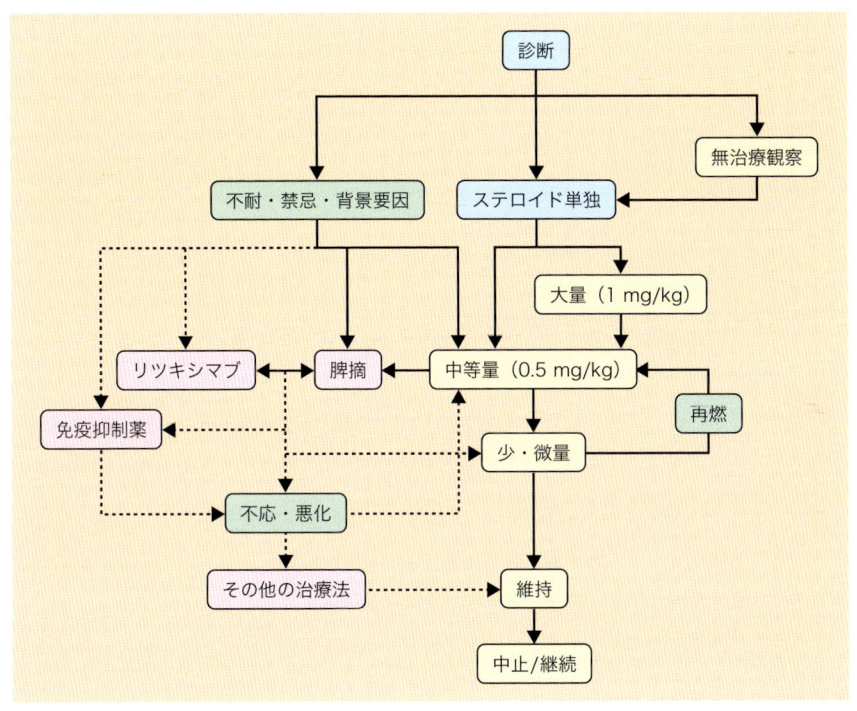

❻ 温式 AIHA の治療計画
標準的に採用されているステロイドによる治療計画であり，ステロイドの投与量はプレドニゾロン換算1日量（mg/kg）を示す．
（金倉　譲ほか．自己免疫性溶血性貧血診療の参照ガイド〈平成26年度改訂版〉，2015[1]）より）

（標準量）を連日経口投与すると，3週までに多くは血液学的寛解状態（Hb > 10 g/dL）に達する．

【処方例】
- プレドニン®錠（5 mg），1 mg/kg，分2〜3，連日投与

- 高齢者や随伴疾患があるときは減量投与（プレドニゾロン 0.5 mg/kg 相当量）が推奨されている．
- 急激発症の重症例には標準量以上のステロイド（特にメチルプレドニゾロンやデキサメタゾン）の大量使用も行われる．
- 3週以内に反応のない場合は二次治療を考慮する．
- ステロイド投与初期からのビスホスホネート製剤やビタミン D，葉酸の投与が推奨されている．
- 薬物治療が効果を発揮するまでの救命的な輸血は機を失することなく行う必要があり，生命維持に必要なヘモグロビン濃度（50歳以上では 6 g/dL 以上）の維持を目標とする．

維持療法
- 寛解が得られた場合は，ステロイドの減量を慎重に行う．はじめの1か月で初期量の約半量（中等量 0.5 mg/kg/日）とし，その後はヘモグロビンや網赤血球などの値をみながら2週に 5 mg のペースで減量し，15〜10 mg/日の

初期維持量に入る.
- 減量期に約5％で悪化をみるが，その際はいったん中等量（0.5 mg/kg/日）まで増量する．その後は，さらにゆっくりと減量し，平均5 mg/日程度（10 mg隔日投与でも可）の最少維持量とする.

治療の中止・二次治療の選択時期
- 直接Coombs試験が陰性化し数か月以上安定している場合や，5 mg/日以下の投与で年余にわたって安定を続ける場合はいったん中止を考慮する.
- 15 mg/日以上の維持量が必要な場合（15〜20％）や副作用・合併症があるとき，悪化を繰り返すときは，二次治療を考える.

再発・難治例に対する治療
- ステロイドによる初期治療に不応な場合は，まず悪性腫瘍などからの続発性AIHAの可能性を検索する.
- 基礎疾患が認められない場合は，特発性温式AIHAとして複数の治療法が考慮されるが，優先順位や適応条件についての明確な基準はなく，患者の個別の状況により選択され，いずれの治療法もAIHAへの保険適用はない.
- 脾摘とリツキシマブについては，短期の有効性が実証されており，脾摘が標準的な二次治療として推奨されている.

脾摘
- 脾臓は感作赤血球を処理する主要な場であり，自己抗体産生臓器でもある.
- わが国では特発性AIHAの約15％（欧米では25〜57％）で脾摘が行われており，短期の有効性は約60％と高い.
- 治療効果が数年間持続するとの報告や，脾摘後に再発した場合のステロイドの維持量が減量できるとの報告もある.
- 腹腔鏡下での脾摘の死亡率は0.5％と，比較的安全かつ容易に行うことができる.
- 脾摘後は感染症のリスクは増えるが，死亡率の上昇は認められていない．術前のワクチン接種や発熱時の抗菌薬の使用が重症感染症予防に有効とされている.
- 脾摘の有効性の予測因子は明らかになっていないが，ステロイド投与が不要となる症例や，20％程度に治癒症例もみられることから，ステロイド不応性AIHAの二次治療として推奨されている.
- 脾摘治療に不応例や再発例では，ステロイドによる再治療やリツキシマブ治療が推奨されている.

リツキシマブ
- ステロイド不応性温式AIHAに対する半世紀ぶりの新たな治療法として注目されている.
- 短期の有効性について多くの報告はあるが，保険適用はまだない.
- 標準的治療としては，375 mg/m^{2}を1週間おきに4回投与する．80％の有効率が報告されている.
- 安全性に関しても大きな問題はないが，2例の進行性多巣性白質脳症

（PML）の発症が報告されている．
- 脾摘が困難な場合（重度の肥満や血栓症の合併など）や，手術を拒否された場合の選択肢と考えられているが，症例の蓄積が少なく，現状では長期の有効性が確認されていない．また，1〜3年ごとに投与を繰り返す必要があり，PMLなどの感染症リスクの増大やリツキシマブへの耐性化が危惧される．
- 無治療のB型肝炎患者には慎重投与とされている．
- リツキシマブ治療に不応もしくは再発時には，脾摘やリツキシマブ再投与が推奨されている．

免疫抑制薬
- ステロイドに次ぐ薬物療法の二次選択として，シクロホスファミドやアザチオプリンなどの細胞障害性免疫抑制薬が用いられる．

【処方例】
以下のいずれかを用いる．
- イムラン®錠（50 mg），1〜2錠，分1〜2，連日経口投与，保険適用外
- エンドキサン®錠（50 mg），1〜2錠，分1〜2，連日経口投与，保険適用外

- 主な作用は抗体産生抑制とされ，高齢者などで脾摘が困難であったり，脾摘の効果が不十分であったり，脾摘後の再燃例も適応となる．
- 有効率は35〜40％で，ステロイドの減量効果が主である．
- 免疫抑制，催奇形性，発がん性，不妊症など副作用に注意が必要であり，有効でも数か月以上の長期投与は避ける．

注意点

- 治療成績については，内外ともに比較試験の成績はきわめて乏しく，エビデンスレベルの高い臨床研究は少ない．

ステロイド副作用
- ステロイドが有効な場合には，長期投与が予想されるので，多彩な副作用に注意する．副作用として消化性潰瘍，易感染性，満月様顔貌，痤瘡，骨粗鬆症，糖代謝異常（糖尿病），脂質代謝異常（高脂血症），白内障，緑内障，大腿骨頭壊死などがみられる．
- B型肝炎ウイルスキャリアへのステロイド投与は劇症化の危険性があり，注意を要する．骨粗鬆症を予防するため，5 mg以上の長期投与例にはビスホスホネート製剤の投与が推奨されているが，難治性の顎骨壊死の併発に注意する．

（亀崎豊実）

MEMO

低用量リツキシマブ[6, 7]：最近，低用量のリツキシマブによる特発性AIHAの初期治療と二次治療に関する前向き研究が報告された．18例の特発性温式AIHA患者（初発8例，ステロイド治療後再発10例）に対して，低用量（100 mg，4週ごとに投与）のリツキシマブに短期間のステロイド投与を併用したところ，6か月後に94％，12・24・36か月後に100％の有効率が認められ，無再発生存率は1年までは89％，24・36か月まで76％と推測された．治療開始までの期間が長いほど再発のリスクは高かった．ステロイドの全投与量は半減され，副作用や感染症の合併は認められなかった．再発時の再投与は有効であった．多数例での検討が望まれる投与法である．

文献

1) 金倉 譲ほか. 自己免疫性溶血性貧血診療の参照ガイド（平成26年度改訂版）. 厚生労働科学研究費補助金難治性疾患政策研究事業特発性造血障害に関する研究班. 特発性造血障害疾患の診療の参照ガイド. 平成26年度改訂版. 2015. http://zoketsushogaihan.com/file/guideline_H26/AIHA.pdf
2) Barcellini W, et al. Clinical heterogeneity and predictors of outcome in primary autoimmune hemolytic anemia: a GIMEMA study of 308 patients. Blood 2014; 124: 2930-6.
3) Kamesaki T, et al. Cut-off value of red-blood-cell-bound IgG for the diagnosis of Coombs negative autoimmune hemolytic anemia. Am J Hematol 2009; 84: 98-101.
4) Kamesaki T, et al. Characterization of direct antiglobulin test-negative autoimmune hemolytic anemia: a study of 154 cases. Am J Hematol 2013; 88: 93-6.
5) Lechner K, Jäger U. How I treat autoimmune hemolytic anemias in adults. Blood 2010; 116: 1831-8.
6) Barcellini W, et al. Low-dose rituximab in adult patients with idiopathic autoimmune hemolytic anemia: clinical efficacy and biologic studies. Blood 2012; 119: 3691-7.
7) Barcellini W, et al. Sustained response to low-dose rituximab in idiopathic autoimmune hemolytic anemia. Eur J Haematol 2013; 91: 546-51.

4章　疾患の理解と治療／貧血／溶血性貧血

寒冷凝集素症

> **専門医からのアドバイス**
> ▶ 寒冷凝集素症は，冷式抗体による自己免疫性溶血性貧血である．
> ▶ 冷式抗体のほとんどが IgM である．
> ▶ 補体が重要な役割を演じ，補体系が最終段階まで活性化されると溶血が起こる．
> ▶ 冷式抗体の作用温度によって溶血の程度が変化する．

疫学・病態・症状[1-5]

▶ 貧血
p.79参照

- 自己免疫性溶血性貧血の年間発症率は100万対1〜5人と報告されている．その約4％が寒冷凝集素症（cold agglutinin disease；CAD）の発症率である．
- 特発性慢性寒冷凝集素症は40歳以降にほぼ限られ，男性が多い．
- 寒冷凝集素症は冷式抗体による自己免疫性溶血性貧血の一型であり，その抗体はほとんどが IgM であり，I または i 血液型特異性を示す．
- 特発性慢性寒冷凝集素症は，血中に単クローン性 IgM（寒冷凝集素：多くの場合，軽鎖が κ）が検出される．
- 続発性寒冷凝集素症で，感染（マイコプラズマ，EBウイルス，サイトメガロウイルスなど）に合併する場合は，多クローン性である．
- 溶血機序を❶に示す．冷式抗体による溶血は冷式抗体の力価が問題ではなく，抗体の作用温度が重要である．
- 赤血球に冷式抗体が結合すると，低温でも IgM 抗体に補体成分である C1q が結合し，体温に戻れば古典的な経路で補体の活性化を生じる．
- 補体が活性化されて生じた C5b-9 複合体は赤血球膜浸潤複合体を形成し，膜二重層に挿入すると膜に小孔を生じ溶血を引き起こす．
- 主として血管内溶血である．
- 臨床症状は，溶血によるものと末梢循環障害によるものとに分けられる．
- 寒冷曝露による溶血発作を伴う溶血性貧血の症状・検査結果を示す．
- 末梢循環障害として，寒冷曝露による上下肢末端，鼻尖，耳介などのチアノーゼ，感覚障害，Raynaud 症状などを認める．

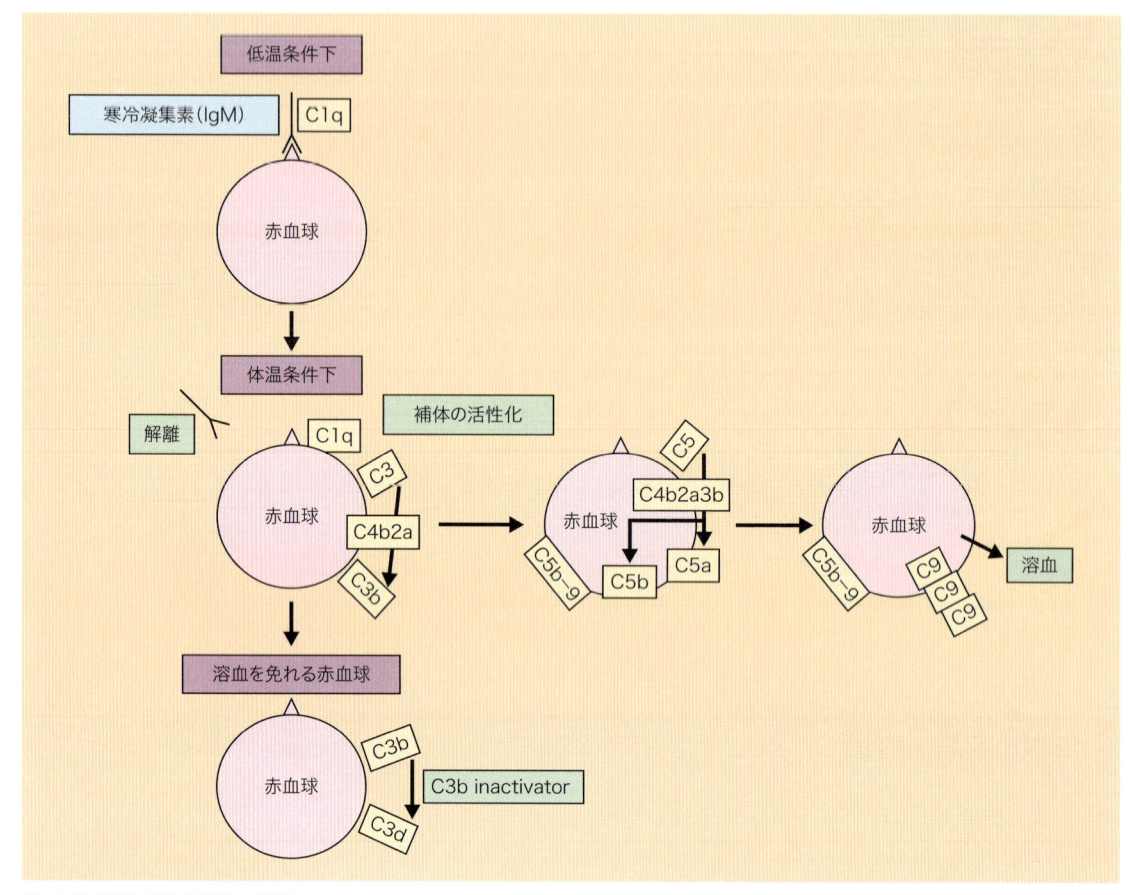

❶ 寒冷凝集素症の溶血機序

検査・診断（鑑別疾患）

- 溶血性貧血の検査所見を示す．つまり，網赤血球増多を伴う貧血，間接ビリルビン高値，LDH 高値，ハプトグロビン低値を示す．
- 骨髄は赤芽球過形成である．
- 直接 Coombs 試験は陽性である．赤血球表面から抗原を抽出すると，IgM は検出されないが，補体成分，たとえば C3，C4 は検出される．
- 寒冷凝集素価は著増を示す．
- 感染に合併した続発性寒冷凝集素症は発症が急激で重篤であるが，感染の終息とともに軽快する．
- 採血して室温に放置すると，赤血球が凝集を起こす．

＊診断基準は，本書「自己免疫性溶血性貧血（温式）」の項（p.167）を参照

治療

● ガイドラインの現況

- 厚生労働科学研究費補助金（難治性疾患政策研究事業）特発性造血障害に関する調査研究班による『自己免疫性溶血性貧血診療の参照ガイド（平成26年度改訂版）』に，日本における自己免疫性溶血性貧血に対する治療の推奨が掲載されている（http://zoketsushogaihan.com/file/guideline_H26/AIHA.pdf）．

- 特発性慢性寒冷凝集素症では，基本的には寒冷に曝露させないことが大切である．
- 副腎皮質ステロイドの効果はあまり期待できないが，低力価寒冷凝集素症では，副腎皮質ステロイドが有効である[6]．
- 抗CD20抗体（リツキシマブ）の投与で60％の有効率と10％の完全寛解率が示されている[7,8]．
- 続発性寒冷凝集素症は，原疾患を治療することが大切である．

（石田陽治）

文献

1) 小峰光博．厚生労働科学研究費補助金難治性疾患克服研究事業特発性造血障害に関する研究班総括研究報告　平成16年度報告書．2005.
2) 小峰光博．後天性溶血性貧血　免疫性溶血性貧血．浅野茂隆ほか，監．三輪血液病学．第3版．東京：文光堂：2006. pp.1181-27.
3) 金倉　譲ほか．自己免疫性溶血性貧血診療の参照ガイド（平成26年度改訂版）．厚生労働科学研究費補助金難治性疾患政策研究事業特発性造血障害に関する調査研究班．特発性造血障害疾患の診療の参照ガイド．平成26年度改訂版．2015. http://zoketsushogaihan.com/file/guideline_H26/AIHA.pdf
4) 亀崎豊実，梶井英治．自己免疫性溶血性貧血．『難治性貧血の診療ガイド』編集委員会，編．難治性貧血の診療ガイド―特発性造血障害の病態・診断・治療の最新動向．東京：南江堂；2011. pp.131-69.
5) 大野良之．溶血性貧血．特定疾患治療研究事業未対象疾患の疫学像を把握するための調査研究班　平成11年度報告書．2000. pp.31-88.
6) Schreiber AD, et al. Low-titer cold-hemagglutinin disease. Mechanism of hemolysis and response to corticosteroids. N Engl J Med 1977; 296: 1490-4.
7) Berentsen S, et al. Rituximab for primary chronic cold agglutinin disease: a prospective study of 37 courses of therapy in 27 patients. Blood 2004; 103: 2925-8.
8) Garvey B. Rituximab in the treatment of autoimmune haematological disorders. Br J Haematol 2008; 141: 149-69.

発作性寒冷ヘモグロビン尿症

> **専門医からのアドバイス**
> - 発作性寒冷ヘモグロビン尿症は，小児の感染症後性あるいは成人の特発性病型があるが，きわめてまれである．
> - Donath-Landsteiner 抗体（IgG）が陽性となる．
> - この抗体は P 血液型特異性を示す．
> - 寒冷条件下で赤血球と結合し，補体が結合する．再加温すると抗体は解離するものの，補体が活性化され血管内溶血を引き起こす．

疫学・病態・症状[1-5]

- 発作性寒冷ヘモグロビン尿症（paroxysmal cold hemoglobinuria；PCH）の 1 年間の推計受療患者数は溶血性貧血患者数の 1％以下であり，数十人と考えられる．
- Donath-Landsteiner 抗体は，P 血液型特異性をもつ IgG 自己抗体である．
- 寒冷条件下で赤血球に結合し，補体（C1）が結合する．
- 温まると抗体は赤血球から遊離するものの，結合した補体は古典的経路によって活性化され膜侵襲成分（C8，C9）によって溶血する．
- 小児期のウイルス感染によるものは 5 歳以下で男児に多く（2〜3：1），溶血発作の後に数日で回復し，反復性とならない．

▶ **貧血**
p.84 参照

検査・診断（鑑別疾患）

- 溶血性貧血の検査所見を示す．つまり，網赤血球増多を伴う貧血，間接ビリルビン高値，LDH 高値，ハプトグロビン低値を示す．しかしながら，検査を施行する時期によっては，溶血所見がすでに消失している場合もあることに注意すべきである．
- Donath-Landsteiner 抗体（IgG）が陽性となる．

＊診断基準は，本書「自己免疫性溶血性貧血（温式）」の項（p.167）を参照

治療

● ガイドラインの現況

- 厚生労働科学研究費補助金（難治性疾患政策研究事業）特発性造血障害に関する調査研究班による『自己免疫性溶血性貧血診療の参照ガイド（平成26年度改訂版）』に，日本における自己免疫性溶血性貧血に対する治療の推奨が掲載されている（http://zoketsushogaihan.com/file/guideline_H26/AIHA.pdf）．

- 小児ではウイルス感染による溶血発作後から数日で回復するので，治療は不要な場合が多い．
- 保温が必要である．
- 急性溶血期は十分な支持療法が必要である．
- 溶血が激しい場合は副腎皮質ステロイドを使用する．

（石田陽治）

文献

1) 小峰光博. 厚生労働科学研究費補助金難治性疾患克服研究事業特発性造血障害に関する研究班総括研究報告　平成16年度報告書. 2005.
2) 小峰光博. 後天性溶血性貧血　免疫性溶血性貧血. 浅野茂隆ほか，監. 三輪血液病学. 第3版. 東京：文光堂；2006. pp.1181-27.
3) 金倉譲ほか. 自己免疫性溶血性貧血診療の参照ガイド（平成26年度改訂版）. 厚生労働科学研究費補助金難治性疾患政策研究事業特発性造血障害に関する調査研究班. 特発性造血障害疾患の診療の参照ガイド. 平成26年度改訂版. 2015. http://zoketsushogaihan.com/file/guideline_H26/AIHA.pdf
4) 亀崎豊実, 梶井英治. 自己免疫性溶血性貧血.『難治性貧血の診療ガイド』編集委員会, 編. 難治性貧血の診療ガイド—特発性造血障害の病態・診断・治療の最新動向. 東京：南江堂；2011. pp.131-69.
5) 大野良之. 溶血性貧血. 特定疾患治療研究事業未対象疾患の疫学像を把握するための調査研究班　平成11年度報告書. 2000. pp.31-88.

4章 疾患の理解と治療／貧血／溶血性貧血

発作性夜間ヘモグロビン尿症

専門医からのアドバイス

- 発作性夜間ヘモグロビン尿症（PNH）は，*PIGA* 遺伝子に後天的変異をもつ造血幹細胞がクローン性に拡大する，造血幹細胞疾患である．
- 三大症状である血管内溶血，造血不全，血栓症に対する対症療法が治療の中心である．
- ヒト化抗 C5 抗体エクリズマブにより，溶血のみならずさまざまな溶血関連症状が改善し，生命予後の改善も期待されている．

疫学・病態・症状

- 日本における発作性夜間ヘモグロビン尿症（paroxysmal nocturnal hemoglobinuria；PNH）の推定有病者数は 420 人（100 万人あたり 3.6 人）とまれな疾患である．
- 診断時の平均年齢は，日本が 45.1 歳，アメリカが 32.8 歳と日本が有意に高い．
- 造血幹細胞における *PIGA* 遺伝子の変異を原因とする，後天的溶血性貧血である[1]．
- グリコシルホスファチジルイノシトール（GPI）アンカーの合成の初期段階に必要な *PIGA* の変異により，細胞膜上の GPI アンカー型蛋白（GPI-AP）の発現が欠損または低下する．
- *PIGA* 遺伝子が変異した PNH クローンは，健常者でもわずかに存在するが，クローンが拡大することで（1％以上）PNH として発症する．
- クローン拡大の機序について，作業仮説はいくつかあるもののコンセンサスは得られていない．
- GPI-AP である CD55, CD59 などの補体制御因子は，赤血球膜に存在し，血管内で補体の攻撃に常にさらされる赤血球を保護しているが，PNH 患者ではこうした補体制御因子の発現が欠損，あるいは低下しているため溶血発作をきたす．
- 血管内溶血（ヘモグロビン尿），造血不全（血球減少），血栓症を三大症状とする．
- 再生不良性貧血（AA），骨髄異形成症候群（MDS）といった造血不全疾患

▶ 貧血
p.87 参照

MEMO

PNH クローン拡大の機序：健常者でもわずかな PNH クローンが見つかることから，*PIGA* 変異だけでは PNH クローンが拡大しないと考えられている．再生不良性貧血で起こるような免疫学的攻撃のもと，GPI 陰性細胞はこの攻撃から逃れることで相対的に増加し，さらに二次的に良性腫瘍的に増加する付加的異常をきたし，クローンの拡大につながるという機序が考えられている．ほかにも数学モデル的に，クローンが選択優位性なしに拡大するとする neutral evolution 説なども提唱されている．

❶ PNHの診断基準（厚生労働省特発性造血障害に関する調査研究班．平成25年度改訂）

1. 臨床所見として，貧血，黄疸のほか肉眼的ヘモグロビン尿（淡赤色尿〜暗褐色尿）を認めることが多い．時に静脈血栓，出血傾向，易感染性を認める．先天発症はないが，青壮年を中心に広い年齢層で発症する．
2. 以下の検査所見がしばしばみられる．
   1) 貧血および白血球，血小板の減少
   2) 血清間接ビリルビン値上昇，LDH値上昇，ハプトグロビン値低下
   3) 尿上清のヘモグロビン陽性，尿沈渣のヘモジデリン陽性
   4) 好中球アルカリホスファターゼスコア低下，赤血球アセチルコリンエステラーゼ低下
   5) 骨髄赤芽球増加（骨髄は過形成が多いが低形成もある）
   6) Ham（酸性化血清溶血）試験陽性または砂糖水試験陽性
3. 上記臨床所見，検査所見よりPNHを疑い，以下の検査所見により診断を確定する．
   1) 直接Coombs試験が陰性
   2) グリコシルホスファチジルイノシトール（GPI）アンカー型膜蛋白の欠損血球（PNHタイプ赤血球）の検出と定量
4. 骨髄穿刺，骨髄生検，染色体検査等によって下記病型分類を行うが，必ずしもいずれかに分類する必要はない．
   1) 臨床的PNH（溶血所見がみられる）
      (1) 古典的PNH
      (2) 骨髄不全型PNH
      (3) 混合型PNH
   2) 溶血所見が明らかでないPNHタイプ血球陽性の骨髄不全症（臨床的PNHとは区別する）
5. 参考
   1) 確定診断のための溶血所見としては，血清LDH値上昇，網赤血球増加，間接ビリルビン値上昇，血清ハプトグロビン値低下が参考になる．PNHタイプ赤血球（Ⅲ型）が1%以上で，血清LDH値が正常上限の1.5倍以上であれば，臨床的PNHと診断してよい．

（金倉 譲ほか．発作性夜間ヘモグロビン尿症診療の参照ガイド〈平成26年度改訂版〉．2015[3] より）

- としばしば合併・相互移行する．
- 死因のトップは造血不全に伴う重症感染症（36.8%），出血（23.7%），腎不全（18.4%），白血化（15.8%）となっている．
- アメリカでの死因は血栓症（42.1%）と重症感染症（36.8%）が主だが，日本では血栓症による死亡は7.9%と低い（民族間差の機序は不明）．
- 溶血により血漿中に放出された遊離ヘモグロビンが，組織中の一酸化窒素（NO）を強力に吸着し，血栓症，腹痛，嚥下障害，男性機能不全，肺高血圧といった症状をきたす．
- エクリズマブ（ソリリス®）登場前は，診断後の平均生存期間は32.1年，50%生存率の期間は25.0年と報告されていたが，エクリズマブ使用により，健常者と変わらない生存率が得られつつある[2]．

検査・診断（鑑別診断）（❶）[3]

- 典型的なヘモグロビン尿を示す症例は26%にすぎない．
- 貧血症状があり，血清のLDH値上昇，間接ビリルビン値上昇，ハプトグロビン低下など，溶血性貧血を疑う場合はPNHの鑑別が必要である（❶）．

MEMO
一酸化窒素（NO）の作用：NOは内皮由来の血管弛緩因子であり，平滑筋を弛緩させる作用がある．

- 直接 Coombs 試験を行い，自己免疫性溶血性貧血（AIHA）を除外する．
- CD55，CD59 を欠損している血球（好中球，赤血球）をフローサイトメトリーで検出，定量する．
- PNH 赤血球が 1〜10％以上あれば，溶血所見を認めることが多い．
- 骨髄穿刺，骨髄生検，染色体検査などにより他の造血不全疾患の合併を評価する．
- 溶血所見を認める PNH と，PNH 血球陽性だが溶血所見を認めない骨髄不全症（subclinical PNH）とに大きく分かれる．溶血所見を認める PNH はさらに，溶血を主体とする古典的 PNH と，造血不全を主体とする PNH とに分かれる．

> **MEMO**
>
> 造血不全症における微小 PNH 血球存在の意義：subclinical PNH は，免疫学的な病態背景を示唆するものと考えられている．PNH 血球陽性の再生不良性貧血は，免疫抑制療法の奏効率が高く，長期予後も良好であることが報告されている[4]．また MDS でも，環状鉄芽球を伴う不応性貧血（RARS）や芽球増加を伴う不応性貧血（RAEB）では PNH 血球はほとんど検出されず，PNH 血球が増加した不応性貧血（RA），多血球系異形成を伴う不応性血球減少症（RCMD）症例では，非増加例に比べてシクロスポリン療法の奏効率が高く，白血病への移行率が低い傾向がみられる[5]．

治療

●ガイドラインの現況

- 厚生労働科学研究費補助金（難治性疾患克服研究事業）特発性造血障害に関する調査研究班による『発作性夜間ヘモグロビン尿症診療の参照ガイド（平成 26 年度改訂版）』に治療指針が掲載されている（❷）[3]．
- 海外のガイドラインとしては，アメリカ血液学会の教育プログラム（2011 年）において専門医による診療指針が発表されている[6]．

- PNH の根治治療は造血幹細胞移植であるが，明確な適応基準はない．発症患者が比較的高齢であること，抗補体薬であるエクリズマブにより患者の予後が改善している[2] ことから，重症例を除いて積極的には行われない．
- 三大症状である血管内溶血，骨髄不全，血栓症に対する対症療法が中心となる．

溶血が主体の患者

- GPI 欠損赤血球クローン（PNH タイプ III）が 10％以上の PNH 症例で，補体介在性の溶血所見を有し，溶血のため赤血球輸血の必要性が見込まれる患者にはエクリズマブを用いる．
- エクリズマブはヒト化抗補体 C5 モノクローナル抗体であり，終末補体活性化経路を完全に阻止することで，きわめて有効に血管内溶血を防ぐ[7]（❸）．
- ステロイド治療については，その是非について見解が分かれる．
- 溶血発作時や造血不全タイプによる高度な貧血時には，輸血療法を行う．洗浄赤血球ではない，一般的な赤血球濃厚液（RCC）を用いても大きな問題はないと考えられている．適正な輸血量に関してのコンセンサスはない．
- 溶血発作時には，ハプトグロビン，補液などにより全身状態の改善と腎保護を図り，感染などの誘因除去のための治療を行う．
- 血栓症の急性期には，ヘパリン（または低分子ヘパリン）による抗血栓療法

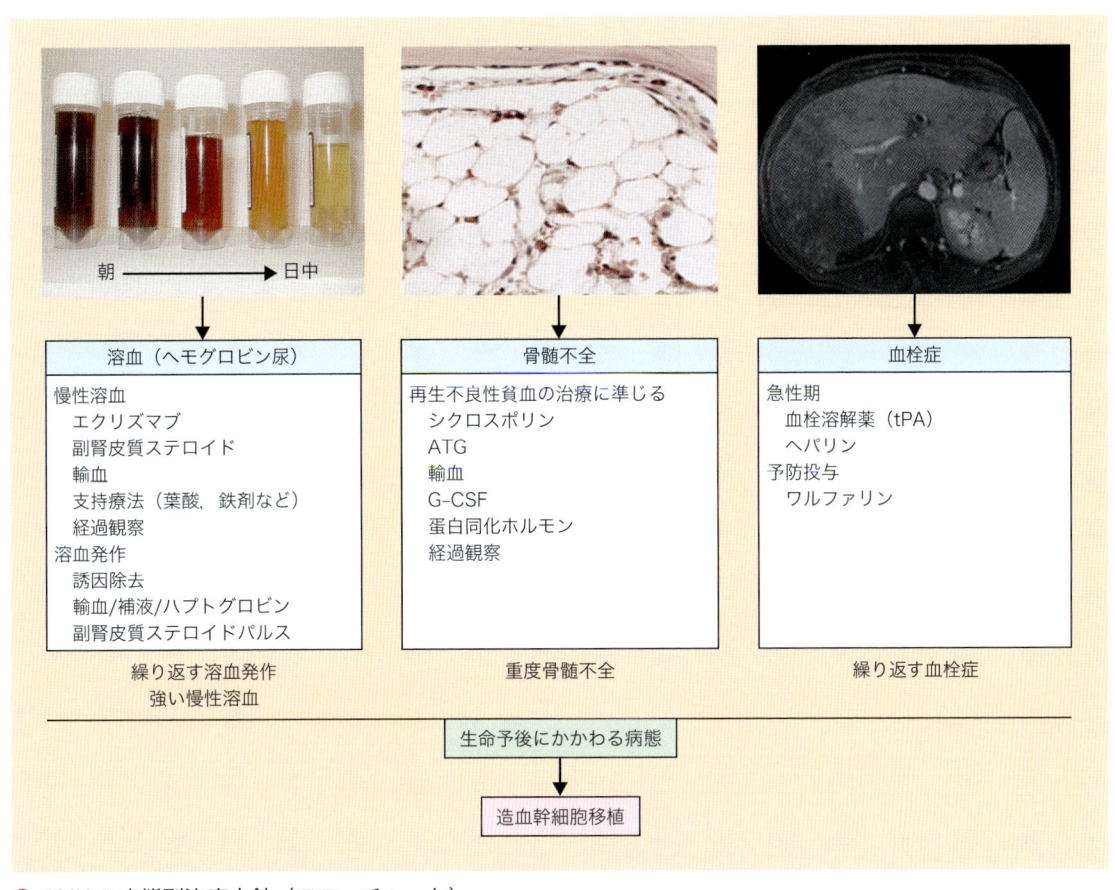

❷ PNHの病態別治療方針（フローチャート）
ATG：抗胸腺細胞グロブリン，G-CSF：顆粒球コロニー刺激因子，tPA：組織型プラスミノゲンアクチベータ．
（金倉 譲ほか．発作性夜間ヘモグロビン尿症診療の参照ガイド〈平成26年度改訂版〉，2015[3])より改変）

を行う．Budd-Chiari症候群などの重篤な血栓症に対しては，組織型プラスミノゲンアクチベータ（tPA）の使用を考慮する．
- PNH顆粒球が50％以上で，かつ血栓症を繰り返す症例では，出血傾向に十分注意しワルファリンによる予防投与を考慮する．

骨髄不全主体の患者
- 再生不良性貧血の治療に準じ，輸血療法や，シクロスポリン，抗胸腺細胞グロブリン（ATG），蛋白同化ホルモンなどを用いる．

注意点

エクリズマブに関して
- エクリズマブ投与2週間前までに髄膜炎菌ワクチンの接種が推奨されている．
- エクリズマブ投与によりPNHクローンは縮小せず，むしろ溶血阻止によりPNH赤血球は蓄積・増加するため，中断により激しい溶血発作をきたす可能性がある．

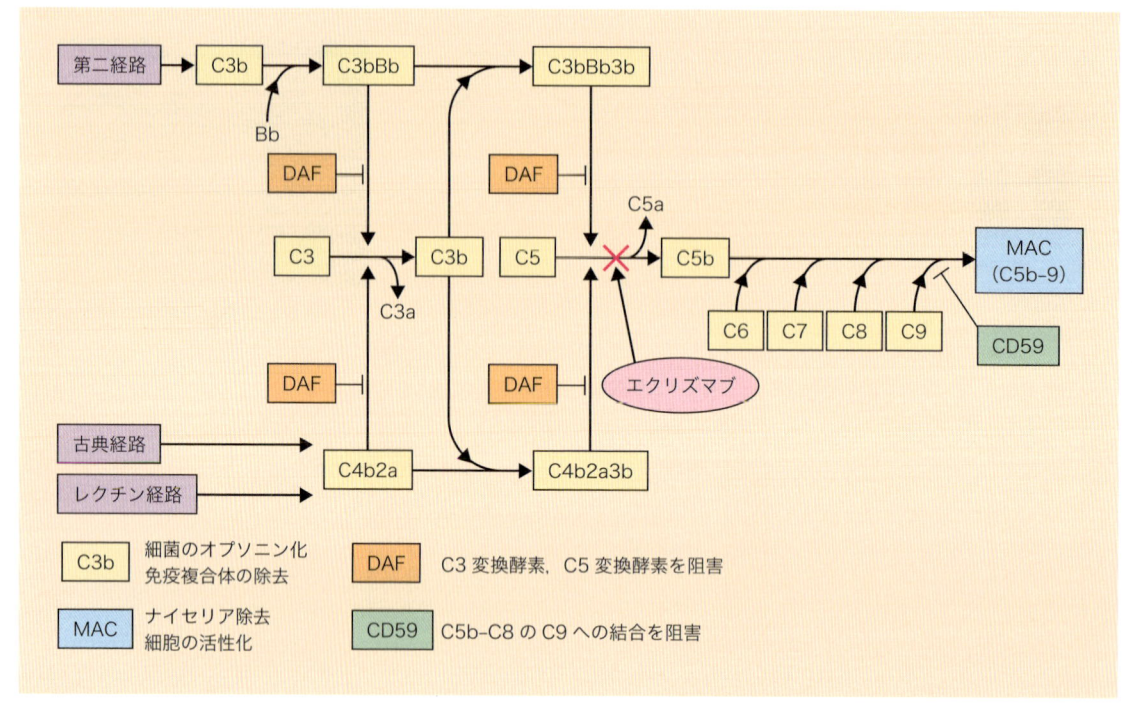

❸ 補体の活性経路
古典経路，第二経路，レクチン経路のいずれも C3，C5 の活性化を通じて最終的に膜侵襲複合体（membrane-attack complex；MAC）を生成する．エクリズマブは C5 以降の活性化を阻害するため，C3 の代謝物が蓄積する．

- このため，エクリズマブ投与開始後は，基本的に生涯定期的な点滴治療を受け続ける必要がある．
- エクリズマブは非常に高価であり，継続治療が大きな経済的負担となる．

エクリズマブ不応，または効果不十分な場合

（1）まったく LDH 値が減少しない場合
- 日本人の 3～4％に，補体 C5 遺伝子変異によるエクリズマブの不応例がみられる[8]．こうした症例ではエクリズマブ以外の治療法を選択する．

（2）LDH 値は減少するが，十分に貧血が回復しない場合
- 造血不全を合併している患者の場合，エクリズマブを使用しても輸血依存から脱却できないことも多い．
- 腎性貧血を合併している場合は，エリスロポエチンの投与を積極的に考慮する．
- エクリズマブ使用により血管内溶血は抑制されるが，補体活性化経路で C5 の上流に位置する C3b が蓄積し，脾臓での血管外溶血が亢進する例がある[9]（❸）．ステロイドや脾摘が有効であったという報告もあるが，感染や手術のリスクがあるため，適応については慎重な検討を要する．

PNH 患者の妊娠
- PNH 患者の妊娠はしばしば合併症を起こす．欧米では血栓症の合併が多く，自然流産も起こる．

MEMO
PNH に対する新たな抗補体薬：C3 に対する阻害薬として，補体受容体2（CR2/CD21）と H 因子の融合蛋白である TT30，環状ペプチドであるコンプスタチンの誘導体 Cp40 が報告されており，また C1 に対する阻害薬である C1NH も報告されている．いずれも血管内溶血を抑え，かつ C3 の蓄積抑制効果も報告されている．これらはエクリズマブ無効例，効果不十分例へも有効と考えられ，今後の臨床開発が期待される．

- エクリズマブはカテゴリーCに分類され，現時点でむやみに妊婦に使用されるべきではないが，欧米を中心に妊婦にも安全にエクリズマブが使用できるという報告がなされており，わが国でもガイドラインが作成された[10]．
- 挙児希望のPNH患者は，事前によく専門医と相談すべきである．

（植田康敬，西村純一）

文献

1) Takeda J, et al. Deficiency of the GPI anchor caused by a somatic mutation of the PIG-A gene in paroxysmal nocturnal hemoglobinuria. Cell 1993; 73: 703-11.
2) Kelly RJ, et al. Long-term treatment with eculizumab in paroxysmal nocturnal hemoglobinuria: sustained efficacy and improved survival. Blood 2011; 117: 6786-92.
3) 金倉 譲ほか．発作性夜間ヘモグロビン尿症診療の参照ガイド（平成26年度改訂版）．厚生労働科学研究費補助金難治性疾患克服研究事業特発性造血障害に関する調査研究班．特発性造血障害疾患の診療の参照ガイド．平成26年度改訂版．2015. http://zoketsushogaihan.com/file/guideline_H26/PNH2015.pdf
4) Sugimori C, et al. Minor population of CD55-CD59- blood cells predicts response to immunosuppressive therapy and prognosis in patients with aplastic anemia. Blood 2006; 107: 1308-14.
5) Wang H, et al. Clinical significance of a minor population of paroxysmal nocturnal hemoglobinuria-type cells in bone marrow failure syndrome. Blood 2002; 100: 3897-902.
6) Parker CJ. Management of paroxysmal nocturnal hemoglobinuria in the era of complement inhibitory therapy. Hematology Am Soc Hematol Educ Program 2011; 2011: 21-9.
7) Rother RP, et al. Discovery and development of the complement inhibitor eculizumab for the treatment of paroxysmal nocturnal hemoglobinuria. Nat Biotechnol 2007; 25: 1256-64.
8) Nishimura J, et al. Genetic variants in C5 and poor response to eculizumab. N Engl J Med 2014; 370: 632-9.
9) Risitano AM, et al. Complement fraction 3 binding on erythrocytes as additional mechanism of disease in paroxysmal nocturnal hemoglobinuria patients treated by eculizumab. Blood 2009; 113: 4094-100.
10) 金倉 譲ほか．PNH妊娠の参照ガイド〈付記〉．厚生労働科学研究費補助金難治性疾患克服研究事業特発性造血障害に関する調査研究班．特発性造血障害疾患の診療の参照ガイド．平成26年度版．2015. http://zoketsushogaihan.com/file/guideline_H26/PNH-ninpu.pdf

4章 疾患の理解と治療／貧血／溶血性貧血

遺伝性球状赤血球症

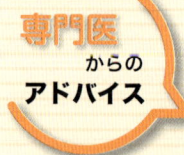

専門医からのアドバイス

- 遺伝性球状赤血球症（HS）は，黄疸，貧血，脾腫，胆石発作の既往などの臨床血液学的所見に加え，小型球状赤血球症や赤血球の食塩水浸透圧抵抗減弱などを主な特徴とする先天性溶血性貧血である．
- 古典的 HS は約 2/3 で常染色体優性遺伝を示すが，残りの約 1/3 は常染色体劣性遺伝を示す亜型や孤発例が占める．
- 脾臓摘出が唯一の治療法であり，術後速やかに黄疸，貧血は改善する．

疫学・病態・症状

▶ 貧血 p.99参照

疫学

- わが国の先天性溶血性貧血の 73.9％は赤血球膜異常症で，そのうち 48.2％が遺伝性球状赤血球症（hereditary spherocytosis；HS）であり臨床疫学上，最も頻度が高い（❶）[1]．
- およそ 5〜10 万人に 1 人の有病率と推測されるが，無症候性 HS を含めた頻

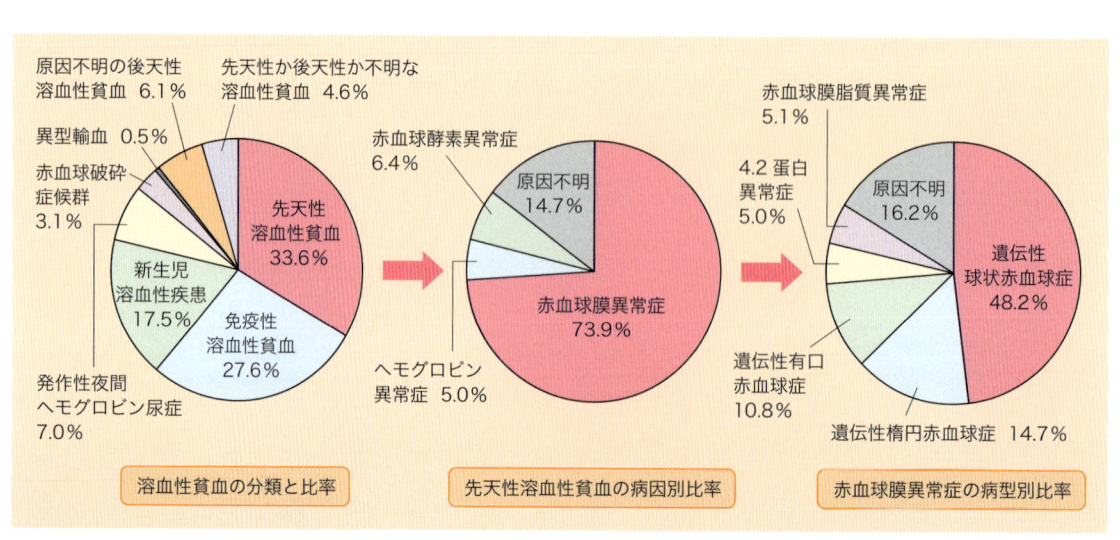

❶ 溶血性貧血における病型別割合

溶血性貧血の分類と比率
- 原因不明の後天性溶血性貧血 6.1％
- 先天性か後天性か不明な溶血性貧血 4.6％
- 異型輸血 0.5％
- 赤血球破砕症候群 3.1％
- 新生児溶血性疾患 17.5％
- 発作性夜間ヘモグロビン尿症 7.0％
- 免疫性溶血性貧血 27.6％
- 先天性溶血性貧血 33.6％

先天性溶血性貧血の病因別比率
- 赤血球酵素異常症 6.4％
- 原因不明 14.7％
- 赤血球膜異常症 73.9％
- ヘモグロビン異常症 5.0％

赤血球膜異常症の病型別比率
- 赤血球膜脂質異常症 5.1％
- 4.2 蛋白異常症 5.0％
- 原因不明 16.2％
- 遺伝性球状赤血球症 48.2％
- 遺伝性有口赤血球症 10.8％
- 遺伝性楕円赤血球症 14.7％

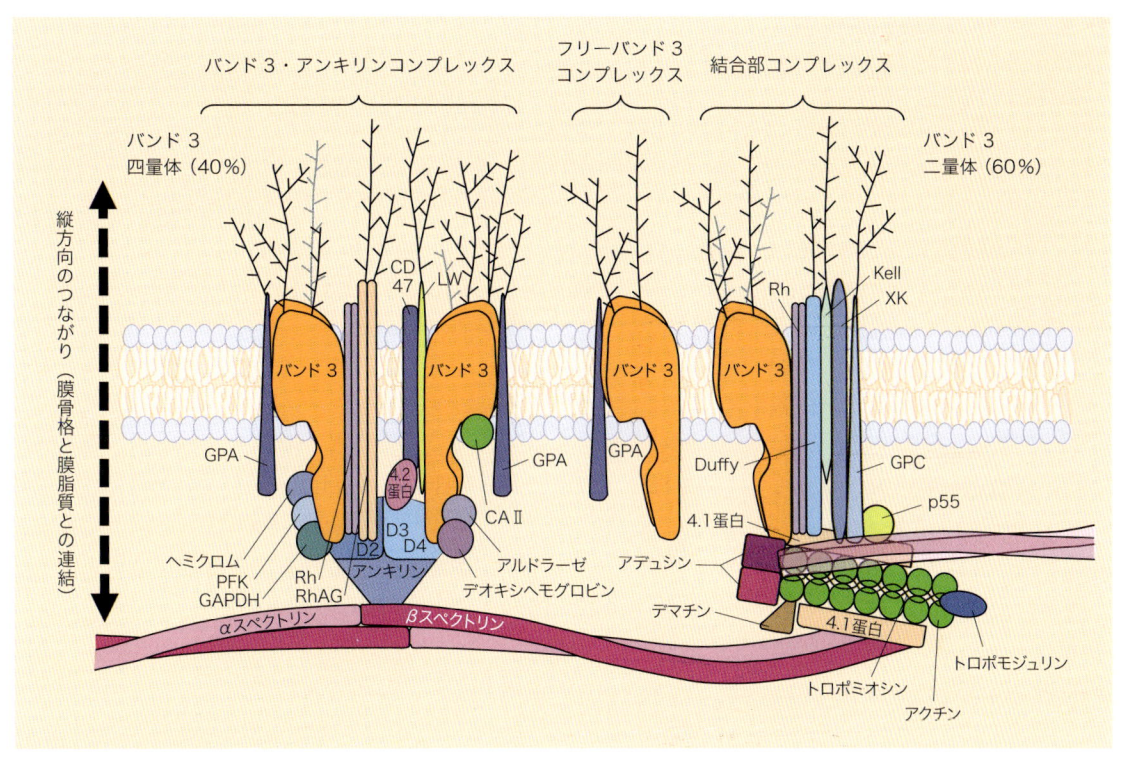

❷ **ヒト赤血球膜構造の模式図**
膜貫通蛋白（バンド 3）と，膜骨格（スペクトリン），およびバンド 3 とスペクトリンとを連結しているアンカー蛋白群のアンキリンと 4.2 蛋白から成る縦方向へのつながりを形成する膜蛋白異常（主に蛋白発現量の減少に由来）が遺伝性球状赤血球症の病態である．
GPA：グリコホリン A，GPC：グリコホリン C，PFK：ホスホフルクトキナーゼ，GAPDH：グリセルアルデヒド-3-リン酸脱水素酵素

度は明らかでない．通常，幼児期に発見されるが，軽症で中年以降になって初めて診断される症例も少なくない．
- HS の典型例では常染色体優性遺伝形式をとるが，常染色体劣性遺伝形式や家系内発症の認められない孤発例が少なくとも 1/3 に及ぶ点に注意すべきである[2]．

病態

赤血球膜蛋白異常（赤血球膜蛋白の先天的欠陥）

- 赤血球膜は脂質二重層を基本構造として，これに種々の膜蛋白が関与している[3]．ヒト赤血球膜構造を❷に示すが，HS 赤血球では縦方向のつながりを形成する膜蛋白に異常を認める（主に蛋白発現量の減少に由来）．
- 球状化機序にはバンド 3 欠損型とスペクトリン/アンキリン/4.2 蛋白欠損型の 2 つの病態があるが，いずれであっても不安定となった脂質二重層が小胞（バンド 3 を含む）を形成して遊離するために，膜表面積の減少を生じて球状化をきたす[4]．

脾臓の関与

- 球状化し変形能が低下した HS 赤血球は，脾臓の網細血管を通過できず髄索内に停滞する．この間に代謝的ストレス（pH の低下，グルコース濃度の低

❸ 遺伝性球状赤血球症診断の要点

一般所見，検査	1. 溶血所見，脾腫を認める．ただし貧血を認めない場合がある 2. 末梢血塗抹標本で，central pallor を失った小型球状赤血球を認める 3. 平均赤血球ヘモグロビン濃度（MCHC）は高値であることが多い
特異的検査	4. 赤血球抵抗試験において食塩水浸透圧抵抗が減弱する（保険点数45点）* 5. 自己溶血試験で溶血が亢進し，グルコース予添加で溶血が改善する（保険点数50点）* 6. 直接 Coombs 試験，間接 Coombs 試験は陰性である（保険点数：直接30点，間接34点）* 7. 赤血球エオシン-5-マレイミド（EMA）結合能低下を認める（保険適用外）
補助検査	8. 赤血球膜蛋白解析で約70％の症例で異常（αスペクトリン，βスペクトリン，アンキリン，バンド3，4.2蛋白）が検出される（研究検査）

*医科診療報酬点数表（2014年4月版）による点数．

- 下，低酸素）を受けてさらにいっそう膜成分を失い球状度を高めることとなる．この赤血球崩壊への方向づけの過程を，脾臓による条件づけ（splenic conditioning）と呼んでいる．
- 最終的に脾臓内で赤血球は壊れ，マクロファージに貪食され溶血に至る（血管外溶血）．

症状 5, 6)

- 黄疸はほぼ必発（86％）であるが，溶血の程度が軽微な場合には見落としやすい．
- 比較的軽い溶血の場合には，骨髄での赤芽球過形成によって代償されてしまうので，見かけ上貧血は存在しない（代償された溶血）．
- 中年までに胆石の既往（43〜85％），または胆嚢摘出術を受けていることが少なくない．
- 病的赤血球の処理臓器としての脾臓の腫大の頻度は高く（75〜82％），その大きさは左季肋部で肋骨弓下平均2〜3横指である．
- 肝腫大は合併症がないかぎり存在しない．

検査・診断（鑑別診断）❸

一般所見，検査

末梢血液像

- 貧血の程度はさまざまであるが，軽症〜中等度のことが多い．末梢血塗抹標本で小型球状赤血球を認める（❹）．球状赤血球は，実際には全赤血球の10％程度であることが多いので，赤血球の有口化（あるいはウニ状化）から球状化への一連の形態変化をとらえるとよい．
- 赤血球内のヘモグロビン（Hb）量に対する赤血球膜量の減少により平均赤血球ヘモグロビン濃度（MCHC）は高値を示す．網赤血球増加は貧血を生じるほどの溶血亢進がなくても認められるので，診断上有用である．

血液生化学検査

- 間接型高ビリルビン血症（非脾摘症例の平均値 3.41±1.87 mg/dL），尿ウロビリノゲン増加（48％の症例で強陽性），LDH や AST 高値（本症ではあま

MEMO
無形成発作：経過中に重症の貧血をみることがあるが，その多くはパルボウイルスB19感染に伴う無形成発作である．このウイルスは赤芽球系前駆細胞に感染しこれを死滅させる．その結果，通常約1週間の赤血球系造血の停止を招き，赤血球寿命の短縮している溶血性貧血患者では貧血が急速に進行する．異型性の強い巨大前赤芽球（❺）の出現が特徴的であるが，感染症症状の消退とともに自然治癒するのが通例である．

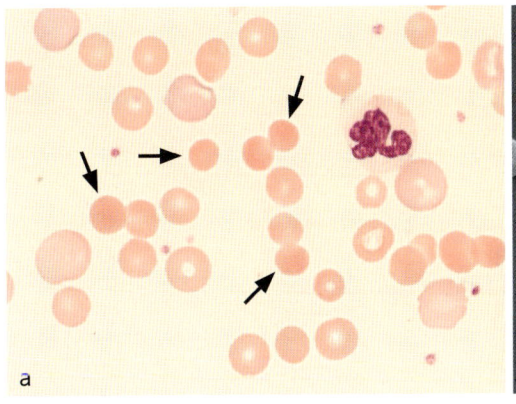

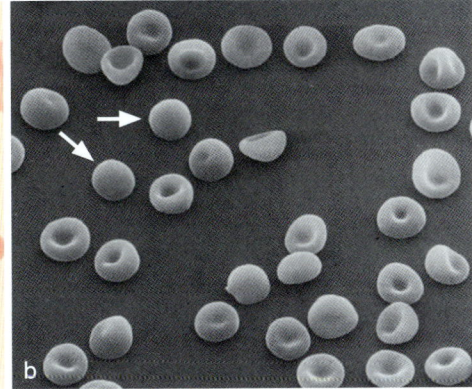

❹ **遺伝性球状赤血球症の末梢血赤血球形態**
a：光顕像，b：走査型電子顕微鏡像（SEM）．

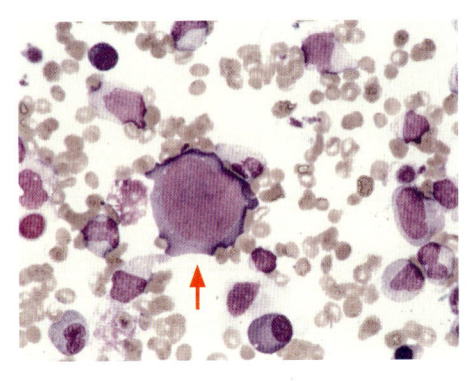

❺ **ヒトパルボウイルスB19感染による無形成発作の骨髄像**
異型性の強い巨大前赤芽球を示す（→）．

り顕著ではない）などが認められる[5,6]．血清ハプトグロビン値も低下傾向を示すが，溶血発作時でなければその程度は軽度のことが多い．

特異的検査
- 赤血球浸透圧抵抗試験で抵抗減弱が認められ，特に患者赤血球の24時間無菌孵置後で著しい．
- 自己溶血試験では溶血亢進を示すが，あらかじめグルコースを添加しておくと溶血の程度は改善され，ほぼ正常化する．
- 自己免疫性溶血性貧血でもHS同様に有口赤血球や球状赤血球の変化を示すので，Coombs試験陰性であることを確認しておく．
- 赤血球エオシン-5-マレイミド（EMA）結合能が低下する．

補助検査
- HSに特徴的な膜蛋白異常がSDS-PAGE（ドデシル硫酸ナトリウム-ポリアクリルアミドゲル電気泳動）法にて検出されれば，確定診断の根拠となる．わが国のHS症例では4.2蛋白単独部分欠損が多く，ついでバンド3関連欠損，アンキリン関連欠損であり欧米の頻度とは異なっている[2]．ただし，本法で異常が同定できないHS症例も約30％存在する．

MEMO

赤血球EMA結合能：EMAは赤血球膜蛋白バンド3蛋白の細胞外リジン残基と結合する蛍光色素であり，HS赤血球では球状化する過程でバンド3蛋白が減少しているため蛍光強度が減弱する．感度97.0％，特異度97.5％であり，欧米では最も有用なスクリーニング検査として推奨されている[7,8]．

❻ 遺伝性球状赤血球症の臨床的重症度分類と脾摘の適応

		無症候性	軽症	中等症	重症
ヘモグロビン（g/dL）		正常	11〜15	8〜12	6〜8
網赤血球（%）		正常（<3）	3〜6	>6	>10
総ビリルビン（mg/dL）		0〜1	1〜2	>2	>3
赤血球浸透圧抵抗	新鮮血	正常	正常	正常〜軽度減弱	減弱
	24時間孵置血	軽度減弱	軽度減弱	減弱	減弱
脾摘の必要性		必要なし	小児期，青年期においては，通常必要なし	思春期前の学齢期において，必要となる	必要だが，可能であれば6歳まで待つ

治療

●ガイドラインの現況

- 海外では，British Society for Haematology が中心となり HS の診断と治療のガイドラインが作成されている．2004年に初版が掲載され，2011年改訂版では主に診断に関する情報が更新されている[8]．

脾臓摘出術

- 脾臓摘出（脾摘）が唯一の治療法である．脾摘により赤血球の形態は改善できないが，貧血は改善する．すべての患者がその適応ではなく，脾摘の適応は慎重になされるべきで，高度の貧血，臨床症状を伴う胆石症の併発から総合的に判断する（❻）[4, 8, 9]．また時期も重要で，可能であれば6歳まで待ったほうがよい．胆石がある場合には胆囊摘出術も同時に行う．
- 脾摘後は肺炎球菌敗血症のリスクが高いため，23価肺炎球菌莢膜ポリサッカライドワクチン（ニューモバックス®NP）を脾摘前に接種する．
- 脾摘の効果は顕著である．術後1〜2日で黄疸の消失，網赤血球数の正常化，間接ビリルビンの正常化があり，術後2か月で赤血球数の正常化をみる．著効68.8%，有効16.9%で計85.7%に及ぶ．摘出された脾臓の重量は平均598±376 g（正常約150 g）である[5, 6]．
- 脾摘の効果が不十分であったり臨床症状の再燃をみた場合には，診断が誤っていたか，副脾が存在する可能性を考慮する必要がある．脾摘後は通常末梢血に Howell-Jolly 小体が観察されるが，これが認められない場合には副脾の存在を疑ってよい．

薬物療法

- 先天性溶血性貧血には特異的な薬物療法はない．ただし，中等症や重症 HS 症例の葉酸需要の亢進に対して，葉酸（フォリアミン®）を補給することは意義がある[6]．1日投与量は5 mg が推奨される．

（和田秀穂）

MEMO

部分脾臓摘出術：欧米では脾機能を温存する目的で部分脾臓摘出術が選択されることがある．部分脾臓摘出術は重症で非常に若い小児において有益であるが，脾臓が再腫大して最終的に脾全摘術が施行される場合や，術後5年以降にビリルビン値が術前値に復し胆囊摘出術を余儀なくされる可能性がある[9]．

MEMO

脾摘の合併症：脾摘患者が40歳以上になると，動脈硬化性病変の合併症（脳卒中，心筋梗塞）の相対危険度が増加することが知られている[10]．

文献

1) 和田秀穂, 末盛晋一郎. 先天性溶血性貧血―遺伝性球状赤血球症を中心に. 臨床検査 2014;58:297-302.
2) Yawata Y, et al. Characteristic features of the genotype and phenotype of hereditary spherocytosis in the Japanese population. Int J Hematol 2000;71:118-35.
3) Salomao M, et al. Protein 4.1R-dependent multiprotein complex: new insights into the structural organization of the red blood cell membrane. Proc Natl Acad Sci USA 2008;105:8026-31.
4) Lux SE, Palek J. Disorders of the red cell membrane. In: Handin RI, et al., eds. Blood: Principles and Practice of Hematology. 2nd ed. Philadelphia: Lippincott Williams & Wilkins; 2003. pp.1709-858.
5) 小峰光博ほか. 溶血性貧血患者の全国実態調査. 第二報. 遺伝性球状赤血球症と免疫性溶血性貧血の臨床病態. 厚生省特定疾患溶血性貧血調査研究班 昭和50年度研究報告書. 1976. pp.41-55.
6) 小峰光博ほか. 溶血性貧血患者の全国実態調査. 遺伝性球状赤血球症の臨床病態 追加報告. 厚生省特定疾患溶血性貧血調査研究班 昭和51年度研究報告書. 1977. pp.53-70.
7) Park SH, et al. Comparison study of the eosin-5′-maleimide binding test, flow cytometric osmotic fragility test, and cryohemolysis test in the diagnosis of hereditary spherocytosis. Am J Clin Pathol 2014;142:474-84.
8) Bolton-Maggs PH, et al. Guidelines for the diagnosis and management of hereditary spherocytosis–2011 update. Br J Haematol 2012;156:37-49.
9) Buesing KL, et al. Partial splenectomy for hereditary spherocytosis: a multi-institutional review. J Pediatr Surg 2011;46:178-83.
10) Schilling RF. Risks and benefits of splenectomy versus no splenectomy for hereditary spherocytosis–a personal view. Br J Haematol 2009;145:728-32.

4章 疾患の理解と治療／貧血／溶血性貧血

サラセミア

> **専門医からのアドバイス**
> - サラセミアでは必ず小球性赤血球症がみられるので，それだけで鉄欠乏性貧血と即断しない．逆に，生化学的に鉄欠乏性貧血パターンでない著しい小球性赤血球症ではサラセミアをまず疑う．
> - 日本でみられる軽症型サラセミアは平均赤血球容積（MCV）60〜70 fL前半台が多い．鉄欠乏性貧血からの回復期でも血清鉄，不飽和鉄結合能（UIBC），フェリチン正常がみられるが，MCVは70 fL以上であり，RDW（大小不同）も高めである．
> - 東南アジア出身者はサラセミアの頻度がきわめて高いので，常にサラセミアの存在を念頭において診察する．

疫学・病態・症状

▶ 貧血
p.110参照

- サラセミア（thalassemia，地中海貧血）は，地中海沿岸，アフリカ，中東，インド，東南アジアに高頻度でみられる先天性溶血性貧血（常染色体劣性遺伝）である．しかし，血球形態では小球性赤血球症をとり，これは優性遺伝である[1-3]．
- 臨床的には，小球性赤血球症はみられるが溶血症状のない軽症型，溶血症状のある中間型，重症型に分けられ，特に重症型では定期的輸血とそれに伴う鉄過剰を軽減する鉄キレート療法が一生欠かせない．小球性赤血球症はすべてのタイプにみられる（❶）．
- 日本では，βサラセミアが1,000人に1人，αサラセミアが約2,500人に1人と，かなり頻度は低い．その大部分は軽症型である．
- しかし，東南アジアからの人口流入により，症状を有する中間型，重症型が増えつつある．特に，東南アジア人には，β^+サラセミアであるHbEとβ^0サラセミアの組み合わせ（HbE/β^0）が多く，これは通常重症型を示すので問題である（❷）．
- β，α，$\delta\beta$，$\varepsilon\gamma\delta\beta$サラセミアが日本ではみられる（❷）．2008年までに，1,000例近くが遺伝子分析で決定されている．β，$\delta\beta$サラセミアは日本人にのみみられる変異が少なくない．

MEMO
ヘモグロビン（Hb）は2分子ずつのα，βグロビン鎖から成る四量体であるが，α，βサラセミアでは，それぞれα，βグロビンの合成が悪く（他方は正常産生），四量体産生減少のために小球性赤血球症を生じ，さらに合成が少ないと，溶血性貧血をきたす．βサラセミアは点変異，αサラセミアでは遺伝子欠失が多い．

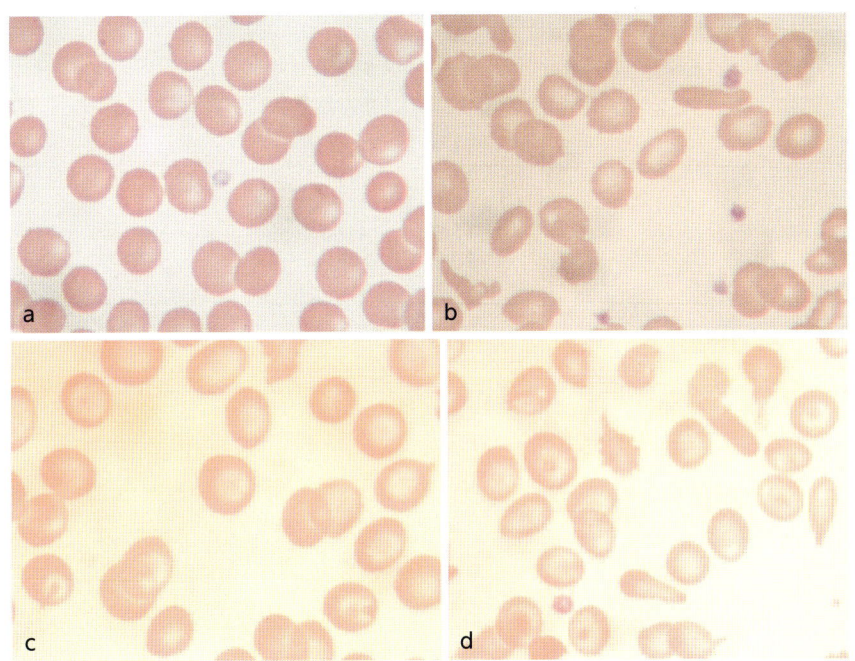

❶ 正常，鉄欠乏性貧血，サラセミアの末梢血赤血球形態

a：正常．大小不同，奇形赤血球がほとんどみられない．
b：鉄欠乏性貧血．低色素性で，大小不同症および著しい奇形赤血球症がみられる．
c：αサラセミア（軽症型）．軽症型サラセミアは，α，βサラセミアとも低色素性，粒ぞろいで，標的細胞が目立つのが特徴である．
d：βサラセミア（中間型）．中間型，重症型はα，βサラセミアとも溶血性貧血を伴い，低色素性で，大小不同症，奇形赤血球症が著しい．

❷ わが国におけるサラセミアの分類，重症度，頻度（2008年までの統計）

タイプ		臨床的重症度	n	%
βサラセミア	HbE	無症候性	30	3
	β^0	軽症型	473	48
	β^+	軽症型	78	7.9
	$\delta\beta$	軽症型	10	1
	$\varepsilon\gamma\delta\beta$	軽症型	33	3.3
	HbE/HbE	軽症型	7	0.7
	β^+/β^+	中間型	14	1.4
	β^0/β^0	重症型	2	0.2
αサラセミア	$-\alpha/\alpha\alpha$	無症候性	46	4.7
	$\alpha^T\alpha/\alpha\alpha$	無症候性	6	0.6
	$-\alpha/-\alpha$	軽症型	16	1.6
	$--/\alpha\alpha$	軽症型	206	20.9
	$--/-\alpha$	中間型（HbH病）	32	3.2
	$--/\alpha^T\alpha$	中間型（～重症型）	5	0.5
βサラセミアの二重ヘテロ接合体	$\delta\beta/\beta^+$	中間型～重症型	1	0.1
	HbE/β	重症型	12	1.2
αサラセミア，βサラセミアの複合ヘテロ接合体	HbE/HbH	中間型～重症型	6	0.6
	HbE/α^T	軽症型	3	0.3
	HbE/abnHb	種々	3	0.3
合計			983	

中間型・重症型は症候性（溶血性貧血）であるので，赤字で示す．

- $\varepsilon\gamma\delta\beta$サラセミアは，日本人に世界で最も多く見出されている．ヘテロ接合体のみが出生し，その約20～30％は出生前後に著しい貧血を一過性に示す．その時期を通り過ごせば，通常の軽症型サラセミアに落ち着く．

❸ サラセミアの全血算（CBC）の特徴

	n	Hb	RBC	MCV	MI	備考
鉄欠乏性貧血	149	9.1	439	70.4	16.1	変動幅大
——/$\alpha\alpha$	208	12.1	573	67	11.9	軽症型
——/—α	38	8.9	495	62.1	13.2	中間型
β	531	11.3	552	65.9	12.5	軽症型
$\varepsilon\gamma\delta\beta$	32	11	562	63	11.5	軽症型
β^+/β^+	14	9.2	427	70.2	20.5	中間型
合計	972					

Hb：ヘモグロビン濃度，RBC：赤血球数，MCV：平均赤血球容積，MI：Mentzer index（MCV/RBC）．すべて平均値を示す．

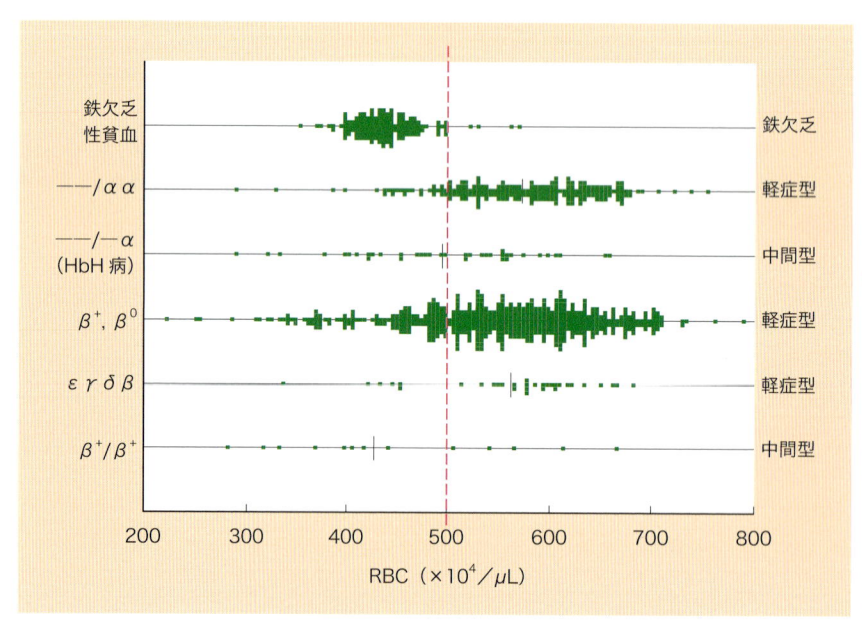

❹ サラセミアの赤血球数の特徴

大多数の鉄欠乏性貧血症例は赤血球数（RBC）が500万/μL以下であるが，軽症型サラセミアの80％以上は逆に500万/μL以上である．しかし，中間型サラセミア（HbH病，β^+/β^+）は500万/μL以下が多くなる．中間型サラセミアでは溶血所見を必ず伴うので鉄欠乏性貧血との鑑別は難しくない．

検査・診断（鑑別診断）

- 末梢血で粒の揃った小球性赤血球症（RDW〈赤血球粒度分布幅〉が高くない）がみられる．これはRDWが高いことが多い鉄欠乏性貧血と対照的である．さらに，鉄代謝（血清鉄，不飽和鉄結合能〈UIBC〉，血清フェリチン値）が，鉄欠乏性を示さない，つまり非鉄欠乏性小球性赤血球症であれば，頻度的にまずサラセミアを疑う．赤血球増多症（赤血球数〈RBC〉500万/μL以上）あるいはMentzer index（MI）（MCV/RBC）が13以下の場合は，サラセミアが強く疑われる（❸，❹）．
- サラセミアに対するスクリーニング検査は胎児型ヘモグロビン（HbF），ヘモグロビンA_2（HbA_2），グリセロール半溶解時間（GLT_{50}），イソプロパノール試験（不安定性試験），そして等電点電気泳動から成る．
- 最終診断は遺伝子診断となる*．

*これらスクリーニングおよび遺伝子診断は，外注検査センターの「福山臨床検査センター」が一通り行ってくれる．依頼法などは，福山臨床のホームページ（http://www.fmlabo.com/）あるいは，電話（084-921-2751）へアクセス/コンタクトすると，クリニックを含めたどの施設からの依頼も可能である．それだけで解決がつかない症例は，山口大学医学部保健学科山城研究室（yamasiro@yamaguchi-u.ac.jp，電話0836-22-2863）でさらに解析がなされる．

治療[4]

● ガイドラインの現況

- 重症型に対する定期的輸血および鉄キレート療法に関するガイドラインとしては，Nottingham University Hospitals（NUH）が出しているものが有名である[4,5]．

- 軽症型は，感染症や妊娠時に一過性に貧血の増悪（この場合，軽い溶血所見がみられることが多い）がみられたら，必要に応じて輸血で対処する．感染症や妊娠が経過したら，元に戻る．中間型サラセミアとして日本に多いHbH病も貧血が著しい場合は同様である．
- 重症型は，日本ではわずかであるが，サラセミアの頻度の高い海外からの移住者に時に出現する（HbE/β^0サラセミア，❷）．
- αサラセミアで最も重症であるHb Bart's hydrops fetalis（浸軟児）もすでに日本で，東南アジア出身者の夫婦2組（2例）にみられている．このような場合，母体の安全性が危惧される．
- これから遭遇する可能性のある重症型に対しては，定期的輸血（多くは3週間に1回，濃厚赤血球液2，3単位）と鉄キレート療法が必要である．デフェロキサミン（デスフェラール®）による従来の持続的皮下灌流だけでなく，新しく開発された経口鉄キレート剤が役立っている．ただ，日本では前者は入院患者のみに適応可である．後者は外来でも使えるが比較的高価である．重症型での維持Hbの目標値は9 g/dLである．生後1年までに輸血療法に取りかかることが多い．
- 日本人に多い$\varepsilon\gamma\delta\beta$サラセミアは周産期にしばしば著しい貧血をもたらし，胎児を死亡に至らせかねない．そのために，日本では，妊娠後期の段階で臍帯から輸血を行って救命しえた症例もある．
- 長らく停滞していた重症型サラセミアに対する遺伝子治療にやっと可能性が見出されてきた[6]．

（服部幸夫，山城安啓）

> **MEMO**
> Hb Bart's 浸軟児：正常で4個あるαグロビン遺伝子[$\alpha\alpha/\alpha\alpha$]を全部欠如する．死産，あるいは出生してもすぐに死亡する．

> **MEMO**
> $\varepsilon\gamma\delta\beta$サラセミア：$\beta$グロビン遺伝子群すべてが欠損しているか，それらすべての発現を強力にコントロールするβLCRの欠損により，ε，γ，δ，βグロビンのすべての発現が欠如する．ホモ接合体はおそらく妊娠早期に流産となるが，ヘテロ接合体は生き残り，その一部は周産期の溶血性疾患の重要な原因の一つとなる．

文献

1) Weatherall DJ, Clegg JB. The Thalassaemia Syndromes. 4th ed. Oxford, London: Blackwell Science; 2001.
2) Steinberg MH, et al. Disorders of Hemoglobin. 2nd ed. Cambridge: Cambridge University Press; 2009.
3) 山城安啓，服部幸夫．サラセミア．吉田彌太郎，編．血液疾患診療ハンドブック．改訂版．大阪：医薬ジャーナル社；2009．pp.120-5.
4) 服部幸夫，山城安啓．サラセミア．金倉 譲，総編集．新戦略による貧血治療．東京：中山書店；2014．pp.110-20.
5) NUH Guidelines. United Kingdom Thalassemia Society. Consensus view on choice or iron chelation therapy in transfusional iron overload for inherited anemias. http://www.emscg.nhs.uk/Library/NUHGuidelinesforironchelationtherapy.pdf
6) Dong A, et al. Gene therapy for hemoglobinopathies: progress and challenges. Transl Res 2013; 161: 293-306.

4章 疾患の理解と治療／貧血／骨髄不全とその周辺疾患

再生不良性貧血

専門医からのアドバイス

- 再生不良性貧血は，「貧血」を呈する代表的な疾患の一つであるが，むしろ，血小板減少を伴っていることが診断には重要である．
- 「低形成髄ではない」「染色体異常を有する」「異形成所見を認める」などの所見は必ずしも再生不良性貧血を否定するものではない．
- 難病ではあるが，治療成績は向上している．
- stage 3以上は骨髄移植か免疫抑制療法を行う．
- stage 2以下には骨髄移植の適応はなく，薬物療法が中心となる．
- 輸血非依存性の非重症例であっても，早期に治療介入をしたほうがよい場合が多いので，原因が特定できない血球減少患者は必ず専門医に紹介する．

疫学・病態・症状

▶ 貧血
p.177参照

- 再生不良性貧血（aplastic anemia）の発症頻度は欧米に比ベアジアで高い．
- わが国の患者数（平成25年度特定疾患医療受給者証所持者数）は約10,500人で，罹患率は8.2/100万人年である．
- 女性が男性よりやや多く（女/男 = 1.16），年齢別には10〜20歳代と70〜80歳代にピークがある．
- 何らかの原因で骨髄の造血幹細胞が持続的に減少した結果，末梢血の血球減少を生じた状態である．
- 典型例は，末梢血の汎血球減少と骨髄の低形成を呈する．
- 造血幹細胞が減少する機序の一部は造血幹細胞自体の異常に起因するが，大部分の患者では何らかの免疫学的機序が関与している[1]．
- 免疫学的機序としては，IFN-γやTNF-αなどのTh1サイトカイン増加による非特異的な造血抑制のほか，骨髄中の何らかの抗原に反応して増殖したT細胞による造血幹細胞への直接的な傷害が想定されている．
- 先天性と後天性に分類される．
- 先天性再生不良性貧血の代表的な疾患は，Fanconi貧血と先天性角化不全症（dyskeratosis congenita）である．成人してから診断される例もある．
- 後天性再生不良性貧血のほとんどは特発性であるが，薬物，化学物質，放射

❶ 再生不良性貧血の発症経過による臨床像の違い

	急性型	慢性型
症状	発熱，出血傾向	自覚症状なし
末梢血	・好中球・血小板・網赤血球の減少が高度 ・貧血は軽度	・貧血や好中球減少に比べて血小板減少が先行する ・高度の貧血例は罹病期間が長いことを意味する
平均赤血球容積（MCV）	ほぼ正常	やや高値
骨髄像	・典型的な脂肪髄	・造血巣がまばらに残存するが巨核球は必ず減少 ・細胞に形態異常もみられる ・骨髄異形成症候群との鑑別が難しい
重症度	stage 4〜5	stage 1〜3

線，妊娠などによる二次性もある．
- 特殊型として，再生不良性貧血-発作性夜間ヘモグロビン尿症（paroxysmal nocturnal hemoglobinuria；PNH）症候群と肝炎関連再生不良性貧血がある．
- 肝炎関連再生不良性貧血の原因ウイルスは明らかではないが，その病態は免疫学的機序による造血幹細胞の傷害である．
- 貧血や感染症に伴う発熱・出血傾向が主な症状であるが，その程度は発症経過によって異なる（❶）．
- 突然発症する急性型では発熱や出血傾向が初発症状となることが多く，貧血はむしろ軽度である．
- ゆっくり進行する慢性型では貧血が初発症状となることが多いものの，貧血が高度の割には自覚症状が乏しいために健康診断などでたまたま見つかることもある．
- わが国では，慢性型の臨床経過をとる例が比較的多い．
- 重症度によって予後は異なる．ただし，治療法の改善によって，重症例の予後は著しく改善している[2]．
- 自然軽快する例もあるとされるが，その頻度はきわめて低い．

検査・診断（鑑別診断）

- 2系統以上の血球減少で疑い，骨髄の低形成を認め，汎血球減少をきたす他の疾患を除外できれば診断できる（❷）．
- ヘモグロビン（Hb）値 10 g/dL 未満，好中球数 1,500/μL 未満，血小板数 10万/μL 未満のうち，少なくとも2つを満たすことが必要である．
- 血小板数が10万/μL 以上の例は診断確度が低い．血小板減少を伴わない高度貧血は，再生不良性貧血以外の疾患であることが多い．
- 経過をさかのぼれる場合，貧血や白血球減少の出現より血小板減少が先行していることが多い．

❷ 再生不良性貧血の診断

1. 汎血球減少

ヘモグロビン（Hb）値	好中球数	血小板数
10 g/dL 未満	1,500/μL 未満	10万/μL 未満

＊少なくとも2項目を満たす

2. 骨髄の低形成

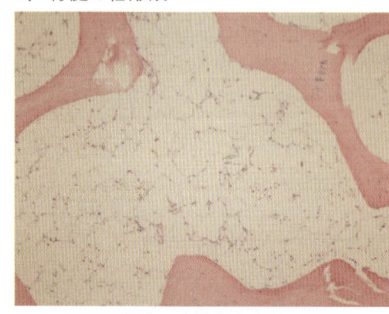

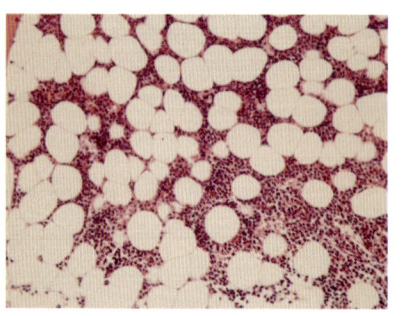

再生不良性貧血患者　　　　　健常者

3. 汎血球減少をきたす他の疾患の除外

❸ 汎血球減少の鑑別診断

| 骨髄が低形成 | 骨髄が正～過形成 ||
	一次性	二次性
再生不良性貧血		全身性エリテマトーデス
骨髄異形成症候群		脾機能亢進症（Banti 症候群, 肝硬変など）
発作性夜間ヘモグロビン尿症の一部		血球貪食症候群
低形成性白血病	急性前骨髄球性白血病の一部	ビタミン B_{12} 欠乏, 葉酸欠乏
ヘアリーセル白血病の一部		敗血症などの重症感染症
骨髄線維症		アルコール依存症

- 貧血の程度に見合った網赤血球数の増加を認めない．
- 慢性型では平均赤血球容積（MCV）がやや大きい（軽度の大球性）．
- 腸骨からの骨髄生検による細胞密度の評価が必須である．骨髄穿刺像のみでの細胞密度の評価は判定を誤るリスクが高い．
- 重症例は一般に低形成髄であるが，非重症例では造血巣がまばらに残存しているために骨髄の低形成を証明できないことがある．この場合，有核細胞の総数より巨核球の減少に注目するとよい．
- 骨髄生検で低形成髄が確認できない場合，胸腰椎 MRI（脂肪抑制）で細胞密度を評価する．中等症例では，しばしば造血巣が不均一となる．
- 汎血球減少をきたす他の疾患（❸）の除外が必要である．
- 鑑別すべき疾患のほとんどは専門医による診断が必要であり，汎血球減少を認めても安易に再生不良性貧血と診断してはいけない．
- 日常臨床で鑑別可能なものには巨赤芽球性貧血がある．巨赤芽球性貧血も進

❹ 再生不良性貧血の重症度分類

国際	日本		好中球数	網赤血球数	血小板数	条件数	赤血球輸血
very severe	stage 5	最重症	<200/μL（必須）	<2万/μL	<2万/μL	2項目以上を満たす	毎月2単位以上
severe	stage 4	重症	<500/μL				
non-severe	stage 3	やや重症	<1,000/μL	<6万/μL	<5万/μL		
	stage 2	中等症					
	stage 1	軽症	上記以外				

（中尾眞二ほか．再生不良性貧血診療の参照ガイド〈平成26年度改訂版〉．2015[3]をもとに作成）

- 行すると汎血球減少を呈する．高度の大球性貧血であれば，骨髄検査を実施する前に，ビタミンB_{12}値や葉酸値を測定して鑑別する．
- 芽球の増加を伴わない骨髄異形成症候群（myelodysplastic syndromes；MDS）と中等症の再生不良性貧血の鑑別が最も難しい．
- 「骨髄が低形成ではない」「＋8や13q－などの染色体異常を有する」「赤芽球系に異形成を認める」などの所見は，必ずしも再生不良性貧血を否定するものではない．
- 微小巨核球はMDSを強く示唆する．
- 診断確定後は❹に従って重症度分類を行う．
- わが国の重症度は好中球数，網赤血球数，血小板数を指標として軽症（stage 1）～最重症（stage 5）の5段階に分類されている．
- 海外では，very severe（stage 5に相当），severe（stage 4に相当），non-severe（stage 1～3に相当）に分類する．
- stage 3は，わが国独自の分類である．海外ではnon-severeに分類されるが，わが国ではstage 4以上と同様の治療方針を選択することが勧められている．
- 急性型はstage 4～5が多く，慢性型はstage 1～3が多い．

治療

●ガイドラインの現況

- 日常診療においては，厚生労働科学研究費補助金（難治性疾患政策研究事業）特発性造血障害に関する調査研究班が公表している『再生不良性貧血診療の参照ガイド（平成26年度改訂版）』[3]を参照する（http://zoketsushogaihan.com/file/guideline_H26/AA.pdf）．

- 造血回復を目指す治療法には，免疫抑制薬や蛋白同化ステロイドによる薬物療法と同種造血幹細胞移植がある．また，輸血に代表される支持療法を適宜併用する．

❺ ATG の主な副作用

発症時期	副作用
投与中	発熱，悪感，戦慄 血小板減少症 アナフィラキシー
投与終了後	血清病（紅斑，関節痛，体重増加，蛋白尿など） 間質性肺炎
全期間	細菌感染症 真菌感染症（アスペルギルス症） 単純ヘルペスウイルス感染症 サイトメガロウイルス感染症 EB ウイルス感染症 帯状疱疹

薬物療法

免疫抑制療法

- 免疫抑制療法は，ウサギ抗ヒト胸腺細胞免疫グロブリン（antithymocyte globulin；ATG）（サイモグロブリン®）やシクロスポリン（CsA）を単独あるいは併用で用いる．

(1) ATG

- ウサギ ATG は1日1回できるだけゆっくりと（原則として6時間以上，可能ならば12〜18時間かけて）5日間連続して点滴投与する．
- ATG には❺に示すさまざまな副作用があるため，入院管理を要する．
- 過敏反応や血清病を防ぐために，副腎皮質ステロイド（メチルプレドニゾロン，プレドニゾロンなど）を併用する．
- ATG 投与中は血小板減少がさらに進行するため，血小板輸血を併用する．
- ATG 投与終了後も高度の免疫抑制状態が続くため，細菌，真菌，ウイルスなど，さまざまな病原体による感染症を合併しやすい．
- ATG を用いた免疫抑制療法を行う場合は，ラミナエアフローを備えた病室（いわゆる無菌室）での治療が望ましい．
- EB ウイルス（EBV）再活性化のリスクが高い[4]．
- 通常は自己の T 細胞が EBV の増殖を抑制しているが，ATG 投与によりそのバランスがくずれ，EBV が感染したリンパ球が急速に増加し，白血病やリンパ腫を発症することがある[5]．
- 細胞性免疫が最も強く抑制される投与2〜4週後は EBV-DNA 量を可能な限り測定する．
- EBV-DNA 量が著増し，発熱，リンパ球増多，リンパ節腫大などが認められた場合は，躊躇せずにリツキシマブを投与する．

(2) シクロスポリン（CsA）

- CsA は通常3〜4 mg/kg（最大6 mg/kg）を1日2回に分けて内服する．
- 食後の内服が一般的であるが，期待した血中濃度が得られない場合は，食前投与への変更が有効である．

> **MEMO**
> かつて使用されていたウマ ATG（リンフォグロブリン®）は，現在，わが国では販売されていない．

- 主な副作用は，腎機能障害（Crの上昇），高血圧，多毛である．
- CsAに反応する例のほとんどが治療開始後2か月以内に網赤血球数が2万/μL以上増加する[6]．
- CsAの早期中止は再燃を招きやすい．奏効例でも少なくとも1年以上継続する．

蛋白同化ステロイド
- 蛋白同化ステロイド療法では，現在，メテノロン酢酸エステルのみに保険適用がある．
- 通常，1回10 mgを1日2回服用するが，肝機能障害が出やすいため少量から開始するとよい．
- そのほかの副作用として，声が太くなる，ひげが生えるなどの男性化がある．

同種造血幹細胞移植
- 骨髄移植が治療の第一選択となりうるのは，ヒト白血球抗原（human leukocyte antigen；HLA）適合同胞ドナーを有するstage 3〜5の40歳未満の患者である．
- 非血縁ドナーからの骨髄移植は，拒絶や移植片対宿主病（graft-versus-host disease；GVHD）の頻度が高いため，その適応は免疫抑制療法不応例に限られる．ただし，小児科領域を中心に若年層では第一選択になりつつある．
- 末梢血幹細胞移植を用いると慢性GVHDの頻度が増し生存率が低下するので，「骨髄移植」を選択するのが望ましい[7]．
- 欧米の移植前処置はシクロホスファミド（CY）50 mg/kg×4±ウサギATG 2.5〜5 mg/kgが基本である．
- 輸血回数が多い例や非血縁ドナーからの移植時は，全身放射線照射（total body irradiation；TBI）2 Gyを追加する．
- わが国ではATGが長く移植前処置に使えなかったので，CYに全リンパ節照射（total lymphoid irradiation；TLI）や少量のTBIを併用する方法がとられてきた．
- 高齢者やヘモクロマトーシスを伴う患者には，心毒性の軽減を図るためにCYを減量し，代わりにフルダラビン（FLU）を追加する前処置が提案されている[8]．

支持療法
- 赤血球輸血を考慮するHb値の目安は7.0 g/dLである．
- 1回あたり2単位（献血血液400 mL由来の280 mL）の照射赤血球液-LR（Ir-RBC-LR）を輸血する．
- 放射線照射の理由は輸血後GVHD予防，白血球除去の主な理由はHLA抗体産生予防である．
- 頻回の輸血によって血清フェリチン値が1,000 ng/mL以上となった場合は，経口鉄キレート剤デフェラシロクスを投与し，輸血後鉄過剰症による臓器障害の進行を防ぐ．

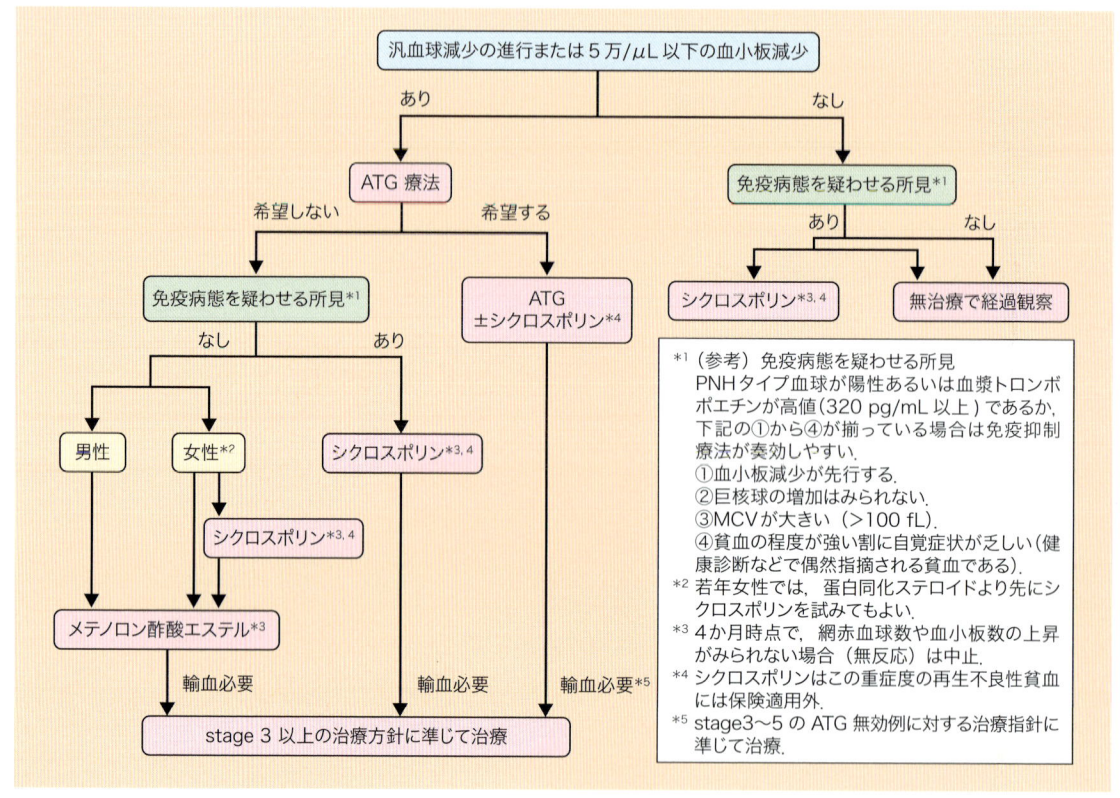

```
                      汎血球減少の進行または5万/μL以下の血小板減少
                               │
                  ┌────────────┴────────────┐
                 あり                       なし
                  │                          │
               ATG療法                  免疫病態を疑わせる所見*1
         ┌────────┴────────┐              ┌──┴──┐
      希望しない         希望する          あり    なし
         │                 │               │      │
   免疫病態を疑わせる   ATG            シクロスポリン*3,4  無治療で経過観察
   所見*1              ±シクロスポリン*4
   ┌──┴──┐
  なし    あり
   │      │
 ┌─┴─┐ シクロスポリン*3,4
男性 女性*2    │
 │   │   シクロスポリン*3,4
 │   │
メテノロン酢酸エステル*3
```

*1（参考）免疫病態を疑わせる所見
　PNHタイプ血球が陽性あるいは血漿トロンボポエチンが高値（320 pg/mL以上）であるか，下記の①から④が揃っている場合は免疫抑制療法が奏効しやすい．
　①血小板減少が先行する．
　②巨核球の増加はみられない．
　③MCVが大きい（>100 fL）．
　④貧血の程度が強い割に自覚症状が乏しい（健康診断などで偶然指摘される貧血である）．
*2 若年女性では，蛋白同化ステロイドより先にシクロスポリンを試みてもよい．
*3 4か月時点で，網赤血球数や血小板数の上昇がみられない場合（無反応）は中止．
*4 シクロスポリンはこの重症度の再生不良性貧血には保険適用外．
*5 stage3～5のATG無効例に対する治療指針に準じて治療．

輸血必要 → 輸血必要 → 輸血必要*5 → stage 3以上の治療方針に準じて治療

❻ stage 1～2に対する治療指針
（中尾眞二ほか．再生不良性貧血診療の参照ガイド〈平成26年度改訂版〉，2015[3]より）

- 頻回の血小板輸血はHLA抗体の産生を促し，血小板輸血不応性のリスクを高める．
- 明らかな出血傾向がなければ，血小板数が1万/μL以下になっても予防的血小板輸血は行わない．
- 感染症を併発している場合や出血傾向が強いときには，血小板数が2万/μL以上となるように1回あたり10単位（200 mL）の照射濃厚血小板-LR（Ir-PC-LR）を輸血する．
- 重篤な感染症を合併している場合は顆粒球コロニー刺激因子（G-CSF）を併用する．
- G-CSFの長期投与によりモノソミー7の出現やMDSへ移行するリスクが高まると報告されている．
- G-CSFの併用は，免疫抑制療法後の再発率を有意に低下させるものの[9]，治療の反応性や予後には影響しない．

治療指針

- 厚生労働省特発性造血障害に関する調査研究班が公表している『再生不良性貧血診療の参照ガイド（平成26年度改訂版）』[3]に掲載されている治療指針のポイントを解説する．

❼ stage 3〜5に対する治療指針
(中尾眞二ほか．再生不良性貧血診療の参照ガイド〈平成26年度改訂版〉. 2015[3]) より)

stage 1〜2に対する治療指針（❻）

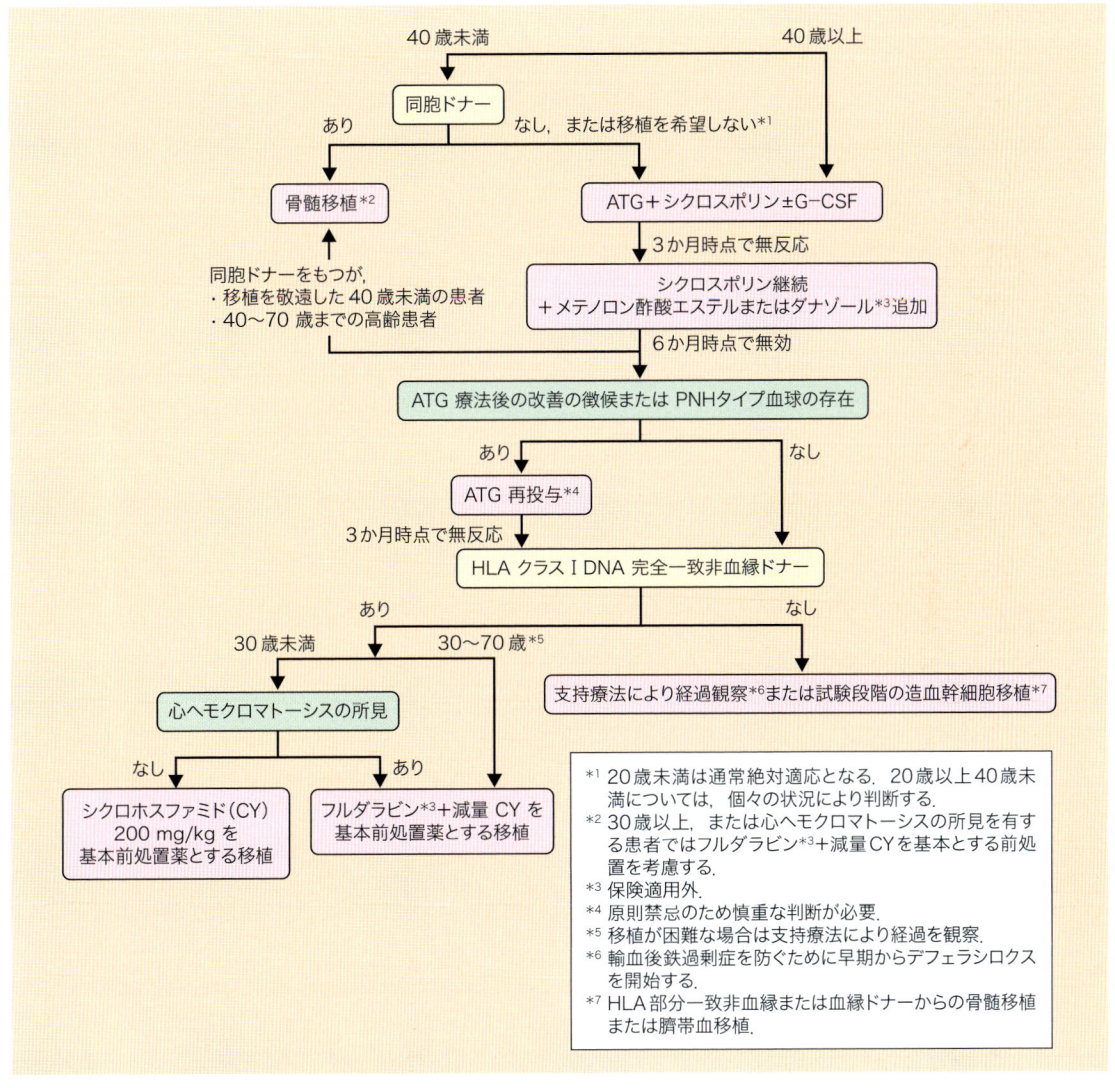

- 血球減少が進行せず血小板数が5万/μL以上で安定している場合は，無治療で経過観察してもよいが，自然寛解はまれである．
- 長期間の血球減少期を経て輸血依存となった患者が免疫抑制療法によって改善する可能性は非常に低い[10]．
- 非重症例であっても，専門医による早期の診断と治療開始が望ましい．
- 血球減少に伴う症状が明らかでない場合であっても，免疫病態を示唆する所見（❻）を認める例に対しては，CsAの投与が提案されている（保険適用外）．
- 血球減少が進行性か，血小板数が5万/μL以下に低下している場合は，ATGの投与が推奨されている．

再生不良性貧血 ● 203

❽ 骨髄移植と免疫抑制療法の比較

	同種骨髄移植	免疫抑制療法
同種骨髄移植に有利な点		
造血回復の程度	ほとんどの場合が完全	しばしば不完全
再発の可能性	ほとんどない	高い（～30％）
二次性 MDS/AML/PNH の合併	ほとんどない	約10％
造血回復までに要する時間	3週間以内	1か月以上
免疫抑制療法に有利な点		
入院期間	2〜3か月以上	1〜2か月以内
社会復帰までに必要な療養期間	3か月以上	奏効した場合は1〜2か月
治療関連死亡のリスク	10〜20％	5％以下
妊孕能低下のリスク	全身放射線照射例では高い	ない
造血回復後のQOL	GVHD合併例では低い	MDS/PNHへの移行がなければ高い
二次性固形腫瘍のリスク	放射線照射を受けた例では可能性がある	報告はあるが因果関係は証明されていない

MDS：骨髄異形成症候群，AML：急性骨髄性白血病，PNH：発作性夜間ヘモグロビン尿症，GVHD：移植片対宿主病

- ATGにはさまざまな副作用があるため，躊躇される場合は，蛋白同化ステロイドやCsAを試みてもよい．
- 反応が乏しい場合，他方を追加すると造血回復が得られることがある．

stage 3〜5に対する治療指針（❼）
- 40歳以上では骨髄移植の成績が劣るため，ATG＋CsAによる免疫抑制療法を先行させる．
- 40歳未満でHLA適合同胞ドナーが得られる場合は，同種骨髄移植が第一選択である．
- ただし，20〜40歳の患者では治療関連死のリスクがあるため，患者の希望に応じて免疫抑制療法を選択してもよい．その際には，❽に示すそれぞれの治療法の利点と欠点を考慮する．

免疫抑制療法不応例および再発例に対する治療
- 免疫抑制療法不応例のなかにはCsAの血中濃度が十分に得られていない例がある．
- CsAの内服を食前の空腹時に変更することによって，血中濃度のピーク値が上昇し造血回復が得られることがある．
- ATG＋CsA療法から3か月経過しても網赤血球や血小板の増加がまったく認められなかった場合は，蛋白同化ステロイドの追加を試みる．
- 欧米では，ATG投与後3か月以内に反応が得られなかった例に対してはATGの再投与が一般的である．
- わが国では再投与の有用性が確認されておらず，late responderの存在も指

- 摘されているため，少なくとも6か月間は再投与を避ける．
- 治療前に免疫病態を示唆する所見を伴っている例や再発例を除いてはATG再投与の効果が期待できないので，いたずらに免疫抑制療法を繰り返すことなく，移植を早期に検討する．
- 再発例の多くはCsAの早期中止が原因と考えられる．
- CsAは血球回復が得られても，少なくとも1年間は継続し，血球数の増加の頭打ちを確認後，2～3か月ごとに0.5～1 mg/kgずつのペースで減量するとよい．

注意点

- 治療成績向上のためには，早期診断・早期治療が重要である．
- 本疾患は国の「指定難病」なので，臨床調査個人票に必要事項を記入し，患者に治療費の公費負担申請を行うよう勧める．

（山﨑宏人）

文献

1) Young NS, et al. Current concepts in the pathophysiology and treatment of aplastic anemia. Blood 2006; 108: 2509-19.
2) Locasciulli A, et al. Outcome of patients with acquired aplastic anemia given first line bone marrow transplantation or immunosuppressive treatment in the last decade: a report from the European Group for Blood and Marrow Transplantation (EBMT). Haematologica 2007; 92: 11-8.
3) 中尾眞二ほか．再生不良性貧血診療の参照ガイド（平成26年度改訂版）．厚生労働科学研究費補助金難治性疾患政策研究事業特発性造血障害に関する研究班．特発性造血障害疾患の診療の参照ガイド．平成26年度改訂版．2015. http://zoketsushogaihan.com/file/guideline_H26/AA.pdf
4) Scheinberg P, et al. Distinct EBV and CMV reactivation patterns following antibody-based immunosuppressive regimens in patients with severe aplastic anemia. Blood 2007; 109: 3219-24.
5) Ohata K, et al. An Epstein-Barr virus-associated leukemic lymphoma in a patient treated with rabbit antithymocyte globulin and cyclosporine for hepatitis-associated aplastic anemia. Acta Haematol 2012; 127: 96-9.
6) Yamazaki H, et al. Cyclosporine therapy for acquired aplastic anemia: predictive factors for the response and long-term prognosis. Int J Hematol 2007; 85: 186-90.
7) Schrezenmeier H, et al. Worse outcome and more chronic GVHD with peripheral blood progenitor cells than bone marrow in HLA-matched sibling donor transplants for young patients with severe acquired aplastic anemia. Blood 2007; 110: 1397-400.
8) Bacigalupo A, et al. Fludarabine, cyclophosphamide, antithymocyte globulin, with or without low dose total body irradiation, for alternative donor transplants, in acquired severe aplastic anemia: a retrospective study from the EBMT-SAA Working Party. Haematologica 2010; 95: 976-82.
9) Teramura M, et al. Treatment of severe aplastic anemia with antithymocyte globulin and cyclosporin A with or without G-CSF in adults: a multicenter randomized study in Japan. Blood 2007; 110: 1756-61.
10) Nishio N, et al. Natural history of transfusion-independent non-severe aplastic anemia in children. Int J Hematol 2009; 89: 409-13.

Fanconi 貧血

> **専門医からのアドバイス**
>
> ▶ Fanconi 貧血（FA）は，DNA 架橋剤高感受性の染色体断裂を特徴とする遺伝性骨髄不全症候群の一つである．
> ▶ 幼児期から進行性の血球減少症を発症し，骨髄異形成症候群（MDS）や急性骨髄性白血病（AML）へ移行する頻度が高く，成人期早期からは頭頸部や食道などの発がんリスクが増加する．
> ▶ 幹細胞レベルでの障害であり，現時点では造血幹細胞移植のみが造血不全の治癒を期待できる．

疫学・病態・症状

- Fanconi 貧血（FA）は，日本小児血液学会の全国登録データによれば，わが国の年間発生数は 5～10 人で，男女差はなく，出生 100 万人あたり 5 人前後である[1]．
- 16 群（A, B, C, D1, D2, E, F, G, I, J, L, M, N, O, P, Q）の原因遺伝子が同定されており，A 群が最も高頻度（60～70％）である．
- 遺伝形式は常染色体劣性遺伝形式を示す（B 群のみ伴性劣性）．
- FA 蛋白は，DNA 修復に働く分子経路（FA 経路）を形成し，どれか 1 つの遺伝子産物が先天的に欠損すると，FA 経路の機能不全のため FA として発症する．
- FA 遺伝子のなかには，家族性乳がん遺伝子などに関連する DNA 修復遺伝子として同定されていたものも含まれる．
- 最近，アセトアルデヒドによって形成される DNA 架橋の修復と FA 経路の関連が注目されている．
- 臨床像としては，汎血球減少，皮膚の色素沈着，身体奇形，低身長，性腺機能不全などを伴うが，表現型は多様で，汎血球減少のみの症例もある．
- 骨髄異形成症候群（MDS）や急性骨髄性白血病（AML）あるいは
- を初発症状とすることもある．
- 造血不全症に対する造血幹細胞移植の成績は向上したが，25 歳を超えると固形がんの発症リスクが高く予後不良である（❶）[2]．

▶ 貧血
p.208, 213 参照

MEMO

16 群の原因遺伝子は，たとえば A 群の遺伝子は "*FANCA*" と呼ばれる．また，*FANCD1*, *FANCJ*, *FANCN* のようにそれぞれ家族性乳がん遺伝子として同定されていた *BRCA2*, *BRIP1*, *PALB2* と同一であることが判明したものを含む．

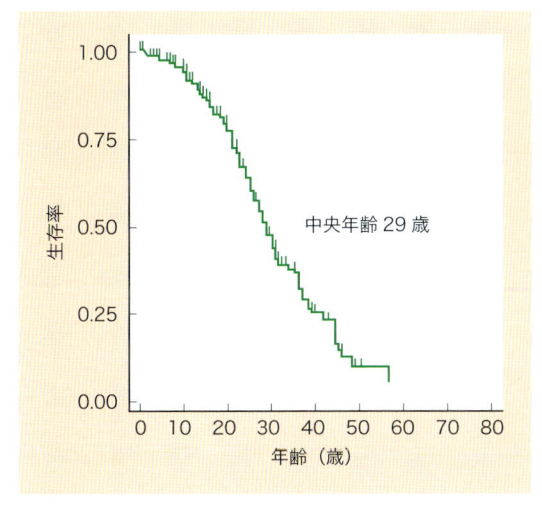

❶ 文献に報告された Fanconi 貧血における無担がん生存率（初発の固形がんまたは白血病）
(Shimamura A, et al. Blood Rev 2010[2] より)

検査・診断（鑑別診断）

- スクリーニング検査として，低濃度のマイトマイシン C などの DNA 架橋剤とともに末梢血リンパ球を培養する染色体断裂試験を行うと，多数の染色体断裂や交換などの異常がみられる．
- FA 以外の染色体不安定性症候群（色素性乾皮症，毛細血管拡張性運動失調症，Bloom 症候群，Nijmegen 症候群）や遺伝性骨髄不全症（先天性角化不全症，Schwachman-Diamond 症候群，先天性無巨核球性血小板減少症，Pearson 症候群）を鑑別するうえで，遺伝子診断が有用である．

治療

● ガイドラインの現況

- 厚生労働科学研究費補助金（難治性疾患政策研究事業）特発性造血障害に関する調査研究班の『特発性造血障害疾患の診療の参照ガイド（平成26年度改訂版）』に，日本における FA に対する造血幹細胞移植を中心とした治療の推奨が掲載されている[4]．
- 海外のガイドラインでは，アメリカの Fanconi Anemia Research Fund の『Fanconi Anemia: Guidelines for Diagnosis and Management』に FA の血液学的異常に対する治療方針が記載されている[5]．

輸血療法

- 後天性再生不良性貧血と同様の基準で開始する．
- ヘモグロビン値は 6 g/dL，血小板数は 5,000/μL を維持することが望ましい．

MEMO

一部の FA 患者では遺伝子の変異配列の野生型配列への復帰や，代償性変異により蛋白機能が回復した造血細胞クローンが増大する"リバージョン・モザイク"が観察され，通常のリンパ球を用いた検査では染色体断裂の異常がみられない．この場合，皮膚の線維芽細胞などを用いた染色体断裂検査や遺伝子診断などで初めて確定診断が得られる[3]．

造血因子
- 好中球数が500/μL以下で感染症の合併がみられた場合には，顆粒球コロニー刺激因子（G-CSF）の投与も考慮する．
- 貧血に対しエリスロポエチンを投与することは通常行わない．

薬物療法
- FAは幹細胞レベルでの障害に基づく造血障害であり，免疫抑制療法の効果は期待できない．
- 蛋白同化ホルモン（日本で使用可能はメテノロン）は，約半数の患者において有効とされるが，効果は一時的なことが多い．

造血幹細胞移植
- 現時点では，造血幹細胞移植のみが骨髄不全や白血病に対して唯一治癒が期待できる治療法である．
- 全例が移植の適応となるわけではなく，軽症例や輸血依存のない中等症では経過観察が可能であり，輸血依存やMDSやAMLへ移行すれば，血縁および非血縁ドナーからの移植を施行する．
- フルダラビン（FLU）を含む移植前処置が施行されるようになってから，ヒト白血球抗原（HLA）一致の血縁者間移植のみならず代替ドナーからの移植の成績も向上した[6]．
- 造血幹細胞移植後の二次がんは，慢性移植片対宿主病（GVHD）が大きな危険因子となるので，通常は慢性GVHDの発症リスクが高い末梢血幹細胞移植は選択しない．
- 移植後慢性GVHD患者では，特に頭頸部扁平上皮がんが多くみられる．
- 生着不全のリスクが高い非血縁間臍帯血移植も推奨されないが，移植細胞数が多く，FLUを含む前処置を用いた成績の向上が報告されており，適切な骨髄ドナーが得られないときには考慮される．

成人FAの注意点

- 思春期から成人期にかけてMDSやAMLへの移行がみられることが多く，白血化に伴う染色体異常として7番染色体（−7，7q−）や3q，1qの異常が多く，複雑核型異常を伴う傾向にある[4]．
- 幼小児期からの骨髄不全のみで，身体異常を伴わない場合もある．
- 若年者において，頭頸部の扁平上皮がんおよび婦人科領域でのがんや肝がんの発生がみられた場合もFAを疑う．
- MDSや白血病の治療経過中に薬剤や放射線に対する過度の毒性がみられた場合にも，FAを念頭におく．
- 造血幹細胞移植の有無にかかわらず，20歳代では扁平上皮がんを中心とした固形がんの発症が高頻度にみられるため定期的な観察が必要である．

（矢部みはる）

MEMO
15歳を超えると前処置に伴う粘膜障害の重症化や慢性GVHDの合併頻度も高まるため注意を要する．

文献

1) 小原 明．日本における小児特発性再生不良性貧血など造血障害性疾患の現状．日小血会誌 2008；22：53-62.
2) Shimamura A, Alter BP. Pathophysiology and management of inherited bone marrow failure syndromes. Blood Rev 2010; 24: 101-22.
3) 矢部みはる．Fanconi 貧血の診断と治療．日児誌 2012；116：1205-12.
4) 矢部普正ほか．Fanconi 貧血診療の参照ガイド（平成26年度改訂版）．厚生労働科学研究費補助金（難治性疾患政策研究事業）特発性造血障害に関する調査研究班．特発性造血障害疾患の診療の参照ガイド．平成26年度改訂版．2014.
5) Shimamura A. Treatment of hematologic abnormalities in Fanconi anemia. In: Eiler ME, et al., eds. Fanconi Anemia: Guidelines for Diagnosis and Management. 3rd ed. 2008. Fanconi Anemia Research Fund, Inc; 2008. p.49.
6) Yabe H, et al. Allogeneic haematopoietic cell transplantation from alternative donors with a conditioning regimen of low-dose irradiation, fludarabine and cyclophosphamide in Fanconi anaemia. Br J Haematol 2006; 134: 208-12.

4章 疾患の理解と治療／貧血／骨髄不全とその周辺疾患

先天性角化不全症

専門医からのアドバイス

- 先天性角化不全症（DC）は，骨髄不全，がん体質（cancer predisposition）に加え，多彩な身体的異常を呈する遺伝性疾患である．
- 病因は，テロメア長の維持にかかわる遺伝子群の変異に基づくテロメア長の維持機能障害であり，ほとんどの患者においてテロメア長は健常者と比較し著明に短縮している．
- DCの根本的な治療法はないが，最も多い死亡原因である骨髄不全症に対しては，骨髄非破壊的前処置を用いた造血幹細胞移植が行われるようになり，予後の改善がみられている．

疫学・病態・症状

▶貧血
p.214参照

- 先天性角化不全症（dyskeratosis congenita；DC）のわが国の患者数については，正確な数字はないが，海外の登録事業からすると，発症頻度はおよそ100万人に1人と考えられている[1]．
- ほとんどの患者では，細胞のテロメア長が著明に短縮しており，その病態はテロメア長の維持機能障害と考えられている．
- テロメアは染色体末端のTTAGGG繰り返し配列で細胞分裂時に起こる染色体の融合や再構成を防いでいるが，テロメアの摩耗した細胞では染色体の不安定性が惹起されアポトーシスに陥る．そのために細胞増殖が盛んな皮膚や骨髄などの組織が高率に侵されるものと考えられている．
- 爪の萎縮（❶），口腔内白斑，皮膚色素沈着を三徴[2]とする遺伝性造血不全症候群である．
- 典型例では爪の萎縮と皮膚色素沈着が10歳までに出現し，20歳までに血球減少が出現し，30歳までには90％の症例が骨髄不全となる[3]が，症状の種類や発症時期は患者間で異なり，骨髄不全が初発症状であったり，爪の変化や皮膚色素沈着が重度でも骨髄不全をきたさない症例もある．
- その他の症状として，低身長，肺線維症，歯牙異常，免疫不全，食道狭窄，若年の白髪や脱毛，骨粗鬆症，肝硬変，尿路奇形，発汗過多などがある．
- 死因としては骨髄不全/免疫不全が60〜70％，肺線維症が10〜15％，悪性疾

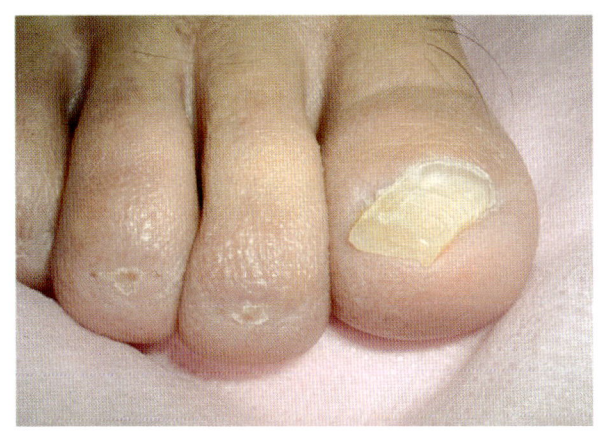

❶ 先天性角化不全症患者の典型的な爪萎縮（白験例）

患が10％とされている[2]．
- 最近の報告では，生存年齢の中央値は49歳とされている[4]．
- 健常者と比較して悪性腫瘍を合併する頻度が高く，特に20〜30歳代で骨髄異形成症候群，急性骨髄性白血病，頭頸部の扁平上皮がんになりやすいとされる．

検査・診断（鑑別診断）

- 患者が上記三徴を呈していれば診断は比較的容易と思われるが，実際にはすべて揃わないことも多く，また症状は多彩かつ重度のものから軽微なものまであるため，しばしば臨床症状のみからの診断は困難である．
- 血球減少，悪性疾患，肺線維症，肝疾患，免疫不全，若年の白髪などの家族歴にも注意すべきである．
- 特徴的な身体的異常，骨髄不全，家族歴などからDCが疑われる場合には，末梢血を用いたflow-FISH法またはサザンブロット法によるテロメア長測定を行い，テロメア長の著明な短縮が認められれば診断できる．
- 身体的異常を伴う骨髄不全症として，Fanconi貧血，Schwachman-Diamond症候群，先天性無巨核球性血小板減少症，Pearson症候群などを鑑別する必要がある．それぞれの特徴的な臨床像から鑑別していくが，疾患特異的な検査や遺伝子診断も有用である．
- 現在までにテロメア長維持にかかわる10遺伝子（*DKC1*，*TERC*，*TERT*，*TINF2*，*TCAB1*，*NOP10*，*NHP2*，*CTC1*，*RTEL1*，*ACD*）の異常が見出されているが，これらの遺伝子異常が見つかる患者数は全体の半数以下である．

MEMO

従来，遺伝子診断については個々の遺伝子についてSanger法で検索していたが，次世代シークエンサーを用いたターゲットシークエンスによる遺伝子診断が臨床応用されてきている．ターゲットシークエンスを用いれば，既知のDCの原因遺伝子だけでなく，血球減少をきたす他の遺伝性血液疾患の遺伝子診断も同時に可能であり，鑑別にも有用である．

治療

●ガイドラインの現況

- 厚生労働省科学研究費補助金（難治性疾患克服研究事業）先天性角化不全症の効果的診断法の確立と治療ガイドラインの作成に関する研究班による「先天性角化不全症診療の参照ガイド（平成26年度改訂版）」がある（http://zoketsushogaihan.com/file/guideline_H26/BMF-senten.pdf）.

- DC に対する根本的な治療はなく，合併症に対するサポートが中心となる．
- 骨髄不全に対する治療として，再生不良性貧血の重症度分類による中等症の症例に対してダナゾールなどの蛋白同化ホルモンを投与することにより，約半数の患者で一時的な血球回復がみられることがある．血液学的反応がみられるまでに2〜3か月を要することもある．
- 骨髄不全が重症と判断される場合には，現時点では造血幹細胞移植が唯一の治療である．
- DC はまれな疾患であるため過去の移植の報告はきわめて少ないが，骨髄破壊的前処置を用いた移植成績は不良で，21例中14例が死亡，特に非血縁ドナーからの移植での生存者はなかった[5]．
- 近年，骨髄非破壊的前処置が行われ，少ない合併症で血液学的回復が得られたと報告されている[6,7]．
- 移植ドナーは HLA 一致同胞が第一選択であるが，潜在的な患者であることを除外するため，家族のテロメア長スクリーニングを行うべきである．

注意点

- ほとんどの DC 患者ではテロメア長が著明に短縮しているが，テロメア長が正常の患者の存在も確認されている．
- ダナゾールなどの蛋白同化ホルモンの副作用としては肝障害，男性化，気分の変容などがあり，これらの症状に注意して投与量を調節する．
- 移植後の合併症として，特に肺障害が多いことが知られている．
- 骨髄非破壊的前処置を用いた移植により，短期的な予後は改善できるが，同種造血幹細胞移植が DC の自然歴に及ぼす長期的な影響はまだ不明であり，小児から成人への受け渡しなど，長期的なフォローアップシステムが必要である．

（西尾信博，高橋義行，小島勢二）

文献

1) Walne AJ, et al. Dyskeratosis congenita: a disorder of defective telomere maintenance? Int J Hematol 2005; 82: 184-9.
2) Walne AJ, Dokal I. Advances in the understanding of dyskeratosis congenita. Br J Haematol 2009; 145: 164-72.
3) Kirwan M, Dokal I. Dyskeratosis congenita: a genetic disorder of many faces. Clin Genet 2008 ; 73: 103-12.
4) Shimamura A, Alter BP. Pathophysiology and management of inherited bone marrow failure syndromes. Blood Rev 2010; 24: 101-22.
5) de la Fuente J, Dokal I. Dyskeratosis congenita: advances in the understanding of the telomerase defect and the role of stem cell transplantation. Pediatr Transplant 2007; 11: 584-94.
6) Dietz AC, et al. Disease-specific hematopoietic cell transplantation: nonmyeloablative conditioning regimen for dyskeratosis congenita. Bone Marrow Transplant 2011; 46: 98-104.
7) Nishio N, et al. Reduced-intensity conditioning for alternative donor hematopoietic stem cell transplantation in patients with dyskeratosis congenita. Pediatr Transplant 2011; 15: 161-6.

赤芽球癆

> **専門医からのアドバイス**
> - 赤芽球癆の病因は多様で，治療方針は病型・病因によって異なっているため，その原因を特定することが重要である．
> - 特発性，および基礎疾患の治療に反応しない続発性慢性赤芽球癆に対して免疫抑制療法が行われ，治療の目標は輸血依存症の回避である．
> - 免疫抑制療法が奏効した慢性赤芽球癆の多くは継続的な維持療法を必要とするが，後天性慢性赤芽球癆の死因の50％以上は感染症であるため，感染症の予防・治療が大切である．

疫学・病態・症状

▶ **貧血**
p.249参照

- 赤芽球癆（pure red cell aplasia）は，正球性正色素性貧血と網赤血球の著減および骨髄赤芽球の著減を特徴とする症候群であり，病因は多様である[1]．
- 赤芽球癆の病型分類として大きく，先天性と後天性に分けられ，後天性は臨床経過から急性と慢性に区分される．
- 先天性赤芽球癆としてDiamond-Blackfan貧血が知られており，25％の症例では，ribosomal protein S19をコードする遺伝子異常を有している[2]．
- 後天性慢性赤芽球癆は病因を特定できない特発性と，基礎疾患を有する続発性に分類される．
- 続発性には胸腺腫，大顆粒リンパ球性白血病やリンパ腫などのリンパ系腫瘍，自己免疫疾患，薬剤性，固形腫瘍，ウイルス感染症，ABO不適合同種造血幹細胞移植などがある．
- わが国における後天性慢性赤芽球癆の三大病因は特発性（39％），胸腺腫（23％），リンパ系腫瘍（14％）である[3]．
- 1年間に新たに発生する患者数は，再生不良性貧血が人口10万人あたり0.6人といわれているが，後天性慢性赤芽球癆の発生頻度はさらに低いため，きわめてまれな貧血である．
- 後天性慢性赤芽球癆の発症年齢は，特発性18〜89歳（中央値55歳），胸腺腫関連赤芽球癆27〜82歳（中央値66歳），大顆粒リンパ球性白血病関連赤芽球癆44〜85歳（中央値63歳）で，大きな性差はないが，これら三大病因を合

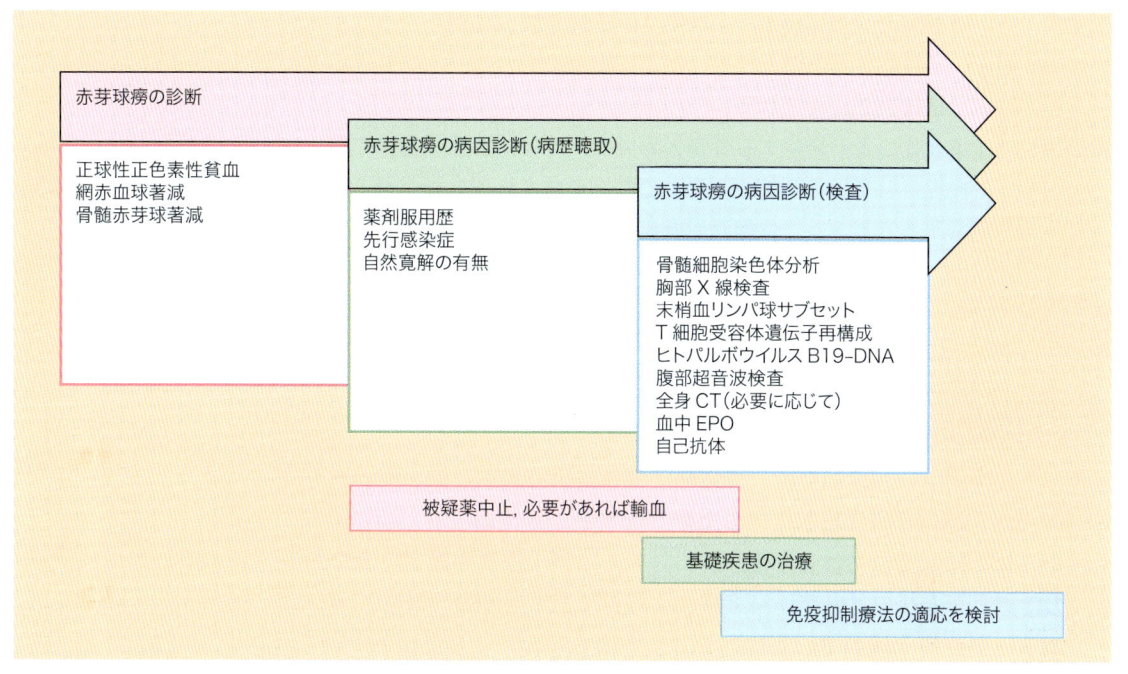

❶ 赤芽球癆の診断手順と治療

```
赤芽球癆の診断
  正球性正色素性貧血
  網赤血球著減
  骨髄赤芽球著減

    赤芽球癆の病因診断（病歴聴取）
      薬剤服用歴
      先行感染症
      自然寛解の有無

        赤芽球癆の病因診断（検査）
          骨髄細胞染色体分析
          胸部 X 線検査
          末梢血リンパ球サブセット
          T 細胞受容体遺伝子再構成
          ヒトパルボウイルス B19-DNA
          腹部超音波検査
          全身 CT（必要に応じて）
          血中 EPO
          自己抗体

  被疑薬中止，必要があれば輸血
            基礎疾患の治療
                免疫抑制療法の適応を検討
```

(澤田賢一ほか．難治性貧血の診療ガイド―特発性造血障害の病態・診断・治療の最新動向．2011[4]）より改変）

わせるとやや女性に多い．
- 赤芽球癆の病変の主座は赤血球系前駆細胞であり，メカニズムとして遺伝子異常，ウイルス・薬剤による細胞の増殖・分化障害，自己傷害性リンパ球あるいは特異的抗体による赤血球系前駆細胞に対する細胞障害，内因性エリスロポエチンに対する自己抗体産生などが推定されている．
- 病因の如何を問わず，赤血球系前駆細胞の量的および質的異常により骨髄赤芽球の著減をきたし，網赤血球数の著減を特徴とする正球性正色素性貧血を呈する．

検査・診断（鑑別診断）

- 赤芽球癆の形態学的診断のための末梢血液学的検査と骨髄検査，および病因診断のための検査から成る（❶）[4]．
- 病歴聴取による薬剤服用歴，先行感染症の有無に関する情報は重要である．
- 薬剤性赤芽球癆の原因となる薬剤は抗けいれん薬，抗菌薬，抗ウイルス薬，免疫抑制薬など多岐にわたっている．腎性貧血に対するエリスロポエチン投与後の抗エリスロポエチン抗体産生による赤芽球癆を除いて，薬剤性赤芽球癆発症のメカニズムは，よくわかっていない．
- 後天性慢性赤芽球癆の多くは中高年に発症するが，妊娠可能年齢の女性が赤芽球癆と診断された場合，妊娠の有無を確認すべきである．
- 赤芽球癆の病因診断検査として，骨髄細胞染色体分析，胸部 X 線検査，末

梢血リンパ球サブセット，T細胞受容体遺伝子再構成，ヒトパルボウイルスB19-DNA，腹部超音波検査，必要に応じて全身CT，血中エリスロポエチン濃度，自己抗体検査が含まれる．
- 後天性遺伝子変異により発症する骨髄異形成症候群は，形態学的に赤芽球癆を示しうる疾患として知られているが，骨髄異形成症候群を疑わせる明らかな染色体異常があるときは，骨髄異形成症候群と診断する．

治療

● ガイドラインの現況

- 厚生労働科学研究費補助金（難治性疾患政策研究事業）特発性造血障害に関する調査研究班が作成した難治性貧血の診療ガイド（2011年版）に，わが国における赤芽球癆に対する治療の推奨が記載されており，改訂第4版の『赤芽球癆診療の参照ガイド』を特発性造血障害に関する調査研究班のホームページで閲覧することができる（http://zoketsushogaihan.com/download.html）．

初期治療
- 末梢血液学的検査および骨髄検査により赤芽球癆と診断されたら，被疑薬は中止ないし他の薬剤に変更する*．
- 貧血が高度で日常生活に支障をきたしているときには，赤血球輸血を考慮する．
- 赤芽球癆と診断してから約1か月間の経過観察を行い，その期間に病因診断を行う．
- 赤芽球癆と診断してから1か月が経過しても貧血が自然軽快せず，かつ基礎疾患の治療を行っても貧血が改善しない場合には，免疫抑制薬の使用を考慮する．

後天性慢性赤芽球癆に対する免疫抑制療法
- 特発性赤芽球癆，胸腺腫関連赤芽球癆，大顆粒リンパ球性白血病関連赤芽球癆に対してシクロスポリン，副腎皮質ステロイド（ステロイド），シクロホスファミドなどの免疫抑制薬が適応となる．
- どの薬剤が最適であるかを比較検証した臨床第Ⅲ相試験は，国内外を問わず，今までに行われていない．
- 特発性造血障害に関する調査研究班による後方視的調査研究によれば，特発性赤芽球癆における初回寛解導入療法の免疫抑制薬の奏効率は，シクロスポリン74％，ステロイド60％である[3]．
- 胸腺腫関連赤芽球癆における初回寛解導入療法の奏効率は，シクロスポリン95％，ステロイド46％である[5]．
- 大顆粒リンパ球性白血病関連赤芽球癆に対する初回寛解導入療法奏効率は，

*本書「薬剤性貧血」の項の❷（p.226）を参照

シクロホスファミド75％，シクロスポリン25％，ステロイド0％であった[6]．
- 特発性赤芽球癆に対するシクロスポリン維持療法の中止は，貧血の再燃と関連する．シクロスポリン中止後再発までの期間中央値は約3か月間である．
- 寛解維持療法に最適な薬剤について結論は得られていない．シクロスポリンは腎障害や感染に，シクロホスファミドは二次がんや不妊，ステロイドは糖尿病や骨粗鬆症，易感染性に注意が必要である．

続発性慢性赤芽球癆の基礎疾患に対する治療
- 胸腺腫関連赤芽球癆において，胸腺腫摘出術の貧血改善効果について1970～1980年代に25～38％と報告されたが，貧血に対する手術の有効性について最近疑問が呈されている[7]．
- 大顆粒リンパ球性白血病に対する標準的治療は確立されていないが，赤芽球癆を合併した大顆粒リンパ球性白血病に対するシクロホスファミド，シクロスポリン，ステロイドなどによる治療経験が古くから報告されている．Goらが報告した15例の大顆粒リンパ球性白血病に合併した赤芽球癆の解析によれば，全例が何らかの免疫抑制療法に反応し，ステロイド併用シクロホスファミドに対する反応性は50～60％で，シクロスポリンも同等の効果を有する[8]．
- リンパ腫に同時発症した赤芽球癆において，リンパ腫に対する化学療法が有効であった場合，貧血の改善も期待される．リンパ腫が先行し，化学療法後に赤芽球癆を発症する症例のなかには，持続性ヒトパルボウイルスB19感染によるものがある[9]．
- 持続性ヒトパルボウイルスB19感染症がヒト免疫不全ウイルス（HIV）感染症や化学療法後に起こり，赤芽球癆を呈することがある．ガンマグロブリン製剤の投与が有効であるが，持続的な寛解を得るためには背景にある免疫不全の治療が必要である．
- 妊娠に伴って，きわめてまれであるが赤芽球癆を発症することが知られている．好発する妊娠週数は特になく，多くは分娩後3か月以内に自然軽快する．次回の妊娠時に再発しやすいことが知られている[10]．
- ABO major不適合ドナーから同種造血幹細胞移植を受けた患者において，レシピエントに残存する不適合血球凝集素により，赤芽球癆を発症しうることが知られている．通常self-limitedであるが，時に遷延する．特発性造血障害に関する調査研究班と日本造血細胞移植学会が行った共同研究によれば，赤芽球癆に対する治療介入が赤血球系造血の回復に貢献することを支持するエビデンスはない[11]．

再発・難治性に対する治療
- シクロスポリンが無効の場合，投与量と投与期間が適正であったかどうかを検討する．
- 特発性と診断されていた症例においては，続発性の可能性，特に大顆粒リンパ球性白血病の除外やヒトパルボウイルスB19の持続感染の有無を確認する．

- 再発例に対してはシクロスポリンやステロイドの減量・中止の速度が適正であったか否かを確認する．再発例の多くはシクロスポリンに反応する．腎障害などの副作用でシクロスポリンが使用できない場合は，ステロイドやシクロホスファミドで寛解導入を試みる．
- 赤血球輸血依存例では，輸血後鉄過剰症に対する治療として鉄キレート療法を行う．
- 難治例に対する抗リンパ球グロブリン，抗CD20抗体（リツキシマブ），抗CD52抗体（アレムツズマブ，Campath-1H）の有効性が報告されているが，いずれも保険適用がなく，高価であること，そして少数例の報告であることに留意が必要である．

注意点

- ステロイド，シクロスポリンおよびシクロホスファミド使用時は易感染性を示すので，感染症の予防と治療が重要である．
- ニューモシスチス肺炎予防のためにスルファメトキサゾール-トリメトプリム（ST合剤）を1日1錠を連日，あるいは1週間に3回内服が推奨される．

（廣川　誠）

文献

1) Dessypris E, Lipton J. Red cell aplasia. In: Greer JP, et al., eds. Wintrobe's Clinical Hematology. 12th ed. Philadelphia and London: Lippincott Williams & Wilkins; 2008. pp.1196-211.
2) Konno Y, et al. Mutations in the ribosomal protein genes in Japanese patients with Diamond-Blackfan anemia. Haematologica 2010; 95: 1293-9.
3) Sawada K, et al. Long-term outcome of patients with acquired primary idiopathic pure red cell aplasia receiving cyclosporine A. A nationwide cohort study in Japan for the PRCA Collaborative Study Group. Haematologica 2007; 92: 1021-8.
4) 澤田賢一，廣川　誠．赤芽球癆．難治性貧血の診療ガイド編集委員会，編．難治性貧血の診療ガイド—特発性造血障害の病態・診断・治療の最新動向．東京：南江堂；2011. pp.31-52.
5) Hirokawa M, et al. Long-term response and outcome following immunosuppressive therapy in thymoma-associated pure red cell aplasia: a nationwide cohort study in Japan by the PRCA collaborative study group. Haematologica 2008; 93: 27-33.
6) Fujishima N, et al. Long-term responses and outcomes following immunosuppressive therapy in large granular lymphocyte leukemia-associated pure red cell aplasia: a Nationwide Cohort Study in Japan for the PRCA Collaborative Study Group. Haematologica 2008; 93: 1555-9.
7) Thompson CA, Steensma DP. Pure red cell aplasia associated with thymoma: clinical insights from a 50-year single-institution experience. Br J Haematol 2006; 135: 405-7.
8) Go RS, et al. Acquired pure red cell aplasia associated with lymphoproliferative disease of granular T lymphocytes. Blood 2001; 98: 483-5.
9) Hirokawa M, et al. Acquired pure red cell aplasia associated with malignant lymphomas: a nationwide cohort study in Japan for the PRCA Collaborative Study Group. Am J Hematol 2009; 84: 144-8.
10) Choudry MA, et al. Pure red-cell aplasia secondary to pregnancy, characterization of a syndrome. Ann Hematol 2007; 86: 233-7.
11) Hirokawa M, et al. Efficacy and long-term outcome of treatment for pure red cell aplasia after allogeneic stem cell transplantation from major ABO-incompatible donors. Biol Blood Marrow Transplant 2013; 19: 1026-32.

4章 疾患の理解と治療／貧血／基礎疾患を有する貧血

anemia of chronic disease（ACD）

専門医からのアドバイス

- ACDは，出血性貧血と鉄欠乏性貧血を除くと貧血のなかで最も多い．
- 正球性〜小球性貧血で，網赤血球数は正常〜低下を呈する．血清鉄は低値を示すが，鉄欠乏性貧血とは異なり，フェリチンは正常〜高値を呈する．
- 治療の基本は基礎疾患の治療である．
- 十分な反応がみられない場合には，輸血やエリスロポエチン投与を行う．

概要と概念

▶ 貧血
p.264参照

- 慢性疾患に伴う貧血（anemia of chronic disease；ACD）は，出血性貧血と鉄欠乏性貧血を除くと貧血のなかで最も多いものである．
- ACDは感染，炎症，腫瘍に関連する貧血である．ACDの基礎疾患は必ずしも慢性疾患だけではなく，重篤な急性の疾患でもみられる（❶）．
- これらを総称してACDは炎症性貧血（anemia of inflammation）やサイトカイン性貧血（cytokine-mediated anemia）とも呼ばれる．

病態

- ACDでは，貧血に反応して赤血球造血が亢進せず，骨髄における赤血球産生の低下が主要なメカニズムと考えられている．

❶ anemia of chronic disease（ACD）の基礎疾患

感染症	肺感染症（結核，肺膿瘍，肺気腫，肺炎），亜急性細菌性心内膜炎，骨髄炎，慢性尿路感染症，慢性真菌症，髄膜炎，骨盤内感染症（子宮付属器感染症），後天性免疫不全症候群
炎症性疾患	関節リウマチ，リウマチ熱，全身性エリテマトーデス，炎症性腸疾患（Crohn病，潰瘍性大腸炎），全身性炎症反応症候群（systemic inflammatory response syndrome；SIRS），重症の損傷，熱傷
悪性腫瘍	がん，多発性骨髄腫，リンパ腫
その他	うっ血性心不全，血栓性静脈炎，虚血性心疾患

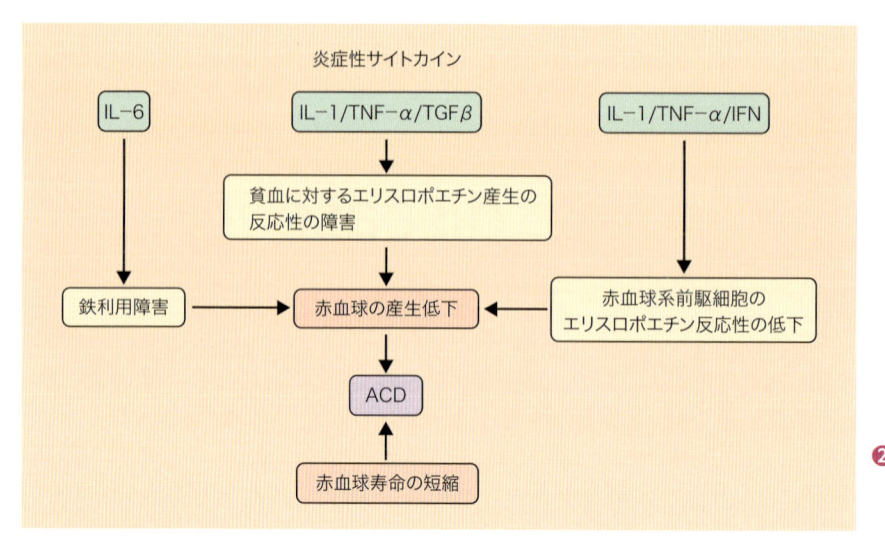

❷ anemia of chronic disease（ACD）のメカニズム

- そのほかに，赤血球寿命の軽度の短縮も関与している（❷）．
- 赤血球寿命の短縮は，赤血球以外による外因性である．
- 赤血球の産生低下は，基礎疾患の炎症の病態における炎症性サイトカインによる鉄の利用障害，エリスロポエチン（EPO）産生の低下，EPO反応性の低下によるものである．
- 主な炎症性サイトカインは，活性化した単球からのIL-1, IL-6, TNF-αと，これらのサイトカインによってT細胞から分泌が促進されたIFN-γ, IFN-βであり，こうして炎症性サイトカインのカスケードが活性化される．
- 炎症性サイトカインの作用によって赤血球前駆細胞のEPO受容体の発現が低下して，骨髄のEPO反応性が低下し，また，赤血球前駆細胞のアポトーシスが誘導される（EPO反応性の低下）．
- 炎症性サイトカインの作用によって腎臓におけるEPOの発現が低下してEPO産生が低下する（EPO産生の低下）．
- 炎症性サイトカインであるIL-6によって肝臓におけるヘプシジンの産生が亢進し（❸），ヘプシジンは鉄のトランスポーターであるフェロポルチンを抑制し，鉄の腸管からの吸収やマクロファージからの放出を低下させる．これによって血清鉄レベルが低下して，ヘモグロビン合成に鉄を利用できなくなっている（鉄利用の障害）．

検査・診断（鑑別診断）

検査所見
- ACDの貧血の程度は，多くはヘモグロビン10～11 g/dL程度の軽度の貧血である．
- 約2割の症例はヘモグロビン8 g/dL以下の重症の貧血を呈する．
- 通常は正球性，正色素性であるが，長期に及ぶ症例では小球性低色素性のこ

MEMO

ヘプシジン（hepcidin）：もともとは肝臓で産生される抗菌ペプチドとして発見されたが，現在ではむしろ鉄代謝調節の液性因子として広く認知されている．急性期蛋白の一つであり，鉄を細胞内から排出する蛋白であるフェロポルチンの細胞内への取り込みと分解を促進する．そのようなメカニズムによって，ヘプシジンは小腸における鉄吸収，胎盤における鉄の通過，マクロファージからの鉄の放出の抑制因子として働いている．肝臓でのヘプシジンの発現は鉄負荷とIL-6などの炎症性サイトカインによって増加し，低酸素状態のEPO刺激で赤芽球から産生されるエリスロフェロン（erythroferrone；ERFE）によってヘプシジン発現は低下する．ACDの症例では，単球でヘプシジンが産生されて，マクロファージの鉄貯蔵の増加のオートクリン機序が働いている．

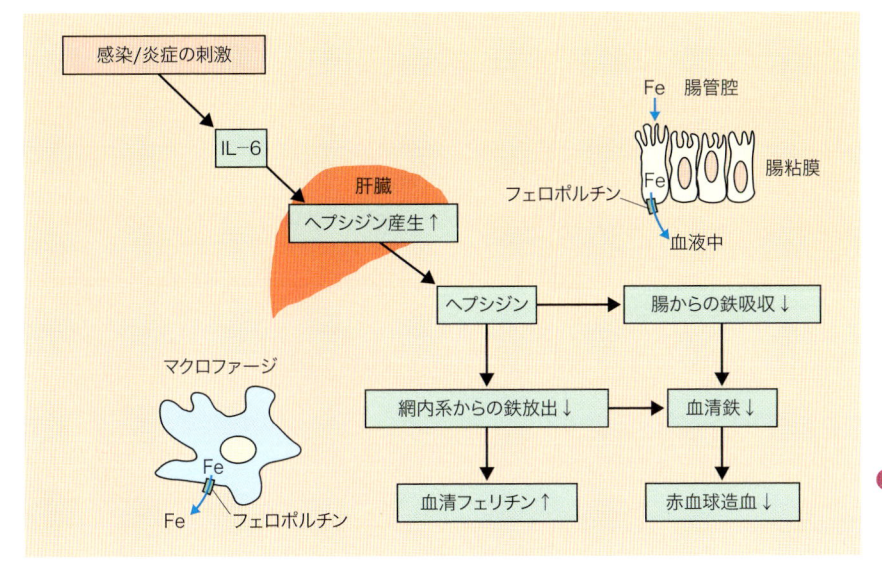

❸ 炎症性刺激による鉄利用障害のメカニズム

- とがある．
- 網赤血球数は，しばしば2.5万/μL以下の低値を呈する．
- 貧血とともにIL-6などのサイトカインレベルの上昇と赤沈亢進，フィブリノゲンやCRPなどの急性期蛋白の増加がみられる．
- 血清鉄は低値を示すが，鉄欠乏性貧血とは異なり，血清のフェリチン濃度はACDでは正常～高値を呈し，これが鉄欠乏性貧血との鑑別点である（❹）．
- フェリチン高値は，フェリチン自体が急性期蛋白でもあるからであり，また，基礎疾患による肝や脾組織の損傷では比較的大量のフェリチンが循環血液中に放出されるためである．ACDの際のフェリチン値は貯蔵鉄の指標としては正確ではない．
- 血清トランスフェリン濃度は低値であり，トランスフェリンの飽和度は通常は正常である．

診断
- ACDを疑うべき場合は，慢性感染症，慢性炎症性疾患，がんの正球性正色素性貧血である．
- 基礎疾患があり，血清鉄低値，血清トランスフェリン値正常～低値，フェリチン値は正常～増加，赤沈の亢進とCRP高値，貧血の程度にしては網赤血球数が低値であることからACDと診断する．

鑑別診断
- ACDの鑑別診断には，鉄欠乏性貧血，サラセミア，鉄芽球性貧血，腎性貧血，内分泌疾患などがある．

正球性貧血の鑑別診断
(1) 薬剤性骨髄抑制
- 血清鉄は増加し，網赤血球数は減少傾向を示す．

❹ anemia of chronic disease（ACD）と鉄欠乏性貧血との鑑別診断

	ACD	鉄欠乏性貧血
平均赤血球容積（MCV）	正球性〜小球性	小球性
血清鉄	低値	低値
血清フェリチン	正常〜高値	低値
血清トランスフェリン	低値	高値
可溶性トランスフェリン受容体	低値	高値

（2）薬剤性溶血
- 薬剤性溶血では，ハプトグロビン低下，ビリルビン高値，LDH高値を呈する．

（3）腎性貧血
- 血清クレアチニンの増加によって診断は容易である．腎不全において，炎症性疾患を合併している場合やEPO投与に反応しない場合，赤沈やCRPなどの炎症の指標が高値の場合には，ACDの合併を疑う．

（4）内分泌疾患
- 甲状腺機能亢進症，甲状腺機能低下症，糖尿病などでは，慢性の正球性正色素性貧血を呈する．
- 炎症や鉄欠乏を合併しない限り，内分泌疾患では血清鉄は正常である．

（5）がんの骨髄転移
- がんの骨髄転移では，血清鉄は正常〜増加を呈する．
- 血液像で白赤芽球症（leucoerythroblastosis），奇形赤血球を認める．
- 診断には骨髄検査が必要である．

（6）希釈性貧血
- 妊娠でみられる．
- 骨髄腫やマクログロブリン血症で，血清蛋白量が非常に多い場合にもみられる．

小球性貧血の鑑別診断（主に鉄欠乏性貧血の鑑別）
- 鉄欠乏性貧血とACDはいずれも血清鉄は低値を示すが，血清のフェリチン濃度はACDでは正常〜高値を呈し，鉄欠乏性貧血は低値を呈する（❹）．
- 鉄欠乏ではトランスフェリン飽和度は低く，ACDとの鑑別点である．
- 鑑別が困難な例では，しばしば骨髄検査（鉄染色）が有用である．ACDでは骨髄マクロファージの貯蔵鉄は正常あるいは増加しており，鉄芽球は減少あるいはない．鉄欠乏性貧血では，マクロファージおよび赤芽球の両方に鉄を認めない．骨髄異形成症候群（MDS）の鉄芽球性貧血では，異形成を認め，環状鉄芽球を認める．
- その他のまれな小球性貧血には，サラセミア，鉄抵抗性鉄欠乏性貧血，無トランスフェリン血症，DMT1（divalent metal transporter 1）変異，銅欠乏，亜鉛欠乏などがある．

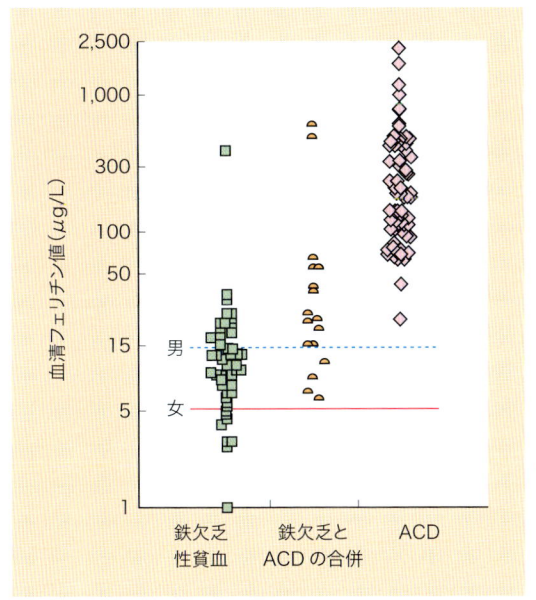

❺ 鉄欠乏性貧血，鉄欠乏性貧血とACDの合併，ACD症例における血清フェリチン値

(Punnonen K, et al. Serum transferrin receptor and its ratio to serum ferritin in the diagnosis of iron deficiency. Blood 1997; 89: 1052-7 より)

ACDと鉄欠乏性貧血の合併

- ACDで血清フェリチン値が30 μg/L未満の場合には鉄欠乏性貧血の合併であり，また200 μg/L未満では鉄欠乏性貧血の合併を否定できない（❺）．

治療

- ACDのほとんどの症例では貧血は軽度であり無症状なため，治療は症状のある症例に限るべきである．
- 治療の基本は基礎疾患の治療である．十分な反応がみられない場合や重篤な場合には，輸血やEPO投与を行う（わが国では，ACDに対するEPO投与の保険適用はない）．
- 血中EPO濃度が500 mU/mL未満，特に100 mU/mL未満の例ではEPOに反応して貧血の改善がみられることが多い．
- EPOの投与では，必要に応じて，トランスフェリン飽和度20％以上，フェリチンレベル100 ng/mL以上を維持するように鉄の補充を行う．

（臼杵憲祐）

参考文献

- Ganz T. Anemia of chronic disease. In: Kaushansky K, et al., eds. Williams Hematology. 8th ed. New York: McGraw-Hill; 2010. p.503.
- Means RT Jr. Anemias secondary to chronic disease and systemic disorders. In : Greer JP, et al., eds. Wintrobe's Hematology. 13th ed. Philadelphia: Lippincott Williams & Wilkins; 2013. p.998.
- Schrier SL, Camaschella C. Anemia of chronic disease (anemia of chronic inflammation). In: Landaw SA, et al., eds. UpToDate. http://www.uptodate.com
- 澤田賢一ほか．特集／鉄代謝の臨床─鉄欠乏と鉄過剰．日内会誌 2010 ; 99（6）．
- Rizzo JD, et al. American Society of Clinical Oncology; American Society of Hematology. American Society of Clinical Oncology/American Society of Hematology clinical practice guideline update on the use of epoetin and darbepoetin in adult patients with cancer. J Clin Oncol 2010; 28: 4996-5010.

4章 疾患の理解と治療／貧血／基礎疾患を有する貧血

薬剤性貧血

専門医からのアドバイス

- ▶ 薬剤性貧血の主な機序は，溶血および骨髄障害による赤血球産生の異常である．
- ▶ 薬剤性貧血では，貧血の分類を行うとともに，薬剤の使用歴と貧血の既往歴・家族歴の聴取が重要である．
- ▶ 薬剤性貧血の多くは可逆的であるため，被疑薬を直ちに中止するか，作用機序の異なる薬剤に変更する．薬剤中止後に貧血が改善しない場合には，特発性造血障害疾患に準じた治療が必要となる．

疫学・病態・症状

- 薬剤性貧血とは，特定の薬剤を使用後に発生する貧血の総称であり，ふらつきや息切れなどの症状を伴う．多くの場合は原因薬剤を中止することで貧血が改善するため，貧血の原因として常に留意しておく必要がある[1,2]．
- 薬剤性貧血の発症頻度は低く，多くの場合に予測は困難である．また，薬剤ごとの発症頻度は不明なものが多い．
- 薬剤性貧血の病態は，主に溶血および骨髄障害による赤血球産生の異常である．

溶血性貧血

- 先天性疾患に伴う溶血は，G6PD（glucose-6-phosphate dehydrogenase）欠損症など，ヘモグロビン（Hb）還元代謝系に先天的な異常を伴う疾患を背景とし[1]，解熱薬，サルファ剤，抗マラリア薬などが誘因となる．
- 後天的に免疫学的な機序により生じる，溶血の原因となりうる主な薬剤を❶に示す[1]．
- 薬剤性溶血性貧血では，セファロスポリン系抗菌薬が，全体の40〜70％を占めることが示されている[3]．特に使用頻度の高いセフトリアキソンやペニシリン系のピペラシリンおよび，そのβラクタマーゼ阻害薬（タゾバクタム）との配合剤での報告が多いので注意を要する[1]．
- 薬剤性溶血性貧血は，国内ではプロトンポンプ阻害薬，ヒスタミンH_2受容体拮抗薬での発症頻度が比較的高い[1]．
- 薬剤性溶血性貧血は，発症機序により，ハプテン型，免疫複合体型，自己抗

▶ 貧血
p.273参照

MEMO

G6PD欠損症：生体内の抗酸化成分の濃度維持に重要なG6PD遺伝子の先天的異常により，赤血球膜の酸化ストレスに対する耐性が低下し，溶血をきたす疾患である．G6PD遺伝子はX染色体に存在し，伴性劣性遺伝の形式をとる．特定の薬剤や感染症を契機に，急性の溶血性貧血を起こしうる．医薬品によっては通常量では問題なくても，大量に使用することで溶血を起こす場合もある．

❶ 免疫学的な溶血性貧血の原因となりうる主な薬剤

セファロスポリン系	セフォテタン（CTT） セフトリアキソン（CTRX） セフチゾキシム（CZX） セフカペンピボキシル（CFPN-PI） フロモキセフ（FMOX）	プロトンポンプ阻害薬	オメプラゾール ランソプラゾール ラベプラゾール
		ヒスタミンH_2受容体拮抗薬	ファモチジン
		抗ウイルス薬	リバビリン ラミブジン オセルタミビルリン酸塩
ペニシリン系	ピペラシリン（PIPC）		
βラクタマーゼ阻害薬	タゾバクタム（TAZ）	プリンアナログ抗腫瘍薬	フルダラビン クラドリビン
その他の抗菌薬	クラリスロマイシン（CAM）	抗てんかん薬	フェニトイン
抗真菌薬	ミカファンギン（MCFG）	経口糖尿病薬	アカルボース

（厚生労働省．重篤副作用疾患別対応マニュアル．薬剤性貧血．2007[1]）より作成）

体型，赤血球修飾型に分類される．免疫複合体型は，血管内溶血によるヘモグロビン尿を伴った，発熱・悪寒・嘔吐などの激しい症状が特徴的で，重症例では，腎障害やショックをきたしうる．

● 後天的な免疫機序によらない溶血は，赤血球が直接傷害されることによる．フェナセチンや化学物質（アセチルフェニルヒドラジン，アセトアニリド，鉛）による中毒などで生じる．

● 薬剤が関与した血栓性微小血管障害症でも，血管内溶血による貧血を生じる[4]．原因薬剤としては，チクロピジン，クロピドグレル，マイトマイシンC，シクロスポリン，タクロリムス，キニーネなどが知られている[5]．

骨髄障害性貧血
巨赤芽球性貧血
● 薬剤性の巨赤芽球性貧血は，核酸代謝の障害やビタミンB_{12}あるいは葉酸の吸収・代謝の障害により生じ，骨髄中の巨大な赤芽球の出現が特徴的である．
● 薬剤性の巨赤芽球性貧血は，メトトレキサートなどの抗腫瘍薬や抗ウイルス薬（リバビリンなど）が代表的であるが，葉酸代謝を阻害する抗てんかん薬（フェニトイン，カルバマゼピン），ST合剤や，ビタミンB_{12}代謝を阻害するレボドパでも生じうる[1,2]．

赤芽球癆
● 赤芽球癆では選択的に赤血球系のみの産生が低下・欠損し，白血球と血小板数は保たれている．薬剤性は約1％である．
● 赤芽球癆を生じうる薬剤を❷に示す[5]．頻度の高いものとして，抗てんかん薬（フェニトイン，バルプロ酸ナトリウム），イソニアジド，アザチオプリン，エリスロポエチン（EPO）製剤がある．

鉄芽球性貧血
● 鉄芽球性貧血ではヘムの合成障害が原因で，骨髄像にて赤芽球の核周囲に環状の鉄沈着を認めるのが特徴的である．
● 薬剤性の鉄芽球性貧血は，ヘムの合成に必要なビタミンB_6やポルフィリン

> **MEMO**
> 血栓性微小血管障害症（TMA）：病理学的診断名で，細血管障害性溶血性貧血，破壊性血小板減少および細血管内小板血栓を三主徴とする．診断学的には，破砕赤血球，血小板減少，血栓による臓器機能障害を特徴とする．TMA病態を示す代表疾患として，血栓性血小板減少性紫斑病（TTP）と溶血性尿毒症症候群（HUS），それにさまざまな基礎疾患に合併する二次性TTP/HUSがある．

❷ 赤芽球癆の原因となりうる主な薬剤

アロプリノール	イソニアジド
α-メチルドパ	ラミブジン
アミノピリン	リュープロライド
アナギリン	リネゾリド
アルスフェナミン	マロプリム
アザチオプリン	メパクリン
ベンゼンヘキサクロリド	メタゾラミド
塩化水銀	ミコフェノール酸モフェチル
カルバマゼピン	D-ペニシラミン
セファロチン	ペニシリン
ケノポディウム	ペンタクロロフェノール
クロラムフェニコール	フェノバルビタール
クロルマジノン	フェニルブタゾン
クロルプロパミド	プロカインアミド
クラドリビン	リファンピシン
コトリモキサゾール	サリチルアゾスルファピリジン
フェニトイン	サントニン
エリスロポエチン	ジプロピル酢酸ナトリウム
エストロゲン	バルプロ酸ナトリウム
フェンブフェン	スルファサラジン
フェノプロフェン	スルファチアゾール
タクロリムス	スルホブロモフタレインナトリウム
フルダラビン	スリンダク
金製剤	チアンフェニコール
ハロタン	トルブタミド
インターフェロンα	ジドブジン

(Dessypris EN, et al. Wintrobe's Clinical Hematology. 11th ed. 2004[5] より改変)

❸ 再生不良性貧血の原因となりうる主な薬剤

抗菌薬	クロラムフェニコール スルホンアミド ペニシリン テトラサイクリン ST合剤 リネゾリド
抗リウマチ薬	金製剤 ペニシラミン
抗炎症薬	フェニルブタゾン インドメタシン ジクロフェナク ナプロキセン ピロキシカム スルファサラジン
抗てんかん薬	フェニトイン カルバマゼピン
抗甲状腺薬	チオウラシル カルビマゾール
抗うつ薬	フェノチアジン ドチエピン
経口糖尿病薬	クロルプロパミド トルブタミド
抗マラリア薬	クロロキン
その他	メベンダゾール サイアザイド アロプリノール

(厚生労働省特発性造血障害に関する調査研究班. 特発性造血障害疾患の診療の参照ガイド. 平成22年度改訂版. 2010[6]／Marsh JC, et al. Br J Haematol 2009[7] より作成)

の代謝を阻害する．抗結核薬（イソニアジド，ピラジナミド，サイクロセリン），フェナセチン，クロラムフェニコールなどがある[1]．

再生不良性貧血

- 再生不良性貧血では，貧血だけでなく白血球および血小板減少を伴う汎血球減少を示す．
- 再生不良性貧血の原因となりうる薬剤を❸に示す[6,7]．このうち，再生不良性貧血との因果関係が明らかなものは，クロラムフェニコールである[6]．

EPO産生障害による貧血

- シスプラチンは，骨髄抑制による貧血以外に，細胞毒性を生じない低用量で，EPOの産生抑制を介して貧血を引き起こすことが知られている[1]．

検査・診断（鑑別診断）

- 特定の薬剤を開始後に貧血症状が出現した場合に，薬剤の関与を念頭に，以下の病態ごとに精査を行う．
- Hbの低下が確認されれば，平均赤血球容積（MCV）や網赤血球を指標とした貧血の鑑別診断を行う．

溶血性貧血
- 溶血性貧血では，網赤血球の著明な増加，LDH・間接ビリルビンの上昇，ハプトグロビンの低下が特徴的である．
- 網赤血球の低下を認める場合には，骨髄障害性あるいは EPO の産生障害による貧血が疑われる．
- 先天性溶血性疾患では家族歴および既往歴の聴取が重要で，慢性的な経過，脾腫，末梢血像での球状や楕円赤血球などの特徴的な形態を示すものが多い[1,2]．
- G6PD 欠損症や不安定ヘモグロビン症など，Hb 還元代謝系の異常を伴う疾患では，直接 Coombs 試験は陰性である．
- 薬剤性の溶血性貧血では，直接 Coombs 試験は陽性となりうるが[1,6]，薬剤の中止にて貧血が改善する点で自己免疫性溶血性貧血とは鑑別可能である．
- ハプテン型では，原因薬剤による処理した赤血球に対してのみ，間接 Coombs 試験が陽性になる．
- 免疫複合体型では，抗補体血清に対する直接 Coombs 試験が陽性で，間接 Coombs 試験は原因薬剤の存在下のみで陽性になる[1]．

骨髄障害性貧血
- 巨赤芽球性貧血では著明な MCV の増加と汎血球減少を特徴とするため，このような所見を認めたら，ビタミン B_{12} および葉酸を測定し，これらの低下を認めない場合には，骨髄検査が必要となる．
- 赤芽球癆では網赤血球が著明に減少し，骨髄中に赤芽球系細胞をほとんど認めないが，骨髄球系の細胞および巨核球数は保たれている．
- 薬剤性の再生不良性貧血は汎血球減少を特徴とするが，原因薬剤を中止しても貧血が改善しないことが多いため，薬剤の関与を確認することが困難である．
- 鉄芽球性貧血では，鉄染色により特徴的な環状鉄芽球を赤芽球の 15％以上に認める．
- 骨髄障害性の貧血では，骨髄異形成症候群（MDS）との鑑別が必要となるが，MDS では薬剤の中止でも貧血が改善しない点が重要である．しかし，上記のように再生不良性貧血でも改善しないことが少なくない．

EPO 産生障害による貧血
- EPO の産生障害による貧血では，腎性貧血と同様に貧血を代償しようとする EPO の増加が認められないのが特徴的である．

治療

- 薬剤性貧血の多くは原因薬剤の中止で回復するため，まずは被疑薬を中止する．薬剤を中止後にも貧血が改善しない場合は，特発性の造血障害疾患に準じた治療が必要となる．

溶血性貧血
- G6PD 欠損症では，急性溶血の予防が重要で，溶血の誘因となる薬剤や，細

菌感染，ソラマメなどの摂取を避ける必要がある．
- 免疫学的な溶血性貧血のうち，ハプテン型や免疫複合型では，薬剤の中止により速やかに溶血は消失し，貧血は回復に向かうが，自己抗体型の重症例では，ステロイドや免疫抑制薬が必要になる場合もある．
- 溶血発作にて急性腎不全を発症した場合には，十分な補液とハプトグロビン製剤による治療が重要である．

骨髄障害性貧血
- 薬剤性の巨赤芽球性貧血では，原因薬剤の中止とともに，欠乏しているビタミン B_{12} あるいは葉酸の補充により，速やかに貧血は回復する．
- 薬剤性の赤芽球癆の場合，大部分が薬剤の中止により可逆的なものであるため，被疑薬を中止後1か月間は，積極的な治療を行わず経過観察をする[5,6]．
- EPO 製剤による赤芽球癆ではシクロスポリンなどの免疫抑制療法が必要であるが，貧血の十分な改善が望めず，腎移植の有効率がきわめて高いとされている[6]．
- 薬剤性の鉄芽球性貧血では，薬剤の中止により改善するが，抗結核薬のように薬剤の中止が困難な場合は，ビタミン B_6 の補充でも改善しうる．
- 薬剤性の再生不良性貧血のうち，無顆粒球症を経て汎血球減少をきたした場合には，薬剤中止と顆粒球コロニー刺激因子（G-CSF）使用にて血球が回復する可能性があるため[8]，血球回復まで抗菌薬や抗真菌薬による感染症の予防を行う．
- 前述以外の薬剤性の再生不良性貧血では，特発性と同様に免疫抑制療法などの治療が推奨されている[6,8]．

注意点
- 原因薬剤の再投与により急激に再燃する可能性があるため，診断目的であっても被疑薬の再投与は行うべきでない．
- 本項では，抗がん剤のように用量依存的に造血障害を生じ，その結果として貧血をきたすことが予測可能である薬剤については割愛している．

（半下石　明）

文献
1) 厚生労働省．重篤副作用疾患別対応マニュアル．薬剤性貧血．2007．pp.8-29.
2) Shander A, et al. Drug-induced anemia and other red cell disorders: a guide in the age of polypharmacy. Curr Clin Pharmacol 2011; 6: 295-303.
3) Garratty G. Drug-induced immune hemolytic anemia. Hematology Am Soc Hematol Educ Program 2009; 73-9.
4) 森重　聡ほか．薬剤起因性貧血．別冊日本臨牀 新領域別症候群シリーズ26．血液症候群Ⅰ．第2版．大阪：日本臨牀社；2013．pp.408-11.
5) Dessypris EN, Lipton JM. Red cell aplasia. In: Greer JP, et al., eds. Wintrobe's Clinical Hematology. 11th ed. Philadelphia: Lippincott Williams & Wilkins; 2004. pp.1421-7.
6) 小澤敬也，編．特発性造血障害に関する調査研究班．特発性造血障害疾患の診療の参照ガイド．平成22年度改訂版．2010.
7) Marsh JC, et al. Guidelines for the diagnosis and management of aplastic anaemia. Br J Haematol 2009; 147: 43-70.
8) 中尾眞二．薬剤性再生不良性貧血．別冊日本臨牀 新領域別症候群シリーズ26．血液症候群Ⅰ．第2版．大阪：日本臨牀社；2013．pp.33-6.

4章

疾患の理解と治療

骨髄異形成症候群（MDS）

4章 疾患の理解と治療／骨髄異形成症候群（MDS）

骨髄異形成症候群（MDS）とは

専門医からのアドバイス

- 骨髄異形成症候群（MDS）は慢性的な血球減少を示し，急性白血病へ移行しやすい造血器悪性腫瘍である．
- 芽球比率の低い場合，非腫瘍性疾患や感染症や薬剤による反応性の血球減少症との鑑別が重要になる．
- 診断と病型分類にはWHO分類が，予後の層別化には改訂国際予後スコアリングシステム（IPSS-R）が繁用されている．
- 発症や進展にかかわる遺伝子変異が明らかにされつつあり，診断，分類，治療の点で今後の進展が期待される．

総論

▶ 白血病/MDS
p.2 参照

▶ 貧血
p.166, 220 参照

- 骨髄異形成症候群（myelodysplastic syndrome；MDS）は，遺伝子異常をもつ造血幹細胞に由来するクローン性の造血器悪性腫瘍で，無効造血による血球減少，血球形態の異形成，ならびに高い急性白血病移行率（ほとんどが急性骨髄性白血病〈acute myeloid leukemia；AML〉）を特徴とする．
- 発病初期は多くの場合に自覚症状に乏しく，進行も緩徐である．血球減少はいろいろな組み合わせで認められるが，初発症状は労作時の息切れなどの貧血症状であることが多い．健康診断で慢性の血球減少を認められることが診断の端緒となることもある．
- MDSの発症には造血幹細胞の老化が関与するといわれ，実際，発症年齢中央値は70歳代である．一方，1割前後の患者でがん化学療法や放射線治療を受けた既往が認められ，抗がん剤や放射線被曝がMDS発症に関与することも事実である（二次性MDS）．
- MDSの病態は多様性に富み，緩徐に経過して天寿を全うできることもあれば，短期間でAMLに移行して死の転帰をとる場合もある．しかし，MDS全体としてみたときの生命予後は不良である．

❶ 不応性貧血（骨髄異形成症候群）の診断基準（厚生労働省 特発性造血障害に関する調査研究班．平成22年度改訂）

1血球系統以上の慢性的な血球減少を呈する患者において，以下のすべてを満たした場合MDSと診断する．なお，血球減少とは，成人で，ヘモグロビン濃度10 g/dL未満，好中球数1,800/μL未満，血小板数10万/μL未満を指す．
1. 骨髄ならびに末梢血中の芽球比率が20％未満である．
2. 末梢血の単球数が1,000/μL未満である．
3. 染色体検査でt(8;21), t(15;17), inv(16), t(16;16)の異常を認めない．
4. 血球減少や異形成の原因となる他の造血器疾患（再生不良性貧血，特発性血小板減少症，原発性骨髄線維症など）や非造血器疾患（アルコール過剰摂取，HIVなどの感染症など）が除外される．
5. 1血球系統以上において，構成細胞の10％以上に異形成を認める．もしくはMDSに特徴的な染色体異常を認める．
　　代表的な異形成所見
　　　　赤血球では環状鉄芽球，巨赤芽球様変化，核崩壊像など
　　　　好中球では低分葉好中球（核の分葉が2分葉以下），脱顆粒好中球，過分葉好中球（核の分葉が6分葉以上）など
　　　　巨核球では微小巨核球，非分葉核巨核球，分離多核巨核球など
　　特徴的染色体異常
　　　　＋8，－7，del(7q)，－5，del(5q)，del(20q)など
6. 1〜4を満たすが5を満たさない場合でも，MDSで特徴的な遺伝子変異やゲノム異常，またはフローサイトメトリー法による骨髄系細胞の異常形質を検出した際にはMDSを強く疑う．

（宮崎泰司ほか．骨髄異形成症候群診療の参照ガイド〈平成26年度改訂版〉．2014[3]をもとに作成）

診断

- クローン性の造血器悪性腫瘍にはMDSのほかAML，骨髄増殖性腫瘍（myeloproliferative neoplasm；MPN）があげられる．MDSはこれらの疾患群と連続性をもって接しており，MDSとAML，MPNの鑑別にはかつてはFAB（French-American-British）分類が，最近ではWHO分類が用いられている[1,2]．
- MDSでは末梢血や骨髄中に種々の比率で芽球を認めるが，FAB分類ではいずれかで30％を超えた場合AMLと診断する一方，WHO分類では20％以上でAMLと診断する．また，FAB分類では末梢血単球数が1,000/μLを超える慢性骨髄単球性白血病（chronic myelomonocytic leukemia；CMML）をMDSに含めたが，WHO分類ではCMMLはMDS/MPNという別の疾患概念に分類している．
- 無効造血を反映して骨髄は過形成を示すが，一部低形成を示す例があり，特に芽球比率の低い場合は再生不良性貧血や特発性血小板減少性紫斑病など非クローン性疾患との鑑別が重要になる．
- ❶に厚生労働省特発性造血障害に関する調査研究班の作成したMDSの診断基準（平成22年度）の概要を記載する[3]．なお，この診断基準はWHO分類第4版に基づいたものである．

MEMO

FABグループは，原因不明の無効造血による血球減少症と前白血病状態とを血球の異形成という共通点で括ってMDSという疾患概念を提案した．当時としては画期的な提案であったが，FAB分類によるMDSには非腫瘍性の病態が排除できない問題点が指摘されるようになった．非腫瘍性の病態を排除し，MDSは造血器悪性腫瘍であると明確に示したのがWHO分類である．

MEMO

MDSと鑑別が必要な病態・疾患：再生不良性貧血，特発性血小板減少性紫斑病，原発性骨髄線維症，骨髄浸潤を伴うリンパ腫，特発性赤芽球癆，Evans症候群などの造血器疾患のほか，銅欠乏症，イソニアジド中毒，アルコール過剰摂取，HIV感染症，その他があげられる．芽球増加がなく，異形成の頻度が低い場合はこれらの疾患との鑑別が特に重要になる．また，銅欠乏における環状鉄芽球の出現など，造血幹細胞の遺伝子異常以外の原因によってもMDSに特徴的な異形成所見が起こりうることにも注意が必要である．

❷ MDSの病型分類（FAB分類とWHO分類の比較）

FAB分類	WHO分類第4版
不応性貧血（RA）	単一血球系統の異形成を伴う不応性血球減少症（refractory cytopenia with unilineage dysplasia；RCUD）[*1] 　不応性貧血（refractory anemia；RA） 　不応性好中球減少症（refractory neutropenia；RN） 　不応性血小板減少症（refractory thrombocytopenia；RT）
環状鉄芽球を伴う不応性貧血（RARS）[*2]	多血球系異形成を伴う不応性血球減少症（refractory cytopenia with multilineage dysplasia；RCMD） 環状鉄芽球を伴う不応性貧血（RARS）[*3]
不応性貧血（RA）もしくは環状鉄芽球を伴う不応性貧血（RARS）	染色体異常 isolated del(5q) を伴う MDS（MDS with isolated del(5q)） 分類不能型 MDS（MDS-unclassifiable；MDS-U）[*4]
芽球増加を伴う不応性貧血（RAEB）	芽球増加を伴う不応性貧血（RAEB）-1
芽球増加を伴う不応性貧血（RAEB）もしくは移行期の芽球増加を伴う不応性貧血（RAEB-t）[*5]	RAEB-2 [*6]
移行期の芽球増加を伴う不応性貧血（RAEB-t）[*7]	MDS ではなく急性骨髄性白血病（AML）に包含
慢性骨髄単球性白血病（CMML）	MDS ではなく MDS/MPN の範疇に包含

[*1] 血球減少は1もしくは2系統で，血球減少を認めないもの，汎血球減少を示すものは含まない．異形成を認める血球系列によって RA，RN，RT の3つに分類する．
[*2] 環状鉄芽球は骨髄全有核細胞の15％以上．
[*3] 環状鉄芽球は赤芽球の15％以上．
[*4] ①～③のいずれかを満たすもの．① RCUD もしくは RCMD に該当し，末梢血に1％の芽球を認める，② 1系統に異形成を認め，汎血球減少を呈する，③ 芽球増加がなく異形成所見も明らかでないが，MDS が推定される染色体異常がある．
[*5] ①～③のいずれかを満たし，単球増加を認めないもの．① 骨髄の芽球比率10～19％かつ末梢血の芽球比率19％未満，② 骨髄の芽球比率19％未満かつ末梢血の芽球比率5～19％，③ 芽球比率は RCMD，MDS-U，RAEB-1 であるが Auer 小体を認める．
[*6] RAEB-t のうち，末梢血芽球比率5％以上で骨髄芽球比率20％未満のものと，Auer 小体をもつものが RAEB-2 に該当．
[*7] 骨髄芽球比率20％以上のもの．

分類

病型分類

- 過去に行われた多くの臨床試験では FAB 分類が用いられていたため，診療現場における治療選択において FAB 分類の意義は失われていない．しかし，近年は実臨床や臨床試験においても WHO 分類第4版による病型分類が一般的である（❷）．
- WHO 分類では del(5q) 症候群の創設など一部細胞遺伝学的情報を取り込んではいるが，基本的には形態学に基づく分類法であり，その意味で FAB 分類を踏襲したもので，一連の骨髄系腫瘍の線引きを改めたものにすぎない．

予後分類

- MDS の生命予後は造血不全と急性白血病移行により規定される．急性白血病移行の危険性の高いものが高リスク MDS，低いものが低リスク MDS と称され，高リスク MDS では白血病移行を防ぐことが治療目標となり，低リスク MDS においては造血不全に対する対応が重要になる．
- 自然経過での予後を左右する因子として，診断時の骨髄における芽球比率，

MEMO
大球性の貧血を呈するなど，臨床的には MDS が疑わしいものの，芽球増加や明らかな異形成所見がないため MDS と明確に診断できない例が少なからずみられる．このような例では急速な経過で白血病に移行する危険も低いことから，idiopathic cytopenia of undetermined significance（ICUS）として慎重な経過観察を行うことが勧められる．

❸ 国際予後スコアリングシステム（IPSS）

予後因子の配点	0	0.5	1	1.5	2
骨髄での芽球	<5%	5〜10%	―	11〜20%	21〜30%
核型	良好	中間	不良		
血球減少	0/1系統	2/3系統			

リスク群	点数	50%生存	25%急性白血病移行
low	0	5.7年	9.4年
intermediate-1（Int-1）	0.5〜1.0	3.5年	3.3年
intermediate-2（Int-2）	1.5〜2.0	1.2年	1.1年
high	>2.0	0.4年	0.2年

血球減少
　好中球減少<1,800/μL
　貧血：Hb<10 g/dL
　血小板減少<10万/μL

核型
　良好：正常，20q−，−Y，5q−
　中間：その他
　不良：複雑（3個以上），7番染色体異常

(Greenberg P, et al. Blood 1997[4] より)

染色体異常，ならびに血球減少の程度が知られており，これらの指標を組み合わせてリスクの層別化が行われる．

● 代表的なリスク分類として，1997年に公表された国際予後スコアリングシステム（International Prognostic Scoring System；IPSS）とIPSSにWHO分類の考えを導入したWHO-classification-based Prognostic Scoring System（WPSS）がある[4,5]．また，近年，予後に与える染色体異常の重要性が明確となり，IPSSの改訂がなされた（revised IPSS；IPSS-R）[6]．

● IPSS，WPSS，IPSS-Rのいずれも，患者対象としてメチル化阻害薬（hypomethylating agents；HMA）を含む化学療法や同種造血幹細胞移植を受けた患者，ならびに二次性MDS患者を除外しており，IPSS，IPSS-Rでは診断時に限定された予後予測となっている．WPSSのみは化学療法を受けていない限り，診断後いずれの時点においても予後予測に有用なことが検証されている．

● IPSSではスコアの総数によりlow，intermediate-1（Int-1），Int-2，highの4段階に分類されるが，WPSSとIPSS-Rではvery low，low，intermediate，high，very highの5段階に層別化される（❸，❹）．

● IPSSにおけるlowとInt-1，WPSSとIPSS-Rではvery lowとlowを合わせて低リスクMDSと分類する．一方，IPSSでInt-2とhigh，WPSSとIPSS-Rではhighとvery highは高リスクMDSになる．WPSSにおけるintermediateは低リスクMDSになるが，IPSS-Rにおけるintermediateは一般的には高リスクMDSに分類され，年齢や一般状態などによっては低リスクMDSとみなされる場合もある．

● HMAをはじめとしたMDSに対する新規薬剤の登場により，自然経過ではなく治療に対する反応性をも加味した予後の層別化が求められている．二

> **MEMO**
> MDSは高齢者に多く発症するため，MDS患者には併存疾患を伴う頻度が高い．新規薬剤の登場や同種造血幹細胞移植の適応拡大により，MDSの患者の治療選択における併存疾患指数（comorbidity index；CI）の重要性が指摘されるようになった．CIとしてはCharlson's CIやhematopoietic stem cell transplantation-specific CIがよく用いられている．

❹ 改訂 IPSS（IPSS-R）

予後因子の配点	0	0.5	1	1.5	2	3	4
核型	very good	—	good	—	intermediate	poor	very poor
骨髄の芽球比率（%）	≦2	—	2〜5	—	5〜10	>10	—
ヘモグロビン（g/dL）	≧10	—	8〜10	<8	—	—	—
血小板（×10³/μL）	≧100	50〜100	<50	—	—	—	—
好中球（×10³/μL）	≧0.8	<0.8	—	—	—	—	—

リスク群	点数	50%生存	25%急性白血病移行
very low	<2	8.8年	NR
low	2〜3	5.3年	10.8年
intermediate	3.5〜4.5	3.0年	3.2年
high	5〜6	1.6年	1.4年
very high	>6	0.8年	0.7年

核型
　very good：−Y，del(11q)
　good：正常，del(5q)，del(12p)，del(20q)，del(5q) を含む2つの異常
　intermediate：del(7q)，+8，+19，i(17q)，記載されていない1つもしくは2つの異常
　poor：−7，inv(3)/t(3q)/del(3q)，−7/del(7q) を含む2つの異常，3つの異常
　very poor：4つ以上の異常をもつ複雑核型
（Greenberg PL, et al. Blood 2012[6] より）

❺ MD Anderson Cancer Center が提案した Lower-Risk Prognostic Scoring System（LR-PSS）

予後因子	点数	予後因子	点数
正常核型/del(5q) 以外	1	Plt<5万/μL	2
60歳以上	2	Plt 5〜20万/μL	1
Hb<10 g/dL	1	骨髄芽球≧4%	1

category	点数	50%生存	4年生存率	患者の割合
1	0〜2	80.3月	65%	21%
2	3〜4	26.6月	33%	48%
3	5〜7	14.2月	7%	31%

（Garcia-Manero G, et al. Leukemia 2008[7] より）

　次性 MDS や既治療例を含むすべての MDS 患者に該当できる予後予測のモデルが MD Anderson Cancer Center（MDACC）などから提案されている．特に IPSS での低リスク MDS に限った分類は Lower-Risk Prognostic Scoring System（LR-PSS）と呼ばれ[7]，MDACC 以外の施設やレジストリーによってその有用性が検証された（❺）．

遺伝子変異
● 近年，多くの MDS 患者に特徴的な遺伝子変異が認められることが明らかにされた．すなわち，40種類以上の遺伝子変異の1個以上が80%以上の

MEMO
MDS で高頻度に認められる遺伝子変異には TET2，DNMT3A，SF3B1，SRSF2，ASXL1 などがあげられる．SF3B1 変異は環状鉄芽球を呈する患者に多く認められるが，その他の遺伝子変異は AML，MPN 患者に広く認められる．

MDS患者に認められる．
- 遺伝子変異にはMDS発症に深く関与する変異と，MDSの進展に関与する変異が知られており，その組み合わせにより個々のMDS患者の病状が影響を受けると考えられているが，詳細な検討は現在進行中である．
- 現時点で予後との関連が最も明らかにされているのは*TP53*の変異で，染色体の複雑核型との関連が知られ，複雑核型に加えて*TP53*変異をもつことは生命予後に悪影響を及ぼす．一方，複雑核型であっても*TP53*の変異がみられない例の生命予後はさほど悪くない[8]．
- MDSでのみ高頻度に認められる遺伝子変異もあるが，AMLやMPNにおいても広く認められるものも多い．今後IPSS-Rに加えて個々の遺伝子変異の有無が自然経過や治療反応性の予測として用いられていくものと考えられる．

（石川隆之）

文献

1) Bennett JM, et al. Proposals for the classification of the myelodysplastic syndromes. Br J Haematol 1982; 51: 189-99.
2) Vardiman JW, et al. Myelodysplastic Syndromes. In: Jaffe ES, et al., eds. World Health Organization Classification of Tumours: Pathology and Genetics of Tumours of Haematopoietic and Lymphoid Tissues. Lyon: IARC Press; 2001. pp.87-108.
3) 宮崎泰司ほか．骨髄異形成症候群診療の参照ガイド（平成26年度改訂版）．厚生労働科学研究費補助金難治性疾患等政策研究事業特発性造血障害に関する調査研究班．特発性造血障害疾患の診療の参照ガイド．平成26年度改訂版．2014. http://zoketsushogaihan.com/file/guideline_H26/MDS.pdf
4) Greenberg P, et al. International scoring system for evaluating prognosis in myelodysplastic syndromes. Blood 1997; 89: 2079-88.
5) Malcovati L, et al. Impact of the degree of anemia on the outcome of patients with myelodysplastic syndrome and its integration into the WHO classification-based Prognostic Scoring System (WPSS). Haematologica 2011; 96: 1433-40.
6) Greenberg PL, et al. Revised international prognostic scoring system for myelodysplastic syndromes. Blood 2012; 120: 2454-65.
7) Garcia-Manero G, et al. A prognostic score for patients with lower risk myelodysplastic syndrome. Leukemia 2008; 22: 538-43.
8) Bejar R, et al. Clinical effect of point mutations in myelodysplastic syndromes. N Engl J Med 2011; 364: 2496-506.

4章 疾患の理解と治療／骨髄異形成症候群（MDS）

低リスク MDS

専門医からのアドバイス

- 血球減少が軽度で自覚症状がなく輸血非依存の骨髄異形成症候群（MDS）症例は，無治療で経過観察するのが一般的である．
- 症状を有する貧血や血小板減少が出現した時点で，主に造血不全による諸症状の改善と病型進行を抑制する目的で治療を開始する．
- 支持療法として，顆粒球コロニー刺激因子（G-CSF），エリスロポエチン（EPO），輸血，鉄キレート剤などが行われる．
- レナリドミドは 5q−症候群に適応がある．
- アザシチジン治療開始は，合併症の重症度や病型進行予測などのほかに患者背景を加味し判断する．

疫学・病態・症状

- 骨髄異形成症候群（myelodysplastic syndrome；MDS）は，造血細胞の異常な増殖とアポトーシスによって特徴づけられる，高齢者に多い造血幹細胞に異常を伴ったクローン性疾患である．
- 末梢血での血球減少，形態学的異形成，骨髄における無効造血，骨髄不全や急性白血病へ移行するリスクを特徴とする疾患群である．
- FAB分類をもとに，血球減少と骨髄での芽球比率などの血液学的変化と染色体異常を数値化した国際予後スコアリングシステム（International Prognostic Scoring System；IPSS）[1]は，主に診断時の治療計画に用いられる*．一般に IPSS で low と intermediate-1（Int-1）を低リスク MDS，intermediate-2（Int-2）と high とを合わせて高リスク MDS とする．
- 最近提唱された改訂 IPSS（IPSS-R）[2]は，IPSS に対して，①骨髄芽球比率のカットオフ値の変更，②血球減少の細分化と③特異的染色体異常とサブグループの追加を行い，リスクグループを5つに拡大したものである．
- WHO分類第4版での病型分類，および染色体異常および重度貧血をもとにした予後予測モデルとして，WPSS（WHO-classification-based Prognostic Scoring System）[3]がある．
- 低リスク MDS のみを対象とした MDACC（MD Anderson Cancer Center）モデル[4]（❶）は，血小板値，ヘモグロビン値，年齢，骨髄芽球，核型を予

▶ 白血病/MDS
p.217参照

* IPSS, IPSS-R については，本書「骨髄異形成症候群（MDS）とは」の項（p.230）を参照

MEMO

MDACC モデル：MDACC モデルでの配点は，予後不良核型として 5q−と正常核型以外であれば1，年齢60歳以上で2，Hb<10 g/dL で1，Plt<5万/mm³ で2，Plt が 5〜20万/mm³ で1，骨髄芽球 4% 以上で1として，合計点で判断する．

❶ 低リスク MDS の予後予測としての MDACC モデル

スコア合計	症例数	生存期間中央値（月）	4年生存率（%）	カテゴリー
0	11	NR	78	1
1	58	83	82	1
2	113	51	51	
3	185	36	40	2
4	223	22	27	
5	166	14	9	
6	86	16	7	3
7	13	9	NA	

NR：未到達，NA：評価不能
【予後不良因子とスコア】
予後不良核型（5q−および正常核型以外）：1，年齢（≧60歳）：2，Hb＜10 g/dL：1，Plt＜5万/μL：2，Plt 5〜20万/μL：1，骨髄芽球≧4％：1
(Garcia-Manero G, et al. Leukemia 2008[4]) より)

後因子としており，低リスク MDS での病型進行群の抽出に用いられる．

検査・診断（鑑別診断）

- FAB 分類では，骨髄および末梢血中の芽球比率を主要な指標とし，そのほかに単球の絶対数，環状鉄芽球比率，Auer 小体の有無を総合して決められる．
- 現在では，主に WHO 分類（2008年）に基づき，血球減少，末梢血と骨髄の芽球割合，異形成，染色体異常によって診断される．血球異形成を評価した FAB 分類とは異なり，AML と MDS を 20％の芽球比率で区別している．
- MDS は種々の血液疾患と境界を接しており，鑑別方法として，造血細胞の異形成などの形態的な判断に負うところが多い．

治療

●ガイドラインの現況

- 厚生労働科学研究費補助金（難治性疾患政策研究事業）特発性造血障害に関する調査研究班から『骨髄異形成症候群診療の参照ガイド（平成26年度改訂版）』[5]が提唱され，低リスク MDS に対する治療（❷）と MDS に対する移植適応（❸）が掲載されている．
- さらに，日本血液学会の『造血器腫瘍診療ガイドライン（2013年版）』に，日本における低リスク MDS に対する治療の推奨が掲載されている[*]．
- 海外のガイドラインでは，アメリカの NCCN（National Comprehensive Cancer Network）ガイドライン（❹）[6]やヨーロッパの ELN（European leukemiaNet）[7]の治療指針に，低リスク MDS に対する治療の推奨が掲載されている．

MEMO

MDS での細胞異形成の程度は特異性の高さの違いで，カテゴリー A とカテゴリー B に分けられる．より特異度が高いカテゴリーAとして，好中球系では低分葉好中球（Pelger 核異常）や脱顆粒（無または低顆粒好中球）があり，巨核球系では微小巨核球が，赤血球系では環状鉄芽球がある．

＊日本血液学会による MDS の治療アルゴリズムは，本書「高リスク MDS」の項の❷（p.245）を参照

❷ わが国における低リスク群 MDS の治療

保存的治療 （全年齢）	輸血（赤血球/血小板） EPO（ダルベポエチン*） G-CSF 鉄キレート剤
免疫抑制療法	シクロスポリン，抗胸腺細胞グロブリン（いずれも国内保険適用なし）
薬物療法	レナリドミド（5q 欠失，症状のある貧血・赤血球輸血依存例） アザシチジン（他治療に不応の貧血，血小板・好中球減少）
同種造血幹細胞移植	1) 適応 　全身状態良好，重要臓器障害なし，かつリスクの悪化傾向があり， 　以下のいずれかを満たすもの 　・高度の輸血依存性 　・繰り返す感染症 　・免疫抑制療法などの治療に対して不応 2) ドナー 　HLA 適合血縁もしくは非血縁，または HLA 1 座不一致血縁者 3) 前処置 　骨髄破壊的前処置 　細胞破壊強度を減弱した前処置（高齢者，合併症を有する例）

*ダルベポエチンは 2014 年 12 月に国内保険適用となった．
（宮﨑泰司ほか．骨髄異形成症候群診療の参照ガイド〈平成 26 年度改訂版〉2014[5]）より）

❸ MDS に対する移植適応

IPSS	病型	HLA 適合同胞	HLA 適合非血縁	臍帯血移植[*3]
low	RA/RARS[*1]	CO	CO	Dev
Int-1	RA/RCMD/RS[*1]	CO	CO	Dev
	RAEB-1[*1]	CO	CO	Dev
Int-2	RA/RCMD/RAEB-1	S	S	CO
	RAEB-2[*2]	S	S	CO
high	RAEB-1/2[*2]	S	S	CO

S（standard of care）：移植が標準治療である（合併症，QOL などの不利益についても検討したうえで，総合的に決定すべきである）．
CO（clinical option）：移植を考慮してもよい．
Dev（development）：開発中であり，臨床試験として実施すべき．
[*1] 血球減少が高度で血液補充療法依存性あるいは重症感染症・出血ハイリスクの症例で，他の保存的治療法無効の場合．
[*2] 染色体異常が予後良好を示す一部の症例では移植適応を慎重に考慮する．
[*3] 患者年齢，臍帯血細胞数などにより CO または Dev となる．
IPSS：国際予後スコアリングシステム，RA：不応性貧血，RARS：環状鉄芽球を伴う不応性貧血，RCMD：多血球系異形成を伴う不応性血球減少症，RAEB：芽球増加を伴う不応性貧血，RS：環状鉄芽球
（宮﨑泰司ほか．骨髄異形成症候群診療の参照ガイド〈平成 26 年度改訂版〉2014[5]）より）

支持療法

- 患者の QOL 改善や合併症予防を目的として行われる輸血療法や顆粒球コロニー刺激因子（G-CSF）投与，輸血後鉄過剰症に対する鉄キレート剤などの支持療法は，低リスク MDS に限らず MDS 全病型に適応となる．
- 輸血はヘモグロビン（Hb）7 g/dL 未満，血小板数 0.5 万/μL 以下で出血傾

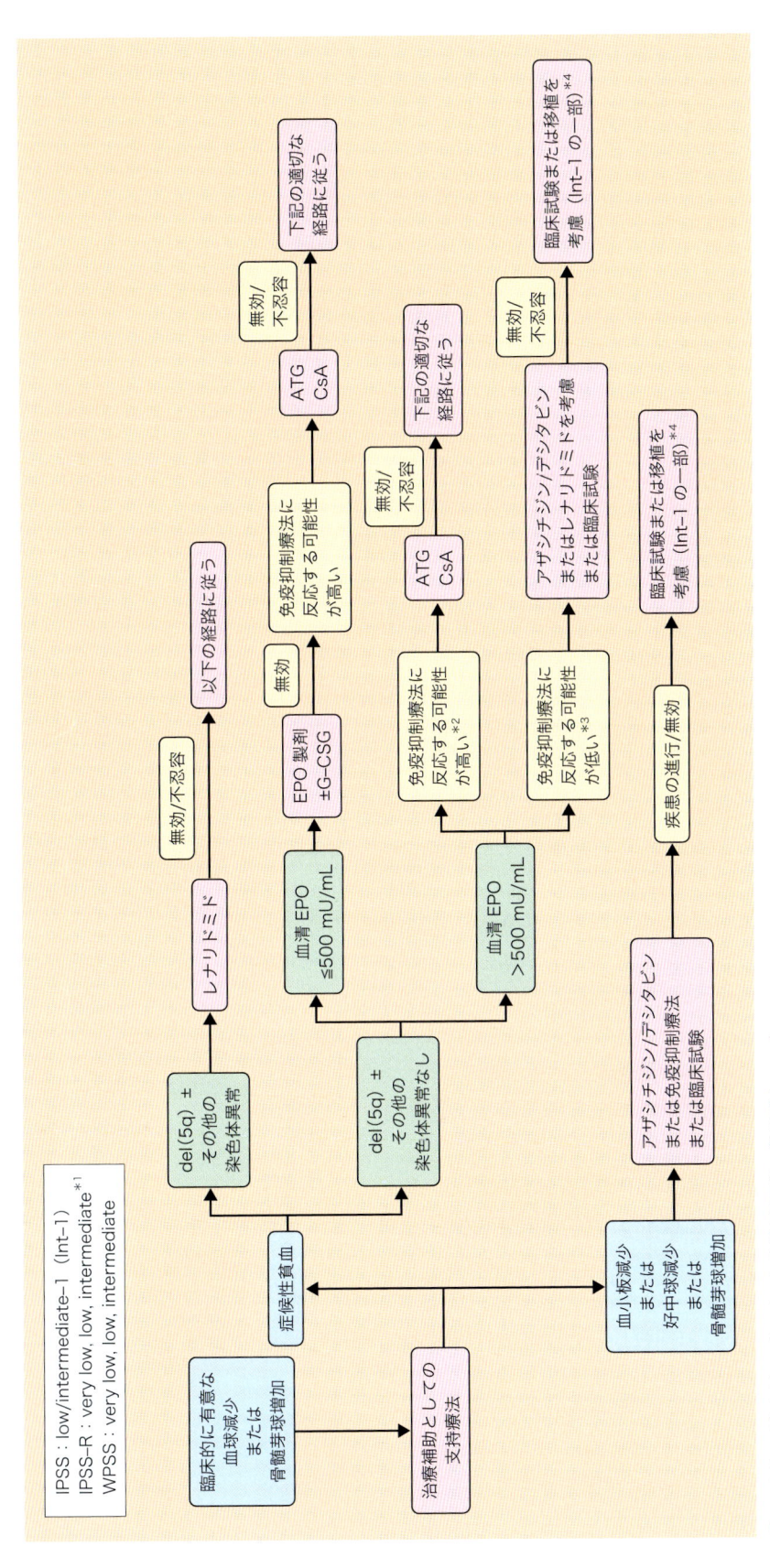

❹ NCCN ガイドラインによる治療アルゴリズム

*1 年齢、PS、血清フェリチン値、血清 LDH のような付加的な予後因子を考慮する。初回治療で不応性の場合は、高リスク群として管理する。
*2 年齢≤60歳、骨髄芽球≤5%または骨髄低形成、または HLA-DR15 陽性、または PNH クローン陽性、あるいは STAT-3 mutant 細胞障害性 T 細胞クローン陽性。
*3 上記*2 の特徴を認めない。
*4 高度な血球減少を認める IPSS Int-1、IPSS-R と WPSS の intermediate は移植の候補となる：標準的あるいは骨髄非破壊的前処置による HLA 一致同胞間移植または非血縁者間移植。

EPO：エリスロポエチン、G-CSF：顆粒球コロニー刺激因子、ATG：抗胸腺細胞グロブリン、CsA：シクロスポリン
(NCCN Clinical Practice Guidelines in Oncology. Myelodysplastic Syndromes. Version 1. 2015 を参考に作成)

向を認める場合に，必要最低限で行う．心疾患や出血の状況によっては，輸血量を増やす必要があるが，血小板減少に対する予防的な血小板輸血は，同種抗体（抗HLA抗体）を惹起する危険性が高いため，血小板数が1万/μL以上ある際には行わないのが原則である．

- 好中球減少が著しい（500/μL以下）症例へのG-CSF皮下投与の感染症予防効果は確立しておらず，非感染時における好中球数維持目的での投与は推奨されない．
- 血清エリスロポエチン（EPO）濃度低値（≦500 mU/mL），赤血球輸血依存がないか少ない（月2単位程度），環状鉄芽球15％未満を示す症例が，EPOで貧血が改善することがあるとされる．また，G-CSFとの併用でより貧血改善効果を認めるとの報告があるが，生存率改善を示す前方向視的検討はなされていない．
- 最近，半減期の長いEPO製剤（ダルベポエチン アルファ）がMDSの貧血に対して保険適用となった．
- 赤血球輸血依存症例における鉄過剰症は，生命予後への影響から鉄キレート療法を行う．一般に赤血球輸血依存となった患者（月2単位以上の輸血を6か月以上継続）のうち1年以上の余命が期待できる例において，総赤血球輸血量40単位以上，2か月にわたる2回の検査でフェリチン値が1,000 ng/dLを超える場合が治療開始時期とされる．治療効果はフェリチン値でなされ，500～1,000 ng/dL維持を目標とする．

免疫抑制療法

- 芽球増加がみられない一部の症例で，抗胸腺細胞グロブリンによる造血回復がみられる．
- ほかにも，骨髄低形成，赤血球輸血歴が短い，HLA-DR15やPNHクローンの存在などの因子がシクロスポリンによる免疫抑制療法の有効性と関連があるとの報告は散見されるが，全生存率や無輸血生存割合の改善を認めないとされる．さらに，反応例の多くはシクロスポリン依存性であり，長期投与による日和見感染や悪性腫瘍の合併が懸念される．
- シクロスポリンおよび抗胸腺細胞グロブリンは，いずれも保険適用外である．

レナリドミド

- レナリドミドは，サリドマイドの誘導体で免疫調節薬（immunomodulatory drugs）の一つである．その作用機序は，血管新生阻害，炎症性サイトカインの産生抑制，T細胞やNK細胞の活性化促進などである．
- わが国では5番染色体長腕の欠失〔del(5q)〕を有するMDS（5q－症候群）に保険適用がある．10 mgを21日間投与，その後7日間休薬するサイクルを繰り返す．
- 輸血依存と骨髄芽球高値（5％以上）が白血病移行への有意な因子となっていることから，貧血が進行した症例が本剤投与の適応と考えられる．
- del(5q)を伴う148例の低リスクMDSに対して，レナリドミド10 mgを21日間連日投与する治療を28日ごとに繰り返す群と，10 mgを連日投与する

群から成る第Ⅱ相試験（MDS-003）[8]では，112例（76％）で輸血量の減少が認められ，99例（67％）で輸血非依存となった．73％に細胞遺伝学的効果が観察され，45％の症例で染色体異常が消失した．多変量解析では，血小板減少と60歳未満が治療反応性不良の予測因子であった．

- del(5q)を伴わない赤血球輸血依存低リスクMDSに対しては，赤血球輸血依存が達成される例がみられるが，現時点では第一選択薬としては推奨されない．保険適用外である．
- 有害事象としては，好中球減少と血小板減少が最も頻度が高く，それらの程度によって用量レベルを変更する．非血液毒性としては，中等度までの皮膚瘙痒，皮疹，下痢，全身倦怠感がある．約1～3％に深部静脈血栓症を合併するため，D-ダイマーの定期的測定とアスピリンの予防内服が推奨される．安全管理面では動物実験で催奇形性を示すデータが出ており，ヒトに対する催奇形性を有する可能性があることから，サリドマイドと同様に胎児への曝露を避けるための適正管理手順（RevMate®）が定められている．

アザシチジン

- 2011年3月にMDS治療薬であるDNAメチル化阻害薬アザシチジンが発売され，MDS全病型への効果が報告された．
- アザシチジンの作用機序は，①RNA鎖に取り込まれた結果，蛋白合成を阻害し殺細胞作用を示す作用と，②DNA鎖に取り込まれ，DNAメチルトランスフェラーゼを阻害し新規合成されるDNAメチル化を抑制することにより，がん抑制遺伝子の発現を回復させる作用である．
- これまでに欧米で行われた主な第Ⅲ相試験としてCALGB9221試験[9]がある．全リスクのMDSに対するアザシチジンと最良支持療法との無作為比較試験であり，アザシチジンの造血能回復と無白血病生存における有用性を認めた．
- 国内で行われた第Ⅰ/Ⅱ相試験[10]でもMDS全病型に対してアザシチジンの血液学的改善効果を認めており，わが国においてもMDS治療薬としての中心的役割が期待されている．
- 制吐薬の投与後に，アザシチジン75 mg/m^{2}を連日7日間皮下注射するが，出血傾向などにより皮下投与が困難な場合は10分間で点滴静注する．
- 一般に低リスクMDSに対するアザシチジン投与による生存期間延長の報告はなく，第一選択薬としては推奨されないが，早期に高リスクMDSへ移行する患者群へのアザシチジン投与は選択肢として検討すべき治療法である．
- 先述したMDACCモデル，IPSS-R，refined WPSSのほかに*WT1*（Wilms' tumor 1）遺伝子は小児腎腫瘍Wilms腫瘍の原因遺伝子であり，細胞の増殖や分化に重要な役割を果たしているとされる．定量リアルタイムRT-PCR法によるWT1 mRNA測定は，MDSの進行度モニタリングマーカーとして有用である．これら多くの指標を用いて，早期の病型進行が予測される患者群を抽出することが必要である．

造血幹細胞移植

- 造血幹細胞異常であるMDSの根治療法は造血幹細胞移植である．
- 低リスクMDSに対する移植適応は，①全身状態良好，②重要臓器障害なし，③リスクの悪化傾向があり，かつ，④高度の輸血依存性，繰り返す感染症，あるいは免疫抑制療法などの他の治療に対して不応であることとされるが，日本造血細胞移植学会のガイドラインでは，HLA適合同胞および非血縁からの移植はいずれもstandard of care（標準療法）ではなく，clinical option（移植を考慮）となっている．

（松田光弘）

文献

1) Greenberg P, et al. International scoring system for evaluating prognosis in myelodysplastic syndromes. Blood 1997; 89: 2079-88.
2) Greenberg PL, et al. Revised international prognostic scoring system for myelodysplastic syndromes. Blood 2012; 120: 2454-65.
3) Malcovati L, et al. Impact of the degree of anemia on the outcome of patients with myelodysplastic syndrome and its integration into the WHO classification-based Prognostic Scoring System (WPSS). Haematologica 2011; 96:1433-40.
4) Garcia-Manero G, et al. A prognostic score for patients with lower risk myelodysplastic syndrome. Leukemia 2008; 22: 538-43.
5) 宮﨑泰司ほか．骨髄異形成症候群診療の参照ガイド（平成26年度改訂版）．厚生労働科学研究補助金難治性疾患等政策研究事業特発性造血障害に関する調査研究班．特発性造血障害疾患の診療の参照ガイド．平成26年度改訂版．2014.
6) Greenberg PL, et al. Myelodysplastic syndromes: Clinical practice guidelines in oncology. J Natl Compr Canc Natw 2013; 11: 838-74.
7) Malcovati L, et al. Diagnosis and treatment of primary myelodysplastic syndromes in adults: recommendations from the European LeukemiaNet. Blood 2013; 122: 2943-64.
8) List A, et al. Lenalidomide in the myelodysplastic syndrome with chromosome 5q deletion. N Engl J Med 2006; 355: 1456-65.
9) Silverman LR, et al. Further analysis of trials with azacitidine in patients with myelodysplastic syndrome: studies 8421, 8921, and 9221 by the Cancer and Leukemia Group B. J Clin Oncol 2006; 24: 3895-903.
10) Uchida T, et al. Phase I and II study of azacitidine in Japanese patients with myelodysplastic syndromes. Cancer Sci 2011; 102: 1680-6.

4章 疾患の理解と治療／骨髄異形成症候群（MDS）

高リスク MDS

> **専門医からのアドバイス**
>
> ▶ 高リスク MDS には，国際予後スコアリングシステム（IPSS）での intermediate-2, high あるいは，改訂 IPSS（IPSS-R）での high, very high および intermediate（一部）が含まれる．
> ▶ 高リスク MDS は，低リスク MDS と比較して白血病移行のリスクが高く，無効造血による血球減少と併せて予後はより不良である．
> ▶ 治療は，可能であれば同種造血幹細胞移植を実施するが，それ以外の例では DNA メチル基転移酵素阻害薬「ビダーザ®（アザシチジン）」が第一選択薬となる．支持療法は全例に実施される．

疫学・病態・症状

▶ **白血病/MDS**
p.226 参照

* IPSS, IPSS-R については，本書「骨髄異形成症候群（MDS）とは」の項（p.230）を参照

- 高リスク骨髄異形成症候群（myelodysplastic syndromes；MDS）は，低リスク MDS と比較して予後不良の一群であり，白血病移行リスクも高い．
- 国際予後スコアリングシステム（IPSS）*を用いた群分けでは，MDS のなかで約 30％を占める．低リスク MDS と比較すると，末梢血/骨髄における芽球割合が高い例，予後不良の染色体異常を有する例，血球減少が強い例が含まれることになる．
- 予後不良の染色体を有する例や芽球が増加している例では白血病移行リスクも高い．ゲノム解析の結果から，遺伝子異常もより多いことがわかっている．
- 生存期間中央値，25％白血病移行までの期間中央値は，IPSS による intermediate-2 群でそれぞれ 1.2 年と 1.1 年，high 群で 0.4 年と 0.2 年である．IPSS-R の high 群，very high 群での生存期間中央値，25％白血病移行までの期間中央値は，1.6 年と 1.4 年および 0.8 年と 0.73 年である（❶）[1]．
- 症状のほとんどは血球減少に基づくものであり，貧血症状，感染症状，出血傾向がその中心となるが，患者の有する合併症によっても症状はさまざまに修飾される．
- 白血病への移行リスクは高いが，移行前では急性白血病と異なり一般には急激な芽球（白血病細胞）の増加はみられない．
- 急性白血病へ移行すると，血球減少（造血不全）による症状はさらに強くな

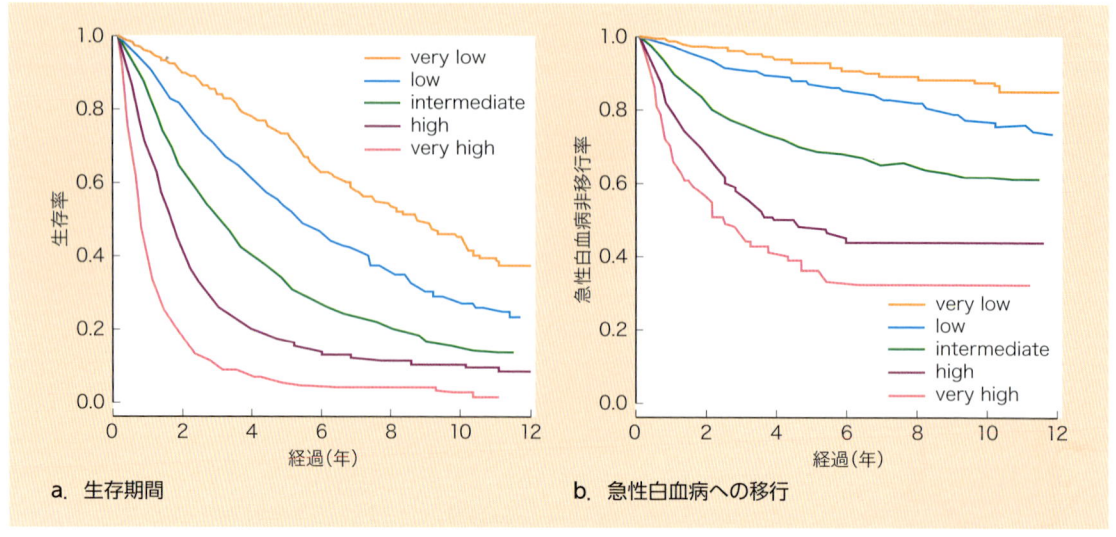

❶ 改訂 IPSS（IPSS-R）における各リスク群の生存期間と急性白血病への移行
（Greenberg PL, et al. Blood 2012[1]より）

検査・診断（鑑別診断）

- MDS の診断は，血球減少，末梢血や骨髄での芽球増加，血球の異形成，骨髄細胞の染色体異常によってなされるが，時に急性白血病（特に急性骨髄性白血病）が早期に発見されると芽球割合がそれほど高くはないため，誤って高リスク MDS と診断されることがある．
- MDS の診断に必要な検査結果から，高リスク MDS が判定される．判定にあたっては，血球減少（好中球数，ヘモグロビン値，血小板数），骨髄の芽球割合，染色体核型が重要である．
- 一般に末梢血，骨髄における造血細胞の異形成は，低リスク MDS よりも高リスク MDS でより強く観察される．
- IPSS，IPSS-R などの予後予測スコアリングシステムを用いて高リスクであることを判定するが，IPSS-R では骨髄芽球判定で「2％」の基準が採用されており，骨髄細胞500個カウントでの判断が必要である．
- 末梢血，骨髄の芽球割合が20％を超えると WHO 分類（2008年）では急性骨髄性白血病と診断されるが，FAB 分類では MDS として取り扱われてきた．芽球割合20％から30％の例は2つの分類によって診断が異なるが，治療選択の観点からは MDS（FAB 分類）としての対応もなされている．
- 現在用いられている WHO 分類では，MDS と慢性骨髄単球性白血病（chronic myelomonocytic leukemia；CMML）は異なる疾患カテゴリーに分類されており明確に区別されているが，IPSS，IPSS-R では同じスコアを

MEMO

CMML：CMMLは，FAB 分類では MDS とされていたが，WHO 分類（2008年）では骨髄異形成/骨髄増殖性腫瘍に分類されている．単球の増加を特徴とし，血球には MDS と共通した異形成がみられ，最近のゲノム研究でも異常をもつ遺伝子は頻度の差はみられるものの多くは重複している．白血球数によって CMML-1，CMML-2に分けられ，CMML-1 ではより MDS に類似した病態が観察される．

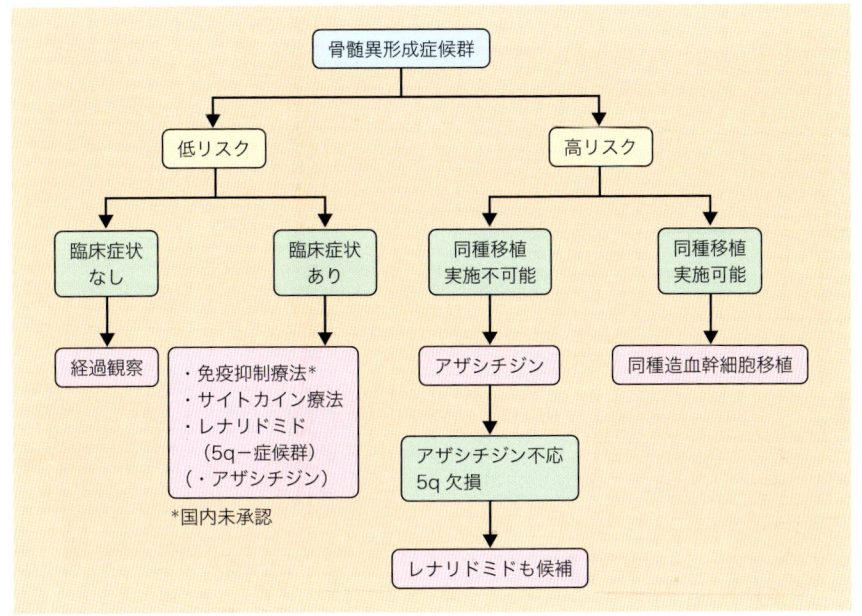

```
                骨髄異形成症候群
                      │
           ┌──────────┴──────────┐
         低リスク              高リスク
           │                      │
      ┌────┴────┐           ┌────┴────┐
    臨床症状   臨床症状     同種移植    同種移植
     なし      あり        実施不可能  実施可能
      │        │             │          │
    経過観察  ・免疫抑制療法*  アザシチジン  同種造血幹細胞移植
            ・サイトカイン療法    │
            ・レナリドミド    アザシチジン不応
             （5q-症候群）   5q 欠損
            （・アザシチジン）     │
              *国内未承認     レナリドミドも候補
```

❷ 日本血液学会ガイドラインによるMDSの治療アルゴリズム

サイトカイン療法は2014年12月に国内保険適用となった．（日本血液学会，編．造血器腫瘍診療ガイドライン　2013年版，2013[2]）より）

使って予後予測が可能である．

治療

● ガイドラインの現況

- 日本血液学会による『造血器腫瘍診療ガイドライン（2013年版）』にMDS治療の記載があり，高リスクMDSに対する推奨治療選択アルゴリズムが示されている（❷）[2]．
- 海外のガイドラインでは，アメリカのNCCN（National Comprehensive Cancer Network）ガイドラインが広く使われている．全般的には国内の造血器腫瘍診療ガイドラインと同じアルゴリズムであるが，治療の一部に国内未承認薬剤が含まれており，利用にあたっては注意を要する．
- 高リスクMDSに対する同種造血幹細胞移植の適応については，日本造血細胞移植学会からガイドラインが出版されている（❸）[3]．

支持療法

- MDSでは高リスク，低リスクを問わず，十分な支持療法が必要である．高リスクMDSも一定期間は慢性に経過するため定期的な経過観察，QOL（quality of life）への十分な配慮が必要である．
- 高リスクMDSでは侵襲を伴う治療が選択されることが多いため，臓器機能の保持や，合併症の予防が重要となる．
- 症状を伴う貧血に対しては赤血球輸血，血小板減少による出血には血小板輸

❸ MDSに対する移植適応

IPSS（リスク）	病型	HLA適合同胞	HLA適合非血縁	臍帯血移植*4
low	RA/RARS*1	CO	CO	Dev
Intermediate-1	RA/RCMD/RS*1	CO	CO	Dev
	RAEB-1*1	CO	CO	Dev
Intermediate-2	RA/RCMD/RAEB-1	S	S	CO
	RAEB-2*2	S	S	CO
high	RAEB-1/2*2	S	S	CO
proliferative CMML*3		S	S	CO
therapy-related MDS		S	S	CO
AML transformed from primary MDS*2		S	S	CO

S（standard of care）：移植が標準治療である（合併症，QOLなどの不利益についても検討したうえで総合的に決定すべきである）．
CO（clinical option）：移植を考慮してもよい場合．
Dev（development）：開発中であり，臨床試験として実施すべき．
GNR（generally not recommended）：一般的には勧められない．
*1 血球減少が高度で血液補充療法依存性あるいは重症感染症・出血ハイリスクの症例で，他の保存的治療法無効の場合．
*2 染色体異常が予後良好を示す一部の症例では移植適応を慎重に考慮する．
*3 dysplastic CMMLは他のMDSに準じ，IPSSによる適応基準に従う．
*4 患者年齢，臍帯血細胞数などによりCOまたはDevとなる．
IPSS：国際予後スコアリングシステム，RA：不応性貧血，RARS：環状鉄芽球を伴う不応性貧血，RCMD：多血球系異形成を伴う不応性血球減少症，RAEB：芽球増加を伴う不応性貧血，RS：環状鉄芽球，CMML：慢性骨髄単球性白血病，AML：急性骨髄性白血病
（日本造血細胞移植学会．造血細胞移植ガイドライン一骨髄異形成症候群〈成人〉，2009[3]）より）

血を行う．ヘモグロビン値7～8 g/dLの維持を基本としつつ，患者の社会活動，合併症などに応じて輸血の必要性を判断する．予防的な血小板輸血は，出血傾向がない場合は推奨されない．
- 感染症に際しては十分な抗菌薬の使用が必要で，感染症が疑われるときには早めの抗菌薬投与が重要である．MDSでは，好中球減少に加えて好中球機能異常もあり，患者ごとの易感染性は単に好中球数のみでは判断が難しい．
- 真菌感染症もしばしばみられるため，抗菌薬に対する治療反応が悪い場合には真菌感染の積極的な検索，抗真菌薬使用も考慮する必要がある．
- 感染症時に好中球が少ない場合には，顆粒球コロニー刺激因子（G-CSF）投与も考えられる．感染症合併による内因性G-CSFの増加，あるいは投与したG-CSFによる反応性の芽球増加をみることがあるため，MDS病態の悪化とは慎重に鑑別する必要がある．

強力治療（化学療法）の適応がある場合
- 高リスクMDSでは低リスクMDSと異なり，MDSの経過を改善することをより強く目的として治療選択がなされる．
- 年齢，全身状態，合併症の状況などから強力治療（化学療法，全身放射線照射など），種々の治療関連合併症に耐えられると判断される場合には，まず，根治的な同種造血幹細胞移植が推奨される．患者の状態によっては，前

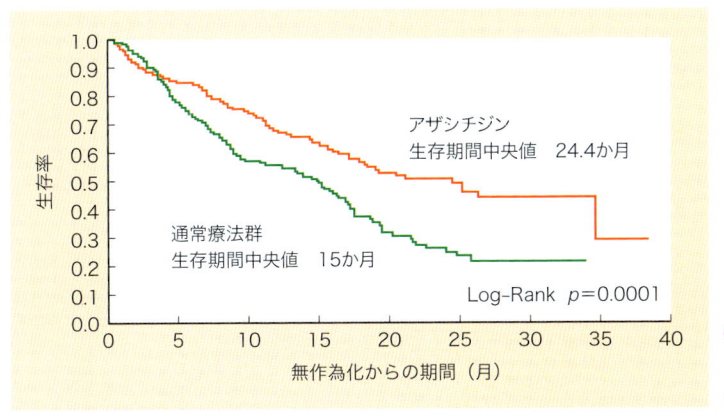

❹ アザシチジンと通常療法との無作為比較試験における全生存割合

(Fenaux P, et al. Lancet Oncol 2009[4]より)

- 処置強度を減弱した同種造血幹細胞移植が選択されることもある．
- ドナー選択としては HLA 一致同胞が最も適しているが，高齢者に多い疾患であるためドナーも高齢であり，ドナー候補者の合併症などのために代替ドナーを利用する場合もある．
- 代替ドナーとしては HLA 一致（8/8 アレルマッチ）非血縁ドナーが推奨される．
- 強力治療が可能であってもドナー不在などによって同種造血幹細胞移植が適応とならない場合には，アザシチジンによる治療や，強力化学療法などが選択される．ただし，高リスク MDS は，急性骨髄性白血病に対する化学療法と同様の治療では治癒はきわめてまれである．
- アザシチジンと比較して強力化学療法が高リスク MDS の予後を改善するという報告はまれである．
- 強力化学療法は，同種移植前の腫瘍量の減少目的や，芽球が増加してきたときに移植までの時間を確保するために実施されることがある．

強力治療が適応とならない場合

- 強力治療が適応とならない場合，あるいは何らかの事情で選択されない場合には，メチル基転移酵素阻害薬のアザシチジンが第一適応となる[4]．
- アザシチジンの有効性（血液学的反応性）は 40〜50％程度にみられ，通常治療（最良支持療法，低用量シタラビン，強力化学療法）との無作為比較試験で有意に生存を改善することが示されている（❹）[4]．
- しかし，これまでのところアザシチジンによる MDS の確実な治癒は報告されていない．
- アザシチジンは，$75\,mg/m^2$ を 7 日間皮下注または静脈内投与し，これを 28 日サイクルで繰り返すのが標準治療である．
- アザシチジンの治療効果がみられるまでに 4〜6 コースが必要とされており，疾患の増悪がなければ最低でも 4 コースは継続することが望ましい．
- アザシチジン治療の有害事象は血球減少に関連するものが多く，感染症，出血には注意が必要である．それ以外には消化器症状，皮下注射部位反応など

MEMO

アザシチジンは細胞の DNA 合成に際してデオキシアザシチジン三リン酸として DNA に取り込まれ，DNA メチル基転移酵素を不活化する一方，アザシチジン三リン酸としてメッセンジャー RNA 合成においても取り込まれる．DNA メチル化の低減による遺伝子発現調節，RNA に取り込まれての蛋白合成阻害という 2 つの作用機序が想定されている．

がみられる．
- アザシチジン治療不応（一次耐性），治療中の効果の喪失（二次耐性）例の予後はきわめて不良である．
- この群でアザシチジン治療が適応とならない場合には低用量化学療法（低用量シタラビンなど），最良支持療法などが治療の選択肢となる．適当な臨床試験，治験があればそれらへの参加も勧められる．

注意点

- 高リスク MDS は，MDS のなかでは白血病化のリスクが高い一群である．しかし，治療の選択にあたっては確実な診断と予後予測が重要であり，そのためには十分な検査と除外診断が欠かせない．単に芽球の割合のみで高リスク MDS との診断を下して治療を開始することは治療選択を誤ることにもつながるため，診療の初期には慎重な対応が求められる．少なくとも骨髄細胞の染色体検査結果が得られるまでは，積極的な治療選択には慎重であるべきである．
- 近年，血液検査の普及に伴って，芽球が増加しないうちに急性骨髄性白血病が発見されることがある．急性白血病と MDS は，病態が重複してはいるものの異なる疾患であり治療戦略も異なっているため，診断には注意が必要である．

（宮﨑泰司）

文献

1) Greenberg PL, et al. Revised international prognostic scoring system for myelodysplastic syndromes. Blood 2012; 120: 2454-65.
2) 日本血液学会，編．造血器腫瘍診療ガイドライン　2013年版．東京：金原出版；2013. pp.117-29.
3) 日本造血細胞移植学会．造血細胞移植ガイドライン—骨髄異形成症候群（成人）．JSHCT monograph Vol. 18. 2009.
4) Fenaux P, et al. Efficacy of azacitidine compared with that of conventional care regimens in the treatment of higher-risk myelodysplastic syndromes: a randomised, open-label, phase III study. Lancet Oncol 2009; 10: 223-32.

4章 疾患の理解と治療／骨髄異形成症候群（MDS）

5q−症候群

専門医からのアドバイス

- 5q−症候群は骨髄異形成症候群（MDS）の特殊型で，大球性貧血，正常から軽度増加を示す血小板数，単核ないし低分葉巨核球，骨髄染色体異常は5番染色体長腕（5q）の部分欠失のみという特徴を有する．わが国ではまれな病型である．
- MDSのなかでは分子病態の解明が最も進んでおり，5番染色体長腕に局在するribosomal protein S14（*RPS14*）の後天的な半数体不全が，発症につながる遺伝子異常の根幹と考えられている．
- サリドマイド誘導体のレナリドミドが著効を示し，特に異常5q−クローンに選択的に作用すると考えられる．そのため，貧血改善効果のみならず異常5q−クローンをしばしば排除できる．ただし，再発例や難反応例では病型移行が危惧されるため，造血幹細胞移植などの他の治療戦略が必要となる．

疫学・病態・症状

- 5q−症候群は，骨髄異形成症候群（myelodysplastic syndromes；MDS）の一病型で，大球性貧血，正常から軽度増加を示す血小板数，単核ないし低分葉巨核球，骨髄染色体異常は5番染色体長腕（5q）の部分欠失〔del(5q)，5q−〕のみ，という特徴を有する症候群である．
- 欧米における発症頻度はMDSの約10％内外とされているが，わが国ではきわめてまれで，MDS全体の1〜2％と概算されている．年齢中央値は欧米ではおよそ70歳，わが国の調査では69歳であり，男女比は欧米ではおよそ1：2，わが国の後方視的調査で集積された25症例のうちでは14例が女性であった[1,2]．
- 5番染色体のうち5q31〜5q33は，5q−症候群患者に共通してみられる欠失部位であることから，共通欠失領域（common deleted region；CDR）と呼ばれる．CDRに局在する40個の遺伝子のおのおのに対する遺伝子ノックダウン実験から，40Sリボソームサブユニットを構成するリボソーム蛋白をコードするribosomal protein S14（*RPS14*）の後天的な半数体不全（haploinsufficiency）が5q−症候群発症につながるとの仮説が提唱され

▶ **貧血**
p.230参照

MEMO
5q−症候群の疾患概念の歴史：本症候群の疾患概念の提唱は比較的古く，MDSのFAB（French-American-British）分類の提唱（1982年）に先立って1974年にVan den Bergheによってなされたが，かなり均質な症例集団から成ることがわかり，造血器腫瘍のWHO分類第3版（2001年）ではMDSのカテゴリーのなかで独立した病型として記載された．このとらえ方はWHO分類第4版（2008年）に引き継がれている．

```
5p15.3
5p15.2
5p15.1
5p14
5p13
5p12
5p11
5q11.1
5q11.2
5q12
5q13
5q14
5q15
5q21
5q22
5q23
5q31
5q32
5q33
5q34
5q35
```

CTNNA-1（αカテニン）：
　5q−患者造血幹細胞やHL60細胞株で，プロモーター領域修飾のために発現低下している遺伝子[*1]

EGR1（early growth response1）：
　transcriptional regulator．ヘテロKOマウスが骨髄増殖性疾患を発症[*2]

SPARC（secreted protein acidic and rich in cysteine）：
　matrix-associated protein that elicits changes in cell shape, inhibits cell-cycle progression.
　5q−症候群患者で発現低下しているが，患者由来赤芽球をレナリドミド存在下に培養して発現回復する遺伝子[*3]

RPS14（ribosomal protein S14）：
　RNA干渉法を用いた遺伝子発現抑制スクリーニングの結果，赤芽球分化の抑制が起こる遺伝子[*4]
　*RPS14*の半数体不全（haploinsufficiency）と *TP53* の安定化・機能亢進[*5]

MicroRNA（miR-145, miR-146a）：
　miRNAの欠落がTIRAP→TRAF6→IL6経路を亢進させ，単核巨核球形成と血小板増加[*6]

Cdc25C および *PP2A* のhaploinsufficiencyが病態とレナリドミド感受性に関与[*7]

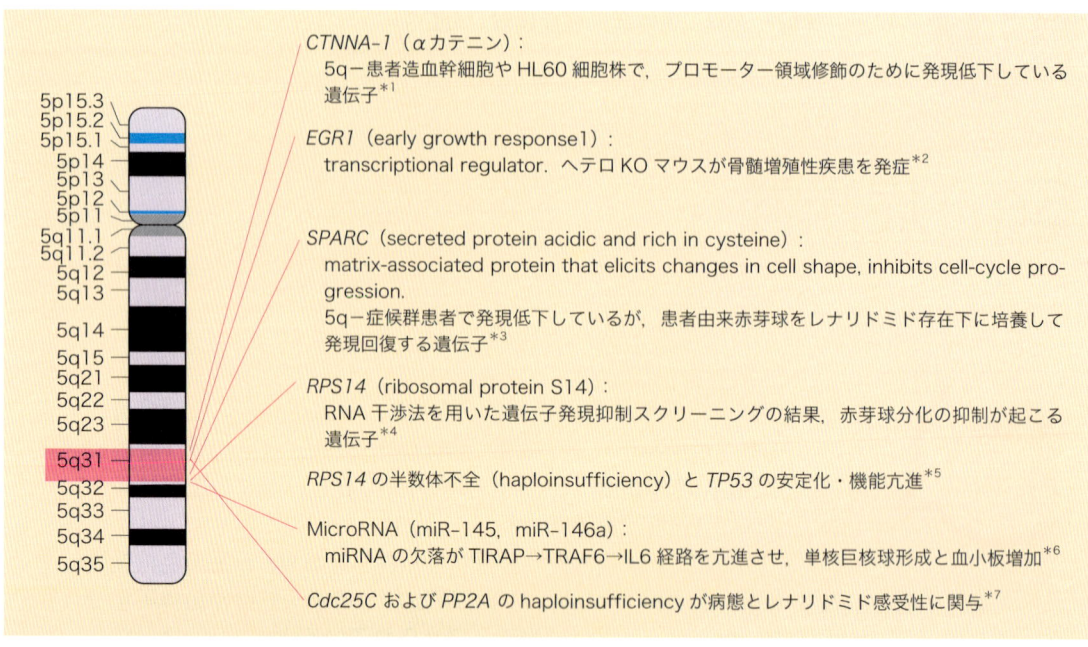

❶ MDSに関連する染色体異常5q−の責任遺伝子候補

[*1]: Liu TX, et al. Nat Med 2007; 13: 78-83. [*2]: Joslin JM, et al. Blood 2007; 110: 719-26. [*3]: Pellagatti A, et al. Proc Natl Acad Sci USA 2007; 104: 11406-11. [*4]: Ebert BL, et al. Nature 2008; 451: 335-9. [*5]: Barlow JL, et al. Nat Med 2010; 16: 59-66. [*6]: Starczynowski DT, et al. Nat Med 2009; 16: 49-58. [*7]: Wei S, et al. Proc Natl Acad Sci USA 2009; 106: 12974-9.
（通山 薫．血液内科 2011[5]）より改変）

- た[3]．さらに，RPS14機能不全がアポトーシス誘導蛋白TP53の安定化・機能亢進につながり，赤芽球造血抑制をもたらすことが示唆されている．
- *RPS14*の半数体不全に加えて，同じくCDRに局在するmicroRNA（miRNA）であるmiR-145とmiR-146aの欠失が重なることも5q−症候群の病態形成に関与すると報告されている[4]．5q−の標的遺伝子候補として報告された主なものを❶[5]に示す．
- 主な症状は慢性貧血に伴うものである．多くは赤血球輸血依存性に陥るが，MDSの各病型のなかでは最も長期生存しうる．欧米における生存期間中央値は145か月，AMLへ移行するのは10％未満とされている．

検査・診断（鑑別診断）

- 中高齢者で慢性持続性の貧血を呈する場合はMDSが鑑別対象にあがるが，なかでも大球性貧血（平均赤血球容積〈MCV〉が100 fLを超える）があり，一方，MDSにしては血小板減少がないかむしろ増加している場合は，低頻度ではあるが本症候群の可能性を念頭におく．わが国での調査で5q−症候群の定義に合致した21症例の血算値（いずれも中央値）は，ヘモグロビン（Hb）7.5 g/dL，好中球数1,624/μL，血小板数 25.2万/μLで，貧血が

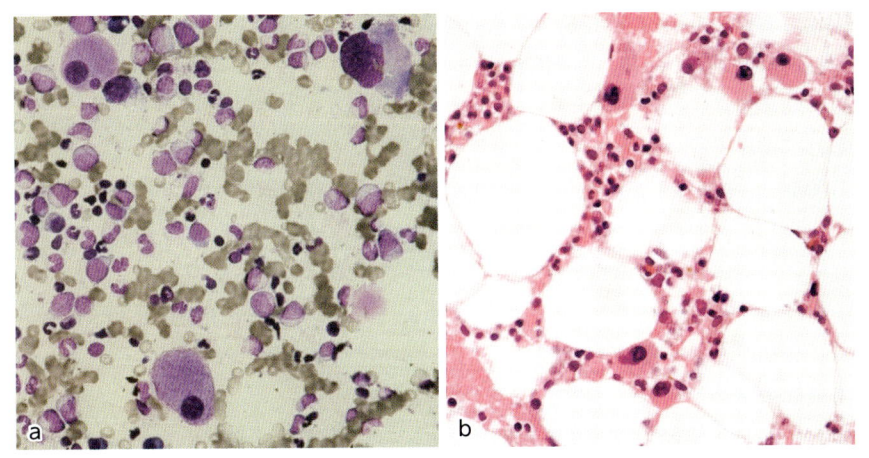

❷ 5q－症候群患者骨髄にみられる単核巨核球
a：骨髄塗抹標本（May-Grünwald-Giemsa染色，400倍）
b：骨髄クロット標本（HE染色，200倍）

高度である反面，血小板数の増加傾向が他のMDS病型と異なる特徴として際立っていた[1]．
- 骨髄検査は診断上必須である．骨髄は一般に正ないし過形成髄を示すが，赤芽球系は軽度ないし中等度の異形成を示し，時に数的減少がある．巨核球の形態異常が特徴的で，小型ないし中型でかつ単核など核の低分葉傾向を示す（❷）．
- 骨髄有核細胞のうち骨髄芽球は5％以内にとどまる．初診時にすでに5％を超えている場合は5q－症候群からはずれて，MDSのなかで芽球増加を伴う不応性貧血（refractory anemia with excess blasts；RAEB）の範疇になる．
- 骨髄染色体異常は定義の通り5q－のみで，他の染色体異常を合併している症例は本病型から除外される．

治療

● ガイドラインの現況

- 日本血液学会の『造血器腫瘍診療ガイドライン（2013年版）』では，5q－を伴う低リスクMDS（5q－症候群が含まれる）で赤血球輸血依存例に対しては，サリドマイド誘導体であるレナリドミドが赤血球造血促進効果を示し，治療薬として推奨される（カテゴリー1，保険適用）[6]．
- アメリカのNCCN（National Comprehensive Cancer Network）のMDS治療に関するガイドライン（執筆時点での最新版）[7]では，貧血症状があり5q－を伴う低リスクMDSではレナリドミド治療が第一選択である．

- 5q−を伴う低リスクMDSにおけるレナリドミドの標準的な服用法は，1日1回，10 mgを21日間連日経口投与した後，7日間休薬を1サイクルとして，病型移行などのため無効と判定されない限り，あるいは問題となる有害事象がない限り，原則として投与を繰り返す．
- ただし，血小板減少（25,000/μL未満）あるいは好中球減少（500/μL未満）出現時はレナリドミドを休薬して，血球数の回復を待って再開する（再開時の用量レベルが細かく設定されているので，レブラミド®添付文書を参照されたい）．
- 腎機能障害のある患者にレナリドミドを投与する際にも，クレアチニンクリアランスの低下に応じて減量基準が設定されている（添付文書を参照）．
- アメリカにおけるレナリドミド多施設第Ⅱ/Ⅲ相試験では5q−を有するMDS 148例が登録され，そのなかで112例に輸血必要量の減少効果がみられ，うち99例は輸血不要となった．細胞遺伝学的効果については，評価可能であった85例中62例（73％）に反応があり，うち38例（99例中45％）は細胞遺伝学的完全寛解を示した．5q−の単独異常のみならず，5q−に付加的な核型異常があってもほぼ同様の細胞遺伝学的効果がみられた[8]．
- わが国ではIPSS（International Prognostic Scoring System）カテゴリーのlow/intermediate-1で輸血依存性または症候性貧血を呈する5q−を伴うMDS患者11例を対象にレナリドミド臨床試験が組まれたところ，少数例での検討ではあるが全例に貧血改善効果がみられ，輸血依存も解消された．また，3例で異常核型が消失し，他の例でも異常クローンの縮小傾向がみられた．有害事象としては，好中球減少および血小板減少がほぼ必発であるほかに重篤なものはなかった[9]．
- 5q−を伴うMDS患者にレナリドミドを投与して輸血依存からの脱却と細胞遺伝学的完全寛解を達成後，さらに6か月以上投与継続できた症例では，投与終了後も長期寛解が期待できる[10]．
- 症状を有する貧血（Hb 7～8 g/dL以下）に対しては，年齢や生活状況を考慮しつつ赤血球輸血で対応する．ただし，頻回輸血に伴う輸血後鉄過剰症に注意し，適宜鉄キレート療法の併用を考慮する．

注意点

- レナリドミド投与予定患者は，全例あらかじめ所定の患者登録が義務づけられている．
- 5q−を伴う低リスクMDSにおけるレナリドミドの投与法や休薬・減量基準などは多発性骨髄腫の場合と異なるので注意する．
- 5q−クローンに対して選択的な抗腫瘍効果を発揮することが想定され，異常クローンが減少して正常造血に置換される過程で骨髄抑制期を経るために，重度の血球減少をきたす可能性がある．実際に，治療期間中に血小板数が前値よりも50％以上減少した場合や好中球数が前値よりも75％以上減少

MEMO

レナリドミドの結合蛋白：サリドマイドの標的蛋白であるcereblonにレナリドミドが結合することによって抗腫瘍効果が発揮されると考えられており，cereblon遺伝子発現の弱い症例では治療効果が劣るという研究報告がある．

MEMO

レナリドミド耐性の出現機構：レナリドミド治療が有効であった患者骨髄中の異常5q−クローンの変動を詳細に調べたところ，5q−造血前駆細胞分画（CD34⁺CD38⁻）は消失したが，より未分化な5q−幹細胞分画は残存していることがわかった．したがって，腫瘍クローンが治療後も一部残存し，やがて再発につながる可能性が示唆される[11]．

した場合に，赤血球増加反応が得られやすいと報告されている．
- レナリドミド投与継続中に病型移行あるいは難反応性と判定された場合は投与を中止し，他の治療に切り替える．条件が許せば同種造血幹細胞移植を考慮すべきである．なお，レナリドミド投与が病型移行を促進するという可能性は，多数例の解析の結果から否定されている．
- TP53変異のある症例では有効性が低く，かつ急性白血病に移行しやすい傾向がある．
- レナリドミドはサリドマイドと同様に催奇形性を有するおそれがあるので，妊娠の可能性がある女性患者に対しては投与禁忌である．また，妊娠可能年齢のパートナーがいる場合は，患者が男性・女性にかかわらず避妊を遵守させることとなっている．
- レナリドミド治療のまれな合併症として深部静脈血栓症，肺塞栓症がある．多発性骨髄腫での投与例に比して低頻度と思われるが，注意を要する．

（通山　薫）

文献

1) Tasaka T, et al. Myelodysplastic syndrome with chromosome 5 abnormalities: a nationwide survey in Japan. Leukemia 2008; 22: 1874-81.
2) Tasaka T, et al. 5q- syndrome in Japan. Int J Hematol 2011; 93: 827-9.
3) Ebert BL, et al. Identification of RPS14 as a 5q- syndrome gene by RNA interference screen. Nature 2008; 451: 335-9.
4) Starczynowski DT, et al. Identification of miR-145 and miR-146a as mediators of the 5q- syndrome phenotype. Nat Med 2010; 16: 49-58.
5) 通山　薫. MDSに対するレナリドミドの作用機構と臨床効果. 血液内科 2011；62：9-15.
6) 日本血液学会，編. 造血器腫瘍診療ガイドライン　2013年版. 東京：金原出版；2013. pp.117-29.
7) National Comprehensive Cancer Network. NCCN Guidelines. Myelodysplastic Syndromes. Version 1. 2015. http://www.nccn.org/professionals/physician_gls/f_guidelines.asp
8) List A, et al. Lenalidomide in the myelodysplastic syndrome with chromosome 5q deletion. N Engl J Med 2006; 355: 1456-65.
9) Harada H, et al. Lenalidomide is active in Japanese patients with symptomatic anemia in low- or intermediate-1 risk myelodysplastic syndromes with a deletion 5q abnormality. Int J Hematol 2009; 90: 353-60.
10) Giagounidis AA, et al. Long-term transfusion independence in del(5q) MDS patients who discontinue lenalidomide. Leukemia 2012; 26: 855-8.
11) Tehranchi R, et al. Persistent malignant stem cells in del(5q) myelodysplasia in remission. N Engl J Med 2010; 363: 1025-37.

4章 疾患の理解と治療／骨髄異形成症候群（MDS）

小児 MDS

専門医からのアドバイス

- 骨髄異形成症候群（MDS）は高齢者に多く，小児ではまれである．
- 小児 MDS は Fanconi 貧血などの遺伝性骨髄不全症候群や Down 症候群などの先天性疾患に合併することも特徴的である．
- 小児 MDS は大きく，芽球増加を伴わない小児不応性血球減少症（RCC）と芽球増加を伴う不応性貧血（RAEB）/移行期の RAEB（RAEB-t）と若年性骨髄単球性白血病（JMML）の3疾患に分けられる．

疫学・病態

▶ 貧血 p.240参照

- 骨髄異形成症候群（myelodysplastic syndrome；MDS）は，小児白血病の約5～10％を占め，日本での発症数は年間50～100例前後と推測される[1]．
- 日本小児血液・がん学会の再生不良性貧血・MDS 委員会では，1999年から中央診断事業を行っている（https://jspho.jp/disease_committee/aa_mds.html）．末梢血および骨髄塗抹標本を2施設，骨髄生検標本を1施設で診断し，遺伝子検査など特殊検査が必要な場合には専門施設に照会している．
- 2012年11月までの3年9か月の間に800例が前方視的に登録され，de novo MDS と診断されたのは282例であった[2]．このうち，90％以上が芽球増加を伴わない病型であった．
- 性差はみられず，乳児期から思春期まで全年齢群で発症するが，芽球の多寡で診断時年齢に大きな違いは認めておらず，中央値は6～10歳と報告されている．
- MDS では造血幹細胞のクローン性異常によって無効造血をきたし，末梢血の血球が減少する．異常クローン由来の血液細胞では正常な分化が障害されており，時に芽球の出現を認めるが，ここに増殖優位性をもたらす遺伝子変異が獲得されると白血病化すると考えられる．
- MDS は他の悪性腫瘍に対する化学療法や放射線療法の合併症としても生じる．アルキル化薬やトポイソメラーゼ阻害薬，電離放射線により DNA 損傷をきたすことで異常クローンが生じるものと考えられる．
- 芽球増加を伴わない MDS の一部は，免疫抑制療法（immunosuppressive

❶ 小児 MDS/MPD 分類の提案

Ⅰ．骨髄異形成症候群（MDS）/骨髄増殖性疾患（MPD）
- 若年性骨髄単球性白血病（JMML）
- 慢性骨髄単球性白血病（CMML）
- *BCR-ABL* 陰性慢性骨髄性白血病（Ph⁻ CML）

Ⅱ．Down 症候群関連骨髄増殖症
- 一過性骨髄増殖性疾患（TAM）
- Down 症候群関連骨髄性白血病

Ⅲ．骨髄異形成症候群（MDS）
- 不応性血球減少症（RC）（末梢血芽球＜2％，骨髄芽球＜5％）
- 芽球増加を伴う不応性貧血（RAEB）（末梢血芽球 2〜19％，骨髄芽球 5〜19％）
- 移行期の RAEB（RAEB-t）（末梢血/骨髄芽球 20〜29％）

注：病態にかかわる以下の事項について記載する．
　　化学療法あるいは放射線療法の後に起きたか？
　　再生不良性貧血の後に起きたか？
　　遺伝性骨髄不全症候群に続発して起きたか？

小児 MDS も成人と同様に，末梢血および骨髄中の芽球割合によって分類される．
（Hasle H, et al. Leukemia 2003[5] より）

❷ 小児 MDS の診断基準

1）遷延する原因不明の血球減少
2）2系統以上の細胞における異形成
3）造血細胞における核型や遺伝子などクローナルな異常の獲得
4）芽球の増加

以上のうち2項目以上を満たす

なお，以下の4種類の核型異常を有する場合は急性骨髄性白血病として扱う
　t(15;17), t(8;21), inv(16), t(9;11)

（Hasle H, et al. Leukemia 2003[5] より）

---

therapy；IST）によって造血回復が得られる[3,4]ことから，異常クローンに対する免疫学的攻撃が病態に関与している可能性が推測されている．

病型分類・診断

- 小児 MDS も成人と同様に，末梢血および骨髄中の芽球割合によって分類される（❶，❷）[5]．芽球増加を伴わない MDS は，後述するように成人と異なる特徴を有するため，WHO 分類第4版にて小児不応性血球減少症（refractory cytopenia of childhood；RCC）という暫定病名が採用された[6]．芽球増加を伴う MDS と急性骨髄性白血病（AML）とを分ける芽球割合のカットオフ値として WHO 分類は20％と定義しているが，小児では FAB 分類が定義していた30％を用いることが多い．
- MDS を発症した小児は，芽球の多寡にかかわらず多系統の血球減少を呈し，出血症状や発熱などを契機に診断に至ることが多いが，無症状で偶然発見されることもある．AML のように白血球増多や臓器腫大を認めることはきわめてまれである．

芽球増加を伴わない MDS

- 小児の芽球増加を伴わない MDS は，①貧血単独ではなく多系統の血球減少をきたすことが多い，②骨髄がしばしば低形成を呈する，③異形成が多系統に及ぶことの意義が明らかではない，などの成人と異なる特徴を有するため，WHO 分類第4版で RCC という暫定病名が提唱された[6]．RCC は遷延する血球減少を呈し，芽球割合が骨髄で5％未満，末梢血で2％未満であ

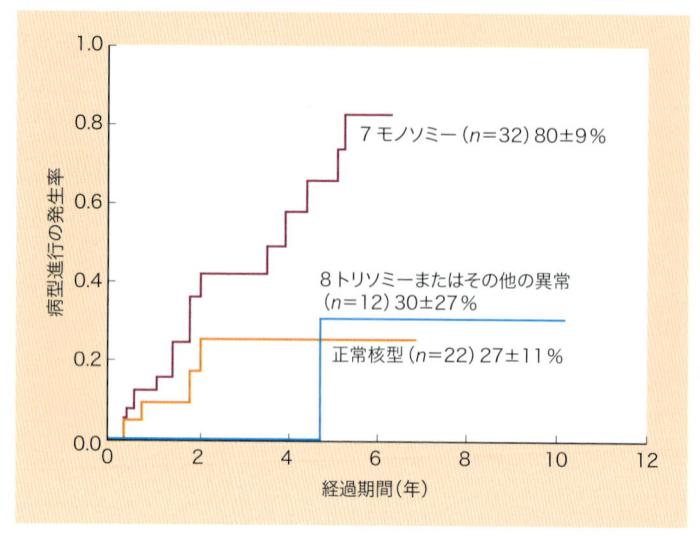

❸ 小児不応性貧血における核型ごとの病型進行の頻度

正常核型および8トリソミーなどの核型異常と比べ，7モノソミーを有する例は有意に芽球増加をきたし病型進行をきたしやすい（$p<0.01$）．
（Kardos G, et al. Blood 2003[7] より）

り，骨髄塗抹標本において2系統以上の異形成か，1系統において10％以上の細胞に異形成を認めることが必須とされる．成人では異形成が多系統に及ぶ例の予後は不良であることが示されているが，小児においては異形成の種類や程度が予後を反映するかどうかは明らかでなく，現時点では成人MDSでみられる多血球系異形成を伴う不応性血球減少症（refractory cytopenia with multilineage dysplasia；RCMD）もRCCとして扱われる．

- RCCは小児一次性MDSの約半数を占め，頻度の高い病型である．乳児期から思春期まで全年齢群で発症し，出血症状や発熱などを呈することが多いが，約20％は無症状のまま偶然発見される．塗抹標本のみではしばしば鑑別が困難であるため診断には骨髄生検が必須である．
- RCCの多くは正常核型であるが，核型異常としては−7の頻度が最も高い．−7は病期進行をきたしやすく，一方，+8や正常核型は比較的安定した経過をとる（❸）[7]．
- RCCの取り扱いについては議論がある．輸血依存，核型に基づいて決定していくが，無治療経過観察，IST，造血幹細胞移植まで多くの選択肢がある[8]．

芽球増加を伴うMDS

- 小児の芽球増加を伴うMDSでは芽球増加を伴う不応性貧血（refractory anemia with excess of blasts；RAEB）と移行期の芽球増加を伴う不応性貧血（RAEB in transformation；RAEB-t）の治療成績に差を認めておらず，AMLとのカットオフ値としてWHO分類が採用している20％ではなくFAB分類が定義していた30％を用いることが多い．また，WHO分類はRAEBをRAEB-1（骨髄中芽球 5〜9％）とRAEB-2（骨髄中芽球 10〜19％）に分けているが，小児では両群の生存率に差を認めていない．
- 芽球増加を伴わないMDSと同様に多系統の血球減少を呈し，一般に白血球

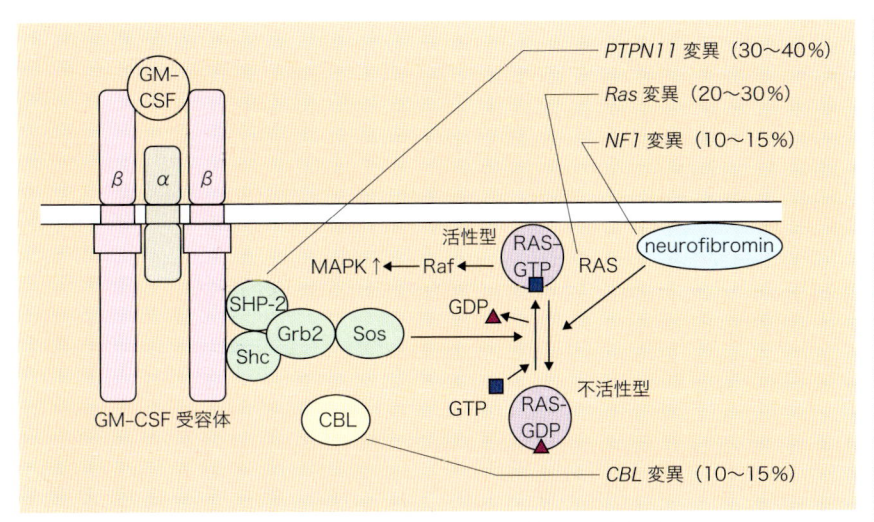

❹ **GM-CSF 受容体 β 鎖から MAPK までに至るシグナル伝達経路**
Ras 変異は RAS 蛋白の恒常的活性化をきたし，*PTPN11* 変異は RAS を活性化させる SHP-2 の機能亢進をきたす．一方，*NF1* 変異は RAS を不活化させる neurofibromin の異常をきたす．CBL はユビキチンリガーゼ機能により RAS-MAPK 経路を負に調節するものと考えられているが，*CBL* 変異が若年性骨髄単球性白血病（JMML）をきたす機序については解明されていない．

増多や臓器腫大を認めることはない．鑑別として問題になるのは AML や骨髄増殖性疾患（MPD）などであり，骨髄生検の所見も踏まえて診断をつける．

- 60％以上の例に核型異常を認め，-7 の頻度が最も高い．-7 や +8 などの数的異常のみで構成される複雑核型異常（3 種類以上の核型異常）の予後は悪くないが，1 つ以上の構造異常（部分欠失や不均衡転座など）を含む複雑核型異常を呈する例の予後はきわめて不良である[9]．

- ほとんどの例で造血幹細胞移植が適応となるが，その前治療として AML 型化学療法の意義は決まっていない．

若年性骨髄単球性白血病

- 若年性骨髄単球性白血病（juvenile myelomonocytic leukemia；JMML）は乳幼児に好発する多能性造血幹細胞のクローン性異常で，MDS と MPD の双方の特徴を併せもつ．小児全白血病の約 3％を占めるとされ，日本では年間約 20 例が発症すると推測される．診断時年齢の中央値は 1.8 歳で，男児の発症頻度は女児の 2 倍以上である[10]．

- JMML の 80〜90％の症例で顆粒球・マクロファージコロニー刺激因子（GM-CSF）受容体 β 鎖下流の RAS 経路に関与する遺伝子の変異が検出され，GM-CSF に対する高感受性が JMML の本態である（❹）．

- 臨床像として，著明な肝脾腫，リンパ節腫脹，黄色腫やカフェオレ斑などがみられる[10]．末梢血では白血球数の増加，血小板減少，貧血がみられ，白血球分画で好中球と形態異常を有する単球の増加をみるが，芽球は少ない．骨髄所見は骨髄球系を中心とした過形成髄を呈するが，末梢血所見に比べて非特異的である．核型は約 60％が正常で，25％が -7 を有する．以上に述べた

❺ 若年性骨髄単球性白血病の最新診断基準案

カテゴリー1（全項目必須）	カテゴリー2（1つ以上）	カテゴリー3*¹
BCR-ABL 融合遺伝子がない 単球＞1,000/μL 骨髄中の芽球割合＜20% 脾腫*²	Ras または PTPN11 の体細胞変異 神経線維腫症の臨床診断または NF1 変異 モノソミー7	白血球＞10,000/μL 骨髄球系前駆細胞の末梢血への出現 HbF 増加 モノソミー7以外の核型異常 GM-CSF 高感受性

*¹ カテゴリー2の項目を1つも満たさない場合は，カテゴリー3のうち2項目以上満たすことが求められる．
*² 約7％の症例では診断時に脾腫を認めない．しかし，それらの例も経過中に脾臓が腫大することがほとんどである．
HbF：胎児性ヘモグロビン，GM-CSF：顆粒球・マクロファージコロニー刺激因子
（Loh ML. Hematology Am Soc Hematol Educ Program 2010[11] より）

臨床所見，血液学的所見，分子および細胞遺伝学的所見を加味した診断基準が国際 JMML シンポジウムにて提案されている（❺）[11]．
- 同種造血幹細胞移植が唯一の根治的治療と考えられているが，生着不全や再発がみられることがある．また Ras 変異例や CBL 変異例などでは病勢の進行が緩慢なことがあり，移植時期をめぐって議論がある．
- 以前から，JMML の一部で高 IgG 血症や自己抗体の出現をみることが知られていた[10]が，2011年に自己免疫性リンパ増殖症候群（ALPS）と JMML の鑑別が困難な症例において KRAS の体細胞変異が報告され，RALD（RAS-associated ALPS-like disease）という新たな病名が提唱されている[12]．移植なしで長期生存を得ている Ras 変異陽性 JMML の一部は RALD である可能性が示される一方で，致死的な経過をたどった報告もあり，予後や適切な管理法について今後の症例の蓄積が必要である．

（真部　淳）

文献

1) Sasaki H, et al. Myelodysplastic syndrome in childhood: a retrospective study of 189 patients in Japan. Leukemia 2001; 15: 1713-20.
2) 濱　麻人ほか．再生不良性貧血・MDS 委員会活動報告．日本小児血液・がん学会雑誌 2013；50：479-81．
3) Yoshimi A, et al. Imunosuppressive therapy with antithymocyte globulin and cyclosporine A in selected children with hypoplastic refractory cytopenia. Haematologica 2007; 92: 397-400.
4) Hasegawa D, et al. Treatment of children with refractory anemia: the Japanese Childhood MDS Study Group Trial (MDS99). Pediatr Blood Cancer 2009; 53: 1011-5.
5) Hasle H, et al. A pediatric approach to the WHO classification of myelodysplastic and myeloproliferative diseases. Leukemia 2003; 17: 277-82.
6) Baumann I, et al. Childhood myelodysplastic syndrome. In: Swerdlow SH, et al., eds. WHO Classification of Tumours of Haematopoietic and Lymphoid Tissues. 4th ed. Lyon: IARC Press; 2008. pp.104-7.
7) Kardos G, et al. Refractory anemia in childhood: a retrospective analysis of 67 patients with particular reference to monosomy 7. Blood 2003; 102: 1997-2003.
8) Hasegawa D, et al. Clinical characteristics and treatment outcome in 65 cases with refractory cytopenia of childhood defined according to the WHO 2008 classification. Br J Haematol 2014; 166: 758-66.
9) Göhring G, et al. Complex karyotype newly defined: the strongest prognostic factor in advanced childhood myelodysplastic syndrome. Blood 2010; 116: 3766-9.
10) Niemeyer CM, et al. Chronic myelomonocytic leukemia in childhood: a retrospective analysis of 110 cases. European Working Group on Myelodysplastic Syndromes in Childhood (EWOG-MDS). Blood 1997; 89: 3534-43.
11) Loh ML. Childhood myelodysplastic syndrome: focus on the approach to diagnosis and treatment of juvenile myelomonocytic leukemia. Hematology Am Soc Hematol Educ Program 2010; 2010: 357-62.
12) Takagi M, et al. Autoimmune lymphoproliferative syndrome-like disease with somatic KRAS mutation. Blood 2011; 117: 2887-90.

4章

疾患の理解と治療

白血病

4章 疾患の理解と治療／白血病

白血病とは

専門医からのアドバイス

- 造血幹細胞や前駆細胞に遺伝子異常が蓄積することにより，自己複製能亢進，増殖促進，分化異常をきたした白血病幹細胞が生じ，クローン性増殖をきたすことで白血病が発症する．
- 臨床症状，末梢血や骨髄を用いた検査所見，遺伝子異常などを総合的に判断し，診断される．
- 白血病の診断，分類は，WHO 分類（2008年）[1] に従う．
- 白血病における遺伝子異常が多数同定されているが，発症や病勢進行との関連，意義については，不明なものが多い．

白血病とは

▶ 白血病/MDS
第1, 2章参照

- 白血病とは，遺伝子レベルの異常を背景に，造血幹細胞や前駆細胞の生存や自己複製能が亢進し，クローン性増殖をきたすようになった疾患である（❶）．
- 急性白血病においては，正常な分化が阻害されることにより，幼若な芽球が骨髄で増殖する．
- 異常細胞の起源，表面形質，遺伝子異常，増殖の場，臨床症状などを考慮し，急性，慢性，骨髄性，リンパ性などに分類される．

白血病の発症機序，遺伝子異常

- 造血幹細胞や前駆細胞に特定の遺伝子異常が蓄積することによって，自己複製能，増殖能の亢進した白血病幹細胞（leukemia stem cell；LSC）が生じ，クローン性に増殖することで発症すると考えられている[2,3]（❶）．
- 染色体分析（G 分染法）や FISH 法など，最近では網羅的遺伝子変異解析によって，疾患特異的もしくは疾患群を超えて横断的に存在する遺伝子異常が多数同定されている．
- 遺伝子異常は，放射線被曝，一部の抗腫瘍薬，Down 症候群などの先天異常などを背景として誘発され，白血病のリスクを増加させることが推測されて

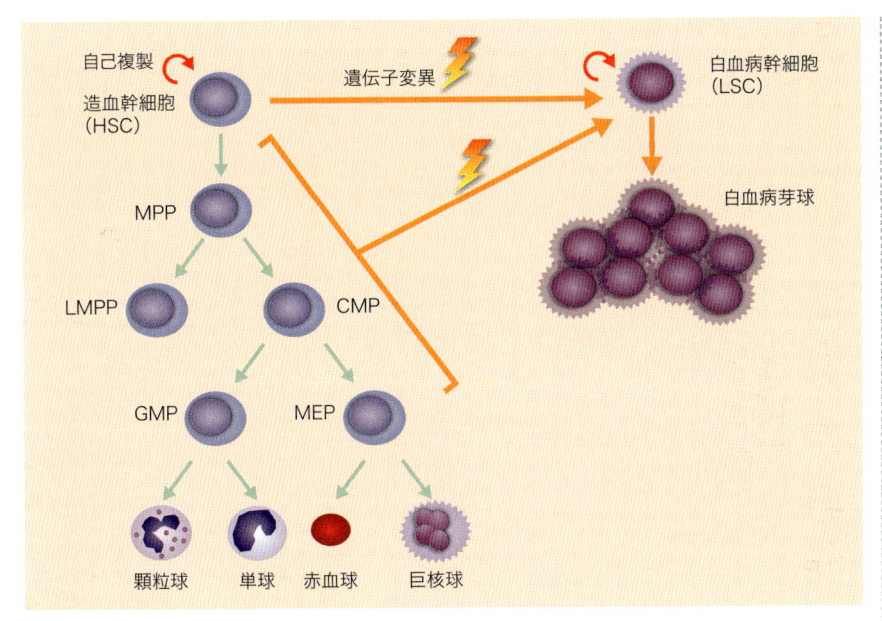

❶ 造血幹細胞と白血病幹細胞

造血幹細胞（HSC）はまずMPP（multipotent progenitor）に分化した後，LMPP（lymphoid-primed multipotent progenitor），CMP（common myeloid progenitor）に分化する．GMP（granulocyte-monocyte progenitor）はCMP，LMPPから分化するが，MEP（megakaryocyte-erythroid progenitor）は，CMPのみから分化する．HSCに白血病を惹起する遺伝子変異が入る，もしくは前駆細胞に自己複製能を付与するような遺伝子変異が入ることにより，白血病幹細胞（leukemia stem cell；LSC）が発生する．LSCは自己複製をするとともに，前駆細胞，白血病芽球に分化・増殖し，白血病が発症する．
（Bonnet D, et al. Nat Med 1997[2]／Horton SJ, et al. Haematologica 2012[3]をもとに作成）

いる．しかし，個々の症例における原因については不明である．

- 急性骨髄性白血病（AML）の発症には，細胞の不死化や増殖亢進に関与する遺伝子異常であるClass Ⅰ異常と，細胞分化の異常に関与するClass Ⅱ異常が重要であることが推測されている[4]．これらの遺伝子は，それぞれ主にシグナル伝達関連分子と転写因子をコードしており，細胞内シグナル伝達の恒常的活性化による増殖の亢進や，標的遺伝子の異常な発現調節による細胞の分化異常に関与すると考えられている*．

- AMLにおいては，上記異常のほか，エピゲノム関連因子（DNAメチル化，ヒストンメチル化やアセチル化に関与），スプライシング関連因子（mRNA生成に関与），コヒーシン関連因子（染色体分裂に関与）などの異常が多数同定されている[5]（❷〜❹）．

- 遺伝子変異の蓄積によるAMLの発症モデルが提唱されている[6,7]（❺）．造血幹細胞・前駆細胞において，年齢依存的に発生する遺伝子異常（background mutation）に，疾患特異的で白血病発症に重要な変異（initiating mutation）が加わり，さらに増殖亢進などに関与しクローン性増殖を促す変異（driver mutation）が加わることによってAMLクローンが顕在化し発症する．さらに遺伝子異常が蓄積することによっていくつかのサブクローンが増殖し，多クローンが混在する場合がある．

*本書「急性骨髄性白血病（non-APL）」の項（p.274）を参照

❷ AML/MDS に認められる主な遺伝子変異・転座

分類	疾患関連遺伝子	染色体	変異の頻度	機能
チロシンキナーゼ	FLT3	13q12	AML：ITD 20〜28％, KDM 5〜10％	細胞膜貫通受容体型チロシンリン酸化酵素
	KIT	4q11-12	CBF-AML 25〜30％	
	JAK2	9p24	AML 1〜3％, MDS 3％	受容体結合チロシンリン酸化酵素
	JAK3	19p13.1	AML 1〜2％	
RAS 経路	NRAS	1p13.2	AML 9〜14％, MDS 3.6％	細胞膜 Golgi 移行膜蛋白
	KRAS	12p12.1	AML 5〜17％, MDS 0.9％	small GTPase ファミリー蛋白
その他	PTPN11	12q24	AML 4〜5％, MDS 0.7％	チロシン脱リン酸化酵素
	CBL	11q23.3	AML 2〜3％, MDS 1％, MDS/MPN 17〜22％	E3 ユビキチンリガーゼ
	NPM1	5q35.1	AML 25〜35％, MDS 1.8％	核・細胞質移行蛋白
転写因子	CEBPA	19q13.1	AML 10〜20％	転写因子
	RUNX1	21q22.3	AML 5〜13％, MDS 8.7％	
	GATA2	3q21.3	AML 3〜5％（遺伝性 MDS）	
	RUNX1-RUNX1T1	t(8;21)(q22;q22)	AML 10〜15％（M2）	キメラ型転写因子
	CBFB-MYH11	inv(16)(p13q22)	AML 3〜8％（M4Eo）	
	PML-RARA	t(15;17)(q22;q12)	AML 5〜10％（M3）	キメラ型転写因子（レチノイン酸受容体）
	MLL fusions	11q23	AML 5〜9％	キメラ型転写因子
	DEK-NUP214	t(6;9)(p23;q34)	AML 1％（M4）	
がん抑制遺伝子	TP53	17p13.1	AML 7〜12％, MDS 7.5％	がん抑制遺伝子，転写因子
	WT1	11p13	AML 10〜13％	
エピゲノム関連	TET2	4q24	AML 12〜20％, MDS 11〜26％	5-メチルシトシン脱水素酵素（αKG 依存性酵素）
	IDH1/2	2q33.3/13q12	AML 7.6％, MDS 4〜11％	イソクエン酸脱水素酵素（変異蛋白；αKG を 2HG に変換する酵素活性）
	DNMT3A	2p23	AML 22.1％, MDS 8％	DNA メチル化酵素
	EZH2	7q35-36	AML 1〜3％, MDS/MPN 3〜12％, MDS 2〜6％	ヒストンメチル化酵素（H3K27me3）（PRC2 複合体の酵素活性蛋白）
	ASXL1	20q11	AML 5.2〜17.2％, MDS/MPN 33〜41％, MDS 11〜15％	ポリコーム・トリソラックス複合体構成蛋白（H3K27me3 を促進させる，H3K4me3 結合蛋白）
	UTX	Xp11.2	MDS/MPN 4〜8％	ヒストン脱メチル化酵素（H3K27）
	BCOR/L1	Xp11.4/Xq25-26.1	AML 4〜6％, MDS 4.2％, CMML 7.4％, AML-MRC 9.1％（L1）	転写抑制因子複合体蛋白
	MLL	11q23	AML 4〜7％（PTD），10〜15％（translocations）	ヒストンメチル化酵素（H3K4me3）
スプライシング関連蛋白	U2AF35（1）	21q22.3	MDS 11.6％	RNA スプライシング関連蛋白
	SRSF2	17q25.1	MDS 11.6〜14.6％, CMML 28.4〜40％	
	SF3B1	2q33.1	RARS/RCMD 75.3％	
	ZRSR2	Xp22.1	MDS 7.7％, CMML 8.0％	
DNA 複製	SETBP1	18q21.1	myeloid malignancies 7.2％, CMML 15％, MDS 1.7〜3.3％	SET 蛋白結合ドメインをもち DNA 複製に関与
染色体分裂転写調節	STAG2	Xq25	AML 21％, MDS 8％, CMML 10.2％, CML 6.3％	細胞分裂時の姉妹染色分体の接着と分配に関与 転写調節因子
	RAD21	8q24		
	SMC1A	Xp11.22-21		
	SMC3	10q25		

ITD：internal tandem duplication mutation, KDM：kinase domain mutation, CBF：core binding factor, αKG：αケトグルタル酸, 2HG：2-ヒドロキシグルタル酸, PRC2：polycomb repressive complex 2, PTD：partial tandem duplications

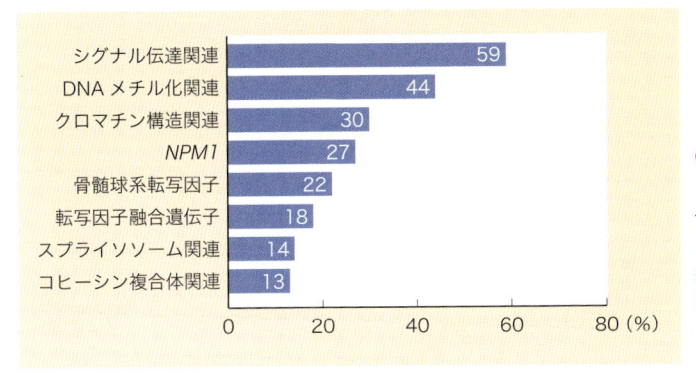

機能分類	頻度(%)
シグナル伝達関連	59
DNAメチル化関連	44
クロマチン構造関連	30
NPM1	27
骨髄球系転写因子	22
転写因子融合遺伝子	18
スプライソソーム関連	14
コヒーシン複合体関連	13

❸ 初発（*de novo*）AML で遺伝子異常を認める因子の種類とその頻度

The Cancer Genome Atlas Research Network による, *de novo* AML 患者（$n=200$）を対象とした網羅的遺伝子変異解析の結果, 遺伝子異常を認めた因子を機能別に分類し, その頻度をグラフで示す. (Cancer Genome Atlas Research Network. N Engl J Med 2013[5]) をもとに作成）

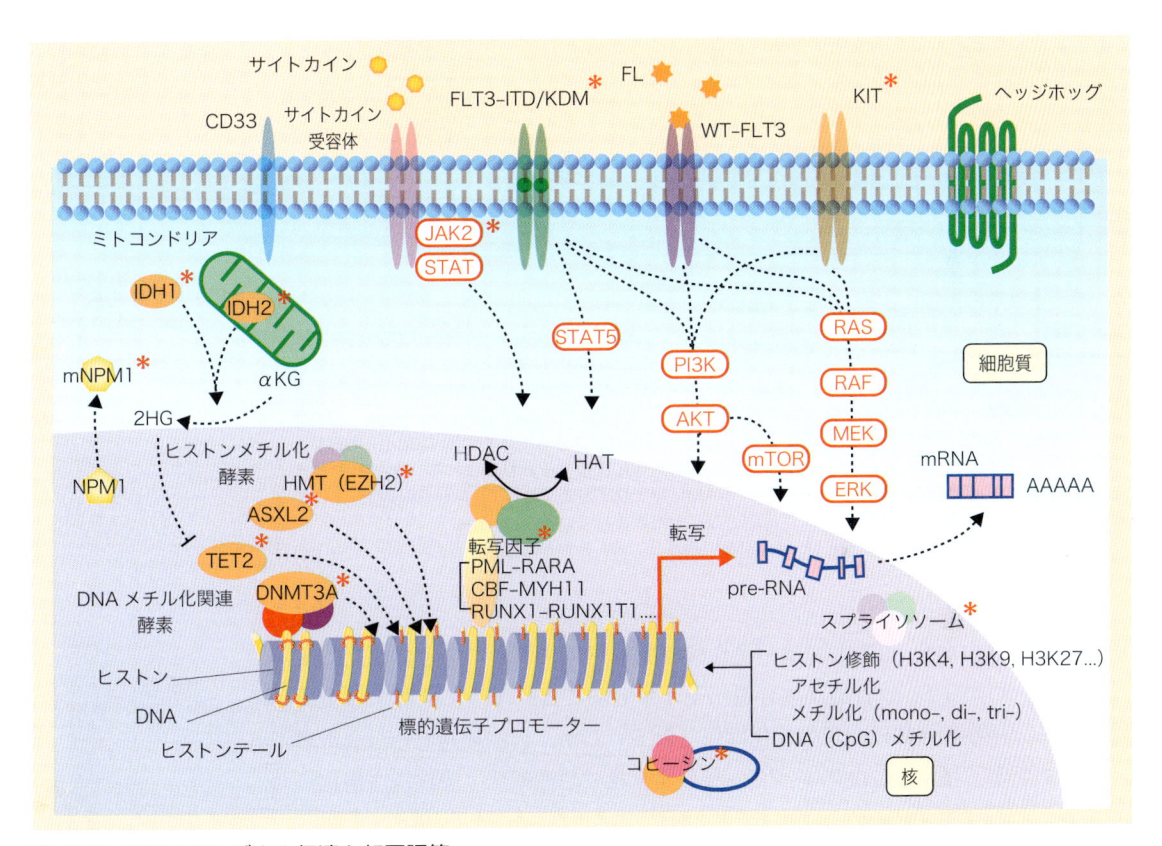

❹ AML におけるシグナル伝達と転写調節

AML 細胞の膜表面には，種々の膜貫通型受容体が存在する．細胞外からの刺激を受けた受容体は，リン酸化などを介してシグナルを細胞内に伝達する．核内ではヒストン8量体にゲノム DNA が巻き付いてクロマチン構造を形成し，ヒストンのメチル化，アセチル化，DNA メチル化などのエピジェネティックな調節機構や，転写因子，転写調節因子によって，遺伝子発現が緻密に調節されている．pre-RNA が転写によって産生されると，スプライソソーム複合体によって，イントロンのスプライシングが起こり，mRNA として蛋白の翻訳に利用される．AML や MDS において遺伝子異常が認められる因子（遺伝子産物）を＊で示す．膜受容体，細胞内シグナル伝達関連因子，転写因子，ヒストンメチル化，アセチル化酵素などの転写調節因子，スプライシング関連因子，染色体分裂に関与するコヒーシン複合体などに変異が検出されており，細胞内シグナル伝達の恒常的な活性化やエピゲノム異常による正常な遺伝子発現の破綻などが，白血病発症にかかわっていると推測されている．

ITD：internal tandem duplication mutation，KDM：kinase domain mutation，FL：FLT リガンド，2HG：2-ヒドロキシグルタル酸，αKG：αケトグルタル酸，mNPM1：mutated NPM1，HMT：ヒストンメチルトランスフェラーゼ，HDAC：ヒストンデアセチラーゼ，HAT：ヒストンアセチルトランスフェラーゼ

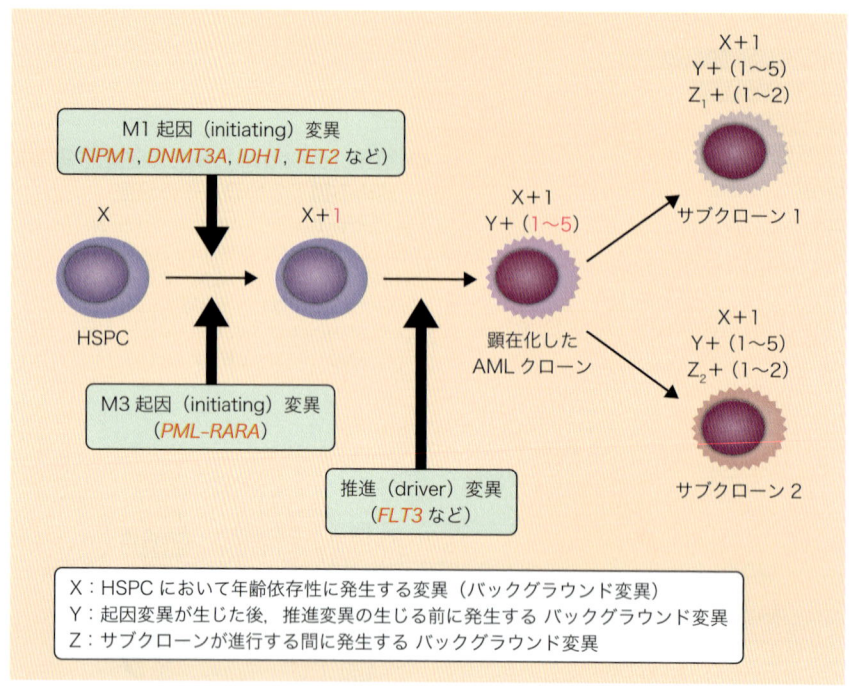

```
                                                     X+1
                                                     Y+ (1〜5)
                                                     Z₁+ (1〜2)

         M1 起因（initiating）変異
         (NPM1, DNMT3A, IDH1, TET2 など)
                                                         サブクローン1
                               X+1
      X           X+1          Y+ (1〜5)
                                                     X+1
                                                     Y+ (1〜5)
     HSPC                      顕在化した             Z₂+ (1〜2)
                               AMLクローン

         M3 起因（initiating）変異
              (PML-RARA)                                 サブクローン2

                    推進（driver）変異
                       (FLT3 など)

    X：HSPC において年齢依存性に発生する変異（バックグラウンド変異）
    Y：起因変異が生じた後，推進変異の生じる前に発生するバックグラウンド変異
    Z：サブクローンが進行する間に発生するバックグラウンド変異
```

❺ 遺伝子異常の蓄積による AML 発症モデル

造血幹細胞・前駆細胞（HSPC）において，年齢依存性に遺伝子変異が蓄積（100〜1,000程度）する（background mutation；バックグラウンド変異）．そこへ AML の基礎となるような重要な変異（initiating mutation；起因変異）が1つ入る．そこへ，自己複製，増殖，分化障害などを助長するさらなる遺伝子変異（1〜5）（driver mutation；推進変異，もしくは cooperating mutation；協調変異）が蓄積し，AML が顕在化する．AML の自然経過や治療の間にさらにいくつかの遺伝子変異が入ると，増殖に有利なサブクローンが誕生し，再燃や病勢進行に関与すると推測される．Welch らによる AML 芽球単細胞遺伝子変異解析の結果から[6]，AML M3 の起因変異として PML-RARA が，M1 の起因変異として NPM1, DNMT3A, IDH1, TET2 などが推測されている．
(Welch JS, et al. Cell 2012[6]／Xie M, et al. Nat Med 2014[7] をもとに作成)

- 慢性骨髄性白血病（CML）は，造血幹細胞レベルにおいて染色体相互転座 t(9;22) による BCR-ABL1 融合遺伝子が生じることによって発症する疾患である．発症初期には血球の分化は保たれているが，自然経過でさらなる遺伝子異常が蓄積することによって，移行期を経て急性転化（急性白血病化）をきたすと推測されている．

- 急性リンパ性白血病（ALL）のうち，B リンパ芽球性白血病（B-ALL）においては，BCR-ABL1, MLL 再構成，ETV6-RUNX1 などの融合遺伝子や，PAX5 遺伝子変異が，また T リンパ芽球性白血病（T-ALL）においては NOTCH1 遺伝子変異や，TLX1, TAL1 遺伝子などと T 細胞受容体（TCR）遺伝子との再構成が確認されている．

- バーキットリンパ腫（白血病）では，8q24 に存在する MYC 遺伝子と免疫グロブリン重鎖（IGH），κ（IGK），λ（IGL）遺伝子などとの再構成，MYC 遺伝子のコピー数異常，ID3 や CCND3 遺伝子変異などを認める[8]．

- 慢性リンパ性白血病（CLL）においては，del(11q), del(13q) などの染色体欠失のほか，NOTCH1, SF3B1, TP53, XPO1, MYD88 などの遺伝子変

異も同定されている.
- 成熟B細胞腫瘍であるヘアリーセル白血病（HCL）の全例に，セリン・スレオニンキナーゼの一つで7q34に存在する*BRAF*遺伝子の変異（V600E）が確認される[9]．
- 種々の白血病において多数の遺伝子異常が同定されているが，どの遺伝子が白血病発症や病勢進行などに関連しているのかについては，現時点では十分に解明されていない部分も多い．

白血病の分類

- WHO分類第4版（2008年）[1]は，腫瘍細胞における遺伝子異常や表面抗原などの分子生物学的および免疫組織学的特徴を踏まえた，造血器腫瘍全体を包括的に分類する方法である．急性白血病を対象としたFAB分類（French-American-British classification）（1976年）[10]，骨髄系腫瘍を対象としたWHO分類第3版（2001年），リンパ系腫瘍を対象としたREAL分類（1994年）を踏まえ，さらに発展させた分類法である．
- FAB分類は，骨髄や末梢血の芽球割合や異常細胞の形態的特徴などによって，急性白血病を簡便に分類する方法として，現在の臨床現場においてもなお広く使用されている．しかし，遺伝子異常など分子生物学的背景が明らかにされるにつれて，疾患をさらに正確に診断，分類するための分類法が必要とされた．FAB分類とWHO分類との比較を❻に示す．
- WHO分類（2008年）において，造血器腫瘍は骨髄系腫瘍とリンパ系腫瘍に大きく分類される．骨髄系はさらに，①骨髄増殖性腫瘍，②好酸球増多症と*PDGFRA*，*PDGFRB*，*FGFR1*遺伝子異常を有する骨髄性/リンパ性腫瘍，③骨髄異形成/骨髄増殖性腫瘍，④骨髄異形成症候群，⑤急性骨髄性白血病および関連する前駆細胞腫瘍，⑥系統不明の急性白血病，に分類される．リンパ系は由来や分化段階などの違いにより，①前駆リンパ系腫瘍，②成熟B細胞腫瘍，③成熟T細胞およびNK細胞腫瘍，④ホジキンリンパ腫，⑤組織球および樹状細胞腫瘍，⑥移植後リンパ増殖性疾患（PTLD）に分類されている．
- WHO分類（2008年）において，白血病は上記のいくつかのカテゴリーにまたがって記載されている．白血病関連疾患が含まれる分類について，❼に示す．

骨髄系腫瘍

- 骨髄系の白血病は，WHO分類（2008年）における骨髄系腫瘍の6つの小分類（前述）のうち，4つのカテゴリーに組み入れられている（❼a）．

骨髄増殖性腫瘍（MPN）
- 造血幹細胞レベルのクローン性増殖による1系統以上の骨髄球系細胞（顆粒

❻ WHO 分類と FAB 分類の比較

	WHO 分類	FAB 分類	腫瘍細胞の特徴と分類の要点
AML	最未分化型 AML[*1] （AML with minimal differentiation）	M0：急性骨髄性白血病	・MPO 陽性細胞 3％未満 ・早期造血細胞関連マーカー（CD34, 38, HLA-DR）陽性，骨髄球系マーカー CD13 陽性，TdT は半数に陽性，リンパ球系抗原は陰性
	未分化型 AML[*1] （AML without maturation）	M1：急性骨髄芽球性白血病	・MPO 陽性細胞 3％以上 ・成熟傾向を認めない芽球が NEC の 90％以上
	分化型 AML[*1] （AML with maturation）	M2：急性骨髄芽球性白血病（好中球分化を伴う）	・BM もしくは PB の芽球 20％以上，好中球系への分化 10％以上，単球系への分化 20％未満 ・t(8;21) を示すものは AML with t(8;21)(q22;q22); RUNX1-RUNX1T1[*2] として分類
	t(15;17)(q22;q12); PML-RARA をもつ APL[*2] （APL with t(15;17)(q22;q12); PML-RARA）	M3：急性前骨髄球性白血病（APL）	・大型顆粒を細胞質にもつ前骨髄球の増加（typical APL） ・微小な顆粒をもつ亜型（microgranular valiant）あり ・PML 以外の遺伝子と RARA 遺伝子が転座するまれな症例は，AML with a valiant RARA translocation として分類 ・高頻度に DIC を合併
	急性骨髄単球性白血病[*1] （acute myelomonocytic leukaemia）	M4：急性骨髄単球性白血病	・BM もしくは PB の芽球（前単球を含む）20％以上 ・BM において好中球系，単球系それぞれの細胞を 20％以上認める ・単球系細胞は非特異的エステラーゼ染色陽性 ・FAB では，末梢血単球 5,000/μL 以上，血中・尿中リゾチーム活性が正常の 3 倍以上で M4 と診断
	急性単芽球性/単球性白血病[*1] （acute monoblastic/monocytic leukaemia）	M5：急性単球性白血病	・骨髄有核細胞の 80％以上が単球系（単芽球，前単球，単球）に分化 ・好中球分画は 20％未満 ・FAB では，単芽球が単球系細胞の 80％以上の場合は M5a（未分化型），80％未満は M5b（分化型）に分類 ・血中・尿中リゾチーム活性高値
	急性赤芽球性白血病[*1] （acute erythroid leukaemia）	M6：赤白血病	・赤芽球系細胞が骨髄有核細胞の 50％以上，骨髄芽球が NEC の 20％以上を赤白血病（erythroleukaemia）とする ・赤芽球系細胞が骨髄有核細胞の 80％以上占める場合は pure erythroid leukaemia とする
	急性巨核芽球性白血病[*1] （acute megakaryoblastic leukaemia）	M7：急性巨核芽球性白血病	・MPO 陽性細胞 3％未満 ・芽球が 20％以上で，そのうち 50％以上が巨核球系細胞 ・巨核芽球は CD41 もしくは CD61 陽性，時に CD42 陽性
ALL	B リンパ芽球性白血病/リンパ腫[*3] （B lymphoblastic leukaemia/lymphoma）	L1 / L2	・BM 芽球割合 20％以上（下限値の明確な基準値なし） ・FAB 分類では，L1（小型で核小体不明瞭），L2（大型で核小体明瞭），L3（大型で多数の空胞をもつ好塩基性細胞質）と分類 ・B 細胞系：CD19, 細胞内 CD79a, 細胞内 CD22 陽性 ・T 細胞系：細胞内 CD3 陽性 ・TdT は未分化血球系マーカーとして B および T-ALL/LBL の診断に有用
	T リンパ芽球性白血病/リンパ腫[*3] （T lymphoblastic leukaemia/lymphoma）	L1 / L2	
	バーキットリンパ腫の白血病化 （Burkitt leukaemia variant）[*4]	L3	

[*1] WHO 分類（2008 年）において AML, not otherwise specified に分類．
[*2] AML with recurrent genetic abnormalities に分類．
[*3] precursor lymphoid neoplasm に分類．
[*4] mature B-cell neoplasm のバーキットリンパ腫（BM/PB のみに腫瘍細胞を認めるものは Burkitt leukemia variant）に分類．
MPO（myeloperoxidase）：ミエロペルオキシダーゼ，BM：骨髄，PB：末梢血，NEC（non erythroid cells）：非赤芽球系細胞，TdT（terminal deoxynucleotidyl transferase）：末端デオキシヌクレオチド転換酵素

❼ WHO分類（2008年）による白血病の位置づけ

a. 骨髄系腫瘍（白血病関連疾患抜粋）

myeloproliferative neoplasms（MPN）（骨髄増殖性腫瘍）
- chronic myelogenous leukaemia, *BCR-ABL1* positive（CML）
- chronic neutrophilic leukaemia（CNL）
- polycythemia vera（PV）
- primary myelofibrosis（PMF）
- essential thrombocythaemia（ET）
- chronic eosinophilic leukaemia, not otherwise specified（CEL, NOS）
- mastocytosis
- myeloproliferative neoplasms, unclassifiable（MPN, U）

myelodysplastic/myeloproliferative neoplasms（MDS/MPN）（骨髄異形成/骨髄増殖性腫瘍）
- chronic myelomonocytic leukaemia
- atypical chronic myeloid leukaemia, *BCR-ABL1* negative
- juvenile myelomonocytic leukaemia
- myelodysplastic/myeloproliferative neoplasm, unclassifiable

acute myeloid leukaemia and related neoplasms（急性骨髄性白血病および関連する腫瘍）
- acute myeloid leukaemia with recurrent genetic abnormalities（反復する遺伝子異常を伴うAML）（❽参照）
    - AML with t(8;21)(q22;q22); *RUNX1-RUNX1T1*
    - AML with inv(16)(p13.1q22) or t(16;16)(p13.1;q22); *CBFB-MYH11*
    - APL with t(15;17)(q22;q12); *PML-RARA*
    - AML with t(9;11)(p22;q23); *MLLT3-MLL*
    - AML with t(6;9)(p23;q34); *DEK-NUP214*
    - AML with inv(3)(q21q26.2) or t(3;3)(q21;q26.2); *RPN1-EVI1*
    - AML（megakaryoblastic）with t(1;22)(p13;q13); *RBM15-MKL1*
- acute myeloid leukaemia with myelodysplasia-related changes（骨髄異形成関連の変化を伴うAML）（❾参照）
- therapy-related myeloid neoplasms（治療関連骨髄性腫瘍）（❿参照）
- acute myeloid leukaemia, not otherwise specified（非特定型のAML）（⓫参照）
    - AML with minimal differentiation
    - AML without maturation
    - AML with maturation
    - acute myelomonocytic leukaemia
    - acute monoblastic/monocytic leukaemia
    - acute erythroid leukaemia
        - pure erythroid leukaemia
        - erythroleukaemia, erythroid/myeloid
    - acute megakaryoblastic leukaemia
    - acute basophilic leukaemia
    - acute panmyelosis with myelofibrosis
- myeloid sarcoma（骨髄肉腫）
- myeloid proliferations related to Down syndrome（Down症候群に関連した骨髄増殖症）
    - transient abnormal myelopoiesis
    - myeloid leukaemia associated with Down syndrome
- blastic plasmacytoid dendritic cell neoplasm（芽球性形質細胞様樹状細胞腫瘍）

acute leukaemias of ambiguous lineage（系統不明の急性白血病）
- acute undifferentiated leukaemia
- mixed phenotype acute leukaemia with t(9;22)(q34;q11.2); *BCR-ABL1*
- mixed phenotype acute leukaemia with t(v;11q23); *MLL* rearranged
- mixed phenotype acute leukaemia, B/myeloid, NOS
- mixed phenotype acute leukaemia, T/myeloid, NOS

b. リンパ系腫瘍（白血病関連疾患抜粋）

precursor lymphoid neoplasms（前駆リンパ系腫瘍）
- B lymphoblastic leukaemia/lymphoma（Bリンパ芽球性白血病/リンパ腫；B-ALL/LBL）（⓫参照）
    - B lymphoblastic leukaemia/lymphoma, NOS
    - B lymphoblastic leukaemia/lymphoma with recurrent genetic abnormalities
        - B lymphoblastic leukaemia/lymphoma with t(9;22)(q34;q11.2); *BCR-ABL1*
        - B lymphoblastic leukaemia/lymphoma with t(v;11q23); *MLL* rearranged
        - B lymphoblastic leukaemia/lymphoma with t(12;21)(p13;q22); *TEL-AML1*（*ETV6-RUNX1*）
        - B lymphoblastic leukaemia/lymphoma with hyperdiploidy
        - B lymphoblastic leukaemia/lymphoma with hypodiploidy
        - B lymphoblastic leukaemia/lymphoma with t(5;14)(q31;q32); *IL3-IGH*
        - B lymphoblastic leukaemia/lymphoma with t(1;19)(q23;p13.3); *TCF3-PBX1*
- T lymphoblastic leukaemia/lymphoma（Tリンパ芽球性白血病/リンパ腫；T-ALL/LBL）（⓫参照）

mature B-cell neoplasms（成熟B細胞腫瘍）
- chronic lymphocytic leukaemia/small lymphocytic lymphoma
- B-cell prolymphocytic leukaemia
- splenic marginal zone lymphoma
- hairy cell leukaemia
- splenic lymphoma/leukaemia, unclassifiable*
    - splenic diffuse red pulp small B-cell lymphoma*
    - hairy cell leukaemia-variant*
- Burkitt lymphoma

mature T-cell and NK-cell neoplasms（成熟T細胞およびNK細胞腫瘍）
- T-cell prolymphocytic leukaemia
- T-cell large granular lymphocytic leukaemia
- chronic lymphoproliferative disorder of NK cells*
- aggressive NK-cell leukaemia
- adult T-cell leukaemia/lymphoma

*異なる疾患単位であるかどうかが明確ではない暫定的な分類.

❽「反復する遺伝子異常を伴う AML」(WHO, 2008年) において
考慮する遺伝子異常

t(8;21)(q22;q22)*1 ; RUNX1-RUNX1T1
inv(16)(p13.1q22) or t(16;16)(p13.1;q22)*1 ; CBFB-MYH11
t(15;17)(q22;q12)*1 ; PML-RARA
t(9;11)(p22;q23)*2 ; MLLT3-MLL
t(6;9)(p23;q34)*2 ; DEK-NUP214
inv(3)(q21q26.2) or t(3;3)(q21;q26.2)*2 ; RPN1-EVI1
t(1;22)(p13;q13)*2 ; RBM15-MKL1

*1 芽球の%にかかわらず AML と診断する.
*2 芽球が20%未満の症例において AML と診断するかどうかはいまだ明確にされていない.

球, 赤血球, 巨核球, マスト細胞など) の増殖を特徴とする疾患群で, 白血病のなかでは *BCR-ABL1* 陽性 CML, 慢性好中球性白血病 (CNL), 他のカテゴリーに含まれない慢性好酸球性白血病 (CEL, NOS) が含まれる.

骨髄異形成/骨髄増殖性腫瘍 (MDS/MPN)

- 診断時の臨床検査所見, もしくは形態学的に, 骨髄異形成症候群 (MDS) と MPN の双方の所見を示す, クローナルな骨髄増殖性腫瘍についての疾患群である. 骨髄では, 1系統以上の骨髄球系細胞の過形成が認められる.
- 白血病のうち, 慢性骨髄単球性白血病 (CMML), *BCR-ABL1* 陰性 CML (aCML), 若年性骨髄単球性白血病 (JMML) が含まれる.

急性骨髄性白血病および関連する腫瘍

- 末梢血, 骨髄, もしくはその他の組織において, 骨髄芽球がクローン性に増殖することを特徴とする, 臨床的, 形態学的, 遺伝子学的にヘテロな疾患群である. 1系統以上の骨髄球系細胞が異常を示す.
- FAB 分類における急性白血病の多くはこのカテゴリーに含まれるが, 腫瘍細胞の分化段階や特定の遺伝子異常の有無, 抗腫瘍薬使用歴, MDS の既往などによって分類が細分化されているので, 注意を要する (❻および後述).
- ❼a に示すように, 「急性骨髄性白血病および関連する腫瘍」は, ①反復する遺伝子異常を伴う AML (❽), ②骨髄異形成関連の変化を伴う AML (❾), ③治療関連骨髄性腫瘍 (❿), ④非特定型の AML (AML, NOS), ⑤骨髄肉腫, ⑥ Down 症候群に関連した骨髄増殖症, ⑦芽球性形質細胞様樹状細胞腫瘍, の7つのカテゴリーに分類される.

系統不明の急性白血病

- 白血病細胞の分化の系統 (lineage) が2系統以上であるものや, どの系統特異的抗原も発現していない白血病などをまとめた疾患群である.
- 未分化急性白血病 (AUL), 混合表現型急性白血病 (MPAL) などが含まれる. MPAL のうち, t(9;22)(q34;q11.2);*BCR-ABL1* 融合遺伝子, t(v;11q23);*MLL* 遺伝子再構成を示す疾患は, このカテゴリーのうちの独立した疾患群として分類されている.

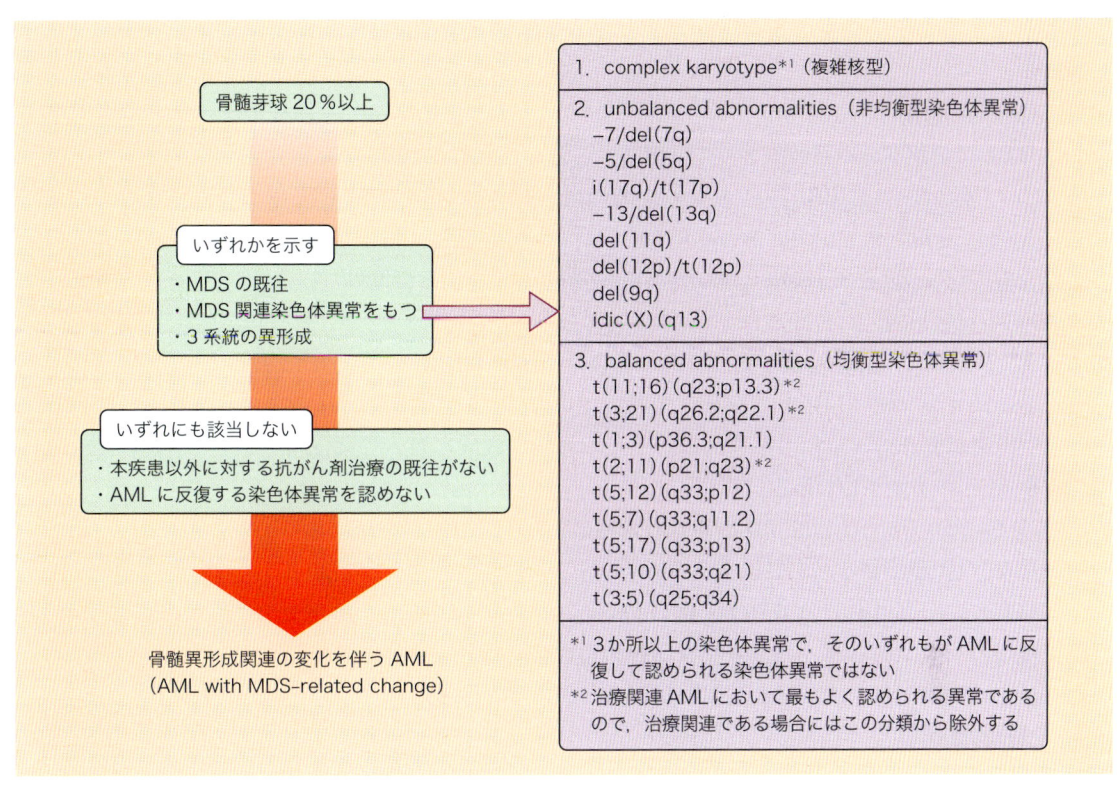

❾「骨髄異形成関連の変化を伴う AML」診断の流れ

```
骨髄芽球 20％以上
    ↓
いずれかを示す
・MDS の既往
・MDS 関連染色体異常をもつ  →  1. complex karyotype*¹（複雑核型）
・3 系統の異形成              2. unbalanced abnormalities（非均衡型染色体異常）
                                 −7/del(7q)
                                 −5/del(5q)
                                 i(17q)/t(17p)
                                 −13/del(13q)
                                 del(11q)
                                 del(12p)/t(12p)
                                 del(9q)
                                 idic(X)(q13)
いずれにも該当しない          3. balanced abnormalities（均衡型染色体異常）
・本疾患以外に対する抗がん剤治療の既往がない    t(11;16)(q23;p13.3)*²
・AML に反復する染色体異常を認めない            t(3;21)(q26.2;q22.1)*²
    ↓                                          t(1;3)(p36.3;q21.1)
骨髄異形成関連の変化を伴う AML                  t(2;11)(p21;q23)*²
（AML with MDS-related change）                 t(5;12)(q33;p12)
                                                t(5;7)(q33;q11.2)
                                                t(5;17)(q33;p13)
                                                t(5;10)(q33;q21)
                                                t(3;5)(q25;q34)
```

*¹ 3 か所以上の染色体異常で，そのいずれもが AML に反復して認められる染色体異常ではない
*² 治療関連 AML において最もよく認められる異常であるので，治療関連である場合にはこの分類から除外する

❿「治療関連骨髄性腫瘍」（WHO, 2008 年）に関与する細胞毒性薬剤および治療

アルキル化薬	メルファラン，シクロホスファミド，ナイトロジェンマスタード，chlorambucil，ブスルファン，カルボプラチン，シスプラチン，ダカルバジン，プロカルバジン，カルムスチン，マイトマイシン C，thiotepa，イオムスチンなど
放射線治療	活動性骨髄を含む広範囲の照射
トポイソメラーゼⅡ阻害薬*	エトポシド，teniposide，ドキソルビシン，ダウノルビシン，ミトキサントロン，amsacrine，アクチノマイシン D
その他の薬剤	代謝拮抗薬：thipurines，ミコフェノール，フルダラビン 抗チューブリン薬（一般には他剤と併用）：ビンクリスチン，ビンブラスチン，ビンデシン，パクリタキセル，ドセタキセル

*治療関連 ALL にも関与する．

リンパ系腫瘍

- WHO 分類（2008 年）において，急性リンパ芽球性白血病（ALL）とリンパ芽球性リンパ腫（LBL）は，腫瘍細胞の起源から同義とされ，ALL/LBL として記載されている．
- WHO 分類（2008 年）においてリンパ系の白血病は，分化段階と B および T/NK の分化系統の違いから，①前駆リンパ系腫瘍，②成熟 B 細胞腫瘍，

③成熟T細胞およびNK細胞腫瘍の3つのカテゴリーに分類されている（❼b）.

前駆リンパ系腫瘍

- ALL/LBLは前駆リンパ系腫瘍として分類され，さらにBリンパ芽球性白血病/リンパ腫（B-ALL/LBL），Tリンパ芽球性白血病/リンパ腫（T-ALL/LBL）とに分類されている．B-ALL/LBLは，さらに反復性遺伝子変異を伴うもの（with recurrent genetic abnormalities）とそれ以外（not otherwise specified）に分類されている．

- これまでの慣例で，骨髄浸潤が顕著である場合に白血病（ALL），そうではない場合にリンパ腫（LBL）と区別して呼んでいるが，ALL診断において骨髄中の芽球割合の下限値の基準はない．多くの臨床試験においては25％以上をALLの基準としている．

- FAB分類において，ALLはリンパ芽球の形態により，L1（小型で核小体不明瞭），L2（大型で核小体1個以上），L3（大型で多数の空胞をもつ好塩基性細胞質）に分類された．WHO分類（2008年）においてL3は，成熟B細胞腫瘍の一つであるバーキットリンパ腫の白血病化（Burkitt leukemia variant）として分類され，ALL/LBLには含まれていない（❻）.

成熟B細胞腫瘍

- 多くのB細胞リンパ腫が含まれる．白血病としては，慢性リンパ性白血病/リンパ腫（CLL/SLL），B細胞前リンパ球性白血病，ヘアリーセル白血病（HCL），分類不能の脾B細胞リンパ腫/白血病，および前述のバーキットリンパ腫が含まれる．

成熟T細胞およびNK細胞腫瘍

- 多くのリンパ腫のほか，白血病としてT細胞前リンパ球性白血病（T-PLL），T細胞大顆粒リンパ球性白血病（T-LGL），アグレッシブNK細胞白血病/リンパ腫，成人T細胞白血病/リンパ腫（ATLL）が含まれる．

急性白血病の診断

- 末梢血採血検査による白血球，赤血球，ヘモグロビン，血小板の異常値や，白血球分画の異常（芽球の出現など）から白血病を疑い，骨髄穿刺を施行する．低形成やdry tap（骨髄液吸引不能）の際には，骨髄生検を施行する．

- 臨床症状として，正常白血球の低下を背景とした発熱などの感染徴候，貧血による息切れ，血小板数低下による皮下出血，点状出血，歯肉出血などに注意する．APLでは播種性血管内凝固症候群（DIC）を高率に合併する．症状がなく健診などで偶然発見される症例もある．急性白血病は1日単位で症状が進行するが，慢性の場合には年単位で病状に変化をみない症例も経験される．

- 急性白血病の診断の流れを⓫に示す．骨髄中に芽球を20％以上（FAB分類では30％），もしくは赤芽球を50％以上認める場合，急性白血病を疑う．

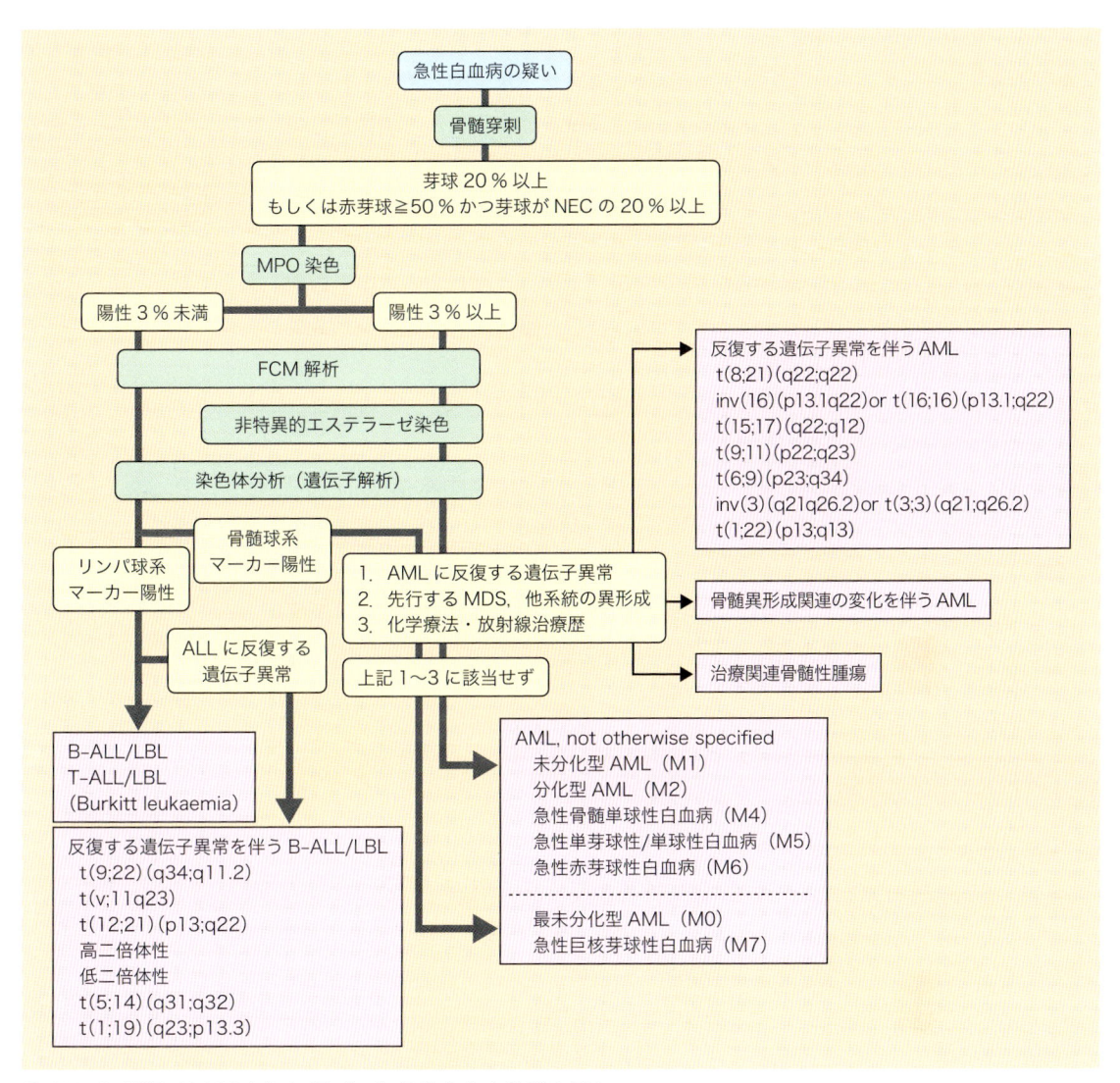

```
                    急性白血病の疑い
                         │
                      骨髄穿刺
                         │
            芽球 20％ 以上
            もしくは赤芽球≧50％ かつ芽球が NEC の 20％ 以上
                         │
                      MPO 染色
                    ┌────┴────┐
              陽性 3％ 未満    陽性 3％ 以上
                    │            │
                 FCM 解析         │
                    │            │
              非特異的エステラーゼ染色
                    │            │
              染色体分析（遺伝子解析）
```

❶ WHO 分類（2008年）に基づいた急性白血病診断の流れ

フローチャート分岐:
- リンパ球系マーカー陽性 → B-ALL/LBL, T-ALL/LBL (Burkitt leukaemia)
  - 反復する遺伝子異常を伴う B-ALL/LBL
    - t(9;22)(q34;q11.2)
    - t(v;11q23)
    - t(12;21)(p13;q22)
    - 高二倍体性
    - 低二倍体性
    - t(5;14)(q31;q32)
    - t(1;19)(q23;p13.3)
- 骨髄球系マーカー陽性
  - 1. AML に反復する遺伝子異常
  - 2. 先行する MDS，他系統の異形成
  - 3. 化学療法・放射線治療歴
- 反復する遺伝子異常を伴う AML
  - t(8;21)(q22;q22)
  - inv(16)(p13.1q22) or t(16;16)(p13.1;q22)
  - t(15;17)(q22;q12)
  - t(9;11)(p22;q23)
  - t(6;9)(p23;q34)
  - inv(3)(q21q26.2) or t(3;3)(q21;q26.2)
  - t(1;22)(p13;q13)
- 骨髄異形成関連の変化を伴う AML
- 治療関連骨髄性腫瘍
- 上記 1〜3 に該当せず → AML, not otherwise specified
  - 未分化型 AML（M1）
  - 分化型 AML（M2）
  - 急性骨髄単球性白血病（M4）
  - 急性単芽球性/単球性白血病（M5）
  - 急性赤芽球性白血病（M6）
  - 最未分化型 AML（M0）
  - 急性巨核芽球性白血病（M7）

骨髄検体を用いて，ミエロペルオキシダーゼ（MPO）染色，表面抗原解析（フローサイトメトリー〈FCM〉）を行い，骨髄系（好中球，赤芽球，巨核球，単球など），リンパ系（B, T および NK 細胞）を判別する．また，非特異的エステラーゼ染色（もしくはエステラーゼ二重染色）によって，単球系細胞を区別する．

- 骨髄検体を用いた染色体分析（G 分染法）は必ず施行するが，結果が得られるまでに 3 週間程度時間を要する．FISH 法は，特定の相互転座などの遺伝子再構成を検出する方法として有用であるが，検討すべき症例は限られる．SKY 法は，G 分染法に比べてより微細な染色体異常を検出可能な方法であるが，やはり症例は限られる．
- *PML-RARA*, *BCR-ABL1* など特定の融合遺伝子は，PCR 法，定量的 PCR 法（多くの施設では外注検査）で検出できる．1〜2 日以内に確定診断を得

ることができ，陽性の症例においては非常に有用な検査である．単塩基置換などの遺伝子変異については，現時点では研究室レベルでのみ検討される．

- 骨髄球系マーカーが陽性で，染色体分析などで❽に示す染色体（遺伝子）異常を認める場合，「反復する遺伝子異常を伴う AML」と診断する．t(8;21)(q22;q22)，inv(16)(p13.1q22) もしくは t(16;16)(p13.1;q22)，t(15;17)(q22;q12) をもつ症例は，芽球数が 20％ に満たなくても，AML と診断する．
- 芽球 20％ 以上，骨髄球系マーカー陽性症例において，MDS が先行する場合，もしくは多系統の血球に異形成を認める場合，❾に従い「骨髄異形成関連の変化を伴う AML」と診断する．
- ほかの悪性疾患などに対する抗腫瘍薬や放射線治療の既往がある症例は，「治療関連骨髄性腫瘍」とする．
- 骨髄系白血病で上記に該当しない場合には，「AML, not otherwise specified（非特定型の AML）」とし，FAB 分類に準じて形態学的に診断を進める（❻）．
- MPO 染色陰性でリンパ球系マーカー陽性症例は，ALL/LBL として診断を進める．B 細胞系で特定の遺伝子異常を認める症例は，「反復する遺伝子異常を伴う B-ALL/LBL」と診断する（⓫）．

慢性白血病の診断

- 末梢血検査で血球数の異常を認めるが芽球の増加を認めない場合には，CML，真性赤血球増加症（PV），原発性骨髄線維症（PMF），本態性血小板血症（ET）などの骨髄増殖性腫瘍（MPN）や，骨髄異形成/骨髄増殖性腫瘍（MDS/MPN），骨髄異形成症候群（MDS），さらに成熟リンパ球性腫瘍（慢性リンパ性白血病など）を疑う．感染症や自己免疫疾患のほか，薬剤の影響でも慢性の血球異常が認められる場合があるので，注意を要する．
- 末梢血の血球形態や FCM 解析で，骨髄性，リンパ性などの鑑別を行い，骨髄検査で急性白血病との鑑別を行う．またリンパ系腫瘍では，全身 CT 検査なども行う．
- 骨髄染色体分析（G 分染法），PCR 法，FISH 法，遺伝子シークエンスなどを適宜行い，*BCR-ABL1* や，*JAK2*（V617F），*MPL*，*CALR* 遺伝子変異の検出などを行う．PCR 法，FISH 法などは，末梢血でも施行可能である．
- CML（慢性期）では，白血球数が増加（数万から数十万）し，特に各分化段階の顆粒球系細胞の増加が認められる．同時に血小板数の増加，好塩基球数の増加を示す症例もある．脾腫をしばしば認め，時に腹部膨満感を示す．生化学的検査では LDH 高値，尿酸高値，ビタミン B_{12} 高値を認める．好中球アルカリホスファターゼ活性（NAP スコア）は低下し，PV，PMF，ET との鑑別に有用である．骨髄 G 分染法や FISH 法による染色体相互転座 t(9;22)(q34;q11.2)（フィラデルフィア〈Ph〉染色体）や，PCR 法による *BCR-ABL1* 融合遺伝子の検出で，確定診断を得る．Ph 陰性であっても

PCR 法で融合遺伝子が検出される症例もある.*BCR-ABL1*には,major-BCR(breakpoint cluster region),minor-BCR の 2 種類の融合部位が存在するが,Ph 陽性 ALL においては,一般に minor-BCR が検出される.
- CLL は,末梢血中に軽度の異型をもつ成熟 B 細胞の増加($>5{,}000/\mu L$)によって診断される.CLL の B 細胞は CD5,CD19,CD23 陽性であるが,表面免疫グロブリン,CD20,CD79 の発現は,一般の B 細胞に比べ弱いことが特徴である.

(冨田章裕)

文献

1) Swerdlow SH, et al., eds. WHO Classification of Tumours of Haematopoietic and Lymphoid Tissues. 4th ed. Lyon: IARC Press; 2008.
2) Bonnet D, Dick JE. Human acute myeloid leukemia is organized as a hierarchy that originates from a primitive hematopoietic cell. Nat Med 1997; 3: 730-7.
3) Horton SJ, Huntly BJ. Recent advances in acute myeloid leukemia stem cell biology. Haematologica 2012; 97: 966-74.
4) Shih AH, et al. The role of mutations in epigenetic regulators in myeloid malignancies. Nat Rev Cancer 2012; 12: 599-612.
5) Cancer Genome Atlas Research Network. Genomic and epigenomic landscapes of adult de novo acute myeloid leukemia. N Engl J Med 2013; 368: 2059-74.
6) Welch JS, et al. The origin and evolution of mutations in acute myeloid leukemia. Cell 2012; 150: 264-78.
7) Xie M, et al. Age-related mutations associated with clonal hematopoietic expansion and malignancies. Nat Med 2014; 20: 1472-8.
8) Richter J, et al. Recurrent mutation of the ID3 gene in Burkitt lymphoma identified by integrated genome, exome and transcriptome sequencing. Nat Genet 2012; 44: 1316-20.
9) Tiacci E, et al. BRAF mutations in hairy-cell leukemia. N Engl J Med 2011; 364: 2305-15.
10) Bennett JM, et al. Proposals for the classification of the acute leukaemias. French-American-British (FAB) cooperative group. Br J Haematol 1976; 33: 451-8.

4章 疾患の理解と治療／白血病

急性骨髄性白血病（non-APL）

> **専門医からのアドバイス**
> - 急性骨髄性白血病（AML）は病勢の急速な進行が特徴であり，放置すれば数週から数か月で死に至る疾患である．診断後の早期治療が必要である．
> - AML診断時には感染症や出血，播種性血管内凝固症候群（DIC）などの合併が認められることが多く，それら合併症に対する治療も重要である．
> - AMLに対する寛解導入療法としては，シタラビンにイダルビシンもしくはダウノルビシンを併用した化学療法が標準治療である．
> - 寛解後療法については，年齢，染色体核型，遺伝子変異を考慮した層別化治療が必要である．

疫学・病態・症状

- 急性骨髄性白血病（acute myeloid leukemia；AML）は，分化・成熟が障害された骨髄芽球のクローン性の自立性増殖を特徴とする多様性に富む血液悪性腫瘍である．
- 2010年のわが国における白血病粗罹患率は10万人あたり年間7.4人，年齢調整罹患率は5.0人であり，年々増加傾向にある．白血病の約80％は急性白血病であり，そのうち成人では約80％がAMLとされる．
- アメリカでは，AMLの診断年齢の中央値は66歳，54％が65歳以上で診断され，その発生率は今後の人口の高齢化に伴い，骨髄異形成症候群（MDS）などとともに増加することが予想される．
- 化学療法後，放射線治療後に生じる治療関連AML（therapy-related AML；t-AML）は，全AMLの5～20％を占めるとされ，今後も固形腫瘍に対する化学療法の進歩および治療がもたらす長期生存により増加が見込まれる．
- ほとんどのAML症例は，正常造血能の低下に伴う貧血による易疲労性，労作時呼吸困難，好中球減少に伴う発熱などの感染症症状，血小板減少や播種性血管内凝固症候群（DIC）合併に伴う歯肉出血，紫斑などの出血症状といった随伴症状を契機に診断される．

▶ 白血病/MDS
p.132, 139, 146参照

MEMO
non-APL：non acute promyelocytic leukemia，急性前骨髄球性白血病以外

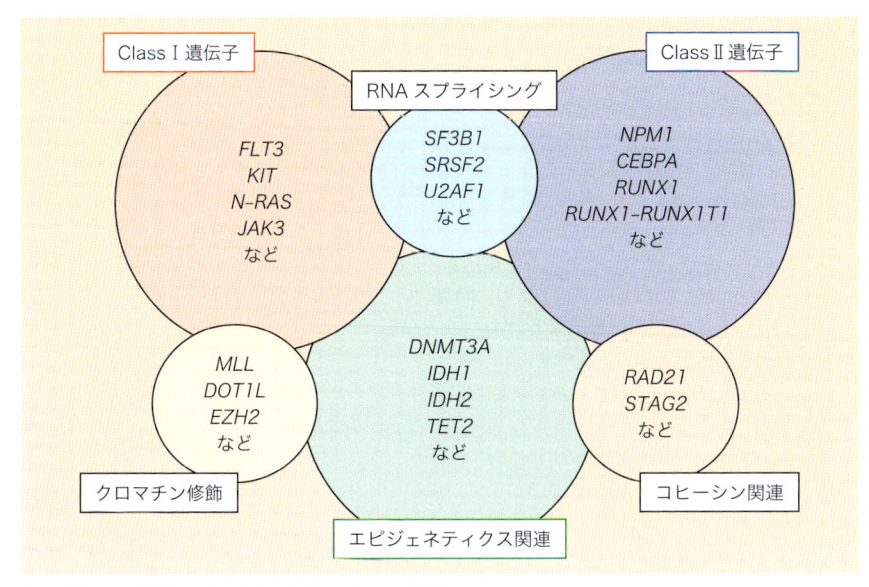

❶ AMLで変異が認められる代表的な遺伝子
AMLでは数多くの遺伝子変異が存在するが、その機能に基づく分類が可能である。

- 単球系由来のAMLでは他のAMLと比べ、歯肉や皮膚への浸潤、肝脾腫や中枢神経などへの髄外浸潤、腫瘍形成を多く認めるとされる。
- AMLの発症には種々の遺伝子異常の蓄積が必要とされている。それら遺伝子異常には、細胞増殖にかかわるClass I遺伝子異常、分化や自己複製にかかわるClass II遺伝子異常、エピジェネティクスに関連する遺伝子異常、RNAスプライシングにかかわる遺伝子の異常などが存在する[1]（❶）。
- AMLの予後分類は、以前から染色体核型に基づいた分類が行われてきた。染色体核型t(8;21)(q22;q22)、inv(16)(p13.1q22)またはt(16;16)(p13.1;q22)を有するAMLはcore binding factor-AML（CBF-AML）と呼ばれ、染色体核型分類で予後良好群とされている。
- ELN（European LeukemiaNet）やアメリカNCCN（National Comprehensive Cancer Network）から、染色体核型に加えて、*CEBPA*、*FLT3-ITD*、*NPM1*変異を染色体正常核型AML（CN-AML）の予後層別化に用いたモデルが提唱されている（❷）。
- ELNの予後層別化分類は、アメリカおよびドイツの大規模コホートにおいて、その有用性が報告されている。アメリカからの報告では、60歳未満のAMLにおける3年全生存率は良好群（favorable risk）、中間群I（intermediate-I）、中間群II（intermediate-II）、不良群（adverse risk）において、それぞれ、66％、28％、45％、12％であった（❸）[3]。
- 種々の遺伝子変異に基づいたAMLの予後層別化が試みられているが、単一の遺伝子異常のみならず、複数の遺伝子異常の重複を考慮した層別化モデルの構築が必要である[4,5]。

MEMO

*FLT3*遺伝子変異：傍細胞膜貫通型領域に認められるITD変異とキナーゼ領域に認められるD835YなどKDM（kinase domain mutation）の2種類から成る。CN-AMLではそれぞれ約30％、約10％認められる。*FLT3*-ITD変異は、寛解導入率には影響を与えないものの、APL以外のAMLでは独立した予後不良因子である[2]。いずれの変異でもFLT3分子、下流シグナル伝達系の恒常的活性化が生じ、白血病細胞の増殖、抗アポトーシスに関与するとされる。このような臨床的、分子生物学的な背景から、活性型FLT3変異分子を標的としたFLT3阻害薬の開発が精力的に行われている。

MEMO

*CEBPA*遺伝子変異を有する症例はCN-AMLにおいて予後良好とされていたが、予後良好であるのはC末端およびN末端変異の両方の変異が異なるアレル上にみられる症例のみであることが報告された。C末端変異のみの症例は*FLT3*-ITDとの重複も認められ、予後については不明瞭である。このように、*CEBPA*遺伝子変異の予後に与える影響については、共存する遺伝子変異および単一変異か重複変異であるかに注意する必要がある。

❷ AMLの予後分類

a. ELN（European LeukemiaNet）によるAML予後分類

ELN Genetic Risk Group	分子病型
良好群	・t(8;21)(q22;q22)；RUNX1-RUNX1T1 ・inv(16)(p13.1q22) あるいは t(16;16)(p13.1;q22)；CBFB-MYH11 ・FLT3-ITDを伴わないNPM1変異（正常核型） ・CEBPA変異（正常核型）
中間群Ⅰ	・NPM1変異およびFLT3-ITD（正常核型） ・野生型NPM1およびFLT3-ITD（正常核型） ・FLT3-ITDを伴わない野生型NPM1（正常核型）
中間群Ⅱ	・t(9;11)(p22;q23)；MLLT3-MLL ・良好群や不良群に分類されない細胞遺伝学的異常
不良群	・inv(3)(q21q26.2) あるいは t(3;3)(q21;q26.2)；RPN1-EVI1 ・t(6;9)(p23;q34)；DEK-NUP214 ・t(v;11)(v;q23)；MLL再構成 ・−5あるいはdel(5q) ・−7 ・abn(17p) ・複雑核型

b. NCCNガイドラインにおけるAML予後分類

リスク分類	細胞遺伝学的所見	分子異常
低リスク	t(8;21) inv(16) または t(16;16) t(15;17)	細胞遺伝学的に正常： NPM1変異を認めるがFLT3-ITDを認めないか孤発性で両アレルのCEBPA変異を認める
中間リスク	細胞遺伝学検査正常 ＋8単独 t(9;11) 定義されていない他の異常	t(8;21), inv(16), t(16;16)： c-KIT変異陽性
高リスク	複雑核型（クローナルな染色体異常を3つ以上認める場合） monosomal karyotype −5, 5q−, −7, 7q− 11q23：t(9;11) 以外 inv(3), t(3;3) t(6;9) t(9;22)	細胞遺伝学的に正常： FLT3-ITD変異陽性

検査・診断（鑑別診断）

- AMLに限らず急性白血病の治療開始前検査は，病型診断，予後因子の検索などのみならず，臓器機能検査など，個々の治療耐容性に関する全身評価も必要である．
- AMLの病型分類は，形態学のみならず染色体異常や分子異常，化学療法・放射線治療歴の有無，先行するMDSの既往などの患者背景にも基づいた集学的な分類であるWHO分類（2008年）が用いられている．
- AMLの診断には塗抹標本による形態学的検査に加え，G分染法などによる染色体検査は予後分類のために必須である．また，フローサイトメトリーに

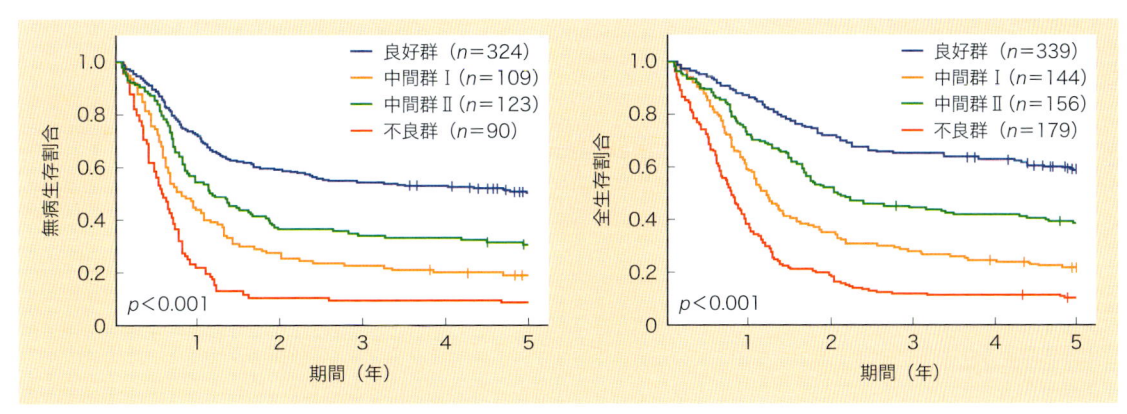

❸ 60歳未満 AML における ELN 分類に基づいた予後層別化
（Mrózek K, et al. J Clin Oncol 2012[3] より）

よる細胞表面発現抗原の検討も診断に有用である．
- 初期治療が異なる急性前骨髄球性白血病（APL）を鑑別するために，迅速に *PML-RARA* 融合遺伝子の検索を行うことが必要である．
- WHO 分類では，診断時の *FLT3* 遺伝子変異，*NPM1* 遺伝子変異，*CEBPA* 遺伝子変異の検索が推奨されている．治療施設で実施不可能な場合でも，外部施設などでの検索のために診断時の骨髄白血病細胞の凍結保存をしておくべきである．

治療

● ガイドラインの現況

- 日本血液学会の『造血器腫瘍診療ガイドライン（2013年版）』に，日本における AML に対する治療の推奨が掲載されている（❹，❺）．
- 海外のガイドラインでは，アメリカ NCCN（National Comprehensive Cancer Network）の AML 治療ガイドラインを日本血液学会造血器腫瘍ガイドライン作成委員会が監訳・監修した日本語版が，先端医療振興財団 臨床研究情報センターから配信されている（www.tri-kobe.org/nccn/guideline/hematologic/japanese/aml.pdf）．

若年者 AML の治療（65歳未満）
寛解導入療法
- AML の治療目標は，骨髄中の白血病細胞の除去（total cell kill）と，障害された骨髄機能の速やかな改善を得ることである．
- 治療前白血球数が多い症例，LDH が高い症例では，寛解導入療法開始後の腫瘍崩壊症候群に対する注意が必要である．また，腫瘍崩壊とともに DIC の悪化がみられる症例もあり，慎重なモニタリングと適切な支持療法を行わ

MEMO
日本臨床腫瘍学会の腫瘍崩壊症候群（TLS）診療ガイダンスで，AML は白血球が 100,000/μL 以上であれば高リスク群，25,000 以上 100,000/μL 未満の群および白血球数 25,000 未満で LDH が施設基準値の 2 倍以上の群は中間リスク群，それ以外の群は低リスク群に分類されている．

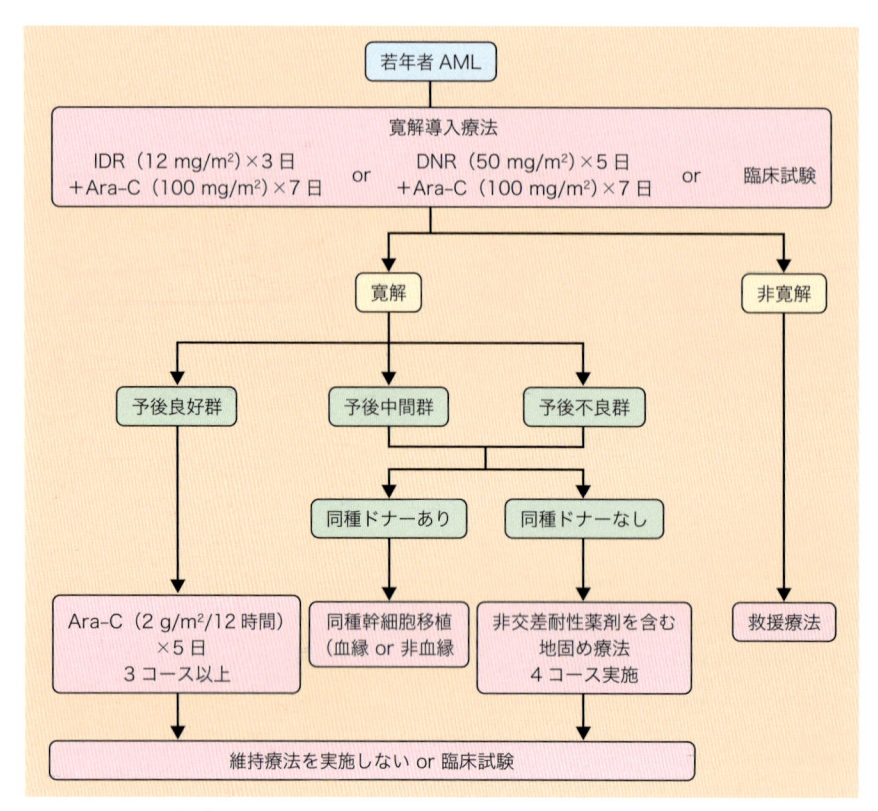

❹ **日本血液学会ガイドラインによる若年者 AML の治療アルゴリズム**
IDR：イダルビシン，Ara-C：シタラビン，DNR：ダウノルビシン
(日本血液学会, 編. 造血器腫瘍診療ガイドライン 2013年版. 東京：金原出版；2013. p.12より)

なければならない．

- 65歳以下の AML に対する寛解導入療法としては，シタラビン（Ara-C）100 mg/m^2×7日間＋イダルビシン（IDA）12 mg/m^2×3日間もしくはダウノルビシン（DNR）50 mg/m^2×5日間が標準的治療となっている．JALSG（Japan Adult Leukemia Study Group）が行った AML201 試験で両寛解導入療法のランダム化比較試験が行われ，完全寛解（CR）率（IDA vs DNR，77.5％ vs 78.2％），5年生存（48％ vs 48％）のいずれにおいても同等性が示されている[6]．
- 欧米において高用量 DNR（90 mg/m^2×3日間）の，従来の 45 mg/m^2×3日間と比較した有効性が報告されているが，50 mg/m^2×5日間との比較については明らかでない．しかし，DNR 90 mg/m^2×3日間と IDA 12 mg/m^2×3日間投与の同等性を示した報告はある．
- 1回の寛解導入療法で CR に到達しなかった場合は，もう1コースの同じ治療を繰り返す．CR に2コース以上の寛解導入療法を必要とした群は予後不良であり，第一寛解期での同種移植を考慮するべきである．

寛解後療法（CBF-AML 以外）
- 寛解導入療法で CR が得られた場合は，引き続き持続的な病勢コントロール

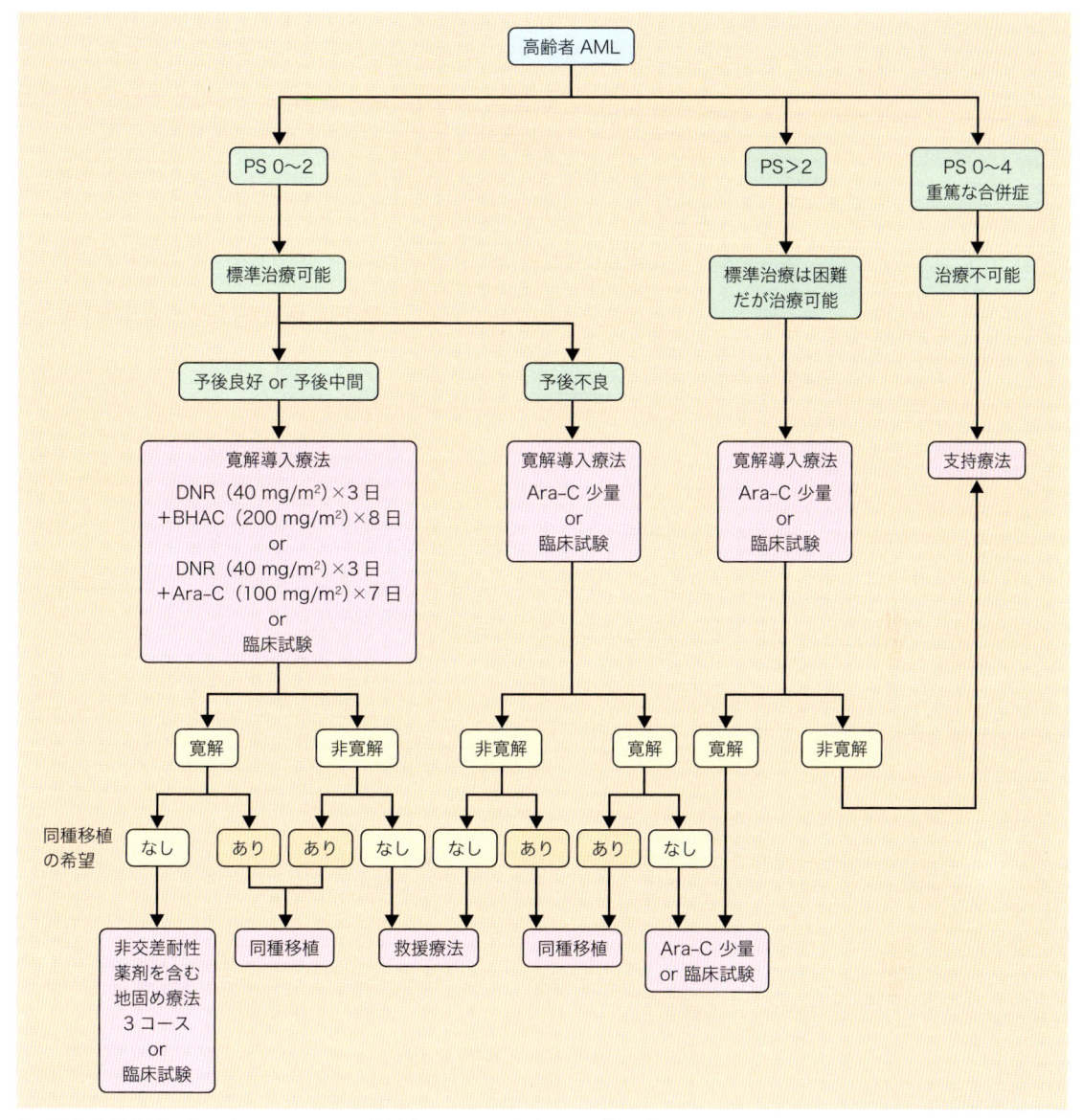

❺ 日本血液学会ガイドラインによる高齢者AMLの治療アルゴリズム
DNA：ダウノルビシン，BHAC：エノシタビン，Ara-C：シタラビン
(日本血液学会，編．造血器腫瘍診療ガイドライン 2013年版．東京：金原出版；2013．p.13より)

のために地固め療法を行う．寛解後療法を行わなかった場合は，6〜9か月以内に再発するとされる（❻）．

- JALSG AML201試験において，多剤併用化学療法4回の地固め療法とAra-C大量療法3回による地固め療法の比較検討を行ったが，両治療群間に無病生存（DFS），全生存（OS）のいずれにおいても有意差は認められなかった[7]．しかし，Ara-C大量療法群は白血球減少期間が有意に長く，感染症も高頻度に認められたため，CBF-AML以外では，非交差耐性のアントラサイクリン系薬剤に低用量Ara-Cを併用した地固め療法4コースが行

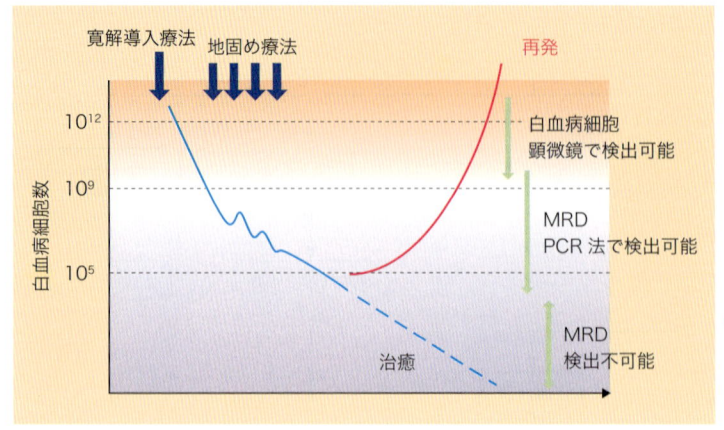

❻ 白血病治療経過と残存白血病細胞数

MRD: minimal residual disease（微小残存病変）

われる．

- AML 第一寛解期における同種造血幹細胞移植療法の適応については，染色体異常に基づいて検討されてきたが，染色体正常核型 AML（CN-AML）では随伴する遺伝子異常の存在を考慮する必要がある．2008年に報告された German-Austrian AML Study Group による60歳以下の CN-AML 872人を対象にした後方視的解析では，予後良好と考えられる *NPM1* 遺伝子変異陽性かつ *FLT3*-ITD 変異陰性症例では HLA 一致の同胞の有無で無再発生存（relapse-free survival；RFS）において有意な差は認められないが，それ以外の分子病型を有する症例では，HLA 一致の同胞を有する群において RFS は有意にまさっていた[8]．この報告は，*NPM1* 変異陽性かつ *FLT3*-ITD 変異陰性症例以外の CN-AML における第一寛解期の同種移植の有効性を初めて示したものである．

- *FLT3*-ITD 陽性の CN-AML は有意に RFS が短く，再発後の予後も ITD 陰性の症例と比べ不良であるとの報告もあり，第一寛解期での同種移植について多くの研究が報告されている．Schlenk らは後方視研究ながら，*FLT3*-ITD 変異症例における変異アレル比（AR）の第一寛解期での同種移植の成績に与える影響について報告している[9]．この研究では，AR≧0.51 の症例群のみで，同種移植群が OS と RFS において有意にまさっており，AR＜0.51 の症例群では同種造血幹細胞移植により有意な予後の改善は認められなかった．

- 地固め療法後の維持療法に関して，JALSG が AML-97 試験において，従来の3回の地固め療法に加え6回の維持療法を行う群と，4回の地固め療法を行う群とのランダム化比較試験を行った[10]．両群間で DFS，OS のいずれにおいても有意差は認められず，以後，維持療法を行わないのがわが国における標準的治療である．

寛解後療法（CBF-AML）

- わが国では CBF-AML の寛解後療法としては，Ara-C 大量療法 $2\,g/m^2/12$ 時間ごとの5日間投与が標準的治療である．3コース以上の同治療の繰り返

- しが推奨されている．本治療は，骨髄抑制期における感染症管理などに細心の注意が求められる．
- アメリカCALGB（Cancer and Leukemia Group B）では，$3\,g/m^2$のAra-C大量投与を治療第1・3・5日に12時間おきに1日2回，計6回行う投与法が行われている．前述の投与法との有効性の違いについては不明であるが，わが国で保険上，成人AMLで認められているのは$2\,g/m^2$が最大量である．
- Ara-C大量療法を行う際には，結膜炎予防のためステロイド点眼投与が必須であり，発熱，皮疹に対するメチルプレドニゾロンの予防投与も考慮される．また，Ara-C大量療法を60歳以上の高齢者に行う場合は，中枢神経毒性，骨髄抑制を考慮して，減量投与が必要である．
- CBF-AMLで高頻度にみられる*KIT*遺伝子変異，特にコドンD816における遺伝子変異がCBF-AMLで予後不良因子との報告がある．しかし，*KIT*遺伝子変異陽性例で第一寛解期での同種造血幹細胞移植療法を推奨するエビデンスはない[11]．

再発・難治性AMLの治療

- 再発もしくは難治性のAMLに対する治療で標準とされているものはなく，高用量の化学療法に耐えうる場合には，アントラサイクリン系薬剤にAra-C大量療法を併用した治療，Ara-C大量療法単独による治療，低用量Ara-Cにミトキサントロン，エトポシドを併用したMEC療法などが行われている．
- 第二寛解期が得られた場合には，長期生存を得るために速やかな同種造血幹細胞移植療法の実施が必要である．

高齢者AMLの治療（65歳以上）*

*本書「高齢者白血病」の項（p.303）を参照

- 高齢者は合併症も多く，PS（performance status），年齢，臓器機能，全身状態を慎重に評価して，どのような化学療法が可能であるか検討する必要がある．
- 寛解導入療法が可能な症例では，DNRにAra-Cもしくはエノシタビン（BHAC）を加えた化学療法が行われるが，年齢に応じたDNRの減量が必要である．

注意点

- AMLに対する化学療法は，好中球数$500/\mu L$以下となる期間が2〜3週間程度認められるため，細菌・真菌感染症に対する注意や予防処置が必要である．また，地固め療法を行う際にも十分な骨髄機能や全身状態の回復を確認した後に開始する必要がある．
- 骨髄抑制期にはヘモグロビン値$7\,g/dL$以上，血小板数$10,000〜20,000/\mu L$以上を保つように輸血を行うのが望ましい．心肺機能低下時，出血症状がみられるとき，DIC合併時はこの限りではない．

- AML 患者では中枢神経浸潤は ALL と比べ頻度が少ないとされ，予防治療の有効性は明確ではない．NCCN のガイドラインでは，FAB 分類で M4 もしくは M5 の患者，混合性白血病（biphenotypic leukemia）の患者，診断時白血球数が 100,000/μL 以上の患者に対しては，寛解状態での潜在的な中枢神経系（CNS）病変に対するルーチンでのスクリーニング検査が推奨されている．
- AML 治療中の顆粒球コロニー刺激因子（G-CSF）投与については，白血病細胞も G-CSF 受容体を発現していることから長年にわたり議論されてきた．AML では G-CSF の投与により，好中球減少期間，発熱期間，入院期間の短縮が報告されている一方で，重症感染症の発症率，死亡率は減少せず，生存期間の延長も認められていない．ELN では AML 症例への G-CSF の使用は推奨しておらず，重症感染症の合併時などは個別に考慮するべきとしている．

(石川裕一，清井 仁)

文献

1) Cancer Genome Atlas Research Network. Genomic and epigenomic landscapes of adult de novo acute myeloid leukemia. N Engl J Med 2013; 368: 2059-74.
2) Kiyoi H, Naoe T. Biology, clinical relevance, and molecularly targeted therapy in acute leukemia with FLT3 mutation. Int J Hematol 2006; 83: 301-8.
3) Mrózek K, et al. Prognostic significance of the European LeukemiaNet standardized system for reporting cytogenetic and molecular alterations in adults with acute myeloid leukemia. J Clin Oncol 2012; 30: 4515-23.
4) Patel JP, et al. Prognostic relevance of integrated genetic profiling in acute myeloid leukemia. N Engl J Med 2012; 366: 1079-89.
5) Kihara R, et al. Comprehensive analysis of genetic alterations and their prognostic impacts in adult acute myeloid leukemia patients. Leukemia 2014; 28: 1586-95.
6) Ohtake S, et al. Randomized study of induction therapy comparing standard-dose idarubicin with high-dose daunorubicin in adult patients with previously untreated acute myeloid leukemia: the JALSG AML201 Study. Blood 2011; 117: 2358-65.
7) Miyawaki S, et al. A randomized comparison of 4 courses of standard-dose multiagent chemotherapy versus 3 courses of high-dose cytarabine alone in postremission therapy for acute myeloid leukemia in adults: the JALSG AML201 Study. Blood 2011; 117: 2366-72.
8) Schlenk RF, et al. Mutations and treatment outcome in cytogenetically normal acute myeloid leukemia. N Engl J Med 2008; 358: 1909-18.
9) Schlenk RF, et al. Differential impact of allelic ratio and insertion site in *FLT3*-ITD-positive AML with respect to allogeneic transplantation. Blood 2014; 124: 3441-9.
10) Miyawaki S, et al. A randomized, postremission comparison of four courses of standard-dose consolidation therapy without maintenance therapy versus three courses of standard-dose consolidation with maintenance therapy in adults with acute myeloid leukemia: the Japan Adult Leukemia Study Group AML 97 Study. Cancer 2005; 104: 2726-34.
11) Paschka P, Döhner K. Core-binding factor acute myeloid leukemia: can we improve on HiDAC consolidation? Hematology Am Soc Hematol Educ Program 2013; 2013: 209-19.

4章 疾患の理解と治療／白血病

急性前骨髄球性白血病（APL）

専門医からのアドバイス

- 急性前骨髄球性白血病（APL）は，特徴的な染色体転座としてt(15;17)(q22;q12)の相互転座を認め，15番染色体上の*PML*遺伝子と17番染色体上の*RARA*遺伝子が*PML-RARA*融合遺伝子を形成している．
- APLは凝固・線溶系の異常を高頻度に合併し，重症の出血症状を認め，化学療法の開始前および施行中に，出血にてしばしば死亡する．初診から可及的早期に治療を開始する必要がある．
- 初診時に白血球数による層別化治療が必要であり，寛解導入療法は全トランス型レチノイン酸（ATRA）とアントラサイクリンの併用が行われる．
- 診断から治療完遂までには血液専門医の迅速な治療開始，十分な支持療法，そして独特な合併症や治療薬による有害事象の管理が必要である．

疫学・病態・症状

▶ 白血病/MDS
p.157, 165参照

- 急性前骨髄球性白血病（acute promyelocytic leukemia；APL）は，わが国では年間人口10万人あたり2〜3人発生する急性骨髄性白血病（AML）の約10〜15％を占める[1]．
- FAB分類では，AMLのM3として分類されたが，WHO分類では，カテゴリー1の反復する遺伝子異常を伴うAML（AML with recurrent genetic abnormalities）に分類される[2]．
- *PML-RARA*融合遺伝子産物は*PML*と*RARA*がもつ転写遺伝子活性を抑制し，芽球の分化を前骨髄球の段階で阻止する．
- APLは凝固・線溶系の異常を高頻度に合併し，重症の出血症状を認め，寛解導入療法の開始前および施行中に，出血にて死亡する例をしばしば認める．
- 白血球と血小板の減少を半数以上に認め，治療前白血球数の中央値は約1,700/μLで，3,000/μL以下の症例が約55％を占める[3]．白血球増多例では，出血や分化症候群（differentiation syndrome；DS）などの合併症が高頻度に認められる．
- 細胞形態上，APL細胞は分葉傾向のある核と，微細なアズール顆粒とAuer小体を時に複数含む胞体を有する．アズール顆粒とAuer小体を欠如する亜

急性前骨髄球性白血病（APL） 283

型 M3v もある．白血球の減少例は，芽球の存在を確認できなくても APL は否定できず，骨髄穿刺を行う．
- APL の危険因子として，白血球数，年齢，PS（performance status），出血傾向，CD56 などがあるが，なかでも重要なのが，初診時の白血球数である[3]．JALSG（Japan Adult Leukemia Study Group）では，白血球数 3,000/μL 以下，3,000/μL から 10,000/μL 未満，10,000/μL 以上の 3 群に分け，層別化治療が行われる[4]．ヨーロッパでは，血小板数を因子に含めた Sanz score が使用される[5]．

MEMO

Sanz score：ヨーロッパの GIMEMA と PETHEMA 研究では，治療前白血球数そして血小板数が予後に影響する重要な因子として抽出された[5]．白血球数 <10×10^4/μL かつ血小板数 >40×10^4/μL，白血球数 <10×10^4/μL かつ血小板数 <40×10^4/μL，白血球数 ≧10×10^4/μL の 3 群に分類し，低リスク群，中間リスク群，高リスク群とした．

検査・診断（鑑別診断）

- 末梢血では，白血球の増加または減少，血小板の減少を認める．白血球や血小板の減少を認めた場合，再生不良性貧血や骨髄異形成症候群との鑑別が問題となる．
- 凝固検査では播種性血管内凝固症候群（DIC）にみられるプロトロンビン時間（PT）と活性化部分トロンボプラスチン時間（APTT）の延長，フィブリノゲン分解産物や D-ダイマーの増加，フィブリノゲン，α_2 プラスミンインヒビターの低下が認められる．アンチトロンビンⅢ（AT-Ⅲ）は比較的保たれている．
- 末梢血中に前述した特徴的な APL 細胞を認める場合，また認めない場合でも，骨髄穿刺を施行し，APL 細胞の存在を確認する．骨髄穿刺は時として細胞が吸引しにくく，凝固しやすいため，誤診につながりやすい．検査は迅速に，できれば 2 人で行う．
- APL 細胞の存在を疑ったら，染色体（G 分染法，FISH 法）にて，t(15;17) の相互転座を確認，CD-phenotype，*PML-RARA* 融合遺伝子産物の確認（PCR 法），抗 PML 抗体による染色などを行う．FISH，PCR，PML 染色は迅速に結果を得ることができ，治療が急がれる本疾患の診断として有用である．
- 中枢神経症状や呼吸器症状を疑った場合，迷わず，CT や MRI を行い，浸潤や出血の有無を確認する．
- 寛解導入前の胸部 X 線，酸素飽和度（SpO$_2$），心電図，心臓超音波検査は，治療経過中の異常を判断するうえで必要である．

MEMO

早期治療の必要性：APL では，重篤な出血にて早期に死亡する例が少なくない．治療は来院後 24 時間以内に行われる必要がある．形態学的に APL を疑ったら，*PML-RARA* 融合遺伝子の結果を待たず，まず，APL の治療を開始する．

治療

●ガイドラインの現況

- 寛解導入療法，地固め療法，維持療法の 3 つから成る．初発例では造血幹細胞移植は通常行われない．ガイドラインとしては，ELN（European LeukemiaNet）が参考になる[3]．

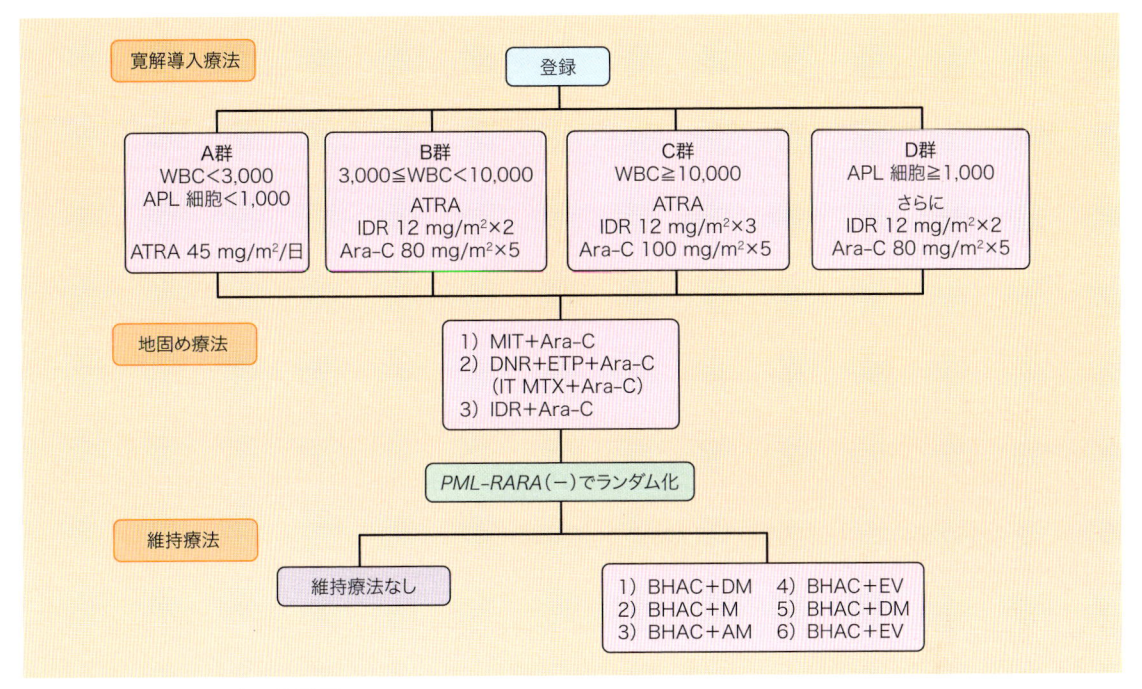

❶ JALSG-APL97研究の概略図

IDR：イダルビシン，Ara-C：シタラビン，MIT（M）：ミトキサントロン，DNR：ダウノルビシン，ETP：エトポシド，MTX：メトトレキサート，BHAC：エノシタビン，IT：髄腔内注射，DM：DNR＋メルカプトプリン，AM：アクラルビシン＋メルカプトプリン，EV：エトポシド＋ビンデシン
（Asou N, et al. Blood 2007[4] より）

寛解導入療法

- 全トランス型レチノイン酸（all-*trans* retinoic acid；ATRA）と化学療法（たとえば，イダルビシンとシタラビンの併用）が行われる．白血球増多の認められる例では化学療法を併用する．治療開始後に白血球数が増加する例では化学療法を追加する．ATRAは末梢血，骨髄血で，APL細胞が完全に消失するまで続行する[4]．
- JALSGのAPL97とAPL204では，初診時の白血球数およびAPL細胞数により，寛解導入療法をA群，B群，C群，D群の4群に層別化した（❶，❷）[4]．
- 治療開始前から治療開始後に，血小板減少や凝固異常が高度に出現する場合が多い．血液・凝固学的検査を頻回に施行するとともに，十分な血小板輸血と新鮮凍結血漿（FFP）を補い，抗凝固療法を施行する．
- ATRA開始後，数週間にわたってAPL分化症候群（DS）が発症する危険がある．発熱，体重増加，呼吸器症状，肺野の浸潤影，胸水や心嚢水の貯留，血圧低下，腎機能障害などの所見に注意する．SpO_2の測定と検温は頻回に行う．発症を疑ったら，直ちにATRAを休薬し，酸素投与，メチルプレドニゾロンのパルス療法またはデキサメタゾンの投与を行う．

APL分化症候群（DS）の治療

- DSが疑われる，もしくは診断された場合，ATRAや亜ヒ酸（ATO）の休

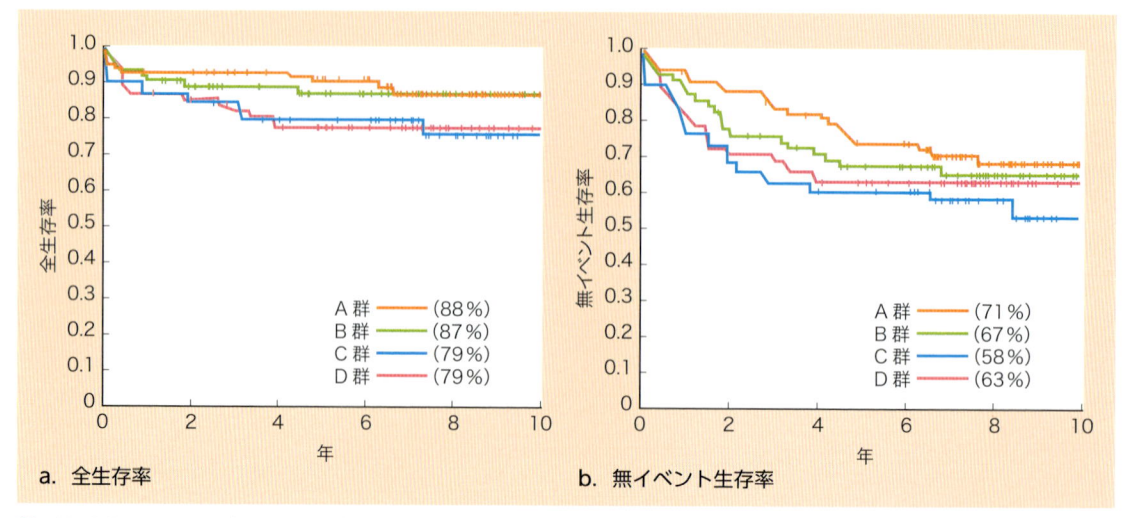

❷ **JALSG-APL97研究における寛解導入療法群別の生存率の比較**
(Asou N, et al. Blood 2007[4] より)

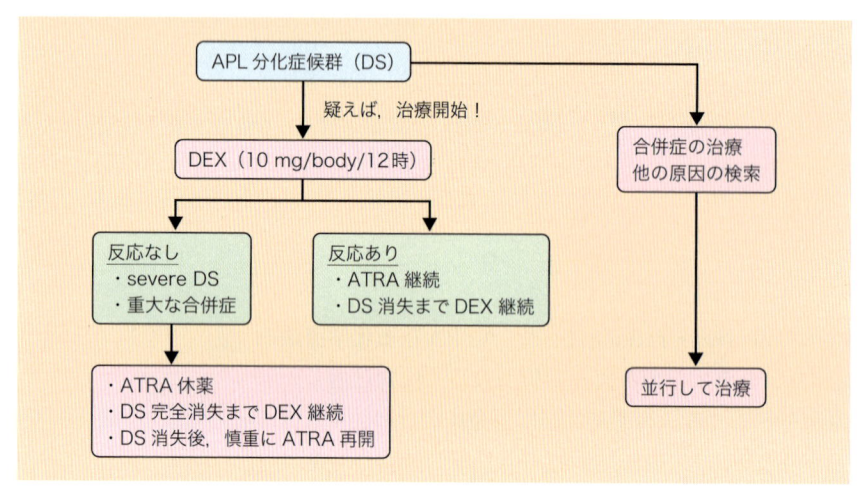

❸ **APL分化症候群の治療**
DEX：デキサメタゾン，ATRA：全トランス型レチノイン酸

薬と副腎皮質ステロイドの使用が必要である．
- 中等症以上のDSではATRAやATOを数日休薬し，症状の悪化を防止する．数日休薬することで，APLの予後が悪くなるというエビデンスはない．
- 軽症および疑いの場合は，慎重に経過を観察するとともに，分化誘導薬の使用量の減量を考慮する．本症が完全に軽快し分化誘導薬を再開する場合は本症の再燃に注意しながら，慎重に投与する（❸）．
- 副腎皮質ステロイドとしては，デキサメタゾンなどが使用される．投与量は症状にもよるが，デキサメタゾンとして10 mg/回（1日2回）を使用する．開始後3日間は投与し，経過を観察する．投与の開始はできるだけ早期に行

い，終了は本症が完全に消失するまで続行する．病状が進行した場合，本薬剤の有用性は少ない．副腎皮質ステロイドの予防的投与は，重症の DS に有効であるとするエビデンスは現在のところ明らかではない．しかし，白血球増加例で，使用している報告はある[6]．

- 化学療法の併用も重要な DS の治療や予防である．白血球の増加した本症の合併例では，速やかな白血球減少をはかるため，アントラサイクリンが投与されることが多い．

地固め療法

- 微小残存病変（MRD）陰性化のために，地固め療法として化学療法が2ないし3コース程度行われる[3,4]．化学療法では，時に，骨髄抑制を強く認める例があり，注意する[4]．
- 地固め療法に ATRA を併用する有用性や，アントラサイクリン単独と併用療法の優劣に関しては未解決である．
- 地固め療法終了後に脊髄液穿刺を行い，APL の髄膜浸潤のないことを確かめ，メトトレキサート（MTX）とシタラビンの髄注を1回施行し，中枢神経再発を予防する[3]．
- 地固め療法終了後，骨髄抑制から回復した時点で，骨髄穿刺を施行し，PML-RARA 融合遺伝子産物による MRD の有無を確認し，陰性例は維持療法を行う．

維持療法

- ATRA の内服，6-メルカプトプリン（6-MP）と MTX の内服，両者の併用などが，間欠的に8コースを2年間程度行われる．多剤併用化学療法は予後を改善しない[4]．
- MRD 陽性例は他の APL に有効性ある薬剤（タミバロテン〈Am80〉，ATO，ゲムツズマブ オゾガマイシン〈GO〉など）による治療を行い，造血幹細胞移植（HSCT）を考慮する．

再発 APL

- ATO，Am80，GO が使用される[3,7-9]．ATO は再発時に最も考慮される薬剤である（後述）．
- 寛解後には自家造血幹細胞移植（auto-HSCT）が考慮される．HSCT の施行ができない場合，GO（3 mg/m^2）の投与も有効である．GO には infusion reaction に加えて，肝静脈閉塞症（VOD）の副作用があり，注意して使用する．

亜ヒ酸（ATO）

- 再発例で寛解導入療法として，0.15 mg/kg を5％ブドウ糖に溶解し，点滴投与する．ATRA 同様，出血や DS に注意が必要で，白血球増多症例では化学療法の併用や追加が必要となる[7]．
- ATO 特有の副作用として，QT 延長や不整脈，肝機能障害などがある．特に，刺激伝導系の異常は，注意深いモニタリングが必要である[7]．異常時には減量や休薬，Mg などの補充，抗不整脈薬投与が必要になる場合もある．

> **MEMO**
> APL の MRD：APL では PML 遺伝子と RARA 遺伝子が相互転座を起こし再構成され，PML-RARA 融合遺伝子を形成している．この産物は PML と RARA がもつ転写遺伝子活性をそれぞれ抑制し，APL 細胞の分化を前骨髄球の段階で停止させる．ATRA や ATO はこの抑制を解除し，APL 細胞を分化させ細胞死を起こす．
> 地固め終了後に PML-RARA 融合遺伝子産物を PCR で測定した場合，98％が陰性化し，血液学的再発に先立って再陽性化することが知られている．このため，維持療法期間とその後2年間は定期的（3か月に一度程度）に検査する[3,4]．

急性前骨髄球性白血病（APL）

- 寛解後療法としては，0.15 mg/kg を週5日，4〜5週施行する．
- 高齢者，ATRA と化学療法の併用不耐容例，心肺機能異常などで標準的な化学療法が施行できない例では，寛解導入療法として ATO が使用される．寛解まで，ATO（0.15 mg/kg）を連日点滴にて投与する．
- 欧米では，初診時寛解導入療法として ATO と ATRA による併用療法が施行され，有効性が報告されている[10]．将来的に標準治療になりうるが，2015年8月現在，わが国では，初診時からの ATO 使用は，標準的ではない．

ATO＋ATRA 療法

- Lo-Coco ら[10] は ATO＋ATRA 療法と標準治療である AIDA（ATRA＋イダルビシン）療法を比較する無作為前向き試験（APL0406）を行った．低・中間リスク群と診断された初発 APL 156例を対象とした．
- ATO＋ATRA 群（77例）では寛解導入療法，地固め療法（28週間）ともに ATO（0.15 mg/kg）＋ATRA が投与された．一方，ATRA＋化学療法群（79例）は，寛解導入療法として AIDA 療法が施行され，地固め療法として ATRA＋化学療法を3コース，維持療法として ATRA＋MTX＋6-MP が2年間行われた．
- ATO＋ATRA 群と ATRA＋化学療法群では，完全寛解（CR）率，CR 到達期間に差を認めなかった．2年全生存（OS）は 99％ vs 91％（$p=0.02$），無病生存（DFS）は 97％ vs 90％（$p=0.11$），無イベント生存（EFS）は 97％ vs 86％（$p=0.02$）であった．ATRA＋化学療法群では5％が寛解導入療法中に死亡したが，ATO＋ATRA 群では死亡例はなかった．白血球増多（WBC＞10,000/μL）は 47％ vs 24％（$p=0.007$）で ATO＋ATRA 群で多かったが，DS の発症率は 19％ vs 16％（$p=0.62$）で差がなく，重症 DS の発症率も差がなかった（$p=0.99$）．肝障害（grade 3〜4）は 63％ vs 4％（$p<0.001$）であり，いずれも休薬により軽快した．QTc 延長は ATO＋ATRA 群の 16％にみられた．
- 以上から，ATO＋ATRA 療法は低・中間リスクの初発 APL において AIDA 療法を上回る効果が示された．わが国では ATO＋ATRA 療法は 2015年8月現在標準的ではない．

高齢者 APL の治療

- 高齢者 APL では化学療法の完遂が困難で，合併症が多い．ATRA と併用する化学療法や ATO の導入などの治療上の工夫により，予後の改善や有害事象の軽減化が期待される．
- 高齢者 APL では診断時 10,000/μL 未満の血小板減少，低アルブミン血症，PS 3以上の症例が多い．CR 率が悪く，寛解導入療法中の早期死亡が多く，DS による死亡が多い[11]．

注意点

- 血液専門医でも，APL は予後良好の白血病とする漠然とした安心感が生ま

れるようになった．しかし，APL患者のなかには，血液専門医に転送されるまでに，また転送されてからも，「重篤な出血」や「APL分化症候群」などにより不幸な転帰をとる例が少なくない．迅速に専門医に転送され，技量を尽くしてこそ，治癒しうる急性白血病であることを，分子標的治療の有効性とともに，確認したい．

〈竹下明裕〉

文献

1) Warrell RP Jr, et al. Acute promyelocytic leukemia. N Engl J Med 1993; 329: 177-89.
2) Swerdlow SH, et al., eds. Acute myeloid leukaemia with recurrent genetic abnormalities. In: WHO Classification of Tumours of Haematopoietic and Lymphoid Tissues. 4th ed. Lyon: IARC Press; 2008. pp. 110-23.
3) Sanz MA, et al. Management of acute promyelocytic leukemia: recommendations from an expert panel on behalf of the European LeukemiaNet. Blood 2009; 113: 1875-91.
4) Asou N, et al. A randomized study with or without intensified maintenance chemotherapy in patients with acute promyelocytic leukemia who have become negative for PML-RARα transcript after consolidation therapy: the Japan Adult Leukemia Study Group (JALSG) APL97 study. Blood 2007; 110: 59-66.
5) Sanz MA, et al. All-trans retinoic acid and anthracycline monotherapy for the treatment of elderly patients with acute promyelocytic leukemia. Blood 2004; 104: 3490-3.
6) Montesinos P, et al. Differentiation syndrome in patients with acute preomyelocytic leukemia treated with all-trans retinoic acid and anthracycline chemotherapy: characteristics, outcome, and prognostic factors. Blood 2009; 113: 775-83.
7) Soignet SL, et al. United States multicenter study of arsenic trioxide in relapsed acute promyelocytic leukemia. J Clin Oncol 2001; 19: 3852-60.
8) Takeshita A. Efficacy and resistance of gemtuzumab ozogamicin for acute myeloid leukemia. Int J Hematol 2013; 97: 703-16.
9) Takeshita A, et al. Tamibarotene for the treatment of acute promyelocytic leukemia. Expert Opin Orphan Drugs 2014; 2: 961-9.
10) Lo-Coco F, et al. Retinoic acid and arsenic trioxide for acute promyelocytic leukemia. N Engl J Med 2013; 369: 111-21.
11) Ono T, et al. Long-term outcome and prognostic factors of elderly patients with acute promyelocytic leukemia. Cancer Sci 2012; 103: 1974-8.

二次性（治療関連）白血病

> **専門医からのアドバイス**
> - 固形腫瘍に対する化学療法が進歩するなかで，晩期障害として治療関連白血病，すなわち治療関連骨髄性腫瘍（t-MN）は増加すると考えられる．
> - 均衡型染色体異常の t(8;21)，inv(16)，t(15;17) を除いて，t-MN の予後は不良で，5年生存率は10％を下回る．
> - 標準的な治療法は確立しておらず，t-MN 患者では可能な臨床研究の参加を考慮したい．

疫学・病態・症状

▶ 白血病/MDS
p.171参照

- 二次性（治療関連）白血病は，細胞障害性薬物による化学療法や放射線療法を受けた悪性腫瘍や非腫瘍性疾患患者に発生する．
- 治療関連白血病は，WHO 分類（2008年）における治療関連骨髄性腫瘍（therapy-related myeloid neoplasms；t-MN）ととらえられ[1)]，治療関連急性骨髄性白血病（therapy-related acute myeloid leukemia；t-AML），治療関連骨髄異形成症候群（therapy-related myelodysplastic syndromes；t-MDS）および治療関連骨髄異形成／骨髄増殖性腫瘍（therapy-related myelodysplastic/myeloproliferative neoplasms；t-MDS/MPN）が含まれる．
- 発症頻度は，AML，MDS，MDS/MPN 全体の10〜20％とされる．
- 前疾患のタイプや薬剤によりどの年齢にも発症しうるが，発症年齢中央値は63歳で，男女差はない[2)]．
- 発症機序は，細胞障害性薬物や放射線の曝露による造血幹細胞／造血前駆細胞の遺伝子変異が考えられている．原因となる薬剤には，アルキル化薬やトポイソメラーゼⅡ阻害薬をはじめ多くの薬剤が含まれる（❶）[1,3)]．
- 薬剤の曝露から t-MN の発症までの期間は，1年から10年と幅があるが，アルキル化薬（あるいは放射線）では5〜10年，トポイソメラーゼⅡ阻害薬では1〜5年が多い．
- 臨床症状は de novo AML や MDS と同様であり，正常造血能の障害による汎血球減少症（貧血，好中球減少，血小板減少），全身倦怠感，感染症，出

❶ 治療関連白血病の原因となりうる薬剤・治療

アルキル化薬	ブスルファン，カルボプラチン，カルムスチン，chlorambucil，シスプラチン，シクロホスファミド，ダカルバジン，ロムスチン，メルファラン，マイトマイシンC，プロカルバジン，thiotepa，ベンダムスチンなど
トポイソメラーゼⅡ阻害薬	エトポシド，teniposide，ドキソルビシン，ダウノルビシン，ミトキサントロン，エピルビシン，アクチノマイシンDなど
代謝拮抗薬	フルダラビン，6-メルカプトプリン，メトトレキサート
微小管阻害薬	ドセタキセル，パクリタキセル，ビンブラスチン，ビンクリスチン
放射線治療	一般的には造血幹細胞移植の前処置など，広範囲の照射
その他	造血因子 (フィルグラスチムなど)

(Czader M, et al. Am J Clin Pathol 2009[3])を参考に作成)

血症状などがあげられる．

検査・診断（鑑別診断）

- 診断には，*de novo* AML と同様に，骨髄，末梢血，あるいは各臓器における白血病細胞（芽球）を検出することと，正常造血の阻害による赤血球，血小板，好中球の減少をとらえることが必要である．
- 形態学的，免疫細胞学的，細胞・分子遺伝学的検索を駆使して，骨髄における白血病細胞の浸潤と白血病細胞の起源を特定する．大半の患者は，多血球にわたる形態異形成を有している．
- 問診にて一次腫瘍の種類や治療内容を詳細に把握する．
- t-MN は，末梢血液あるいは骨髄中の芽球割合が20％以上であればt-AML，20％未満であればt-MDS，両者のいずれでもなければt-MDS/MPN に分類される．
- 染色体検査でt(8;21) か inv(16) の異常を有する場合は，芽球割合が20％未満でもt-AML と診断する．また，t(15;17) の染色体異常を有する場合は，芽球割合にかかわらずt-APL（治療関連急性前骨髄球性白血病）とする．

治療

●ガイドラインの現況

- t-MN に対する至適な治療法は確立されておらず，ガイドラインはない．しかし，個々の患者の状態（年齢，合併症，一次腫瘍の状態など含める）と白血病の予後因子により治療法を選択する治療アルゴリズムが提案されている（❷)[4]．

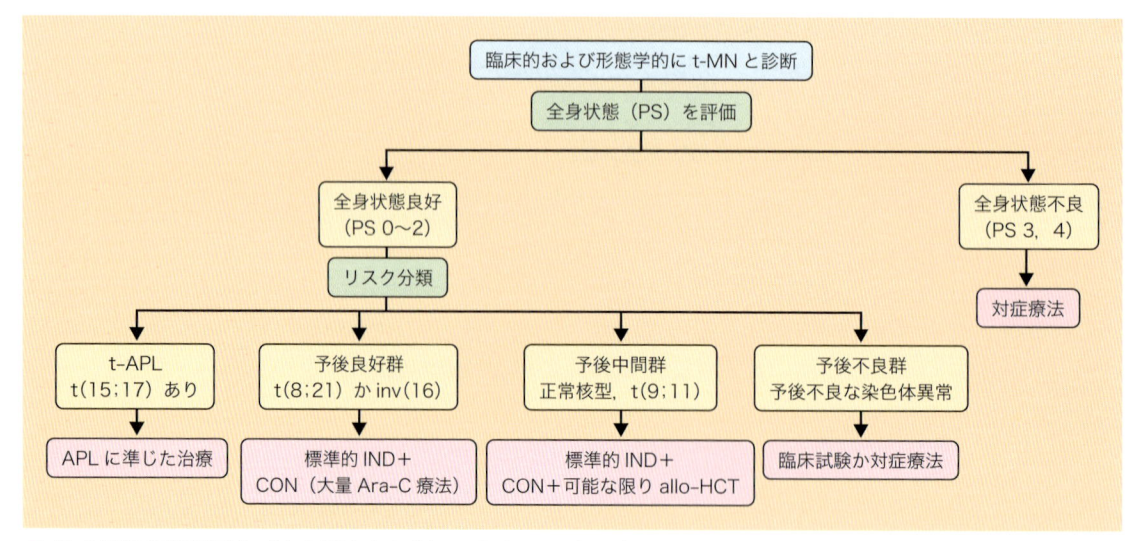

❷ 治療関連骨髄性腫瘍（治療関連白血病）の治療アルゴリズム

t-MN：治療関連骨髄性腫瘍，PS：performance status，t-APL：治療関連急性前骨髄球性白血病，IND：寛解導入療法，CON：地固め療法（＝寛解後療法），Ara-C：シタラビン，allo-HCT：同種造血幹細胞移植
（Larson RA. Hematology Am Soc Hematol Educ Program 2007[4]）を参考に作成）

- 患者の全身状態をECOG（Eastern Cooperative Oncology Group）のperformance status（PS）で評価し，全身状態が良好（PS 0〜2）では，染色体によるリスクに応じた治療を選択する．全身状態が不良（PS 3, 4）では，積極的な治療よりは，症状に応じた対症療法（輸血，抗菌薬による感染症の治療など）が選択される．
- 染色体による予後の層別化[5]を行い，治療法を選択する．
  ①予後良好群：染色体異常のt(8;21)，inv(16)，t(15;17)．
  ②予後中間群：正常核型，t(9;11)，その他予後良好と不良に属さない染色体異常．
  ③予後不良群：3q21q26異常，5q欠損，7q欠損，t(6;9)，12p異常，17p異常，モノソミー5あるいは7，トリソミー8あるいは13，その他3つ以上の複雑核型異常など．
- t-APLは *de novo* APLに準じた治療，t(8;21)とinv(16)のt-AMLは *de novo* AMLの標準的な寛解導入療法と寛解後療法で大量シタラビン療法が選択される．
- 予後中間群は，*de novo* AMLの標準的な寛解導入療法と寛解後療法で可能な限り同種造血幹細胞移植療法が選択される．
- 予後不良群は，通常の治療法には抵抗性であり，新規治療法の臨床試験への参加か，対症療法が選択される．

注意点

- t-MN の患者では，前治療に関連した臓器障害，正常な造血幹細胞の減少，骨髄間質のダメージ，慢性的な免疫不全状態，抗菌薬耐性菌の保菌といった臨床的問題があげられる．また，一次腫瘍が完治しているかどうかも治療前の評価としては重要である．

（薄井紀子）

文献

1) Vardiman JW, et al. Therapy-related myeloid neoplasms. In: Swerdlow SH, et al., eds. WHO Classification of Tumours of Haematopoietic and Lymphoid Tissues. Lyon: IARC Press; 2008. pp.127-9.
2) Dores GM, et al. Acute leukemia incidence and patient survival among children and adults in the United States, 2001-2007. Blood 2012; 119: 34-43.
3) Czader M, Orazi A. Therapy-related myeloid neoplasms. Am J Clin Pathol 2009; 132: 410-25.
4) Larson RA. Etiology and management of therapy-related myeloid leukemia. Hematology Am Soc Hematol Educ Program 2007; 2007: 453-9.
5) Schoch C, et al. Karyotype is an independent prognostic parameter in therapy-related acute myeloid leukemia (t-AML): an analysis of 93 patients with t-AML in comparison to 1091 patients with de novo AML. Leukemia 2004; 18: 120-5.

4章 疾患の理解と治療／白血病

混合表現型急性白血病

専門医からのアドバイス

- 混合表現型急性白血病（MPAL）は，急性骨髄性白血病（AML）と急性リンパ芽球性白血病（ALL）の双方の形質を併せもつ白血病である．
- MPAL の診断は AML や ALL と同様の手順で進められるが，フローサイトメトリーにより骨髄系，B 細胞系，T 細胞系の抗原を検出することが重要である．
- ALL の治療法の選択が妥当であり，染色体異常を有し，病因分子が特定されるサブタイプ，t(9;22)(q34;q11.2)；*BCR-ABL1*=Ph 陽性 MPAL には，BCR-ABL チロシンキナーゼ阻害薬を併用した Ph 陽性 ALL タイプの治療法が妥当である．

疫学・病態・症状

▶ 白血病/MDS
p.176参照

- 混合表現型急性白血病（mixed phenotype acute leukemias；MPAL）は，血液細胞の 2 系統以上の分化を併せもつ急性白血病のことで，2008年版 WHO 分類では，系統不明の急性白血病（acute leukaemias of ambiguous lineage）のなかに含まれている[1]．
- 多能性造血幹細胞（pluripotent hematopoietic stem cell）から発生する非常にまれな急性白血病である（急性白血病の 2〜5％）．
- 急性骨髄性白血病（AML）と B 細胞系または T 細胞系の急性リンパ芽球性白血病（ALL）の双方の抗原を白血病細胞が有している．
- 形態学的には AML の形態を呈するものと ALL の形態を呈するものが混在する．
- 小児から成人までのいずれの年齢にも発症し，男性にやや多い．
- 臨床症状は他の急性白血病と同様である．

検査・診断（鑑別診断）

- 通常の急性白血病の診断に必要な検査を施行する．
- 異なる lineage を示す 2 種類以上の芽球集団が存在するサブタイプ①

❶ 混合表現型急性白血病（MPAL）の診断に必要な白血病細胞（芽球）の表面形質（抗原の発現）

骨髄系（myeloid lineage）	ミエロペルオキシダーゼ陽性（フローサイトメトリー，免疫染色，細胞化学検査で判定） あるいは 単球系への分化表出（下記の2マーカー以上が陽性） CD11c，CD14，CD64，リゾチーム
T細胞系（T lineage）	細胞質内CD3陽性（CD3ε鎖に対する抗体を使用したフローサイトメトリー，免疫染色は不可） あるいは 細胞表面CD3陽性
B細胞系（B lineage）	CD19強発現（CD79a，細胞質内CD22，CD10のいずれか1つ以上の強発現を伴う） あるいは CD19弱陽性（CD79a，細胞質内CD22，CD10のいずれか2つ以上の強発現を伴う）

❷ 混合表現型急性白血病（MPAL）の分類

MPAL with t(9;22)(q34;q11.2)；*BCR-ABL1*〔t(9;22)(q34;q11.2)*BCR-ABL1*を伴う急性混合性白血病〕
MPAL with t(v;11q23)；*MLL* rearranged〔t(v;11q23)*MLL*遺伝子再構成を伴う急性混合性白血病〕
MPAL, B/myeloid, NOS〔急性混合性白血病，B/骨髄系，非特定型〕
MPAL, T/myeloid, NOS〔急性混合性白血病，T/骨髄系，非特定型〕
MPAL, NOS-rare types〔急性混合性白血病，非特定-稀少型〕

bilineage acute leukemia と，同一の芽球が2系統以上のlineage特異的なマーカーを有するサブタイプ② biphenotypic acute leukemia がある．
- 主としてフローサイトメトリーで白血病細胞に表出される抗原を検索し，MPALの診断に必要なマーカーで骨髄系，T細胞系，あるいはB細胞系と判定する（❶）．
- B細胞系/骨髄系のMPALには，t(9;22)(q34;q11.2)；*BCR-ABL1*，t(v;11q23)；*MLL*とその他の3つ，T細胞系/骨髄系のMPALは1つ，そしてこれ以外の計5つのサブタイプに亜分類される（❷）．
- MPALのなかでは，B細胞系/骨髄系が59％，T細胞系/骨髄系が35％，B細胞系/T細胞系が4％，B細胞系/T細胞系/骨髄系が2％と報告されている[2]．
- 染色体異常を有するMPALでは，t(9;22)すなわちフィラデルフィア（Ph）染色体陽性白血病が全体の16％，B細胞系/骨髄系では29％と最も多い[3]．
- 2系統以上の表現系を有する芽球であっても，均衡型の染色体異常を有するAML，慢性骨髄性白血病の急性転化期（CML-BP），治療関連白血病はMPALから除外される．

a. 全生存曲線

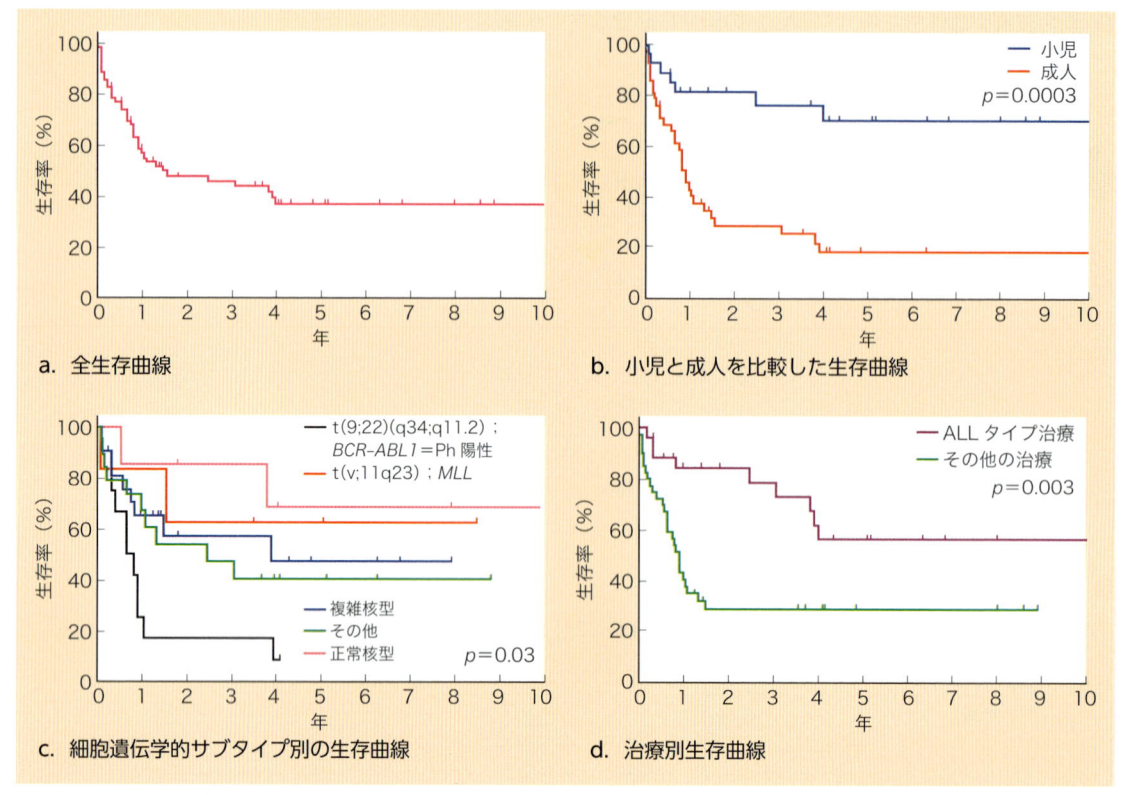

b. 小児と成人を比較した生存曲線

c. 細胞遺伝学的サブタイプ別の生存曲線

d. 治療別生存曲線

❸ 混合表現型急性白血病の治療成績（生存曲線）

ヨーロッパ7か国（イギリス，オーストリア，オランダ，フランス，スウェーデン，スペイン，チェコ）から15年間に集められた100人のMPAL患者の後方視的解析研究から得られた生存曲線（Kaplan-Meier法）．
（Matutes E, et al. Blood 2011[2] より）

治療

- 初回寛解導入療法は，AMLとALLのどちらか一方の治療を選択する[4]．
- ALLタイプの治療（Hyper-CVAD療法など）の寛解率は8割以上，AMLタイプの治療（7+3療法など）は4～5割とされ[2,5]，ALLに準じた治療法の選択が妥当である．
- MPALの治療成績は，全体の5年生存率は4割，ALLタイプの治療は他の治療法に比べて良好，小児と成人を比べると小児の成績が良好，染色体異常のない正常核型が良好であるが，Ph陽性MPALは不良である（❸）[2]．
- 寛解後療法における同種造血幹細胞移植は，予後不良のPh陽性例や成人例に選択が考慮されるが[2]，コンセンサスは確立していない．
- 症例数は少ないが，Ph陽性MPALでは，BCR-ABLチロシンキナーゼ阻害薬（BCR-ABL TKI，たとえばイマチニブ）の併用化学療法により，寛解率100％と5年全生存率55％を得られたとの報告がある[6]．

MEMO

Hyper-CVAD療法：シクロホスファミド，ビンクリスチン，ドキソルビシン，デキサメタゾン

7+3療法：シタラビン（7日間），ダウノルビシン（3日間）

注意点

- 今後のMPALに対する治療として，特徴的な染色体を有するPh陽性MPALやt(v;11q23)；*MLL*-MPALは，病因分子を標的とした治療薬の導入が見込まれる．
- Ph陽性MPALの治療は，Ph陽性ALLと同様に，BCR-ABL TKIを併用した治療法が選択されうる．

（薄井紀子）

文献

1) Borowitz MJ, et al. Acute leukaemias of ambiguous lineage. In: Swerdlow SH, et al., eds. WHO Classification of Tumours of Haematopoietic and Lymphoid Tissues. Lyon: IARC Press; 2008. pp.150-5.
2) Matutes E, et al. Mixed-phenotype acute leukemia: clinical and laboratory features and outcome in 100 patients defined according to the WHO 2008 classification. Blood 2011; 117: 3163-71.
3) Weinberg OK, et al. Mixed phenotype acute leukemia: A study of 61 cases using World Health Organization and European Group for the Immunological Classification of Leukaemias criteria. Am J Clin Pathol 2014; 142: 803-8.
4) Killick S, et al. Outcome of biphenotypic acute leukemia. Haematologica 1999; 84: 699-706.
5) Rubnitz JE, et al. Acute mixed lineage leukemia in children: the experience of St Jude Children's Research Hospital. Blood 2009; 113: 5083-9.
6) Shimizu H, et al. Philadelphia chromosome-positive mixed phenotype acute leukemia in the imatinib era. Eur J Haematol 2014; 93: 297-301.

4章 疾患の理解と治療／白血病

急性リンパ性白血病（non-Ph）

> **専門医からのアドバイス**
> - 急性リンパ性白血病（ALL）は，主に骨髄，胸腺に存在するリンパ系前駆細胞の腫瘍で腫瘍細胞は主に骨髄，末梢血，リンパ系組織に存在する．
> - 少なくとも64歳以下の症例には根治を目指した化学療法の適応があり，専門医による治療が推奨される．
> - 6か月程度の寛解導入・地固め療法と18か月程度の維持療法が行われる．HLA一致ドナーが得られれば同種造血幹細胞移植が推奨される．

疫学・病態・症状

- 急性リンパ性白血病（acute lymphoblastic leukemia；ALL）は，小児と高齢者に多い疾患である．
- 融合遺伝子，点変異，欠失などの遺伝子変異がリンパ系前駆細胞に起こることにより発症し，遺伝子異常，染色体異常の種類と予後の相関が強い．
- 骨髄を中心とした白血病細胞の増殖により正常造血が障害され，汎血球減少を起こし，感染症，出血，貧血症状を契機に医療機関を受診する症例が多い．
- 予後因子は年齢，初診時白血球数，完全寛解までの期間，染色体異常〔フィラデルフィア（Ph）染色体，t(4;11)〕などである[1,2]．
- Ph染色体陽性の症例は予後不良だが，ABLキナーゼ阻害薬が有効で治療法が異なる．
- Ph染色体陰性症例の完全寛解率は81〜93.5％，5年生存率は33〜60％である．日本のJALSG ALL97研究ではPh陰性症例の完全寛解率，5年全生存率は81％，39％であった（❶）[2-6]．

検査・診断（鑑別診断）

- 骨髄穿刺を行い，骨髄中にリンパ芽球を20％以上認めればALLと診断できる．観察される芽球の種類を決めることが鑑別診断となる．
- 芽球のミエロペルオキシダーゼ染色陽性率が3％未満であればFAB M0以外の急性骨髄性白血病（acute myeloid leukemia；AML）は否定できる．

▶ 白血病/MDS
p.179, 186参照

MEMO

ALLの新たな予後因子：RQ-PCR法やマルチカラーフローサイトメトリーにより，形態学的に寛解に達した症例に残存する微小残存病変を検出できる．寛解導入療法後の微小残存病変陽性症例は予後不良である[7]．またマイクロアレイにより，Ph染色体は陰性だがPh染色体陽性ALLと類似の遺伝子発現プロファイルをもつ症例Ph-like ALLを同定でき，これがPh染色体陽性ALL同様予後不良であることがわかってきている[8]．いずれの検査も一般診療では行われておらず，実施には多大な労力と費用を必要とする．

❶ 多施設共同研究による Ph 陰性 ALL の治療成績

プロトコール[*1]	登録期間	症例数	対象年齢	完全寛解率（%）	5年全生存率（%）
JALSG ALL97	1997〜2001	256	15〜64	81	39
MRC UK ALL XII	1993〜2003	1,153	15〜59	93	44
Hyper-CVAD	1992〜1998	172[*2]	16〜79	91	45
LALA-94	1994〜2002	922[*3]	15〜55	84	33
GRAALL-2003/2005[*4]	2003〜2011	867	15〜55	93.5	60

[*1] 各プロトコールより Ph 陰性症例のデータを抜粋（文献2〜6より）.
[*2] mature B ALL 18例を含む.
[*3] Ph 陽性症例140例を含む.
[*4] 小児型プロトコール.

- terminal deoxynucleotidyl transferase（TdT），細胞表面抗原などを調べ AML M0，リンパ腫白血化，形質細胞性白血病などを除外し，B 細胞性，T 細胞性を区別して診断する.
- 染色体異常，キメラ遺伝子の有無を調べ，反復性遺伝子異常の有無を調べる.
- 肝障害，心筋障害を伴わない LDH の上昇は，造血器腫瘍の可能性を示唆する.
- 治療前には感染症，腎障害，播種性血管内凝固症候群（DIC）の有無を特に確認しておく（治療に伴いこれらが悪化するリスクが高いため）.

治療

●ガイドラインの現況

- 日本血液学会の『造血器腫瘍診療ガイドライン（2013年版）』に，日本における ALL に対する治療の推奨が掲載されている（❷）.
- 海外のガイドラインでは，アメリカの NCCN（National Comprehensive Cancer Network）ガイドラインに ALL に対する治療の推奨が記載されている.

- 多剤併用化学療法が治療の基本となる．アントラサイクリン系薬剤，ビンクリスチン，ステロイド，シクロホスファミド，L-アスパラギナーゼの5剤を用いた寛解導入療法を行い，その後4〜8コース程度の地固め療法を行い（6か月程度），さらにその後，外来治療できる程度の強度の維持療法を診断日から2年経過するまで行うことが多い（❸）．バリエーションが豊富で標準的治療法は確立されていない.
- AML などに比べて使用される薬剤の種類が多く，各治療コースの使用薬剤，スケジュールもさまざまである．薬剤ごとに特徴的な副作用があり，治療の進行に応じて注意すべき症状や検査値が変わっていくので注意する．5

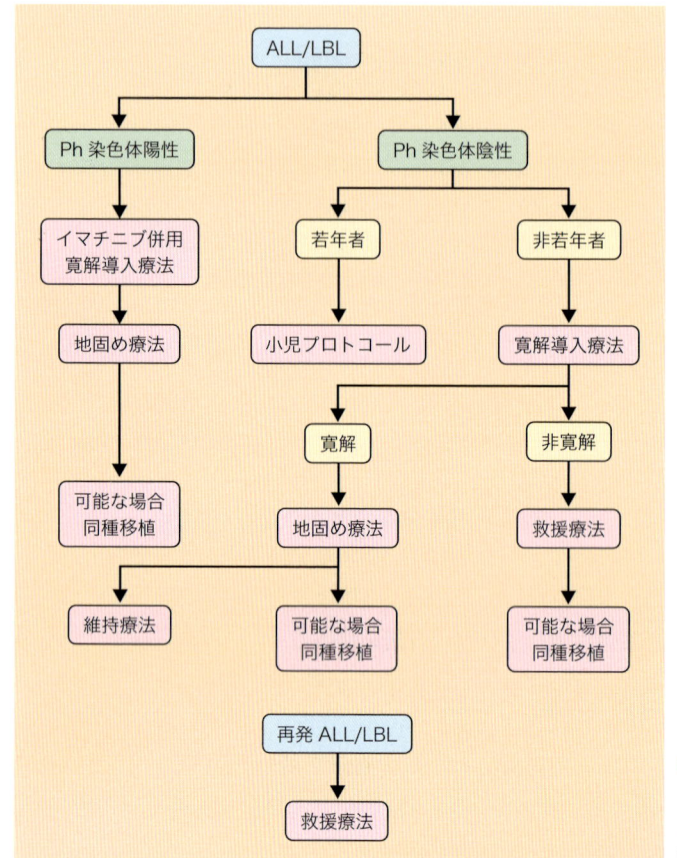

❷ 日本血液学会ガイドラインによる ALL の治療アルゴリズム

(日本血液学会, 編. 造血器腫瘍診療ガイドライン 2013年版. 東京：金原出版；2013. p.55より)

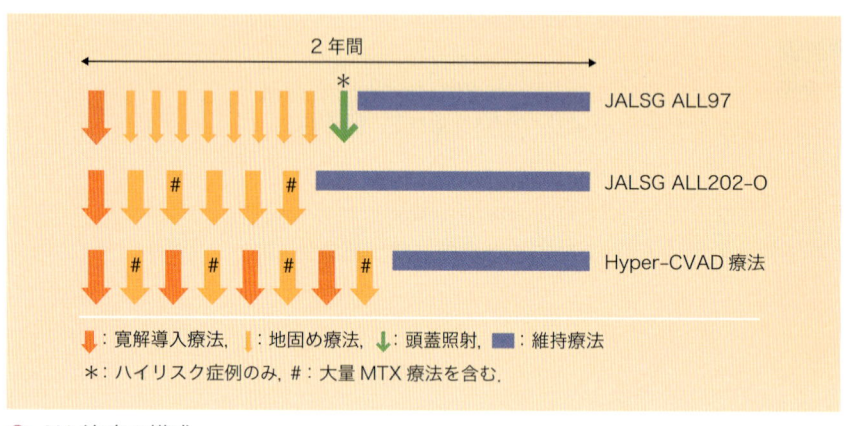

❸ ALL 治療の構成

剤併用療法の一例（JALSG ALL97）[3] と経過中の注意すべき有害事象を❹に示す．

- ALL は腫瘍崩壊症候群の頻度が高いので，白血球数が多い症例では特に注意が必要である．補液，アロプリノールの内服，尿のアルカリ化に留意し，特にリスクの高い症例にはラスブリカーゼの投与を行う．

MEMO

腫瘍崩壊症候群：腫瘍の崩壊により高尿酸血症，高カリウム血症，高カルシウム血症，アシドーシスをきたし，進行すると析出した尿酸による腎障害から急性腎不全を生じたり，不整脈を起こす．治療が著効した際に，治療開始後12〜72時間以内に発生する．

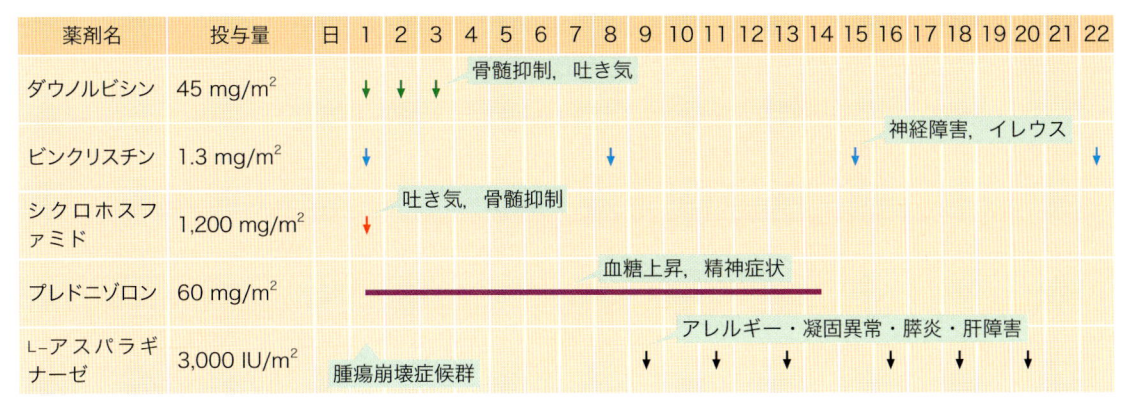

薬剤名	投与量	日	1	2	3	4	5	6	7	8	9	10	11	12	13	14	15	16	17	18	19	20	21	22
ダウノルビシン	45 mg/m²		↓	↓	↓		骨髄抑制，吐き気																	
ビンクリスチン	1.3 mg/m²		↓							↓							↓			神経障害，イレウス				↓
シクロホスファミド	1,200 mg/m²		↓			吐き気，骨髄抑制																		
プレドニゾロン	60 mg/m²								血糖上昇，精神症状															
L-アスパラギナーゼ	3,000 IU/m²				腫瘍崩壊症候群						↓	アレルギー・凝固異常・膵炎・肝障害	↓	↓	↓	↓	↓							

❹ 5剤併用寛解導入療法と副作用（JALSG ALL97）
（Jinnai I, et al. Int J Hematol 2010[3]より）

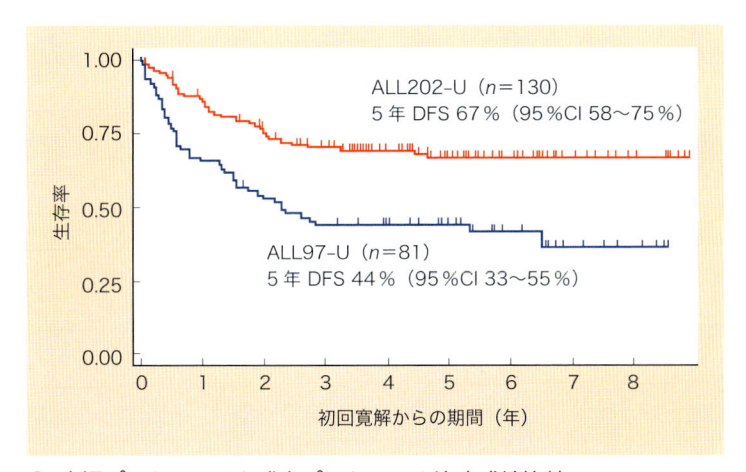

❺ 小児プロトコールと成人プロトコール治療成績比較
ALL202-U試験（15〜24歳のPh染色体陰性ALLに対して小児用プロトコールを用いて治療を行った第Ⅱ相臨床試験）におけるヒストリカルコントロール（ALL97-U：ALL97試験における同条件の患者集団）との治療成績の比較．
DFS：無病生存
（Hayakawa F, et al. Blood Cancet J 2014[9]より）

- ALLでは中枢神経系への浸潤や再発が多く，これを予防，治療するためにメトトレキサート（MTX）などの髄腔内投与，頭蓋照射などが行われる．最近では白質脳症などの頭蓋照射による合併症を避けるために，MTX大量療法などにより頭蓋照射を行わない方法が採用されることが多い．
- 若年者には，従来の成人型治療を行うより小児型治療を用いて治療を行ったほうが治療成績が良い（❺）[6,9]．数多い小児プロトコールのなかでの標準的治療は確立されていない．小児プロトコールによる治療の年齢上限は25〜45歳と考えられているが，コンセンサスは得られていない[6]．
- 成人を成人用プロトコールで治療した場合は再発率が高く，血縁・非血縁を問わずHLA一致のドナーが得られれば第一寛解期での造血幹細胞移植が推

MEMO
小児型治療：小児型治療は成人型治療に比べ，L-アスパラギナーゼ，ステロイド，MTX，ビンクリスチンなどの使用量が多く，アントラサイクリン系薬剤の使用量が少ない．治療各コースの間隔が短い，維持療法の治療強度が強いなどの特徴がある．そのいずれが治療成績向上に重要なのかは明らかではない．成人に行う場合には副作用が重篤となるので注意が必要である[6,9]．

MEMO
造血幹細胞移植：ALLに対しては自家移植の有効性は明らかでなく，移植といえば一般的に同種造血幹細胞移植をさす．移植骨髄による抗腫瘍的な免疫学的効果により再発リスクの高い患者に治癒をもたらす可能性がある一方で，移植時合併症による治療関連死を起こす可能性もあるためにその適応は慎重に判断する必要がある．第一寛解期のALLへの適応は最も議論の対象となる問題である．

奨される．若年者を小児プロトコールで治療した場合はこの限りではない．
- 高齢者（65歳以上とすることが多い）に対しては，患者の身体状態（合併症の種類・程度，病前の活動度など）を考慮して，適宜薬剤を減量したり使用薬剤を減らして治療法を選択する．

注意点

- 予後不良とされる Ph-like ALL を層別化して治療する試みが今後行われていくと思われる．現状では同種造血幹細胞移植で治療するのがよいと思われるが，チロシンキナーゼ阻害薬が有効である可能性が指摘されている[8]．
- 小児型治療で成人を治療する試みは日本を含め世界的に行われており，治療成績の向上が期待されている．その結果によっては，第一寛解期 ALL に対する同種造血幹細胞移植の適応が変わってくる可能性がある．

（早川文彦）

文献

1) Takeuchi J, et al. Induction therapy by frequent administration of doxorubicin with four other drugs, followed by intensive consolidation and maintenance therapy for adult acute lymphoblastic leukemia: the JALSG-ALL93 study. Leukemia 2002; 16: 1259-66.
2) Moorman AV, et al. Karyotype is an independent prognostic factor in adult acute lymphoblastic leukemia (ALL): analysis of cytogenetic data from patients treated on the Medical Research Council (MRC) UKALLXII/Eastern Cooperative Oncology Group (ECOG) 2993 trial. Blood 2007; 109: 3189-97.
3) Jinnai I, et al. Intensified consolidation therapy with dose-escalated doxorubicin did not improve the prognosis of adults with acute lymphoblastic leukemia: the JALSG-ALL97 study. Int J Hematol 2010; 92: 490-502.
4) Thomas X, et al. Outcome of treatment in adults with acute lymphoblastic leukemia: analysis of the LALA-94 trial. J Clin Oncol 2004; 22: 4075-86.
5) Kantarjian HM, et al. Results of treatment with hyper-CVAD, a dose-intensive regimen, in adult acute lymphocytic leukemia. J Clin Oncol 2000; 18: 547-61.
6) Dombret H, et al. Pediatric-like therapy for adults with ALL. Curr Hematol Malig Rep 2014; 9: 158-64.
7) Brüggemann M, et al. Clinical significance of minimal residual disease quantification in adult patients with standard-risk acute lymphoblastic leukemia. Blood 2006; 107: 1116-23.
8) Roberts KG, et al. Targetable kinase-activating lesions in Ph-like acute lymphoblastic leukemia. N Engl J Med 2014; 371: 1005-15.
9) Hayakawa F, et al. Markedly improved outcomes and acceptable toxicity in adolescents and young adults with acute lymphoblastic leukemia following treatment with a pediatric protocol: a phase II study by the Japan Adult Leukemia Study Group. Blood Cancer J 2014; 4: e252.

4章 疾患の理解と治療／白血病

高齢者白血病

> **専門医からのアドバイス**
> - 急性骨髄性白血病（AML）は，若年者に比し，高齢者に多い．
> - 高齢者 AML は，予後不良染色体異常をもつものが多く，骨髄異形成症候群から移行する症例も多い．
> - 高齢者 AML の化学療法による治療成績は，若年者 AML と比較して予後不良である．
> - 高齢者 AML の治療において，白血病の生物学的特徴と患者サイドのリスクファクターを十分考慮する必要がある．単なる暦年齢で治療適応を決定してはならない．

- 本項では，高齢者に多い急性骨髄性白血病（AML）について記載する．多くの報告は，高齢者の定義があいまいであり，高齢者 AML の治療を困難に感じさせる要因の一つでもあるため，WHO の定義に従い 65 歳以上を高齢者とした．

▶ 白血病/MDS
p.210参照

疫学・病態・症状

- AML は若年者に比し，高齢者に多く，年間 15〜20 人/10 万人といわれている．その発症年齢中央値は 65〜67 歳である．
- 白血病自体の生物学的特徴として，予後不良染色体異常（❶，❷）が多いこと，白血病細胞自体に細胞内に入った抗がん剤を細胞外にくみ出す作用を有している MRP（multidrug resistance protein）の頻度が高いこと，化学療法への反応性が乏しい骨髄異形成症候群から移行した AML が多いことがあげられる[1,2]．
- 白血病の症状は，大きく分けて 2 つある．
  ①白血病自体による症状：リンパ節腫大，肝脾腫，骨痛，腫瘍熱など．
  ②骨髄機能不全による症状：貧血症状，出血傾向，感染症など．
- 高齢者に特有な症状として，合併する基礎疾患の悪化による症状が前面に出ることがあげられる．意識障害，認知症の進行，歩行障害などの精神神経症状，呼吸困難，狭心症，心不全，起立性低血圧などの呼吸器・循環器症状，

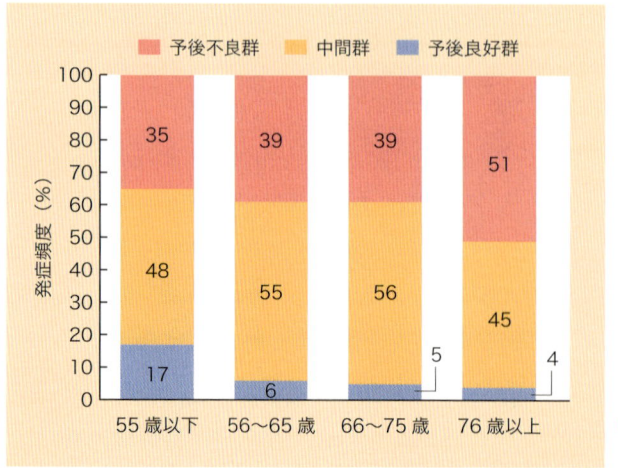

❶ 年齢層別染色体異常の発症頻度
（Appelbaum FR, et al. Blood 2006[1] より）

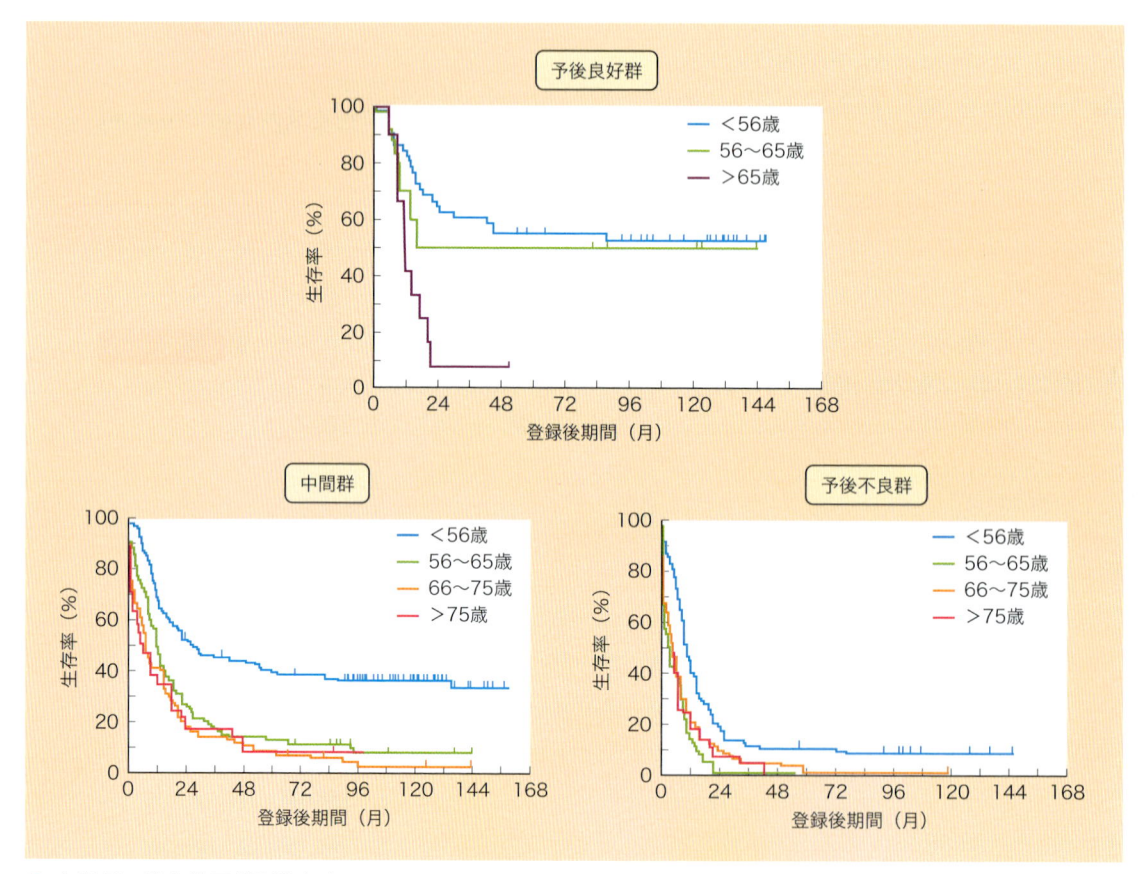

❷ 年齢別，染色体異常別生存率
（Appelbaum FR, et al. Blood 2006[1] より）

食欲不振，味覚障害，体重減少，口内炎/舌炎などの消化器症状など多彩な症状を呈することが特徴である[3].
● 高齢者は我慢強い傾向があり，各症状が悪化した状態で受診することが多い.

検査・診断（鑑別診断）

- 診察や採血などで白血病が疑われたら，骨髄穿刺にて確定診断を施行する．
- 表面マーカー，染色体核型検査，遺伝子検査を施行する必要がある．
- 特に染色体核型検査は，病型分類，予後予測，治療法選択に必須である．
- 遺伝子検査はWHO分類（2008年）において*FLT3*, *NPM1*, *CEBPA*遺伝子変異の解析を推奨しているが，わが国においては保険適用が得られていないのが現状である．
- 化学療法を施行するにあたり，各臓器機能，感染症の有無，認知度，合併している基礎疾患の状態を検索する．固形腫瘍の合併には常に注意する必要がある．

治療

● ガイドラインの現況

- 日本血液学会の『造血器腫瘍診療ガイドライン（2013年版）』※では，60〜65歳のAMLにおいて若年成人と同等の寛解導入療法を施行したほうが，良好な寛解率と生存が期待できるとしている．一方，65歳以上のAMLに対しての寛解導入療法に関してのエビデンスはなく，患者サイドのファクターを加味して，減量やbest supportive careの選択を検討すると記載している．

※日本血液学会ガイドラインによる高齢者AMLの治療アルゴリズムは，本書「急性骨髄性白血病（non-APL）」の項の❺（p.279）を参照

- AMLの治療は，寛解導入療法と寛解を維持する寛解後療法に分類される．
- 若年成人において有効性が認められているシタラビン（Ara-C）治療用法に関しては，寛解導入療法，寛解後療法ともに，高齢者AMLにおいてはその有効性は証明されていない[4]．同様にダウノルビシン（DNR）の高用量も有効性は認められていない（❸）[5]．
- 高齢者AMLの治療において，白血病の生物学的特徴と患者サイドのリスクファクターを十分考慮する必要がある．単なる暦年齢で治療適応を決定してはならない．
- 65歳以上74歳未満の前期，75歳以上の後期高齢者AML症例であっても，performance status（PS）やcomorbidity indexを用いた合併症の評価，臓器障害の有無と程度および認知機能を考慮して判断し，適応があれば標準的寛解導入量（7＋3療法）の施行を考慮する．おのおのの年齢層で寛解導入療法を減量する必要があるが，残念ながら適格な減量規定は明確ではない．
- 標準的寛解導入療法の非適応の症例に対しては，低用量Ara-Cを中心とした少量化学療法やヒドロキシウレアなどの経口剤や輸血などのsupportive careの適応になると考えられる．
- 65歳から79歳代であってもPS 0であれば，寛解率は70％に達するとの報

MEMO

7＋3療法：シタラビン（7日間），ダウノルビシン（3日間）

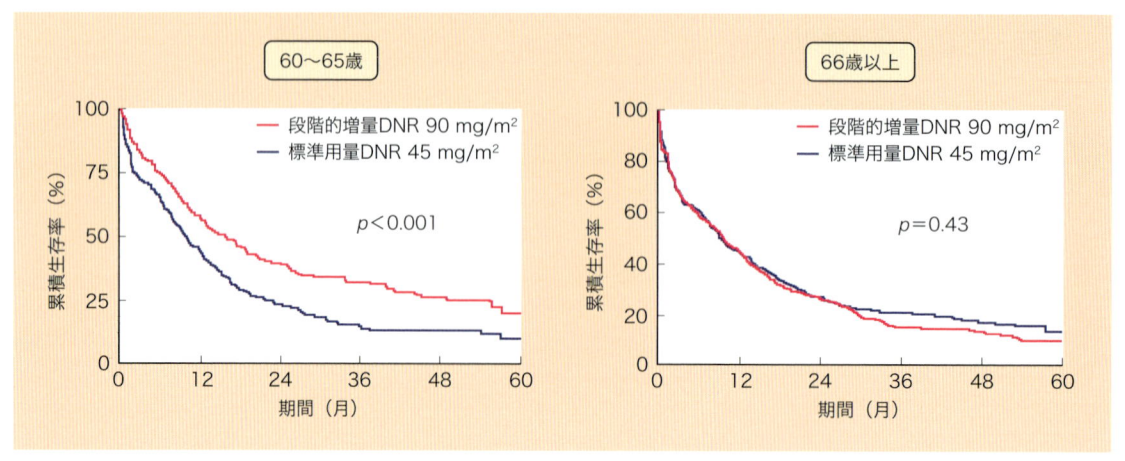

❸ 高用量ダウノルビシン（DNR）による高齢者 AML の生存率
（Löwenberg B, et al. N Engl J Med 2009[5]）より）

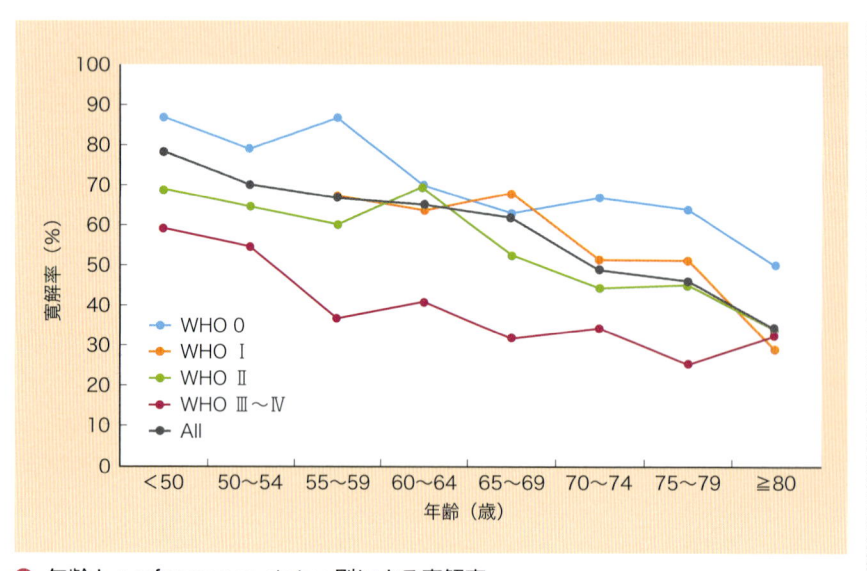

❹ 年齢と performance status 別による寛解率
（Juliusson G, et al. Blood 2009[6]）より）

告があるが，生存率の延長には残念ながら寄与していない[6]．つまり，寛解後療法に関してもエビデンスが乏しいことを物語っている（❹，❺）．
- 同種造血幹細胞移植の進歩も著しいが，エビデンスに乏しいのが現状である．

注意点

- 高齢者 AML の治療を困難にしているのは，高齢者 AML の生物学的特徴であり，リスクファクターである予後不良な染色体の頻度が高いことや MRP の陽性率が高いこと，さらに，若年成人と異なる加齢や生活習慣病の合併による各臓器機能の低下もリスクファクターになり，層別化が複雑であるため

MEMO

骨髄異形成症候群に適応のあるアザシチジンの高齢者 AML への臨床試験が進行している．2014 年のヨーロッパ血液学会にて，65 歳以上の AML に対するアザシチジン治療の第Ⅲ相試験の有効性と忍容性が確認された[7]．さらに少数例での検討ではあるが，アザシチジンを寛解後療法に使用すると生存期間の延長が期待できると報告されている[8]．しかし，わが国では保険収載されていない．

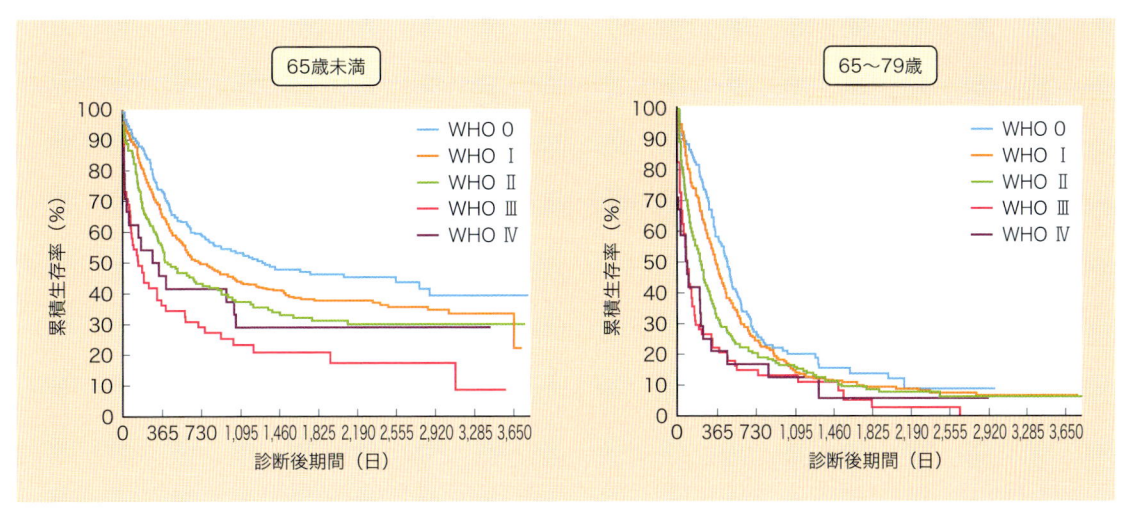

❺ 年齢と performance status 別化学療法後全生存率
(Juliusson G, et al. Blood 2009[6]より)

である．
● 薬物の副作用も容易に出現しやすく，また原因薬物を中止しても若年成人と異なり，速やかに代謝されず，副作用が長期にわたる場合もある．
● 高齢者 AML の治療には，血液学的知識のみならず，内科一般の広い知識が必要であり，特に高齢医学に精通する必要がある．

(宮腰重三郎)

文献

1) Appelbaum FR, et al. Age and acute myeloid leukemia. Blood 2006; 107: 3481-5.
2) Leith CP, et al. Acute myeloid leukemia in the elderly: assessment of multidrug resistance (MDR1) and cytogenetics distinguishes biologic subgroups with remarkably distinct responses to standard chemotherapy. A Southwest Oncology Group Study. Blood 1997; 89: 3323-9.
3) 大田雅嗣. 高齢者の貧血. 日老医会誌 2011；48：20-3.
4) Kantarjian H, et al. Intensive chemotherapy does not benefit most older patients (age 70 years or older) with acute myeloid leukemia. Blood 2010; 116: 4422-9.
5) Löwenberg B, et al. High-dose daunorubicin in older patients with acute myeloid leukemia. N Engl J Med 2009; 361: 1235-48.
6) Juliusson G, et al. Age and acute myeloid leukemia: real world data on decision to treat and outcomes from the Swedish Acute Leukemia Registry. Blood 2009; 113: 4179-87.
7) Dombret H, et al. Results of a phase 3, multicenter, randomized, open-label study of azacitidine (AZA) vs. conventional care regimens (CCR) in older patients with newly diagnosed acute myeloid leukemia. In: Proceedings of the 19th Congress of the European Hematology Association, Milan, Italy, 12-15 June 2014.
8) Oliva EN, et al. Azacitidine as post-remission therapy in elderly patients with acute myeloid leukemia significantly prolongs disease-free survival: interim results from a prospective, randomized, open-label, phase Ⅲ multicenter trial. Blood 2014; 124 (21): #2299.

慢性骨髄性白血病

専門医からのアドバイス

- 慢性骨髄性白血病（CML）は，造血幹細胞レベルの未分化な細胞に染色体転座 t(9;22)(q34;q11.2) が起こり発症する．
- 派生22番染色体〔フィラデルフィア（Ph）染色体〕上に恒常的活性型のチロシンキナーゼ BCR-ABL 融合遺伝子が形成されることが病因である．
- 慢性期では末梢血，骨髄中で種々の分化段階の顆粒球系細胞が著増する．
- 放置あるいは治療効果が十分でないと数年の慢性期の後に移行期，急性転化期へと進行する．
- 移行期/急性転化期では芽球が増加し，急性転化期では急性白血病様の病態となりきわめて予後不良となる．
- 慢性期ではチロシンキナーゼ阻害薬が有効であるが，移行期/急性転化期に進行すると同種造血幹細胞移植が必要となる．

疫学・病態・症状

▶ 白血病/MDS
p.250, 260, 268参照

- 慢性骨髄性白血病（chronic myeloid leukemia；CML）の年間発生率は，10万人あたり約1人とまれな疾患である．
- 男女比は男性にやや多い．
- 発症率は年齢とともに増加し，発症年齢の中央値はおおよそ55歳である．
- 放射線被曝などが原因となるが，多くの症例で原因は明らかではない．
- CML は造血幹細胞レベルの細胞に染色体転座 t(9;22)(q34;q11.2) が起こることで発症する（❶a）．
- 本転座により形成される派生染色体22q−をフィラデルフィア（Ph）染色体という．
- 22番染色体上の切断点には *BCR* 遺伝子，9番染色体上の切断点には *ABL* 遺伝子が存在し，*BCR-ABL* 融合遺伝子が形成される．
- CML では BCR の切断点はエクソン12〜16の major BCR（M-BCR）に集中し（❶b），分子量210 kDaの p210BCR-ABL が産生される．
- CML はこの BCR-ABL が恒常的活性型チロシンキナーゼとして，造血細胞に過剰な増殖・生存をもたらすことで発症する．

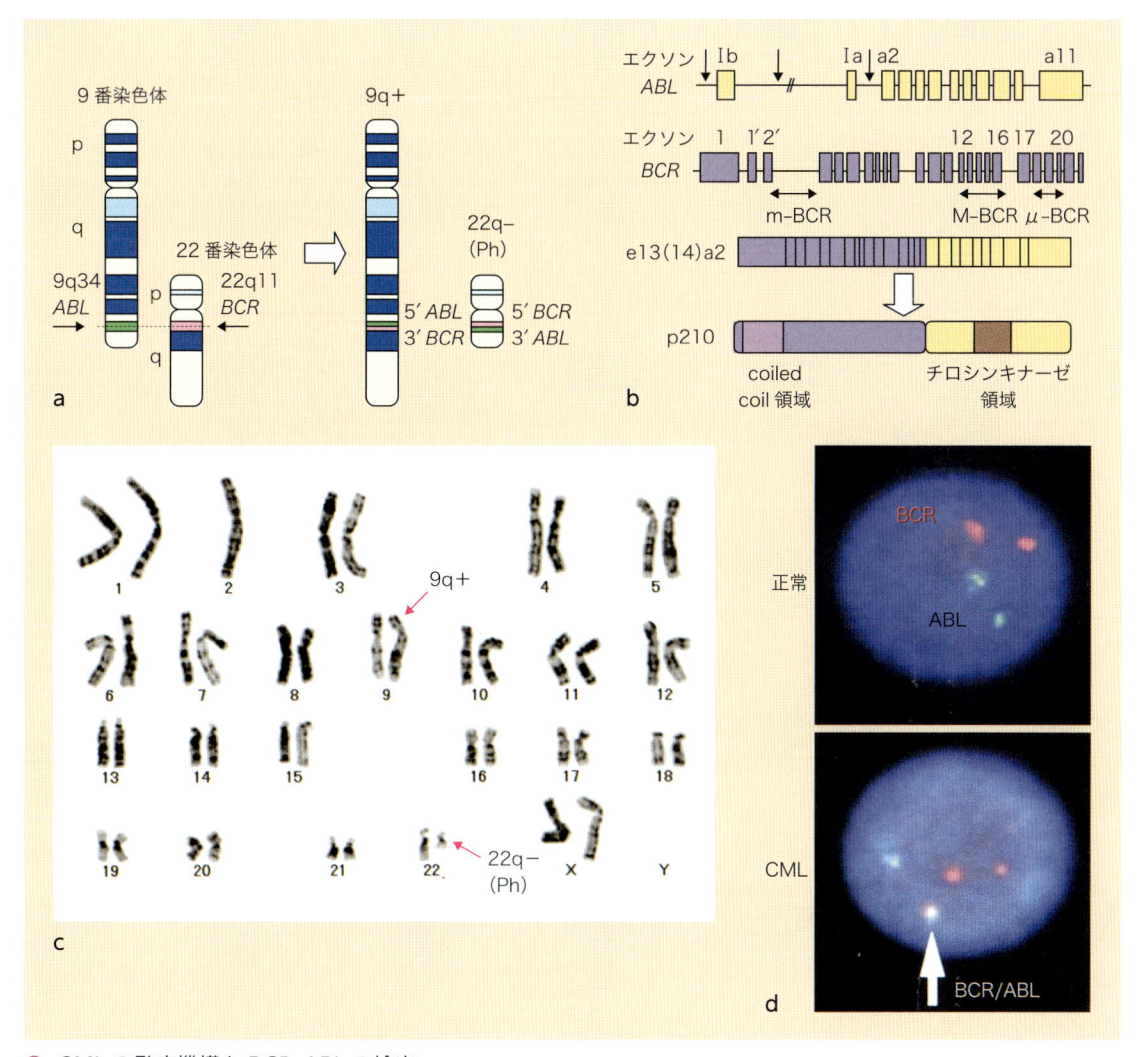

❶ CML の発症機構と BCR-ABL の検出
a：染色体切断点，b：BCR-ABL の形成，c：染色体分析（G 分染法），d：染色体分析（FISH 法）．

- CML を無治療で放置すると，数年の慢性期（chronic phase；CP）の間に付加的染色体異常や遺伝子異常が起こり，移行期（accelerated phase；AP），急性転化期（blastic phase；BP）へと病期が進行する（❷）．
- AP/BP に進行するときわめて予後不良となる．
- CP では自覚症状が乏しく，健診などで偶然発見されることも多い．
- CP でも白血球数が増加すると全身倦怠感，脾腫による腹部膨満感，高ヒスタミン血症に伴う皮膚瘙痒，胃潰瘍がみられる．
- CP では，理学的には脾腫が40〜60％，肝腫が10〜20％の症例に認められる．
- AP に進行すると，肝脾腫の増悪，発熱などの症状が出現する．
- BP では急性白血病と同様の感染症，出血などがみられる．

慢性骨髄性白血病 ● 309

❷ CMLの臨床経過

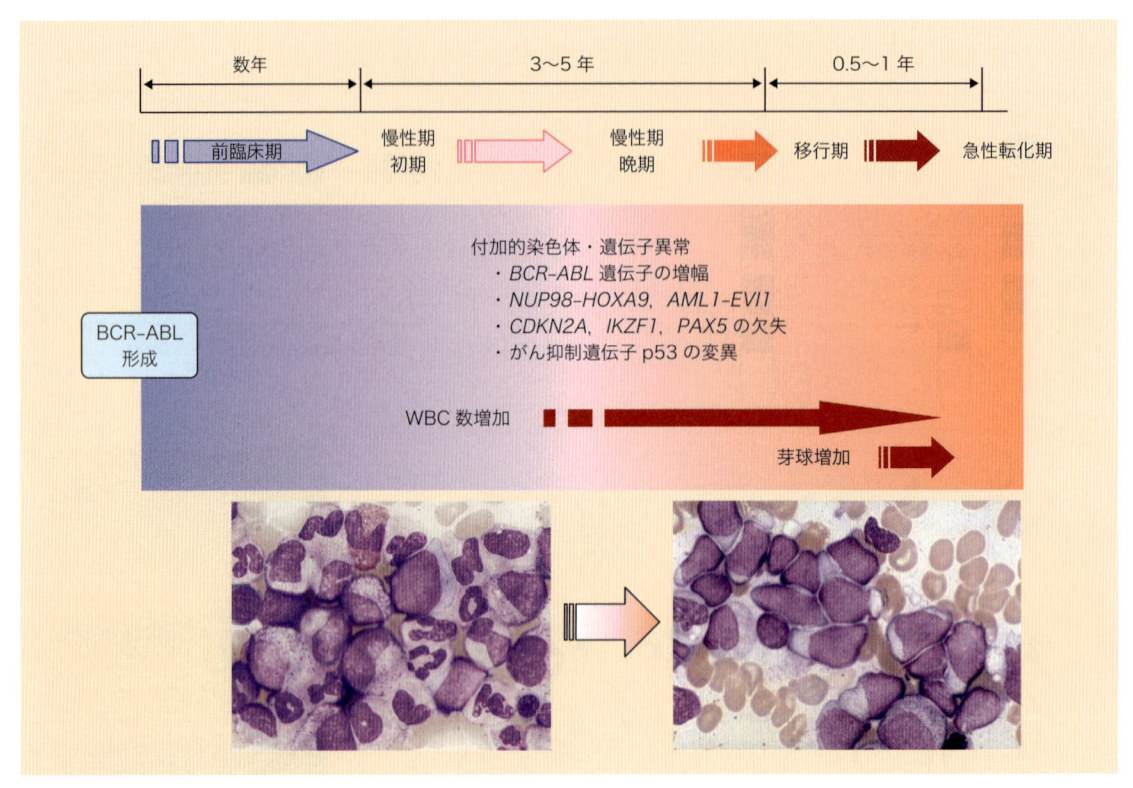

検査・診断（鑑別診断）

確定診断
- CMLの90～95％の症例がt(9;22)を有しており，これをG分染法やFISH法などの染色体分析で検出するか（❶c, d），RT-PCR法で*BCR-ABL*融合遺伝子を検出することで，確定診断される．

鑑別診断
- 増加している白血球が骨髄系細胞かリンパ系細胞であるのか，未熟な細胞か成熟細胞が増加しているのかを区別する必要がある．
- 赤血球，血小板の数や形態異常の有無も鑑別に重要である．
- 慢性骨髄増殖性腫瘍（真性赤血球増加症，本態性血小板血症，原発性骨髄線維症），骨髄異形成症候群，類白血病反応（感染症やがんの骨髄転移）が鑑別疾患としてあげられる．

CPでの検査値
- 末梢血中に1.2万～数十万/μLの白血球増加が認められる．
- CML細胞が分化能を有するため，種々の分化段階の顆粒球系細胞が増加し，骨髄芽球の比率は2％未満である．
- 好中球アルカリホスファターゼ（NAP）活性は低い．
- 好塩基球数はほぼ全例で増加し，しばしば好酸球増加も伴う．

MEMO

初診時のリスク分類：CML-CPの診断時のリスク分類として，診断時の年齢，脾臓のサイズ，血小板数，末梢血中の骨髄芽球比率から計算されるSokalスコア，これらに好酸球，好塩基球の比率を加えたHasfordスコアがある．これらの分類はTKI治療の際にもリスク分類として有用である．さらに，イマチニブ治療の際のリスク分類としてEUTOSスコアも開発されている．

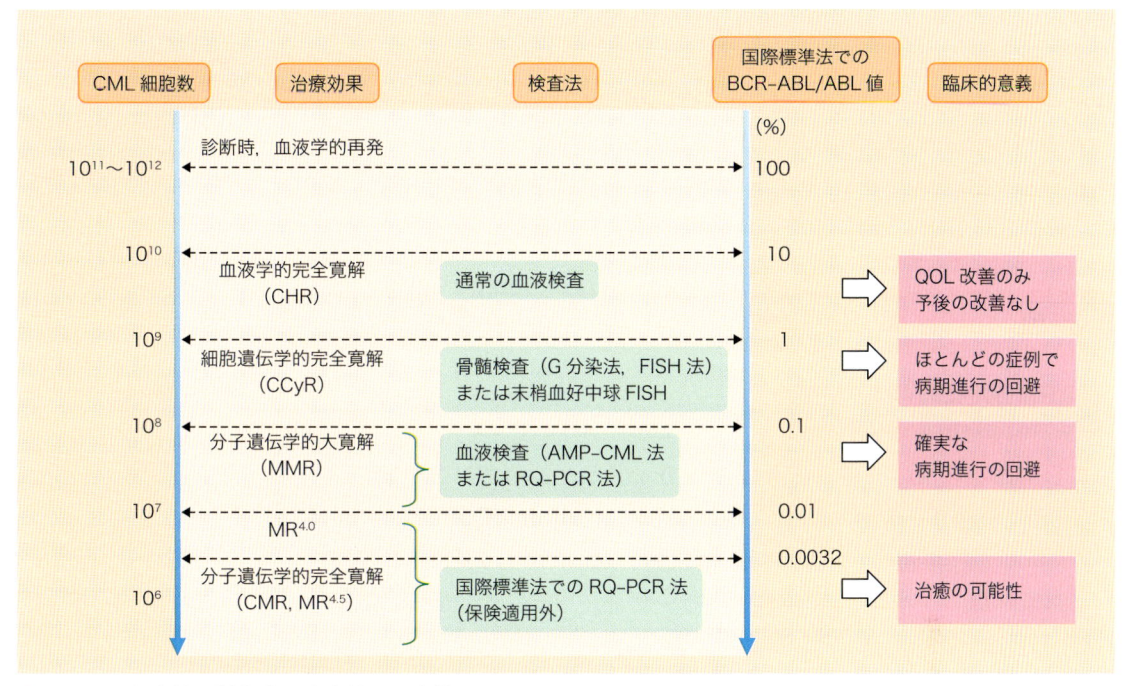

CML細胞数	治療効果	検査法	国際標準法での BCR–ABL/ABL値 (%)	臨床的意義
10^{11}~10^{12}	診断時，血液学的再発		100	
10^{10}	血液学的完全寛解 (CHR)	通常の血液検査	10	QOL改善のみ 予後の改善なし
10^{9}	細胞遺伝学的完全寛解 (CCyR)	骨髄検査（G分染法，FISH法）または末梢血好中球FISH	1	ほとんどの症例で病期進行の回避
10^{8}	分子遺伝学的大寛解 (MMR)	血液検査（AMP-CML法 または RQ-PCR法）	0.1	確実な病期進行の回避
10^{7}	MR$^{4.0}$		0.01	
10^{6}	分子遺伝学的完全寛解 (CMR, MR$^{4.5}$)	国際標準法でのRQ-PCR法（保険適用外）	0.0032	治癒の可能性

❸ CMLの治療効果判定法と治療効果の意義

- 軽度の貧血がみられ，血小板数は30〜50％の症例で増加する．
- 骨髄は過形成で，分化傾向を示す顆粒球系細胞が著増し，巨核球も増加する．骨髄芽球は5％未満である．
- 生化学検査ではLDH，尿酸，ビタミンB_{12}が高値を示す．

AP/BPへの病期進行の診断

- 病期が進行するとCML細胞は分化能を失い，芽球が増加する．
- BPの芽球の約70％は骨髄系で，20〜30％がリンパ系（ほとんどがBリンパ系）である．BPの約25％の症例が混合表現型急性白血病の基準を満たす．

① CPからAPへの進行の診断（WHOの基準）
- 末梢血あるいは骨髄中の芽球10〜19％
- 末梢血中の好塩基球20％以上
- 治療と無関係の血小板数減少（10万/μL未満）または治療抵抗性の血小板数増加（100万/μL以上）
- 脾臓の増大と治療抵抗性の白血球数増加
- 付加的染色体異常の出現

② APからBPへの進行の診断（WHOの基準）
- 末梢血あるいは骨髄中の芽球20％以上
- 髄外での芽球の増殖
- 骨髄生検での芽球の集簇

治療効果判定
- 治療が奏効すると，まず血液学的完全寛解（CHR）（治療効果の定義は❼を参照）が得られる（❸）．

▶ 白血病/MDS
p.268参照

- さらに奏効すると，骨髄染色体検査で CML 細胞が検出されない細胞遺伝学的完全寛解（CCyR）が得られる．
- それ以降の微小残存病変（MRD）は，*BCR-ABL* mRNA を定量する AMP-CML 法や RQ-PCR 法で分子遺伝学的に評価する．
- 体内の CML 細胞数が 10^6 個以下になると，高感度の RQ-PCR 法でも MRD が検出されない分子遺伝学的完全寛解（CMR）となる．

> **MEMO**
> 分子遺伝学的完全寛解（CMR）：これまで国際標準法での BCR-ABL/ABL 0.0032%（4.5 log 減少）を CMR とすることが多かったが，今後 MRD の検出感度がさらに高まることが予想され，最近は log 減少の大きさで表記される傾向にある（4.5 log 減少であれば $MR^{4.5}$）．

治療

● ガイドラインの現況

- 日本血液学会の『造血器腫瘍診療ガイドライン（2013年版）』[1]，European LeukemiaNet の ELN2013[2]，National Comprehensive Cancer Network の NCCN Guidelines Version 1, 2015[3] が作成されている．

治療薬・治療方法

ブスルファン，ヒドロキシウレア
- 末梢血中の白血球数や脾腫をコントロールできるが，病期進行を回避できない．

インターフェロンα（IFN-α）
- 一部の症例で高い治療効果を示すが，10年全生存率（OS）は約25%にすぎない．

チロシンキナーゼ阻害薬（TKI）
- 第一世代 TKI であるイマチニブをはじめとする ATP 競合型の TKI は，BCR-ABL の ATP 結合領域に入り込み，そのシグナルを阻害する．
- 第二世代 TKI であるニロチニブ，ダサチニブ，ボスチニブはイマチニブと比較して *in vitro* で数十〜数百倍の BCR-ABL 阻害作用を示す（❹）．
- ニロチニブは BCR-ABL に対する選択性を高めた薬剤であり，ダサチニブ，ボスチニブは Src ファミリーのチロシンキナーゼも阻害する．
- 第二世代 TKI はイマチニブ抵抗性の原因となる *BCR-ABL* 遺伝子の各種点突然変異に有効であるが，有効性を示す点突然変異が異なる．
- いずれの第二世代 TKI も T315I 変異には無効で，T315I 変異に有効な第三世代 TKI の ponatinib（ポナチニブ）の臨床試験が進行中である．
- ニロチニブでは膵炎，糖尿病，ダサチニブでは胸水貯留，出血傾向，ボスチニブでは下痢，肝障害と非血液毒性も異なる．

同種造血幹細胞移植（allo-HSCT）
- 現在でも CML を完治できる唯一の治療法である．
- 早期の移植関連死亡があり，すべての TKI に抵抗性の T315I 変異が出現しない限り CML-CP に対する適応はない．

❹ CMLに対して国内で承認済み・臨床試験中のチロシンキナーゼ阻害薬（TKI）

	イマチニブ	ニロチニブ	ダサチニブ	ボスチニブ	ponatinib
阻害機序	ATP競合的阻害	ATP競合的阻害	ATP競合的阻害	ATP競合的阻害	ATP競合的阻害
イマチニブを対照としたABLに対する阻害効果	1倍	20倍	325倍	50〜200倍	130倍
抵抗性の点突然変異	各種	Y253F/H, E255K/V, T315I	V299L, F317L/I, T315I	T315I など	in vitro でT135I を含むすべての変異に有効
阻害効果の特異性	PDGFR＞c-Kit＞ABL	ABL＞PDGFR＞c-Kit	Srcファミリー（Src, Lyn, Lck, Fynなど）, Ephrinファミリー, Tecファミリー, PDGFR, c-Kitを阻害	Srcファミリー（Src, Lyn, Hckなど）を阻害 PDGFR, c-Kitの阻害作用は弱い	ABL＞VEGFR＞FGFR PDGFR, c-Kit, FLT3も阻害
血中半減期	18時間	24時間	3.6時間	8.6時間	18時間
主な非血液毒性	皮疹 体液貯留 肝障害 筋痛または関節痛	QTc延長 アミラーゼ上昇 リパーゼ上昇 血糖値の上昇	胸水貯留 心嚢液貯留 消化管出血	下痢 皮疹 嘔吐 全身倦怠感	膵炎 腹痛 リパーゼ上昇 皮疹
標準投与量・方法	CP：400〜600 mg, qd AP/BP, Ph-ALL：600 mg, qd または 400 mg, bid	CP, AP：400 mg, bid	CP：100 mg, qd AP/BP, Ph-ALL：70 mg, bid	CP：500 mg, qd	CP/AP/BP：45 mg, qd
承認状況	CML-CP/AP/BP, Ph-ALLに承認	イマチニブ耐性・不耐容のCML-CP/APに承認	イマチニブ耐性・不耐容のCML-CP/AP/BP, 難治性Ph-ALLに承認	既存のTKIに抵抗性のすべての病期のCML	国内で第Ⅱ相試験中

CP：慢性期, AP：移行期, BP：急性転化期, Ph-ALL：Ph染色体陽性急性リンパ性白血病, qd：1日1回, bid：1日2回

- CML-AP/BPで移植可能な症例にはallo-HSCTが推奨される．

治療効果と臨床的意義
- CCyRを達成すると多くの症例で病期進行は回避される．
- 確実な病期進行の回避のためには，分子遺伝学的大寛解（MMR）の達成・維持が必要である．
- CMR達成例とMMR達成例では予後に大差はないが，CMR達成は将来のTKI中止のための必要条件とされている．

CML-CPに対する治療
初発CML-CP
- IRIS（International Randomized Study of Interferon and STI571）試験において，イマチニブ投与群はそれまでの標準薬物療法であったIFN-α＋低用量シタラビン（Ara-C）群に細胞遺伝学的効果，無増悪生存率（PFS）で優れ，標準治療となった[4]．
- イマチニブ群の5年時点のOSは89％，無イベント生存率（EFS）は83％，AP/BPへの進行はわずか7％と画期的な成績であった．特に，イマチ

▶白血病/MDS
p.250参照

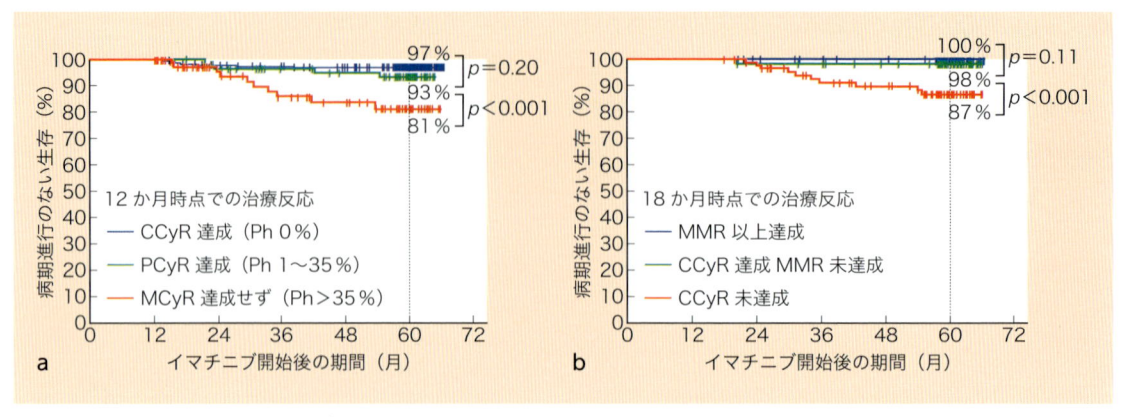

❺ IRIS試験におけるイマチニブ投与群の12か月（a），18か月時点（b）での治療効果別の予後
MCyR（major cytogenetic response；細胞遺伝学的大寛解）：Ph⁺細胞0〜35％．
（Druker BJ, et al. N Engl J Med 2006[4]）より）

- ニブ投与後12か月でCCyR，18か月でMMRを達成した症例の予後は特に良好であった（❺）．
- 第二世代TKIのニロチニブ（300 mg，1日2回〈bid〉，400 mg，bid），ダサチニブ（100 mg，1日1回〈qd〉）をイマチニブ（400 mg，qd）と比較する第Ⅲ相ランダム化比較試験ENENSTnd，DASISIONが実施され，両者は長期予後の指標となるCCyR，MMRの達成率においてイマチニブにまさり，初発CML-CPに対して承認された[5,6]）．
- ニロチニブとダサチニブを直接比較した試験の結果はなく，両者の優劣は明らかではない．非血液毒性が異なるため，患者の背景や合併症に応じた薬剤選択が望ましい．
- 第二世代TKIは有効性でイマチニブにまさるが，ニロチニブでは心血管系の合併症，ダサチニブでは肺高血圧症などの長期の安全性についての懸念が払拭されていない．
- 日本血液学会，ELN2013，NCCN Version 1, 2015のいずれのガイドラインでも，初発CML-CPに対して3剤のいずれでもよいとされている（❻）．ただし，中間・高リスク群では第二世代TKIがイマチニブより有効である可能性が付記されている．
- CML-CPをTKIで治療した際の最も重要な予後因子は治療反応性であり，ELNは，初発CML-CPをTKIで治療した際の治療効果判定基準を発表している[2]）．
- ELN2013の基準では，治療継続により良好な長期予後が期待できるoptimal response，奏効しているものの効果が十分でなく注意深い観察を要するwarning，治療が有効でなく治療変更を要するfailureに分類されている（❼）．

2nd line以降のTKI治療
- 最初に投与したTKIがfailureの場合には，別の第二世代TKIへの切り替

▶白血病/MDS
p.260参照

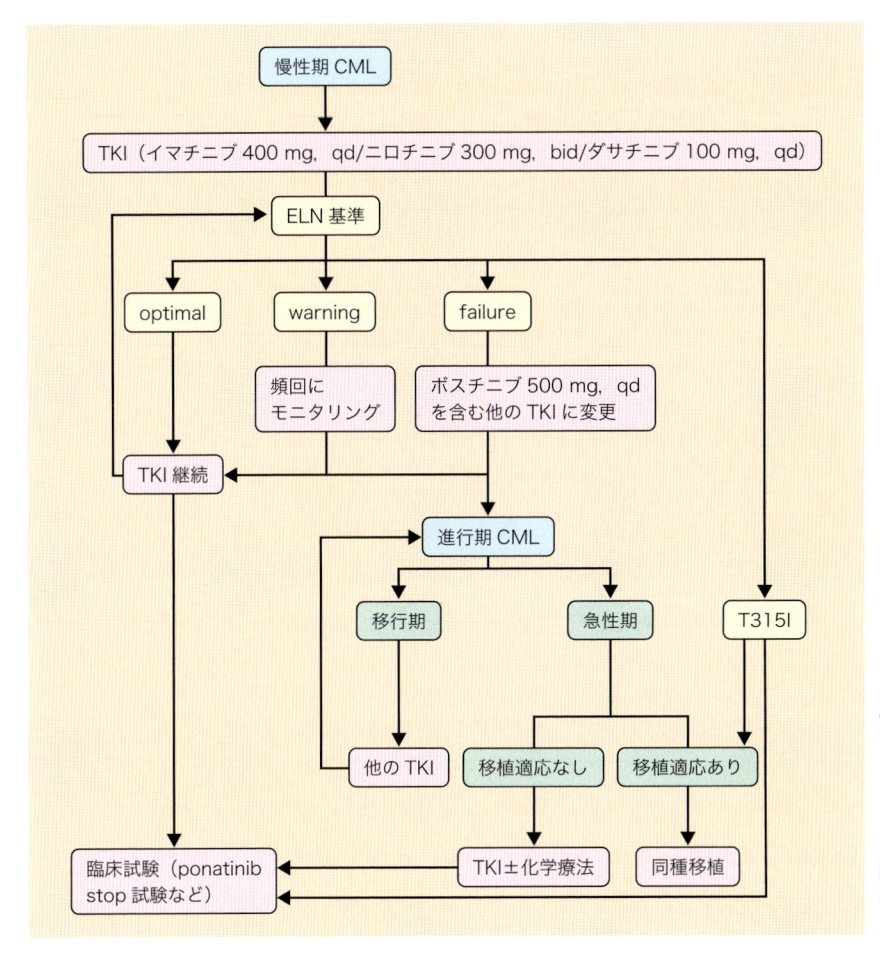

❻ 日本血液学会ガイドラインによる初発CML-CPの治療アルゴリズム

(日本血液学会, 編. 造血器腫瘍診療ガイドライン 2013年版. WEB版〈第1.1版〉[1]より)

えが必要である（❻）．

- failure例では点突然変異を検索し，点突然変異が認められた場合には，*in vitro*での感受性を参考にして薬剤を選択する．
- failure例で点突然変異がないか複数のTKIに感受性を示す点突然変異が検出された場合，各TKIの副作用と患者の背景・合併症を考えてTKIを選択する．
- T315I変異が認められた場合，移植可能な症例ではallo-HSCTの準備を開始する．ponatinibが承認された場合には，ponatinibも選択肢となる．
- 第二世代TKIは非血液毒性においてイマチニブと交差不耐容をほとんど示さず，イマチニブ不耐容例では第二世代TKIへの切り替えが推奨される．
- 第二世代TKIに不耐容の場合には，各TKIの副作用と患者の背景や合併症を考え，別の第二世代TKIもしくはイマチニブへ切り替える．

CML-APに対する治療

- TKI治療歴のない初発CML-APには，イマチニブ400 mg, bid，ダサチニブの70 mg, bid，ニロチニブ400 mg, bidの投与が推奨され，一部には長期の有効性が認められる．

▶ 白血病/MDS
p.268参照

慢性骨髄性白血病 ● 315

❼ 初発 CML-CP をチロシンキナーゼ阻害薬（TKI）で治療した際の治療効果判定基準

判定時期	optimal	warning	failure
診断時	該当なし	高リスク[*1]： CCA/Ph[+*2]	該当なし
3か月	BCR-ABL IS≦10％ かつ/または PCyR 達成	BCR-ABL IS＞10％ かつ/または PCyR 未達成	CHR 未達成 かつ/または CyR なし
6か月	BCR-ABL IS＜1％ かつ/または CCyR 達成	BCR-ABL IS＝1～10％ かつ/または PCyR 達成	BCR-ABL IS＞10％ かつ/または PCyR 未達成
12か月	MMR 達成	MMR 未達成	BCR-ABL IS＞1％ かつ/または CCyR 未達成
どの時点にお いても （治療中）	MMR 達成維持	CCA/Ph[−] （−7 or 7q−）[*3]	CHR 喪失，CCyR 喪失，2回連続の MMR 喪失，遺伝子変異の出現，CCA/Ph[+*2]

血液学的反応
　CHR（complete hematologic response；血液学的完全寛解）：末梢血データの正常化，骨髄外病変なし．
細胞遺伝学的反応（染色体検査にて判定）
　CCyR（complete cytogenetic response；細胞遺伝学的完全寛解）：Ph[+]細胞＝0％まで減少．
　PCyR（partial cytogenetic response；細胞遺伝学的部分寛解）：Ph[+]細胞＝1～35％まで減少．
　CyR なし：Ph[+]細胞＞95％
分子遺伝学的反応
　BCR-ABL IS：国際標準化法での BCR-ABL mRNA/ABL などの housekeeping 遺伝子 mRNA を測定．
　MMR（major molecular response；分子遺伝学的大寛解）：BCR-ABL mRNA≦0.1％＝MR[3.0] かそれ以上の効果．
[*1] Sokal あるいは Hasford スコアによる高リスク群．
[*2] CCA（clonal chromosome abnormalities）/Ph[+]：Ph[+]細胞におけるクローナルな染色体異常．
[*3] CCA/Ph[−]：Ph[−]細胞におけるクローナルな染色体異常．
[*4] 臨床的意義のある上昇の閾値は，測定感度により 2～10 倍と差がある．
（Baccarani M, et al. Blood 2013[2)] より）

- TKI 投与中に AP に進行した症例では，別の TKI への変更が推奨される．ただし，いずれの TKI を用いても PFS, OS はプラトーに達せず，TKI で CML 細胞を減少させた後に，移植可能例には allo-HSCT が推奨される．

CML-BP に対する治療

- CML-BP に対しては TKI 単独では十分な治療効果は期待できない．
- 第二世代 TKI（イマチニブ未治療例ではイマチニブ 400 mg, bid も可）単独もしくは化学療法との併用により CML 細胞を減少させた後に，移植可能例には allo-HSCT が推奨される．

▶ 白血病/MDS
p.268参照

注意点

TKI の中止について

- イマチニブ投与により CMR を 2 年間以上持続した 100 例で，イマチニブを中止した STIM 試験のアップデートされた結果では，フォローアップ期間

の中央値58か月(範囲 9〜72か月)で60か月時点での推定無再発率は40%(95%信頼区間 30〜49%)と報告されている(ASH2013, #255).
- 現在,国内外で多数のSTOP試験が実施されているが,TKIの中止は臨床試験においてのみ許容されるものである.

(田中宏和,平瀬主税,松村 到)

文献

1) 日本血液学会,編.造血器腫瘍診療ガイドライン 2013年版.WEB版(第1.1版).http://www.jshem.or.jp/gui-hemali/table.html
2) Baccarani M, et al. European LeukemiaNet recommendations for the management of chronic myeloid leukemia: 2013. Blood 2013; 122: 872-84.
3) National Comprehensive Cancer Network. http://www.nccn.org/
4) Druker BJ, et al. Five-year follow-up of patients receiving imatinib for chronic myeloid leukemia. N Engl J Med 2006; 355: 2408-17.
5) Saglio G, et al. Nilotinib versus imatinib for newly diagnosed chronic myeloid leukemia. N Engl J Med 2010; 362: 2251-9.
6) Kantarjian H, et al. Dasatinib versus imatinib in newly diagnosed chronic-phase chronic myeloid leukemia. N Engl J Med 2010; 362: 2260-70.

慢性リンパ性白血病

専門医からのアドバイス

▶ 慢性リンパ性白血病（CLL）は，CD5とCD23の発現を特徴とする成熟B細胞性腫瘍である[1,2]．
- 末梢血中にモノクローナルに増殖したBリンパ球が5,000/μL以上ある．
- 小リンパ球性リンパ腫（SLL）は，末梢血中に白血病細胞がみられないCLLである．
- 形態，免疫形質，免疫グロブリン重鎖（*IGVH*）遺伝子の体細胞変異などに多様性がある．
- 診断にはマントル細胞リンパ腫（MCL）など，他の成熟B細胞性腫瘍との鑑別が必須である．

▶ CLLの初回治療は，臨床病期，染色体異常，患者の状態により治療方針が異なる[2-4]．
- 無症候の早期（Binet分類A・B期，Rai分類0〜Ⅱ期）は経過観察をし，症候性や進行期になり治療を開始する．
- フルダラビンを含む治療が標準治療で，若年者に対する標準治療はFCR療法であるが，高齢者などでは実施困難であり治療強度を減弱した治療が実施される．

疫学・病態・症状

▶ 白血病/MDS
p.273参照

- 慢性リンパ性白血病（chronic lymphocytic leukemia：CLL）は高齢者に多くみられ，多くは緩徐（インドレント）な経過を示すが，一部に進行が速いものがみられる．
- 日本での発症率は0.25人/10万人で，欧米の約1/10の患者発生数で，男性は女性の約2倍の発生頻度である[5]．
- 病初期は無症状で，進行すると易疲労感，盗汗，発熱，体重減少などの症状と，血球減少による症状（貧血による症状，好中球減少などに伴う易感染性，血小板減少による出血症状など），無痛性リンパ節腫脹，脾腫，肝腫がみられる．
- 自己免疫疾患（溶血性貧血や血小板減少症など）がみられることがある．

❶ CLL の病期分類

a. 改訂 Rai 病期分類

改訂 Rai 分類	Rai 分類	診断時の臨床所見	生存期間中央値（年）
低リスク	0	リンパ球増加*1	12
中間リスク	I	リンパ節腫大	11
	II	脾腫	8
高リスク	III	貧血（Hb<11 g/dL）	5
	IV	血小板減少（<10万/μL）	5

b. Binet 病期分類

Binet 分類	診断時の臨床所見	生存期間中央値（年）
A（低リスク）	リンパ球増加*1	12
B（中間リスク）	リンパ節腫大領域≧3か所*2	9
C（高リスク）	Hb<10 g/dL または血小板<10万/μL	7

*1 リンパ球増加の定義は WHO/IWCLL に従い，リンパ球数または B リンパ球数 5,000/μL 以上とする．
*2 リンパ節腫大領域とは，頸部，腋窩，鼠径部のリンパ節，肝臓，脾臓の5か所で，触診所見のみの結果で，そのうちの何か所が腫大しているかを数える．
(Hallek M, et al. Blood 2008[2]／Hallek M. Am J Hematol 2013[3]／日本血液学会，編．造血器腫瘍診療ガイドライン　2013年版．2013[4] より作成)

- びまん性大細胞型 B 細胞リンパ腫への形質転換（Richter 症候群）が一部にみられる．
- 80％の患者が早期で診断される．
- 診察所見，ヘモグロビン値，血小板数だけで実施される病期分類（ヨーロッパでは Binet 分類，アメリカでは Rai 分類/改訂 Rai 分類）が使われる（❶）[2-4]．
- 病期分類は，治療方針の決定に必須で，予後予測モデルであり，生存期間中央値は低リスクでは12年，中間リスクでは8～11年，高リスクでは5～7年である．
- 予後不良因子を❷に示した．このなかで特に重要なものは17p 欠失（または *TP53* 遺伝子異常）である．

検査・診断

- リンパ球増加を認めた場合は，CLL を念頭において検査を実施する．
- 末梢血塗抹標本作製，フローサイトメトリー（flow cytometry；FCM），染色体 FISH 検査が必須である*．
- 末梢血塗抹標本で診断を実施する．日本では強制乾燥で作製されることが普通であるが，自然乾燥標本での観察が推奨される．
- 形態は小型成熟リンパ球で，核小体は不明瞭，核の切れ込みがなく，細胞質は乏しく（核周囲全体に観察されることはまれ）かつアズール顆粒や，

＊FCM は本書「免疫学的検査」の項（p.88），FISH 法は「遺伝子・染色体検査」の項（p.82）を参照

❷ CLLの予後因子

	予後良好因子	予後不良因子
臨床病期	低リスク	高リスク
骨髄浸潤パターン	interstitial または nodular パターン	diffuse パターン
リンパ球倍加時間	≧12か月	＜12か月
免疫グロブリン重鎖可変領域（IGVH）遺伝子	体細胞突然変異あり	体細胞突然変異なし
ZAP-70	陰性（低発現）	陽性（高発現）
CD 38	陰性	陽性
染色体・遺伝子異常	13q14欠失	17p欠失，11q23欠失 TP53遺伝子変異 NOTCH1, SF3B1, BIRC3遺伝子変異
その他		TNF-α, β_2MG, IL-6, IL-8, IL-10, LDH, VEGFR-2, CD20, CD52増加

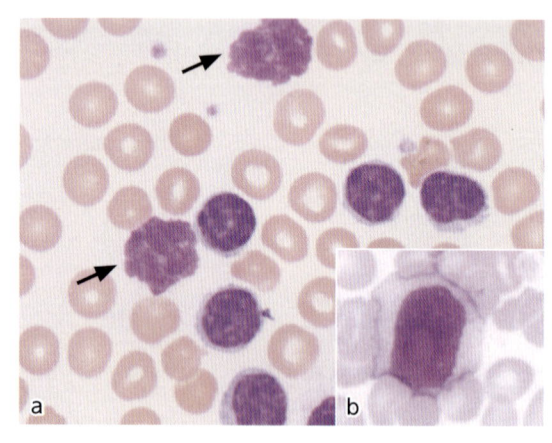

❸ 末梢血塗抹標本
a：典型的CLL．成熟小型リンパ球に類似．小型円形で核小体が不明瞭な核を有し，乏しい細胞質を示している．smudge細胞（→）を認める．
b：B-PLL．赤血球2個分より大きく，核小体明瞭な前リンパ球がみられる．

自然乾燥標本で細胞質にヘアリー状の突起や絨毛形成はみられない．またsmudge細胞といわれる，塗抹標本作製時に壊れたリンパ球がみられる（❸a）．

- 前リンパ球（赤血球の2倍以上で，明瞭な核小体を有する）（❸b）が，末梢血リンパ球数の55％以上あるとB細胞前リンパ球性白血病（B prolymphocytic leukemia；B-PLL）と診断する．
- FCMにより末梢血を検査し，CD19陽性と免疫グロブリン（Ig）軽鎖（κとλ鎖）の偏り（モノクロナリティの証明）を認め，CD20とIgの低発現，CD5とCD23陽性で，濾胞性リンパ腫で陽性になるCD10の陰性を確認する．
- 骨髄組織標本を用いた免疫染色で，マントル細胞リンパ腫で陽性になるCCND1陰性を確認する．
- FISH検査で，13q14欠失（50％以上にみられ，予後良好因子），11q23欠失（ATM遺伝子，15〜20％にみられ，予後不良因子），トリソミー12（15

%にみられ，細胞形態は非典型的なものに多い），17p13欠失（*TP53*遺伝子，5〜10％にみられ，予後不良因子）をチェックする．マントル細胞リンパ腫の鑑別のため *CCND1-IGH* 転座のチェックが必要である．
- CTやPET/CT検査などは病期診断としては不要であるが，他疾患との鑑別などで必要である．
- 診断，検査方法，治療開始基準，治療効果判定方法などはIWCLL（International Workshop on Chronic Lymphocytic Leukemia）からガイドラインが出されている[2, 4]．

治療

● ガイドラインの現況

- 日本血液学会の『造血器腫瘍診療ガイドライン（2013年版）』[4]に，日本におけるCLLに対する治療の推奨が掲載されている（❹）．
- 海外のガイドラインは，治療開始基準や効果判定はIWCLLのガイドライン[2]，アメリカのNCCN（National Comprehensive Cancer Network）ガイドライン（Non-Hodgkin's Lymphomas）やヨーロッパのESMO（European Society for Medical Oncology）のガイドラインにCLLに対する治療の推奨が掲載されている．

未治療早期CLL：Binet分類A・B期またはRai分類0〜Ⅱ期（改訂Rai分類低・中間リスク）

- メタ解析の結果から，CLLは病初期から治療する有用性はみられないため，現時点では"watch and wait"（無治療経過観察）が勧められる．早期でもMEMOに示すような症候性であれば治療の対象となる．

未治療進行期CLL：Binet分類C期またはRai分類のⅢ・Ⅳ期（改訂Rai分類の高リスク）と症候性早期

若年者に対する治療

- 大規模ランダム化比較試験の結果，全生存では有意差はなかったが，欧米で長い期間標準治療であったchlorambucil（Chl；クロラムブシル）（2015年8月現在国内未承認）よりフルダラビン（FLU）（フルダラ®）が，さらにFLUとシクロホスファミド（エンドキサン®）併用療法が，FLU単独治療よりも奏効率や無増悪生存が優れていたことが報告された[6, 7]．これらの結果よりFLUが，標準治療薬と考えられる．
- **標準治療薬としてのFLU**：標準治療であったChlとFLUの大規模ランダム化比較試験の結果，Chl群の無増悪生存期間（PFS）中央値14か月に比較して，FLU単独群は20か月（$p<0.001$）．観察期間5年までは全生存期間（OS）中央値はFLU単独群66か月，Chl群56か月で有意差はなかった（$p=0.21$）が，8年生存割合はFLU単独群31％，Chl群19％であった[6]．FLU

> **MEMO**
> 治療開始の基準：①6か月以内の10％以上の体重減少，強い倦怠感，盗汗，発熱などの疾患関連症状，②骨髄不全による有症状の貧血や血小板減少，③著明な脾腫・リンパ節腫大，④2か月間で50％を超えるリンパ球の増加，ないし6か月以内に2倍を超えるリンパ球増加であり，リンパ球の絶対数のみでは治療の適応基準とはならない[2, 4]

❹ CLLの治療方針

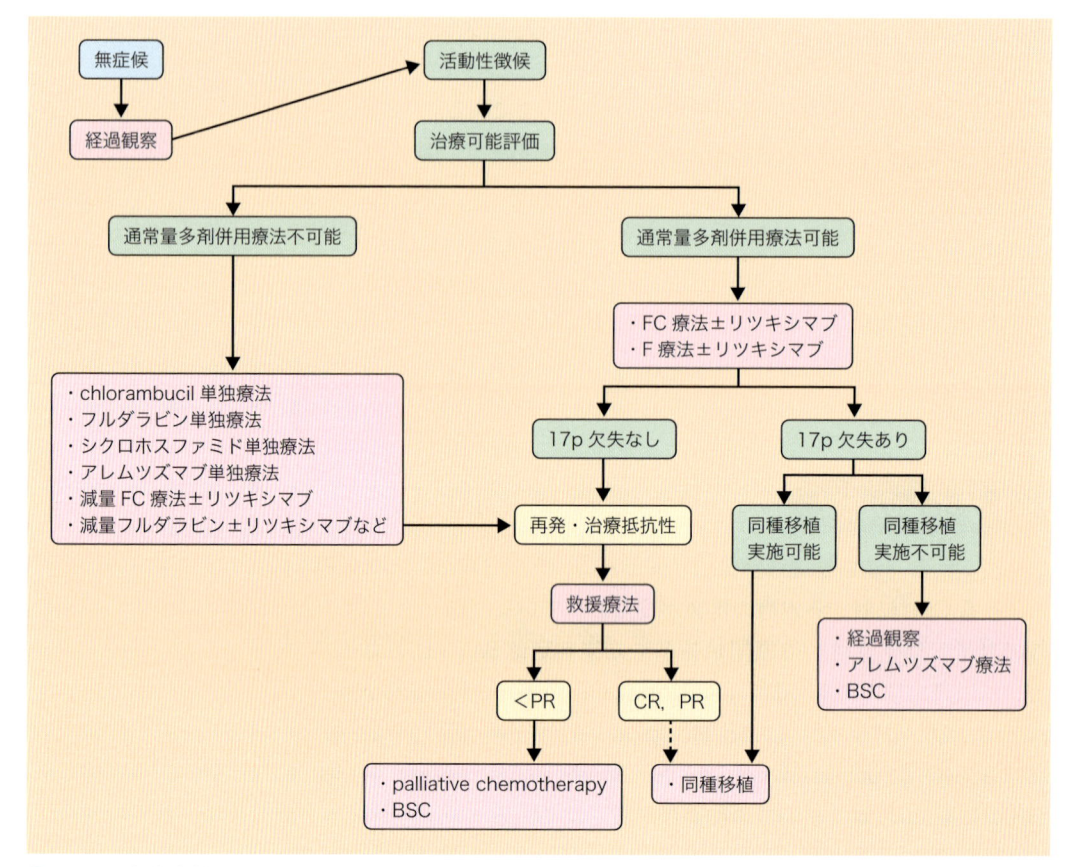

治療の対象は，症候性早期と進行期患者である．標準治療が可能かどうかを評価し，可能であればフルダラビンを含む化学療法やリツキシマブ（2015年8月現在保険適用外）併用療法を実施する．染色体17p欠失のある場合は，同種造血幹細胞移植を考慮する．多剤併用化学療法が不可能であれば，フルダラビン療法や他のアルキル化薬などの単独療法や減量した多剤併用化学療法を考慮する．再発や治療抵抗性を示す場合は救援療法を実施後，部分奏効若年者や染色体17p欠失を有する症例は同種造血幹細胞移植を考慮してもよい．

FC療法：フルダラビン＋シクロホスファミド療法，F療法：フルダラビン療法，BSC：best supportive care
（日本血液学会，編．造血器腫瘍診療ガイドライン 2013年版．2013[4]）より）

＋シクロホスファミド併用療法（FC）群とFLU単独療法を比較し，FC群は全奏効割合（94％ vs 83％，$p<0.001$）が高く，PFS中央値（48か月 vs 20か月，$p=0.001$）と延長をもたらしたが，OSは有意差がなかった[7]．

- CLLの細胞はCD20の発現が弱いため，通常よりも多い用量（375 mg/m² ではなく，500 mg/m²）とされFC療法にリツキシマブ（リツキサン®）の併用（FCR療法）が，高い治療効果を示し，現在では実施可能であればFCR療法が標準的治療である[8]．FCR療法など治療強度の高い治療により，微小残存病変（minimal residual disease；MRD）陰性で，長期のCRが達成される[3]．

- リツキシマブ併用FC療法（FCR療法）：未治療CLL患者に対するFC療法にリツキシマブの上乗せ効果をみたランダム化試験が実施された．FLU 25 mg/m²/日＋シクロホスファミド 250 mg/m²/日を3日間投与する群（FC

MEMO
FC療法：フルダラビン，シクロホスファミド

群）とリツキシマブ（1コース目は375 mg/m²をday 0に，2コース目以降は500 mg/m²を各コースのday 1に投与）を追加する群（FCR群）の2群に振り分け，各群とも28日間1コースを計6コース実施した．年齢中央値61歳で，3年PFSおよび3年OSはそれぞれ，FCR群（408例）で65％，87％で，FC群（409例）は45％（ハザード比 0.56, $p<0.0001$），83％（ハザード比 0.67, $p=0.01$）であったが，Binet分類C群と65歳以上ではOSに両群で有意差はみられなかった[8]．
- 17p欠失や*TP53*遺伝子異常を有する場合は，可能であれば同種造血幹細胞移植を実施する[2-4]．

高齢者に対する治療
- 包括的高齢者機能評価を実施して，標準的な治療が可能（fit群）と判断されれば実施する（MEMO参照）．また，標準治療困難（unfit群またはfrail群）であれば，治療強度を減量して実施，もしくは単剤での治療が推奨される[2-4]．
- 17p欠失や*TP53*遺伝子異常がある場合は通常の化学療法の効果が乏しいため，抗CD52抗体薬のアレムツズマブ（マブキャンパス®）を使用する[2,3]．

小リンパ球性リンパ腫（small lymphocytic lymphoma；SLL）
- CLLと同一疾患とされているが，診断はリンパ節生検標本でされ，病期はリンパ腫で使用されるAnn Arbor病期分類が用いられる．治療効果判定もリンパ腫に準じて実施される．
- 治療は，NCCNガイドラインでは限局期（Ann Arbor病期Ⅰ期）は領域放射線照射が推奨されている．
- NCCNガイドラインでは，Ann Arbor病期Ⅱ期以上のSLLは，進行期CLLと同様の治療方針が推奨されている．しかし，わが国ではCLLに対するリツキシマブの保険適用がないが，SLLでは保険適用があるため，低悪性度B細胞リンパ腫に準じて実施されることがある（MEMO参照）．

再発治療
- 前治療がFLUやアルキル化薬単剤治療の場合は，FC療法や前治療にリツキシマブが使用されていなければ，リツキシマブ併用を考慮する．
- オファツムマブ（アーゼラ®）は，リツキシマブとは異なるCD20エピトープを認識し，補体依存性細胞傷害（CDC）および抗体依存性細胞傷害（ADCC）による抗腫瘍効果を認め，リツキシマブ抵抗性のCLLに対しても有効性を示し，再発/難治性CD20陽性CLLに保険適用がある．また，アレムツズマブ（マブキャンパス®）も有効である[3]．
- クラドリビンやベンダムスチン（2015年8月現在保険適用外）の有効性も示されている．
- 17p欠失や*TP53*遺伝子異常がみられる場合は，アレムツズマブの使用や同種造血幹細胞移植を考慮する．
- 自家造血幹細胞移植併用大量化学療法は，ランダム化試験で全生存期間の延長を示さないため推奨されない[3,4]．

> **MEMO**
> fit群とunfit群：CLLは高齢者が多く，併存疾患などで標準治療が困難な場合が多い．そのため，高齢者には包括的高齢者機能評価を実施して，標準的な治療が可能かどうかを評価する．一つの方法として，欧米ではECOG performance status（PS）2以下，もしくはCumulative Illness Rating Score（CIRS）が6以下でCcr≧70 mL/分の場合を"fit群"，それ以外を"unfit またはfrail群"と層別化されている[3]．

> **MEMO**
> SLLの治療成績：アメリカのSEER（Serveillance, Epidemiology, and End Results）を使った後方視研究の結果で，濾胞性リンパ腫（FL），節性辺縁帯リンパ腫（NMZL），SLLの予後を比較検討した．FLやNMZLは治療レジメン（R-CHOP療法，R-CVP療法，リツキシマブ併用FLU〈RF〉療法）による治療成績は，RF療法が劣っていたが，SLLでは治療法による差異は，多変量解析で認められなかった．しかし，この論文はCLLの標準治療であるFCR療法との比較ではないことに注意が必要である[9]．

新規治療薬（2015年8月現在すべて国内未承認）

新規抗体薬

- obinutuzumab（GA101）（オビヌツズマブ）は，リツキシマブやオファツムマブよりもADCCを高めた糖鎖改変II型抗CD20抗体で，リツキシマブとの比較試験で優れた臨床成績が示された[3]．

分子標的薬

- B細胞受容体（B cell receptor；BCR）のシグナル阻害薬として，B細胞の増殖やNF-κB経路の活性化に必要なBruton型チロシンキナーゼ（BTK）の阻害薬ibrutinib（イブルチニブ），PI3Kδアイソフォームの特異的抑制薬idelalisib（イデラリシブ）の優れた治療効果が報告された[3]．
- ibrutinibはFLUなどに抵抗性である17p欠失やTP53遺伝子異常のCLLにも有効である[3,10]．
- 他のBCR経路阻害薬として，脾臓チロシンキナーゼ（Syk）阻害薬（fostamatinib〈フォスタマチニブ〉），Lynキナーゼ阻害薬（dasatinib〈ダサチニブ〉，bafetinib〈バフェチニブ〉）など多数の薬剤が開発中である．
- BCL-2阻害薬ABT-199，再発・難治性多発性骨髄腫に保険承認のあるレナリドミド（レブラミド®）（CLLに対しては2015年8月現在保険適用外）がある．

（鈴宮淳司，足立康二，井上政弥）

> **MEMO**
> BCR阻害薬ibrutinibの治療成績：再発・難治性CLL/SLL患者を対象として，ibrutinib（Ibr）群と抗CD20ヒト化抗体オファツムマブ（Ofa）群を比較する試験（RESONATE試験）が実施された．6か月PFS，1年OSはそれぞれIbr群88％，90％で，Ofa群8.1か月（HR 0.22, $p<0.001$），81％（HR 0.43, $p=0.005$）で，17p欠失患者でも同様の結果であった．Ibr群で高頻度にみられた有害事象としては下痢，全身倦怠，発熱で，Grade3以上の感染はIbr群24％，Ofa群22％で両群に差はみられなかった[10]．

文献

1) Muller-Helmelink HK, et al. Chronic lymphocytic leukaemia/small lymphocytic lymphoma. In: Swerdlow SH, et al., eds. WHO Classification of Tumours of Haematopoietic and Lymphoid Tissues. Lyon: IARC Press; 2008.
2) Hallek M, et al. International Workshop on Chronic Lymphocytic Leukemia. Guidelines for the diagnosis and treatment of chronic lymphocytic leukemia: a report from the International Workshop on Chronic Lymphocytic Leukemia updating the National Cancer Institute-Working Group 1996 guidelines. Blood 2008; 111: 5446-56.
3) Hallek M. Chronic lymphocytic leukemia: 2013 update on diagnosis, risk stratification and treatment. Am J Hematol 2013; 88: 803-16.
4) 鈴宮淳司，高松 泰．慢性リンパ性白血病/小リンパ球性リンパ腫．日本血液学会，編．造血器腫瘍診療ガイドライン 2013年版．東京：金原出版；2013. pp.105-16. http://jshem.or.jp/gui-hemali/table.html
5) Chihara D, et al. Differences in incidence and trends of haematological malignancies in Japan and the United States. Br J Haematol 2014; 164: 536-45.
6) Rai KR, et al. Long-term survival analysis of the North American Intergroup Study C9011 comparing fludarabine (F) and chlorambucil in previously untreated patients with chronic lymphocytic leukemia (CLL). Blood 2009; 114: 224 (abstract #536).
7) Eichhorst BF, et al. Fludarabine plus cyclophosphamide versus fludarabine alone in first-line therapy of younger patients with chronic lymphocytic leukemia. Blood 2006; 107: 885-91.
8) Hallek M, et al. Addition of rituximab to fludarabine and cyclophosphamide in patients with chronic lymphocytic leukaemia: a randomised, open-label, phase 3 trial. Lancet 2010; 376: 1164-74.
9) Olszewski AJ, et al. Disparate survival outcomes after front-line chemoimmunotherapy in older patients with follicular, nodal marginal zone and small lymphocytic lymphoma. Leuk Lymphoma 2015; 56: 942-50.
10) Byrd JC, et al. Ibrutinib versus ofatumumab in previously treated chronic lymphoid leukemia. N Engl J Med 2014; 371: 213-23.

4章 疾患の理解と治療／白血病

骨髄線維症

> **専門医からのアドバイス**
> - 骨髄線維症は，巨大脾腫，高サイトカイン血症による全身症状を呈する骨髄増殖性腫瘍である．
> - 骨髄線維症は，骨髄の線維化と骨硬化，末梢血への涙滴赤血球や赤芽球，骨髄芽球の出現などの特徴的な検査所見を示す．
> - 予後分類に基づき治療法を選択する．
>   - 造血幹細胞移植は治癒的治療法である．
>   - JAK阻害薬ルキソリチニブは，脾腫，全身症状の改善に有効である．

疫学・病態・症状 ❶

▶ **白血病/MDS**
p.280参照

- 骨髄線維症（myelofibrosis）は，骨髄に広範な線維芽細胞の増生とコラーゲン線維の沈着，骨硬化が生じる疾患である[1]．
- 骨髄線維症は，造血幹細胞レベルで生じた異常により骨髄中で血液細胞が増殖する造血幹細胞疾患である原発性骨髄線維症（primary myelofibrosis；PMF）と，造血器腫瘍をはじめとする悪性腫瘍や感染症に引き続き生じる二次性骨髄線維症（secondary myelofibrosis）に大別される．
- 原発性骨髄線維症の約50％にサイトカインのシグナル伝達に必須なチロシンキナーゼである*JAK2*の，約30％にcalreticulin（*CALR*）の，約5％にトロンボポエチン受容体である*MPL*の遺伝子変異がみられる[2]．
- 原発性骨髄線維症はまれな疾患であり，アメリカでの発症率は年間10万人に1人と報告されている．発症年齢中央値は65歳である．男女比は約2：1とやや男性に多い．
- 末梢血への涙滴赤血球（tear drop erythrocyte）や赤芽球，骨髄芽球の出現（白赤芽球症〈leukoerythroblastosis〉），髄外造血による巨脾などの特徴的な臨床症状に加え，体重減少，盗汗，倦怠感，早期腹満感などの全身症状を呈する．
- 初診時，貧血様症状は半数以上に，肝脾腫が約80％に認められる．脾腫に伴う腹部症状は約20％にみられる．
- 5年生存率は40％，生存期間中央値は3.8年である．感染症，白血化が主な

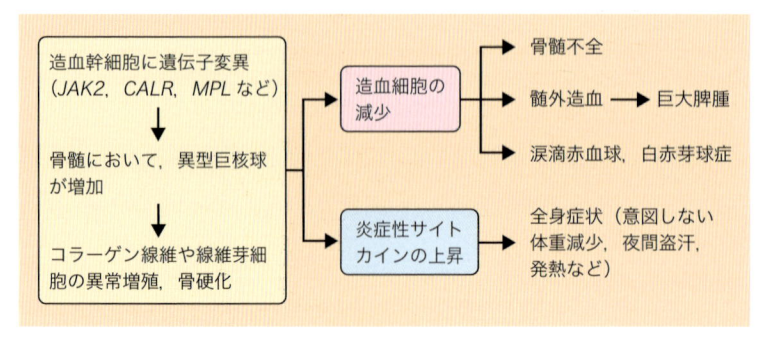

❶ 原発性骨髄線維症の病態と臨床像

死亡原因である．
- 予後不良因子は，年齢（≧65歳），発熱・発汗・体重減少の持続，ヘモグロビン10 g/dL未満，白血球数25,000/μL超，末梢血に1％以上の骨髄芽球の出現であり，これらの項目を有する数により，低リスク群（0項目），中間リスク群-1（1項目），中間リスク群-2（2項目），高リスク群（3項目以上）に分類される（IPSSリスク分類）[3]．
- 二次性骨髄線維症の主な原因疾患は，本態性血小板血症，骨髄異形成症候群，真性赤血球増加症である．
- 真性赤血球増加症，本態性血小板血症に続発する骨髄線維症は，原発性骨髄線維症と共通の遺伝子変異がみられること，類似の臨床像を呈することから，同一の病態と考えられている．

検査・診断（鑑別診断）

- 原因不明の貧血，末梢血への赤芽球，骨髄芽球の出現，涙滴赤血球，巨大脾腫などがみられる場合，骨髄線維症を念頭に診断にあたる．
- 診断確定には骨髄生検が必要であり，広範な線維化（細網線維，コラーゲン線維の増生）を伴う巨核球の増殖と異型，骨硬化を認める．
- *JAK2*，*CALR*，*MPL* 変異の検索は診断に有用である．
- 慢性骨髄性白血病，骨髄異形成症候群，真性赤血球増加症，本態性血小板血症との鑑別が必要である．フィラデルフィア（Ph）染色体がないこと，またはFISH検査で*BCR-ABL*が検出されないこと，赤芽球，顆粒球系に異型がないことを確かめる．

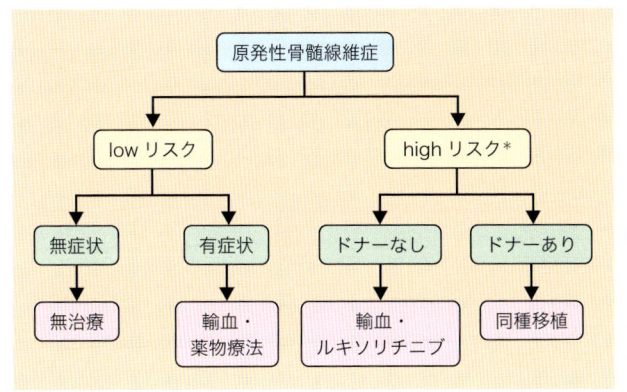

❷ 日本血液学会ガイドラインによる骨髄線維症の治療アルゴリズム
＊IPSSリスク分類で中間リスク群-2，または高リスク群．
(日本血液学会，編．造血器腫瘍診療ガイドライン　2013年版．WEB版〈第1.1版〉．http://www.jshem.or.jp/gui-hemali/table.html より)

治療

● ガイドラインの現況

- 日本血液学会の『造血器腫瘍診療ガイドライン（2013年版）』に，日本における原発性骨髄線維症に対する治療の推奨が掲載されている（❷）．
- 厚生労働科学研究費補助金（難治性疾患政策研究事業）特発性造血障害に関する調査研究班から，『骨髄線維症診療の参照ガイド第3版（平成26年度）』が発表されている．

- high リスク（IPSS リスク分類で中間リスク群-2，または高リスク群）では，適切なドナーが存在する場合は同種造血幹細胞移植を考慮する．
- 適切なドナーが得られず，かつ全身倦怠感，脾腫に伴う腹部症状が存在する場合は，ルキソリチニブを投与する．
- low リスクで，かつ症状がない場合は，無治療経過観察が勧められる．

同種造血幹細胞移植
- 原発性骨髄線維症に対する現時点での唯一の治癒的治療法である．
- 骨髄は線維化が著明であるが，移植した造血幹細胞は生着可能であり，生着不全は10％以下と少ない．
- 移植後は，大多数の症例で骨髄の線維化が改善する．
- 総生存率は30〜70％程度である．

JAK阻害薬ルキソリチニブ
- 脾腫や，骨髄線維症に伴う体重減少，食欲低下，不眠症，呼吸困難，倦怠感などを改善する[4]．
- 生命予後の改善効果が示唆されている．

その他の薬物療法
- 対処療法である．

- 蛋白同化ホルモンは30〜40％の症例に有効であり，貧血の改善が期待できる．
- サリドマイド，レナリドミドは約50％の症例に有効であり，貧血，血小板減少症の改善が期待できる．

注意点

- 骨髄線維症は，骨髄の線維化を特徴とする疾患であるが，線維化が生じる前の，前線維期の骨髄線維症（pre-fibrotic fibrosis）という病態が存在する．本態性血小板血症との鑑別が重要であり，骨髄巨核球の形態が診断の参考になる．

（久冨木庸子，下田和哉）

文献

1) Swerdlow SH, et al., eds. WHO Classification of Tumours of Haematopoietic and Lymphoid Tissues. Lyon: IARC Press; 2008. pp.40-50.
2) Tefferi A. Novel mutations and their functional and clinical relevance in myeloproliferative neoplasms: JAK2, MPL, TET2, ASXL1, CBL, IDH and IKZF1. Leukemia 2010; 24: 1128-38.
3) Cervantes F, et al. New prognostic scoring system for primary myelofibrosis based on a study of the International Working Group for Myelofibrosis Research and Treatment. Blood 2009; 113: 2895-901.
4) Verstovsek S, et al. A double-blind, placebo-controlled trial of ruxolitinib for myelofibrosis. N Engl J Med 2012; 366: 799-807.

本態性血小板血症

4章 疾患の理解と治療／白血病

> **専門医からのアドバイス**
> - 本態性血小板血症には，*JAK2*, *MPL*, *CALR* 遺伝子変異のいずれかが約8割の症例に検出される．
> - 血小板増加を伴う早期/前線維化期の骨髄線維症との鑑別には，骨髄生検による巨核球の形態が重要である．
> - 脳梗塞，心筋梗塞，静脈血栓症などの心血管合併症が予後に最も影響するため，血栓症の予防が最優先される．60歳以上または血栓症の既往歴を有する患者には細胞減少療法を行い，抗血小板療法を併用する．
> - 血小板数著増例で APTT が延長している場合には後天性 von Willebrand 症候群の合併も念頭において，アスピリンの投与を慎重に検討する．

疫学・病態・症状

▶ **白血病/MDS** p.286参照

▶ **血栓・止血異常** p.138参照

- 本態性血小板血症（essential thrombocythemia；ET）は，巨核球の異常な増殖と血小板増加を特徴とする疾患で骨髄増殖性腫瘍（MPN）に属する．
- 年間10万対1～2.5人と推定されている．診断時の平均年齢は60歳で，40歳未満の患者が10～25％を占め，高齢者と若年者の2つのピークを形成する．小児にはきわめてまれである．男女比は1：1～2と女性にやや多い．脳梗塞や脳出血，心筋梗塞を契機に診断されることもある．
- *JAK2* V617F 変異，*CALR* 変異（**MEMO** 参照），*MPL* 変異（**MEMO** 参照）のいずれかの遺伝子変異を8割以上の症例に認めるが[1,2]，これらの変異分子は共通して JAK2-STAT5経路を活性化する[1]．
- 一部の症例は，急性白血病や骨髄線維症へと移行する．
- 頭痛，失神，非定型胸痛，視力障害，網状皮斑，皮膚紅痛症＊などの血管運動性症状や血栓・出血症状がみられる．血栓症状が出血症状より多く，静脈血栓（下肢深部静脈，腸間膜静脈，脳静脈洞）より動脈血栓（冠動脈，脳動脈，末梢動脈）が起こりやすい．出血症状は胃腸管出血が最も多い．
- 血小板数と血栓症の発症との間には明らかな相関はないが，抗腫瘍薬による血小板数の減少によって血栓症の頻度は低下する．血栓症のリスク分類（IPSET-thrombosis）が提唱されている（**MEMO** 参照）[3]．

＊皮膚紅痛症は本書「真性赤血球増加症（真性多血症）」の項の **MEMO** (p.336) を参照

❶ 本態性血小板血症の診断基準（WHO分類，2008年）

1. 45万/μL以上の持続的血小板増加（精査期間中）
2. 骨髄生検で，大型成熟巨核球を伴う巨核球系細胞の増生を主体に認める；好中球・赤芽球造血の有意な増加やあるいは左方移動を認めない
3. 真性赤血球増加症，原発性骨髄線維症，慢性骨髄性白血病，骨髄異形成症候群，またはその他の造血器腫瘍のWHO診断基準に合致しない（除外診断）
4. JAK2 V617F変異またはその他のクローナルなマーカーを認めるか，クローナルなマーカーが検出されない場合，反応性血小板増加症の所見を認めない

診断には，上記4項目をすべて満たすことが必要である．

（Swerdlow SH, et al., eds. WHO Classification of Tumours of Haematopoietic and Lymphoid Tissues. 4th ed. 2008[4]より）

- 血小板数の増加が著しい症例では，後天性 von Willebrand 症候群の合併によって出血しやすく，一般には血小板数が150万/μLを超えると，そのリスクが高い．血小板機能異常もみられる．
- 中等度の脾腫を20〜50％に認め，診断時は1/4〜1/3が無症状である．
- 多くは良好な経過をたどる（全生存期間の中央値19.8年）．予後に大きく影響するのは血栓症と出血で，これらの発症をいかに予防するかが重要な課題である．

検査・診断（鑑別診断）

- WHO分類（2008年）での診断基準を❶に示す[4]．4項目をすべて満たすことが確定診断に必須であるが，JAK2 V617F変異，CALR変異，MPL変異のいずれも陰性の場合には鉄欠乏性貧血，脾臓摘出後，手術，感染症，炎症，膠原病，転移性がんなどの反応性血小板増加症を除外することが重要である．
- 血小板数は45万/μL以上で，時に数百万/μLを超えることもある．採血時の血小板破壊に伴い，偽性高カリウム血症，偽性高リン血症を認める．
- 血小板は大きさ，形，構造の異常が著しい．軽度の貧血を認める．白血球の増加は認めるが，通常20,000/μLを超えず，好中球が増加していることが多い．軽度の好酸球・好塩基球増加もしばしば認める．白赤芽球症はない．
- 後天性 von Willebrand 症候群を合併した場合には活性化部分トロンボプラスチン時間（APTT）の延長を認める．
- 骨髄は正形成ないし軽度の低形成を呈する．大型から超大型で細胞質の豊富な成熟した巨核球の著明な増加と，血小板の凝集像がシート状にみられる．深く分葉した巨核球や過剰に分葉した巨大巨核球（牡鹿の角様〈staghorn like〉）もみられる．細網線維の増生はあってもごくわずかである．赤芽球系，骨髄球系前駆細胞もしばしば増加しているが，一般に軽度である．
- 13q−，+8，+9などの染色体異常を5〜10％に認める．
- JAK2 V617F変異は約半数，CALR変異はJAK2 V617F変異陰性例の約7割，全体の20〜25％，MPL W515L/K変異はJAK2 V617F変異陰性例の8％，全体の1〜3％に検出される[1,2]．

MEMO

CALR変異：JAK2変異とMPL変異がともに陰性の本態性血小板血症（ET）や原発性骨髄線維症（PMF）患者の大半に，CALR変異が新たに発見された．野生型CALRはCaイオン結合蛋白としてCaの生体恒常性や，分子シャペロンとして蛋白質のfoldingに関与し，さらには免疫反応や細胞接着など，多彩な機能を有しているが，巨核球・血小板造血における役割についての報告はない．CALR変異はCALR遺伝子のエクソン9の3′末端に集中し，これまでに40種以上のバリエーションが同定されている．そのいずれもが塩基の欠失・挿入であり，C末端は野生型とはまったく異なる変異型CALR共通の蛋白質配列をとる．52塩基を欠失したタイプ1（L367fs*46）と5塩基が挿入されたタイプ2（K385fs*47）が約85％を占める．CALR変異陽性症例はJAK2変異陽性症例に比較して，①年齢が低い，②ヘモグロビン濃度や白血球数が低い，③血小板数が高い，④血栓症の発症リスクが低い，⑤生命予後が良好である．一方，骨髄線維症や急性白血病への移行率に違いはない．

- *JAK2* V617F 変異を有する症例では血中エリスロポエチン（EPO）濃度が低く，真性赤血球増加症（PV）への移行率も高い[5]．一方，*CALR* 変異陽性例から PV への移行例はない．
- 異形成の強い巨核球は原発性骨髄線維症（PMF）を，赤芽球や顆粒球の形態異常は骨髄異形成症候群（MDS）を疑う．
- 経過中に骨髄線維症へと移行することがあり（ET 後骨髄線維症〈post-essential thrombocythemia myelofibrosis；post-ET MF〉），10 年で 3.9％，15 年で 6％ にみられる．そのリスク因子としては，年齢が 60 歳を超える，ヘモグロビン（Hb）濃度が 12 g/dL 未満，*JAK2* V617F 変異量（allele burden）が高い，あるいは経過中の増加，などがあげられる[6,7]．
- 急性骨髄性白血病への移行は 10 年で 2.6％，15 年で 5.3％ である．
- IWG-MR（International Working Group on Myelofibrosis Research and Treatment）により予後予測モデルとして IPSET（International Prognostic Score for ET）が提唱されている．WHO 分類で ET と診断された，年齢が 60 歳以上を 2 点，白血球数が 11,000/μL 以上を 1 点，血栓症の既往を 1 点とし，合計の点数が 0 点を低リスク群，1～2 点を中間リスク群，3 点以上を高リスク群とすると，生存期間の中央値はそれぞれ，中央値に達せず（not reached），24.5 年，13.8 年となる[8]．

治療

● ガイドラインの現況

- 日本血液学会の『造血器腫瘍診療ガイドライン（2013 年版）』に，日本における ET に対する治療の推奨が掲載されている（❷）．
- 海外のガイドラインでは，ELN（European LeukemiaNet）が ET に対する治療方針を発表しており[9]，目標血小板数を 40 万/μL 以下としているが，明確なエビデンスはない．

- 初めに心血管系合併症の危険因子（肥満，喫煙，糖尿病，高血圧，脂質異常症など）を取り除くことが重要である．血栓症の危険因子（年齢，血栓症の既往）に血小板数を加味したリスクの層別化が行われ，これをもとに治療方針が決定される．
- 高リスク群（年齢が 60 歳を超える，あるいは血栓症の既往がある，あるいは血小板数が 150 万/μL 以上）では血栓症，あるいは出血を繰り返す危険性が高いので，抗腫瘍薬であるヒドロキシウレア（HU）を投与し，血小板数を 40 万/μL 以下にコントロールする（症例によっては 40～60 万/μL を目標にする）．
- HU の長期投与による白血病誘発性に関する明らかなエビデンスはないが，慎重に経過を観察する．

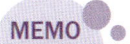

MEMO

MPL 変異：トロンボポエチン受容体（MPL）をコードする *c-Mpl* 遺伝子の変異は ET の 1～3％，PMF の 5～10％ にみられるが，真性赤血球増加症（PV）では検出されない．これまでに報告されている変異の多くは膜貫通領域近傍に存在し，MPL が二量体を形成することで，恒常的活性化が起こる．515 番目のトリプトファン（W）がロイシン（L）かリジン（K）に置換する *MPL* W515L/K 変異が最も多くみられる．

MEMO

IPSET-thrombosis：WHO 分類で ET と診断された患者で，年齢が 60 歳超を 1 点，心血管合併症リスク因子（糖尿病，高血圧症，喫煙）を 1 点，血栓症の既往を 2 点，*JAK2* V617F 変異陽性を 2 点としてスコア化する．合計の点数が 0～1 点を低リスク群，2 点を中間リスク群，3 点以上を高リスク群とすると，1 年間の血栓症発症の頻度はそれぞれ，1.03％，2.35％，3.56％ になる．

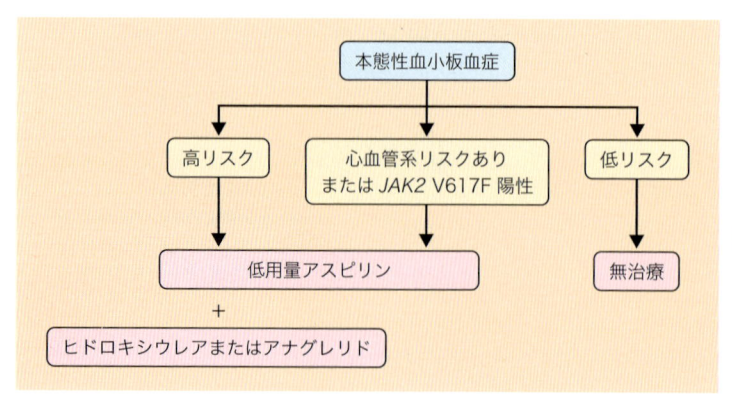

❷ 日本血液学会ガイドラインによるETの治療アルゴリズム
（日本血液学会，編．造血器腫瘍診療ガイドライン 2013年版．WEB版〈第1.1版〉．http://www.jshem.or.jp/gui-hemali/1-4.html#algo より一部改変）

- HUに不応・不耐容の場合にはアナグレリド（アグリリン®）（MEMO参照）を投与する[10-12]．ヨーロッパではセカンドラインとして位置づけられているが，わが国ではその制限がなく，また白血病誘発性のないことから，若年者にはファーストラインとして使用することができる．
- 抗血栓療法はPVと共通であるが，血小板数が150万/μLを超える症例でAPTTが延長している場合には後天性von Willebrand症候群の合併も念頭において，von Willebrand因子活性が30％以下の場合には出血を避けるため，アスピリンの投与を控える．
- 高リスク群以外の場合には，基本的に経過観察か少量アスピリン投与が行われるが，心血管系合併症の危険因子（肥満，脂質異常症，喫煙，高血圧など）をもつ中間リスク群にはHUの使用も考慮する．
- 最近ではJAK2阻害薬が開発され，post-ET MFの症例において脾腫の縮小，全身症状とQOLの改善を認めている[13-15]．

MEMO

アナグレリドはキナゾリン誘導体でホスホジエステラーゼⅢ阻害活性を有することから，当初は血小板凝集阻害効果を期待して開発されたが，アナグレリドを投与された健康被験者に血小板減少の有害事象が多く認められたことから，ETの治療薬として開発が進められた経緯がある．欧米では10年以上前に製造販売承認され，広く使用されているが，日本では2014年9月に製造販売が承認された．先に行われた国内第Ⅲ相臨床試験では投与12か月時点での血小板数60万/μL未満，40万/μL未満へのコントロール率はそれぞれ67.9％，45.3％であり，頻度の高い副作用として，貧血，頭痛，動悸がみられている．

注意点

- 8割を超える症例でJAK2 V617F変異，CALR変異，MPL変異のいずれかを有していることから，本症が疑われた場合には，これらの遺伝子解析を行うことが重要である．いずれの遺伝子変異も認められない場合には，骨髄検査や染色体検査の結果を参考に慎重に反応性血小板増加症を除外し，不必要な治療を避けなければならない．

（小松則夫）

文献

1) Klampfl T, et al. Somatic mutations of calreticulin in myeloproliferative neoplasms. N Engl J Med 2013; 369: 2379-90.
2) Shirane S, et al. JAK2, CALR, and MPL mutation spectrum in Japanese patients with myeloproliferative neoplasms. Haematologica 2015; 100: e46-8.
3) Barbui T, et al. Development and validation of an International Prognostic Score of thrombosis in World Health Organization-essential thrombocythemia (IPSET-thrombosis). Blood 2012; 120: 5128-33.

4) Swerdlow SH, et al., eds. WHO Classification of Tumours of Haematopoietic and Lymphoid Tissues. 4th ed. Lyon: IARC Press; 2008.
5) Wolanskyj AP, et al. *JAK2* V617F mutation in essential thrombocythaemia: clinical associations and long-term prognostic relevance. Br J Haematol 2005; 131: 208-13.
6) Barbui T, et al. Survival and disease progression in essential thrombocythemia are significantly influenced by accurate morphologic diagnosis: an international study. J Clin Oncol 2011; 29: 3179-84.
7) Shirane S, et al. Consequences of the *JAK2* V617F allele burden for the prediction of transformation into myelofibrosis from polycythemia vera and essential thrombocythemia. Int J Hematol 2015; 101: 148-53.
8) Passamonti F, et al. A prognostic model to predict survival in 867 World Health Organization-defined essential thrombocythemia at diagnosis: a study by the International Working Group on Myelofibrosis Research and Treatment. Blood 2012; 120: 1197-201.
9) Barbui T, et al. Philadelphia-negative classical myeloproliferative neoplasms: critical concepts and management recommendations from European LeukemiaNet. J Clin Oncol 2011; 29: 761-70.
10) Harrison CN, et al. Hydroxyurea compared with anagrelide in high-risk essential thrombocythemia. N Engl J Med 2005; 353: 33-45
11) Gisslinger H, et al. Anagrelide compared with hydroxyurea in WHO-classified essential thrombocythemia: the ANAHYDRET Study, a randomized controlled trial. Blood 2013; 121: 1720-8.
12) Kanakura Y, et al. Phase III, single-arm study investigating the efficacy, safety, and tolerability of anagrelide as a second-line treatment in high-risk Japanese patients with essential thrombocythemia. Int J Hematol 2014; 100: 353-60.
13) Verstovsek S, et al. A double-blind, placebo-controlled trial of ruxolitinib for myelofibrosis. N Engl J Med 2012; 366: 799-807.
14) Harrison C, et al. JAK inhibition with ruxolitinib versus best available therapy for myelofibrosis. N Engl J Med 2012; 366: 787-98.
15) Jung CW, et al. Efficacy and safety of ruxolitinib in Asian patients with myelofibrosis. Leuk Lymphoma. 2014〔Epub ahead of print〕

4章 疾患の理解と治療／白血病

真性赤血球増加症（真性多血症）

専門医からのアドバイス

- ▶ 真性赤血球増加症には JAK2 遺伝子変異がほぼ全例に認められる.
- ▶ 赤血球数は顕著に増加するが，慢性的に鉄が不足すると小球性低色素性パターンとなり，ヘモグロビン濃度やヘマトクリット値は必ずしも上昇しない.
- ▶ 脳梗塞，心筋梗塞，静脈血栓症などの心血管合併症が予後に最も影響するため，血栓症の予防が最優先される.
  - 全血液粘度を下げるために，初めに瀉血を行い，ヘマトクリット値 45% 以下を目指す.
  - 60 歳以上または血栓症の既往歴を有するハイリスク群には細胞減少療法を行い，抗血小板療法を併用する.

疫学・病態・症状

- 真性赤血球増加症（真性多血症）（polycythemia vera；PV）は骨髄増殖性腫瘍の一つで，赤血球数および総血液量の著しい増加をきたすが，白血球および血小板増加，脾腫を伴うことが多い.
- わが国では年間 10 万対 2 人の割合で発症する．診断時年齢は 50〜60 歳代が多く，男女比は 1.2〜2.2：1 である．脳梗塞や心筋梗塞を契機に診断されることがある.
- 一部の症例は，急性白血病や骨髄線維症へと移行する.
- 95% の症例に JAK2 V617F 変異，3% の症例に JAK2 エクソン 12 変異を認める（**MEMO** 参照）[1].
- 頭痛，頭重感，眩暈，赤ら顔（深紅色の口唇，鼻尖），深紅色の手掌，眼瞼結膜や口腔粘膜の充血など，総血液量の増加や血液粘稠度の上昇によるうっ血症状がみられる.
- 高血圧症，血栓症，塞栓症，血小板機能異常による易出血性もみられる.
- 血小板増加を伴う症例では皮膚紅痛症（erythromelalgia）（**MEMO** 参照）がみられる.
- 痛風発作もしばしばみられ，脾腫は 70% の症例に認める.

▶ **白血病/MDS**
p.290 参照

▶ **血栓・止血異常**
p.138 参照

❶ 真性赤血球増加症の診断基準（WHO，2008年）

大基準	A1．ヘモグロビン濃度：男性＞18.5 g/dL，女性＞16.5 g/dL 　　　または赤血球量の増加を示す他の所見の証明* A2．*JAK2* V617F変異または*JAK2* エクソン12変異をはじめとした機能的に同等の遺伝子変異の存在
小基準	B1．骨髄生検において赤芽球・顆粒球・巨核球の3血球系統の過形成 B2．血清エリスロポエチン低値 B3．内因性赤芽球コロニー形成

A1＋A2＋（B1～B3のうちの1項目），またはA1＋（B1～B3のうちの2項目）
＊1）ヘモグロビン濃度またはヘマトクリット値が年齢，性別，居住地の高度を考慮した基準値の99パーセンタイルを超える．
　2）ヘモグロビン濃度が男性で17 g/dL，女性で15 g/dLを超え，かつ個々の症例での基準値（鉄の補充により補正されない）よりも2 g/dL以上上昇している場合．
　3）赤血球量が予想値の25％を超える．

（Swerdlow SH, et al., eds. WHO Classification of Tumours of Haematopoietic and Lymphoid Tissues. 4th ed. 2008[4]）より）

MEMO

*JAK2*遺伝子変異：JAK2（Janus kinase 2）はホモダイマーを形成する受容体に直接会合し，エリスロポエチン（EPO）などのサイトカイン細胞内シグナル伝達に中心的役割を担う細胞質型（非受容体型）チロシンキナーゼである．JH1やJH2を含む4つの領域から成り，JH1はキナーゼ活性化領域（catalytic domain），隣接するJH2はJH1のキナーゼ活性を負に制御する領域である．V617F変異はJH2の一部をコードするエクソン14にある1,849番目の塩基がグアニン（G）からチミン（T）に置換し，617番目のアミノ酸がバリン（V）からフェニルアラニン（F）に置換したものである[1]．JH2領域に存在するV617はJAK2のチロシンキナーゼ活性抑制に必須な領域に近接するため，V617F変異が生じるとJH1のキナーゼ活性がJH2による抑制から解放されて恒常活性型に変換するため，発現細胞はEPO非存在下における自律性増殖やEPOに対する感受性の亢進をきたす．エクソン12変異もV617Fと部位は異なるが，同様の機序が考えられる．

- 高ヒスタミン血症による皮膚瘙痒感（特に入浴後に生じやすい），皮膚発赤，消化性潰瘍もみられる．
- 多くは良好な経過をたどる（全生存期間の中央値13.7年）[2]．予後に大きく影響する血栓症の予防に主眼をおいて治療を行う．
- 主な死因は，血栓症（29％），造血器悪性腫瘍（23％），非造血器悪性腫瘍（16％），出血（7％），骨髄線維症（3％）である．
- 造血器悪性腫瘍のなかでは，急性骨髄性白血病および骨髄異形成症候群が最も多く，20年以内に約7％にみられる．リスク因子として，年齢が70歳を超える，ヒドロキシウレア（HU）（ハイドレア®）とインターフェロンを除く細胞減少薬の使用，の2項目が抽出されている．
- 約15％のPV患者では診断後平均10年（2, 3年～20年）を経て多血後骨髄線維症（post-polycythaemic myelofibrosis phase；post-PV MF）に移行する（MEMO参照）．脾腫の増大がみられ，貧血が進行する．リスク因子として罹患期間があげられる．またヘモグロビン（Hb）濃度10.0 g/dL未満，血小板数10万/μL未満，白血球数3万/μLを超える，の3項目がpost-PV MFの予後不良因子として抽出されている[3]．

検査・診断（鑑別診断）

- WHO分類（2008年）の診断基準に基づいて診断される（❶）[4]．初期には赤血球量が診断基準を満たさないことがあり，定期的に血液検査を行う．軽度の赤血球増加がみられる前多血期（prepolycythaemic phase），明らかな循環赤血球量の増加がみられる顕性多血期（overt polycythaemic phase），血球減少，無効造血，骨髄線維症，髄外造血がみられるpost-PV MFの3期に分類される[3]．
- 二次性赤血球増加症，ストレス赤血球増加症を除外する必要があるが，

JAK2遺伝子変異の存在や血清エリスロポエチン（EPO）濃度の低値が診断の決め手になる．
- 赤血球数は顕著に増加するが，赤血球造血亢進による相対的な鉄不足や高ヒスタミン血症による消化管出血によって慢性的に鉄が不足すると小球性低色素性パターンとなり，Hb濃度やヘマトクリット（Ht）値は上昇しないこともある．
- 血小板は半数以上で増加し，100万/μLを超える症例もみられる．通常，プロトロンビン時間（PT）や活性化部分トロンボプラスチン時間（APTT）などの凝固系の検査は正常だが，APTTが延長することがある．これは著増した血小板数にvon Willebrand因子が結合して消費され，血中のvon Willebrand因子活性が低下したことによる（後天性von Willebrand症候群）．
- 骨髄検査は診断に必須で，赤芽球，顆粒球，巨核球の3系統のいずれも増加する汎過形成を呈し，特に巨大化した成熟巨核球，多分葉化した核，巨核球の集簇がみられる．骨髄の線維化はPVの少数例にみられ，骨髄線維症移行のリスク因子である．
- 染色体異常は10〜20％で認められ，疾患が進行するにつれて多くなる．+8，+9，20q−，13q−，1p−などが多いが，特異的なものはない．

治療

● ガイドラインの現況

- 日本血液学会の『造血器腫瘍診療ガイドライン（2013年版）』に，日本におけるPVに対する治療の推奨が掲載されている（❷）．
- 海外のガイドラインでは，ELN（European LeukemiaNet）がPVに対する治療方針を発表している[5]．

- 治療を始める前に，骨髄検査や，JAK2遺伝子変異の有無，血清EPO濃度の値によって診断を確定し，二次性赤血球増加症，ストレス赤血球増加症を除外することが重要である．
- 脳梗塞，心筋梗塞，静脈血栓症などの心血管合併症が予後に最も影響するため，血栓症をいかに予防するかが重要で，初めに心血管系合併症の危険因子（肥満，喫煙，糖尿病，高血圧，脂質異常症など）を取り除く．
- 治療の基本は瀉血療法と抗腫瘍薬投与で，血小板増加（100万/μL以上）を伴う症例では抗血栓療法も並行して行われる．

瀉血療法

- 瀉血療法は最も簡便かつ速やかに循環赤血球量を減少できる．Ht値45％未満を目標値とする（MEMO参照）[6]．高齢者や心血管系疾患を有する患者では循環動態の急激な変化による負荷を軽減するために，100〜200 mLの少量瀉

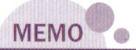

MEMO

皮膚紅痛症：発赤と熱感を伴う手足の灼熱痛で，特に下肢で起こりやすく，非対称性の場合もある．起立，運動などが誘因となり，足の挙上，冷却などの処置で軽快する．病理的には平滑筋細胞の増殖によって血管内腔が狭小化した小動脈炎で，しばしば血小板血栓によって血管内腔が閉塞している．アスピリン内服が有効である．

MEMO

post-PV MF：以前はspent phase（消耗期）と呼ばれる状態で，広範な骨髄線維化と進行性の脾腫を認め，血液所見上，白赤芽球症（leukoerythroblastosis）（未熟な顆粒球と有核赤血球の出現）と涙滴赤血球がみられる．病期が進行すると予後不良である（国際予後スコアリングシステム〈IPSS〉リスク分類の中間リスク群-2と高リスク群に相当）．

MEMO

瀉血のHt目標値：イタリアのCYTO-PV Collaborative GroupがJAK2変異陽性のPV患者365例を対象に前方視的試験を実施し，Ht値を45％未満にコントロールされたPV患者では45〜50％の間でコントロールされたPV患者に比較して，心血管系の合併による死亡や主要な血栓症の頻度が有意に減少するとし，PV患者ではHt値を45％未満に維持することの臨床的有用性を報告した．

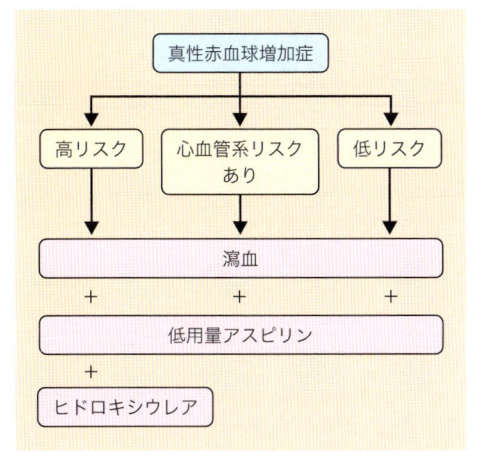

❷ 日本血液学会ガイドラインによるPVの治療アルゴリズム

（日本血液学会，編．造血器腫瘍診療ガイドライン2013年版．WEB版〈第1.1版〉．http://www.jshem.or.jp/gui-hemali/1-4.html#algo より一部改変）

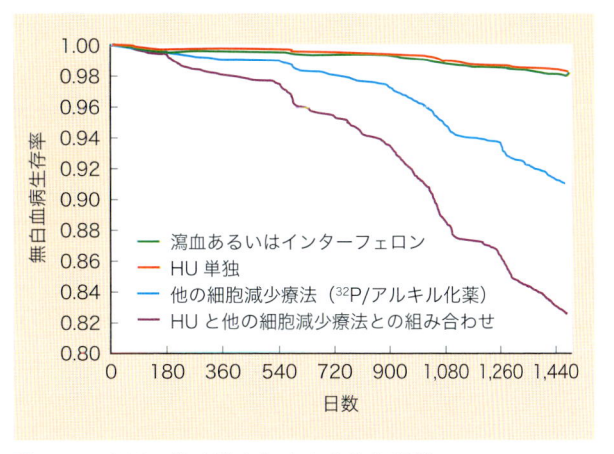

❸ PVにおける治療法と無白血病生存期間

ヒドロキシウレア（HU）とアルキル化薬との併用投与や，アルキル化薬の先行投与後のHU投与により，急性白血病に移行する割合が明らかに増加する．
（Finazzi G, et al. Blood 2005[8] より一部引用）

血を頻回に行う．

抗腫瘍薬

- 抗腫瘍薬は，血栓症の高リスク群（年齢60歳以上，あるいは血栓症の既往がある）が絶対適応となる．そのほかに，血小板数が100万/μL以上，白血球数が1.5万/μL以上，頻回の瀉血を要する場合，脾臓腫大に伴う疼痛や脾臓梗塞などの場合に抗腫瘍薬の投与を考慮する．妊娠可能年齢の女性や精子形成に影響する若い男性への抗腫瘍薬の使用は極力控える．
- ヒドロキシウレア（HU）は速やかな効果がみられ，最も好んで用いられる．HUの白血病誘発性については依然として結論は出ていないが[7]，HUとアルキル化薬との併用投与や，アルキル化薬の先行投与後のHU投与により，急性白血病に移行する割合が明らかに増加する[8]（❸）．
- 50歳以下の患者には欧米ではインターフェロンαが推奨されており，胎盤通過性がないので，妊婦への使用も可能である．そのほかにブスルファン（マブリン®）やラニムスチン（MCNU）（サイメリン®）が用いられるが，二次発がんの問題がある．
- 最近ではJAK2阻害薬が開発され，post-PV MFの症例において脾腫の縮小，全身症状とQOLの改善[9-11]，また顕性多血期にあるPV患者においても脾臓の縮小やHt値の低下を認めている[12]．

抗血栓療法

- 低リスクと高リスクにかかわらず，血小板数が著増していない（100万/μL未満）場合にはアスピリンを投与する．血小板数が100万/μL以上の場合には出血を避けるためにvon Willebrand因子活性を測定し，30％未満の場合にはアスピリンの投与を控える．

- 少量のアスピリン（100 mg/日）であれば，出血の危険も少なく，安全に血栓症を予防することができる．本症や本態性血小板血症でみられる血栓症はトロンボキサン A_2 合成の亢進が主な誘因で，少量のアスピリンはトロンボキサン A_2 合成を抑制するため，特に皮膚紅痛症に有効である．

注意点

- PV の診断には JAK2 遺伝子解析が必須であるが，保険適用がないため，解析可能な検査会社や研究施設に依頼する必要がある．また JAK2 遺伝子変異量（allele burden）を測定することで，骨髄線維症へのリスクをある程度予想することができる（allele burden が 50％以上の症例は 50％未満の症例に比較して10倍リスクが高く，経過中に allele burden が上昇する場合も骨髄線維症に移行しやすい）[13, 14]．

（小松則夫）

文献

1) Edahiro Y, et al. *JAK2*V617F mutation status and allele burden in classical Ph-negative myeloproliferative neoplasms in Japan. Int J Hematol 2014; 99: 625-34.
2) Tefferi A, et al. Long-term survival and blast transformation in molecularly annotated essential thrombocythemia, polycythemia vera, and myelofibrosis. Blood 2014; 124: 2507-13.
3) Passamonti F, et al. A dynamic prognostic model to predict survival in post-polycythemia vera myelofibrosis. Blood 2008; 111: 3383-7.
4) Swerdlow SH, et al., eds. WHO Classification of Tumours of Haematopoietic and Lymphoid Tissues. 4th ed. Lyon: IARC Press; 2008.
5) Barbui T, et al. Philadelphia-negative classical myeloproliferative neoplasms: critical concepts and management recommendations from European LeukemiaNet. J Clin Oncol 2011; 29: 761-70.
6) Marchioli R, et al. Cardiovascular events and intensity of treatment in polycythemia vera. N Engl J Med 2013; 368: 22-33.
7) Tefferi A, et al. Survival and prognosis among 1545 patients with contemporary polycythemia vera: an international study. Leukemia 2013; 27: 1874-81.
8) Finazzi G, et al. Acute leukemia in polycythemia vera: an analysis of 1638 patients enrolled in a prospective observational study. Blood 2005; 105: 2664-70.
9) Verstovsek S, et al. A double-blind, placebo-controlled trial of ruxolitinib for myelofibrosis. N Engl J Med 2012; 366: 799-807.
10) Harrison C, et al. JAK inhibition with ruxolitinib versus best available therapy for myelofibrosis. N Engl J Med 2012; 366: 787-98.
11) Jung CW, et al. Efficacy and safety of ruxolitinib in Asian patients with myelofibrosis. Leuk Lymphoma 2014［Epub ahead of print］
12) Vannucchi AM, et al. Ruxolitinib versus standard therapy for the treatment of polycythemia vera. N Engl J Med 2015; 372: 426-35.
13) Vannucchi AM, et al. Clinical profile of homozygous *JAK2* 617V>F mutation in patients with polycythemia vera or essential thrombocythemia. Blood 2007; 110: 840-6.
14) Shirane S, et al. Consequences of the *JAK2*V617F allele burden for the prediction of transformation into myelofibrosis from polycythemia vera and essential thrombocythemia. Int J Hematol 2015; 101: 148-53.

4章

疾患の理解と治療
リンパ腫

4章 疾患の理解と治療／リンパ腫

リンパ腫とは

専門医からのアドバイス

- リンパ腫はB細胞リンパ腫，T/NK細胞リンパ腫，ホジキンリンパ腫に大別されるが，個々の患者の予後や治療を決定するうえで分類が必要となる．
- B細胞リンパ腫では，胚中心を主体とした母細胞の分化段階による分類がなされている．
- 現行の2008年WHO分類は，REAL分類を踏襲した2001年WHO分類の改訂と皮膚リンパ腫の分類（WHO-EORTC分類）を取り入れたものとなっている．

リンパ腫総論と分類

▶ リンパ腫・骨髄腫 第1章参照

- リンパ腫はリンパ球あるいはリンパ芽球の悪性増殖症であり，その組織学的・生物学的な多様性のために，個々の患者予後・治療方針を決定するうえで，分類をすることが重要である．
- リンパ腫はホジキンリンパ腫，非ホジキンリンパ腫（B細胞リンパ腫，T細胞リンパ腫）に大別され，非ホジキンリンパ腫はさらに前駆細胞性と成熟（末梢性）細胞性に分類される．
- 分類の変遷はHodgkinがホジキン病を記載した1832年から始まり，Rappaport分類，Dorfman分類，Lukes-Collins分類，Working Formulation分類，Kiel分類などと多数の分類が存在していた．
- 1994年，Jaffe, Harrisらにより腫瘍細胞をB細胞，T細胞/NK細胞に2分類し，さらにそれらを未分化型，成熟型に分類するREAL（Revised European-American Lymphoma）分類が提唱された．2001年に出されたWHO分類はこのREAL分類を踏襲する形となっている[1]．
- 2008年のWHO分類では，各亜型における臨床病理学的知見，網羅的な遺伝子発現解析結果の集積を反映し，それらが分類に取り入れられている．
- 2008年分類においては，①年齢要素，②部位特異的リンパ腫としての臓器を重視，③皮膚リンパ腫分類（WHO-EORTC分類）の取り入れ，④境界領域病変としての中間型の取り入れ，⑤分子異常と疾患単位との関連の強調な

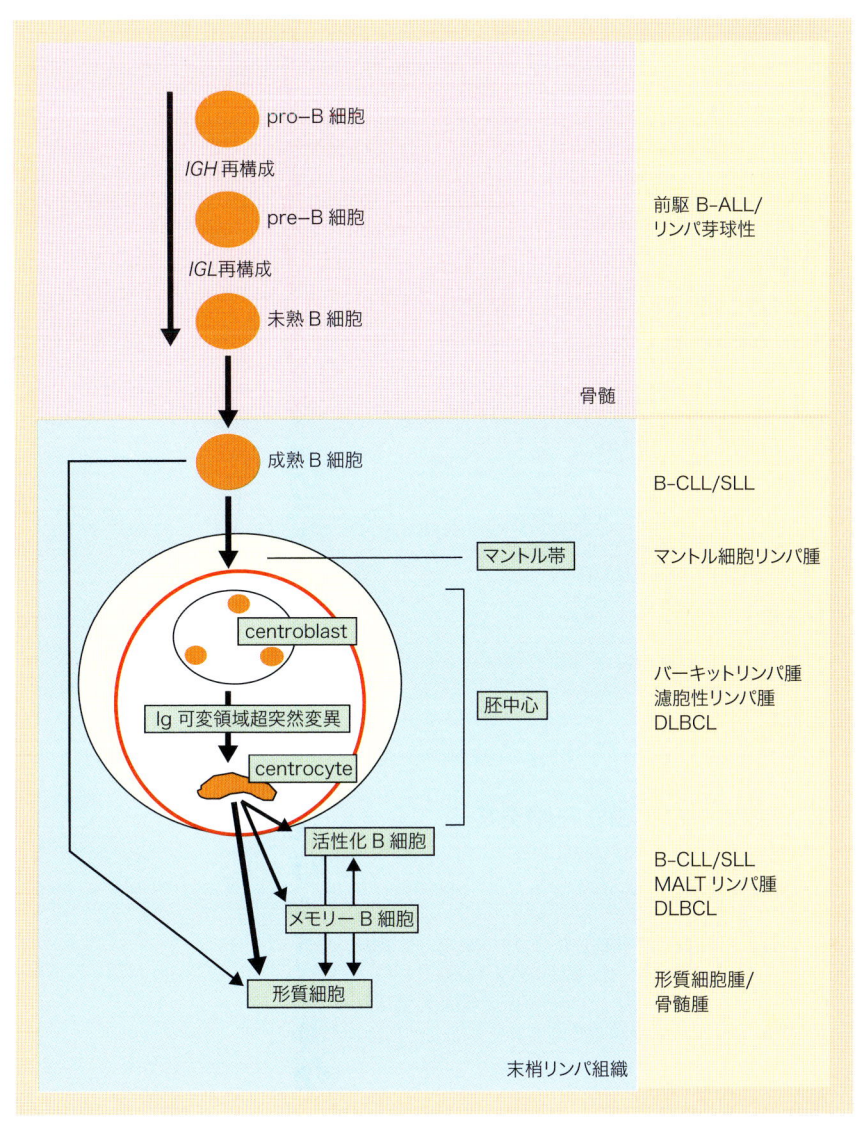

❶ B細胞の分化と腫瘍

B-ALL：Bリンパ芽球性白血病/リンパ腫，B-CLL/SLL：B細胞慢性リンパ球性白血病/小リンパ球性リンパ腫，DLBCL：びまん性大細胞型B細胞リンパ腫

どの点を踏まえた分類がなされている[2]．

B細胞リンパ腫，T細胞リンパ腫

- B細胞リンパ腫は，腫瘍の母細胞が分化段階，特に胚中心を主体において胚中心の前，胚中心，胚中心の後に分化段階のあるものと関連づけることで比較的整然とした分類がなされている（❶）．
- 2008年のWHO分類においては，成熟B細胞性腫瘍の部分に最も多くの項目が追加されており，2001年と比べ21項の増加となっている．
- T細胞リンパ腫はB細胞リンパ腫のような細胞の分化段階と関連づけることが困難であり，臓器特異的な分類，細胞特性，病態を主体とした分類がな

❷ Ann Arbor 分類（Cotswolds 修正版）

Ⅰ期	単独リンパ節領域の病変（Ⅰ）またはリンパ節病変を欠く単独節外臓器 または部位の限局性病変（ⅠE）
Ⅱ期	横隔膜の同側にある2つ以上のリンパ節領域の病変（Ⅱ） またはリンパ節病変と関連している節外臓器または部位の限局性病変で横隔膜の同側にあるリンパ節領域の病変（ⅡE）
Ⅲa期	横隔膜の上下の両方に病変がある 脾門部・腹腔・門脈リンパ節または脾臓への浸潤がある
Ⅲb期	横隔膜の上下の両方に病変がある 傍大動脈・腸骨・鼠径部・腸間膜リンパ節への浸潤がある
Ⅳ期	1つ以上の節外臓器のびまん性または播種性病変で，関連するリンパ節病変の有無を問わない または隣接する所属リンパ節病変を欠く孤立した節外病変であるが，離れた部位の病変を併せもつ肝臓，骨髄などへの浸潤を含む

Cotswold の付加事項
x：バルキー病変（縦隔の1/3以上の病変の広がり，または最大径10 cm以上の腫瘤）がある

❸ 消化管リンパ腫の Lugano 分類

Ⅰ期	消化管に限局（単発あるいは非連続性多発病変）
Ⅱ期 Ⅱ1 Ⅱ2 ⅡE	腹腔内に進展（リンパ節浸潤） 局所リンパ節への浸潤（胃・腸間膜周囲） より遠隔への浸潤（傍動脈，傍静脈） 漿膜を穿通し，隣接臓器組織に浸潤する（浸潤臓器を列記する）
Ⅳ期	広範な節外または横隔膜上リンパ節への浸潤を伴う胃腸管浸潤

❹ 菌状息肉症・Sézary 症候群以外の皮膚リンパ腫の TNM 分類

T	T1：単発の皮膚病変 　T1a：単発の病変＜直径5 cm 　T1b：単発の病変＞直径5 cm T2：限局性皮膚病変：多発性病変が1つないし連続した2つの身体部位に限局 　T2a：すべての病変部位が直径15 cm 未満の円形領域に含まれる 　T2b：すべての病変部位が直径15 cm 超で30 cm 未満の円形領域に含まれる 　T2c：すべての病変部位が直径30 cm の円形領域を超える T3：汎発性皮膚病変 　T3a：多発性病変が非連続性の2身体領域にみられる 　T3b：多発性病変が3身体領域にみられる
N	N0：臨床的および病理学的にリンパ節病変なし N1：現在あるいは以前の皮膚病変の1つの所属リンパ節領域の病変 N2：現在あるいは以前の皮膚病変の2つないしそれ以上の末梢リンパ節領域病変 N3：中枢性（深在性）リンパ節病変
M	M0：皮膚外に非リンパ節病変を認めない M1：皮膚外に非リンパ節病変を有する

されている．

病期分類

- 大部分のリンパ腫では Ann Arbor 病期分類が用いられているが（❷），消化管リンパ腫では Lugano 分類が（❸），皮膚リンパ腫では TNM 分類（❹）などの部位特異的な病期分類がある．

- 消化管リンパ腫では Lugano 分類がよく用いられているが，胃リンパ腫に主眼をおいたものであり，消化管に広範にわたる病変（胃〜十二指腸〜小腸など）でも病期Ⅰ期となるため，適用範囲については今後の検討課題である．

成熟 B 細胞腫瘍

びまん性大細胞型 B 細胞リンパ腫（DLBCL）

- びまん性大細胞型 B 細胞リンパ腫，非特定型（diffuse large B-cell lymphoma, not otherwise specified；DLBCL, NOS）は，全リンパ腫の約4割を占める B 細胞リンパ腫で最も頻度の高いリンパ腫である．
- DLBCL は，正常リンパ球の2倍以上もしくは組織球，血管内皮の核よりも大きい腫瘍細胞がびまん性に増殖する．
- DLBCL の亜型として，T 細胞/組織球豊富型大細胞型 B 細胞リンパ腫，中枢神経原発びまん性大細胞型 B 細胞リンパ腫，皮膚原発びまん性大細胞型 B 細胞リンパ腫，下肢型，加齢性 EBV 陽性びまん性大細胞型 B 細胞リンパ腫がある．
- 中枢神経，膿胸関連リンパ腫，縦隔，皮膚など臓器特異的な亜型もなされている．
- 網羅的な発現解析により，germinal center B-cell-like（GCB），activated B-cell-like（ABC）に分けられ，GCB 型のほうが予後良好であるが，リツキシマブを用いた R-CHOP 療法による治療では2群の間の差がなくなったという報告と差があるという報告がある[3,4]．
- わが国から提唱された概念で CD5 陽性の DLBCL は独立した予後因子となり，亜型として採用されている[5]．
- 診断には CD20，CD79a などの B 細胞性マーカー，CD10，CD5 などの予後因子マーカー，Ki-67（MIB-1）による増殖能の評価が重要である．

濾胞性リンパ腫（FL）

- 濾胞性リンパ腫（follicular lymphoma；FL）は，全リンパ腫の約2割を占める代表的な低悪性度 B 細胞リンパ腫である．
- 現行の WHO 分類においては，部位特異性となる消化管原発濾胞性リンパ腫，年齢を考慮した小児濾胞性リンパ腫，および "in situ" 病変に視点をおいた "in situ" 濾胞性リンパ腫が亜型として採用されている．
- FL の腫瘍細胞は，正常リンパ球の1〜1.5倍程度の小型から中型の centrocyte と2倍以上の大型の centroblast から構成され，胚中心を模倣するような大小さまざまな結節状構造を呈するのが特徴である．
- 診断には特徴的な形態像と，CD20，CD79a などの B 細胞性マーカー，CD10，BCL6 などの胚中心性マーカー，抗アポトーシス蛋白である BCL2 の陽性所見が重要である．
- FL の診断には grading が必ず行われるが，centroblast の数により grade 1（0〜5/HPF），grade 2（6〜15/HPF），grade 3（>15/HPF）と分類され

る．現行のWHO分類ではgrade 1〜2と表記してlow gradeとして取り扱うことが認められた．
- grade 3症例ではしばしばDLBCLを伴うことがあり，その場合はDLBCL and FLと表記し，それぞれの割合を記載することが必要である．
- 組織学的形質転換を年率3％程度で起こすことが知られており，この場合の予後は不良となる[6]．

節外性濾胞辺縁帯リンパ腫
- 全リンパ腫の15％程度を占める代表的な低悪性度B細胞リンパ腫である．
- 胃が原発部位として最も多く，眼付属器，大腸，甲状腺，肺，唾液腺などが好発臓器としてあげられる．粘膜関連リンパ組織（mucosa-associated lymphoid tissue；MALT）と深いかかわりをもつ．
- 腫瘍細胞は胚中心後の濾胞辺縁帯B細胞由来と考えられ，腫瘍細胞は小型〜中型のcentrocyte-like cellあるいはmonocytoid cellの形態をとる．形質細胞への分化もよくみられる．
- 腫瘍細胞中にimmunoblast（免疫芽球）やcentroblastに準ずる大型細胞が充実性に増生し，Ki-67 labeling indexの高い部分が混在することを経験するが，このような場合にはhigh grade MALTリンパ腫とはせずに，DLBCLの範疇に入れるべきである[7]．
- 診断には形態像と，CD20，CD79aなどのB細胞性マーカー，形質細胞への分化がみられる場合には，Igκ，λによる軽鎖制限の確認を行う．胃のMALTリンパ腫では上皮の破壊像（lymphoepithelial lesion）がみられるため，ケラチンの免疫染色による上皮の破壊像を確認する．また，CD10，cyclin D1の免疫染色により，他の低悪性度B細胞リンパ腫を除外することが必要である．

皮膚原発濾胞中心リンパ腫，皮膚原発びまん性大細胞型B細胞リンパ腫，下肢型
- 2001年のWHO分類では，皮膚原発濾胞中心リンパ腫（primary cutaneous follicle centre lymphoma）は濾胞性リンパ腫の亜型として扱われていた．
- ヨーロッパで以前からKiel分類の影響を強く受けたWHO-EORTC分類が2005年に提唱され，2008年分類ではこれをそのまま踏襲する形で受け入れられている．
- HE染色での形態が重要で，皮膚原発濾胞中心リンパ腫は主にcentrocyte類似の腫瘍細胞により構成され，下肢型の場合はcentroblastic cellあるいはimmunoblastic cellに類似した腫瘍細胞が一様に増生する．BCL6は皮膚原発濾胞中心リンパ腫において通常は陽性となるが，CD10が陽性となることは少なく，CD10が陽性となる場合にはむしろ他の部位からのFLの浸潤の可能性を疑うことが必要である．

形質芽細胞性リンパ腫
- 2008年のWHO分類において新たに取り上げられた項目の一つで，主にHIV感染を背景にした免疫不全状態患者に発生する．しかし，HIV感染に

- かかわらず免疫不全状態の患者に発生することがわかってきており[8]，今後の解析が望まれる．
- 多くは口腔に発生するが，副鼻腔，眼窩，皮膚，消化管などの節外臓器を主体として発生する．
- 形態的に immunoblast が一様に増生する口腔型と，immunoblast，plasmablast（形質芽球），形質細胞から成る形質細胞型に分類される．
- EBER-1 ISH（EBV-encoded small RNA *in situ* hybridization）によるEBV の感染率は，口腔型はほぼ100％であるが，それ以外は60〜75％とされている．
- 一般的な B 細胞性マーカーである CD20，PAX-5 などは陰性あるいは弱陽性にとどまる．これに対し，CD79a や CD138，MUM-1 などの形質細胞のマーカーが陽性となる．

中間型（DLBCL とバーキットリンパ腫の中間型，DLBCL とホジキンリンパ腫との中間型）

- 2008年分類に新しく加えられた境界領域病変で，双方の形態学的な特徴と遺伝子学的な特徴を有する．
- DLBCL とバーキットリンパ腫の中間型では，*c-MYC* 遺伝子の転座のあるものとないもの，および *c-MYC/Ig*，*BCL2/Ig* の両方の転座を有するもの（double translocation lymphoma）が含まれており，多様な疾患単位となっている．
- DLBCL とバーキットリンパ腫の中間型での組織像は，弱拡大ではバーキットリンパ腫とは区別が難しいが，強拡大では核の大小不同や核小体が目立ち，DLBCL ともとれる像を呈し，いわゆる中間的な組織像を呈する．
- 免疫染色では，Ki-67 はほとんどすべての細胞に陽性となるが，CD10 陽性，BCL2 陰性とバーキットリンパ腫と同様の表現型を示す場合と，BCL2 が強陽性になる場合がある．
- DLBCL とホジキンリンパ腫の中間型については，特に縦隔原発 DLBCL とホジキンリンパ腫における網羅的な遺伝子発現解析から両者が非常に近い存在である結果があり，これに伴い中間型の提唱がなされた[9]．
- 形態学的には部分的に DLBCL あるいはホジキンリンパ腫の特徴に類似した要素を有する．また，B 細胞性マーカーである CD20，CD79a は陽性となり，CD30 陽性，CD15 陰性の場合が多い．

成熟 T 細胞および NK 細胞腫瘍

末梢性 T 細胞リンパ腫，非特定型（PTCL, NOS）

- WHO 分類においては，節性，節外性の分類ができない末梢性 T/NK 細胞リンパ腫について，除外診断的に非特定型として分類されている．全リンパ腫の5％程度である．
- 末梢性 T 細胞リンパ腫，非特定型（peripheral T-cell lymphoma, not oth-

erwise specified；PTCL, NOS）には，T領域リンパ腫やLennertリンパ腫，濾胞型T細胞リンパ腫などが含まれている．
- 免疫表現型として，CD2, CD3, CD5, CD7などが陽性となり，時に一部のT細胞性マーカーが欠損する．CD4, CD8は大多数はCD4$^+$のヘルパーT細胞型となるが一部でCD8$^+$のものがある．
- 細胞傷害性分子陽性例が存在し，予後不良因子となる．

血管免疫芽球性T細胞リンパ腫（AITL）
- 血管免疫芽球性T細胞リンパ腫（angioimmunoblastic T-cell lymphoma；AITL）は，全リンパ腫の2％程度を占めるT/NK細胞腫瘍の代表的な一型であり，高内皮細静脈と濾胞樹状細胞の増生を伴うT細胞リンパ腫である．
- 腫瘍細胞の由来はCD4陽性濾胞性ヘルパーT細胞であり，これに特徴的なマーカーであるCD10, CXCL13, PD-1が陽性となる．
- 形態的に濾胞樹状細胞の増生がCD21などの免疫染色により描出される．また，腫瘍細胞には淡明細胞（clear cell）の出現が特徴である．

未分化大細胞リンパ腫（ALCL）
- 2001年のWHO分類においては，未分化大細胞リンパ腫（anaplastic large cell lymphoma；ALCL）と記載され，そのなかにALK（anaplastic lymphoma kinase）陽性と陰性が分けられて記載されていたが，臨床病理学的に明らかに予後が異なり，ALK陽性例はALK陰性例に比べ予後が良好なため，2008年分類ではALK陽性，ALK陰性を別項に記載するようになった．
- 分子生物学的にT細胞由来とされ，組織学的にCD30陽性，細胞傷害性分子陽性の大型細胞がcohesiveに増殖する．核形態は腎臓様あるいは勾玉様の形態を示すのが特徴である．
- *ALK*遺伝子はさまざまなパートナー遺伝子と融合遺伝子を形成することが知られており，*NPM*（nucleophosmin），*TPM3, TPM4, ATIC, TFG, CLTC, MSN, MYH9, ALO17*などが知られている．

> **MEMO**
> ALCLはCD30を標的とした分子標的薬ブレンツキシマブ ベドチンの適応症となっており，PTCLを含めたT/NK細胞リンパ腫でも同薬剤の治験中である[10]．

皮膚原発T細胞リンパ腫
- 2001年分類で皮下脂肪織炎様T細胞リンパ腫，菌状息肉症，Sézary症候群，皮膚原発CD30陽性T細胞リンパ増殖異常症に加えて，WHO-EORTC分類から採用された皮膚原発γδT細胞リンパ腫，皮膚原発CD8陽性劇症型表皮向性細胞傷害性T細胞リンパ腫，皮膚原発CD4陽性小型/中型T細胞リンパ腫がある．
- 他の臓器において（腸症型T細胞リンパ腫II型など）一部の症例がγδサブセットの表面細胞学的な特性を有するが，皮膚原発においてはαβ型と比較して明らかに予後不良であることから，γδ型をとるものが独立した分類として扱われている．
- これまでパラフィン切片においてはγδ型の決定のためにαβの免疫染色を行い陰性であることを確認する必要があったが，近年パラフィン切片においてもγδ型の免疫染色を行うことが可能になり，より詳細な検索が可能とな

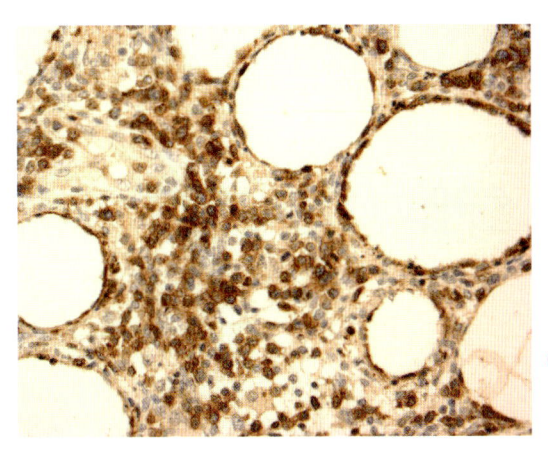

❺ 皮膚原発γδT細胞リンパ腫の免疫染色像（TCRγ染色）

っている（❺）．
- CD8陽性細胞傷害性T細胞由来の皮膚リンパ腫では，表皮向性を伴うものが該当する．悪性度が高く，組織形態的には表皮向性をとるものとされているが，さまざまなバリエーションが存在し，扁平苔癬様の像を呈するもの，Paget様の表皮向性をとるもの，真皮浅層から深層まで腫瘍細胞が進展するものなどがある．
- 皮膚原発CD4陽性小型/中型T細胞リンパ腫は，小型から中型の多形性に富むCD4陽性T細胞により構成されるT細胞リンパ腫で，臨床的に菌状息肉症のような典型的な紅斑，局面形成を伴わないものとされている．

（吉野　正，高田尚良）

文献

1) Jaffe ES, et al., eds. WHO Classification of Tumours: Pathology and Genetics. Tumours of Haematopoietic and Lymphoid Tissues. 3rd ed. Lyon: IARC Press; 2000. pp.162-7.
2) Swerdlow SH, et al., eds. WHO Classification of Tumours of Haematopoietic and Lymphoid Tissues. Lyon: IARC Press; 2008.
3) Saito B, et al. Rituximab with chemotherapy improves survival of non-germinal center type untreated diffuse large B-cell lymphoma. Leukemia 2007; 21: 2563-6.
4) Morito T, et al. Serum soluble interleukin-2 receptor level and immunophenotype are prognostic factors for patients with diffuse large B-cell lymphoma. Cancer Sci 2009; 100: 1255-60.
5) Yamaguchi M, et al. De novo CD5+ diffuse large B-cell lymphoma: a clinicopathologic study of 109 patients. Blood 2002; 99: 815-21.
6) Montoto S, et al. Risk and clinical implications of transformation of follicular lymphoma to diffuse large B-cell lymphoma. J Clin Oncol 2007; 25: 2426-33.
7) Bosman FT, et al., eds. WHO Classification of Tumours of the Digestive System. 4th ed. Lyon: IARC Press; 2010. pp.69-73.
8) Liu F, et al. Plasmablastic lymphoma of the elderly: a clinicopathological comparison with age-related Epstein-Barr virus-associated B cell lymphoproliferative disorder. Histopathology 2012; 61: 1183-97.
9) Rosenwald A, et al. Molecular diagnosis of primary mediastinal B cell lymphoma identifies a clinically favorable subgroup of diffuse large B cell lymphoma related to Hodgkin lymphoma. J Exp Med 2003; 198: 851-62.
10) Fanale MA, et al. Brentuximab vedotin in the front-line treatment of patients with CD30+ peripheral T-cell lymphomas: results of a phase I study. J Clin Oncol 2014; 32: 3137-43.

4章 疾患の理解と治療／リンパ腫

びまん性大細胞型B細胞リンパ腫

専門医からのアドバイス

- びまん性大細胞型B細胞リンパ腫（DLBCL）は，全リンパ腫のなかで最も頻度が高い病型である．
- 節性，節外性のいずれにも発症する．発生臓器によって特徴的な病態を示すことが多い．
- DLBCLでは臨床病期，国際予後指標（IPI）に基づく治療戦略が用いられ，R-CHOP療法が標準治療に位置づけられている．
- 限局期DLBCLではR-CHOP療法6コースとR-CHOP療法3コース＋IFRTとの2つから治療が選択される．進行期DLBCLではR-CHOP療法6～8コースが行われる．
- 65歳以下の再発・難治例に対しては，自家末梢血造血幹細胞移植併用大量化学療法が行われている

疫学・病態・症状[1]

▶ リンパ腫・骨髄腫
p.110, 120参照

- びまん性大細胞型B細胞リンパ腫（diffuse large B-cell lymphoma；DLBCL）は，全リンパ腫の約30％を占める最大病型である．
- 無治療で病勢が月単位に進行するアグレッシブリンパ腫に分類されている．
- 診断時年齢中央値は60歳代前半であり，わずかに男性が多い．
- 全身のあらゆる部位に発症し，約70％の患者がリンパ節臓器以外の節外病変を有する．最も多い節外臓器部位は消化管である．一部の節外原発DLBCL，特に中枢神経系（central nervous system；CNS）原発および浸潤を特徴とするDLBCLでは治療上特別な配慮を要する．
- DLBCLは不均一な疾患の集合体であり，WHO分類（2008年）ではDLBCLを疾患単位（entity），準疾患単位（subtype），これらに含まれないDLBCL, not otherwise specified（NOS）に細分類している．
- アグレッシブリンパ腫の最も代表的な予後予測モデルとして国際予後指標（International Prognostic Index；IPI）（❶a）が用いられている．年齢，血清LDH，身体活動度（performance status；PS），臨床病期，節外病変数の5つの因子を用いて，低，低中間，高中間，高リスクの4リスクグループに分類する．

❶ 国際予後指標と年齢調整国際予後指標
a. 国際予後指標（IPI）（対象：全年齢）

予後因子	年齢 LDH performance status（PS） 病期 節外病変数	61歳以上 施設基準値上限を超える 2〜4 Ⅲ，Ⅳ 2以上
リスクグループ	低リスク（low；L） 低中間リスク（low-intermediate；LI） 高中間リスク（high-intermediate；HI） 高リスク（high；H）	予後不良因子の数が0，1 予後不良因子の数が2 予後不良因子の数が3 予後不良因子の数が4，5

b. 年齢調整国際予後指標（aaIPI）（対象：60歳以下）

予後因子	LDH PS 病期	施設基準値上限を超える 2〜4 Ⅲ，Ⅳ
リスクグループ	L LI HI H	予後不良因子の数が0 予後不良因子の数が1 予後不良因子の数が2 予後不良因子の数が3

- 60歳以下ではIPIのリスク因子のうち，年齢と節外病変数を除く3つのリスク因子数により，低，低中間，高中間，高リスクの4リスクグループに分類する年齢調整国際予後指標（age-adjusted IPI；aaIPI）（❶b）を用いることがある．

検査・診断（鑑別診断）

- 病期診断のために頸部〜骨盤CT，骨髄検査（生検，穿刺）は最低限必要な検査である．CT検査は原則として造影が望ましい．骨髄検査は病理組織学的検討に加えて，フローサイトメトリー，染色体検査を補助的検査として行う．また，消化管病変の有無の評価を兼ねて必要に応じ，上部・下部消化管内視鏡検査を行う．
- FDG-PET検査は病期診断，治療効果判定にほぼ必須の検査と考えられている．従来行われていたガリウムシンチグラフィと比べて，検出感度，特異度ともに優れており，Lugano規準ではDLBCLの治療前病期診断としてPETを行うことが推奨されている．
- 診断には定義であるマクロファージ核と同等あるいはそれより大きい，または正常リンパ球サイズの2倍以上より大きい大型の成熟B細胞のびまん性増殖という病理組織学的所見が必要である．腫瘍細胞のマーカーはpan-B細胞マーカー（CD19$^+$ CD20$^+$ CD22$^+$ CD79a$^+$）や，50〜70％には表面膜免疫グロブリンが陽性となる．
- 鑑別診断としては他のB細胞リンパ腫であるが，特にバーキットリンパ腫（BL）および古典的ホジキンリンパ腫があげられ，WHO分類（2008年）で

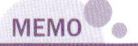

MEMO

DLBCL, NOSのmolecular subgroupとしてDNAマイクロアレイを用いた遺伝子発現プロファイリングに基づき，腫瘍細胞の想定由来正常細胞（cell-of-origin）に着目した解析による分類がある．germinal center B-cell like（GCB）とactivated B-cell-like（ABC）に分類され，R-CHOP療法施行時において5年全生存割合（OS）はABC DLBCLの76％に対してGCB DLBCLは16％と有意に予後不良である（$p<0.01$）．これを免疫組織化学により結果を近似する分類として，CD10，BCL6，MUM1を用いて，GCB groupとそれ以外（non-GCB group）がある．

MEMO

CD5陽性DLBCLは腫瘍細胞がCD5陽性を示すDLBCLであり，WHO分類（2008年）におけるDLBCL, NOSの免疫組織化学的サブグループの一つである．DLBCLの10％を占め，診断時の年齢中央値は67歳と高齢発症である．約半数がIPIの高または高中間リスクグループと判定される．節外病変が多く存在するため，最初に本疾患を疑うことと，診断のためにはDLBCL症例でCD5発現をルーチンに検討する必要がある．腫瘍性B細胞におけるCD5発現はT細胞の場合に比べて弱いため，パラフィン切片を用いた免疫組織染色では判定時に注意が必要である．

はそれぞれとの中間型が設けられた．DLBCL における *MYC* 転座を有する割合は 6〜14％であり，同じく *MYC* 転座を有する BL と診断される例よりも多い．

治療

●ガイドラインの現況

- 日本血液学会の『造血器腫瘍診療ガイドライン（2013年版）』に，わが国における DLBCL の推奨治療が掲載されている（❷）．
- 海外のガイドラインでは，アメリカの NCCN（National Comprehensive Cancer Network）ガイドライン，ヨーロッパなどの ESMO（European Society for Medical Oncology）ガイドライン，イタリア（SIE-SIES-GITMO）のガイドラインで DLBCL の推奨治療が掲載されている．

- DLBCL の初回治療方針は，Ann Arbor 病期分類の臨床病期に加えて，bulky mass の有無で層別化される．WHO 分類による病型，年齢，IPI のリスクグループを加味して最終決定される．限局性の DLBCL において病変部放射線治療（involved-field radiotherapy；IFRT）を含めた治療法が開発されてきたことから，Ⅰ期，および一度に照射可能な連続性Ⅱ期を限局期とし，それ以外を進行期とする．
- 今世紀に入り，マウスヒトキメラ抗 CD20 モノクローナル抗体薬のリツキシマブが B 細胞リンパ腫の治療に導入され，従来の CHOP 療法にリツキシマブを加えた R-CHOP 療法が標準治療である．

未治療限局期 DLBCL

- 限局期 DLBCL では，化学療法による心毒性，骨髄抑制，重篤な感染症などの有害事象，一方で放射線治療による頸部，唾液腺への有害反応と bulky mass の有無を考慮し，個々の患者で初回治療として R-CHOP 療法3コース後 IFRT と R-CHOP 療法6コース（IPI のリスク因子を多く有する場合は8コース）のいずれか1つが選択されている（❷）．
- リツキシマブの導入以前，アメリカの SWOG（Southwest Oncology Group）は，ランダム化比較試験（S8736）の結果，Ⅰ期および，バルキー病変（縦隔では胸郭幅の1/3を超える腫瘍，縦隔以外では最大径10 cm 以上の腫瘍）のないⅡ期アグレッシブリンパ腫においては，CHOP 療法3コース後に IFRT（40〜55 Gy）を追加する治療法のほうが，CHOP 療法8コース単独と比較して低毒性であり長期予後に差がないことを示した[1]．
- リツキシマブ導入以降，SWOG では S8736 試験と同じ対象で stage-modified IPI のリスク因子（バルキー病変のないⅡ期，61歳以上，PS 2以上，LDH 正常上限値を超える）を1つ以上有する CD20 陽性アグレッシブリンパ腫を

MEMO
各臨床試験での定義が異なるが，バルキー病変は縦隔では胸郭幅の1/3を超える腫瘍，縦隔以外では最大径10 cm 以上の腫瘍とする

MEMO
CHOP 療法：シクロホスファミド，ドキソルビシン，ビンクリスチン，プレドニゾロン

R-CHOP 療法：リツキシマブ，シクロホスファミド，ドキソルビシン，ビンクリスチン，プレドニゾロン

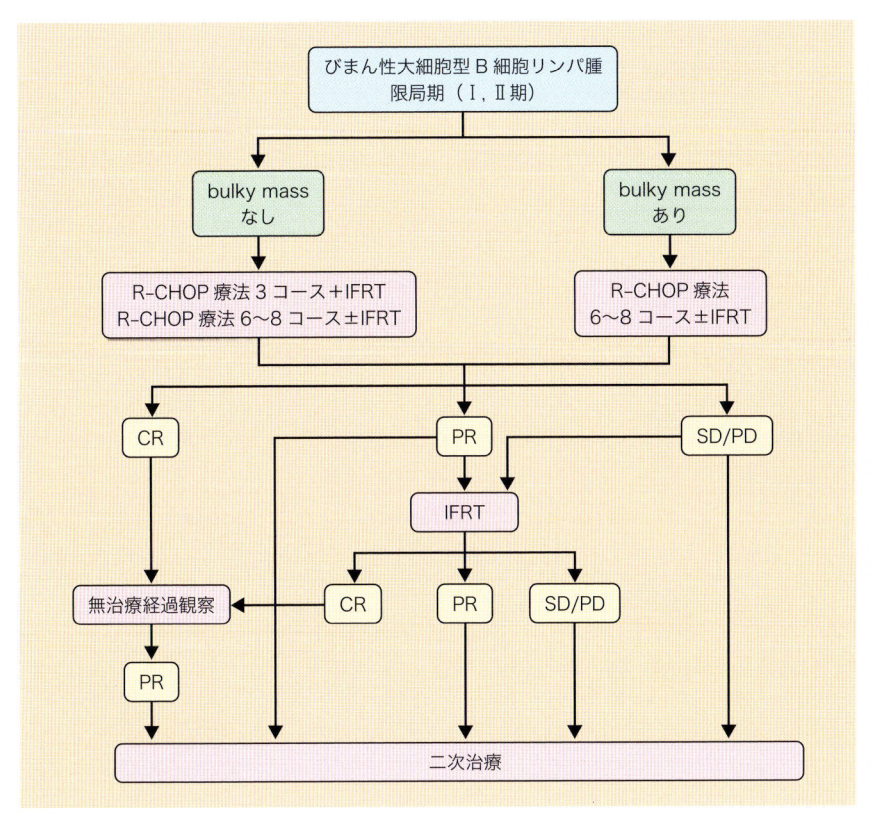

❷ 日本血液学会ガイドラインによる DLBCL 限局期の治療アルゴリズム
(日本血液学会，編．造血器腫瘍診療ガイドライン　2013年版．東京：金原出版；2013．p.192 より)

対象として，R-CHOP 療法3コース（ただし，リツキシマブは計4回投与）の後に IFRT（40〜46 Gy）を行う治療法の第Ⅱ相試験（S0014）が行われた[2]．R-CHOP 療法3コース後 IFRT により2年無増悪生存割合（PFS）93％，2年 OS 95％と良好な治療効果が得られ，先行試験の結果との解析の結果，限局期 DLBCL の治療においてリツキシマブの上乗せ効果があると判断された．

● 若年者の低リスク限局期 DLBCL では IFRT を行わず，R-CHOP 療法6コース単独も良い選択肢である．18〜60歳，aaIPI が1以下の低リスク若年者 DLBCL を対象とした R-CHOP（類似）療法6コースと CHOP（類似）療法6コースのランダム化比較試験（MInT 試験）がドイツを中心とするヨーロッパのグループにより行われ，その結果，リツキシマブ併用化学療法群の予後が有意に良好であった[3]．

未治療進行期 DLBCL

● 進行期 DLBCL の標準化学療法は R-CHOP 療法である（❸）．R-CHOP 療法の優位性については，GELA で行われた高齢者 DLBCL を対象とした，3週間隔投与の標準 R-CHOP 療法（R-CHOP-21療法）8コースと CHOP 療法8コースのランダム化第Ⅲ相比較試験[4]，および CHOP 療法

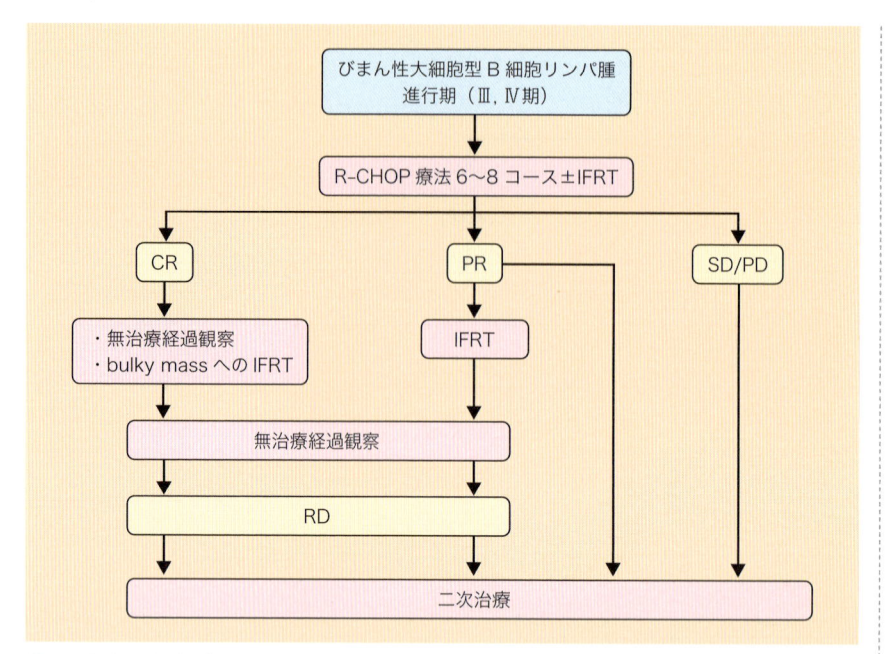

❸ 日本血液学会ガイドラインによる DLBCL 進行期の治療アルゴリズム
(日本血液学会, 編. 造血器腫瘍診療ガイドライン 2013年版. 東京：金原出版；2013. p.193より)

の強度を高めるため顆粒球コロニー刺激因子（G-CSF）を併用し14日間隔投与としたCHOP-14療法とR-CHOP-14療法とのランダム化比較試験（RICOVER-60）[5]の双方において示されたことに基づいている．

- 3週間隔の標準的なR-CHOP療法（R-CHOP-21療法）に対してR-CHOP療法を2週間に短縮して治療強度を高めるR-CHOP-14療法の効果を検証する複数の大規模臨床試験[6]が行われた．イギリスから18歳以上，全病期の未治療DLBCL患者を対象としてランダム化比較試験の結果，1,080例が登録され，2年OSはR-CHOP-14療法6コース群で82.7％，R-CHOP-21療法8コース群で80.8％と両群間に有意差を認めず（$p=0.3763$），完全奏効割合（CR），2年PFSともに両群間に有意差を認めなかった．GELAからは60〜80歳，aaIPIスコアが1点以上の未治療DLBCL患者を対象にしたランダム化比較試験[7]の結果，602例が登録され，3年OSはR-CHOP-14療法8コース群で69％，R-CHOP-21療法8コース群で72％と両群間に有意差を認めず（$p=0.7486$），CR，2年無イベント生存割合（EFS），2年PFS，2年OSのすべてで両者間に差を認めなかった．以上より，R-CHOP療法の治療強度を高めても上乗せ効果は得られない．
- R-CHOP-21療法での6コースと8コースを比較した試験が存在せず明確な根拠が得られないため，R-CHOP療法の至適コース数は確定しておらず，個々の患者の年齢，臓器機能，併存疾患などを考慮して選択されている．
- 65歳以下の高リスク進行期DLBCLにおいて初回治療に引き続く自家末梢血造血幹細胞移植併用大量化学療法の臨床試験が継続的に実施されている．

MEMO

R-CHOP療法を超える治療レジメンとしてdose-adjusted (DA)-EPOCH-R療法が注目されている．現在アメリカにて18歳以上，Ⅱ期以上の初発DLBCLを対象として，430人を目標に本治療とR-CHOP療法とのランダム化比較試験が行われている（CALGB 50103）．
DA-EPOCH-R療法：〔用量調整〕エトポシド，ビンクリスチン，シクロホスファミド，ドキソルビシン，プレドニゾロン，リツキシマブ

MEMO

節外病変に病変を認めるDLBCLのなかで精巣原発DLBCLは中枢神経系（CNS）再発をきたしやすく，精巣再発が知られる．そのためR-CHOP療法にメトトレキサート（MTX）の予防的髄腔内投与と対側精巣への放射線照射を併用することが勧められる[8]．

MEMO

CD5陽性DLBCLでは，多くの臨床的特徴に加えCNS再発/増悪割合が高く，予後改善のための対策が必要な疾患である[9]．現在，高齢者でも安全に実施でき，脳実質を中心とするCNS浸潤の予防を期待し考案された治療法であるDA-EPOCH-R/HD-MTX療法の国内多施設共同第Ⅱ相試験（PEARL5）が，わが国で行われている（UMIN000008507）．
HD-MTX：高用量メトトレキサート

リツキシマブ導入以降，現時点で4つのランダム化比較試験の結果が公表されており，いずれも OS において，自家末梢血造血幹細胞移植併用大量化学療法の優位性は示されなかった．
- 日常診療で一律に高リスク DLBCL に対して自家末梢血造血幹細胞移植併用大量化学療法を行うことを支持するエビデンスは得られておらず，臨床試験としてのみ実施されるべき治療法である．

治療後再発・治療抵抗性 DLBCL

- 再発・治療抵抗性 DLBCL に対する救援化学療法においてもリツキシマブを併用することで化学療法の感受性を高め，上乗せ効果が示唆されている．そのため，日常臨床において R-ICE 療法，R-ESHAP 療法，R-DHAP 療法，CHASE-R 療法，DA-EPOCH-R 療法などが行われている．
- いずれのレジメンが至適救援化学療法であるのか決定していない．R-CHOP（類似）療法後の再発例を対象に R-ICE 療法と R-DHAP 療法群のいずれが優れているかを評価するため，ランダム化比較試験が実施された（CORAL 試験[10]）．その結果，奏効割合，予後ともに両群間で有意差を認めず，その後のリツキシマブ維持療法の有無の比較においても有意差を認めなかった．EFS における多変量解析の結果，再発時の aaIPI が 2 以上，初回治療からの再発が 12 か月以内，リツキシマブ投与ありがリスク因子として同定された．現在では，DLBCL ほぼ全例で初回治療時にリツキシマブが投与されていることから，1 年以内の早期再発例に対する有効な救援化学療法の開発が必要である．
- リツキシマブ導入以前に行われた臨床試験（PARMA 試験[11]）の結果を参考とし，65 歳以下で救援化学療法が奏効した場合において自家末梢血造血幹細胞移植併用大量化学療法が行われている．

注意点

- DLBCL の分子生物学的な病態解析が大きく進み NF-κB シグナル伝達経路において多数の遺伝子変化や，B-cell receptor signaling の恒常的な活性化が明らかになり，これを標的とした治療薬が開発されている．NF-κB シグナル伝達経路に対するボルテゾミブとレナリドミドや B-cell receptor signaling のおのおのの key enzyme としての Bruton 型チロシンキナーゼ（BTK）阻害薬である ibrutinib（イブルチニブ）などの臨床応用が進んでいる．

（宮﨑香奈）

MEMO

R-ICE 療法：リツキシマブ，イホスファミド，カルボプラチン，エトポシド

R-ESHAP 療法：リツキシマブ，エトポシド，シタラビン，シスプラチン，メチルプレドニゾロン

R-DHAP 療法：リツキシマブ，デキサメタゾン，シタラビン，シスプラチン

CHASE-R 療法：シクロホスファミド，高用量シタラビン，デキサメタゾン，エトポシド，リツキシマブ

文献

1) Miller TP, et al. Chemotherapy alone compared with chemotherapy plus radiotherapy for localized intermediate- and high-grade non-Hodgkin's lymphoma. N Engl J Med 1998; 339: 21-6.
2) Persky DO, et al. Phase II study of rituximab plus three cycles of CHOP and involved-field radiotherapy for patients with limited-stage aggressive B-cell lymphoma: Southwest Oncology Group study 0014. J Clin Oncol 2008; 26: 2258-63.
3) Pfreundschuh M, et al. CHOP-like chemotherapy plus rituximab versus CHOP-like chemotherapy alone in young patients with good-prognosis diffuse large-B-cell lymphoma: a randomised controlled trial by the MabThera International Trial (MInT) Group. Lancet Oncol 2006; 7: 379-91.
4) Coiffier B, et al. CHOP chemotherapy plus rituximab compared with CHOP alone in elderly patients with diffuse large-B-cell lymphoma. N Engl J Med 2002; 346: 235-42.
5) Pfreundschuh M, et al. Six versus eight cycles of bi-weekly CHOP-14 with or without rituximab in elderly patients with aggressive CD20$^+$ B-cell lymphomas: a randomised controlled trial (RICOVER-60). Lancet Oncol 2008; 9: 105-16.
6) Cunningham D, et al. Rituximab plus cyclophosphamide, doxorubicin, vincristine, and prednisolone in patients with newly diagnosed diffuse large B-cell non-Hodgkin lymphoma: a phase 3 comparison of dose intensification with 14-day versus 21-day cycles. Lancet 2013; 381: 1817-26.
7) Delarue R, et al. Dose-dense rituximab-CHOP compared with standard rituximab-CHOP in elderly patients with diffuse large B-cell lymphoma (the LNH03-6B study): a randomised phase 3 trial. Lancet Oncol 2013; 14: 525-33.
8) Vitolo U, et al. First-line treatment for primary testicular diffuse large B-cell lymphoma with rituximab-CHOP, CNS prophylaxis, and contralateral testis irradiation: final results of an international phase II trial. J Clin Oncol 2011; 29: 2766-72.
9) Miyazaki K, et al. CD5-positive diffuse large B-cell lymphoma: a retrospective study in 337 patients treated by chemotherapy with or without rituximab. Ann Oncol 2011; 22: 1601-7.
10) Gisselbrecht C, et al. Salvage regimens with autologous transplantation for relapsed large B-cell lymphoma in the rituximab era. J Clin Oncol 2010; 28: 4184-90.
11) Philip T, et al. Autologous bone marrow transplantation as compared with salvage chemotherapy in relapses of chemotherapy-sensitive non-Hodgkin's lymphoma. N Engl J Med 1995; 333: 1540-5.

4章 疾患の理解と治療／リンパ腫

原発性縦隔大細胞型 B 細胞リンパ腫

> **専門医からのアドバイス**
> - 原発性縦隔大細胞型 B 細胞リンパ腫（PMLBCL）は，縦隔の巨大病変を特徴とし，若年女性に多い．
> - pre-rituximab era では第三世代化学療法が有効とされた．R-CHOP 療法ではそれと同様の成績が得られる．
> - rituximab era では，化学療法後の追加放射線治療の有用性は明らかではない．
> - 第一寛解期での大量化学療法/自家移植は推奨されない．

疫学・病態・症状

▶ リンパ腫・骨髄腫
p.126参照

- 原発性縦隔大細胞型 B 細胞リンパ腫（primary mediastinal large B-cell lymphoma；PMLBCL）は，非ホジキンリンパ腫（NHL）の約2％を占めるまれな組織型であり，その診断名に「縦隔」という身体部位の記載が含まれる特徴がある．すなわち，臨床的に縦隔病変が主体であることが診断の必須条件となっている．
- 若年女性に多く，発症年齢の中央値は30歳代とされる（❶）[1]．PMLBCL の発症に関する危険因子は明らかとなっていない[2]．
- 1980年代に初めて記載された疾患単位であり，正常対応細胞は胸腺 B 細胞と考えられている．組織像からはびまん性大細胞型 B 細胞リンパ腫（diffuse large B-cell lymphoma；DLBCL）に分類されるが，独特の臨床

❶ DLBCL, NOS と PMLBCL の比較

	DLBCL, NOS	PMLBCL
年齢中央値	55歳	35歳
節性/節外性	65％/35％	0％/100％
男性：女性	1：1	1：2
限局期/進行期	40％/60％	80％/20％
巨大腫瘤	30％	60〜70％

（Zinzani PL, et al. Haematologica 2008[1] より）

- 像，免疫表現型を示し，WHO 分類では独立した疾患単位として扱われている[3]．
- 近年では古典的ホジキンリンパ腫（CHL）との類似性が指摘されている（**MEMO** 参照）．
- PMLBCL 症例は，通常，急速に増大する前縦隔の巨大腫瘤を伴い，呼吸困難，咳，嚥下困難，上大静脈症候群などの臨床症状を呈する．診断時の病期はⅠ期とⅡ期で 80％を占め，60～70％の症例で 10 cm 以上の巨大腫瘤を有する．腫瘍は肺，胸壁，胸膜，心外膜への浸潤を示す．骨髄浸潤はまれである．
- LDH が正常上限の 2 倍以上，41 歳以上，PS（performance status）2 以上は予後不良因子とする報告[5]や，男性，PS 不良，進行期は予後不良とする報告がある[6]．

検査・診断（鑑別診断）

- 縦隔腫瘍の肉眼所見は境界明瞭な弾性硬の腫瘤であり，明らかな被膜形成は認めない．組織像では線維化により病変が胞巣状に区切られる特徴がある．
- 腫瘍細胞は中型から大型であり，豊富な淡明胞体と多形・分葉状の核を有する（❷）．腫瘍細胞は，時に CHL の Reed-Sternberg 細胞に似ることがある．
- PMLBCL は CD19，CD20，CD22，CD79a といった一般的な B 細胞マーカーは陽性であるが，細胞表面および細胞質内の免疫グロブリンは欠如している．大部分の症例で CD30 は陽性であるが，その発現は CHL や未分化大細胞リンパ腫と比較して弱く，不均一である（❷）．通常，CD15 は陰性であるが，症例によっては陽性を示す．CD10 は陰性例が多い．
- 分染法での染色体分析では特徴的な異常は報告されていない．
- *BCL2*，*BCL6*，*MYC* などの再構成は認められない．

治療

● ガイドラインの現況

- 日本血液学会の『造血器腫瘍診療ガイドライン（2013 年版）』では，本病型に対する指針の記載はない．
- NCCN（National Comprehensive Cancer Network）ガイドライン（2014 Version 5）では，① R-CHOP 療法 6 サイクル＋放射線治療，② DA-EPOCH-R 療法 6 サイクル後に残存病変には放射線治療，③ R-CHOP 療法 4 サイクル＋ICE 療法 3 コース±放射線治療が紹介されているが，最適な治療方針は定められていない．

MEMO

まれに"grey zone lymphoma"と呼ばれる PMLBCL と CHL の中間的な症例や PMLBCL と CHL の composite type を認める[4]．これは CHL と PMLBCL の双方の臨床的，形態学的，免疫学的特徴を有する B 細胞リンパ腫であり，WHO 分類における"B-cell lymphoma, unclassifiable, with features intermediate between diffuse large B-cell lymphoma and classical Hodgkin lymphoma"と同義語である．20～40 歳の男性に多い．免疫学的表現型は CD30，CD15 が陽性であって CHL に似るが，転写因子の OCT2 や BOB1 はいずれも陽性である点は CHL とは異なる．CHL や PMLBCL と比べてより aggressive な臨床像をとることが知られているが，適切な治療法に関する知見は定まっていない．

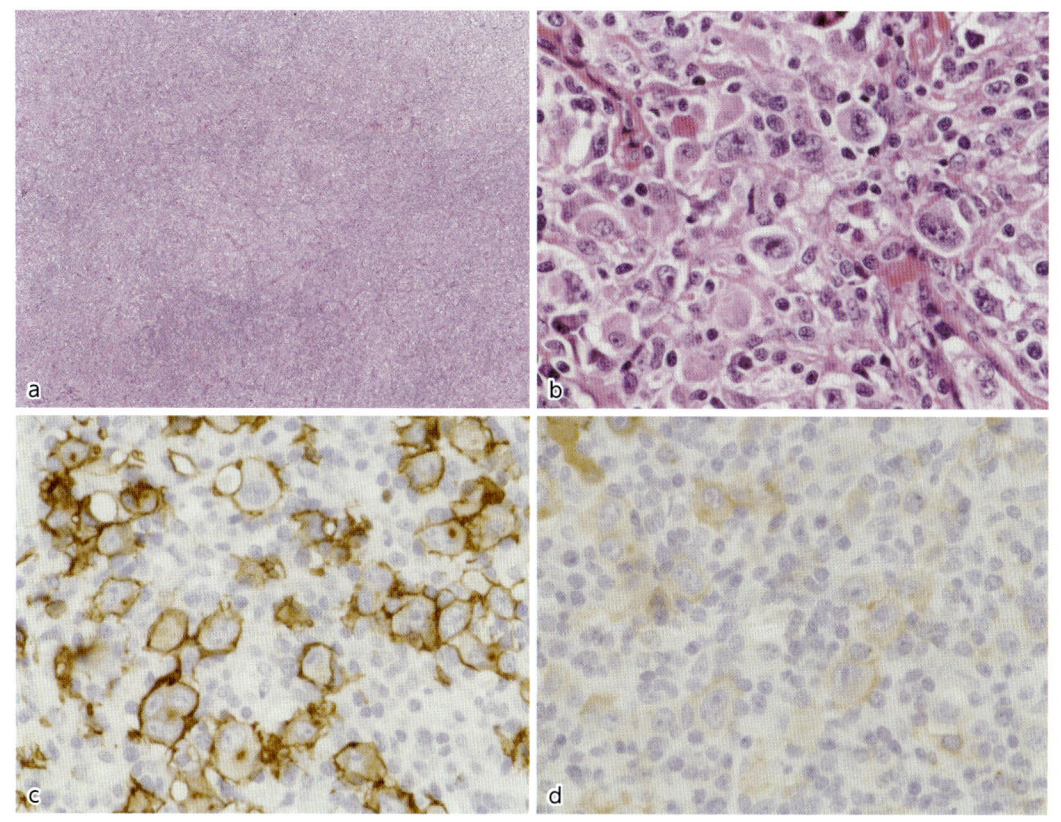

❷ PMLBCL の組織像

a, b：HE 染色．低倍率（a）では線維化を伴う腫瘍細胞のびまん性増生を認める．高倍率（b）では，小型の反応性リンパ球に混じって大型で大小不同を示す腫瘍細胞を認める．胞体の豊かな細胞が含まれる．
c：CD20 染色．多核細胞を含む大型細胞が CD20 陽性である．
d：CD30 染色．一部は CD30 が陽性である．

pre-rituximab era の成績

- 初回治療としての第一世代または第三世代の化学療法において，53〜80％の完全寛解（CR）率および 50〜65％の 5 年生存率が報告されている[3]．
- aggressive NHL を対象としたアメリカからの多数症例の検討において，第三世代化学療法は第一世代化学療法と同等の治療効果であることが報告されている[7]が，PMLBCL においては第三世代の MACOP-B 療法が第一世代の CHOP 療法より優れている可能性が示唆されている．
- 第一世代化学療法，第三世代化学療法，大量化学療法（自家骨髄移植）の多数例における後方視的検討[6]では，10 年生存率はそれぞれ 41％，71％，77％であった（❸）．いずれの群においても大多数の症例で化学療法後の放射線治療が行われており，化学療法で部分寛解（PR）の効果であった症例の 81％が放射線治療の追加によって CR に到達していた．

rituximab era の成績

- PMLBCL は CD20 陽性であるため，リツキシマブ（R）の上乗せ効果が注目される．この点に関する知見は現段階では十分ではないが，CHOP 療法に

> **MEMO**
>
> R-CHOP 療法：リツキシマブ，シクロホスファミド，ドキソルビシン，ビンクリスチン，プレドニゾロン
>
> DA-EPOCH-R 療法：〔用量調整〕エトポシド，ビンクリスチン，シクロホスファミド，ドキソルビシン，プレドニゾロン，リツキシマブ
>
> ICE 療法：イホスファミド，カルボプラチン，エトポシド
>
> MACOP-B 療法：メトトレキサート，ドキソルビシン，シクロホスファミド，ビンクリスチン，プレドニゾロン，ブレオマイシン

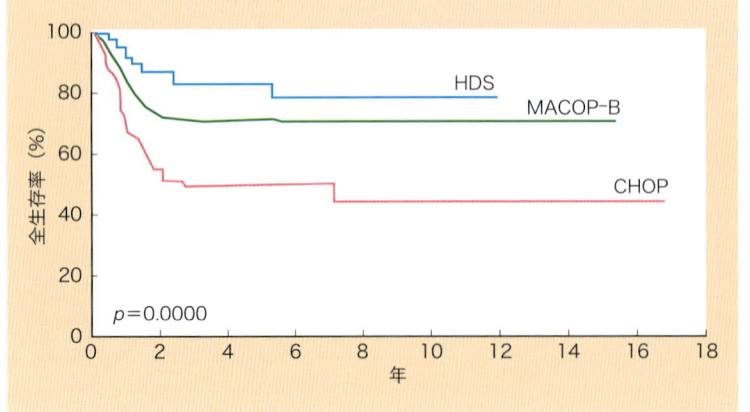

❸ **PMLBCL の治療法別全生存率**
HDS：大量化学療法（自家骨髄移植）
(Zinzani PL, et al. Haematologica 2002[6] より)

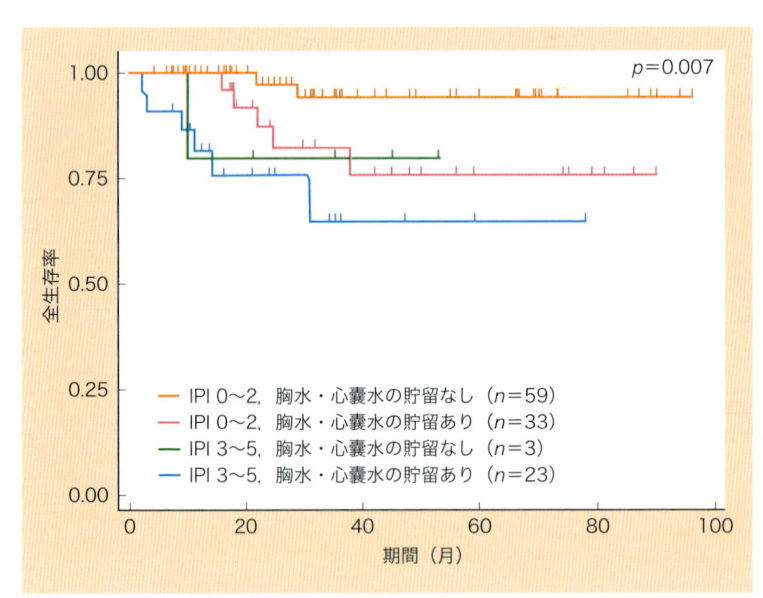

❹ **R-CHOP 療法での全生存率**
胸水・心嚢水の貯留なく，IPI 0〜2 の患者の予後は R-CHOP 療法（放射線療法なし）で良好.
(Aoki T, et al. Haematologica 2014[10] より)

- R を上乗せすることで少なくとも第三世代化学療法と同様の治療成績が得られることが示されている[8].
- 一方，第三世代化学療法と放射線治療で治療された症例に対する R の上乗せ効果は明らかではないとの報告がある[2].
- また，第三世代化学療法の EPOCH 療法の変法である dose-adjusted（DA）-EPOCH 療法に R を加えた DA-EPOCH-R 療法（**MEMO 参照**）の第Ⅱ相試験では 5 年生存率 97％ときわめて優れた成績が報告されている[9]. 対象となった 51 例中の 2 例のみが放射線治療を受けており，DA-EPOCH-R 療法では放射線治療を避けることが可能と考えられる.
- 最近のわが国での後方視的解析では，国際予後指標（IPI）での低リスクまたは低中間リスクで胸水や心嚢水を認めない症例が約半数存在し，これらの症例においては R-CHOP 療法（放射線療法なし）で 4 年生存率 95％と良好な成績が報告されている（❹）[10]. 今後は R-CHOP 療法と DA-EPOCH-R

MEMO

DA-EPOCH-R 療法は エトポシド，ドキソルビシン，ビンクリスチンの 3 剤を 96 時間持続投与するため，各サイクルで通常，入院治療が必要である. サイクルごとに前サイクルでの骨髄抑制の程度によって次サイクルの ドキソルビシン，シクロホスファミドの投与量を調節するため，やや煩雑なプロトコールとなっている.

療法の使い分けが必要となる可能性がある．

放射線治療の意義（MEMO 参照）
- 化学療法後の追加放射線治療の意義については明らかではないが，少なくとも化学療法終了時にPRの効果であった症例の多くが放射線治療を加えることによってCRとなることが示されている[6]．しかし，少なくともR-eraにおいて放射線治療を追加することで明らかに有益であった報告はない．
- 放射線単独の治療はPMLBCLにおいては不十分な成績であるにもかかわらず，実際には化学療法に併用して多用されている．このことが放射線治療がどの程度PMLBCLの予後改善に影響しているのかを評価することを困難にしている．放射線治療の長期毒性を鑑みた場合，R-eraにおいて放射線治療の意義を明らかにするためには無作為比較試験が必要であると考えられる．

大量化学療法の意義
- PMLBCLの比較的若年者に発症することおよび骨髄浸潤例が少ないことより，第一寛解時に大量化学療法と自家末梢血造血幹細胞移植を行うことが検討されている．しかし，少なくとも第三世代化学療法とRによる治療を受けた症例において第一寛解期に自家移植を行うという治療戦略は，再発の高リスクと考えられる症例を選んで施行しても上乗せ効果は乏しいと考えられている[2]．

> **MEMO**
> 限局期のDLBCLにおいて，3コースのR-CHOP療法と放射線治療の併用療法では必ずしも十分な長期成績が得られないことが報告されている．一方，筆者らの6コースのR-CHOP単独の治療成績では，無増悪生存曲線が平坦化していた[11]．限局期症例の多いPMLBCLにおいても同様の結果が得られるかどうかが注目される．

注意点
- PMLBCLは組織学的に顕著な線維成分を含むため，化学療法終了時に縦隔腫瘤が残存する場合も多い．残存腫瘤に腫瘍細胞の残存があるか単なる線維組織なのかを判断することが必要とされる．
- 近年では，そのような状況でFDG-PETが用いられることが多くなっている．Rを含む化学療法後にPET陰性となった症例に対して放射線治療を加えるべきか否かについては今後さらなる検討が必要である．

（富田直人）

文献
1) Zinzani PL, et al. Practice guidelines for the management of extranodal non-Hodgkin's lymphomas of adult non-immunodeficient patients. Part I: primary lung and mediastinal lymphomas. A project of the Italian Society of Hematology, the Italian Society of Experimental Hematology and the Italian Group for Bone Marrow Transplantation. Haematologica 2008; 93: 1364-71.
2) Zinzani PL, Piccaluga PP. Primary mediastinal DLBCL: evolving biologic understanding and therapeutic strategies. Curr Oncol Rep 2011; 13: 407-15.
3) Swerdlow SH, et al., eds. WHO Classification of Tumours of Haematopoietic and Lymphoid Tissues. Lyon: IARC Press; 2008.
4) Traverse-Glehen A, et al. Mediastinal gray zone lymphoma: the missing link between classic Hodgkin's lymphoma and mediastinal large B-cell lymphoma. Am J Surg Pathol 2005; 29: 1411-21.
5) Savage KJ, et al. Favorable outcome of primary mediastinal large B-cell lymphoma in a single institution: the British Columbia experience. Ann Oncol 2006; 17: 123-30.
6) Zinzani PL, et al. Induction chemotherapy strategies for primary mediastinal large B-cell lymphoma with sclerosis: a retrospective multinational study on 426 previously untreated patients. Haematologica 2002; 87: 1258-64.

7) Fisher RI, et al. Comparison of a standard regimen (CHOP) with three intensive chemotherapy regimens for advanced non-Hodgkin's lymphoma. N Engl J Med 1993; 328: 1002-6.
8) Zinzani PL, et al. Rituximab combined with MACOP-B or VACOP-B and radiation therapy in primary mediastinal large B-cell lymphoma: a retrospective study. Clin Lymphoma Myeloma 2009; 9: 381-5.
9) Dunleavy K, et al. Dose-adjusted EPOCH-rituximab therapy in primary mediastinal B-cell lymphoma. N Engl J Med 2013; 368: 1408-16.
10) Aoki T, et al. Prognostic significance of pleural or pericardial effusion and the implication of optimal treatment in primary mediastinal large B-cell lymphoma: a multicenter retrospective study in Japan. Haematologica 2014; 99: 1817-25.
11) Tomita N, et al. R-CHOP therapy alone in limited stage diffuse large B-cell lymphoma. Br J Haematol 2013; 161: 383-8.

4章 疾患の理解と治療／リンパ腫

血管内大細胞型B細胞リンパ腫

専門医からのアドバイス

- 高齢者に原因不明の発熱，LDH・sIL-2Rの著増，原因不明の低酸素血症，リンパ節腫大を伴わない脾腫，血球減少を認める場合は，血管内大細胞型B細胞リンパ腫を疑う．
- 診断の確定には骨髄生検やランダム皮膚生検を行い，それでも確定診断がなされない場合には病変臓器の生検を試みる．
- 標準治療は現時点ではR-CHOP療法と考えられ，同時に中枢神経予防としてメトトレキサート（MTX）大量療法を併用する臨床試験が進行中である．

- 血管内大細胞型B細胞リンパ腫（intravascular large B-cell lymphoma：IVLBCL）は，腫瘍細胞が血管内でもっぱら増殖するという特徴を有するまれな節外性のびまん性大細胞型B細胞リンパ腫の一型であり，2008年に改訂されたWHO分類で独立した疾患単位として扱われるようになった[1]．
- IVLBCLは，腫瘍細胞が骨髄をはじめとして，中枢神経，皮膚，胸腹部臓器，内分泌器官に至る全身の血管，主として毛細血管内で選択的に増殖するため多彩な臓器障害を起こしうる．
- その臨床症状の多くは，不明熱や原因不明の低酸素血症，さまざまな程度の意識障害や神経障害といった非特異的な症状であるうえに，時には一時的な症状の改善が認められたりするため，しばしばStill病などの膠原病やウイルス感染などとの鑑別が問題となることも多い．

▶ リンパ腫・骨髄腫
p.131参照

疫学・病態・症状

疫学

- IVLBCLはまれな疾患であるため，まとまった報告は少なく，多くはわが国を含む東アジアからの報告である．典型的には高齢者に好発し，発症年齢の中央値はIVL研究会（代表：木下朝博〈愛知県がんセンター中央病院〉）によるわが国のコホートでは，67歳であり，72％の患者は60歳以上の高齢者であるとされている．男女差はみられない．

臨床症状

- IVLBCLは，血管内に腫瘍細胞が特異的に浸潤する特徴を有するために，骨髄をはじめとして，中枢神経，皮膚，胸腹部臓器，内分泌器官に至るまで全身のあらゆる臓器に腫瘍が浸潤しうる．腫瘍細胞の浸潤によりさまざまな臓器障害が起こりうるが，多くは不明熱や全身倦怠感，performance status（PS）の低下，神経学的症状など非特異的な症状であり，また病状によって多彩な症状を呈するため，IVLBCLに特異的な症状というものは存在しない．
- 前述のように臨床症状は侵される臓器により多彩であるが，大別すると，
  ①リンパ腫に伴う高サイトカイン血症によるもの：発熱，浮腫など，
  ②侵襲臓器の毛細血管内での腫瘍細胞の閉塞に伴うもの：低酸素血症（肺），神経症状（中枢神経），内分泌異常（下垂体，甲状腺，副腎など），
  に分けることができる．
- IVLBCLは中枢神経合併症をきたしやすいことが報告されている[2]．しかし，IVLBCLの中枢神経浸潤については，発症時に多くみられる脳の血管閉塞の結果として生じる中枢神経の虚血の症状と，脳実質へのリンパ腫浸潤とは分けて考える必要がある．
- 多くのIVLBCLにみられる意識障害や神経障害などの中枢神経症状は，R-CHOP療法後，速やかに消失することから，IVLBCLの中枢神経症状は血管閉塞による虚血の症状である場合が多いと思われる．事実，MRIでのIVLBCLの患者の脳の所見では非特異的な梗塞所見が多いことが報告されている．
- IVLBCLは血管親和性を有するリンパ腫であるが，同時に神経親和性を有することも知られており，中枢神経系のみならず末梢神経浸潤（神経リンパ腫症〈neurolymphomatosis〉）をきたすことも時に認められる[3]．このことは，本リンパ腫にCD5陽性が多いこととも関連があるのかもしれない．

> **MEMO**
> これまでの報告では，皮疹を伴う諸例は欧米で多く（cutaneous variant）[4]，一方，血球貪食症候群や中枢神経症状を伴う症例はアジアからの報告が多いとされ，後者を"Asian variant"と分けて報告されることも多かった[5]．しかし，このような区別は本疾患の認知度が高まり，またランダム皮膚生検[6]の普及により早期に診断される症例が多くなるに従い必ずしも明瞭でなくなってきている．

検査・診断（鑑別診断）

検査成績

血液検査

- 成績では特異的なものはないが，しばしば以下の異常を伴うことが多い．
  - 血清LDH，可溶性インターロイキン2受容体（sIL-2R），フェリチンの著明な上昇．
  - 貧血，血小板減少（血球貪食症候群），時にリンパ腫細胞を末梢血液に認める．
  - 原因不明の低酸素血症．
  - 凝固異常．
  - 原因不明の肝臓，腎臓，甲状腺，副腎などの異常．
  - 特異的な染色体の異常は報告されていない．

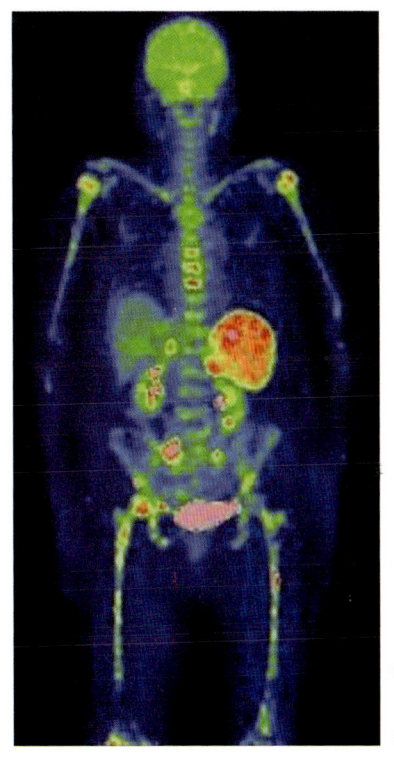

❶ IVLBCL の初診時の PET/CT 像（83歳，女性）
全身骨髄，脾臓，両側副腎に取り込みがみられる．

画像検査
- できる限り CT，PET/CT，頭部 MRI などを行うことが望ましい．特に PET/CT は，病変臓器の特定のためにも有用であることが多い（❶）．

診断
- 診断は，血管内に腫瘍細胞が局在していることを証明することである．一方，リンパ節腫大や腫瘤形成がみられる場合に加えて，組織学的に血管内病変があったとしても血管外への"著明な"浸潤がある場合は除外されるべきと考えられる[1]．しかし"著明な"の程度をどう定義するかについては明確ではない．
- 腫瘍細胞の表面抗原については，そのほとんどが post germinal center B-cell で約30〜40％の症例は CD5 が陽性である．EBV は陰性である．
- 診断には病変臓器の生検が行われるが，IVLBCL では病変を有する臓器は肺・肝臓・脾臓など血管豊富な臓器であることも多く，血球減少や低酸素血症などが併存するためしばしば生検は困難であることも多い．このため，できるだけ低侵襲の検査を優先することになる．

骨髄穿刺・生検と免疫染色
- スメアでは腫瘍細胞浸潤，血球貪食の有無を検索し，さらに生検標本にて CD20 免疫染色を行い，腫瘍細胞の血管内での局在を確認する（❷）．
- 骨髄生検では，できるだけ十分な組織を得るために筆者らは 11G の生検針で少なくとも 2 cm 以上の長さの検体を採取するようにしている．骨髄生検

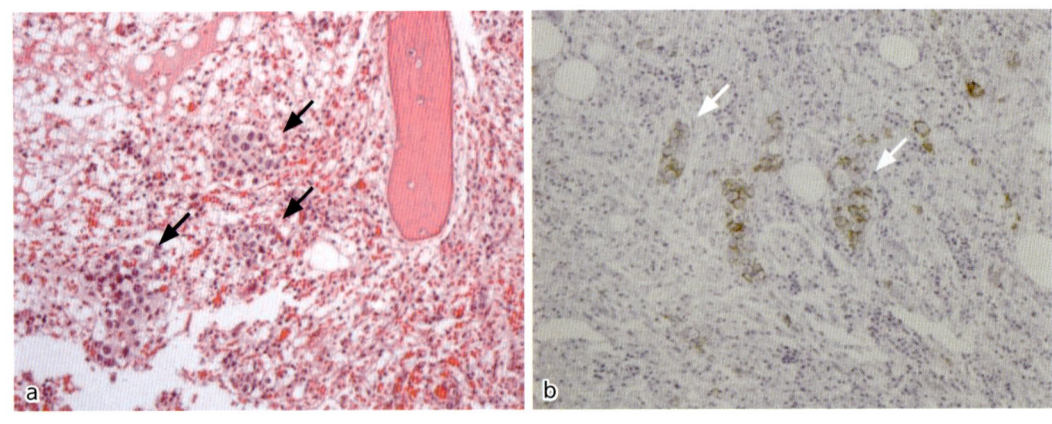

❷ IVLBCL の骨髄生検像
a：HE 染色，b：L26 免疫染色．
大型の腫瘍細胞（→）が類洞に充満している．これらの細胞は CD20 陽性である．

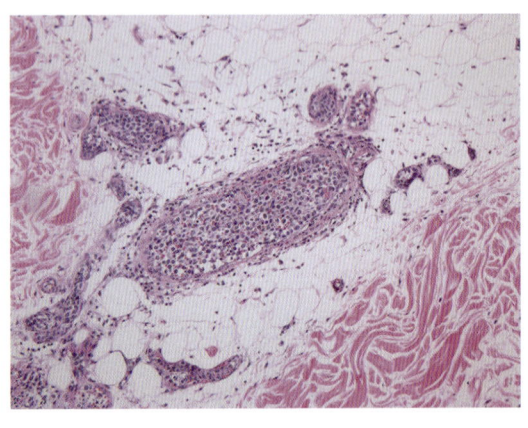

❸ ランダム皮膚生検による IVLBCL の組織像
脂肪組織内の毛細血管に大型の異形成を有する腫瘍細胞が充満している．

の陽性率についても不明である．さらに骨髄原発の B 細胞型リンパ腫との鑑別は困難なことが多い．

ランダム皮膚生検
- 一般には 3 か所以上から行う．
- 腫瘍細胞は一般に皮下の脂肪組織内の毛細血管内で認められることが多いため，必ず皮下の脂肪組織も含むように施行する（❸）．できるだけ皮疹部位を含むように生検を行ったほうがよいと思われるが，この点に関しては明らかなエビデンスはない．
- ランダム皮膚生検の部位や生検数，さらに陽性率については明らかではない．
- 一方，それほど目立たないながらもリンパ節病変を有し，かつ皮膚生検などで血管内での腫瘍細胞の局在を呈する症例も存在する．さらにランダム皮膚生検では IVLBCL の所見を呈しながら骨髄では必ずしも類洞内のみに限局しない症例もしばしば経験される．これらの症例は，その他の臨床症状や検査所見では IVLBCL と同様であり一連の疾患と考えるのが適当と思われるが，現時点の分類では厳密には IVLBCL に含まれない．

- 前記の骨髄生検，ランダム皮膚生検が陰性であった場合は，浸潤が疑われる臓器の生検を試みることになる．

治療

- IVLBCLはきわめてまれな疾患であることから，これまでのところ前向きの臨床試験の成績はない．これまでのところ，わが国からの106例の後方視的解析が最も大きなものである[7]．この報告では，リツキシマブ併用化学療法群と，非併用化学療法群が比較され2年無増悪生存割合および全生存割合はリツキシマブ併用化学療法群でおのおの56％と66％であり，化学療法群のおのおの27％と46％に比べて有意に良好であったとされている．
- リツキシマブ併用化学療法にて治療成績の向上が示唆される一方，リツキシマブ時代においても引き続き重要な課題となっているものに中枢神経再発がある．島田らの報告では，初診時の神経症状の有無，中枢神経病変の有無およびリツキシマブ併用の有無にかかわらず，中枢神経進展・再発が2年でおよそ25％の割合で生じることが明らかとなっている[2]．
- さらにIVLBCLに中枢神経再発が多いとされるCD5陽性例が30〜40％でみられることや，びまん性大細胞型B細胞リンパ腫での中枢神経再発のリスク因子であるLDH上昇，低蛋白血症，国際予後指標（IPI）高値といった高リスクの特徴を有することから，当初から中枢神経再発を考慮した治療戦略を立てていくことがIVL研究会から提唱され，現在R-CHOP療法と高用量メトトレキサート（MTX）を用いた臨床試験が進行中である．
- 現時点ではIVLBCLに対してはリツキシマブ＋CHOP療法を行うことが一般的と考えられる．
- リツキシマブの投与は，しばしばinfusion reactionや腫瘍崩壊症候群をきたすことがあり，輸液量や電解質，バイタルサインなどに注意が必要である．特にIVLBCLは高齢者が多く，さらにPSも低下している場合が多いので注意を要する．そのような症例ではsteroid inductionを行って全状態の改善を図ってから化学療法を開始するとよい場合がある．
- 比較的若年症例である場合には高リスクのリンパ腫である点から自家末梢血造血幹細胞移植が試みられる報告もあるが，これまでのところ有用性を示す明らかなエビデンスはない．

再発難治IVLBCL

- 再発または治療抵抗性のIVLBCLに対しては，一般のリンパ腫と同様に治療に難渋することが多い．筆者らの経験では，治療中に神経リンパ腫症として再発する例も多く[3]，そのような例では血液検査成績に異常がみられないため，診断・治療に苦慮する．原因不明の末梢神経障害をみる場合は神経リンパ腫症を疑い，神経内科医にコンサルトするとともに造影MRIやPET/CTを積極的に施行する．
- 筆者らの経験では高用量MTXを含む治療の有効性はこれまでのところ一過

> **MEMO**
> R-CHOP療法：リツキシマブ，シクロホスファミド，ドキソルビシン，ビンクリスチン，プレドニゾロン

性であり，サルベージ療法としての自家末梢血造血幹細胞移植も必ずしも有用ではなかった．唯一，浸潤部位に対する姑息的放射線照射により一過性に改善が認められるのみであった．先に述べたように IVLBCL は血管親和性であるとともに神経親和性も有していることが推測され，今後の課題と考えられる．

（末永孝生）

文献

1) Nakamura S, et al. Intravascular large B-cell lymphoma. In: Swerdlow SH, et al., eds. WHO Classification of Tumours of Haematopoietic and Lymphoid Tissues. Lyon: IARC Press; 2008. pp.252-3.
2) Shimada K, et al. Central nervous system involvement in intravascular large B-cell lymphoma: a retrospective analysis of 109 patients. Cancer Sci 2010; 101: 1480-6.
3) Matsue K, et al. High frequency of neurolymphomatosis as a relapse disease of intravascular large B-cell lymphoma. Cancer 2011; 117: 4512-21.
4) Ferreri AJ, et al. Variations in clinical presentation, frequency of hemophagocytosis and clinical behavior of intravascular lymphoma diagnosed in different geographical regions. Haematologica 2007; 92: 486-92.
5) Murase T, et al. An Asian variant of intravascular large B-cell lymphoma: clinical, pathological and cytogenetic approaches to diffuse large B-cell lymphoma associated with haemophagocytic syndrome. Br J Haematol 2000; 111: 826-34.
6) Asada N, et al. Use of random skin biopsy for diagnosis of intravascular large B-cell lymphoma. Mayo Clin Proc 2007; 82: 1525-7.
7) Shimada K, et al. Retrospective analysis of intravascular large B-cell lymphoma treated with rituximab-containing chemotherapy as reported by the IVL study group in Japan. J Clin Oncol 2008; 26: 3189-95.

4章 疾患の理解と治療／リンパ腫

濾胞性リンパ腫

専門医からのアドバイス

- 濾胞性リンパ腫（FL）は低悪性度B細胞リンパ腫の代表的病型であり，無治療でも数年以上にわたって病状に大きな変化がない患者も少なくない．
- FLに対する治療としては，化学療法，放射線療法，抗CD20抗体療法などがあり，少なくとも初回治療は多くの患者で奏効する．
- 奏効例の多くが長期的には再発をきたすことから，進行期例は一般的には，治癒を目指すことは困難であると考えられる病型である．
- 初回治療時および再発時の治療方針は画一的には定まっておらず，病状や患者背景を踏まえて治療方針を考えていく必要がある．

疫学・病態・症状

▶ リンパ腫・骨髄腫
p.137参照

- 濾胞性リンパ腫（follicular lymphoma；FL）は，代表的な低悪性度B細胞リンパ腫で，発生年齢中央値は55〜60歳とされる．
- 非ホジキンリンパ腫に占める頻度は，わが国における10年前の報告では7〜15％とされたが，近年は増加しつつある．
- 多くの患者が，診断時すでに進行期（stage Ⅲ以上）である．経過が緩徐であり，進行期例であっても全生存期間（overall survival；OS）中央値は，リツキシマブ（R；リツキサン®）登場以前のデータで6〜9年，R登場以降10年以上とされるように，長い．しかし，ほとんどの進行期例は組織学的進展（histologic transformation；HT）などによって化学療法抵抗性となり，治癒困難な疾患群である．
- リンパ節病変のほか，節外臓器（十二指腸を主に消化管，皮膚，唾液腺，骨髄など）にも浸潤する．骨髄には40〜70％と非常に高率に浸潤が認められ，末梢血にもしばしば腫瘍細胞が出現する．
- 全生存割合（OS）を中・高悪性度非ホジキンリンパ腫と比べると，最初の10年では35％ vs 60％と高いが，15年では33％ vs 26％とむしろ低い．これはFLの腫瘍細胞が中・高悪性度非ホジキンリンパ腫の腫瘍細胞に比し，化学療法薬に抵抗性であることによる．近年ではRの導入によって予後が

濾胞性リンパ腫　367

❶ 濾胞性リンパ腫国際予後指標

a. FLIPI

FLIPIでの予後因子	予後不良因子
年齢	61歳以上
病期	Ⅲ期以上
血清LDH	正常上限を超える
ヘモグロビン値	12 g/dL未満
節性病変区域数	5領域以上

予後因子の数により，以下の3つのリスクグループに分類する．

リスク	予後因子数	5年全生存割合	10年全生存割合
低	0〜1	91%	71%
中等度	2	78%	51%
高	≧3	53%	36%

FLIPIは，リツキシマブが導入される以前の時代で，しかも保管記録から後方視的に作成されたOS（全生存）に対する予後予測モデルであった．そこで，その後のリツキシマブ時代に前方視的にデータを収集してPFS（無増悪生存）を予測するFLIPI2が作成された．

b. FLIPI2

FLIPI2での予後因子	予後不良因子
年齢	61歳以上
$β_2$ミクログロブリン値	正常上限を超える
ヘモグロビン値	12 g/dL未満
最大のリンパ節病変の長径	6 cmを超える
骨髄浸潤	あり

予後因子の数により，以下の3つのリスクグループに分類する．

リスク	予後因子数	3年無増悪生存割合	5年無増悪生存割合
低	0	91%	80%
中等度	1〜2	69%	51%
高	≧3	51%	19%

改善している．
- FLにおける病期分類はAnn Arbor分類が用いられる．また，濾胞性リンパ腫国際予後指標（Follicular Lymphoma International Prognostic Index；FLIPI）が疾患特異的予後予測モデルとして提唱され，さらに，FLIPI2が提唱された（❶）．

検査・診断（鑑別診断）

- FLを他の低悪性度リンパ腫から鑑別するためには，組織像とともに細胞表面マーカー検索の結果が重要である．CD10が胚中心由来として診断上重要であるが，およそ3割に陰性例がある．
- 免疫染色にて，腫瘍細胞は多くの場合にBCL2蛋白が陽性で，反応性濾胞の胚中心細胞では陰性であることから，両者の鑑別に有用である．ただし，FL症例の1割程度においてBCL2陰性例が存在する．
- WHO分類にて，大型中心芽細胞（centroblast）の数によりgrade（1, 2, 3A, 3B）分類されるが，grade 1〜3Aが低悪性度リンパ腫であり，grade 3Bではaggressive lymphomaと同様の対応が必要となる．
- 病期診断のために，造影CT，PET/CT，骨髄穿刺または骨髄生検，上部消化管内視鏡検査を行う．

治療

● ガイドラインの現況

- 日本血液学会の『造血器腫瘍診療ガイドライン（2013年版）』に，わが国におけるFLに対する治療アルゴリズムが掲載されている（❷）[1]．
- 海外のガイドラインでは，アメリカのNCCN（National Comprehensive Cancer Network）によるNon-Hodgkin's Lymphomasやヨーロッパの ESMO（European Society for Medical Oncology）のガイドラインにFLに対する治療の推奨が掲載されている．

初発限局期の標準治療

- 未治療限局期FLでⅠ期ないし隣接するⅡ期の場合，エビデンスレベルは高いものではないが，すべての病巣が照射野内に含まれる限り，放射線療法が推奨される．局所制御に必要な照射線量は30〜36 Gyで十分との国際的な放射線腫瘍医のコンセンサスがあり，40％以上の症例に10年以上の無病生存が得られるとの報告がある．
- 多剤併用療法との combined modality therapy（CMT）が，historical control の放射線療法単独よりも成績が良いとの報告もあり，治療選択肢として考慮されうるが，CMTを用いた治療報告で照射野内を含めた二次がんが14％も出現した事実には留意する必要がある．
- 放射線療法が回避されるべき場合，無症候性の患者には無治療経過観察（watchful waiting）が考慮されうる．

初発進行期の標準治療（無症状・低腫瘍量）

- 無症候性の患者では，経口単剤を診断直後から開始する群と比較したランダム化比較試験（randomized controlled trial；RCT）において，診断早期に治療を開始しても，遅らせて治療を開始しても，OS，HTまでの期間は変わらないことから，注意深い観察のもとに治療開始を延期することも考慮されうる．同試験における watchful waiting 群での観察結果から，最初の全身治療が必要になるまでの期間の中央値は2.6〜3年とされた．
- R導入後に行われた前向き観察研究にて，低腫瘍量で診断後すぐにR併用療法が開始された患者と watchful waiting が行われた患者で，初回治療成功期間に差はみられなかった．画像検査や診断の進歩の影響のためか，無症状・低腫瘍量FL患者が無治療でいられる期間の中央値が55か月と以前より長くなってきている[3]．以上から watchful waiting は妥当な選択肢と考えられる．
- イギリスにおける未治療低腫瘍量FLを対象とした試験（watchful waiting，R単独寛解導入療法のみ，R単独寛解導入＋R維持療法の3群比較）において，3年時点で次治療開始とならない患者割合は watchful waiting 群で有意に劣っていた．不安を解消するという面でQOL（quality of life）改

MEMO

照射線量を比較したイギリスの臨床試験から，低悪性度リンパ腫（主にFL）に対する放射線単独療法の照射線量は24 Gyで十分との報告がなされた[2]．

MEMO

GELF（Groupe d'Etude des Lymphomes Folliculaires）の規準で低腫瘍量とは，以下のいずれにも該当するものと定められている．
①腫瘍最大長径＜7 cm
②長径3 cmを超えるリンパ節3つ未満
③全身またはB症状なし
④CT上16 cmを超える脾腫なし
⑤胸水・腹水なし
⑥臓器圧迫の危険性なし
⑦白血化（リンパ腫細胞＞5,000/mm³）なし
⑧血球減少（Hb＜10 g/dL，好中球＜1.5×10⁹/L，血小板値＜100×10⁹/L）なし
⑨LDH，β₂ミクログロブリン正常

濾胞性リンパ腫 ● 369

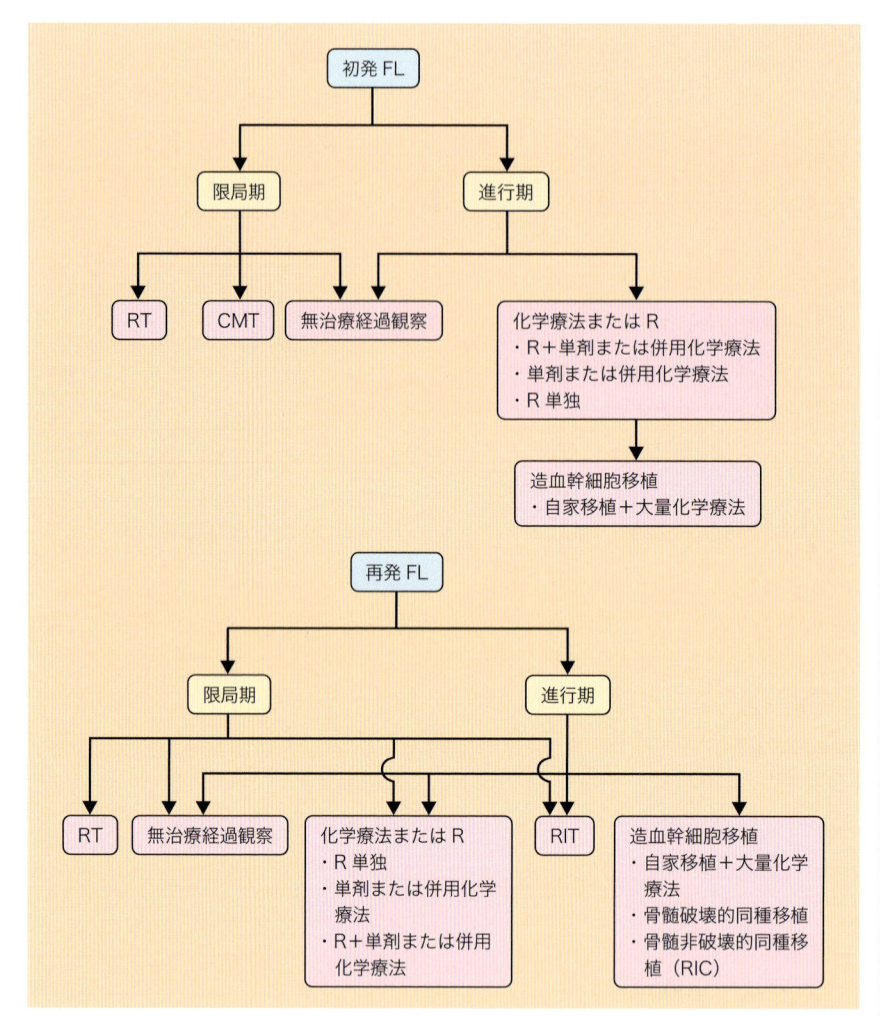

❷ 日本血液学会ガイドラインによる初発・再発，限局期・進行期別 FL の治療アルゴリズム

FL：濾胞性リンパ腫，R：リツキシマブ，RT：放射線療法，RIT：放射免疫療法，RIC：reduced-intensity conditioning，CMT：combined modality therapy
（日本血液学会，編．造血器腫瘍診療ガイドライン　2013年版．2013[1]）より）

善効果も，R 維持療法あり群で watchful waiting 群より優れていた[4]．3年 OS には差を認めなかったが，R の有用性を支持する結果といえる．

初発進行期の標準治療（有症状・高腫瘍量）

- 複数の RCT の結果，R を併用した化学療法が，従来の化学療法単独よりも OS 延長に寄与することが示されている．わが国で保険適用が認められているものに R-CVP 療法や R-CHOP 療法がある．
- 未治療進行期 FL を対象に R-CVP 療法，R-CHOP 療法，R-FM 療法の3群を比較した FOLL05 試験が行われた．3年治療成功期間（time to treatment failure；TTF）は，R-CVP 療法が有意に劣っていた（❸）．後二者で有意差は認められなかったが，R-FM 群で血液毒性や二次がんの頻度が高く，

MEMO

RESORT 試験で，初発低腫瘍量 FL の R 単独療法奏効例を対象に，R 維持（継続）療法（13週ごと，治療不成功まで）群と R 再治療（progressive disease；〈PD〉となったら R 週1回で4回投与，治療不成功まで）群の TTF が比較され有意差は認めなかった（3年 TTF 64% vs 61%，$p=0.33$）．しかし，R の総使用量は R 再治療群（中央値 4，範囲 4～16）で R 維持療法群（中央値 18，範囲 5～35）より少なかった[5]．

MEMO

R-CVP 療法：リツキシマブ，シクロホスファミド，ビンクリスチン，プレドニゾロン
R-CHOP 療法：リツキシマブ，シクロホスファミド，ドキソルビシン，ビンクリスチン，プレドニゾロン
R-FM 療法：リツキシマブ，フルダラビン，ミトキサントロン

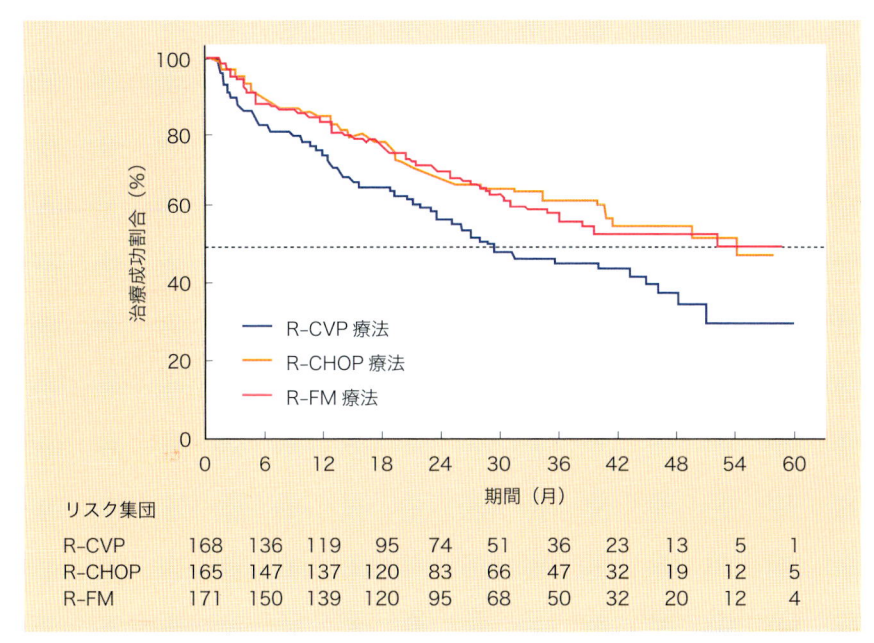

❸ FOLL05試験における各治療群の治療成功期間

リスク集団	0	6	12	18	24	30	36	42	48	54	60
R-CVP	168	136	119	95	74	51	36	23	13	5	1
R-CHOP	165	147	137	120	83	66	47	32	19	12	5
R-FM	171	150	139	120	95	68	50	32	20	12	4

観察期間中央値34か月の時点で，プライマリーエンドポイントの3年治療成功割合はR-CHOP療法62％，R-FM療法59％，R-CVP療法46％であり，R-CVP療法が有意に劣っていた（R-CHOP vs R-CVP, $p=0.003$；R-FM vs R-CVP, $p=0.006$；R-CHOP vs R-FM, $p=0.763$).
(Federico M, et al. J Clin Oncol 2013[7] より)

R-CHOP療法が最適とされた[7]．ただし，OSに関して比較検討されていない．

- わが国でも，未治療進行期低悪性度B細胞リンパ腫の将来の標準治療がR-CHOP療法になるであろうという仮説のもとに，3週間ごとに行うR-CHOP-21療法群と顆粒球コロニー刺激因子（G-CSF）を併用し間隔を2週間に短縮したR-CHOP-14療法とのRCTが行われた．FLが89％を占めたが，両群間で無増悪生存期間（progression-free survival；PFS）に差はなく，本疾患にdose densityを高める必要性のないことが示された[8]．
- 多剤併用療法の適応がない患者では，経口アルキル化薬（シクロホスファミドなど）単独治療およびR併用経口アルキル化薬治療なども候補となる．
- FLにおいては初回治療に奏効した後に引き続きup-frontで自家移植を行うべきではない．二次がん発生が増加する．
- 初発進行期高腫瘍量FLのR併用化学療法奏効例を対象に，R維持療法（8週ごと，2年間）群と経過観察群が比較され（PRIMA試験），R維持療法群がPFSで優れていた（3年次75％ vs 58％, $p<0.0001$)[9]．なお，OS延長は認められていない．
- ドイツのグループにより，治療を要する進行期低悪性度B細胞リンパ腫とマントル細胞リンパ腫（mantle cell lymphoma；MCL）に対して，初回治療としてBR療法のR-CHOP療法に対する非劣性を示すRCTが行われた

MEMO

BNLI (British National Lymphoma Investigation) のRCTに用いられた，無治療経過観察をしてもよいとされる規準は，以下のいずれも認めないものとされた[1]．
① B症状または汎発性の瘙痒症
② 3か月未満の急激な病勢進行
③ 生命を脅かす臓器浸潤
④ 骨髄機能障害（Hb≦10 g/dL, WBC<3.0×10^9/L, または血小板<100×10^9/L）
⑤ 骨・肝臓・腎臓のいずれかへの浸潤

MEMO

GLSG (German Low-Grade Lymphoma Study Group) のCHOP vs R-CHOP療法のRCT[6] 適格規準に用いられた治療介入の判断規準は，以下のいずれかを認めるものと定義されていた．
① B症状あり
② bulky（長径：縦隔では>7.5 cm，その他の部位>5 cm）
③ 正常造血の障害
④ 急速な病勢進行

MEMO

BR療法：ベンダムスチン，リツキシマブ

（治療群ごとの病型の割合：BR 群；FL 53％，MCL 18％，R-CHOP 群；FL 55％，MCL 19％）．BR 療法群の優越性が PFS で示された（70 か月 vs 31 か月，$p<0.0001$）[10]．

再発時の治療

- FL 初回再発時の治療選択肢は以下に示すものがあげられる．
  ① 無症状かつ低腫瘍量であれば無治療経過観察も選択肢
  ② 低腫瘍量の患者では R 単独
  ③ R 抵抗例ではベンダムスチン単独，あるいは R＋ベンダムスチン
  ④ R＋フルダラビン
  ⑤ 先行治療がアントラサイクリンを含まないレジメンの場合，R-CHOP 療法
  ⑥ R を併用したその他の併用化学療法
  ⑦ 限局再発で照射可能な場合，放射線治療
  ⑧ 放射免疫療法（radioimmunotherapy；RIT）：^{90}Y（イットリウム）抱合型マウス・モノクローナル抗 CD20 抗体（イブリツモマブ チウキセタン〈ゼヴァリン®〉）
  ⑨ 自家移植・同種造血幹細胞移植：自家移植と同種移植では後者のほうが治療関連死は高いが再発が少ない．このため両治療間で生存においては差がなく，両者とも選択肢となりうる．同種移植は，若年者で，再発を繰り返し，各治療の奏効期間の短い患者での治療選択肢の一つと考えられている．

注意点

- FL 経過中に HT をきたして，体内の FL 病変の一部からびまん性大細胞型 B 細胞リンパ腫（diffuse large B-cell lymphoma；DLBCL）を発症することがある．FL の予後は HT をきたした後 1〜2 年と報告されていた．R 時代になってからの解析では，HT を生じる頻度は年 2％，HT 後の OS 中央値も 50 か月と改善している[11]．
- PET/CT で病変部位の SUVmax が高い（12 以上）場合には HT の可能性を疑う．
- FL 再発時には，HT の鑑別のため，極力生検を行うことが望ましい．HT 例では DLBCL と同様の治療が必要となる．
- FL 治療後の急激な LDH 上昇，一部のリンパ節病変の急激な増大，通常みられない節外病変（肝臓，骨，筋，脳など），B 症状，高カルシウム血症などが新たに出現した場合は臨床的に HT を疑う．

（綿本浩一，渡辺　隆）

> **MEMO**
> 再発・難治性 FL に対して海外ではレナリドミド（レブラミド®）と R の併用療法，PI3 キナーゼδ阻害薬 idelalisib（イデラリシブ）や Bruton 型チロシンキナーゼ（BTK）阻害薬 ibrutinib（イブルチニブ）などの新薬を用いた臨床試験が行われている．

> **MEMO**
> 自家移植と比較した場合の同種移植のメリットは，腫瘍細胞の混入のおそれがない移植片を用いることと，移植片対リンパ腫（graft-versus-lymphoma；GVL）効果を期待できる点にある．一方で，前処置関連毒性，移植片対宿主病（graft-versus-host disease；GVHD），感染症などの治療関連死亡が多いことと，慢性 GVHD による QOL の低下がデメリットとなる．ただし，同種移植は現時点では再発・難治性 FL に対して唯一治癒をもたらす可能性のある治療法と考えられている．

文献

1) 日本血液学会, 編. 造血器腫瘍診療ガイドライン 2013年版. 東京: 金原出版; 2013. p.144, 146.
2) Lowry L, et al. Reduced dose radiotherapy for local control in non-Hodgkin lymphoma: a randomised phase III trial. Radiother Oncol 2011; 100: 86-92.
3) Solal-Céligny P, et al. Watchful waiting in low-tumor burden follicular lymphoma in the rituximab era: results of an F2-study database. J Clin Oncol 2012; 30: 3848-53.
4) Ardeshna KM, et al. Rituximab versus a watch-and-wait approach in patients with advanced-stage, asymptomatic, non-bulky follicular lymphoma: an open-label randomised phase 3 trial. Lancet Oncol 2014; 15: 424-35.
5) Kahl BS, et al. Rituximab extended schedule or re-treatment trial for low-tumor burden follicular lymphoma: eastern cooperative oncology group protocol e4402. J Clin Oncol 2014; 32: 3096-102.
6) Hiddemann W, et al. Frontline therapy with rituximab added to the combination of cyclophosphamide, doxorubicin, vincristine, and prednisone (CHOP) significantly improves the outcome for patients with advanced-stage follicular lymphoma compared with therapy with CHOP alone: results of a prospective randomized study of the German Low-Grade Lymphoma Study Group. Blood 2005; 106: 3725-32.
7) Federico M, et al. R-CVP versus R-CHOP versus R-FM for the initial treatment of patients with advanced-stage follicular lymphoma: results of the FOLL05 trial conducted by the Fondazione Italiana Linfomi. J Clin Oncol 2013; 31: 1506-13.
8) Watanabe T, et al. Phase II/III study of R-CHOP-21 versus R-CHOP-14 for untreated indolent B-cell non-Hodgkin's lymphoma: JCOG 0203 trial. J Clin Oncol 2011; 29: 3990-8.
9) Salles G, et al. Rituximab maintenance for 2 years in patients with high tumour burden follicular lymphoma responding to rituximab plus chemotherapy (PRIMA): a phase 3, randomised controlled trial. Lancet 2011; 377: 42-51.
10) Rummel MJ, et al. Bendamustine plus rituximab versus CHOP plus rituximab as first-line treatment for patients with indolent and mantle-cell lymphomas: an open-label, multicentre, randomised, phase 3 non-inferiority trial. Lancet 2013; 381: 1203-10.
11) Link BK, et al. Rates and outcomes of follicular lymphoma transformation in the immunochemotherapy era: a report from the University of Iowa/MayoClinic Specialized Program of Research Excellence Molecular Epidemiology Resource. J Clin Oncol 2013; 31: 3272-8.

MALT リンパ腫

> **専門医からのアドバイス**
> - 粘膜関連リンパ組織型節外性辺縁帯リンパ腫（MALT リンパ腫）は，限局期胃 MALT リンパ腫，胃以外の限局期 MALT リンパ腫，進行期 MALT リンパ腫に分けて治療方針が決定される．
> - 限局期胃 MALT リンパ腫の場合，*Helicobacter pylori*（*H. pylori*）感染の有無，t(11;18) の有無により治療方針が決定される．*H. pylori* 陽性かつ t(11;18) 陰性あるいは不明の場合は除菌，*H. pylori* 陰性あるいは t(11;18) 陽性の場合は放射線療法が考慮される．
> - 胃以外の限局期 MALT リンパ腫は，経過観察，放射線療法，外科的切除を病変部位に応じて検討する．
> - 進行期 MALT リンパ腫は，進行期濾胞性リンパ腫に準じ，無症候性であれば無治療経過観察，症候性の場合はリツキシマブ併用化学療法が考慮される．
> - 経過中，びまん性大細胞型 B 細胞リンパ腫に進展することがあり，生検を繰り返し実施し病理組織を確認することが重要である．

疫学・病態・症状

▶ リンパ腫・骨髄腫
p.146参照

- 粘膜関連リンパ組織型節外性辺縁帯リンパ腫（extranodal marginal zone lymphoma of mucosa-associated lymphoid tissue）（MALT リンパ腫）の頻度は B 細胞リンパ腫の 7～8％ で，胃原発リンパ腫の約 40％ を占める[1]．
- 臨床経過は緩徐であり無症状であることが多いが，びまん性大細胞型 B 細胞リンパ腫に組織学的進展した場合，病変が急速に増大することがある．
- 感染症，慢性炎症との関連が知られており，小腸と *Campylobacter jejuni*，皮膚と *Borrelia burgdorferi*，眼付属器と *Chlamydia psittaci* 感染について報告があり，慢性甲状腺炎をベースとして発生することもある[1]．
- 胃 MALT リンパ腫除菌成功例の 10 年推定全生存率は 95％[2]，さまざまな治療が実施された胃以外の MALT リンパ腫の 5 年全生存率は 90％ と良好であった[3]．

検査・診断（鑑別診断）

- MALT リンパ腫は，小型から中型の胚中心細胞類似細胞，単球様 B 細胞，リンパ球から構成されており，形質細胞への分化が観察されることもある．
- 大型芽球様細胞がさまざまな割合で存在するが，この大型細胞のシート状あるいは充実性の増殖が認められた場合，びまん性大細胞型 B 細胞リンパ腫と診断される．
- MALT リンパ腫細胞は，$CD20^+$，$CD79a^+$，$CD3^-$，$CD5^-$，$CD10^-$，$CD23^-$，cyclin $D1^-$ である．
- 他の低悪性度 B 細胞リンパ腫との鑑別が必要となるが，マントル細胞リンパ腫，小リンパ球性リンパ腫は $CD5^+$，マントル細胞リンパ腫は cyclin $D1^+$，濾胞性リンパ腫は $CD10^+$ である．
- t(11;18) の有無は，FISH 法，PCR 法で確認可能である．
- *Helicobacter pylori*（*H. pylori*）の感染診断法は，内視鏡による生検組織を必要とする迅速ウレアーゼ法，検鏡法，培養法，生検組織を必要としない尿素呼気法，抗 *H. pylori* 抗体測定，便中 *H. pylori* 抗原測定がある[4]．

治療

● ガイドラインの現況

- 日本血液学会の『造血器腫瘍診療ガイドライン（2013年版）』に，日本における MALT リンパ腫に対する治療の推奨が掲載されている[5]．
- 日本ヘリコバクター学会の『*H. pylori* 感染の診断と治療のガイドライン（2009改訂版）』に，*H. pylori* 感染の検査と治療の推奨が記載されている．
- 海外のガイドラインでは，アメリカの NCCN（National Comprehensive Cancer Network）のガイドライン Non-Hodgkin's Lymphomas に MALT リンパ腫[6]，ヨーロッパの ESMO（Europian Society for Medical Oncology）のガイドラインに胃 MALT リンパ腫に対する治療の推奨が掲載されている[7]．

胃 MALT リンパ腫

限局期

- *H. pylori* 感染の有無，t(11;18) の有無で，治療方針が決定される．
- *H. pylori* 陽性かつ t(11;18) 陰性あるいは不明の場合，除菌療法が第一選択となる（❶）．
- 除菌療法として，プロトンポンプ阻害薬4種類のいずれかとクラリスロマイシン，アモキシシリンの併用療法が実施され，除菌成功率は約90％，除菌療法の MALT リンパ腫に対する奏効率は50〜80％である（❷）．

MEMO
除菌療法の副作用：下痢・軟便が約10〜30％，味覚異常，舌炎，口内炎が5〜15％の頻度で認められる．下痢・軟便に関しては，整腸剤の予防投与を考慮する．

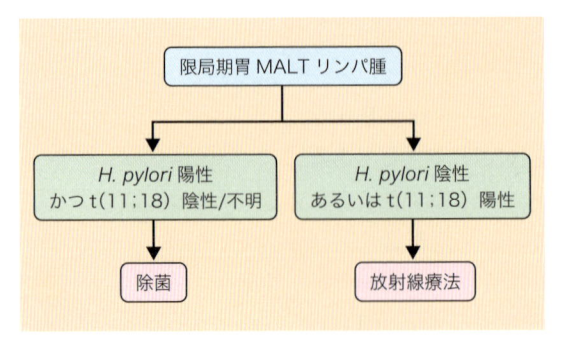

❶ 限局期胃 MALT リンパ腫の治療方針

H. pylori 陽性の場合は除菌が推奨され，陰性の場合は放射線療法が考慮される．

❷ H. pylori 一次除菌の3剤併用療法

1. プロトンポンプ阻害薬
   - ランソプラゾール 30 mg　あるいは
   - オメプラゾール 20 mg　あるいは
   - ラベプラゾール 10 mg　あるいは
   - エソメプラゾール 20 mg
   1日2回
2. クラリスロマイシン 200 mg または 400 mg，1日2回
3. アモキシシリン 750 mg，1日2回

プロトンポンプ阻害薬いずれか1剤とクラリスロマイシン，アモキシシリンを7日間経口投与する．

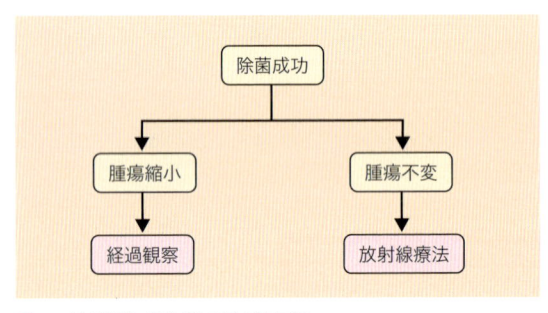

❸ 一次除菌成功例の治療方針

除菌が成功した場合，腫瘍に縮小傾向が認められれば経過観察，不変，増大傾向があれば放射線療法が考慮される．不変，増大傾向の場合は，びまん性大細胞型B細胞リンパ腫への病理組織学的進展の有無の確認のため，生検が繰り返し必要である．

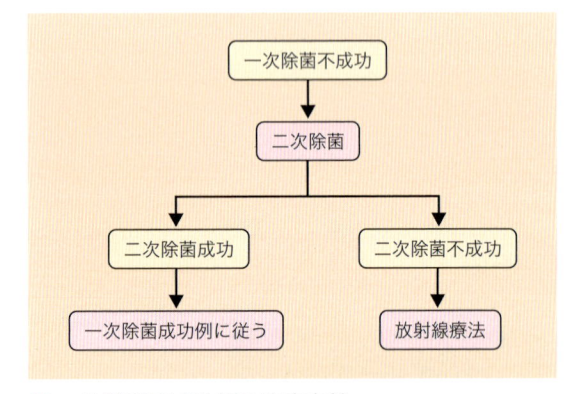

❹ 一次除菌不成功例の治療方針

除菌が失敗した場合は再除菌を行う．再除菌成功例は❸に従う．失敗例は放射線療法を考慮する．

- 一次除菌が成功し腫瘍が縮小した場合は経過観察，縮小しない場合は放射線療法が選択される（❸）．
- 一次除菌不成功の場合は，二次除菌としてプロトンポンプ阻害薬4種類のいずれかとメトロニダゾールとアモキシシリンの併用療法を実施する（❹）．
- 二次除菌の除菌率は81～96％と報告されており，二次除菌が成功した場合は一次除菌の成功例に従い，腫瘍が縮小した場合は経過観察，縮小しない場合は放射線療法，二次除菌が失敗した場合は放射線療法を考慮する（❹）．
- H. pylori 陰性あるいは t(11;18) 陽性の場合，放射線療法が推奨され（❶），放射線療法後に腫瘍が縮小した場合は経過観察，縮小しない場合は化学療法が考慮される．
- 放射線に対する感受性が高く，30 Gy 前後で病変のコントロールが可能である．H. pylori 除菌不成功例で，完全奏効率89％，5年全生存率93％であった[8]．
- H. pylori 陰性では t(11;18)/*API2-MALT1* の頻度が高い．
- MALT リンパ腫の除菌判定は，複数の診断法を用い，除菌判定を厳密に行

MEMO

クラリスロマイシン耐性：クラリスロマイシンは，小児科，呼吸器科，耳鼻科領域で広く使用されているため，H. pylori が薬剤耐性を獲得している可能性がある．全国規模の耐性菌サーベイランスの結果，2006年のクラリスロマイシン耐性率の全国平均は27.2％であった．

❺ GELF 規準（高腫瘍量）
- 7 cm 以上の節性あるいは節外性の腫瘍
- 3 個以上のリンパ節領域におのおの 3 cm 以上の病変がある
- B 症状がある
- 脾腫（下端が臍レベル以下）
- 圧迫症状（尿路系，眼窩，消化管）あるいは胸水，腹水の存在
- 白血化（腫瘍細胞＞5,000/μL），血球減少（好中球＜1,000/μL あるいは血小板＜100,000/μL）

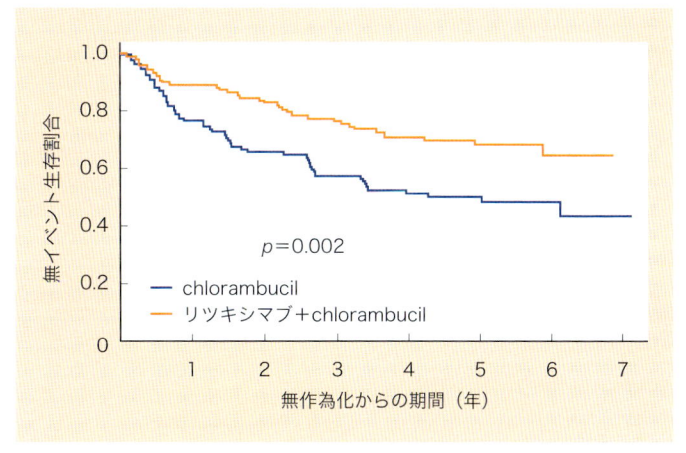

❻ chlorambucil とリツキシマブ＋chlorambucil の無イベント生存割合
（Zucca E, et al. J Clin Oncol 2013[9] より）

うことが望ましい．
- 除菌終了後の *H. pylori* 感染の診断には，尿素呼気試験および便中 *H. pylori* 抗原測定が有用である．

進行期
- びまん性大細胞型 B 細胞リンパ腫でないと再確認された場合，濾胞性リンパ腫の治療に準じる．
- GELF（Groupe d'Etude des Lymphomes Folliculaires）規準（❺）により，低腫瘍量の場合は無治療経過観察，高腫瘍量の場合はリツキシマブ単剤，リツキシマブ併用化学療法が選択される．
- 消化管出血，持続的な病勢の進行も治療介入の適応となる．
- わが国では併用療法として，R-CVP 療法，R-CHOP 療法が選択される．
- 高齢などで多剤併用療法実施が困難な場合，リツキシマブ＋アルキル化薬（シクロホスファミド）が選択される．
- アルキル化薬である chlorambucil（クロラムブシル；本邦未承認）単剤と chlorambucil とリツキシマブ併用療法の比較試験では，5 年無イベント生存割合が単剤群，併用療法群でそれぞれ 50％，68％と併用療法群が上回った[9]（❻）．

胃以外の MALT リンパ腫
- 胃以外では唾液腺，眼窩，皮膚，肺，上気道，甲状腺，肝臓，消化管，尿路系などに発生し，病変部位，病期，臨床症状に応じて治療方針が決定される．

病期 I
- 手術，放射線療法が考慮されるが，一般状態などで経過観察が選択されることもある．
- 手術で断端陰性の場合は経過観察，断端陽性の場合は放射線療法が選択される．

MEMO
R-CVP 療法：リツキシマブ，シクロホスファミド，ビンクリスチン，プレドニゾロン
R-CHOP 療法：リツキシマブ，シクロホスファミド，ドキソルビシン，ビンクリスチン，プレドニゾロン

MEMO
PET の役割：MALT リンパ腫における PET の役割はいまだ明確ではない．しかし，胃以外の MALT リンパ腫で，生検による病理組織の再確認が困難な場合，病理組織学的進展の有無の判断材料の一つとなる．

- 一次治療で，あるいは手術後に放射線療法が選択された場合，腫瘍縮小が認められれば経過観察，腫瘍が残存していれば化学療法が考慮される．

病期Ⅰ以外
- 胃 MALT リンパ腫と同様に濾胞性リンパ腫に準じた治療，すなわち低腫瘍量であれば経過観察，高腫瘍量であればリツキシマブ単剤あるいはリツキシマブ併用化学療法が選択される．

注意点

- 胃 MALT リンパ腫の診療では，*H. pylori* 感染の判定が重要であり，除菌判定は複数の診断法を用いて厳密に行う必要がある．
- 除菌治療後，偽陰性の可能性があるため，経過観察，再検査が望ましい．
- MALT リンパ腫は，臨床経過が緩徐で予後が良好なため，化学療法介入後も治療が過剰とならないよう常に配慮しなければならない．

（石澤賢一）

文 献

1) Swerdlow SH, et al., eds. WHO Classification of Tumours of Haematopoietic and Lymphoid Tissues. Lyon: IARC Press; 2008.
2) Nakamura S, et al. Long-term clinical outcome of gastric MALT lymphoma after eradication of *Helicobacter pylori*: a multicentre cohort follow-up study of 420 patients in Japan. Gut 2012; 61: 507-13.
3) Zucca E, et al. Nongastric marginal zone B-cell lymphoma of mucosa-associated lymphoid tissue. Blood 2003; 101: 2489-95.
4) 日本ヘリコバクター学会ガイドライン作成委員会．*H. pylori* 感染の診断と治療のガイドライン　2009改訂版．日本ヘリコバクター学会誌 2009；10（Suppl）：1-25. http://www.jshr.jp/pdf/journal/guideline2009_2.pdf
5) 日本血液学会，編．造血器腫瘍診療ガイドライン　2013年版．東京：金原出版；2013. pp.157-73.
6) National Comprehensive Cancer Network（NCCN）Guidelines. Non-Hodgkin's Lymphoma. Version 5　2014. http://www.nccn.org/
7) Zucca E, et al. Gastric marginal zone lymphoma of MALT type: ESMO Clinical Practice Guideline for diagnosis, treatment and follow-up. Ann Oncol 2013; 24（Suppl 6）: vi144-8.
8) Vrieling C, et al. Long-term results of stomach-conserving therapy in gastric MALT lymphoma. Radiother Oncol 2008; 87：405-11.
9) Zucca E, et al. Addition of rituximab to chlorambucil produces superior event-free survival in the treatment of patients with extranodal marginal-zone B-cell lymphoma: 5-year analysis of the IELSG-19 Randomized Study. J Clin Oncol 2013; 31: 565-72.

4章 疾患の理解と治療／リンパ腫

脾リンパ腫

専門医からのアドバイス

- びまん性脾腫をきたすリンパ増殖性疾患として，脾辺縁帯リンパ腫（SMZL），ヘアリーセル白血病（HCL），リンパ形質細胞性リンパ腫（LPL），慢性リンパ性白血病/小リンパ球性リンパ腫（CLL/SLL），B細胞前リンパ球性白血病（B-PLL），マントル細胞リンパ腫（MCL），濾胞性リンパ腫（FL）などの低悪性度B細胞リンパ腫のほか，血管内大細胞型B細胞リンパ腫（IVLBCL），T細胞前リンパ球性白血病（T-PLL），肝脾T細胞リンパ腫（HSTCL）などがあげられる．
- 脾腫をきたすリンパ系腫瘍では，血液や骨髄にも腫瘍細胞がみられることが多い．鑑別診断のためには，まず脾摘ではなく，血液・骨髄検査で診断可能かを検討する．
- HCLでは，クラドリビン単剤療法1コースのみにより長期間の奏効が期待できる．
- SMZLでは，脾摘，リツキシマブ単剤療法，リツキシマブ併用化学療法などが治療選択肢となる．C型肝炎ウイルス（HCV）陽性患者では，抗ウイルス療法が考慮される．

疫学・病態・症状

▶ リンパ腫・骨髄腫
p.151参照

- 脾辺縁帯リンパ腫（splenic marginal zone lymphoma；SMZL）は，脾腫をきたすリンパ系腫瘍のうち最も頻度の高い病型の一つである．低悪性度（インドレント）B細胞リンパ腫の一病型であり，リンパ腫全体では＜2％程度の罹患数にとどまる．症候性脾腫や，リンパ球増加症，血球減少症をきたした患者のみが診断に至るので，実際の患者数はもっと多い可能性がある．これまでの報告では，診断年齢中央値は60歳代後半で，男女比は報告により異なる．
- C型肝炎ウイルス（HCV）陽性のSMZLの一部では抗ウイルス療法による寛解が期待できるが，SMZL患者のなかでのHCV陽性例の割合は低い．
- ヘアリーセル白血病（hairy cell leukemia；HCL）もまれな低悪性度B細胞腫瘍であり，発症年齢中央値は50歳代，男女比は4〜5：1で男性に多い．

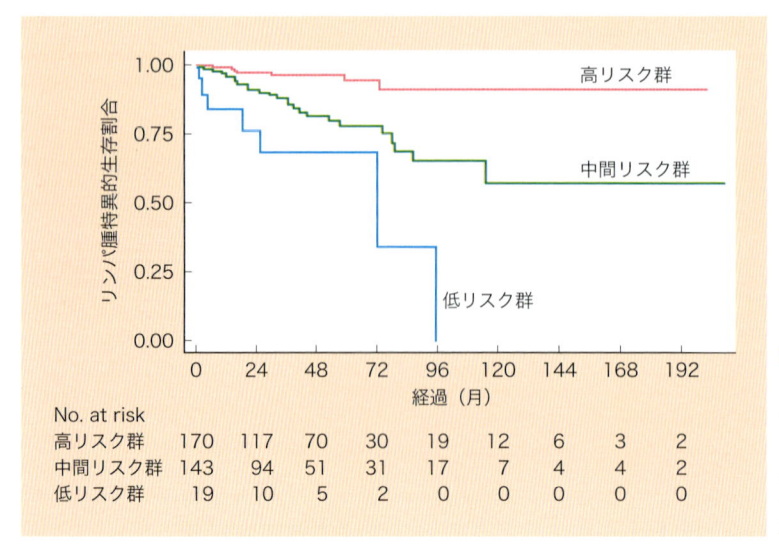

❶ SMZL 患者のリスク群別リンパ腫特異的生存割合

高リスク群，中間リスク群，低リスク群でのリンパ腫特異的生存割合は 5 年でそれぞれ 94％，78％，69％であった．
(Montalbán C, et al. Br J Haematol 2012[1]) より)

SMZL の予後予測モデル

- 2006 年にイタリアのグループからヘモグロビン＜12 g/dL，血清 LDH＞正常上限値，血清アルブミン＜3.5 g/dL を予後不良因子とする SMZL の予後予測モデルが発表されていたが，最近，このグループを含む国際研究グループにより SMZL の新しい予後予測モデル（HPLL スコア）が発表された．
- これによると，ヘモグロビン値，血小板数，血清 LDH 値，脾門部以外のリンパ節腫大有りが，リンパ腫特異的生存割合の予測因子であった．
- これらの予後予測因子から予後スコアを計算し，それにより高リスク群（予後スコア 0.9 未満），中間リスク群（0.9 以上，2.6 未満），低リスク群（2.6 以上）に分けたところ，リンパ腫特異的生存割合は 5 年でそれぞれ 94％，78％，69％であり，従来のモデルよりも予後の層別化がすぐれていた（❶）[1]．

検査・診断（鑑別診断）

- CT によりリンパ節腫大など脾腫以外の病変の有無を確認する．リンパ節腫大を有する場合，濾胞性リンパ腫（FL），マントル細胞リンパ腫（MCL）などの節性リンパ腫や慢性リンパ性白血病/小リンパ球性リンパ腫（CLL/SLL）などの可能性を考える．
- PET/CT（positron emission tomography-computed tomography）で SUVmax（maximum standardized uptake value）が 10 以上の高度な FDG 集積が脾臓に認められた場合にはアグレッシブリンパ腫の可能性を考える．
- びまん性脾腫をきたす B 細胞腫瘍では，骨髄や血液に腫瘍細胞浸潤がみられることが多い．このため，まず脾摘ではなく，骨髄・血液検査により診断が可能かを検討する．まずは血算，白血球分画，血清 LDH，M 蛋白の確認（IgG，IgM，IgA，免疫電気泳動または免疫固定法）などの基本的検査を行

MEMO

LPL/WM における *MYD88* L265P 変異：脾臓や骨髄に主座のある低悪性度 B 細胞腫瘍で IgM の M 蛋白血症を伴う場合，LPL/WM の可能性を考える．従来は，LPL/WM は MALT リンパ腫などの病型を除外した後に診断されていたが，今後は，特異的な遺伝子変異である *MYD88* L265P の診断的意義が大きくなってくると思われる[2]．

❷ 脾リンパ腫診断のための検査

	形態	CD5	CD23	CD10	CD20	CD11c	CD25	CD103	染色体転座（FISH）	遺伝子変異	その他
CLL/SLL	小型リンパ球	++	++	−	weak	−	−	−			
B-PLL	大型，明瞭な核小体	(+)	(+)	−	++	−	−	−			
MCL		++	−	−	++	−	−	−	*CCND1-IGH*		
FL	切れ込み核を有する	−	−	++	++	−	−	−	*BCL2-IGH*		
SMZL	小リンパ球・細胞質が豊富	(+)	(+)	−	++	+	(+)	−			
LPL/WM	小リンパ球・リンパ形質細胞様	−	−	−	++	−	−	−		*MYD88* L265P	IgM M蛋白
HCL	細胞質が豊富，毛状突起	−	−	−	++	++	++	++		*BRAF* V600E	

赤字は特に疾患特異性が高い．いずれも低悪性度B細胞腫瘍であり，軽鎖制限（κもしくはλいずれかが陽性）がみられる．（ ）は一部の患者で陽性であることを示す．
CLL/SLL：慢性リンパ性白血病/小リンパ球性リンパ腫，B-PLL：B細胞前リンパ球性白血病，MCL：マントル細胞リンパ腫，FL：濾胞性リンパ腫，SMZL：脾辺縁帯リンパ腫，LPL/WM：リンパ形質細胞性リンパ腫/Waldenströmマクログロブリン血症，HCL：ヘアリーセル白血病

う[3]．

- 血液や骨髄の塗抹標本の観察により腫瘍細胞の有無を確認する．HCLや一部のSMZLでは，腫瘍細胞の形態により鑑別診断を絞ることができる．しかし，細胞形態のみから低悪性度B細胞リンパ腫の病型診断に至ることは困難であり，フローサイトメトリー（FCM）や，必要に応じてFISH（fluorescent *in situ* hybridization）検査，遺伝子検査を用いる（❷）．

HCLの診断

- HCLは，診断時に白血球減少症を認め，血液・骨髄中の腫瘍細胞の割合が少ないことが多い．末梢血や骨髄で小型の円形核と幅広い細胞質をもつ，「目玉焼き状」の小型B細胞（❸）が多くみられればHCLを想起する．毛状突起は通常の強制乾燥標本ではわかりにくいことが多いが，自然乾燥標本でより明瞭となる．
- 骨髄穿刺では細網線維による線維化のためしばしばdry tapとなる．このため骨髄生検が必要である．
- FCM所見では，CD11c⁺，CD25⁺，CD103⁺が特徴的である．
- 末梢血・骨髄の腫瘍細胞の形態およびFCMがHCLに典型的であれば，脾摘を行うべきではない．

SMZLの診断

- 典型的なSMZL症例の血液塗抹標本では，短い絨毛（villi）がみられる．しかし，SMZLではしばしば絨毛がみられない．
- FCMではB細胞腫瘍としての特徴以外に特異的な所見はない．

MEMO

HCLにおける*BRAF* V600E変異：*BRAF* V600E変異は，B細胞腫瘍ではHCLに特異的であり，診断的意義が高い[4]．この遺伝子変異はHCL variantやSMZLなどではみられない．難治性HCLに対するBRAF阻害薬の効果が報告されているが，従来の治療で良好な予後が示されており，一般的な治療ではない．

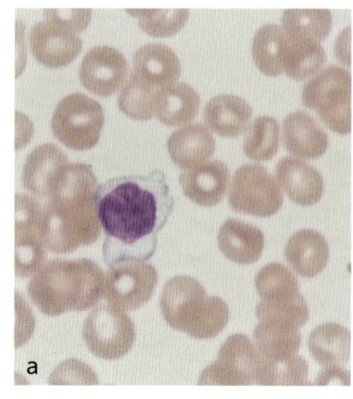

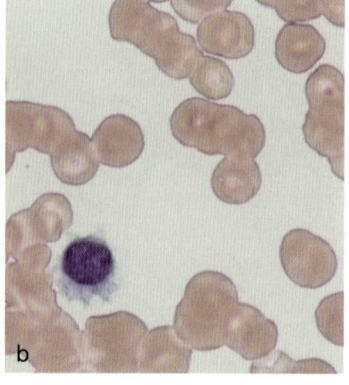

❸ HCL の血液塗抹標本
a：強制乾燥標本，b：自然乾燥標本．

- 骨髄生検の病理組織では，類洞内に限局した腫瘍細胞浸潤が典型的な所見とされているが，多くの症例では類洞内に限局せず，結節性もしくはびまん性の浸潤を示す[5]．SMZL の病理診断のためには脾摘が必要とされることが多いが，臨床像が典型的で，他の病型が否定されている場合には必ずしも脾摘を必要としない．

治療

●ガイドラインの現況

- 日本血液学会の『造血器腫瘍診療ガイドライン（2013年版）』では，SMZL に対する治療の推奨が掲載されている（❹）．
- 海外のガイドラインでは，アメリカの NCCN（National Comprehensive Cancer Network）によるガイドライン（Non-Hodgkin's Lymphomas）に SMZL や HCL に対する治療の推奨が掲載されている．その他，ヨーロッパの ESMO（European Society for Medical Oncology）による SMZL[6]，BCSH（British Committee for Standards in Haematology）による HCL に対する治療ガイドライン[7]がある．

- 以下，HCL と SMZL の治療について述べる．

HCL の治療

- HCL では，クラドリビン単剤療法1コースのみによりほとんどの患者で長期間の奏効が期待できる．しかし，部分奏効の患者を中心として，長期的にみるとクラドリビン単剤療法1コースでは再発をきたすことが少なくない．このため，クラドリビン治療3～6か月後の効果判定で部分奏効以下にとどまった場合にはさらに1コース追加することを検討してもよい．
- クラドリビン治療後の再発例では，クラドリビン再治療により半数以上の患者で完全奏効が得られる[8]．

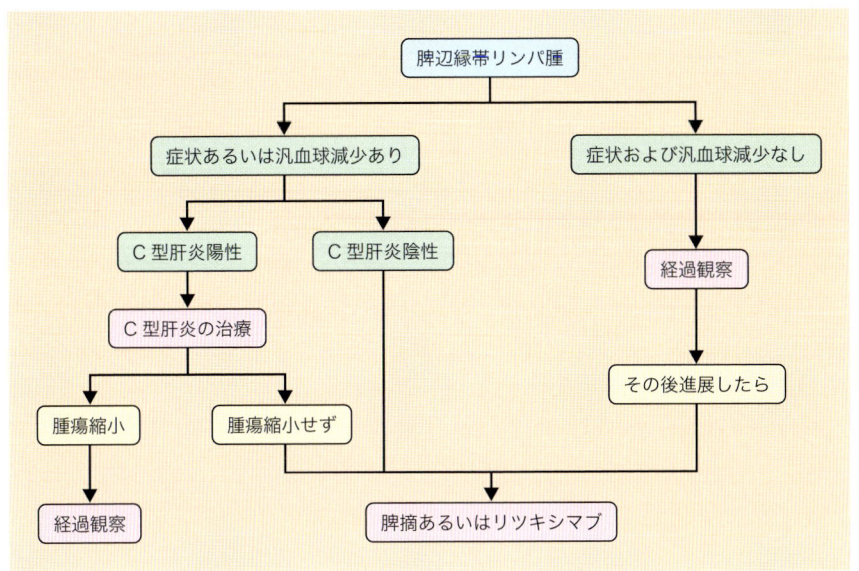

❹ 日本血液学会ガイドラインによるSMZLの治療アルゴリズム

（日本血液学会，編．造血器腫瘍診療ガイドライン2013年版．東京：金原出版；2013．p.161より）

- クラドリビン治療を受けた患者の生命予後も一般的に良好で，20年でも生存期間中央値に到達しない．
- 他のプリンアナログとしては，ペントスタチン（DCF）の有効性が示されている．DCFのほうがクラドリビンよりも一般的に骨髄抑制が軽度であるが，複数コースの治療を行うのが一般的である．
- HCLは，ほとんどの場合に血液および骨髄検査のみで診断可能であり，クラドリビンの効果が高いため，診断・治療を目的とする脾摘は一般的に行わない．なお，血球減少症など治療を必要とする症状を呈していなければ，無治療で経過観察を行うことが可能である[7]．

SMZLの治療

- SMZLは，無症状であれば無治療経過観察することが可能で，脾腫による腹部膨満感，血球減少症，自己免疫疾患が生じた時点で治療が必要となる．
- SMZLに対する初回治療として，脾摘，リツキシマブ単剤療法，リツキシマブ併用化学療法などが用いられている[6]．一般的に高度な骨髄浸潤がみられる患者や，高齢・併存疾患などのため手術のリスクが高いような患者では，脾摘ではなく全身治療が優先されることが多い．
- 脾摘は，確実な診断を得るための手段であると同時に，主に脾腫による症状や血球減少症を軽減する目的としてしばしば用いられてきた．しかし，最近の研究では，初回治療として脾摘を受けた患者と，リツキシマブを含む全身治療を受けた患者とでリンパ腫関連死亡，全生存期間に差はみられていない[9]．
- リツキシマブ併用化学療法は，主として全身症状や予後不良因子を伴う未治療例やリツキシマブによる効果が不十分な患者に対して用いられる．
- SMZLに対してフルダラビン，クラドリビンなどのプリンアナログ，ベン

MEMO

SMZLの患者の一部にHCV陽性例がみられる．これらの患者においてはインターフェロン（IFN）や，IFNとリバビリンの併用による抗ウイルス療法により，HCVウイルス量の減少とともに一部の患者で腫瘍縮小効果がみられることが知られている[10]．最近，HCVに対する抗ウイルス療法ではIFNを用いない経口抗ウイルス薬が主流になりつつあるが，これによるSMZLに対する治療効果の報告はまだ非常に少ない．

ダムスチンなどの単剤療法もしくはリツキシマブとの併用療法が報告されている.
- SMZL に対する R-CHOP 療法のまとまった成績は報告されておらず, SMZL の初回治療におけるドキソルビシンの意義は確立していない[7].

> **MEMO**
> R-CHOP 療法：リツキシマブ, シクロホスファミド, ドキソルビシン, ビンクリスチン, プレドニゾロン

注意点

- 脾腫の原因は低悪性度 B 細胞腫瘍に限らず, 感染症などの非腫瘍性疾患や, びまん性大細胞型 B 細胞リンパ腫, 肝脾 T 細胞リンパ腫などのアグレッシブリンパ腫, 骨髄増殖性腫瘍なども鑑別診断に含まれる. 血液や骨髄の検査により診断に至らない場合, 脾摘が検討されるが, 軽度の脾腫で, 症状や合併症を伴っていない場合には経過観察も一つの選択肢であろう.

（伊豆津宏二）

文献

1) Montalbán C, et al. Risk stratification for Splenic Marginal Zone Lymphoma based on haemoglobin concentration, platelet count, high lactate dehydrogenase level and extrahilar lymphadenopathy: development and validation on 593 cases. Br J Haematol 2012; 159: 164-71.
2) Treon SP, et al. MYD88 L265P somatic mutation in Waldenström's macroglobulinemia. N Engl J Med 2012; 367: 826-33.
3) Iannitto E, Tripodo C. How I diagnose and treat splenic lymphomas. Blood 2011; 117: 2585-95.
4) Tiacci E, et al. *BRAF* mutations in hairy-cell leukemia. N Engl J Med 2011; 364: 2305-15.
5) Matutes E, et al. Splenic marginal zone lymphoma proposals for a revision of diagnostic, staging and therapeutic criteria. Leukemia 2008; 22: 487-95.
6) Dreyling M, et al. ESMO Consensus conferences: guidelines on malignant lymphoma. part 2: marginal zone lymphoma, mantle cell lymphoma, peripheral T-cell lymphoma. Ann Oncol 2013; 24: 857-77.
7) Jones G, et al. Revised guidelines for the diagnosis and management of hairy cell leukaemia and hairy cell leukaemia variant*. Br J Haematol 2012; 156: 186-95.
8) Rosenberg JD, et al. Clinical characteristics and long-term outcome of young hairy cell leukemia patients treated with cladribine: a single-institution series. Blood 2014; 123: 177-83.
9) Olszewski AJ. Survival outcomes with and without splenectomy in splenic marginal zone lymphoma. Am J Hematol 2012; 87: E119-22.
10) Hermine O, et al. Regression of splenic lymphoma with villous lymphocytes after treatment of hepatitis C virus infection. N Engl J Med 2002; 347: 89-94.

4章 疾患の理解と治療／リンパ腫

原発性マクログロブリン血症・リンパ形質細胞リンパ腫

> **専門医からのアドバイス**
>
> - 原発性マクログロブリン血症（WM）は，IgM 型 M 蛋白血症を呈し，骨髄を病変の主座とする稀少な B 細胞リンパ腫である．*MYD88* L265P 変異を 70〜90％の症例に認める．M 蛋白血症を呈する B 細胞性腫瘍に遭遇したときに鑑別する必要がある．
> - 全身倦怠感や貧血などを認める症候性 WM が治療対象となる．わが国における保険診療の問題から，以下の治療が選択しやすい．
>   - 未治療症候性 WM では，R-CHOP 療法（50％程度の減量）が施行しやすい．
>   - 再発・再燃 WM ではリツキシマブに加え，ベンダムスチンを併用することでコントロールが可能である場合が多い．

疫学・病態・症状

▶ リンパ腫・骨髄腫
p.159参照

- 原発性マクログロブリン血症（Waldenström macroglobulinemia；WM）は，低悪性度 B 細胞リンパ腫として分類されている．
- WHO 分類では，WM とリンパ形質細胞リンパ腫（lymphoplasmacytic lymphoma；LPL）とを区別して記載している．しかし，国際マクログロブリネミア会議は両者を同一の疾患として扱っており，基本的には同一のものと考えてよい．
- 年間発症頻度が 100 万人に 2〜3 人という稀少な疾患である[1]．
- 大多数の症例では病変の主座は骨髄であるが，白血化，リンパ節腫大，肝腫大および脾腫大などを合併する．
- 全身倦怠感，貧血などの症状に加え，寒冷凝集素症，クリオグロブリン血症，過粘稠度症候群，アミロイドーシスなどの重篤な合併症を呈することがある．
- 症候性 WM の予後予測モデルとして International Prognostic Scoring System for Waldenström Macroglobulinemia（ISSWM）が用いられている[2]．
- 年齢，ヘモグロビン（Hb）値，血小板数，血清 β_2 ミクログロブリン値，お

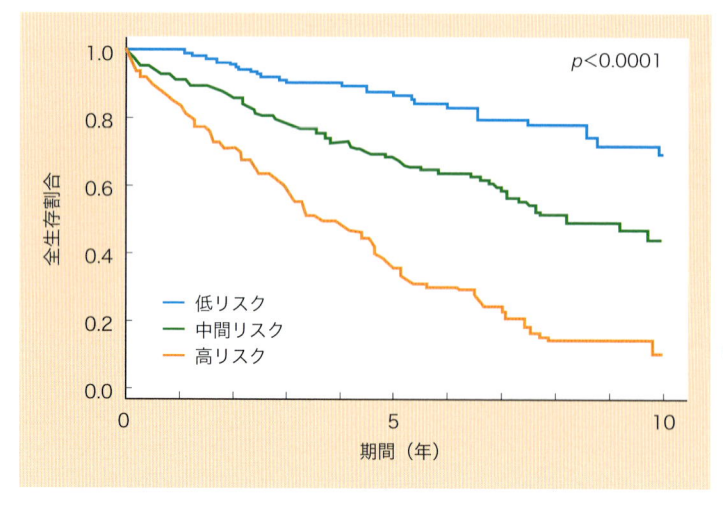

❶ International Prognostic Scoring System for Waldenström Macroglobulinemia (ISSWM) による生存曲線

(Morel P, et al. Blood 2009[2] より)

および血清 IgM 値により低，中間，高リスクの3群に分類され，それぞれの5年生存率は，87％，68％，36％である（❶）．

検査・診断（鑑別診断）

- IgM 型 M 蛋白血症を診断した際には，WM を念頭に鑑別を進めていく必要がある．
- WM と鑑別を要する疾患は，IgM 型 M 蛋白血症を呈する低悪性度 B 細胞性腫瘍（特に脾 B 細胞辺縁帯リンパ腫，全身性 MALT リンパ腫，慢性リンパ性白血病/小リンパ球性リンパ腫）と IgM 型骨髄腫と IgM-MGUS である．
- 問診，臨床症状，血液・尿検査，骨髄検査（スメア，フローサイトメトリー，G 分染法，骨髄生検），頸部から鼠径までの造影 CT は必須である．
- 骨髄穿刺スメア標本，あるいは骨髄生検標本では，異型を伴うリンパ球，リンパ形質細胞の増生を認める．形質細胞の割合は症例により異なる[3]．骨髄生検では腫瘍細胞の浸潤様式により，びまん型，結節型，傍骨梁型，および間質型に分類される[3]．
- フローサイトメトリーでは，CD19，CD20，sIgM が陽性で，かつ軽鎖制限が認められる．CD5，CD10，CD23 は 10〜20％の症例で陽性であることが報告されており，これらが陽性でも WM を否定する根拠にはならない．
- 造影 CT では肝・脾腫，およびリンパ節腫大の有無を確認する．後腹膜リンパ節腫大の頻度が高い．
- MYD88 L265P 変異は 70〜90％の症例で陽性になる[4,5]．WM に特徴的な変異ではないこと，また，限られた施設のみでしか検査ができないという問題点はあるが，補助的診断としては有用である．

MEMO

遺伝子変異による臨床病理像，予後の相違：Treon らは，MYD88 変異，CXCR4 変異の有無により，年齢，血小板値，リンパ節腫大の頻度，骨髄中の腫瘍細胞割合，血清 IgM 値などの臨床病理像が異なる可能性を示唆する報告をした．また，いずれかの変異を有する群よりも，いずれの変異も認めない群のほうが予後が不良であることも報告した[6]．

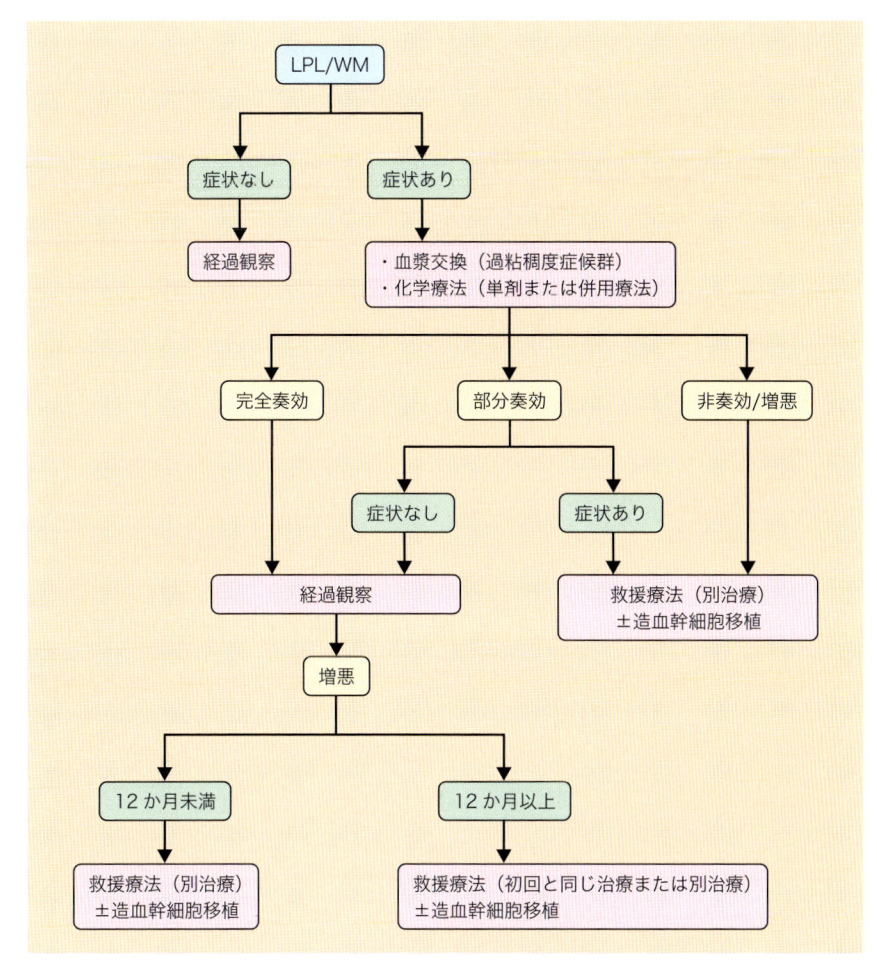

❷ 日本血液学会ガイドラインによる LPL/WM の治療アルゴリズム

(日本血液学会, 編. 造血器腫瘍診療ガイドライン 2013年版. 東京：金原出版；2013. p.175より)

治療

● ガイドラインの現況

- 日本血液学会の『造血器腫瘍診療ガイドライン（2013年版）』に，わが国における WM 診療指針が記載されている（❷）．
- 海外のガイドラインには，アメリカの NCCN（National Comprehensive Cancer Network）ガイドライン，ヨーロッパの ESMO（European Society for Medical Oncology）のガイドラインに WM の診療ガイドライン[7]が存在する．

未治療症候性 WM

- 原則としては症候性 WM が治療対象となる．
- 過粘稠度症候群を認める症例，および，無症候性でも IgM が 5,000 mg/dL を超える症例は，まず血漿交換を施行し，その後に初回化学療法を行うことが推奨されている．

MEMO
治療効果判定基準[8]：治療効果判定は，WM に特有のものを用いる．身体所見，M蛋白の減少・消失，骨髄検査，および画像診断（通常は造影 CT）の結果を総合的に評価する．

- 初回化学療法レジメンとしては，①リツキシマブ単剤，②リツキシマブ＋アルキル化薬（リツキシマブ＋CHOP療法など），③プロテアソーム阻害薬を含む化学療法（ボルテゾミブ＋リツキシマブなど），④プリンアナログ（＋リツキシマブ），⑤ベンダムスチン（＋リツキシマブ），⑥サリドマイド（＋リツキシマブ）などが推奨されている．
- わが国の保険診療を考慮するとR-CHOP療法，あるいはR-CHOP療法に準じたレジメンが施行しやすい（MEMO参照）．
- NCCNのガイドラインでは，初回化学療法に奏効した症例に対するリツキシマブの維持療法が推奨されている．

再発・再燃WM

- 初回治療に抵抗性，あるいは再燃症例に対しての治療レジメンは，未治療症候性WMのものとほぼ同様のものが推奨されている．
- わが国の保険診療を考慮すると，ベンダムスチン＋リツキシマブ，あるいはプリンアナログ＋リツキシマブは施行しやすく，かつ有効な治療である．

注意点

- WMの診断は，IgM型M蛋白血症，臨床症状，画像所見，および骨髄像を総合的に考慮して行う必要がある（可能であればMYD88 L265P変異も）．しかし，しばしば鑑別が容易ではない症例を経験する．
- 欧米で推奨されている治療レジメンは，わが国の保険診療では未承認のものが多い．各施設で習熟した治療レジメンを選択することが大切である．

（関口直宏）

MEMO
R-CHOP療法は効果が高いが，高齢者のWMでは骨髄抑制が問題になる．骨髄抑制を軽減させる目的で，ドキソルビシンを除いたR-CVP療法やリツキシマブ，シクロホスファミド，デキサメタゾンを用いたDRC療法でも良好な病勢コントロールが得られることが報告されている[9]．

MEMO
ibrutinib（イブルチニブ）：WMではMYD88 L265変異が起こることにより，NF-κBの活性化が起こると考えられている．近年，MYD88の下流で働くBruton型チロシンキナーゼを阻害するibrutinibが開発され，アメリカで行われた再発・再燃WMに対する第Ⅱ相試験では，全奏効割合が90.5％，部分奏効以上が73％であることが報告された[10]．

文献

1) Issa GC, et al. New insights into the pathogenesis and treatment of Waldenstrom macroglobulinemia. Curr Opin Hematol 2011; 18: 260-5.
2) Morel P, et al. International prognostic scoring system for Waldenström macroglobulinemia. Blood 2009; 113: 4163-70.
3) Remstein ED, et al. Despite apparent morphologic and immunophenotypic heterogeneity, Waldenstrom's macroglobulinemia is consistently composed of cells along a morphologic continuum of small lymphocytes, plasmacytoid lymphocytes, and plasma cells. Semin Oncol 2003; 30: 182-6.
4) Treon SP, Hunter ZR. A new era for Waldenstrom macroglobulinemia: MYD88 L265P. Blood 2013; 121: 4434-6.
5) Treon SP, et al. MYD88 L265P somatic mutation in Waldenström's macroglobulinemia. N Engl J Med 2012; 367: 826-33.
6) Treon SP, et al. Somatic mutations in MYD88 and CXCR4 are determinants of clinical presentation and overall survival in Waldenström macroglobulinemia. Blood 2014; 123: 2791-6.
7) Buske C, et al. Waldenström's macroglobulinaemia: ESMO Clinical Practice Guidelines for diagnosis, treatment and follow-up. Ann Oncol 2013; 24 Suppl 6: vi155-9.
8) Treon SP, et al. Report from the Sixth International Workshop on Waldenström's Macroglobulinemia. Clin Lymphoma Myeloma Leuk 2011; 11: 68-73.
9) Buske C, Leblond V. How to manage Waldenstrom's macroglobulinemia. Leukemia 2013; 27: 762-72.
10) Treon SP, et al. Ibrutinib in previously treated Waldenström's macroglobulinemia. N Engl J Med 2015; 372: 1430-40.

マントル細胞リンパ腫

専門医からのアドバイス

- マントル細胞リンパ腫（MCL）は，CD5・cyclin D1陽性，*CCND1-IGH*転座を特徴とするB細胞リンパ腫で，リンパ節だけでなく消化管や骨髄・血液などの節外臓器に病変をきたしやすいのが特徴である．
- MCLの初回治療において，若年者と高齢者では治療法の選択が異なる．
  - 若年者では，シタラビン大量療法を含むリツキシマブ併用寛解導入療法と，自家造血幹細胞移植併用大量化学療法を組み合わせる．
  - 高齢者では，R-CHOP療法を用いることが多く，リツキシマブ維持療法による予後改善が期待されている．

疫学・病態・症状

- マントル細胞リンパ腫（mantle cell lymphoma；MCL）は60歳代以上の高齢者に多いB細胞リンパ腫の病型である．
- 非ホジキンリンパ腫全体の5％程度を占める．進行速度，予後などの点から臨床的にはアグレッシブリンパ腫に分類されている．
- 大部分の患者が進行期（臨床病期Ⅲ以上）で診断される．化学療法で治癒を得るのが困難であり，一般的に再燃を繰り返す．
- リンパ節腫大のほか，肝脾腫，骨髄浸潤・白血化，消化管病変がみられるのが特徴的である．
- MCL患者の生存期間は，以前は中央値3年前後とされていたが，最近は6～7年と予後の改善がみられている．
- MCLの予後予測モデルとして Mantle Cell Lymphoma International Prognostic Index（MIPI）が用いられている[1]．
- 年齢，身体活動度（ECOG performance status），血清LDH，白血球数より求めたMIPIスコアにより低，中等度，高リスクの3群に分類される．
- リツキシマブ併用療法の前向き臨床試験に登録された患者においてもMIPIの有用性が確かめられており，低，中等度，高リスク群での5年全生存割合はそれぞれ83％，63％，34％であった[2]（❶）．

> リンパ腫・骨髄腫
> p.163参照

MEMO

MIPIスコア＝0.03535×年齢（歳）+0.6978（ECOG PS>1の場合，その他は0）+1.367×$\log_{10}$（LDH/正常値上限）+0.9393×$\log_{10}$（WBC/10^{-6}L）
（http://www.european-mcl.net/en/clinical_mipi.php）
このほか，より簡便な単純化MIPIスコアや，MIB1 index（Ki-67陽性細胞割合）を組み合わせた biologic MIPIスコアも提案されている．

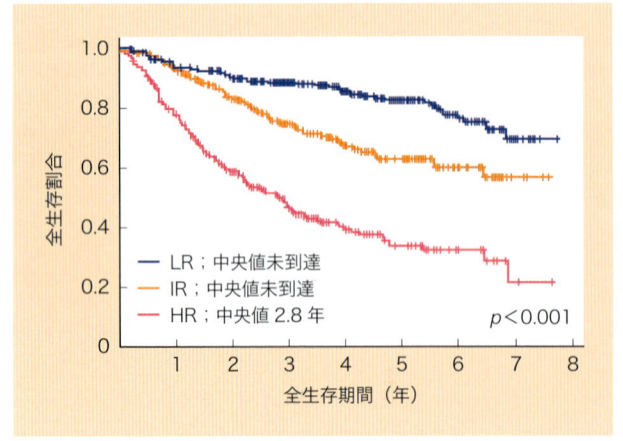

❶ Mantle Cell Lymphoma International Prognostic Index（MIPI）ごとの全生存期間
LR：低リスク群，IR：中等度リスク群，HR：高リスク群
（Hoster E, et al. J Clin Oncol 2014[2] より）

検査・診断（鑑別診断）

- CD5陽性B細胞リンパ腫の診断時にはMCLの可能性を念頭において鑑別を行う必要がある．
- 免疫組織化学にてcyclin D1陽性や，fluorescent in situ hybridizationにて CCND1-IGH転座陽性が確認された場合，MCLが示唆される．
- 病期診断のために，造影CT，PET/CT，骨髄生検を行う．骨髄浸潤の確認には病理組織診断に加えてフローサイトメトリー，FISH（CCND1-IGH）を補助的検査として用いる．
- 消化管浸潤の頻度が高いため，上部消化管および大腸の内視鏡検査を行い，浸潤の有無を生検で確認する．lymphomatous polyposisはMCLの消化管病変の典型像であるが，内視鏡的に異常のない消化管粘膜にも病理組織で浸潤がみられることがある．

治療

●ガイドラインの現況

- 日本血液学会の『造血器腫瘍診療ガイドライン（2013年版）』に日本におけるMCLに対する治療の推奨が掲載されている（❷）．
- 海外のガイドラインでは，アメリカのNCCN（National Comprehensive Cancer Network）ガイドライン（Non-Hodgkin's Lymphomas）やヨーロッパのESMO（European Society for Medical Oncology）のガイドラインにMCLに対する治療の推奨が掲載されている[3]．

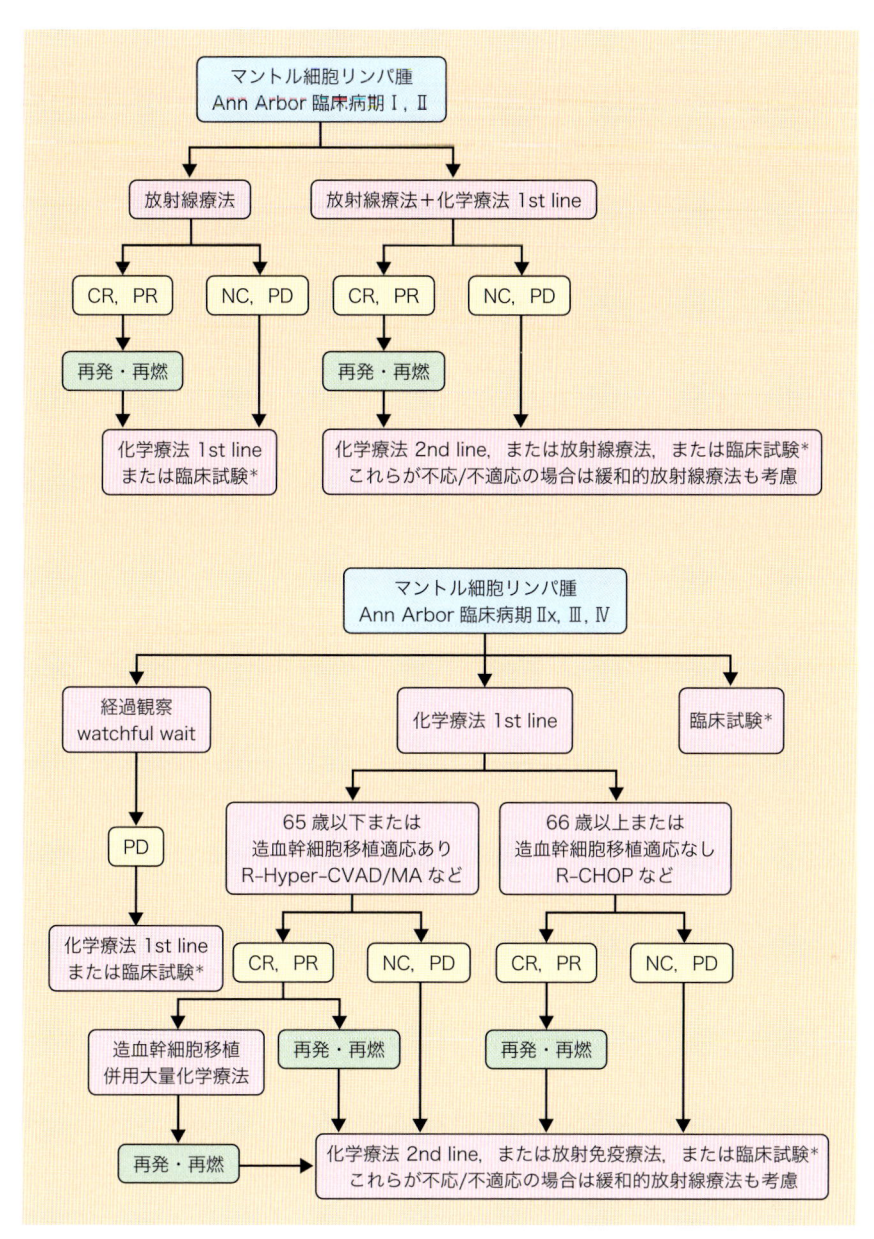

❷ 日本血液学会ガイドラインによる MCL の治療アルゴリズム
*臨床試験は初回,再発時治療を含む.
(日本血液学会,編.造血器腫瘍診療ガイドライン 2013年版.東京:金原出版;2013. p.181より)

MEMO

CHOP 療法:シクロホスファミド,ドキソルビシン,ビンクリスチン,プレドニゾロン
R-CHOP 療法:リツキシマブ,シクロホスファミド,ドキソルビシン,ビンクリスチン,プレドニゾロン
R-Hyper-CVAD/MA 療法:リツキシマブ,シクロホスファミド,ビンクリスチン,ドキソルビシン,デキサメタゾン/高用量メトトレキサート,高用量シタラビン
R-DHAP 療法:リツキシマブ,デキサメタゾン,高用量シタラビン,シスプラチン
VR-CAP 療法:ボルテゾミブ,リツキシマブ,シクロホスファミド,ドキソルビシン,プレドニゾロン
R-FC 療法:リツキシマブ,フルダラビン,シクロホスファミド

未治療進行期 MCL(臨床病期Ⅲ,Ⅳ)

- 臨床病期Ⅰ,ⅡのMCLはまれであるため,臨床病期Ⅲ,Ⅳについて解説する.

若年者

- 若年者(65歳以下)では,シタラビン大量療法を含む強力なリツキシマブ併用化学療法による寛解導入を行ったのち,自家造血幹細胞移植併用大量化学療法を行う.

- MCL未治療例に対するCHOP療法とR-CHOP療法のランダム化比較試験では，R-CHOP療法のほうがCHOP療法単独に比べて奏効割合，完全奏効割合，治療成功期間の点で優れていたが，改善効果は不十分であった．
- CHOP療法または同等の化学療法による奏効例を対象として，自家移植による地固め療法とインターフェロン維持療法のランダム化比較試験では，全生存期間に有意差がみられなかったものの，無増悪生存期間（PFS）は自家移植群が優れていた．
- MCLに対するシタラビン大量療法を含む寛解導入療法として，R-Hyper-CVAD/MA療法やR-CHOP/R-DHAP交替療法，Nordic regimen（強化R-CHOP療法とシタラビン大量療法の組み合わせ）などが報告されている[4,5]．
- 若年者MCL未治療例に対する自家移植前の寛解導入療法としてR-CHOP/R-DHAP交替療法とR-CHOP療法のランダム化比較試験では，R-CHOP/R-DHAP交替療法の治療成功期間が優れていた（中央値88か月 vs 46か月，$p=0.0382$）．

高齢者
- 高齢者MCLでは初回化学療法としてR-CHOP療法またはVR-CAP療法を行い，奏効例ではリツキシマブ維持療法を考慮する．高齢者では治療毒性のため若年者のようにシタラビン大量療法や自家移植による治療強化が困難である．
- 高齢者MCL未治療例を対象としたR-CHOP療法とR-FC療法のランダム化比較試験では，R-FC療法のほうが進行や第一寛解期の死亡が多く，R-CHOP療法のほうが全生存期間の点で優れていた（4年生存割合62% vs 47%，$p=0.005$）[6]．
- さらに，この試験では，奏効例でリツキシマブ維持療法（2か月ごと，再発まで，リツキシマブ維持療法は国内未承認）とインターフェロン維持療法が比較されたが，リツキシマブ維持療法のPFSのほうが良好であった．R-CHOP療法奏効例ではリツキシマブ維持療法による全生存期間改善効果がみられた（4年生存割合87% vs 63%，$p=0.005$）[6]．
- 高齢者を中心とする自家移植非適応のMCL未治療例を対象とするVR-CAP療法とR-CHOP療法のランダム化比較試験ではVR-CAP療法のPFSが優れていた．ただし，末梢神経障害などの有害事象はVR-CAP療法のほうが多かった[7]．

再発・治療抵抗性MCL
- 現在，日本で再発・難治性MCLに対して承認されている薬剤はフルダラビン，クラドリビン（いずれもプリンアナログ），ベンダムスチン，イブリツモマブ チウキセタンなどである．
- プリンアナログやベンダムスチンは単剤療法，もしくはリツキシマブを含む多剤併用療法として用いられる．
- 自家移植後に再発をきたした患者では，サルベージ化学療法ののち，同種造

MEMO
MCLに対する新規治療薬としてボルテゾミブ，ibrutinib（イブルチニブ；国内未承認）が注目されている．ベンダムスチン，リツキシマブ併用療法は初回治療としての役割も期待される（ベンダムスチンは未治療MCLに対して未承認）．

MEMO
インドレントB細胞リンパ腫と高齢者を中心とする自家移植非適応のMCL未治療例を対象とするBR療法とR-CHOP療法のランダム化比較試験では，全体としてBR療法のPFSが優れており，血液毒性，末梢神経障害，脱毛などの有害事象はBR療法のほうが軽度であった．MCL患者のサブグループにおいてもBR療法のPFSが優れていた[8]．
BR療法：ベンダムスチン，リツキシマブ

MEMO
BTK阻害薬ibrutinibは，前治療歴3レジメン（中央値）の再発・治療抵抗性MCLに対して単剤で全奏効割合68%，完全奏効割合21%と高い効果を示した．軽度・中等度の下痢，倦怠感，悪心が主な有害事象で，グレード3以上の血液毒性は16%にみられたのみだった[9]．

血幹細胞移植が選択肢となる．MCL に対する強度減弱前処置による同種移植の成績が報告されており，同種移植が予後改善に寄与していることが示唆されている．

注意点

- 一般的に MCL はアグレッシブ（急速進行型）リンパ腫と考えられているが，MCL の一部には診断時無症状で，その後も無治療経過観察が数か月以上可能な患者がいることが認識されるようになった．このような場合，インドレント MCL とされる[10]．多くの場合，白血化や軽度の脾腫が目立つ一方で，リンパ節腫大が目立たず，慢性リンパ性白血病のような臨床所見を呈する．しかし一般的な MCL と同様に *CCND1-IGH* 転座が陽性である．MCL に特徴的な *SOX11* の発現がインドレント MCL ではみられないといわれているが，異論もある．また長期的な予後はわかっておらず，このような患者に対する治療方針は定まっていない．

（伊豆津宏二）

文献

1) Hoster E, et al. A new prognostic index（MIPI）for patients with advanced-stage mantle cell lymphoma. Blood 2008; 111: 558-65.
2) Hoster E, et al. Confirmation of the mantle-cell lymphoma International Prognostic Index in randomized trials of the European Mantle-Cell Lymphoma Network. J Clin Oncol 2014; 32: 1338-46.
3) Dreyling M, et al. ESMO Consensus conferences: guidelines on malignant lymphoma. part 2: marginal zone lymphoma, mantle cell lymphoma, peripheral T-cell lymphoma. Ann Oncol 2013; 24: 857-77.
4) Romaguera JE, et al. Ten-year follow-up after intense chemoimmunotherapy with Rituximab-HyperCVAD alternating with Rituximab-high dose methotrexate/cytarabine（R-MA）and without stem cell transplantation in patients with untreated aggressive mantle cell lymphoma. Br J Haematol 2010; 150: 200-8.
5) Geisler CH, et al. Long-term progression-free survival of mantle cell lymphoma after intensive front-line immunochemotherapy with in vivo-purged stem cell rescue: a nonrandomized phase 2 multicenter study by the Nordic Lymphoma Group. Blood 2008; 112: 2687-93.
6) Kluin-Nelemans HC, et al. Treatment of older patients with mantle-cell lymphoma. N Engl J Med 2012; 367: 520-31.
7) Cavalli F, et al. Randomized phase 3 study of rituximab, cyclophosphamide, doxorubicin, and prednisone plus vincristine（R-CHOP）or bortezomib（VR-CAP）in newly diagnosed mantle cell lymphoma（MCL）patients（pts）ineligible for bone marrow transplantation（BMT）. J Clin Oncol 2014; 32: abstr 8500.
8) Rummel MJ, et al. Bendamustine plus rituximab versus CHOP plus rituximab as first-line treatment for patients with indolent and mantle-cell lymphomas: an open-label, multicentre, randomised, phase 3 non-inferiority trial. Lancet 2013; 381: 1203-10.
9) Wang ML, et al. Targeting BTK with ibrutinib in relapsed or refractory mantle-cell lymphoma. N Engl J Med 2013; 369: 507-16.
10) Ondrejka SL, et al. Indolent mantle cell leukemia: a clinicopathological variant characterized by isolated lymphocytosis, interstitial bone marrow involvement, kappa light chain restriction, and good prognosis. Haematologica 2011; 96: 1121-7.

4章 疾患の理解と治療／リンパ腫

バーキットリンパ腫

専門医からのアドバイス
- バーキットリンパ腫は，急激な経過をとる高悪性度リンパ腫である．
- 適切な化学療法により治癒が期待できる．
- 初回完全奏効後に放射線治療の追加や自家移植は行わない．
- 初回化学療法施行時には，腫瘍崩壊症候群の予防が推奨される．

▶ リンパ腫・骨髄腫 p.169参照

疫学・病態・症状

- バーキットリンパ腫（Burkitt lymphoma；BL）は，腫瘤形成性の高悪性度（highly aggressive）B細胞リンパ腫である．
- WHO分類（2008年）では"Burkitt lymphoma"と，白血病の状態を呈する亜型"Burkitt leukemia variant"が記載されている[1]．
- 成人での発生頻度は，リンパ腫全体の1〜2％程度である．小児と若年成人に多く発症し，男女比は2〜3：1で男性に多い．
- 回盲部腫瘤などの腹部腫瘤で発症することが多く，腹腔内リンパ節，卵巣，腎臓および乳房などへの浸潤も珍しくなく，骨髄浸潤や中枢神経浸潤をきたした状態で診断されることもある．
- 臨床的にはきわめて進行が速いが，適切な治療を行うことで高率に治癒が期待できる病型でもある．
- 年齢（40歳以上），LDH高値，中枢神経系浸潤，骨髄浸潤，巨大病変などが予後不良因子として報告されているが，いずれのエビデンスレベルも十分でなく，予後因子として確立したものはない．

検査・診断（鑑別診断）

- 診断は組織生検による病理組織診断によるが，臨床的にきわめて進行性，比較的若年発症，回盲部腫瘤，骨髄浸潤（あるいは白血化）などの臨床所見から，BLを鑑別にあげて可及的速やかな診断に努めるべきである．
- 組織学的には腫瘍細胞のびまん性融合性増殖を示し，細胞は小型から中型までの均一な大きさで，核は類円状であり小さな核小体を有することが多い．

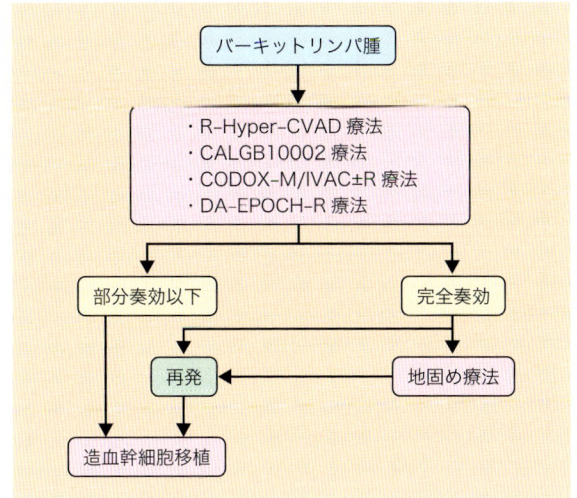

❶ 日本血液学会ガイドラインによるBLの治療アルゴリズム
初回治療としては図に示す4レジメンが記載されている．地固め療法としての放射線照射や造血幹細胞移植の意義は不明である．
(日本血液学会，編．造血器腫瘍診療ガイドライン　2013年版．東京：金原出版；2013．p.213より)

胞体は好塩基性で空胞を有する．核片を貪食するマクロファージが多く，淡く抜けて starry sky appearance（星空像）を呈する．
- 免疫形質では，$CD3^-$，$CD5^-$，$CD10^+$，$CD19^+$，$CD20^+$，$CD22^+$，$CD79a^+$，IgM^+，$bcl2^-$，TdT^- で，免疫グロブリン軽鎖の乖離を認める．さらに，ヒト増殖期細胞の核に陽性を示すMIB-1 indexが99％以上となる．
- BLでは染色体分析で約80％にt(8;14)(q24;q32)が認められるが，8q24の転座相手が軽鎖のκあるいはλ遺伝子の場合は，それぞれt(2;8)(p12;q24)あるいはt(8;22)(q24;q11)となる．
- 主に骨髄や末梢血に腫瘍細胞浸潤を認める場合は，かつてFAB（French-American-British）分類のALL L3と診断されていたが，WHO分類（2008年）では"Burkitt leukemia variant"とBLの一亜型とされている．

治療

●ガイドラインの現況

- 日本血液学会の『造血器腫瘍診療ガイドライン（2013年版）』に，日本におけるBLに対して推奨される治療方針が掲載されている（❶）．
- 海外のガイドラインでは，アメリカのNCCN（National Comprehensive Cancer Network）ガイドラインのNon-Hodgkin's lymphomasにBLに対して推奨される治療方針が掲載されている．
- BLは発症頻度が低いため，大規模な前方視的臨床研究が少なく，さらにランダム化比較試験は行われていない．また，現時点ではBLに対する有望な新薬開発も乏しい状況であるため，海外と日本のガイドラインの内容はおおむね同様である．

未治療BL

- CHOP療法などを行った際の治療成績は，長期生存が10％未満ときわめて不良であった．
- BLに対する初回治療レジメンとしてCODOX-M/IVAC療法±リツキシマブ（R），Hyper-CVAD療法＋R，CALGB（Cancer and Leukemia Group B）10002療法，およびdose-adjusted（DA）-EPOCH療法＋Rが記載されている．これらのレジメンに関する比較試験は存在しないため，それぞれの優劣は不明である．
- CODOX-M/IVAC±R療法は，1996年にアメリカ国立がん研究所のMagrathらによって開発された．41人（小児21人，60歳未満の成人20人，成人の年齢中央値25歳）のうち39人（95％）に完全奏効（complete response；CR）が得られ，2年の無イベント生存割合（event-free survival；EFS）は小児85％および成人100％であり，観察期間中央値45か月（小児）および32か月（成人）で生存曲線はプラトーを維持した[2]．
- 引き続くヨーロッパでの成人BL患者に対する追試（LY 06 study）[3]，また，高齢成人に対して一部の薬剤を減量（主にMTXを3 g/m²へ）したmodified CODOX-M/IVAC療法のDana-Farberがん研究所[4]および国内からの報告（❷）[5]などがある．
- R-Hyper-CVAD療法はMD Anderson Cancer Centerで開発された．CR割合は86％で3年無病生存割合（disease-free survival；DFS）および全生存割合（OS）はそれぞれ88％および89％であり，Rを併用しないHyper-CVAD療法単独のhistorical control群と比較して有意に優れたと報告された（❸）[6]．
- DA-EPOCH-R療法のBLに対する第Ⅱ相試験結果が報告された[7]．30人の患者が登録されたが，このうちHIV陰性患者は19人であった．観察期間中央値86か月で，freedom from progressionおよびOSは，95％および100％と良好な治療成績であった（❹）．
- しかしながら，少数例での検討であることに加え，年齢中央値25歳と若く，限局期が40％程度を占め，さらにLDH高値は37％のみ，とBLとしては比較的条件の良い患者が多かったことを含めて，DA-EPOCH-R療法の位置づけは現時点で未確定である．
- 一方で，DA-EPOCH-R療法は毒性が軽微であるため，強力な化学療法による毒性が懸念される60歳以上の高齢者や臓器障害を有する患者には試みる価値があると考えられる．
- 上記のような初回治療で奏効が得られたBLに対する地固め療法として，放射線治療の有用性や，自家造血幹細胞移植併用大量化学療法（自家移植）の必要性は確立していない．

再発・治療抵抗性BL

- 再発・治療抵抗性BLに対する救援療法として推奨されるべき標準治療レジメンは存在しない．

MEMO

BLにおいて，確立したリスク分類やそれに基づく治療選択として推奨されるものはない．NCCNガイドライン（2014年）では，①LDH正常，②腹部病変が完全に切除されている，または腹部以外の病変が単発で最大腫瘤径10 cm未満，のすべてを満たす場合を低リスク群，それ以外を高リスク群としている．低リスク群にはCODOX-M療法を3コース，高リスク群にはCODOX-M/IVACの交替療法を行うとされている．ただし，リスク群別に治療を変更する意義に関する検討はない．一方，modified CODOX-M/IVAC療法の国内からの報告[5]，R-Hyper-CVAD療法[6]やDA-EPOCH-R療法[7]などではリスク群は設定されていない．

MEMO

CHOP療法：シクロホスファミド，ドキソルビシン，ビンクリスチン，プレドニゾロン

CODOX-M/IVAC療法：シクロホスファミド，ビンクリスチン，ドキソルビシン，メトトレキサート/イホスファミド，エトポシド，シタラビン

Hyper-CVAD療法：シクロホスファミド，ビンクリスチン，ドキソルビシン，デキサメタゾン

DA-EPOCH-R療法：〔用量調整〕エトポシド，ビンクリスチン，シクロホスファミド，ドキソルビシン，プレドニゾロン，リツキシマブ

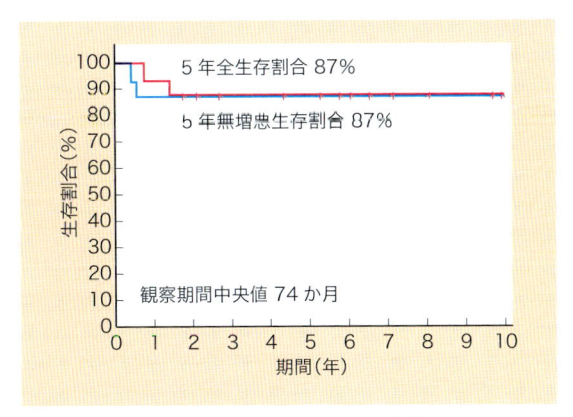

❷ modified CODOX-M/IVAC±R 療法
日本人患者15人に対する modified レジメン（主に MTX の投与量を 3 g/m² に減量）の治療成績．5 年全生存割合および無増悪生存割合はともに 87％と良好な成績であった．
（Maruyama D, et al. Int J Hematol 2010[5]）より）

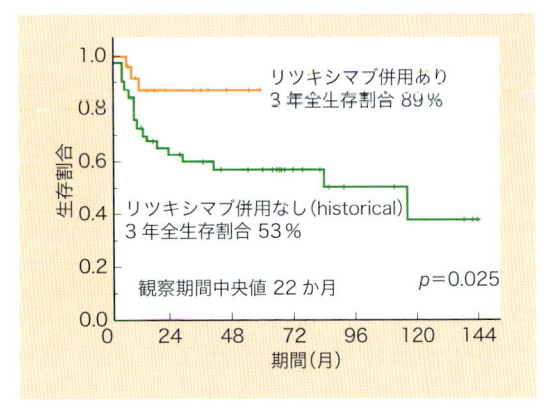

❸ R-Hyper-CVAD 療法
リツキシマブ併用 Hyper-CVAD 療法の 3 年全生存割合は 89％であり，リツキシマブを併用しない Hyper-CVAD 療法単独の historical control 群（3 年全生存割合 53％）と比較して有意に優れていた．
（Thomas DA, et al. Cancer 2006[6]）より）

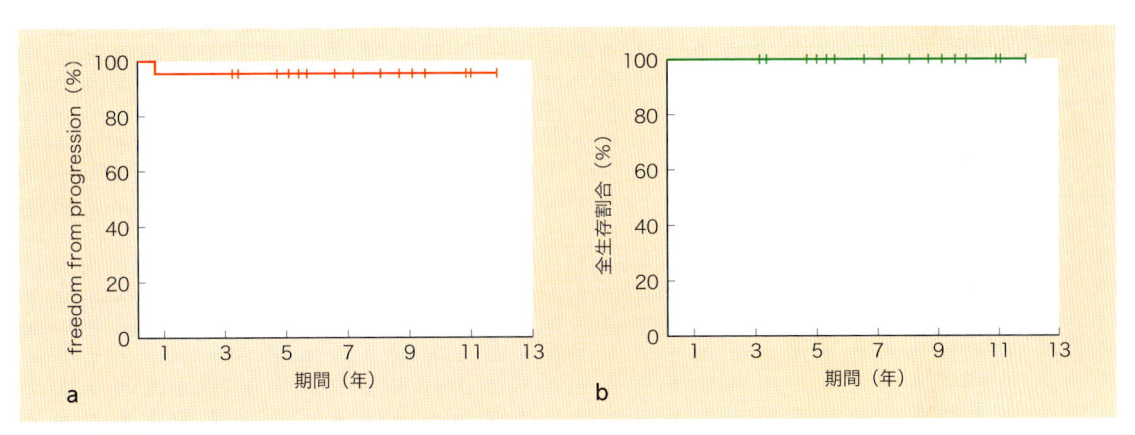

❹ DA-EPOCH-R 療法
観察期間中央値 86 か月で，freedom from progression（a）および全生存割合（b）は，それぞれ 95％および 100％と良好な治療成績であった．
（Dunleavy K, et al. N Engl J Med 2013[7]）より）

- European Group for Blood and Marrow Transplantation（EBMT）からの BL に対する自家移植の報告では，再発患者のうち救援療法に感受性を示した患者では 3 年 OS が 37％だったが，治療抵抗性患者では 7％にすぎなかった[8]．以上より，再発患者のうち救援療法に感受性を示す患者では引き続く自家移植の効果が期待できる．
- Center for International Blood and Marrow Transplant Research（CIBMTR）からは，第一寛解期以外で同種移植を受けた BL 患者の 5 年 OS および PFS はそれぞれ 20％および 19％と報告されており[9]，一部の再発 BL 患者では同種移植による恩恵を享受できる可能性がある．

注意点

- BLは病状の進行が急激であり，初診時に（あるいは診断過程で）体液貯留，肝障害，腎障害，PS不良などの状態に陥ることもまれではない．
- また，病理診断の追加染色や染色体検査結果などを総合して最終的にBLと診断するため，確定診断を待つ時間的な余裕がない場合が多い．
- こうした場合は，患者の状態に合わせて減量CHOP療法，シクロホスファミド＋ステロイド，あるいはステロイド単剤などの化学療法を1～2コース先行し，患者の状態改善およびBLの確定診断が得られてから上記の強力な化学療法を開始することが多い．
- BLは腫瘍崩壊症候群（tumor lysis syndrome；TLS）のハイリスク病型であり，その予防として大量補液とラスブリカーゼの投与が推奨される[10]．

（丸山　大）

MEMO

初回寛解後の再発あるいは初回治療抵抗性のBLの予後は不良である．救援療法として標準的なレジメンは存在しないが，R-ICE療法，DHAP療法，ドキソルビシンとトポテカンの併用療法などの報告がある．また，本文中に述べた初回治療レジメンのいずれかを施行する方法もある．
R-ICE療法：リツキシマブ，イホスファミド，カルボプラチン，エトポシド
DHAP療法：デキサメタゾン，シタラビン，シスプラチン

文献

1) Leoncini L, et al. Burkitt lymphoma. In: Swerdlow SH, et al., eds. WHO Classification of Tumours of Haematopoietic and Lymphoid Tissues. Lyon: IARC Press; 2008. pp.262-4.
2) Magrath I, et al. Adults and children with small non-cleaved-cell lymphoma have a similar excellent outcome when treated with the same chemotherapy regimen. J Clin Oncol 1996; 14: 925-34.
3) Mead GM, et al. An international evaluation of CODOX-M and CODOX-M alternating with IVAC in adult Burkitt's lymphoma: results of United Kingdom Lymphoma Group LY06 study. Ann Oncol 2002; 13: 1264-74.
4) LaCasce A, et al. Modified Magrath regimens for adults with Burkitt and Burkitt-like lymphomas: preserved efficacy with decreased toxicity. Leuk Lymphoma 2004; 45: 761-7.
5) Maruyama D, et al. Modified cyclophosphamide, vincristine, doxorubicin, and methotrexate (CODOX-M)/ifosfamide, etoposide, and cytarabine (IVAC) therapy with or without rituximab in Japanese adult patients with Burkitt lymphoma (BL) and B-cell lymphoma, unclassifiable, with features intermediate between diffuse large B-cell lymphoma and BL. Int J Hematol 2010; 92: 732-43.
6) Thomas DA, et al. Chemoimmunotherapy with hyper-CVAD plus rituximab for the treatment of adult Burkitt and Burkitt-type lymphoma or acute lymphoblastic leukemia. Cancer 2006; 106: 1569-80.
7) Dunleavy K, et al. Low-intensity therapy in adults with Burkitt's lymphoma. N Engl J Med 2013; 369: 1915-25.
8) Sweetenham JW, et al. Adult Burkitt's and Burkitt-like non-Hodgkin's lymphoma—outcome for patients treated with high-dose therapy and autologous stem-cell transplantation in first remission or at relapse: results from the European Group for Blood and Marrow Transplantation. J Clin Oncol 1996; 14: 2465-72.
9) Maramattom LV, et al. Autologous and allogeneic transplantation for Burkitt lymphoma outcomes and changes in utilization: a report from the Center for International Blood and Marrow Transplant Research. Biol Blood Marrow Transplant 2013; 19: 173-9.
10) Coiffier B, et al. Guidelines for the management of pediatric and adult tumor lysis syndrome: an evidence-based review. J Clin Oncol 2008; 26: 2767-78.

末梢性T細胞リンパ腫

専門医からのアドバイス
- 末梢性T細胞リンパ腫（PTCL）はリンパ腫の約10％を占める不均一な疾患単位である．
- ALK陽性未分化大細胞リンパ腫（ALCL）の初回治療としてCHOP療法が推奨されている．
- ALK陽性ALCL以外のPTCLの初回治療としてCHOP療法が行われているが，十分な治療成績ではない．
- 再発・難治性PTCLに対する新規薬剤の臨床試験が国内外で進行中であり，臨床試験への参加も推奨される．

疫学・病態・症状・検査・診断（鑑別診断）

▶ リンパ腫・骨髄腫 p.174参照

- 末梢性T細胞リンパ腫（peripheral T-cell lymphoma；PTCL）は，胸腺での分化成熟を経て末梢臓器に移動したT細胞に起源を発するリンパ腫の総称であり，わが国ではリンパ腫全体の約10％を占める．
- ①末梢性T細胞リンパ腫，非特定型（PTCL, not otherwise specified；PTCL-NOS），②血管免疫芽球性T細胞リンパ腫（angioimmunoblastic T-cell lymphoma；AITL），③ALK陽性未分化大細胞リンパ腫（anaplastic large cell lymphoma；ALCL），④ALK陰性ALCLの4病型の頻度が高い[1]（❶）．
- わが国では成人T細胞白血病/リンパ腫（adult T-cell leukemia/lymphoma；ATL），節外性NK/T細胞リンパ腫，鼻型（extranodal NK/T-cell lymphoma, nasal type；ENKL）の相対頻度が高く，これらは別項で扱われる*．
- 疾患特異的な分子マーカーに乏しく，疾患単位が多岐にわたる．B細胞リンパ腫と比べて確立された有効な治療が乏しく予後不良である（❷）．

＊本書「成人T細胞白血病/リンパ腫」の項（p.416）ならびに「節外性NK/T細胞リンパ腫，鼻型」の項（p.405）を参照

PTCL-NOS

- さまざまな病型のPTCLのうち，ほかのいずれにも分類されない疾患で構成される不均一な疾患群である．形態学的に多様であり，細胞サイズの小型のものから大型のもの，またHodgkin様巨細胞を認めるものもみられる．

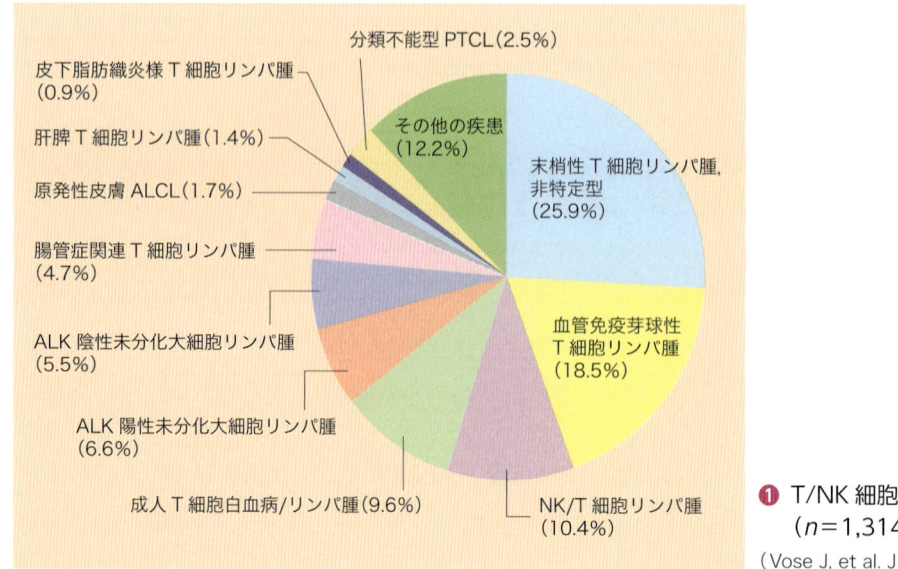

❶ T/NK細胞リンパ腫の頻度
（n=1,314）
（Vose J, et al. J Clin Oncol 2008[1] より）

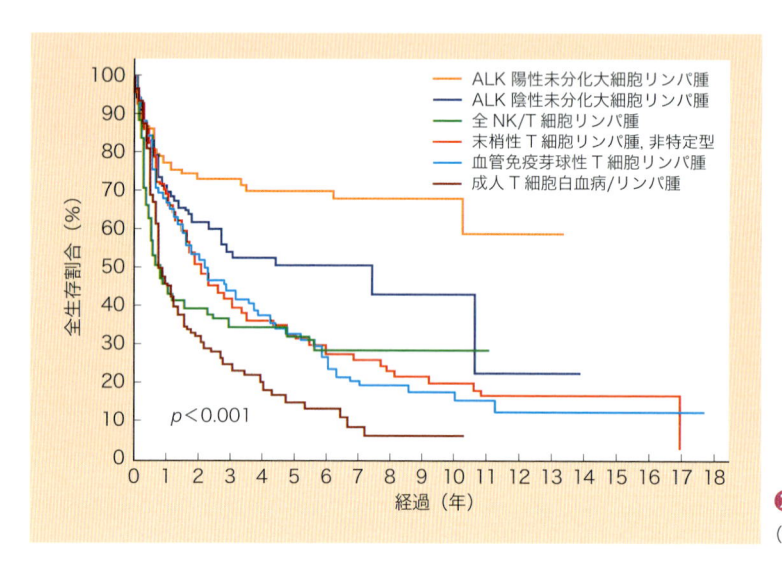

❷ T/NK細胞リンパ腫の予後
（Vose J, et al. J Clin Oncol 2008[1] より）

- 末梢性T/NK細胞リンパ腫の約25％を占め，最も頻度が高い．多くは成人に発症し，進行期で発熱などの全身症状を伴う場合が多い．リンパ節腫脹を示す場合が多いが，まれに節外病変を伴うこともある．
- ATLとの鑑別が病理組織学的に困難なことが多く，PTCLでは抗HTLV-1抗体のスクリーニングが必要である．
- PTCL-NOSに対する予後予測モデルとして，年齢，performance status（PS），LDH，骨髄浸潤を因子とするprognostic index for PTCL-NOS（PIT）が報告されている[2]．予後不良因子0個をgroup 1，1個をgroup 2，2個をgroup 3，3〜4個をgroup 4とすると，それぞれ5年生存率は62.3％，52.9％，32.9％，18.3％と層別化された（❸）．

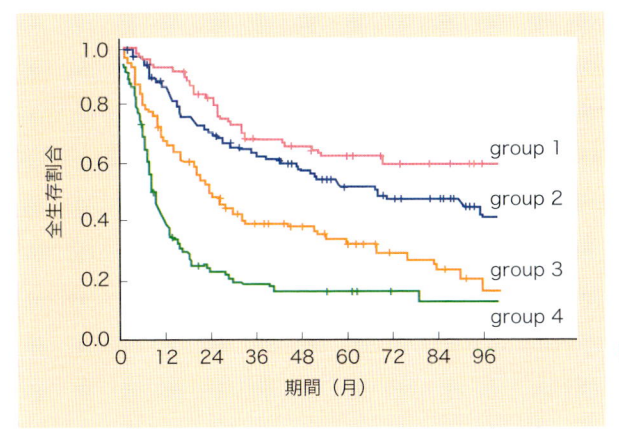

❸ prognostic index for PTCL-NOS（PIT）による PTCL-NOS の予後

(Gallamini A, et al. Blood 2004[2] より)

AITL

- 高内皮細静脈（high endotherial venule；HEV）の増生，濾胞樹状細胞（follicular dendritic cell；FDC）の増殖，淡明細胞（clear cell）の増殖など特徴的な組織像を呈す．
- 病理組織学的にはウイルス性リンパ節炎や薬剤性リンパ節症などの反応性病変，ホジキンリンパ腫，びまん性大細胞型 B 細胞リンパ腫（diffuse large B-cell lymphoma；DLBCL）などとの鑑別を要する．
- AITL の腫瘍細胞は，濾胞ヘルパー T 細胞（T_{FH}）に由来することが認識されるようになり，T_{FH} 細胞に特徴的な CD10，CXCL13，PD-1 などの発現が診断に用いられるようになった．
- *TET2*，*IDH2*，*DNMT3*，*RHOA* などの遺伝子変異が報告され，特に *RHOA* 遺伝子の変異は T_{FH} 細胞の特徴をもつ T 細胞リンパ腫において特異性が高く注目されている[3]．
- 中高年に好発し，全身リンパ節腫脹，肝脾腫，骨髄浸潤などの全身症状を呈し，自己免疫性溶血性貧血や多クローン性高ガンマグロブリン血症などを伴い，大部分が進行期として発症する．
- 予後予測モデルとして，わが国から ATPI（AITL prognostic index）[4]，International Peripheral T-cell Lymphoma Project から PIAI（prognostic index for AITL）[5] が提唱されている．
- PTCL-NOS と同様に予後不良とされているが，化学療法による長期生存例も少なからずみられる．

ALK 陽性 ALCL

- 腫瘍細胞は多形性を示す大型細胞から成り，しばしば馬蹄形の核と豊富な細胞質を有する．*ALK* 遺伝子の転座と ALK 蛋白，CD30 の発現を伴う．
- 80％以上の ALK 陽性 ALCL では，染色体転座 t(2;5)(p23;q35) により 5q35 に存在する nucleophosmin（*NPM*）と 2p23 の anaplastic lymphoma kinase（*ALK*）が *NPM/ALK* キメラ遺伝子を形成し，このキメラ遺伝子が腫瘍の発生に関係している．

MEMO

ATPI の予後因子：白血球数増加（>10,000/μL），IgA 値（>400 mg/dL），貧血（男性<13 g/dL，女性<11 g/dL），血小板減少（<150,000/μL），節外病変数>1．
PIAI の予後因子：年齢>60歳，PS>2，節外病変数>1，B 症状，血小板減少（<150,000/μL）．

- 小児や若年成人に多く，リンパ節以外には，皮膚，骨，軟部組織，肺，肝臓などの節外臓器に発生することもある．
- 5年生存率は約70％であり，他のPTCLと比べると予後は良好である．CHOP療法あるいはその類似療法による良好な治療成績が報告されている．

ALK陰性ALCL
- ALK蛋白発現がない以外にはALK陽性ALCLと鑑別が困難なCD30陽性T細胞腫瘍のために設けられた暫定項目的な疾患単位である．
- 古典的ホジキンリンパ腫（classical Hodgkin lymphoma；CHL）との鑑別が問題となるが，ALCLではPAX5陰性，CHLでは陽性となるため，PAX5染色が鑑別に有用である．
- ALK陽性ALCLと比べて高齢者に多く，予後不良とされている．B症状を伴い，進行期の症例が多い．
- ALCLは，ALK陽性，ALK陰性ともに国際予後指標（International Prognostic Index；IPI）が適応可能であり，International PTCL ProjectのIPI別の生存期間の検討では，高/高中間リスク群では5年全生存割合（OS）が30％以下と予後不良であった[6]．

治療

● ガイドラインの現況
- わが国では日本血液学会の『造血器腫瘍診療ガイドライン（2013年版）』，海外ではアメリカのNCCN（National Comprehensive Cancer Network）ガイドラインにPTCLに対する治療の推奨が掲載されている[7]（❹〜❻）．

初回治療
- CHOP療法あるいはその類似療法の後方視的研究において，PTCLのなかで最良の治療効果が得られているALK陽性ALCLでは，CHOP療法（限局期ではIFRT〈involved-field radiotherapy〉を追加）が標準治療として推奨されている．
- PTCL-NOS，AITL，ALK陰性ALCLにおいても，CHOP療法あるいはその類似療法が広く使用されているが，DLBCLと比較すると，治療成績は不良であり標準治療は確立していない．
- 初発進行期PTCL-NOS，AITL，ALK陰性ALCLの初回完全奏効（CR）例における自家造血幹細胞移植併用大量化学療法（high-dose chemotherapy with autologous hematopoietic stem cell transplantation；HDC/ASCT）の有効性が示された報告もあるが，一定した結論は得られていない．一般診療として行うことは推奨されず，臨床試験として実施することが望ましい．

MEMO

T細胞リンパ腫に対する新規治療薬：モガムリズマブ（抗CCR4抗体），アレムツズマブ（抗CD52モノクローナル抗体），ブレンツキシマブ ベドチン（抗CD30抗体-薬物複合体）などの抗体薬，プロテアソーム阻害薬のボルテゾミブや葉酸拮抗薬のpralatrexate（プララトレキサート），ヒストン脱アセチル化酵素阻害薬（histone deacetylase inhibitor；HDACI）であるボリノスタットなどの臨床試験の結果が期待される．

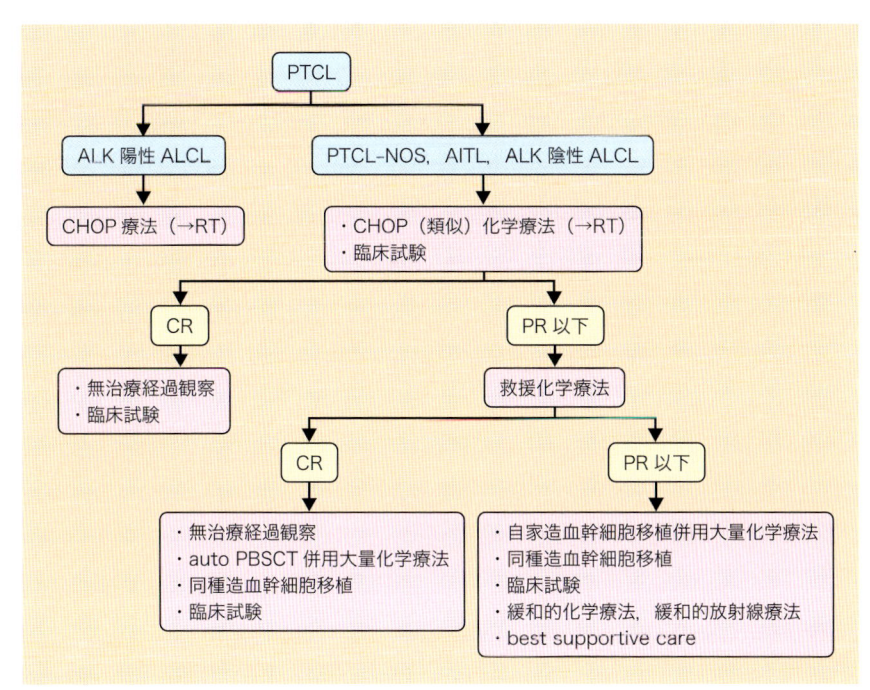

❹ 日本血液学会ガイドラインによるPTCLの治療アルゴリズム

（日本血液学会，編．造血器腫瘍診療ガイドライン　2013年版．東京：金原出版；2013．p.223より）

❺ PTCLの初回治療法

臨床試験
ALK陽性ALCL
CHOP-21（シクロホスファミド，ドキソルビシン，ビンクリスチン，プレドニゾロン）
CHOEP-21（CHOP＋エトポシド）
ALK陽性ALCL以外のPTCL
CHOEP
CHOP-14
CHOP-21
CHOP → ICE（イホスファミド，カルボプラチン，エトポシド）
CHOP → IVE（イホスファミド，エトポシド，エピルビシン）
dose-adjusted（DA）-EPOCH（エトポシド，プレドニゾロン，ビンクリスチン，シクロホスファミド，ドキソルビシン）
Hyper-CVAD/MA（シクロホスファミド，ビンクリスチン，ドキソルビシン，デキサメタゾン）/（高用量メトトレキサート，高用量シタラビン）交替療法
初回治療地固め療法
age adjusted IPIが低リスク以外はHDC＋ASCTも考慮される（ALK陽性ALCL以外）

（NCCNガイドラインを参考に作成）

❻ 再発/難治性PTCLの治療法

造血幹細胞移植の適応症例
臨床試験（推奨）
DHAP（デキサメタゾン，シタラビン，シスプラチン）
ESHAP（エトポシド，メチルプレドニゾロン，シタラビン，シスプラチン）
dose-adjusted（DA）-EPOCH（エトポシド，プレドニゾロン，ビンクリスチン，シクロホスファミド，ドキソルビシン）
GDP（ゲムシタビン，デキサメタゾン，シスプラチン）
ICE（イホスファミド，カルボプラチン，エトポシド）
MINE（メスナ，イホスファミド，ミトキサントロン，エトポシド）
造血幹細胞移植の非適応症例
臨床試験（推奨）
シクロスポリン（AITLのみ）
DA-EPOCH
ゲムシタビン
放射線治療

（NCCNガイドラインを参考に作成）

再発・難治症例の治療

- NCCN ガイドラインでは，再発・難治性 PTCL の治療として，より治療強度を強めた救援化学療法などがあげられている．
- 救援治療に感受性があり，部分奏効（PR）以上の効果が得られた場合，HDC/ASCT の有用性が報告されている．しかし，対象は若年者でリスクが低い症例に限られる可能性があり，今後多施設による前方視的研究として実証されることが望まれる．
- 同種造血幹細胞移植（allogenic hematopoietic stem cell transplantation；allo-SCT）に関してもさまざまな小規模の検討が報告されている．再発率は低い一方で高率な移植関連死亡を認めるため，臨床試験として実施されることが推奨される．
- 再発・難治性の CD30 陽性全身性 ALCL を対象とした海外第Ⅱ相試験では，ブレンツキシマブ ベドチン単独投与による高い奏効率（CR+PR：86%）が認められた．国内における第Ⅰ/Ⅱ相試験においても，同様の有効性が示唆されている．
- わが国で開発され臨床に導入されているモガリズマブは，再発・難治性の CCR4 陽性 ATL に対して使用されているが，再発・難治性の CCR4 陽性 PTCL に対してもある程度の奏効率（CR+PR：34%）が報告されている．

注意点

- ALK 陽性 ALCL 以外では，造血幹細胞移植を含めた既知の治療方法では限界がある．再発・難治性 PTCL に対する新規の治療薬は欧米で多数報告されており，わが国での早期の臨床応用が期待されている．

（德永隆之）

> **MEMO**
> ブレンツキシマブ ベドチン（アドセトリス®）：本薬は抗 CD30 モノクローナル抗体と微小管阻害薬モノメチルオーリスタチン E（MMAE）を，蛋白分解酵素により解列するリンカーで結合させた抗体-薬物複合体（antibody-drug conjugate；ADC）製剤である．アドセトリス® は血中では安定であり，CD30 陽性の腫瘍細胞に取り込まれると MMAE を放出するようデザインされている．CD30 陽性の再発・難治性の全身性 ALCL やホジキンリンパ腫を対象とした第Ⅱ相試験が実施され，高い奏効率と安全性を示唆する結果が報告されている[8]．

文献

1) Vose J, et al. International peripheral T-cell and natural killer/T-cell lymphoma study: pathology findings and clinical outcomes. J Clin Oncol 2008; 26: 4124-30.
2) Gallamini A, et al. Peripheral T-cell lymphoma unspecified (PTCL-U): a new prognostic model from a retrospective multicentric clinical study. Blood 2004; 103: 2474-9.
3) Sakata-Yanagimoto M, et al. Somatic *RHOA* mutation in angioimmunoblastic T cell lymphoma. Nat Genet 2014; 46: 171-5.
4) Tokunaga T, et al. Retrospective analysis of prognostic factors for angioimmunoblastic T-cell lymphoma: a multicenter cooperative study in Japan. Blood 2012; 119: 2837-43.
5) Federico M, et al. Clinicopathologic characteristics of angioimmunoblastic T-cell lymphoma: analysis of the International Peripheral T-Cell Lymphoma Project. J Clin Oncol 2013; 31: 240-6.
6) Savage KJ, et al. ALK⁻ anaplastic large-cell lymphoma is clinically and immunophenotypically different from both ALK⁺ ALCL and peripheral T-cell lymphoma, not otherwise specified: report from the International Peripheral T-Cell Lymphoma Project. Blood 2008; 111: 5496-504.
7) NCCN guideline. http://www.nccn.org/professionals/physician_gls/f_guidelines.asp
8) Younes A, et al. Brentuximab vedotin (SGN-35) for relapsed CD30-positive lymphomas. N Engl J Med 2010; 363: 1812-21.

節外性NK/T細胞リンパ腫, 鼻型

専門医からのアドバイス

- 節外性NK/T細胞リンパ腫, 鼻型（ENKL）は, 鼻腔などの節外病変を特徴とするNKまたはT細胞型のリンパ腫である.
- CHOP療法が無効であり, 他のリンパ腫と治療方針が大きく異なる.
- わが国の場合, 鼻腔（周辺）限局例では放射線治療・化学療法同時併用療法, 初発Ⅳ期, 初回治療後再発・難治例ではL-アスパラギナーゼを含む化学療法が推奨治療である.

疫学・病態・症状[1]

- 節外性NK/T細胞リンパ腫, 鼻型（extranodal NK/T-cell lymphoma, nasal type；ENKL）は, WHO分類（2008年）では「血管傷害と破壊, 著明な壊死, 細胞傷害性蛋白の発現, Epstein-Barrウイルス（EBV）関連を特徴とする節外主体のリンパ腫」と定義されている.
- 東アジア・中南米に多く, 欧米白人に少ない. わが国のリンパ腫の約3％を占める.
- 診断時年齢中央値は46～52歳であり, びまん性大細胞型B細胞リンパ腫（diffuse large B-cell lymphoma；DLBCL）と比べて若年発症である.
- 全体の65％以上で病変が鼻腔ないしその周辺組織に限局する.
- 鼻閉, 鼻汁, 鼻出血などの鼻症状（特に片側性）, 眼窩への進展による開眼困難などの眼症状, 鼻背の腫脹, 潰瘍もしくは壊死性の粘膜・皮膚病変などが診断のきっかけとなる.
- 不明熱あるいは血球貪食症候群の基礎疾患としても重要である.
- ENKLに特化した予後予測モデルとして, 韓国での多施設後方視的研究で構築されたNK/T-cell lymphoma prognostic index（NK-PI）[2]が知られている.
- ENKLの腫瘍細胞には多剤耐性（multidrug resistance；MDR）に関与するP糖蛋白が発現しており, MDR関連薬であるドキソルビシンとビンクリスチンを含むCHOP療法による予後は不良である.

▶ リンパ腫・骨髄腫
p.180参照

MEMO

NK-PIはENKL 262例（EBER陰性例は除外）を対象とした韓国多施設共同研究の成果として2006年に提唱された[2]. 4つの予後因子（B症状, Ⅲ/Ⅳ期, 高LDH血症, 所属リンパ節病変〈鼻腔例では頸部リンパ節が相当〉）の該当数0個, 1個, 2個, 3～4個により, 計4群（group 1～4）に分別する. CHOP療法など従来型治療を行った場合の予後予測モデルであり, 現在, MDR非関連薬を主とする化学療法での新たな予後予測モデル構築が進められている.
CHOP療法：シクロホスファミド, ドキソルビシン, ビンクリスチン, プレドニゾロン

❶ ENKL での診断・治療のアプローチ：DLBCL との比較

	ENKL	DLBCL
診断的マーカー検査	CD56⁺，細胞質 CD3ε⁺，細胞傷害性蛋白⁺ EBER（in situ hybridization）	CD20⁺ 表面 Ig 発現の偏り
病変評価	CT，PET（鼻外発生例では陽性割合 60〜100％） 鼻腔（周辺）限局の場合，MRI を追加	CT，PET
治療前リスク評価	（NK-PI） →比較的若年発症で限局例が多いため，80％弱が IPI 低/低中間リスクグループに相当	国際予後指標（IPI）
標準初回治療	鼻腔（周辺）ⅠE〜連続性ⅡE 期：RT-2/3DeVIC 療法 その他：SMILE 療法など	R-CHOP 療法
治療後病勢評価	末梢血 EBV DNA 量（保険適用外） → sIL-2R は限局期例の過半数で治療前に正常域内	sIL-2R

Ig：免疫グロブリン，sIL-2R：可溶性 IL-2 受容体

検査・診断（鑑別診断）

- 診断・治療前評価の方法は DLBCL とは大きく異なる（❶）．
- 病変部は壊死を伴いやすいため，生検の際には肉眼的に正常な周辺組織を含めた生検を行うとよい．
- 診断には最低限，病理組織標本での ENKL を支持する所見（多彩な細胞の浸潤と血管中心性・破壊性増殖や壊死），腫瘍細胞のマーカー（細胞質 CD3ε⁺，CD20⁻，CD56⁺）の確認が必要である．
- CD56 陰性の場合，in situ hybridization による EBV-encoded small RNA（EBER）が腫瘍細胞の核に陽性であること，および perforin, granzyme B, TIA-1 などの細胞傷害性分子のいずれか 1 つ以上が陽性であることを確認する．
- 治療前の病変検索には，DLBCL などと同様に PET 検査が有用である．
- 鼻腔（周辺）病変を有する放射線治療予定例では，放射線治療計画で参考とするため，鼻腔 MRI を治療前検査に含める．
- ENKL では限局期例の大半で可溶性 IL-2 受容体が治療前でも正常域にあり，病勢モニタリングでの有用性は低い．
- 末梢血 EBV DNA 量（保険適用外）が病勢評価に有用であり[3]，再発・再燃時に備えて初回治療前に測定しておくことが望ましい．

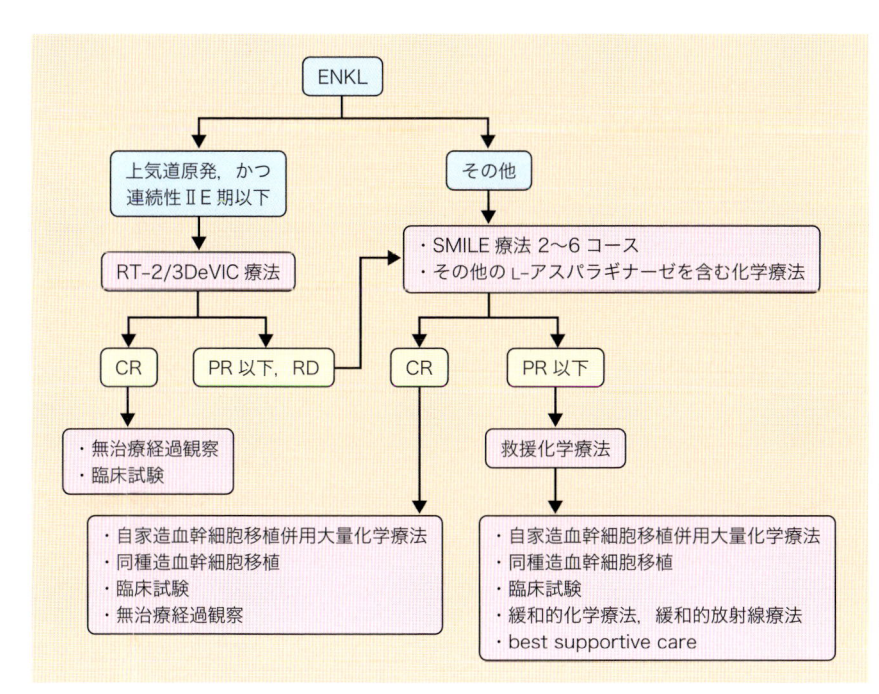

❷ 日本血液学会ガイドラインによるENKLの治療アルゴリズム

(日本血液学会, 編. 造血器腫瘍診療ガイドライン 2013年版. 東京：金原出版；2013. p.240より)

治療

● ガイドラインの現況

- 日本血液学会の『造血器腫瘍診療ガイドライン（2013年版）』に，わが国におけるENKLの推奨治療が掲載されている（❷）．
- 海外のガイドラインでは，アメリカのNCCN（National Comprehensive Cancer Network）ガイドライン，ヨーロッパなどのESMO（European Society for Medical Oncology）ガイドライン，イタリア（SIE-SIES-GITMO）のガイドラインでENKLの推奨治療が掲載されている．

MEMO
NCCNガイドラインでは，鼻腔（周辺）限局期の「低リスク」例の場合，病変部放射線治療単独を推奨している．しかし，この判断を支持するエビデンスはなく，「低リスク」の定義は独自のものである．

未治療鼻腔（周辺）限局期ENKL（臨床病期IE～頸部リンパ節浸潤までのIIE期）

- CHOP療法での5年生存割合は50％未満と，限局期aggressive lymphomaとしては不良である．このため，治療法が他のリンパ腫とは大きく異なる．
- 局所放射線治療単独では，高線量（50 Gy）照射であっても5年生存割合は40％にとどまる．放射線治療単独で長期生存を得る患者集団の同定は困難である．
- わが国では，国内で開発された同時併用化学放射線療法であるRT-2/3DeVIC療法（❸）が初回治療として最も推奨される．第I/II相試験での5年生存割合は70％と良好であり，急性および遅発性有害事象は許容範囲

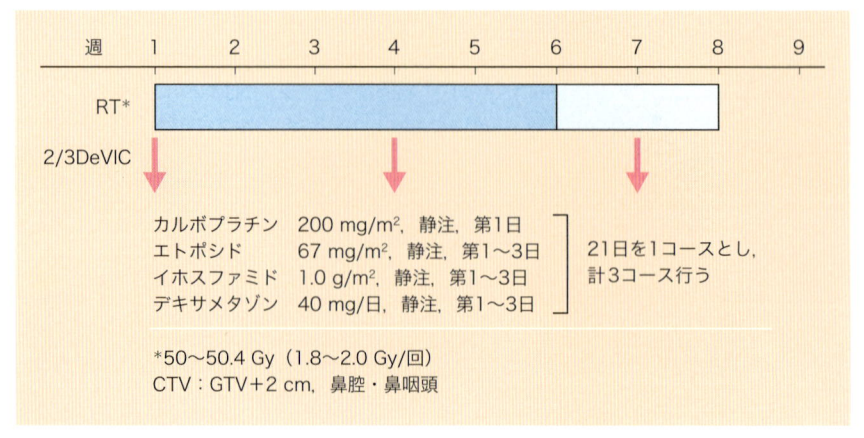

```
週     1   2   3   4   5   6   7   8   9
RT*   [━━━━━━━━━━━━━━━━━━]
2/3DeVIC ↓          ↓          ↓
```

カルボプラチン　200 mg/m², 静注, 第1日
エトポシド　　　67 mg/m², 静注, 第1〜3日
イホスファミド　1.0 g/m², 静注, 第1〜3日
デキサメタゾン　40 mg/日, 静注, 第1〜3日

21日を1コースとし, 計3コース行う

*50〜50.4 Gy（1.8〜2.0 Gy/回）
CTV：GTV+2 cm, 鼻腔・鼻咽頭

❸ RT-2/3DeVIC 療法
RT：放射線治療, CTV：clinical target volume, GTV：gross tumor volume
治療の詳細は下記マニュアル参照.
（山口素之ほか：RT+DeVIC療法. 飛内賢正ほか, 編. 悪性リンパ腫治療マニュアル. 改訂第3版.
東京：南江堂；2009. pp.259-64より）

内であった[4,5)].
- RT-2/3DeVIC療法で完全奏効を得た場合は無治療で経過観察を行う. RT-2/3DeVIC療法を行う場合, 地固め療法としての大量化学療法, 同種移植, メトトレキサート（MTX）などによる中枢神経系再発予防の併用の意義は不明であり推奨されない.
- 70歳以上の高齢者, 全身状態不良例では, 病変部放射線治療から開始する. 状態に応じて減量DeVIC療法あるいはその構成薬（エトポシドとデキサメタゾンのみ, など）による治療を同時併用するか, 放射線治療終了後に追加して行う.

上記以外の初発ENKL, 再発・難治ENKL
- CHOP（類似）療法は, 初発Ⅳ期ENKLでの奏効割合が36％, 初回治療後再発・治療抵抗性ENKLでは10％未満と不十分であり勧められない.
- 寛解導入療法として, 70歳未満で主要臓器機能が保たれている場合, わが国を含む東アジア多国間臨床試験で開発された多剤併用化学療法であるSMILE療法が最も推奨される.
- 初発Ⅳ期, 初回治療後再発・難治ENKLを対象としたSMILE療法の東アジア多施設共同第Ⅱ相試験では, 評価対象の38例中53％が初発Ⅳ期であった. SMILE療法計2コース後の奏効割合79％, 完全奏効割合38％, 1年生存割合55％（観察期間13〜35か月）であった[8)].
- SMILE療法の注意点[1)]：
  ①治療前リンパ球数 500/mm³ 未満の場合は重篤な感染症のリスクが高く, 実施を見送る.
  ②特に第1コース10日目前後の血球減少時での重篤な感染症に注意する.
  ③顆粒球コロニー刺激因子（G-CSF）は規定通り6日目から開始し, 白血

MEMO
RT-2/3DeVICに類似する同時併用療法として, 韓国からCCRT-VIDL療法[6)], 台湾からRT-DEP/DVIP療法[7)]が報告されている. 前者の推定5年生存割合は73％, 後者の推定5年生存割合は66％と報じられた. 中国からも複数の治療法（LVP療法, GELOX療法など）の第Ⅱ相試験での結果が報告されているが, いずれも観察期間がまだ短い.
CCRT-VIDL療法：concurrent chemoradiotherapy-エトポシド, イホスファミド, デキサメタゾン, L-アスパラギナーゼ
RT-DEP/DVIP療法：radiotherapy-デキサメタゾン, エトポシド, シスプラチン/デキサメタゾン, エトポシド, イホスファミド, メスナ, シスプラチン

MEMO
SMILE療法：ステロイド＝デキサメタゾン, メトトレキサート, イホスファミド, L-アスパラギナーゼ, エトポシド

- 球数にかかわらず連日投与する.
- 全身状態不良あるいは高齢などのために SMILE 療法の実施が困難な場合,L-アスパラギナーゼ(L-Asp)単独,あるいは L-Asp を含む SMILE 療法以外の化学療法(AspaMetDex 療法[9],LVD 療法[10]など),(減量)DeVIC 療法など MDR 非関連薬とエトポシドを含む化学療法が勧められる.
- SMILE 療法などにより奏効が得られた場合,可能であれば最良効果が得られた時点で何らかの移植療法を行うことが推奨されている.どのような移植が最適かは現時点では不明である.

MEMO

AspaMetDex 療法:L-アスパラギナーゼ,メトトレキサート,デキサメタゾン
LVD 療法:L-アスパラギナーゼ,ビンクリスチン,デキサメタゾン

注意点

- ENKL では DLBCL などの通常の aggressive lymphoma とは診断と治療のアプローチが大きく異なることに注意すべきである.
- 限局期例で行う RT-2/3DeVIC 療法はセット治療であり,期待される治療効果を得るためには規定通りの放射線治療と 2/3DeVIC 療法をマニュアルに沿って行うことが大切である.特に放射線治療は ENKL 治療の要であり,口腔粘膜炎の出現時にはオピオイド投与を含めた対応を行い,治療完遂できるように工夫することが望まれる.

(山口素子)

文献

1) 山口素子.NK/T 細胞リンパ腫の新しい治療.臨床血液 2010;51:1587-94.
2) Lee J, et al. Extranodal natural killer T-cell lymphoma, nasal-type: a prognostic model from a retrospective multicenter study. J Clin Oncol 2006; 24: 612-8.
3) Suzuki R, et al. Prospective measurement of Epstein-Barr virus-DNA in plasma and peripheral blood mononuclear cells of extranodal NK/T-cell lymphoma, nasal type. Blood 2011; 118: 6018-22.
4) Yamaguchi M, et al. Phase I/II study of concurrent chemoradiotherapy for localized nasal NK/T-cell lymphoma: Japan Clinical Oncology Group Study JCOG0211. J Clin Oncol 2009; 27: 5594-600.
5) Yamaguchi M, et al. Concurrent chemoradiotherapy for localized nasal natural killer/T-cell lymphoma: an updated analysis of the Japan clinical oncology group study JCOG0211. J Clin Oncol 2012; 30: 4044-6.
6) Kim SJ, et al. Concurrent chemoradiotherapy followed by L-asparaginase-containing chemotherapy, VIDL, for localized nasal extranodal NK/T cell lymphoma: CISL08-01 phase II study. Ann Hematol 2014; 93: 1895-901.
7) Tsai HJ, et al. Long-term results of a phase II trial with frontline concurrent chemoradiotherapy followed by consolidation chemotherapy for localized nasal natural killer/T-cell lymphoma. Eur J Haematol 2015; 94: 130-7.
8) Yamaguchi M, et al. Phase II study of SMILE chemotherapy for newly diagnosed stage IV, relapsed, or refractory extranodal natural killer (NK)/T-cell lymphoma, nasal type: the NK-Cell Tumor Study Group study. J Clin Oncol 2011; 29: 4410-6.
9) Jaccard A, et al. Efficacy of L-asparaginase with methotrexate and dexamethasone (AspaMetDex regimen) in patients with refractory or relapsing extranodal NK/T-cell lymphoma, a phase 2 study. Blood 2011; 117: 1834-9.
10) Yong W, et al. L-asparaginase in the treatment of refractory and relapsed extranodal NK/T-cell lymphoma, nasal type. Ann Hematol 2009; 88: 647-52.

4章 疾患の理解と治療／リンパ腫

皮膚 T 細胞リンパ腫

> **専門医からのアドバイス**
> - 皮膚 T 細胞リンパ腫の過半数を占める菌状息肉症は，進行が緩徐であることが多く，生命予後が良好である．
> - 病期の進んでいない症例に対しては，多剤併用化学療法などは行わず，紫外線療法のような皮膚科的治療を中心に行う．
> - 菌状息肉症以外の皮膚 T 細胞リンパ腫は，浸潤局面や腫瘤を呈することが多いが，病変が限局していれば外科的切除や放射線療法を検討する．

▶ リンパ腫・骨髄腫 p.187参照

疫学・病態・症状

- 皮膚 T 細胞リンパ腫の診断時平均年齢は60歳代であり，高齢者に多い疾患であるが，若年発症例もしばしば報告されている．
- 皮膚リンパ腫のわが国での発症は年間350症例程度である．皮膚 T 細胞リンパ腫はその8割以上を占め，さらにその過半数が菌状息肉症（mycosis fungoides）である[1]．
- 菌状息肉症以外の皮膚 T 細胞リンパ腫には，成人 T 細胞白血病/リンパ腫，原発性皮膚未分化大細胞リンパ腫などがある．
- 菌状息肉症の約7割が早期（病期Ⅰ）で診断される[1]．病期Ⅰの5年生存率は80％以上であり，進行はきわめて緩徐であることが多い（❶）[2]．
- 菌状息肉症の初期は紅斑期と呼ばれ，境界明瞭な落屑性紅斑を殿部，下肢中心に生じる．進行してくると扁平浸潤期となり，厚みのある局面が出現する．さらに進行して腫瘤が出現するようになっても（腫瘤期），紅斑や局面が混在することが多い．まれに，全身が紅斑で覆われる紅皮症という状態を呈する．
- 末梢血中に皮膚と同じ腫瘍細胞を認める紅皮症の皮膚 T 細胞リンパ腫を，Sézary 症候群という．
- 成人 T 細胞白血病/リンパ腫は紅斑，結節，腫瘤，紫斑，紅皮症など多彩な皮膚病変を呈する．
- CD30陽性の大型細胞が浸潤する結節，腫瘤が，皮膚にだけ存在するものを原発性皮膚 CD30陽性リンパ増殖症といい，原発性皮膚未分化大細胞リンパ

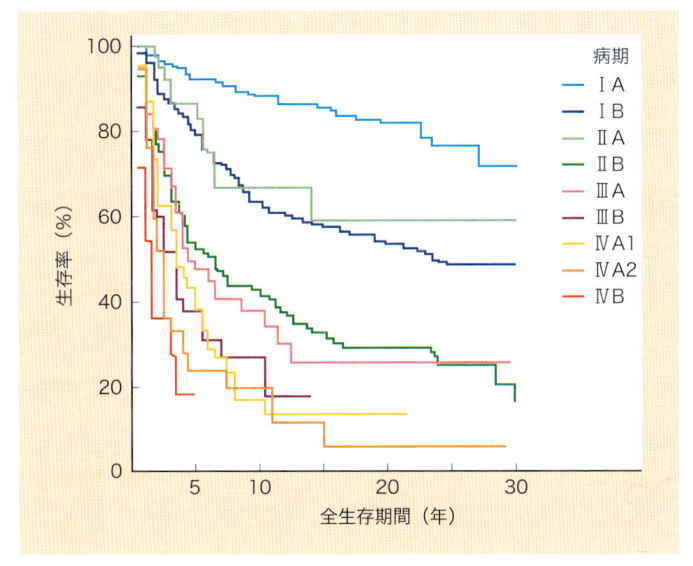

❶ 菌状息肉症・Sézary 症候群の病期ごとの全生存率
(Agar NS, et al. J Clin Oncol 2010[2] より)

腫とリンパ腫様丘疹症が含まれる．原発性皮膚未分化大細胞リンパ腫は，潰瘍を伴う腫瘤を形成することが多い．

検査・診断（鑑別診断）

- 臨床所見と皮膚生検による病理学的検査が最も重要である．
- リンパ球の表皮向性・核異型，免疫染色（CD4/CD8 の偏りや CD30 の発現など），サザンブロットまたは PCR 法による T 細胞受容体遺伝子のモノクローナルな再構成の証明などで T 細胞リンパ腫と診断する．
- 成人 T 細胞白血病/リンパ腫の診断には，血清抗 HTLV-1 抗体の陽性と，病変組織における HTLV-1 のモノクローナルな取り込みの証明が必要である．
- 病期診断のために，血液検査（目視による血液像），フローサイトメトリーによる末梢血中 CD4/CD8 比の確認，骨髄穿刺，画像検査（胸部 X 線，腹部エコー，CT，FDG-PET），リンパ節生検などを行う．
- 臨床的に落屑性紅斑や紅皮症を呈する場合，アトピー性皮膚炎，乾癬，薬疹など鑑別すべき疾患は多い．特にリンパ球の異型が軽度の場合，しばしばこれらの疾患と誤診されることがある．診断が確定できないときは，疑い症例としてステロイド外用や紫外線照射などで治療し，免疫抑制薬や抗がん剤の使用は避ける．

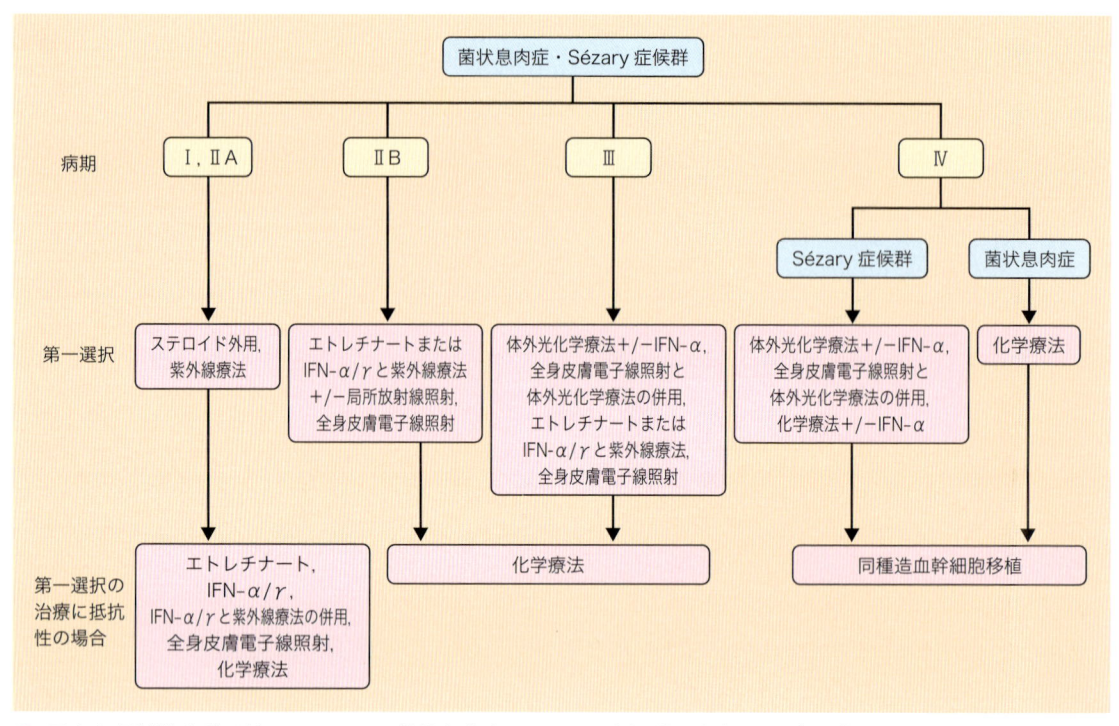

❷ 日本皮膚科学会ガイドラインによる菌状息肉症・Sézary 症候群の治療アルゴリズム
(菅谷　誠ほか．日皮会誌 2012[3]) より)

治療

●ガイドラインの現況

- 日本皮膚科学会の『皮膚リンパ腫診療ガイドライン（2011年改訂版）』に，日本における皮膚 T 細胞リンパ腫（菌状息肉症・Sézary 症候群，原発性皮膚未分化大細胞リンパ腫，皮下脂肪織炎様 T 細胞リンパ腫，原発性皮膚 CD4 陽性小・中細胞型 T 細胞リンパ腫，成人 T 細胞白血病/リンパ腫の特異疹）の治療の推奨が掲載されている（❷〜❹）[3]．
- 海外のガイドラインでは，アメリカの NCCN（National Comprehensive Cancer Network）ガイドラインのほか，イギリスのグループ[4]，EORTC（The European Organisation for Research and Treatment of Cancer, Cutaneous Lymphomas Task Force）[5]，ESMO（European Society for Medical Oncology）[6] などから，主に菌状息肉症に対する治療の推奨が発表されている．

菌状息肉症・Sézary 症候群（❷）

紅斑・扁平浸潤期（病期 IA〜IIA）

- 皮膚病変が紅斑のみで範囲も限局的であれば，ステロイド外用で経過をみて

> **MEMO**
> 菌状息肉症の病期：リンパ腫において，病期の確定は治療方針の決定や予後予測のために非常に重要である．菌状息肉症の病期は T（皮膚病変），N（リンパ節病変），M（内臓病変），B（血液病変）で定義されている．紅斑・局面が体表面積の 10％未満（T1）であれば IA，10％以上（T2）であれば IB，表在リンパ節が腫脹しているが病理学的に陰性（N0〜2）であれば IIA，腫瘤（T3）があれば IIB，紅皮症（T4）は III，末梢血に腫瘍細胞が 1,000 個/μL 以上（B2）あれば IVA1，リンパ節病変（N3）があれば IVA2，内臓病変（M1）があれば IVB となる．

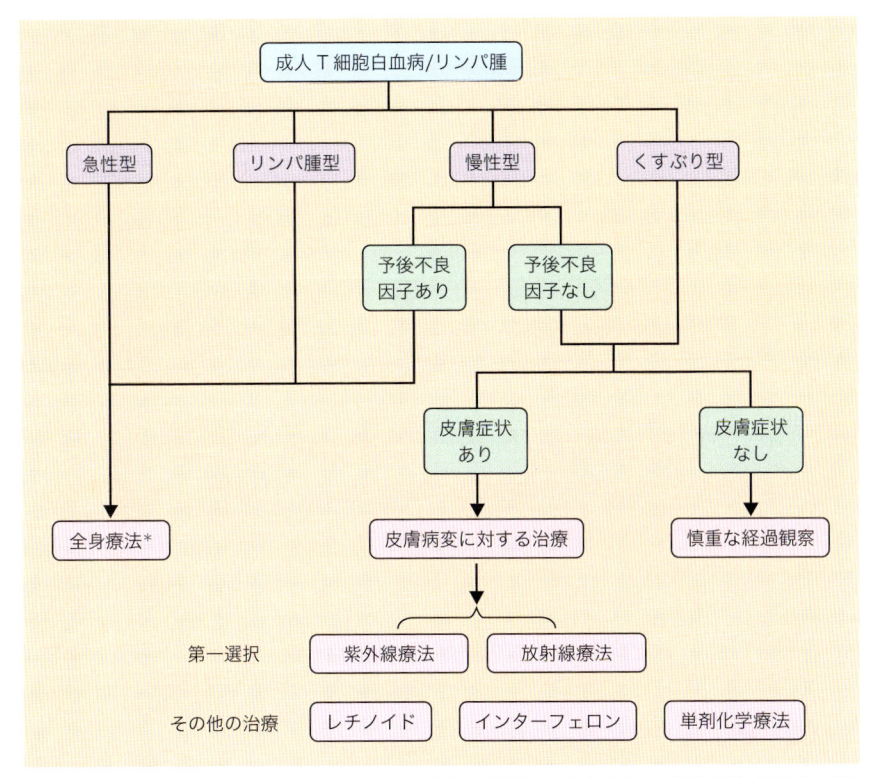

❸ 日本皮膚科学会ガイドラインによる成人T細胞白血病/リンパ腫の治療アルゴリズム
*ここでの全身療法とは多剤併用化学療法, 同種造血幹細胞移植をさすが, 皮膚科ガイドラインでは扱わない.
(菅谷　誠ほか. 日皮会誌 2012[3] より)

> MEMO
> 分子標的療法と抗体療法：ヒストン脱アセチル化酵素阻害薬の一つであるボリノスタットが, 2011年7月にわが国で認可された. 従来の抗がん剤との大きな違いは, 治療効果が患者ごとに大きく異なることと, 同一患者の皮膚病変においても効果発現のあるものとないものがあることである. ヒト化抗CCR4モノクローナル抗体であるモガムリズマブは, 2012年5月に再発または難治性の成人T細胞白血病/リンパ腫の治療薬として発売された. 2014年3月からは再発または難治性の末梢性T細胞リンパ腫および皮膚T細胞リンパ腫に適応が拡大されている. 投与時反応, 発熱, 皮膚障害といった副作用が高頻度で報告されている. これらの治療法のガイドラインにおける位置づけはまだ決まっていないが, 少なくとも紫外線療法に抵抗性の病変をもつ患者に用いるべきと考えられる.

よい.
- 紅斑が拡大してきた場合や扁平浸潤局面が出現した場合, PUVAやナローバンドUVBなどの紫外線療法を開始する.
- 紫外線療法に抵抗性の場合, インターフェロンやレチノイド (ビタミンA類縁化合物) などの薬物療法を単独もしくは紫外線療法と併せて用いる.
- 局所放射線照射や全身皮膚電子線照射を併用してもよい.

腫瘍期・紅皮症 (病期ⅡB〜Ⅲ)
- 紫外線療法とインターフェロンあるいはレチノイドの併用療法を行う. 適宜, 局所放射線照射や全身皮膚電子線照射を加える.
- 上記の治療に抵抗性の場合, メトトレキサート, エトポシド, シクロホスファミド, ゲムシタビンなどの化学療法を検討する.

内臓浸潤期 (病期Ⅳ)
- メトトレキサート, エトポシド, シクロホスファミド, ゲムシタビンなどの化学療法を検討する. CHOP療法などの多剤併用化学療法を行うこともある.
- 患者が若年の場合, 造血幹細胞移植を目指す. 移植片対白血病/リンパ腫

> MEMO
> CHOP療法：シクロホスファミド, ドキソルビシン, ビンクリスチン, プレドニゾロン

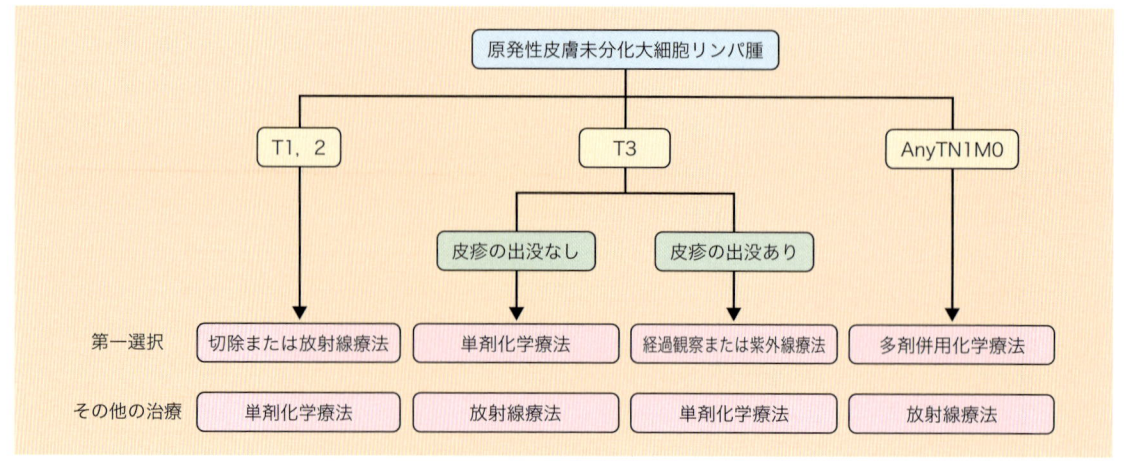

❹ 日本皮膚科学会ガイドラインによる原発性皮膚未分化大細胞リンパ腫の治療アルゴリズム
(菅谷 誠ほか．日皮会誌 2012[3] より)

（graft-versus-leukemia/lymphoma）効果が期待できる同種造血幹細胞移植が望ましい[7]．

成人 T 細胞白血病/リンパ腫 ❸
皮膚病変を有し，皮膚型またはくすぶり型以外の臨床型に属さないもの
- 紫外線療法，インターフェロン，レチノイド，放射線療法は，症状の緩和や寛解を導入できる可能性があり，使用を考慮してもよい．しかし，皮膚以外の症状への効果や，生命予後の改善に対する効果は確認されていない．
- アジドチミジンとインターフェロンαの併用療法の臨床研究が始まっており，経過観察と比べて生命予後を改善するか検討されている．

原発性皮膚未分化大細胞リンパ腫 ❹
- 孤発型，限局型の場合，切除や放射線療法などの局所療法が有効である．局所療法後の再発は約半数にみられるが，多剤併用化学療法でも半数例以上で再発している．
- 局所療法が困難な多発病変を有する症例や，リンパ節病変を有する場合に化学療法を考慮する．メトトレキサートの単剤化学療法を第一選択とする報告が多いが，単剤化学療法施行後も腫瘍退縮がみられない場合には，CHOP療法などの多剤併用化学療法を選択する．
- 多発病変が出没を繰り返す場合にはリンパ腫様丘疹症との鑑別が必要である．皮疹の経過が不明な場合には病変部の出没の有無を確認するため，4～8週間経過観察する．リンパ腫様丘疹症は経過観察のみで問題ないが，治療希望がある場合はステロイド外用や紫外線療法，メトトレキサート内服などを試みる．

注意点

- 皮膚 T 細胞リンパ腫は一般的に緩徐な経過をたどることが多いため，必要以上に強い治療を行わないように注意する．また，高齢者に発症することが多いため，必ずしも第一選択の治療法を行えないことが多い．症例ごとに年齢，合併症，治療への希望などを考慮して，治療方針を決めていく．
- 進行例の場合，最終的に感染症を併発し，敗血症から多臓器不全をきたして亡くなることが多い．また，深部静脈血栓症も，しばしば合併する．皮膚病変に対する治療だけでなく，感染や血栓の予防などの全身管理が大切である．

（菅谷　誠）

文献

1) Hamada T, Iwatsuki K. Cutaneous lymphoma in Japan: a nationwide study of 1733 patients. J Dermatol 2014; 41: 3-10.
2) Agar NS, et al. Survival outcomes and prognostic factors in mycosis fungoides/Sézary syndrome: validation of the revised International Society for Cutaneous Lymphomas/European Organisation for Research and Treatment of Cancer staging proposal. J Clin Oncol 2010; 28: 4730-9.
3) 菅谷　誠ほか．皮膚リンパ腫診療ガイドライン 2011 年改訂版．日皮会誌 2012；122：1513-31.
4) Whittaker SJ, et al. Joint British Association of Dermatologists and U.K. Cutaneous Lymphoma Group guidelines for the management of primary cutaneous T-cell lymphomas. Br J Dermatol 2003; 149: 1095-107.
5) Trautinger F, et al. EORTC consensus recommendations for the treatment of mycosis fungoides/Sézary syndrome. Eur J Cancer 2006; 42: 1014-30.
6) Willemze R, et al. Primary cutaneous lymphomas: ESMO Clinical Practice Guidelines for diagnosis, treatment and follow-up. Ann Oncol 2013; 24 Suppl 6: vi149-54.
7) Wu PA, et al. A meta-analysis of patients receiving allogeneic or autologous hematopoietic stem cell transplant in mycosis fungoides and Sézary syndrome. Biol Blood Marrow Transplant 2009; 15: 982-90.

成人T細胞白血病/リンパ腫

> **専門医からのアドバイス**
> ▶ 成人T細胞白血病/リンパ腫（ATL）は，HTLV-1によって起こされるCD4，CD25発現を特徴とする末梢性T細胞リンパ腫で，早期に白血化しやすく，消化管などの節外病変を伴いやすい．
> ▶ 正しく病型分類を実施し，aggressive ATLでは多剤併用化学療法，可能な症例では同種造血幹細胞移植，indolent ATLではaggressive ATLになるまで無治療経過観察を行う．

疫学・病態・症状

▶ リンパ腫・骨髄腫
p.195参照

- 成人T細胞白血病/リンパ腫（adult T-cell leukemia/lymphoma；ATL）は，human T-lymphotropic virus type Ⅰ（HTLV-1）キャリアの3〜5％に60歳代後半をピークに発生する予後不良な末梢性T細胞腫瘍である[1]．
- HTLV-1は，沖縄，鹿児島，長崎をはじめとする西南日本に高度な浸淫地域があるほか，三陸沿岸，北海道にも感染者の多い地域がある．
- HTLV-1感染は，母子感染による垂直感染と性交渉による主として男性から女性への水平感染により成立する．断乳や短期授乳，母乳の凍結再加温後授乳によって母子感染リスクが低減可能であることが明らかになり，2011年4月からHTLV-1抗体検査が全国で妊婦健康診査の標準的検査項目に追加された．
- ATLは急性型，リンパ腫型，慢性型，くすぶり型の4臨床病型に分類され，さらに慢性型を予後不良因子（血清LDH値が施設正常値上限を超える，血清BUN値が施設正常値上限を超える，血清アルブミン値が施設正常値下限を下回る）のいずれか一つでも有するかどうかによって亜分類される[2,3]（❶，❷）．
- 急性型，リンパ腫型，予後不良因子を有する慢性型ATLを aggressive ATL，予後不良因子を有さない慢性型ATLとくすぶり型ATLを indolent ATLと分類する．aggressive ATLは，indolent ATLから移行（急性転化）して，あるいは indolent ATLの時期を経ず（もしくは indolent ATLの時期に発見されず）に発症する．

❶ ATL の臨床病型

		くすぶり型	慢性型	リンパ腫型	急性型
抗 HTLV-1 抗体		＋	＋	＋	＋
リンパ球（×10⁹/L）		＜4	≧4	＜4	＊
異常 T リンパ球		≧5％	＋ᵃ	≦1％	＋ᵃ
T 細胞マーカーをもつ花細胞		時々	時々	No	＋
LDH		≦1.5N	≦2N	＊	＊
補正 Ca 値（mEq/L）		＜5.5	＜5.5	＊	＊
組織学的に証明されたリンパ節腫大		No	＊	＋	＊
腫瘍部位	皮膚	＊＊	＊	＊	＊
	肺	＊＊	＊	＊	＊
	リンパ節	No	＊	Yes	＊
	肝臓	No	＊	＊	＊
	脾臓	No	＊	＊	＊
	中枢神経	No	No	＊	＊
	骨	No	No	＊	＊
	腹水	No	No	＊	＊
	胸水	No	No	＊	＊
	消化管	No	No	＊	＊

N：正常上限
＊：条件の制約なし．
＊＊：他の項目が満たされれば不可欠ではない．しかし末梢血の異常リンパ球が5％以下の場合は組織学的に証明された腫瘍部位を必要とする．
ᵃ 末梢血の異常リンパ球が5％以下の場合は組織学的に証明された腫瘍部位を必要とする．
（Shimoyama M. Br J Haematol 1991[2]）より一部改変）

- aggressive ATL では，発熱，全身倦怠感，食欲不振，リンパ節腫大，肝脾腫，あるいは高カルシウム血症に伴う症状を呈する．
- indolent ATL は皮疹で発見される場合もあるが，無症状の場合も多く，他疾患や検診で採血を伴う検査を行った際に白血球増加や末梢血への異常リンパ球の出現によって偶然に発見される場合が多い．
- ATL-prognostic index（ATL-PI）はわが国で実施された全国調査（ATL-PI プロジェクト）に登録された ATL 症例のうち，同種造血幹細胞移植を受けなかった急性型，リンパ腫型 ATL 患者から抽出された予後因子で，3 リスク群に分類することができる．simplified ATL-PI によると生存期間中央値（MST）と2年生存割合は，低リスク群16.2か月と37％，中間リスク群7.0か月と17％，高リスク群4.6か月と6％であった（❸）[4]．
- ATL-PI プロジェクトで血液内科から収集された急性型，リンパ腫型，予後不良因子を有する慢性型，予後不良因子を有さない慢性型，くすぶり型 ATL の MST は，それぞれ8.3か月，10.6か月，未到達，24.4か月，36.7か月であった（❹）．

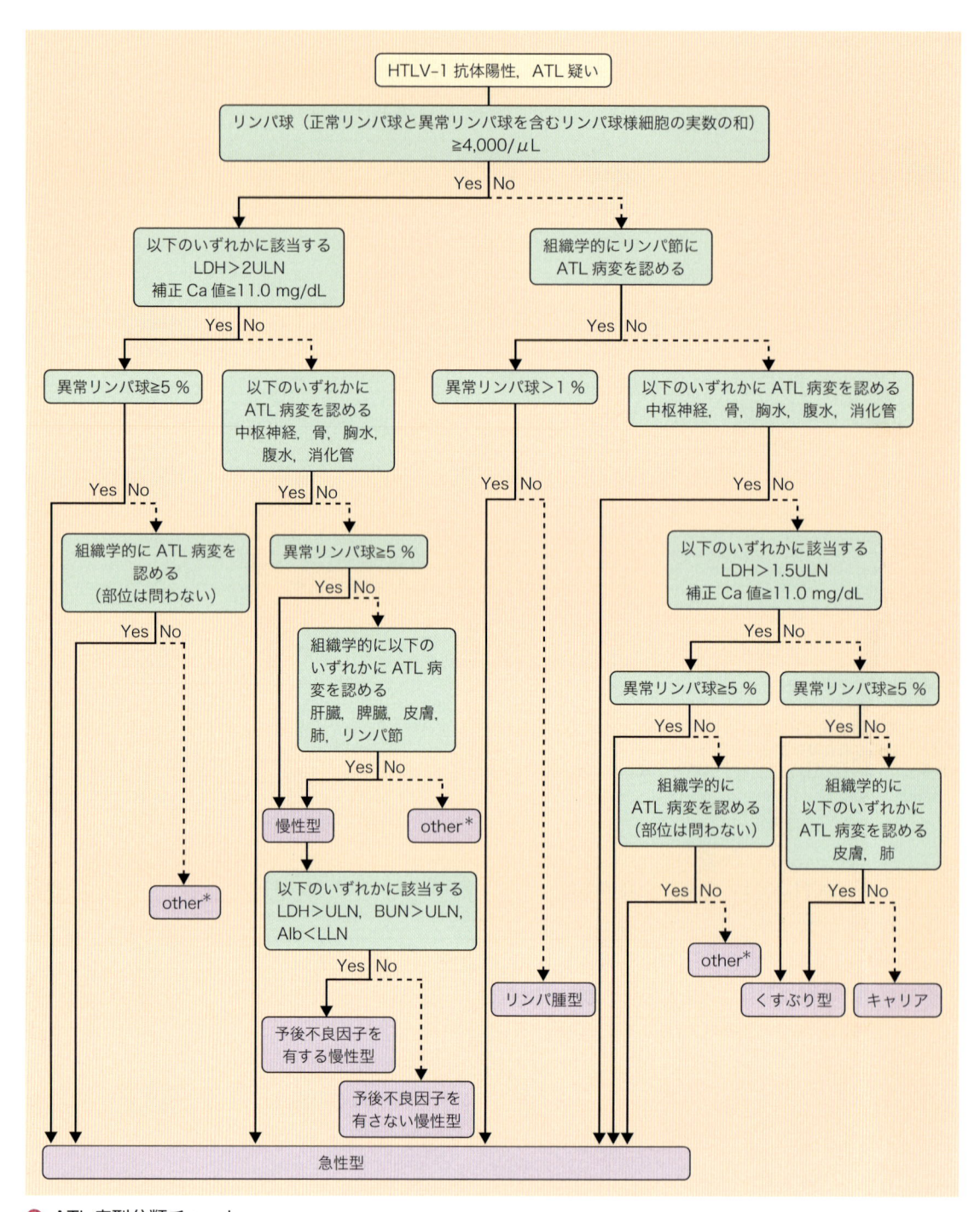

❷ ATL 病型分類チャート
＊に該当する場合は，ATL 以外の疾患や HTLV-1 キャリアの可能性を検討する．
ULN：正常上限，LLN：正常下限
(Ishitsuka K, et al. Lancet Oncol 2014[1]) より一部改変)

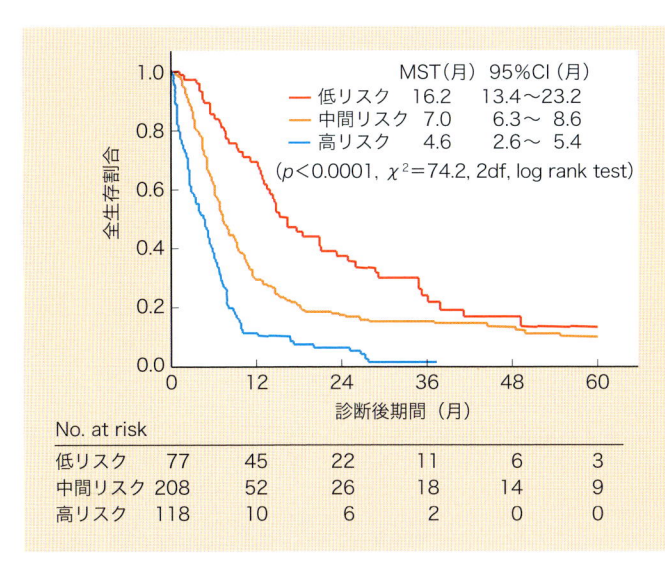

❸ 急性型・リンパ腫型 ATL の予後因子（ATL-PI）

急性型・リンパ腫型 ATL の非移植例から作成された ATL-PI は，病期，ECOG performance status（ECOG PS），年齢，血清アルブミン値，可溶性インターロイキン 2 受容体値（sIL-2R）から算出され，それらの対象患者を低・中間・高リスクの 3 群に分類することができる．図には simplified ATL-PI を示す．MST：生存期間中央値
（Katsuya H, et al. J Clin Oncol 2012[4]）より一部改変）

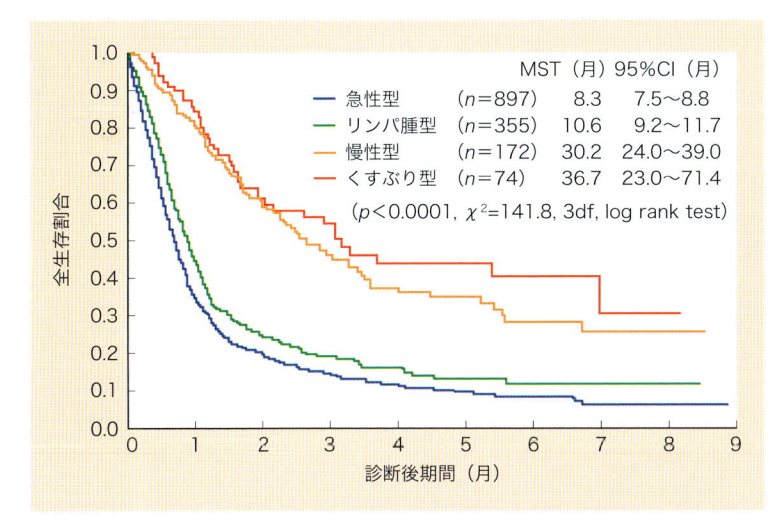

❹ ATL の予後

ATL-PI プロジェクトに血液内科から登録された症例の全生存期間を臨床病型別に示す．
（Katsuya H, et al. ESMO2012 より一部改変）

検査・診断（鑑別診断）

- ATL を疑う場合には，抗 HTLV-1 抗体を調べる．末梢血白血球塗抹標本を鏡検し，核に切れ込みや花弁状核をもつ異常リンパ球が出現していないか観察する．リンパ球の形態異常の程度は，症例によってさまざまであることに注意する．最近多用される機器分類では異常リンパ球が見逃される可能性があるので注意する．
- 末梢血に異常細胞が出現している場合にはフローサイトメトリーによって，

成人 T 細胞白血病／リンパ腫 ● 419

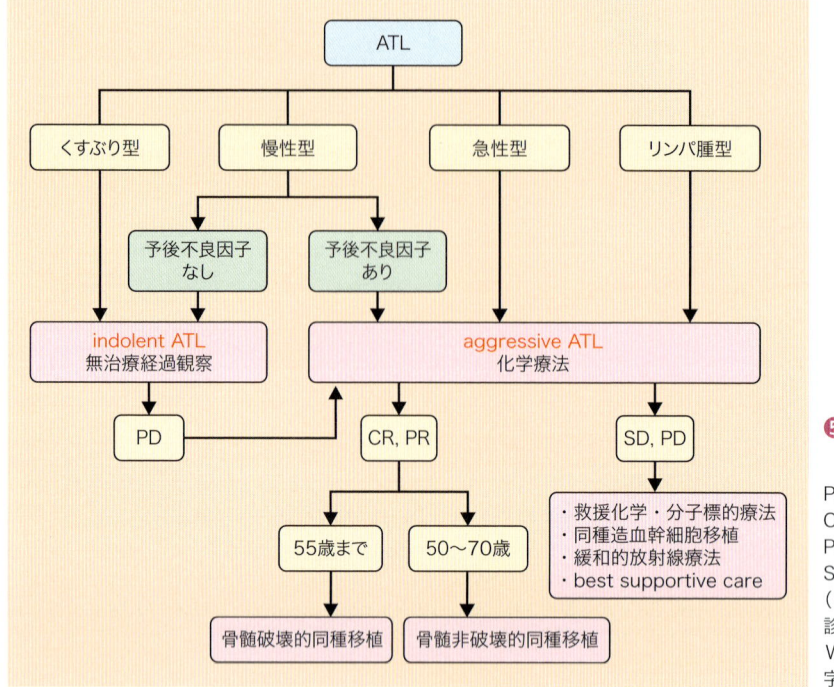

```
                          ATL
         ┌─────────┬──────────┬──────────┐
      くすぶり型   慢性型    急性型   リンパ腫型
                  ┌─┴─┐
              予後不良   予後不良
              因子なし   因子あり
                 │         │
          ┌──────┘         └──────┐
     indolent ATL            aggressive ATL
     無治療経過観察              化学療法
          │         ┌──────────┼──────────┐
          PD       CR, PR                SD, PD
                  ┌──┴──┐        ・救援化学・分子標的療法
               55歳まで 50〜70歳   ・同種造血幹細胞移植
                  │       │      ・緩和的放射線療法
            骨髄破壊的  骨髄非破壊的  ・best supportive care
            同種移植    同種移植
```

❺ 日本血液学会ガイドラインによるATLの治療指針

PD：progressive disease,
CR：complete remission,
PR：partial remission,
SD：stable disease

(日本血液学会，編．造血器腫瘍診療ガイドライン　2013年版．WEB版〈第1.1版〉[5])より．赤文字は筆者加筆)

またはリンパ節病変などの生検組織の病理診断時に免疫染色によって，腫瘍細胞がCD4，CD25陽性であることを確認する．

● 病型分類のために必要な末梢血白血球分類，生化学検査（LDH，BUN，アルブミン，補正Ca）のほか，可溶性インターロイキン2受容体）の測定と病変部位の確定を行う．

● HTLV-1キャリアに発生した末梢性T細胞腫瘍との鑑別のために，厳密にはHTLV-1プロウイルスDNAが腫瘍細胞に単クローン性に組み込まれていることをサザンブロット法で確認する（保険適用外）．

● 新規治療薬モガムリズマブの投与適応決定のためにCC chemokine receptor 4（CCR4）の発現を調べる．十分に腫瘍細胞が出現している末梢血検体によるフローサイトメトリーか，病変部位生検標本の免疫染色を行う．

治療

● ガイドラインの現況

● 日本血液学会の『造血器腫瘍診療ガイドライン（2013年版）』に，日本における治療の推奨が掲載されている（❺)[5]．

● 海外のガイドラインでは，アメリカのNCCN（National Comprehensive Cancer Network）に治療の推奨が書かれているほか，2008年のinternational consensus meetingで推奨された治療内容も報告されている（❻)[6]．

❻ ATLの治療戦略についてのコンセンサスレポートによる治療指針

急性型あるいは予後不良因子を有する慢性型ATL
・臨床試験への参加 ・化学療法（VCAP-AMP-VECP療法など）±同種造血幹細胞移植 ・IFN/AZT療法
リンパ腫型ATL
・臨床試験への参加 ・化学療法（VCAP-AMP-VECP療法など）±同種造血幹細胞移植
くすぶり型あるいは予後不良因子を有さない慢性型ATL
・臨床試験への参加 ・有症候の場合（皮膚病変、日和見感染症など）：IFN/AZT療法あるいはwatch and wait ・無症候の場合：watch and wait

(Tsukasaki K, et al. J Clin Oncol 2009[6)] をもとに作成)

indolent ATLの治療

- aggressive ATLになるまで無治療経過観察を行う．
- 皮膚が病変の首座である場合は、副腎皮質ステロイドなどの外用薬、光化学療法や局所放射線照射など皮膚指向性治療が行われる．これらの治療は皮膚局所の症状緩和の手段としては有効であるが、生存期間の改善に貢献するエビデンスはない．
- 局所治療の範囲を超える皮膚病変が存在する場合は、ステロイドの全身投与、経口レチノイド製剤、インターフェロンγ製剤、単剤化学療法（エトポシド経口少量、ソブゾキサン）による全身治療が行われるが、生存期間の改善に貢献するエビデンスはない．

aggressive ATLの治療

多剤併用化学療法

- 多剤併用化学療法が第一選択である．日本臨床腫瘍研究グループ（JCOG）の臨床試験（JCOG9801試験）で、VCAP-AMP-VECP療法とCHOP-14療法の比較試験が実施され、前者の治療成績が良好であったことから、VCAP-AMP-VECP療法が標準治療と考えられる．しかしながら、実臨床では高齢者をはじめとしてCHOP-21療法が多用されている．
- 10～25％の症例で中枢神経浸潤がみられることから、初回化学療法時の中枢神経浸潤予防（シタラビンとメトトレキサート、プレドニゾロンの予防的髄腔内投与）は標準治療と考えられる．

単剤化学療法

- エトポシドやソブゾキサンによる単剤治療が、高齢者など多剤併用化学療法不耐例や多剤併用化学療法後の維持投与、再発後の緩和的化学療法として実施される．

抗CCR4抗体療法

- CCR4はほとんどすべての患者のATL細胞に発現している．新規治療薬モガムリズマブはCCR4を標的とし、抗体依存性細胞傷害によって抗腫瘍効果

> **MEMO**
> VCAP-AMP-VECP療法：〔ビンクリスチン、シクロホスファミド、ドキソルビシン、プレドニゾロン〕-〔ドキソルビシン、ラニムスチン、プレドニゾロン〕-〔ビンデシン、エトポシド、カルボプラチン、プレドニゾロン〕
> CHOP-14療法：シクロホスファミド、ドキソルビシン、ビンクリスチン、プレドニゾロン

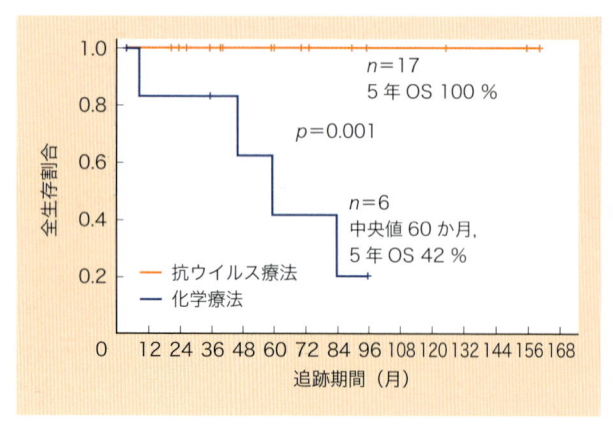

❼ **海外でのIFN/AZT療法による慢性型・くすぶり型ATLに対する治療成績**

IFN/AZT療法を受けた群は化学療法を受けた群より長期予後が良好であったことが示されているが、症例数の少ない後ろ向き試験であり、この群に対する日本での標準治療である無治療経過観察が含まれていないことなどの問題があり、前向き試験による検証が必要である。
(Bazarbachi A, et al. J Clin Oncol 2010[7]より)

を示すヒト化モノクローナル抗体である。
- 再発・難治性のCCR4陽性ATLに対する単剤投与が承認されている。初発aggressive ATLに対しても2014年11月に適応を取得した。
- 投与にあたっては重篤な皮膚障害など特有の有害事象への注意が必要である。

同種造血幹細胞移植
- 同種移植により25〜40％の患者に長期生存が得られ、患者背景の違いはあるが同種移植を受けなかった患者の長期生存の約10％に比べると非常に良好である。
- 非寛解期移植での治療成績は悪いので、臨床試験外においては可能な症例に対しては初回寛解時に速やかに移植を行うべきである。
- 患者の高齢化に伴い骨髄破壊的造血幹細胞移植の適応から外れる患者が多いが、骨髄非破壊的造血幹細胞移植でも遜色のない治療成績が得られるようになってきた。

海外でのATL治療
- 海外ではインターフェロンα/ジドブジン（IFN/AZT）療法が、急性型、慢性型、くすぶり型ATLに対する標準治療とされている[7]。最近ではリンパ腫型に対しても化学療法と併用することで治療成績が向上することが報告されている（❼）。
- JCOGではindolent ATLに対してIFN/AZT療法による治療介入の有用性を検証する無作為比較試験（JCOG1111試験）を先進医療制度下で実施している。

注意点
- ATL患者では、発症時からすでに細胞性免疫低下による免疫不全状態にあり、ニューモシスチス肺炎などの日和見感染症の発生が多い。したがって、aggressive ATL患者の化学療法中はスルファメトキサゾール・トリメトプリム（ST）合剤の予防投与が必須である。

● 抗CCR4抗体モガムリズマブは，特に初回投与時に輸注反応が起こりやすい．抗CD20抗体リツキシマブに準じた予防，発症時の対応を行う．本剤は特に末梢血ATL細胞に対して強い有効性を発揮するが，同時にCCR4を発現している正常細胞のヘルパー2型T細胞や制御性T細胞も強力に傷害する．そのため，免疫関連有害事象には十分に警戒する必要がある．約1％と頻度は低いもののStevens-Johnson症候群や中毒性皮膚壊死など重篤な皮膚有害事象には，投与終了後も1，2か月間は警戒が必要である．

（石塚賢治）

文献

1) Ishitsuka K, Tamura K. Human T-cell leukaemia virus type I and adult T-cell leukaemia-lymphoma. Lancet Oncol 2014; 15: e517-26.
2) Shimoyama M. Diagnostic criteria and classification of clinical subtypes of adult T-cell leukaemia-lymphoma. A report from the Lymphoma Study Group（1984-87）. Br J Haematol 1991; 79: 428-37.
3) Shimoyama M. Chemotherapy of ATL. In: Takatsuki K. ed. Adult T-Cell Leukemia. Oxford: Oxford University Press; 1994. pp.221-37.
4) Katsuya H, et al. Prognostic index for acute- and lymphoma-type adult T-cell leukemia/lymphoma. J Clin Oncol 2012; 30: 1635-40.
5) 日本血液学会，編．造血器腫瘍診療ガイドライン　2013年版．WEB版（第1.1版）．http://www.jshem.or.jp/gui-hemali/table.html
6) Tsukasaki K, et al. Definition, prognostic factors, treatment, and response criteria of adult T-cell leukemia-lymphoma: a proposal from an international consensus meeting. J Clin Oncol 2009; 27: 453-9.
7) Bazarbachi A, et al. Meta-analysis on the use of zidovudine and interferon-alfa in adult T-cell leukemia/lymphoma showing improved survival in the leukemic subtypes. J Clin Oncol 2010; 28: 4177-83.

ホジキンリンパ腫

> **専門医からのアドバイス**
>
> ▶ ホジキンリンパ腫（HL）は，Hodgkin/Reed-Sternberg 細胞を病理学的特徴とするリンパ腫で，20歳代と50～60歳代での発症頻度が高い．
> ▶ 初発症状は頸部リンパ節の無痛性腫大であることが多く，初発リンパ節から連続的に病変が進展することが特徴的である．
> ▶ 初回治療は臨床病期によって異なるため，臨床病期を正確に診断することが重要である．
> - 臨床病期Ⅰ期もしくはⅡ期（限局期）HL に対する標準治療は ABVD 療法4コースに続く IFRT（involved field radiation therapy）である．
> - 臨床病期Ⅲ期もしくはⅣ期（進行期）HL に対する標準治療は ABVD 療法6もしくは8コースである．

疫学・病態・症状

▶ リンパ腫・骨髄腫 p.203参照

- ホジキンリンパ腫（Hodgkin lymphoma；HL）は，わが国の全リンパ腫の5％程度を占める．ヨーロッパやアメリカの発症頻度は10～20％とわが国より高いことが特徴である．
- 年齢別の発症頻度は20歳代と50～60歳代に多く，年齢分布は二峰性である．
- 初発症状は，無痛性のリンパ節腫大で，約75％が頸部・鎖骨上窩リンパ節腫大で発見される．したがって，無痛性リンパ節腫大を若年者に認める場合には HL を鑑別する必要がある．
- 20～30％の患者に B 症状（発熱，体重減少，盗汗）が認められる．
- 限局期と進行期では標準治療が異なるが，5年全生存割合（overall survival；OS）は限局期では90％以上，進行期でも80％以上とされている．
- 進行期 HL の予後予測モデルとして，International Prognostic Score（IPS）がある[1]．
- 診断時の予後不良因子の数を IPS スコアとする．この予後不良因子とは，血清アルブミン（4 g/dL 未満），ヘモグロビン（10.5 g/dL 未満），性別（男性），年齢（45歳以上），臨床病期（Ⅳ期），白血球（15,000/mm^3 以上），リンパ球数（絶対数600/mm^3 未満，かつ/または白血球分画の8％未満）である．

- 5年無イベント生存割合（EFS）は，IPS 0は84％，IPS 1は77％，IPS 2は67％，IPS 3は60％，IPS 4は51％，IPS 5以上は42％に分けられる．しかし，IPSによる最も予後不良な集団でさえも5年無増悪生存割合（PFS）が62％と比較的高く，予後因子としてのIPSの有用性は限定的であるとする報告もある[2]．

検査・診断（鑑別診断）

- 確定診断にはリンパ節生検が必要である．
- 病理組織学的に，Hodgkin/Reed-Sternberg細胞もしくはポップコーン細胞などの腫瘍細胞を特徴とする．
- HLは，古典的HL（classical HL；CHL）と結節性リンパ球優位型HLの2型に分けられる．CHLがHL全体の約95％を占める．さらに，CHLは結節硬化型，混合細胞型，リンパ球豊富型，リンパ球減少型の4型に細分類される．
- Ann Arbor分類のⅠ期とⅡ期を限局期，Ⅲ期とⅣ期を進行期とする．
- 病期診断には^{18}F fluorodeoxyglucose（FDG）を用いたPET（もしくはPET/CT）が有用であり，PET所見を加味して病期を決定する．
- 従来，骨髄病変の評価には骨髄検査（骨髄穿刺および骨髄生検）が行われてきた．しかし，リンパ腫の最新の病期診断規準（Lugano分類）[3]では，PETによる病期診断で骨髄検査は省略可能としている．

治療

● ガイドラインの現況

- 日本血液学会の『造血器腫瘍診療ガイドライン（2013年版）』に日本におけるHLに対する治療の推奨が掲載されている（❶）．
- 以降は，CHLに対する治療の現況を記述する．結節性リンパ球優位型HLに対する治療については成書を参照されたい．

限局期CHLに対する初回治療
- ABVD療法（❷）4コース後にIFRT（involved field radiation therapy）30 Gyを施行する併用治療が標準治療である．
- IFRT後には，照射野近傍の晩期毒性，特に二次がん，虚血性心疾患・心不全などの循環器系疾患，脳血管障害が増加する．しかし，現時点で放射線治療を行わずに化学療法単独で治療することの有用性については結論が出ていない．

進行期CHLに対する初回治療
- ABVD療法6もしくは8コースが標準療法である．
- 4コース後のCTで腫瘍縮小を評価し，4コース後に完全奏効（complete re-

MEMO

近年，放射線治療の毒性を軽減するために，照射野を必要最小限に最適化する放射線治療が普及しつつある．このような放射線治療を従来のIFRTと区別して，involved-site radiation therapy（ISRT）という．

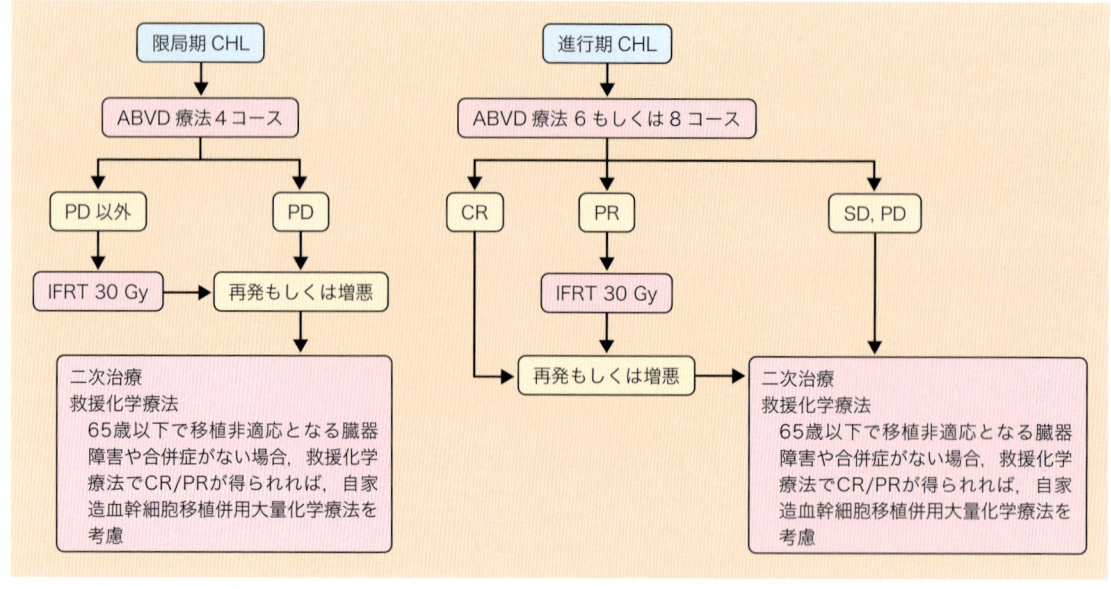

❶ 日本血液学会ガイドラインによる CHL の治療アルゴリズム
(日本血液学会, 編. 造血器腫瘍診療ガイドライン 2013年版. 東京:金原出版;2013. p.249より一部改変)

❷ ABVD 療法

薬剤	用量	用法	投与日
ドキソルビシン	25 mg/m^2	点滴静注	1・15日目
ブレオマイシン	10 mg/m^2	点滴静注	1・15日目
ビンブラスチン	6 mg/m^2	静脈注射	1・15日目
ダカルバジン	375 mg/m^2	点滴静注	1・15日目

sponse;CR)の場合,合計6コースで治療を終了する.部分奏効(partial response;PR)あるいは安定(stable disease;SD)の場合,合計8コースで治療を終了する.
- 腫瘍径の大きい病変(バルキー病変)を併存した患者でも,ABVD 療法完遂後に CR の場合には放射線治療を追加する必要はない[4].
- ABVD 療法8コース完遂後に PR の場合,残存病変に対して局所照射が可能であれば,30 Gy の IFRT が有用であることが示唆されている.

初回治療後に再発(もしくは増悪)した CHL に対する治療
- 救援化学療法が行われるが,救援化学療法で標準治療として確立したレジメンはなく,非ホジキンリンパ腫で使用されるレジメンが選択される.
- 救援化学療法が奏効した場合,一般的に65歳以下では自家造血幹細胞移植併用大量化学療法(自家移植)を行う.自家移植を受けた患者の約半数が長期無再発生存するとされている.
- 自家移植が適応とならない場合,あるいは自家移植を受けた後に再発(または増悪)した場合には,ブレンツキシマブ ベドチンの良い適応である.

❸ 限局期 CHL のリスク因子

EORTC/GELA	GHSG
1. 巨大縦隔腫瘤 　第5～6胸椎の高さで縦隔胸郭比が0.35を超える 2. 年齢50歳以上 3. 血沈50 mm 以上（B症状なし） 　血沈30 mm 以上（B症状あり） 4. 病変が4つ以上のリンパ節領域に存在	1. 巨大縦隔腫瘤 　縦隔最大径と胸郭最大径の比が1/3以上 2. 節外臓器への浸潤 3. 血沈50 mm 以上（B症状なし） 　血沈30 mm 以上（B症状あり） 4. 病変が3つ以上のリンパ節領域に存在

いずれかのリスク因子を1つでも有する場合，予後不良（unfavorable）群とする．リスク因子を1つも有さない場合，予後良好（favorable）群とする．
GHSG は病期ⅡB 期で巨大縦隔腫瘤あるいは節外臓器への浸潤のいずれかを有する場合，進行期の治療方針を適用する．
EORTC：European Organisation for the Research and Treatment of Cancer, GELA：Groupe d'Etude des Lymphomes de l'Adulte, GHSG：German Hodgkin Study Group
（Noordijk EM, et al. J Clin Oncol 2006[6]／Engert A, et al. N Engl J Med 2010[7] より）

- ブレンツキシマブ ベドチンは CD30 に対するモノクローナル抗体に，微小管阻害薬を抱合した抗体 薬物複合体である．
- 自家移植歴を有する再発・難治性 CHL に対しての高い有効性が示されている．第Ⅱ相試験では，CR 割合34％，PFS 中央値5.6か月で，CR 患者の PFS 中央値は20.5か月であった[5]．

注意点

限局期 CHL に対する層別化治療

- ヨーロッパでは，限局期 CHL の予後不良因子を提唱し（❸）[6,7]，予後不良因子の有無による層別化治療が提唱されている．
- ドイツの多施設共同試験グループは，予後不良因子を1つも有さない限局期 HL を対象に，強度を減弱した試験治療（ABVD 療法2コースと IFRT 20 Gy）の効果が，従来の標準治療（ABVD 療法4コース後の IFRT 30 Gy）と同等であることを報告した[7]．
- この結果，予後不良因子を有さない限局期 CHL に対しては，ABVD 療法2コース後に IFRT 20 Gy を実施する治療も標準治療の一つと認識されている．

進行期 CHL に対する強化化学療法

- ヨーロッパとアメリカでは，進行期 CHL に対して，治療強度を高めたレジメンが開発されてきた．
- BEACOPP 療法と，化学療法と放射線治療を組み込んだ Stanford V 療法が代表的である．
- いずれの治療も ABVD 療法より副作用は強いが，OS での有用性が証明されていない[8,9]．したがって，現時点では ABVD 療法に対して優れた標準治療と結論することはできない．

（鈴木達也）

MEMO

BEACOPP 療法：ブレオマイシン，エトポシド，ドキソルビシン，シクロホスファミド，ビンクリスチン，プロカルバジン，プレドニゾロン

文献

1) Hasenclever D, Diehl V. A prognostic score for advanced Hodgkin's disease. International Prognostic Factors Project on Advanced Hodgkin's Disease. N Engl J Med 1998; 339: 1506-14.
2) Moccia AA, et al. International Prognostic Score in advanced-stage Hodgkin's lymphoma: altered utility in the modern era. J Clin Oncol 2012; 30: 3383-8.
3) Cheson BD, et al. Recommendations for initial evaluation, staging, and response assessment of Hodgkin and non-Hodgkin lymphoma: the Lugano classification. J Clin Oncol 2014; 32: 3059-68.
4) Aleman BM, et al. Involved-field radiotherapy for advanced Hodgkin's lymphoma. N Engl J Med 2003; 348: 2396-406.
5) Younes A, et al. Results of a pivotal phase II study of brentuximab vedotin for patients with relapsed or refractory Hodgkin's lymphoma. J Clin Oncol 2012; 30: 2183-9.
6) Noordijk EM, et al. Combined-modality therapy for clinical stage I or II Hodgkin's lymphoma: long-term results of the European Organisation for Research and Treatment of Cancer H7 randomized controlled trials. J Clin Oncol 2006; 24: 3128-35.
7) Engert A, et al. Reduced treatment intensity in patients with early-stage Hodgkin's lymphoma. N Engl J Med 2010; 363: 640-52.
8) Viviani S, et al. ABVD versus BEACOPP for Hodgkin's lymphoma when high-dose salvage is planned. N Engl J Med 2011; 365: 203-12.
9) Gordon LI, et al. Randomized phase III trial of ABVD versus Stanford V with or without radiation therapy in locally extensive and advanced-stage Hodgkin lymphoma: an intergroup study coordinated by the Eastern Cooperative Oncology Group (E2496). J Clin Oncol 2013; 31: 684-91.

4章 疾患の理解と治療／リンパ腫

原発性中枢神経系リンパ腫

専門医からのアドバイス

- 原発性中枢神経系リンパ腫（PCNSL）は，中枢神経系に限局するものが多く，ほとんどがB細胞性である．巣症状のほか，頭蓋内圧亢進症状，精神症状など，多彩な症状を呈する．
- メトトレキサート大量併用化学療法＋全脳照射が標準治療であるが，5年生存率20～50％と予後不良であり，一部では自家末梢血造血幹細胞移植併用大量化学療法なども試みられている．
- 長期生存者では，晩期障害（白質脳症）が大きな問題となる．特に高齢者に多くみられるため，全脳照射の減量，延期，回避などの対策が重要である．

疫学・病態・症状

- 原発性中枢神経系リンパ腫（primary central nervous system lymphoma；PCNSL）は，原発性脳腫瘍の3％，リンパ腫の1～2％とまれな疾患である．
- 50～60歳代の比較的高齢者に多く，やや男性に多い．
- 初発症状としては，発生部位による巣症状のほか，頭蓋内圧亢進症状，精神症状などが多くみられる．
- HIV陽性患者におけるPCNSLは，HAART（highly active anti-retroviral therapy）療法の導入により約1/3に減少したが，非HIV感染者のPCNSLは増加傾向が続いている．
- CHOP療法に用いられる薬剤は，血液脳関門を通過しにくいため，通過率は高くないが大量投与可能な薬剤（メトトレキサート，シタラビン）や通過率の高い薬剤（イホスファミド〈イホマイド®〉，thiotepa〈チオテパ〉，テモゾロミド）が治療の中心となる．
- メトトレキサート大量療法（HD-MTX）を含む化学療法＋全脳照射（whole brain radiotherapy；WBRT）が標準的治療とされているが，5年生存率20～50％といまだ予後不良である．
- WBRTを受けた60歳以上のPCNSL患者では，晩発性神経毒性（白質脳症）が必発であり，認知障害などの症状により，QOLが著しく障害される．そ

▶リンパ腫・骨髄腫
p.212参照

MEMO
CHOP療法：シクロホスファミド，ドキソルビシン，ビンクリスチン，プレドニゾロン

のため，WBRT の回避や照射量を減じる試みがなされている．
- PCNSL の予後予測因子としては IELSG（International Extranodal Lymphoma Study Group）スコアと MSKCC（Memorial Sloan Kettering Cancer Center）予後スコアが発表されている．
  - IELSG スコアは，年齢（＞60歳），PS（＞1），LDH 高値，脳脊髄液（CSF）蛋白濃度高値，脳深層部への浸潤（脳室周囲，基底核，脳幹，小脳）の5つを予後不良因子として，因子の数が0～1は2年全生存率85％，2～3は57％，4～5は24％と層別化されている．
  - MSKCC 予後スコアは，年齢（≦50歳），年齢（＞50歳）かつ KPS（Karnofsky performance score）≧70，年齢（＞50歳）かつ KPS＜70の3群に層別化し，全生存期間（OS）8.5年，3.2年，1.1年，治療成功生存期間（FFS）2.0年，1.8年，0.6年である．

いずれの予後スコアも，他グループの集団において確認がとれておらず，治療方針の決定に用いるには，さらなる検討が必要である[1]．

検査・診断（鑑別診断）

- MRI にて，T1強調像で低～等信号，T2強調像で低～高信号，拡散強調画像にて高信号となり，造影剤にて均一に造影されることが多い．
- 安全に行える場合は，脳脊髄液採取を行い，細胞診，髄液蛋白量，フローサイトメトリーによる細胞表面抗原を確認する．
- 確定診断には，定位脳手術など侵襲の少ない方法での生検が必須である．ステロイドの開始は，可能なかぎり生検後まで待つのが望ましい．
- 病期診断のために，造影 CT，PET/CT，骨髄生検を行う．
- AIDS 鑑別のため，抗 HIV 抗体検査を行う．
- 眼内リンパ腫の合併が多いため，眼科での精査が勧められる．

治療

● ガイドラインの現況

- 日本血液学会の『造血器腫瘍診療ガイドライン（2013年版）』には，節外性 DLBCL の項に，「メトトレキサート大量療法を基盤とする化学療法を先行し，引き続き全脳照射を行う治療が推奨される．ただし高齢者では全脳照射による遅発性中枢神経障害のリスクに注意を要する」と記されている．日本脳腫瘍学会による診療ガイドラインは，現在作成中である．
- 海外のガイドラインでは，アメリカの NCCN（National Comprehensive Cancer Network）ガイドライン Central Nervous System Cancers に PCNSL に対する治療の推奨が掲載されている．

MEMO

CHOP は意味がない？：CHOD＋WBRT は，WBRT 単独の他試験との比較において OS に差がなく[2]，また HD-MTX＋CHOD は，HD-MTX 単独と同程度の成績であり，毒性は有意に強かったため[3]，CHOP（like）療法は PCNSL に対し推奨されていない．PCNSL に CHOP＋WBRT を行った報告では，CHOP 療法により6例中4例で原発巣は80％以上縮小したが，5例で新規病変が出現していた[4]．CHOP 療法は，血管脳関門が破綻していると考えられる大きな病変には有効であるが，その他の微小病変にはまったく無効と考えられる．

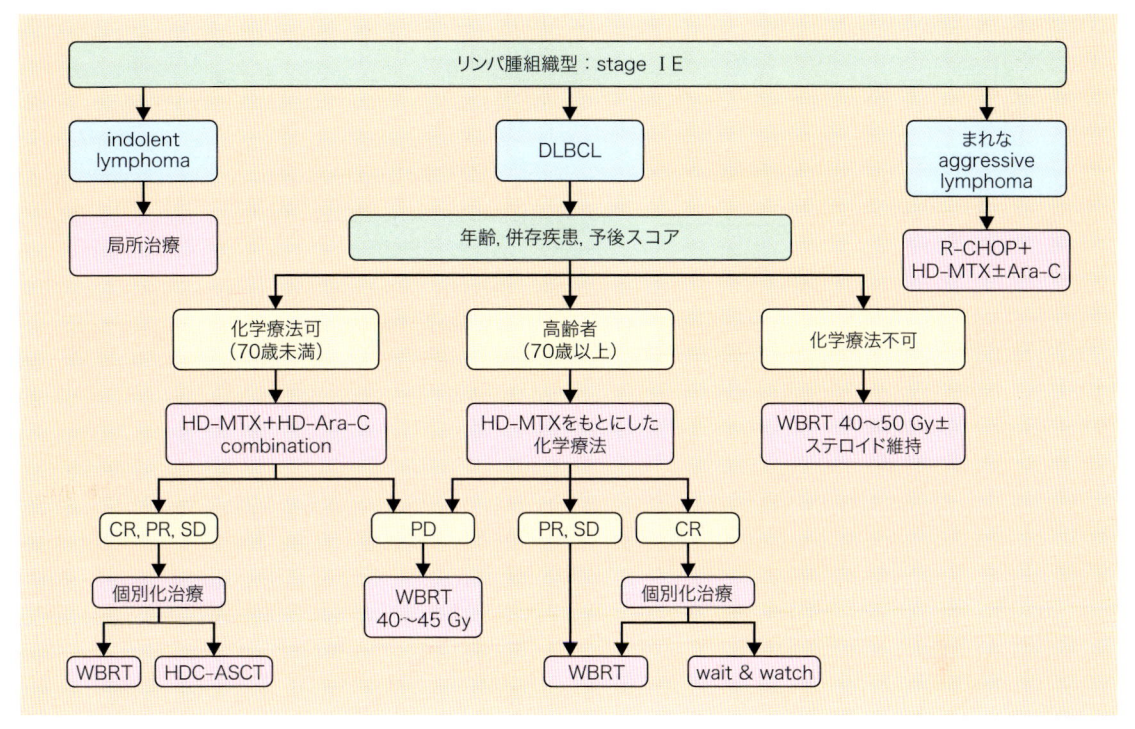

❶ PCNSL 治療のフローチャート
HDC-ASCT：自家末梢血造血幹細胞移植併用大量化学療法
(Ferreri AJ. Blood 2011[1] より)

初発 PCNSL

- 全身状態良好な70歳未満の患者では，HD-MTX を含む併用化学療法による治療が推奨される（❶）．

- HD-MTX 単剤＋WBRT は標準療法とされているが，その根拠とされる NABTT 96-07 試験の HD-MTX 投与量は $8\,g/m^2$（寛解導入最大8コース＋地固め2コース＋維持11コース）である[5]．HD-MTX $3.5〜4\,g/m^2$ での試験[1,6]では，増悪（PD）が30〜50％と高率にみられており，HD-MTX 単剤での治療時には注意が必要である．

- PCNSL における化学療法レジメンを比較した唯一のランダム化試験（IELSG #20）では，18〜75歳の初発 PCNSL 79例に対して，HD-MTX（$3.5\,g/m^2$）または HD-MTX＋大量シタラビン（MTX $3.5\,g/m^2$〈1日目〉，Ara-C $2\,g/m^2×2$〈2〜3日目〉）を施行した結果（両群とも化学療法後にWBRT あり），HD-MTX/Ara-C 群が奏効率，3年治療奏効維持生存率において優れていた（❷）[7]．

- R-MPV 療法＋減量 WBRT（23.4 Gy）の長期観察（続報）では，完全奏効（CR）となった症例では無増悪生存期間（PFS）中央値 7.7年，全生存期間（OS）中央値に未達，全52例では PFS 中央値3.3年，OS 中央値 6.6年と良好な成績であった．また，減量 WBRT を行った症例では，一部 MRI にて白質脳症を認めるものの，神経症状は軽微であった[8]．

MEMO

R-MPV 療法：リツキシマブ，高用量メトトレキサート，プロカルバジン，ビンクリスチン

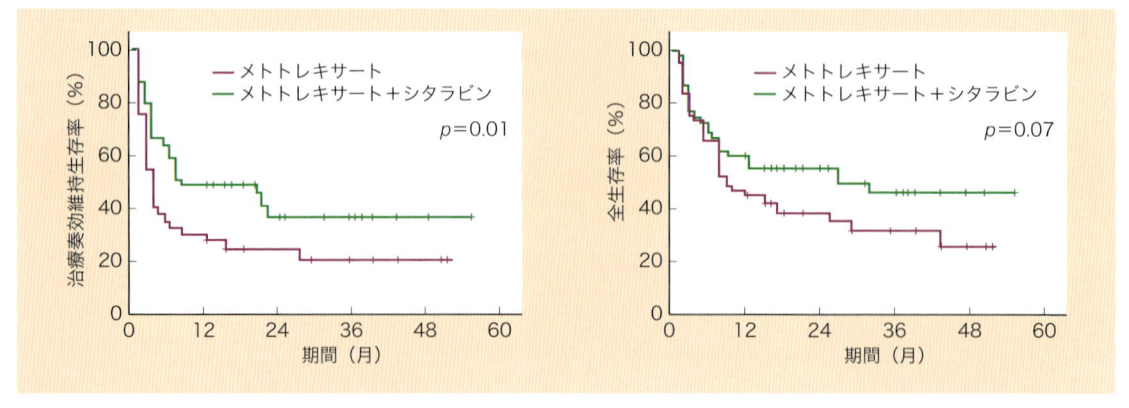

❷ IELSG #20 試験の成績
（Ferreri A, et al. Lancet 2009[7] より）

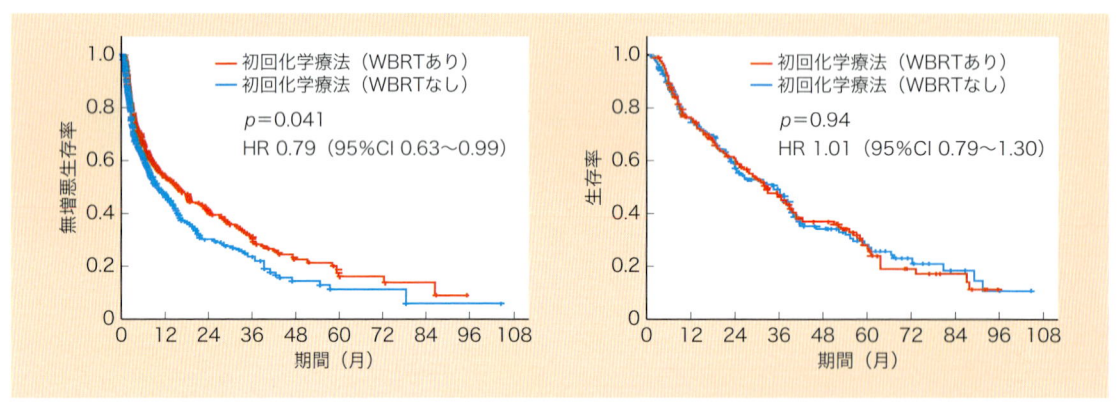

❸ G-PCNSL-SG-1 試験の成績（intention-to-treat 解析のみ示す）
（Thiel E, et al. Lancet Oncol 2010[6] より）

- ドイツを中心に行われた WBRT を省いた治療の非劣性証明を目的とした第Ⅲ相比較試験（G-PCSNL-SG-1）では，318 例がプロトコール治療（HD-MTX〈±イホスファミド〉±WBRT）を施行され，OS は WBRT なし群 32.4 か月，WBRT あり群 37.1 か月と有意差はみられなかった（$p=0.71$）。しかし，非劣性マージンを下回ったため，WBRT なしの非劣性は証明されなかった。PFS は，WBRT あり群において良い傾向（$p=0.14$）がみられた（❸）．
- PCNSL のほとんどが B 細胞性であり，CD20 を発現しているため，リツキシマブ（R）の効果が期待されるが，点滴静注時の CSF 中濃度は血清濃度の約 0.1 % と，中枢神経系にはほとんど移行しない[9]．しかし，R 単剤が PCNSL 再発病変に有効であったとする報告が多数あることや，他の抗がん剤と有害事象が重複しないため併用が容易であることなどより，多くの PCNSL に対する臨床試験において R は併用されている．

MEMO

G-PCSNL-SG-1 試験での化学療法：G-PCSNL-SG-1 試験においては，化学療法を HD-MTX 4 g/m² と規定していたが，PD 例が多かったため，途中でプロトコールが改訂され，イホスファミドが追加（HD-MTX 4 g/m²＋イホスファミド 1.5 g/m²×3）された．

注意点

- PCNSLの治療は，フローチャート（❶）でも明確でない点が多く含まれており，一般臨床においては，脳神経外科，血液腫瘍内科，放射線科が密に連携して治療を進めていくことが重要な疾患である．
- PCNSLに対するRの効果は議論の余地があるが，現在進行中のIELSG #32試験において比較試験が行われており，結果が期待される．また，自家末梢血造血幹細胞移植併用大量化学療法による優れた成績が複数報告されているが，そのキードラッグであるthiotepaはわが国では販売中止されており，残念ながら日本で同様の治療を行うことは困難な状況である．
- 血液脳関門の通過が良好であり，PCNSLへの効果が報告されているテモゾロミドも，わが国ではPCNSLへの承認が得られていない．今後ドラッグ・ラグの解消とともに，世界的に評価されうる臨床試験が日本でも行われることを期待する．

（近藤英生）

MEMO

手術は不要？：PCNSLの全切除または部分切除は，他のリンパ腫と同様に治療とならないため，生検のみでよいとされてきた．G-PCNSL-SG1試験では，30％（97/318例）で全切除または部分切除が行われており，当初PCNSLの治療に慣れていない施設が多く含まれていたためと説明されていたが，後のサブ解析によって，切除群は生検群に比べてOSおよびPFSが有意に優れていることが報告された[10]．安全に切除可能な例においては，手術による切除も一考の価値があるかもしれない．

文献

1) Ferreri AJ. How I treat primary CNS lymphoma. Blood 2011; 118: 510-22.
2) Schultz C, et al. Preirradiation chemotherapy with cyclophosphamide, doxorubicin, vincristine, and dexamethasone for primary CNS lymphomas: initial report of radiation therapy oncology group protocol 88-06. J Clin Oncol 1996; 14: 556-64.
3) Glass J, et al. Therapy of primary central nervous system lymphoma with pre-irradiation methotrexate, cyclophosphamide, doxorubicin, vincristine, and dexamethasone (MCHOD). J Neurooncol 1996; 30: 257-65.
4) Lachance DH, et al. Cyclophosphamide, doxorubicin, vincristine, and prednisone for primary central nervous system lymphoma: short-duration response and multifocal intracerebral recurrence preceding radiotherapy. Neurology 1994; 44: 1721-7.
5) Batchelor T, et al. Treatment of primary CNS lymphoma with methotrexate and deferred radiotherapy: a report of NABTT 96-07. J Clin Oncol 2003; 21: 1044-9.
6) Thiel E, et al. High-dose methotrexate with or without whole brain radiotherapy for primary CNS lymphoma (G-PCNSL-SG-1): a phase 3, randomised, non-inferiority trial. Lancet Oncol 2010; 11: 1036-47.
7) Ferreri A, et al. High-dose cytarabine plus high-dose methotrexate versus high-dose methotrexate alone in patients with primary CNS lymphoma: a randomised phase 2 trial. Lancet 2009; 374: 1512-20.
8) Morris PG, et al. Rituximab, methotrexate, procarbazine, and vincristine followed by consolidation reduced-dose whole-brain radiotherapy and cytarabine in newly diagnosed primary CNS lymphoma: final results and long-term outcome. J Clin Oncol 2013; 31: 3971-9.
9) Rubenstein JL, et al. Multicenter phase 1 trial of intraventricular immunochemotherapy in recurrent CNS lymphoma. Blood 2013; 121: 745-51.
10) Weller M, et al. Surgery for primary CNS lymphoma? Challenging a paradigm. Neurooncol 2012; 14: 1481-4.

4章 疾患の理解と治療／リンパ腫

医原性免疫不全状態に伴うリンパ増殖性疾患

専門医からのアドバイス

- 医原性免疫不全状態に伴うリンパ増殖性疾患（LPD）の発症には，EBV感染が関与していることが多く，潜伏感染様式3型が多い．
- 関節リウマチのメトトレキサート（MTX）治療では，有害事象としてLPD（MTX-LPD）が発生しうる．MTX-LPDが疑われた際は，MTX中止で約1/3は自然退縮し，さらにEBV陽性症例では約60％が自然退縮する．
- 自然退縮しない例には，リツキシマブあるいはそれを含む化学療法が必要となる．

疫学・病態・症状

▶ リンパ腫・骨髄腫 p.220参照

- 免疫抑制療法，抗がん剤治療や移植治療などの進歩に伴い，難病や悪性疾患の予後が劇的に改善した．しかし，それに伴い医原性免疫不全状態の患者が増加し，さまざまな日和見感染症とともに日和見腫瘍，特にリンパ腫を含むリンパ増殖性疾患（lymphoproliferative disease；LPD）が増加してきている[1]．
- 日和見リンパ腫の発症には，Epstein-Barrウイルス（EBV）感染が関与し，多くはlatency 3（潜伏感染様式3型）であり，組織ではEBER-*in situ* hybridizationやLMP-1，EBNA免疫染色がすべて陽性となる（❶）．EBVは*in vitro*でBリンパ球を無限増殖可能なリンパ芽球様細胞（lymphoblastoid cell line；LCL）に転化させる活性をもつが，LCLは潜伏感染遺伝子すべてを発現する3型を示し，日和見リンパ腫はLCL様細胞の増殖である．正常な免疫状態ではEBNA3などが細胞傷害性T細胞（CTL）の標的となるため，LCL様細胞増殖は起こりにくく，日和見リンパ腫は発症しづらい．
- 関節リウマチ（rheumatoid arthritis；RA）治療において，メトトレキサート（MTX）は診断初期に投与する抗リウマチ薬（disease modifying antirheumatic drugs；DMARDs）のうち，最も重要なアンカードラッグである．しかし，MTXはもともとが抗がん剤であり，DMARDsとして使用す

❶ EBV 潜伏感染様式

潜伏感染様式	EBNA1	EBNA2	EBNA3s	LMP1	LMP2A	BARTs	EBERs	関連腫瘍	
1	＋	－	－	－	＋/－	＋	＋	バーキットリンパ腫，胃がん	上咽頭がん
2	＋	－	－	＋	＋	＋	＋	ホジキンリンパ腫	
3	＋	＋	＋	＋	＋	＋	＋	免疫不全状態に伴うLPD	

それぞれのがんによって発現する*EBV*遺伝子は異なり，潜伏感染様式は3つに大別される．免疫不全状態に伴うリンパ増殖性疾患の多くは，潜伏感染遺伝子すべてを発現する3型である．
EBNA：EBV-nuclear antigen, LMP：latent membrane protein, BARTs：*Bam*HI-A rightward transcripts, EBERs：EBV-encoded small RNA's

る際もさまざまな有害事象が起こり，LPDの発生にも注意が必要である．
- RA患者全体でLPDの発症リスクが高く，特にRAの活動性が高いほどLPD発症リスクが高いとされている．メタアナリシスによるRA患者におけるLPDの標準化発生率（standardized incidence ratio；SIR）は，3.9あるいは2.08と報告されている．一方，日本人のRA患者におけるLPDのSIRは6.07と高い[2]．
- MTX-LPDの臨床的特徴は，LPDの診断時年齢は60歳前後が多く，男女比1：2でやや女性に多い．MTX投与開始からLPD発症までは平均5年で，発熱，体重減少などの全身症状を有することが多い．
- MTX以外のDMARDsとしてアザチオプリン投与群では非投与群に比べリンパ腫発症のオッズ比が4.3（95％CI 1.6〜12.0）と高値だが，他のDMARDsではリスク増大なしとの報告がある[3]．
- MTX抵抗性のRA治療に生物学的製剤が使用され，治療成績の劇的な向上を認めている．生物学的製剤のLPD発症リスクは，有意差なしとする報告[4]と，アダリムマブ（SIR 4.1），インフリキシマブ（SIR 3.6）で発症リスクが高くなり，エタネルセプトはSIR 0.9[5]，アバタセプトはSIR 0.67〜2.49[6]と一般人口の発症リスクと変わらないとする報告がある．
- あるメタ解析の結果では，TNF（tumor necrosis factor）阻害薬の使用ではメラノーマを含む皮膚がんのリスクは増えるものの，リンパ腫の発症リスクは増大しなかったとしている[7]．別のメタ解析では，RA患者に対する生物学的製剤のすべてでDMARDsやプラセボに比べ，6か月の時点では，LPDを含めた悪性腫瘍の発生リスクを高めなかったとされている[8]．しかしながら，生物学的製剤の使用では総じてリンパ腫発生リスクを増やす可能性があると留意しておくべきだろう[9]（❷）．

検査・診断（鑑別診断）

- 節外病変が多い（40〜50％；消化管，皮膚，肝臓，脾臓，肺，腎臓，甲状腺，骨髄，軟部組織など）．

❷ 生物学的製剤を使用した関節リウマチにおける，人口あたりのリンパ腫と悪性腫瘍の発生リスク

生物学的製剤	リンパ腫 SIR (95％CI)	悪性腫瘍 SIR (95％CI)	悪性腫瘍発生率 vs プラセボ
アバタセプト	3.5	0.9 (0.6〜1.3)	1.3％ vs 1.1％
アダリムマブ	4.35 (2.6〜10)	1.0 (0.7〜1.3)	0.6 vs 0.5 per 100 PY
アナキンラ	ND	ND	0.83
セルトリズマブ	2.06 (0.42〜6.02)	0.86 (0.59〜1.22)	0.5 vs 0.6 per 100 PY
エタネルセプト	3.47 (1.6〜6.59)	0.98	ND
ゴリムマブ	3.8	プラセボと同等	
インフリキシマブ	6.4 (1.7〜16.3)	0.91 (0.53〜1.46)	1.31 vs 0.46 per 100 PY
リツキシマブ	ND	ND	増加せず
トシリズマブ	ND	0.80 (0.77〜0.83)	1.32 vs 1.37 per 100 PY

SIR：標準化発生率，ND：データなし，PY：患者・年
(Cush JJ, et al. Rheum Dis Clin North Am 2012[9] より)

- 臨床検査では，CRP などの炎症反応や可溶性インターロイキン2受容体（sIL-2R）高値例が多い．
- 組織学的には B 細胞リンパ腫が多い．びまん性大細胞型 B 細胞リンパ腫（diffuse large B-cell lymphoma；DLBCL）が最も多く，次いでホジキンリンパ腫，多型性リンパ形質細胞型リンパ腫（polymorphic/lymphoplasmacytic lymphoma），濾胞性リンパ腫（follicular lymphoma；FL）とされている．
- MTX や生物学的製剤使用中の患者で，リンパ節腫大やその他の節外性腫瘤をきたした場合は，積極的にリンパ節あるいは腫瘤の生検を行い，診断確定の努力をする．発熱や体重減少などの全身症状が続く場合は，明らかなリンパ節腫大などを認めない場合も，^{18}FDG-PET/CT などの画像検査を行い原因検索に努める（❸）．
- EBV 再活性化の証明として，血清学的検索（EBV VCA-IgG，VCA-IgM，EA-IgG，EBNA などの抗体価）や EBV-DNA 定量も検索が望ましい．病理組織では通常の T 細胞/B 細胞マーカーの染色のほかに，EBV の mRNA 検索（EBER-*in situ* hybridization），LMP-1 免疫染色を行う（❹）．

治療

- 治療は，MTX-LPD と疑った時点でまず MTX を中止し経過をみる．約1/3は MTX 中止により自然退縮し，さらに EBV 陽性症例では約60％が自然退縮する．
- MTX 中止のみで寛解が得られる症例の特徴は，① DLBCL が多い，② EBV 陽性例が多い，③ MTX 中止後4週以内に完全奏効（CR）が得られることが多いと報告されている[10]．

> **MEMO**
>
> MTX-LPD において，MTX 中止後の RA 治療をどうするか，一定の見解はない．MTX 再開や生物学的製剤は，再び EBV の再活性化を招くおそれがあり使いづらい．MTX 中止後に LPD が自然退縮せずに化学療法が行われる場合は，化学療法だけで十分な免疫抑制がかかるため，少なくとも化学療法期間中には RA 自体に対する治療は要しない．化学療法薬による免疫抑制効果が失われてきた時期に，RA の活動性が再び増悪する場合は，ステロイド，DMARDs（MTX 以外）あるいはエタネルセプトやアバタセプトなどの投与を検討する．

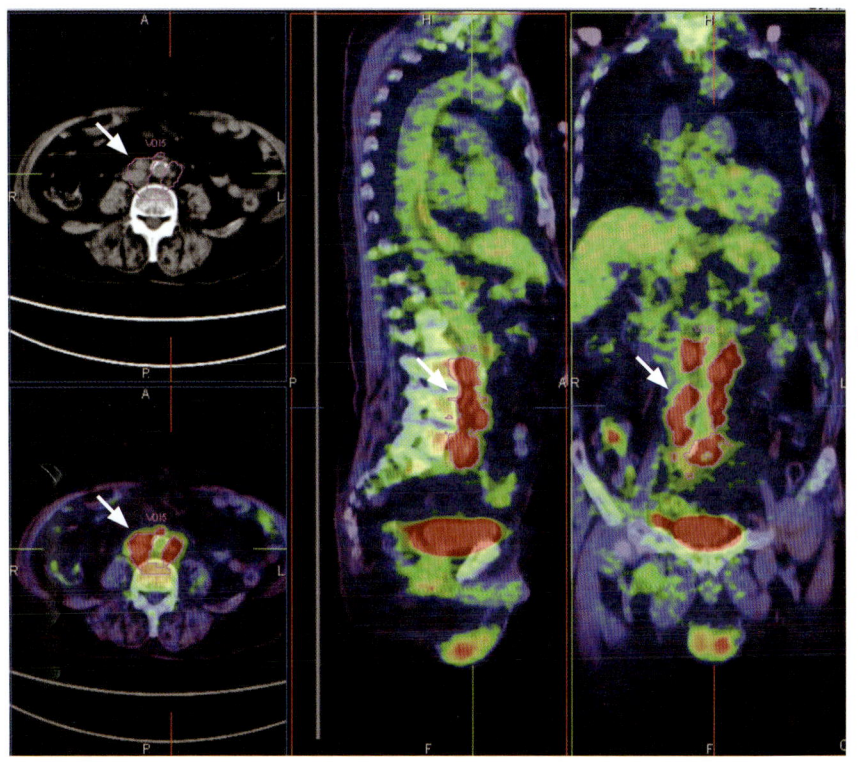

❸ MTX-LPD 症例の ^{18}FDG-PET/CT

80歳, 男性. 関節リウマチにてMTXを2年前から使用. 発熱, 腹痛, 下肢浮腫, LDH増加を認め, MTX-LPDが疑われたが表在リンパ節腫大なし.
^{18}FDG-PET/CTにて腹部大動脈周囲リンパ節腫大を認めた. PETのカラー画像で赤色信号を呈している (→: SUVmax 23.92).
その後, 鼠径リンパ節腫大もあり, 同部位のリンパ節生検は❹の所見であった.

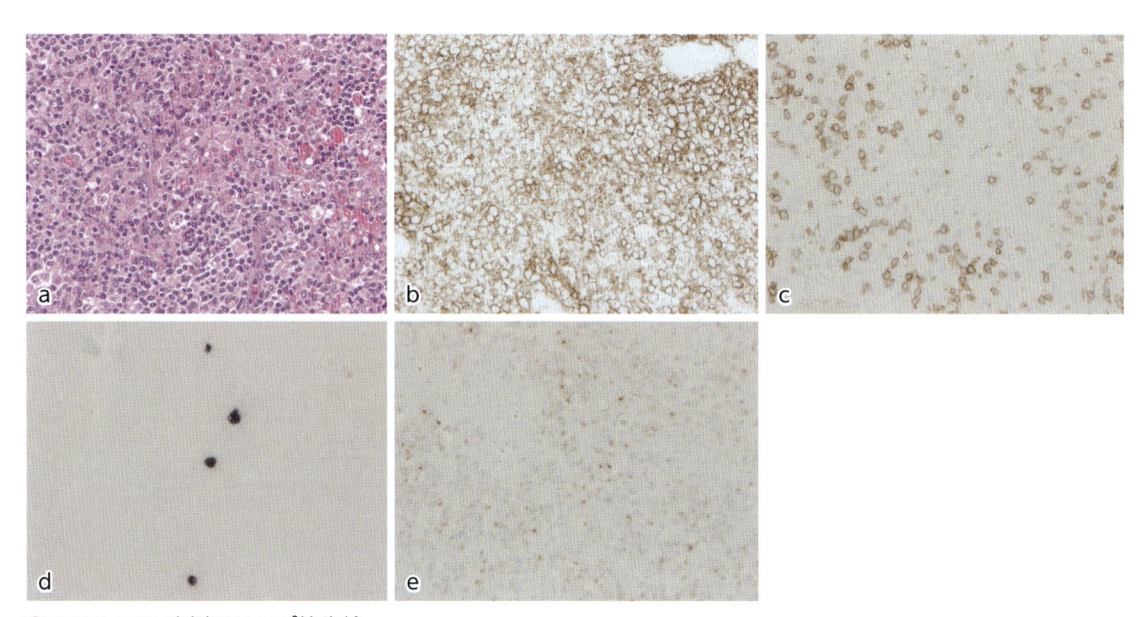

❹ MTX-LPD 症例のリンパ節生検
a：HE 染色, b：CD20染色, c：CD3染色, d：EBER-ISH, e：LMP-1 染色
HE 染色 (a) では大型のリンパ腫細胞がびまん性に増殖しており, 腫瘍細胞は CD20 陰性 (b), CD3 陰性 (c), EBER-in situ hybridization (d) に少数ながら陽性, LMP-1 陽性 (e) であった.
以上より, MTX 投与に伴う医原性免疫不全症関連 LPD, DLBCL, EBV 潜伏感染様式3型と診断された.
本例は MTX 中止による経過観察のみで自然消退した.

- MTX 中止による自然退縮は週〜月の単位を要することもあり，臨床的に明らかな増悪を認めない限り，根気よく経過をみる必要がある．
- MTX 中止でも改善せず，明らかな LPD の増悪傾向を示す場合は，CD20 陽性例ではリツキシマブの適応がある．リツキシマブ単独療法で十分な治療効果が得られる場合はそれでよいが，単独療法の効果が不十分な際にはおのおのの組織型に準じた治療が必要となる．すなわち，DLBCL の組織型をとる場合には R-CHOP 療法を考慮する．ただし，全身状態や臓器予備能の低下している症例が多く，投与量の減量や顆粒球コロニー刺激因子（G-CSF）の予防投与を考慮する．

（正木康史）

> **MEMO**
> R-CHOP 療法：リツキシマブ，シクロホスファミド，ドキソルビシン，ビンクリスチン，プレドニゾロン

文献

1) Gaulard P, et al. Other iatrogenic immunodeficiency-associated lymphoproliferative disorders. In：Swerdlow SH, et al., eds. WHO Classification of Tumours of Haematopoietic and Lymphoid Tissues. Lyon: IARC Press; 2008. pp.350-1.
2) Yamada T, et al. Incidence of malignancy in Japanese patients with rheumatoid arthritis. Rheumatol Int 2011; 31: 1487-92.
3) Baecklund E, et al. Association of chronic inflammation, not its treatment, with increased lymphoma risk in rheumatoid arthritis. Arthritis Rheum 2006; 54: 692-701.
4) Wolfe F, Michaud K. The effect of methotrexate and anti-tumor necrosis factor therapy on the risk of lymphoma in rheumatoid arthritis in 19,562 patients during 89,710 person-years of observation. Arthritis Rheum 2007; 56: 1433-9.
5) Mariette X, et al. Lymphoma in patients treated with anti-TNF: results of the 3-year prospective French RATIO registry. Ann Rhum Dis 2010; 69; 400-8.
6) Weinblatt ME, et al. Safety of abatacept administered intravenously in treatment of rheumatoid arthritis: integrated analyses of up to 8 years of treatment from the abatacept clinical trial program. J Rheumatol 2013; 40: 787-97.
7) Mariette X, et al. Malignancies associated with tumour necrosis factor inhibitors in registries and prospective observational studies: a systematic review and meta-analysis. Ann Rheum Dis 2011; 70: 1895-904.
8) Lopez-Olivo MA, et al. Risk of malignancies in patients with rheumatoid arthritis treated with biologic therapy: a meta-analysis. JAMA 2012; 308: 898-908.
9) Cush JJ, Dao KH. Malignancy risks with biologic therapies. Rheum Dis Clin North Am 2012; 38: 761-70.
10) Rizzi R, et al. Spontaneous remission of "methotrexate-associated lymphoproliferative disorders" after discontinuation of immunosuppressive treatment for autoimmune disease. Review of the literature. Med Oncol 2009; 26: 1-9.

4章 疾患の理解と治療／リンパ腫

AIDS リンパ腫

> **専門医からのアドバイス**
> - AIDS に伴うリンパ腫は進行が速く，節外発生が多い．
> - リンパ腫疑い例では必ず HIV スクリーニングを行い，陽性例では治療導入が遅れないように配慮する．
> - 感染予防を行いつつ，基本的には HIV 陰性者のリンパ腫と同様の化学療法を行う．
> - 抗 HIV 薬の併用に関して，感染症科との連携が重要である．

▶ リンパ腫・骨髄腫
p.226参照

疫学

- HIV 感染者の30〜40％は，経過中に何らかの悪性腫瘍を発症することが知られている．そのなかでも第2位を占める非ホジキンリンパ腫の発症率は HIV 陰性者の60〜200倍，ホジキンリンパ腫については8〜10倍である．
- ART（antiretroviral therapy）導入前は，原発性中枢神経系リンパ腫（primary CNS lymphoma）やバーキットリンパ腫の発症率は1,000倍にも上った．
- 近年，抗 HIV 薬の開発と強力な抗 HIV 療法により，HIV ウイルス量を検出限界以下まで抑え続けることが可能となっており，AIDS 患者の予後は著しく改善している．免疫不全による死亡が減る反面，慢性 C 型肝炎に伴う肝硬変や，リンパ腫に対する治療成績向上が重要課題と考えられている．
- AIDS リンパ腫（AIDS related lymphoma；ARL）は診断時に進行例が多く，予後不良とされてきたが，近年は早期に ART を併用することにより治療成績の向上がみられている．

検査・診断（鑑別診断）

- 筆者の病院で1998〜2008年に診断された ARL 47例の病理組織，臨床病期を❶に示す．
- 発症の形式は HIV 陰性者のものと同様，発熱，体重減少，リンパ節腫脹などが主体であるが，免疫不全に伴うリンパ腫は進行が速いことが知られてい

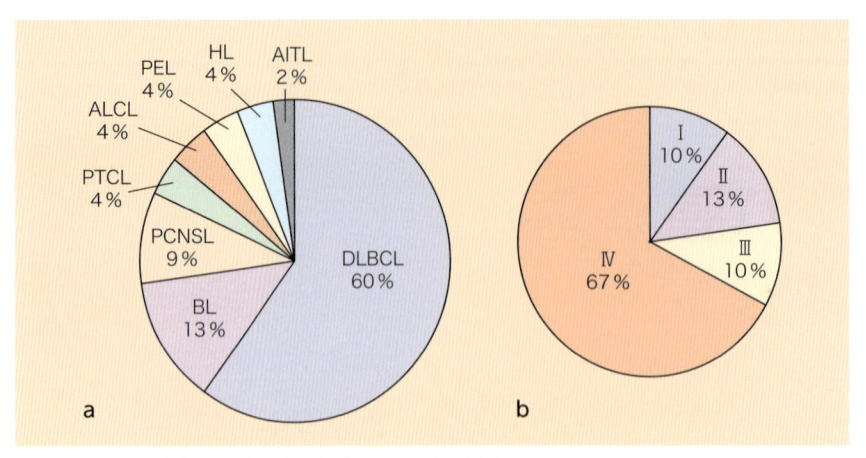

❶ AIDSリンパ腫の病理組織型（a）と病期（b）
DLBCL：びまん性大細胞型B細胞リンパ腫，BL：バーキットリンパ腫，PCNSL：原発性中枢神経系リンパ腫，PTCL：末梢性T細胞リンパ腫，ALCL：未分化大細胞性リンパ腫，PEL：原発性浸出液リンパ腫，HL：ホジキンリンパ腫，AITL：血管免疫芽球性T細胞リンパ腫

る．また節外発生が多く，消化管，中枢神経，肝臓，骨髄に好発する．
- 特に初発時から中枢神経症状（視覚障害や意識障害）を伴う例では，血液脳関門（blood brain barrier；BBB）を通過する薬剤が限定されていることから，治療抵抗性となりやすく予後不良である．
- リンパ腫疑い例のスクリーニングでは，HTLV-1，HIV検査は必須である．
- AIDS患者の大半は男性同性愛者である．HIV感染リスクの高い性生活（男性同性愛者，既知のHIV陽性パートナー，不特定多数との性交渉）のある場合はスクリーニングを急ぎ，リンパ節生検までのステップを極力短縮することが重要である．
- リンパ節生検に際しては，フローサイトメトリー，バーキットリンパ腫疑い例での*MYC/IGH*転座，濾胞性リンパ腫での*BCL2/IGH*転座など，ホルマリンにつけずに提出する検査が診断上有用となることが多いため，事前に血液内科医と病理医と連携体制をつくっておく．
- ただし，結核性リンパ節炎が否定できない場合は，スタッフへの曝露が問題となるため，生検後は直ちにホルマリン固定を行う．画像検査，髄液検査，骨髄検査，クォンティフェロン®などから播種性結核が疑われる症例では，むしろリンパ節生検は行うべきではない．

予後因子

- ARLの発症リスクとしては，CD4数100/μL未満，35歳以上，静脈内薬物常用者，StageⅢ/Ⅳが予後不良因子である．予後は国際予後指標（IPI）とよく相関する．当院での臨床病期ごとの生存曲線を❷に示す．
- ART導入後の治療成績は時代とともに向上し，HIV非感染者における治療成績に類似したものとなってきている．

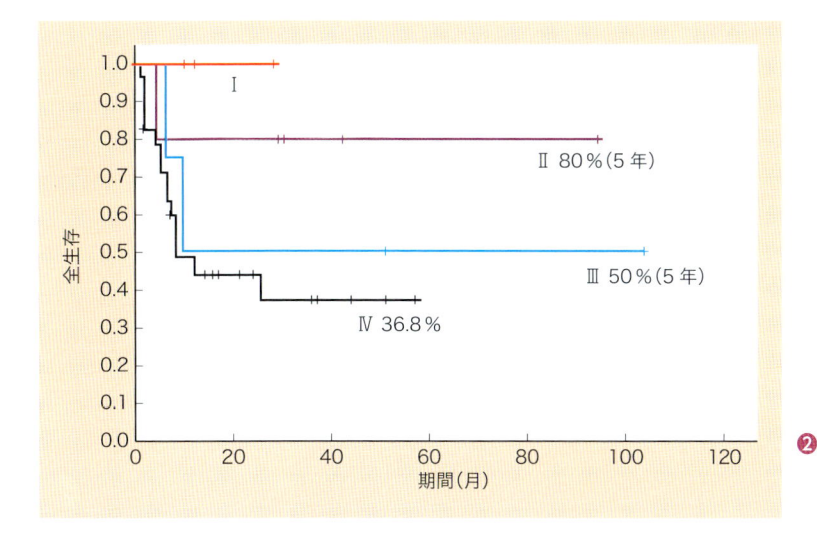

❷ 1998〜2008年に当院で診断されたAIDSリンパ腫の臨床病期別生存曲線

治療

● ガイドラインの現況

- 日本エイズ学会から『HIV関連悪性リンパ腫 治療の手引き（Ver 2.0）』[1]がまとめられている（http://www.jaids.umin.ac.jp/journal/2013/20131501/20131501046057.pdf）.
- 海外のガイドラインでは，NCCN（National Comprehensive Cancer Network）のNon-Hodgkin's Lymphomasの項にAIDS-Related B-Cell Lymphomasが，NCI（National Cancer Institute）にもAIDS-Related Lymphomaの項目がある.

- 原則的にはHIV陰性者のリンパ腫と同じ治療を行うが，ARLにおける留意点をピックアップする.

感染予防

- ARLでは日和見感染の高リスクのため，ST合剤に加えて一般細菌，真菌に対する予防内服を行う.
- 化学療法中にCD4数が$50/\mu L$を切る可能性のある症例では，非結核性抗酸菌症（MAC）予防も行う.

【処方例】
下記のいずれかを用いる.
- ジスロマック®錠（600 mg），2錠，週1回
- クラリス®錠（200 mg），4錠，分2

抗HIV薬（ART）の併用

- ART既施行例では，極力ARTを継続しながら化学療法を併用する.

MEMO

インターネット上の情報ソース：
エイズ治療・研究開発センター http://www.acc.go.jp
厚生労働省HIV感染症及びその合併症の課題を克服する研究班 http://www.haart-support.jp
日本エイズ学会HIV感染症治療委員会 http://hivjp.org

- ART 未導入例では，免疫再構築症候群（immune reconstitution inflammatory syndrome；IRIS）の合併を避けるため，初回化学療法終了後に ART を開始する．
- 現在，ガイドライン上推奨されているのは主にキードラッグ（EFV, ATV＋RTV, DRV＋RTV, RAL）とバックボーン（ABC/3TC, TDF/FTC）の組み合わせである．しかし，EFV による精神神経系の副作用，RTV が CYP3A4 で代謝されることなどを考慮すると，これらの薬剤と化学療法との併用は難しい．化学療法施行時，当院では経験的に以下の組み合わせで ART を施行している．

【処方例】
- ラミブジン（3TC）＋アバカビル（ABC）＋ラルテグラビル（RAL）またはホスアンプレナビル（FPV）

- ART の選択においては，新薬の導入やガイドラインの変更もたびたび行われ，耐性株の誘導の問題もあるため，感染症内科医に定期的にコンサルトできる体制で診療を行うことが望ましい．

中枢神経系再発予防

- アグレッシブ B 細胞リンパ腫に対しては R-CHOP 療法が有効であるが，薬剤が中枢神経系へ移行しないため中枢神経系単独再発がたびたび認められた．
- 当院では，R-CHOP 療法に併用して髄注（MTX＋PSL）を行っている．その分，骨髄抑制は強くなりやすいが，AIDS 患者のびまん性大細胞型 B 細胞リンパ腫（DLBCL）は HIV 非感染者の DLBCL に比べて増殖速度が速いケースが多く，顆粒球コロニー刺激因子（G-CSF）を積極的に使用して relative dose intensity を下げないようにしている．

高度アグレッシブ例に対する治療

- 組織診断が DLBCL であっても，臨床的にバーキットリンパ腫の性質をもつケースが散見される．頸部や腋窩の急速に増大する腫瘍，MYC 陽性例，MIB-1 index が 95％以上の例，初回から中枢神経浸潤を疑う例（侵襲が大きく視神経や脊髄の生検は困難である）などでは R-CHOP 療法や R-EPOCH 療法では強度不足のことが多い．中枢神経系への薬剤移行を考慮した R-Hyper-CVAD/R-MA 交替療法，R-CODOX-M/R-IVAC 交替療法が用いられる．
- R-CHOP 療法施行後の再発例や原発性中枢神経系リンパ腫には，大量化学療法を前処置とした自家末梢血幹細胞移植も治療選択肢となる．

（竹下昌孝）

MEMO
EFV：エファビレンツ，ATV：アタザナビル，RTV：リトナビル，DRV：ダルナビル，RAL：ラルテグラビル，ABC：アバカビル，3TC：ラミブジン，TDF：テノホビル，FTC：エムトリシタビン

MEMO
R-CHOP 療法：リツキシマブ，シクロホスファミド，ドキソルビシン，ビンクリスチン，プレドニゾロン
MTX：メトトレキサート
PSL：プレドニゾロン
R-EPOCH 療法：リツキシマブ，エトポシド，ビンクリスチン，シクロホスファミド，ドキソルビシン，プレドニゾロン
R-Hyper-CVAD/R-MA 交替療法：リツキシマブ，シクロホスファミド，ビンクリスチン，ドキソルビシン，デキサメタゾン/リツキシマブ，メトトレキサート，シタラビン
R-CODOX-M/R-IVAC 交替療法：リツキシマブ，シクロホスファミド，ビンクリスチン，ドキソルビシン，メトトレキサート/リツキシマブ，イホスファミド，エトポシド，シタラビン

文献
1) 味澤 篤ほか．HIV 関連悪性リンパ腫 治療の手引き Ver 2.0．J AIDS Res 2013；15：46-57.

4章 疾患の理解と治療／リンパ腫

小児リンパ腫

専門医からのアドバイス

- 小児リンパ腫の主要な病型に対する標準的な治療は，おおむね整備されている．
- 標準的な治療により，80％以上の小児リンパ腫患者は少なくとも5年以上生存する．
- 抗体，チロシンキナーゼ阻害薬など分子標的治療薬剤の開発が進められている．
- 晩期合併症の評価・対応，および軽減への取り組みは重要な課題である．

疫学・病態・症状

▶ リンパ腫・骨髄腫
p.232参照

- 日本小児血液・がん学会疾患登録における年間登録数は，ホジキンリンパ腫（Hodgkin lymphoma；HL）15〜30例，非ホジキンリンパ腫（non-Hodgkin lymphoma；NHL）110〜140例程度である．
- 小児 NHL の約90％は，バーキットリンパ腫（Burkitt lymphoma；BL），びまん性大細胞型 B 細胞リンパ腫（diffuse large B-cell lymphoma；DLBCL），リンパ芽球性リンパ腫（lymphoblastic lymphoma；LBL），未分化大細胞型リンパ腫（anaplastic large cell lymphoma；ALCL）に分類される．
- 小児リンパ腫は10歳以降の発症が多く，3歳未満には少ない．
- リンパ腫は免疫不全症候群患者が発症する悪性腫瘍として最も頻度が高く，低年齢で発症することも少なくない．

小児 HL

- リンパ節腫大のほか，発熱，体重減少などの全身症状を伴うことがある．
- リンパ節腫大は頸部の頻度が高く，痛みを伴わず，弾力があり，複数のリンパ節が連なって腫大することが特徴である．
- 縦隔病変の頻度が高く10 cm 以上の腫瘤を認めることもある．リンパ節外の病変を認めることもある．

小児 BL

- 高度に進行性で，しばしば急性白血病を含むリンパ節外病変を示す．

- 腹部腫瘤で発症することが多く，他の病変として Waldeyer 咽頭輪，副鼻腔，骨，末梢リンパ節，皮膚，精巣，骨，骨髄，中枢神経があげられる．腸管リンパ節由来の腹部腫瘤は腸重積として発症することもある．

小児 DLBCL
- 臨床像は BL に類似することが多いものの，縦隔病変を認めることがあり，骨髄，中枢神経浸潤の頻度は低い．

小児 LBL
- 免疫表現型により T 細胞性，B 細胞性に分類される．縦隔腫瘤を有する T 細胞性 LBL 例では，胸水，呼吸困難，上大静脈症候群などを伴うこともあり，骨髄，中枢神経に病変を認めることもある．
- 限局病変のみの LBL は，リンパ節，骨，皮下組織などにみられる．
- 骨髄浸潤例では急性リンパ性白血病（acute lymphoblastic leukemia；ALL）との鑑別が問題になる．

小児 ALCL
- 大部分は進行病期であり，しばしば発熱を伴う．リンパ節外病変を認めることが多く，皮膚，骨，軟部組織，肺，肝病変の頻度が高い．消化管や中枢神経浸潤はまれである．
- 血球貪食性リンパ組織球症（hemophagocytic lymphohistiocytosis；HLH）の病態を合併することもある．

予後因子
- 小児 HL の長期生存率は 90〜95％程度で，予後因子として，病期，リンパ節外病変，全身症状（発熱，体重減少など），巨大腫瘤，治療反応性などが報告されている．
- 小児 NHL の長期生存率は 80％以上で，小児 BL，DLBCL の予後因子として病期，腫瘍の切除，および血清 LDH 値など，小児 LBL の予後因子として病期など，小児 ALCL の予後因子として臓器（縦隔，肺，肝臓，脾臓，皮膚）浸潤，病理組織亜型，診断時の骨髄・末梢血中の微小病変，診断時の血清抗 ALK（anaplastic lymphoma kinase）抗体価などが報告されている．

検査・診断（鑑別診断）

- 生検などにより採取された腫瘍組織を用いて病理組織学的に診断する．末梢血，骨髄，胸水，あるいは腹水中に評価可能な割合のリンパ腫細胞を認める場合には，これらを診断材料とすることが可能である．
- 病理診断のための生検は，最低限の侵襲による方法を選択すべきである．
- 巨大縦隔腫瘤を伴う例では，全身麻酔や鎮静に伴い心肺停止を生じる危険を有する．リスクに応じて放射線照射などによる診断前治療を考慮する．
- リンパ腫の病型診断に必要な免疫組織染色，染色体・遺伝子検査などの解析を行うためには，摘出された腫瘍検体を適切に処理，保存しなければならない．

- 小児 HL の病期診断には Ann Arbor 病期分類，小児 NHL の病期診断には St. Jude 病期分類（Murphy 分類）が汎用されている．治療の根拠となる臨床試験における病期診断方法に従うことが原則である．

> **MEMO**
> 2014年12月の時点で，小児リンパ腫における FDG（fluorodeoxyglucose）-PET scan による評価の経験は十分ではない．結果の解釈には慎重な姿勢が求められ，少なくとも FDG-PET scan のみの結果に基づいた病期の変更，治療効果の判定は推奨されない．

治療

●ガイドラインの現況

- 日本小児血液学会（現在の日本小児血液・がん学会）により『小児白血病・リンパ腫の診療ガイドライン（2011年版）』が示されている（http://www.jspho.jp/guideline.html）．
- アメリカの NCI（National Cancer Institute）による Physician Data Query®（PDQ®）に standard treatment option が示されている．

小児 HL
- 病期などにより層別化され，化学療法と低線量病変部放射線照射（low-dose involved-field radiation therapy；LD-IFRT）の併用が標準的である．
- 化学療法レジメン，放射線治療の軽減の試みは，臨床研究により異なる．
- 初期治療に対する反応性良好例に対する治療軽減が試みられている．

小児 BL, DLBCL
- BL，DLBCL を成熟 B 細胞リンパ腫（B-cell NHL；B-NHL）として同一の治療を適用する．
- 多剤併用による短期化学療法が標準的で，NCI による PDQ® には standard treatment option として FAB/LMB96，NHL-BFM95 が提示されている（❶）[1-7]．
- リツキシマブ追加 FAB/LMB96 化学療法の毒性の評価を目的としたパイロット臨床試験において，リツキシマブ追加による毒性の増強は明らかでないこと[8]，小児におけるリツキシマブの薬物動態は成人と類似していることが示された[9]．
- 標準化学療法の開始5日前にリツキシマブを投与する第Ⅱ相ウィンドウ試験において，評価可能な87例のうち，36例にリツキシマブ単剤による効果を認めた．病理組織型による治療反応の差は明らかでなく，骨髄病変における治療反応は腫瘍病変と比較して良好であった[10]．
- 高リスク B-NHL を対象として，FAB/LMB96 化学療法にリツキシマブ追加による3年無イベント生存率の改善の検証を目的としたランダム化国際臨床試験が行われている（EudraCT N°：2010-019224-31）．

小児 LBL
- 多剤併用による ALL 治療と同様の長期化学療法が標準的で，NCI による PDQ® には standard treatment option として NHL-BFM95 が提示されている（❶）．

❶ 小児非ホジキンリンパ腫に対する主な臨床試験におけるリスク分類，治療期間，予後

病型	研究 対象症例数	リスク群	治療期間	無イベント生存率 （観察期間）	文献
成熟B細胞リンパ腫 （バーキットリンパ腫，びまん性大細胞型B細胞リンパ腫）	NHL-BFM95 R1＝48 R2＝233 R3＝82 R4＝142	R1：病変が摘出された病期Ⅰ＋Ⅱ	2コース	94％（3年）	1)
		R2：病変が摘出されていない病期Ⅰ＋Ⅱ 病期ⅢでLDH＜500	プレフェーズ ＋4コース	94％（3年）	
		R3：病期Ⅲで500≦LDH＜1,000 病期ⅣでLDH＜1,000かつ中枢神経浸潤なし	プレフェーズ ＋5コース	85％（3年）	
		R4：病期Ⅲ＋ⅣでLDH≧1,000かつ/または中枢神経浸潤あり	プレフェーズ ＋6コース	81％（3年）	
	FAB/LMB96 Group A＝132 Group B＝762 Group C＝190	A：病変が摘出された病期Ⅰ 腹部病変が摘出された病期Ⅱ	2コース	98％（3年）	2)
		B：病変が摘出されていない病期Ⅰ 腹部病変が摘出された例以外の病期Ⅱ 病期Ⅲ＋Ⅳで骨髄中の芽球≦25％かつ中枢神経浸潤なし	プレフェーズ ＋4コース	90％（4年）	3)
		C：病期Ⅲ＋Ⅳで骨髄中の芽球＞25％かつ/または中枢神経浸潤あり	プレフェーズ ＋8コース	79％（4年）	4)
	JPLSG B-NHL03 Group 1＝17 Group 2＝103 Group 3＝111 Group 4＝90	G1：病変が摘出された病期Ⅰ＋Ⅱ	2コース	97％（4年）	5)
		G2：病変が摘出されていない病期Ⅰ＋Ⅱ	プレフェーズ ＋4コース	97％（4年）	
		G3：病期Ⅲ G3：病期Ⅳで骨髄中の芽球≦25％かつ中枢神経浸潤なし	プレフェーズ ＋6コース	82％（4年）	
		G4：病期Ⅳで骨髄中の芽球＞25％かつ/または中枢神経浸潤あり	プレフェーズ ＋8コース	71％（4年）	
リンパ芽球性リンパ腫	NHL-BFM95 n＝156	病期Ⅲ＋Ⅳ	2年間	82％（5年）	6)
未分化大細胞型リンパ腫	ALCL99-R1 n＝352	標準リスク：皮膚，縦隔，肝臓，脾臓のいずれにも病変なし	プレフェーズ ＋6コース	74％（2年）	7)
		高リスク：皮膚，縦隔，肝臓，脾臓のいずれかに病変あり			

小児ALCL

- B-NHL治療と同様の短期化学療法，LBL治療と同様の長期化学療法のいずれによっても類似した無イベント生存率が報告されている．
- NCIによるPDQ®にはstandard treatment optionとしてAPO，ALCL99が提示されている（❶）．

治療抵抗・再発リンパ腫

- 治療抵抗・再発リンパ腫に対する情報は乏しく，治療は未整備である．一部のHL，ALCLを除き，治療抵抗・再発NHLの予後は著しく不良である．
- CD30に対する抗体-薬物複合体であるブレンツキシマブ ベドチンの第Ⅱ相臨床試験が行われ，再発成人ALCLにおいて55～60％，再発成人HLにおいて32％の完全寛解率が報告された[11,12]．

MEMO

2015年8月の時点では，小児ALCLおよびHLに対するブレンツキシマブ ベドチン，小児ALCLに対するクリゾチニブの安全性，有効性に関する報告は第Ⅰ相臨床試験に限られていることに十分な留意が求められる．

- ALKに対するチロシンキナーゼ阻害薬であるクリゾチニブの小児を対象とした第Ⅰ相臨床試験が行われ，クリゾチニブ280 mg/m^{2}を1日2回投与の忍容性が認められ，9例の再発・増悪ALCL中8例に奏効を認めたことが報告された[13]．

注意点

- 小児リンパ腫の発症・診断・治療開始時には，気道圧迫・狭窄，上大静脈症候群，脊髄圧迫，腫瘍崩壊症候群など緊急対応を要する病態（oncologic emergency）が少なくない．診断確定までの期間，あるいは治療開始早期にこれらの合併症が急速に進行する可能性を十分に想定し，適切な対応の準備が求められる．
- 小児リンパ腫の晩期合併症として二次がん，性腺機能障害などが知られている．長期フォローアップによる晩期合併症の評価・対応，および新たな治療開発による晩期合併症軽減への取り組みは重要な課題である．

（森　鉄也）

文献

1) Woessmann W, et al. The impact of the methotrexate administration schedule and dose in the treatment of children and adolescents with B-cell neoplasms: a report of the BFM Group Study NHL-BFM95. Blood 2005; 105: 948-58.
2) Gerrard M, et al. Excellent survival following two courses of COPAD chemotherapy in children and adolescents with resected localized B-cell non-Hodgkin's lymphoma: results of the FAB/LMB 96 international study. Br J Haematol 2008; 141: 840-7.
3) Patte C, et al. Results of the randomized international FAB/LMB96 trial for intermediate risk B-cell non-Hodgkin lymphoma in children and adolescents: it is possible to reduce treatment for the early responding patients. Blood 2007; 109: 2773-80.
4) Cairo MS, et al. Results of a randomized international study of high-risk central nervous system B non-Hodgkin lymphoma and B acute lymphoblastic leukemia in children and adolescents. Blood 2007; 109: 2736-43.
5) Tsurusawa M, et al. Improved treatment results of children with B-cell non-Hodgkin lymphoma: a report from the Japanese Pediatric Leukemia/Lymphoma Study Group B-NHL03 study. Pediatr Blood Cancer 2014; 61: 1215-21.
6) Burkhardt B, et al. Impact of cranial radiotherapy on central nervous system prophylaxis in children and adolescents with central nervous system-negative stage III or IV lymphoblastic lymphoma. J Clin Oncol 2006; 24: 491-9.
7) Brugières L, et al. Impact of the methotrexate administration dose on the need for intrathecal treatment in children and adolescents with anaplastic large-cell lymphoma: results of a randomized trial of the EICNHL Group. J Clin Oncol 2009; 27: 897-903.
8) Goldman S, et al. Rituximab and FAB/LMB 96 chemotherapy in children with Stage III/IV B-cell non-Hodgkin lymphoma: a Children's Oncology Group report. Leukemia 2013; 27: 1174-7.
9) Barth MJ, et al. Rituximab pharmacokinetics in children and adolescents with de novo intermediate and advanced mature B-cell lymphoma/leukaemia: a Children's Oncology Group report. Br J Haematol 2013; 162: 678-83.
10) Meinhardt A, et al. Phase II window study on rituximab in newly diagnosed pediatric mature B-cell non-Hodgkin's lymphoma and Burkitt leukemia. J Clin Oncol 2010; 28: 3115-21.
11) Pro B, et al. Brentuximab vedotin (SGN-35) in patients with relapsed or refractory systemic anaplastic large-cell lymphoma: results of a phase II study. J Clin Oncol 2012; 30: 2190-6.
12) Younes A, et al. Results of a pivotal phase II study of brentuximab vedotin for patients with relapsed or refractory Hodgkin's lymphoma. J Clin Oncol 2012; 30: 2183-9.
13) Mossé YP, et al. Safety and activity of crizotinib for paediatric patients with refractory solid tumours or anaplastic large-cell lymphoma: a Children's Oncology Group phase 1 consortium study. Lancet Oncol 2013; 14: 472-80.

4章

疾患の理解と治療

骨髄腫

骨髄腫とは

> **専門医からのアドバイス**
> - 多発性骨髄腫は，単クローン性免疫グロブリン（M蛋白）の産生を特徴とする形質細胞の腫瘍である．
> - 骨髄腫細胞と骨髄間質細胞との相互作用により，種々のサイトカインやケモカインが産生され，多彩な臨床症状や臓器障害を呈する．
> - 病型診断や治療法の決定は，M蛋白量や骨髄の病理所見に加え，臨床病態を参考にして行う．
> - 血中M蛋白を認めないBence Jones型や非分泌型も存在するため，積極的に骨髄検査を行うことが大切である．

▶ リンパ腫・骨髄腫
第4章参照

総論

- 骨髄腫は，中高年以降に発症し，高齢になるに従って患者数は増加する．全悪性腫瘍の約1％，造血器腫瘍の約10％程度を占める．
- 初診時の症候としては，持続的な腰背部痛，高度の骨粗鬆症，病的骨折などの骨症状が約7割と最も多い．そのほかには，貧血による倦怠感や食欲不振などの非特異的症状が多い．
- MGUS（monoclonal gammopathy of undetermined significance；意義不明の単クローン性ガンマグロブリン血症）から多発性骨髄腫（multiple myeloma），形質細胞白血病（plasma cell leukemia）に至るまで一連の形質細胞腫瘍としてとらえられており，多段階発がんモデルが提唱されている（❶）[1]．
- MGUSの段階ではM蛋白量は微量で病勢進行は認めないが，すでに多発性骨髄腫と共通した一次性の染色体異常やcyclin D1, D2, D3遺伝子の高発現などの異常をきたしている．さらに，RASやFGFR3などの二次性の染色体・遺伝子異常が付加されると腫瘍性増殖は進行し，骨髄微小環境においても破骨細胞の活性化による骨吸収や血管新生の亢進など，多発性骨髄腫としての病態が形成される．また，MYCやTP53などが高発現すると腫瘍は骨髄外進展をきたすようになり，形質細胞白血病（白血化）に至る．

病型	MGUS	多発性骨髄腫 髄内病変	多発性骨髄腫 髄外進展	形質細胞白血病
染色体異常	├─ 高二倍体（50％の症例）──────────────────→ 　　　　　├─ 二次性転座 ────────────────→ ├─ 非高二倍体（50％の症例）─────────────────→
分子生物学的変化	├─ cyclin D1, D2, D3 の高発現 ─────────────→ 　　　　├─ RAS, FGFR3 の活性型変異 ──────────→ 　　　　　　├─ MYC 発現異常, TP53 変異 ──→
骨髄微小環境	骨吸収 血管新生

❶ 多発性骨髄腫の進展と多段階発がん

MGUS：monoclonal gammopathy of undetermined significance
(Palumbo A, et al. N Engl J Med 2011[1] より)

診断基準

- 形質細胞腫瘍の病型分類と診断は，国際骨髄腫ワーキンググループ（International Myeloma Working Group：IMWG）の基準に従う[2]．M 蛋白，骨髄の形質細胞，骨髄腫に関連した臓器障害，腫瘍形成，末梢血の形質細胞の臨床所見を参考とする（❷）．
- 最近，くすぶり型骨髄腫における症候性骨髄腫への進行のリスクが検討され，新たな基準が提唱された[3,4]．

M 蛋白

- 血清・尿の蛋白分画により M 蛋白の存在を確認する．次に免疫固定法を行い，単クローン性免疫グロブリンの H 鎖クラス（IgG, IgA, IgM）と L 鎖タイプ（κ, λ）を同定する．
- 血中 M 蛋白が確認できない場合には，L 鎖のみの Bence Jones 型，IgD 型，きわめてまれな IgE 型や非分泌型の可能性を考え，血清遊離軽鎖（free light chain：FLC）とともに IgD, IgE を測定する．
- 通常，M 蛋白以外の正常免疫グロブリンは抑制され，低値をとることが多い．
- リンパ腫や膠原病，感染症などの疾患でも少量の M 蛋白を認める場合があり，骨髄検査により形質細胞の腫瘍性増殖の有無を確認することが必要である．

形質細胞の単クローン性（腫瘍性）増加

- 骨髄穿刺を行い，形質細胞の比率と単クローン性増加を確認する．
- 骨または骨外性（髄外）の腫瘍形成があれば生検を行う．

❷ 骨髄腫関連疾患の病型分類（IMWG）

病型	M蛋白 血清 , 尿	骨髄の形質細胞	骨髄腫関連臓器障害	腫瘤形成	末梢血の形質細胞
MGUS	＜3 g/dL, ＜0.5 g/日	＜10％	－	－	－
くすぶり型骨髄腫	≧3 g/dL, ≧0.5 g/日	10〜60％	－	－	－
症候性骨髄腫	＋	≧10％	＋	＋/－	－
非分泌型骨髄腫	－	≧10％	＋	＋/－	－
骨孤立性形質細胞腫	＋/－	－	－	骨1か所	－
骨外性（髄外）形質細胞腫	＋/－	－	－	骨髄外	－
形質細胞白血病	＋/－	＋	＋/－	＋/－	＋

IMWG：International Myeloma Working Group
(International Myeloma Working Group. Br J Haematol 2003[2]／Rajkumar SV, et al. Lancet Oncol 2014[3]／Kyle RA, et al. Lancet Haematol 2014[4] より作成)

- 単クローン性の診断は，免疫組織染色またはフローサイトメトリーによる細胞内免疫グロブリン κ/λ 鎖の偏りに基づく．

骨髄腫関連の臓器障害

- 骨髄腫関連の臓器障害（myeloma-defining event；MDE）を評価する．1つ以上の項目を有する場合に症候性骨髄腫と診断し，治療適応と判断する．
- 代表的な臓器障害は hyperCalcemia（高カルシウム血症），Renal insufficiency（腎不全），Anemia（貧血），Bone lesions（骨病変）であり，頭文字をとって CRAB と称される．

① 血清カルシウム（Ca）値：＞11 mg/dL または正常上限より＞1 mg/dL 増加．低アルブミン血症があれば補正する．

　　補正 Ca ＝血清 Ca＋4－血清アルブミン値

高カルシウム血症は骨病変局所での骨吸収亢進によるもので，口渇や食欲不振，便秘，多尿による脱水などを認める．治療は，生食による脱水補正，利尿薬，ステロイド，エルカトニン（エルシトニン®）のほか，ゾレドロン酸や抗 RANKL（receptor activator of NF-κB ligand）抗体を投与する．

② 腎障害：クレアチニンクリアランス＜40 mL/分または血清クレアチニン＞2 mg/dL．腎障害の原因は Bence Jones 蛋白の沈着による尿細管障害（light chain cast nephropathy，いわゆる骨髄腫腎），高カルシウム血症，薬剤性などである．尿蛋白の成分がアルブミン主体である場合は，AL アミロイドーシスや H 鎖または L 鎖沈着病による糸球体障害を疑い，腎生検を考慮する．

③ 貧血：Hb＜10 g/dL または正常下限より＞2 g/dL 低下．骨髄腫患者の約半数で診断時に Hb＜10 g/dL の貧血を認める．貧血を契機に診断に至る場合も多い．骨髄腫細胞による赤芽球系細胞のアポトーシス誘導が原因と考えられており，正球性正色素性貧血を呈する．

④ 溶骨性病変：骨髄腫細胞が産生する骨芽細胞抑制因子（DKK1, sFRP2）

❸ 多発性骨髄腫の病期分類

病期	Durie & Salmon 病期分類	国際病期分類（ISS）
Ⅰ期	以下の項目のすべてを満たす 1. Hb 値＞10 g/dL 2. 血清 Ca 値：正常（＜12 mg/dL） 3. 骨 X 線像：正常（スケール0）または孤立性形質細胞腫 4. M 蛋白低値： 　IgG＜5 g/dL，IgA＜3 g/dL，尿中 BJP＜4 g/日	血清 β_2-MG 値＜3.5 mg/L かつ 血清 Alb 値≧3.5 g/dL
Ⅱ期	病期ⅠまたはⅢ以外	病期ⅠまたはⅢ以外
Ⅲ期	以下の項目を1つ以上満たす 1. Hb 値＜8.5 g/dL 2. 血清 Ca 値＞12 mg/dL 3. 進行した骨破壊（スケール3） 4. M 蛋白高値： 　IgG＞7 g/dL，IgA＞5 g/dL，尿中 BJP＞12 g/日	血清 β_2-MG 値≧5.5 mg/L
亜分類	A：腎機能は比較的正常（血清 Cr 値＜2 mg/dL） B：腎機能障害あり（血清 Cr 値≧2 mg/dL）	

BJP：Bence Jones 蛋白，β_2-MG：β_2 ミクログロブリン，Alb：アルブミン，Cr：クレアチニン
（Durie BG, et al. Cancer 1975[5]／Greipp PR, et al. J Clin Oncol 2005[6] より作成）

や破骨細胞分化因子（RANKL）により，骨吸収は亢進し骨形成は抑制される．典型例では単純 X 線検査による punched-out lesion を認める．骨病変の検出のためには，全身 CT や PET/CT も活用する．

- 骨髄腫関連の臓器障害を認めない例は，くすぶり型骨髄腫と診断されていたが，以下の所見を有する例は症候性骨髄腫への進行の高リスク群と考えられ（biomarker of malignancy），症候性骨髄腫と判断する[3]．
  ① 骨髄単クローン性形質細胞の割合≧60％
  ② 血清 FLC 比≧100 または≦0.01
  ③ MRI による複数の局所病変

病期

- Durie & Salmon 病期分類[5]と国際病期分類（International Staging System；ISS)[6] が用いられている（❸）.

Durie & Salmon 病期分類
- 1975年に最初に発表された分類で，腫瘍量の反映を目的とした．
- Hb 値，血清 Ca 値，骨病変の進行度，M 蛋白量の4項目に基づき，Ⅰ期からⅢ期に分類する．さらに血清クレアチニン値により A または B に亜分類する．
- 臓器障害のないくすぶり型骨髄腫は病期ⅠAに，症候性骨髄腫はⅡ・Ⅲ期に相当する．

国際病期分類（ISS）
- 2005年，全世界の多数例の予後に関する多変量解析に基づき作成された分類である．

ISS	I	II	III
FISH 異常なし	低リスク	低リスク	標準リスク
FISH 異常あり	標準リスク	高リスク	高リスク

FISH 異常：t(4;14) または del(17p)　　　　　　　　　　　　　　　　　　　$n=2,642$

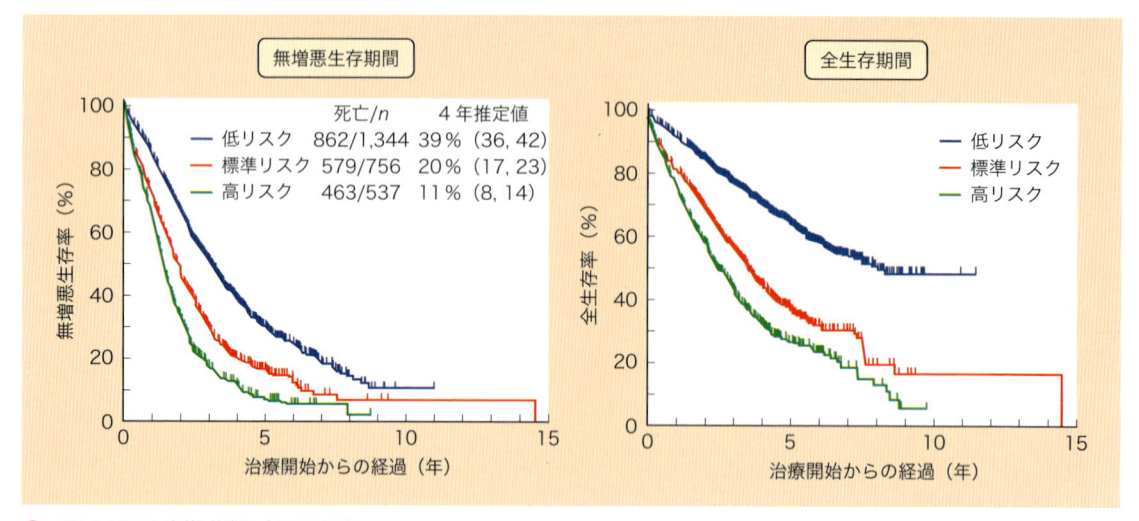

❹ ISS＋FISH 病期分類（IMWG）
（Avet-Loiseau H, et al. Leukemia 2013[7] より）

- 血清アルブミン値と β_2 ミクログロブリン値を指標とする．
- 生存期間中央値は，I期62か月，II期44か月，III期29か月であった．
- 新規薬剤による予後の改善により，今後修正される可能性がある．

予後因子

- 最も重要な予後因子は染色体・遺伝子異常である．
- 骨髄腫細胞は分裂像が得られにくいため，FISH 検査が推奨される．
- 免疫グロブリン H 鎖遺伝子が存在する14番染色体の転座が多く認められ，転座先のがん遺伝子が脱制御される．
- del(17p) は骨髄腫の進展に関与する二次性の染色体異常で，予後不良である．
- 2013年，ISS 病期分類に FISH 異常を組み入れた ISS＋FISH 病期分類が提唱された[7]．t(4;14) または del(17p) 異常を認める例は予後不良であり，ISS 病期に加えることにより，新たな3群が同定された（❹）．4年間の無増悪生存率および全生存率は，低リスク群で39％と71％，標準リスク群で20％と45％，高リスク群で11％と33％であり，比較的予後良好な低リスク群が抽出された．
- その他の因子として，わが国では H 鎖では IgG 型が，L 鎖では κ 型が予後良好である．

- LDH高値やCRP高値の例は予後不良である．高カルシウム血症は溶骨性病変や骨吸収の亢進と関連しており，予後不良因子である．

(森　敬子，尾崎修治)

文献

1) Palumbo A, Anderson K. Multiple myeloma. N Engl J Med 2011; 364: 1046-60.
2) International Myeloma Working Group. Criteria for the classification of monoclonal gammopathies, multiple myeloma and related disorders: a report of the International Myeloma Working Group. Br J Haematol 2003; 121: 749-57.
3) Rajkumar SV, et al. International Myeloma Working Group updated criteria for the diagnosis of multiple myeloma. Lancet Oncol 2014; 15: e538-48.
4) Kyle RA, et al. Clinical course of light-chain smouldering multiple myeloma (idiopathic Bence Jones proteinuria): a retrospective cohort study. Lancet Haematol 2014; 1: e28-36.
5) Durie BG, Salmon SE. A clinical staging system for multiple myeloma. Correlation of measured myeloma cell mass with presenting clinical features, response to treatment, and survival. Cancer 1975; 36: 842-54.
6) Greipp PR, et al. International staging system for multiple myeloma. J Clin Oncol 2005; 23: 3412-20.
7) Avet-Loiseau H, et al. Combining fluorescent *in situ* hybridization data with ISS staging improves risk assessment in myeloma: an International Myeloma Working Group collaborative project. Leukemia 2013; 27: 711-7.

4章 疾患の理解と治療／骨髄腫

多発性骨髄腫

> **専門医からのアドバイス**
>
> ▶ 多発性骨髄腫（MM）は，骨髄における形質細胞の腫瘍性増殖が生じ，CRAB（C：カルシウム上昇，R：腎機能障害，A：貧血，B：骨病変）などの症状を呈する．
> ▶ 免疫調節薬やプロテアソーム阻害薬などの新規薬剤で高い奏効率が得られ，従来の生存期間の1.5倍以上の延長が認められるようになった．
> ▶ その一方で，いずれは治療抵抗性になることから，同種造血幹細胞移植以外に治療は依然困難と考えられている．
> ▶ 今後さまざまな機序の新規薬剤が臨床応用されることが予想され，さらなる効果が期待されている．

疫学・病態・症状

- 多発性骨髄腫（multiple myeloma；MM）は，骨髄における形質細胞の腫瘍性増殖がその主たる病態である．
- 全造血器腫瘍の約10％を占める．
- 年齢とともに発症頻度は増加し，特に65歳以降の高齢者に好発する．
- 性別は男性に若干多い傾向にある．
- 人種間の発症頻度に差があり，アジア人の発症率は人口10万人あたり3.3人と報告されている．
- 骨髄での間質細胞や骨芽細胞を含めた微小環境と複雑な相互作用を受け，B細胞から形質細胞に成熟する間に多段階にわたる変異が生じ，MGUS（monoclonal gammopathy of undetermined significance；意義不明の単クローン性ガンマグロブリン血症）を経て症候性となり発症に至る*．
- 最も多い初発症状は骨融解に伴う腰痛，病的骨折であり，新規患者の約80％に出現する．
- 髄外腫瘤形成を有する症例もまれではなく，特に脊椎に生じた腫瘤は脊髄圧排をもたらし早急に治療を開始しないと不可逆的な神経障害をきたす．
- 臨床症状としてCRABが重要である．
- M蛋白による過粘稠度症候群を呈すると，頭痛，出血傾向，意識障害などが出現する．

▶ **リンパ腫・骨髄腫**
第5章参照

*骨髄腫の進展過程については，本書「骨髄腫とは」の項（p.450）を参照

MEMO
CRAB：C；カルシウム（calcium）上昇，R；腎機能障害（renal impairment），A；貧血（anemia），B；骨病変（bone lesion）．

- 長期の経過によりアミロイドーシスを合併することがあり（AL型），心不全，ネフローゼ，手根管症候群，巨舌などをきたす．

検査・診断（鑑別診断）

- IgG，IgA，IgD型では血清総蛋白上昇，アルブミン低下を認めるが，BJP型では他の免疫グロブリン産生が減少し，血清総蛋白は低下することに注意を要する．
- 血清免疫電気泳動によりM蛋白を確認するが，BJP型では尿に排泄されることから尿の免疫電気泳動も併せて必ず行う．
- 可能な限り尿検査は24時間蓄尿を行い，1日蛋白量に尿の蛋白分画におけるM蛋白比率を掛け合わすことでM蛋白を定量化する．
- M蛋白を産生しない非分泌型の診断には，血清遊離軽鎖（FLC）の測定が診断の補助となる．
- 骨病変，髄外病変の検索は重要であり，単純X線では描出できない病変を，MRI，CT，PET/CTなどで捕捉することもまた重要である．

＊診断基準，病期，予後因子などは本書「骨髄腫とは」の項（p.450）を参照

治療

● ガイドラインの現況

- 日本におけるMMに対する推奨治療は，日本血液学会による『造血器腫瘍診療ガイドライン（2013年版）』[1]や，日本骨髄腫学会による『多発性骨髄腫の診療指針（第3版）』がある．
- 海外のガイドラインでは，アメリカのNCCN（National Comprehensive Cancer Network）やIMWG（Internatinal Myeloma Working Group）によるガイドラインなどが存在する．
- 治療の層別化を組み込んだ治療ガイドラインにはmSMART（Mayo Stratification of Myeloma And Risk-adapted Therapy）がある．

新規薬剤（❶）

- これまでの治療は，症状や腫瘍量に合わせてMP療法やデキサメタゾン（DEX）などの薬剤を適宜投与するwatchful treatmentが一般的であったが，1999年に血管新生抑制作用に着目して臨床応用されたサリドマイド（THAL）が，従来治療と比較し有意に良好な奏効率を示したことから治療戦略が一変した．
- MM細胞ではNK-κBの活性が異常亢進していることが知られており，細胞増殖，細胞周期短縮，細胞接着亢進，サイトカイン産生刺激物質の活性化，抗アポトーシス蛋白の活性化が生じて腫瘍発症に関与する．NK-κBの活性にはプロテアソームが重要な働きをしている．プロテアソームは蛋白質

MEMO

MP療法：メルファラン，プレドニゾロン

❶ 新規薬剤の比較

構造			
名前	サリドマイド	レナリドミド	ボルテゾミブ
構造式	$C_{13}H_{10}N_2O_4$	$C_{13}H_{13}N_3O_3$	$C_{19}H_{25}BN_4O_4$
分子量	258.23	268.27	384.24
代謝	主に血中	主に腎臓	主に肝臓
有害事象 血液毒性	○	◎	△
有害事象 非血液毒性	血栓症，末梢神経障害，便秘，眠気，全身倦怠感	血栓症，感染症，全身倦怠感，二次性発がん	末梢神経障害，ヘルペス感染症，便秘，下痢
腎障害時投与量	不要	腎機能により減量	不要

の分解を行うことで細胞周期や細胞接着，細胞内刺激伝達，アポトーシスなどの重要な制御を行っている蛋白分解酵素であるが，新規薬剤のボルテゾミブ（BOR）はこのプロテアソームのβ1およびβ5サブユニットに可逆的に結合し，NF-κB活性を抑制すると同時に，蛋白分解に異常をもたらすことで細胞にストレスを与えてMM細胞のアポトーシスを誘導させる[2]．

- THALの誘導体としてレナリドミド（LEN）およびポマリドミドが開発され，臨床応用されている．抗腫瘍効果以外にも免疫機序への関与や血管新生阻害など多岐にわたることから，これらの薬剤を総称して免疫調節薬（immunomodulatory drugs；IMiDs）と呼んでいる[3]．
- 近年の研究で，半田らによりIMiDsの結合部位はセレブロンという蛋白質であることが判明し，薬理作用のみならず，さまざまな副作用にも関与していることが示唆されている．
- これらの新規薬剤は奏効率の改善だけではなく，これまで3～5年と考えられていた全生存期間（overall survival；OS）を1.5倍以上に延長させた．
- 奏効率とOSとの間には相関関係があり，治療内容にかかわらず，完全寛解（complete response；CR），最良部分寛解（very good partial response；VGPR），部分寛解（partial response；PR），安定（stable disease；SD）の反応性により予後が異なる．これは75歳以上の患者層においても同様の結果であった[4]（❷）．
- 新規薬剤による導入療法後に自家造血幹細胞移植（autologous hematopoietic stem cell transplantation；auto-HSCT）や地固め療法を組み込むことによって，CRより深いstringent CR（sCR）やmolecular CR（mCR）まで到達することが可能となった．
- ただし，奏効率では従来治療と比較し新規薬剤治療が優れている一方で，OSに関しては有意差を認めない試験も多く存在する．観察期間が短いこと

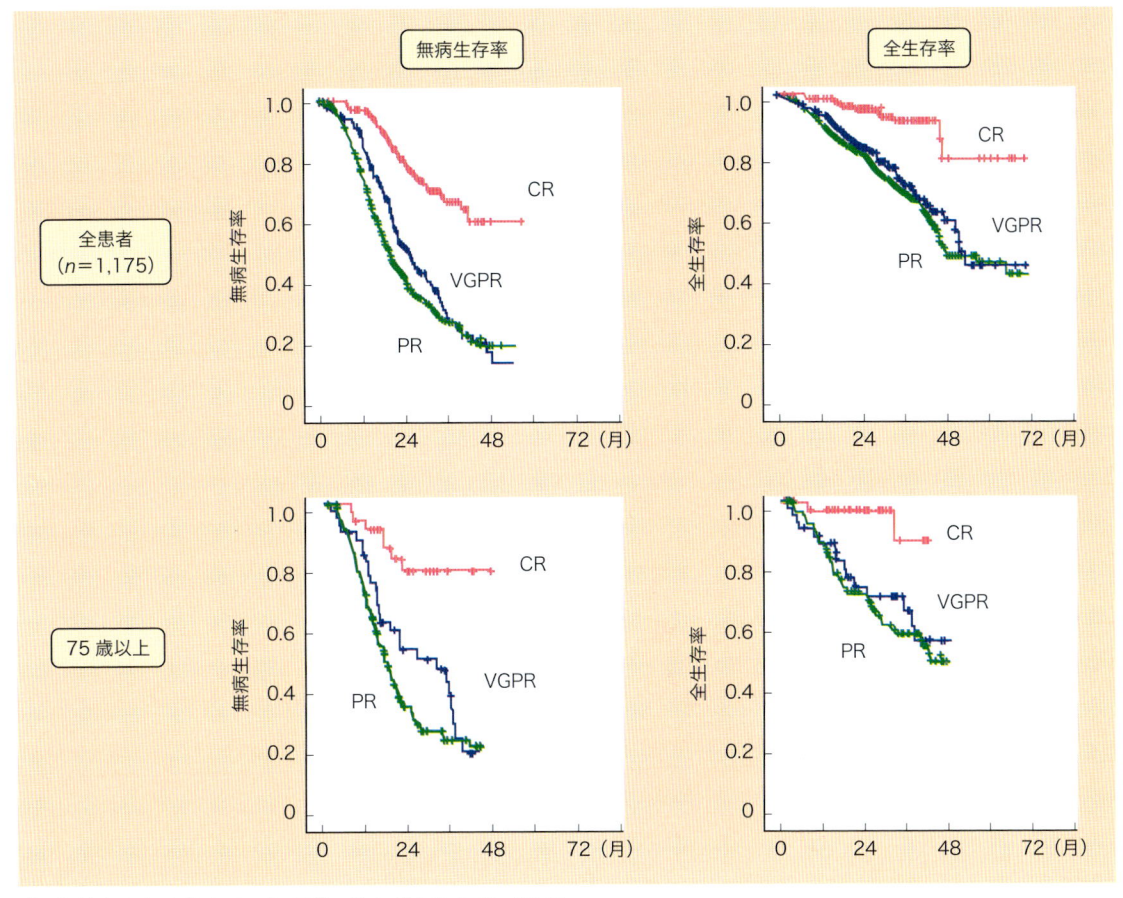

❷ 奏効率と無病生存率（DFS）および全生存率（OS）
1,175症例における初回治療反応性におけるDFSおよびOSは，全患者および75歳以上においても，完全寛解（CR）を示した患者群が最良部分寛解（VGPR）群および部分寛解（PR）群と比較し良好な成績を示した．
（Gay F, et al. Blood 2011[4]）より）

や，新規薬剤群において有害事象（adverse event：AE）による治療中止率が高いことなどの理由以外に，従来治療群では再燃時に新規薬剤が開始されることにより成績が追いついてしまうことによるものと考えられている．

初発移植適応症例

- 移植適応の初発MM患者においては，導入療法は新規薬剤を含む2剤，もしくは3剤併用療法，さらにその後auto-HSCTを行うことを推奨している．従来療法もまた初回治療として併記されているのが特徴である[1]（❸）．
- 新規薬剤は，単剤よりも特にDEXとの相乗効果が認められていることから，新規薬剤＋DEXの2剤，もしくはさらに他の抗がん剤を加えた3剤，もしくは4剤併用療法が行われ，高い奏効率が得られている[5]．
- 2剤による検討では，BD療法とVAD療法による無作為比較試験がIFM 2005-01試験にて行われ，auto-HSCT前後における奏効率はいずれも前者が有意に優れており，near CR（nCR）以上の割合は移植後それぞれ35％と18.4％を示し，また3年OSにおいても有意に良好であった．一方，LEN＋

MEMO

BD療法：ボルテゾミブ，デキサメタゾン
VAD療法：ビンクリスチン，ドキソルビシン，デキサメタゾン

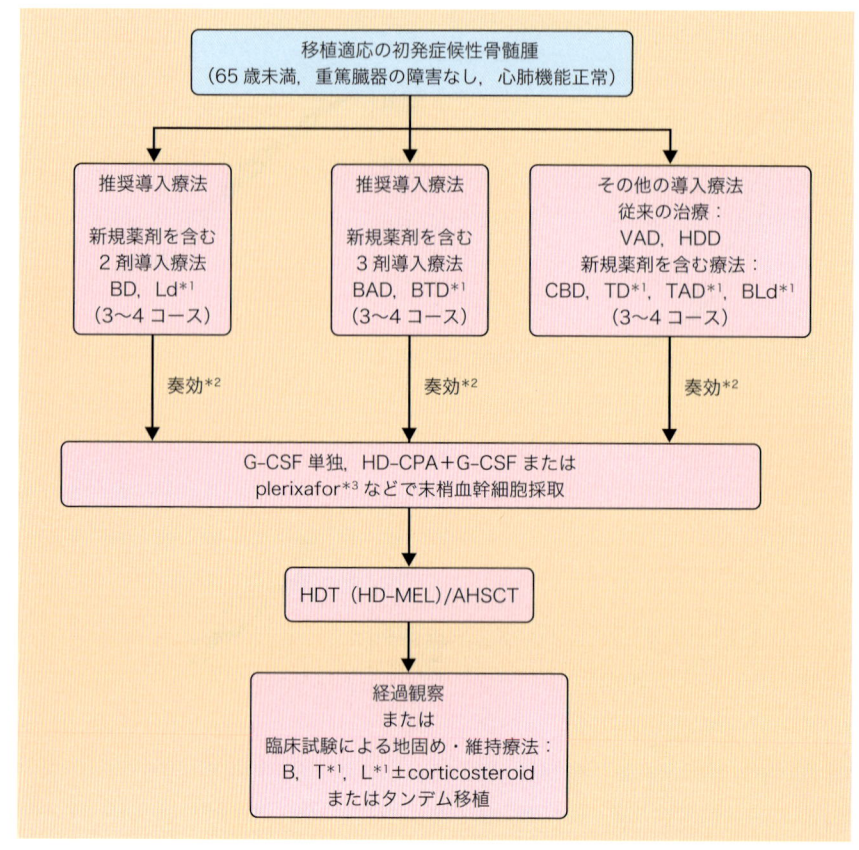

```
┌─────────────────────────────────────┐
│   移植適応の初発症候性骨髄腫         │
│ (65歳未満,重篤臓器の障害なし,心肺機能正常) │
└─────────────────────────────────────┘
        │           │           │
        ▼           ▼           ▼
┌──────────┐ ┌──────────┐ ┌──────────┐
│推奨導入療法│ │推奨導入療法│ │その他の導入療法│
│新規薬剤を含む│ │新規薬剤を含む│ │従来の治療: │
│2剤導入療法 │ │3剤導入療法 │ │VAD, HDD   │
│BD, Ld*1   │ │BAD, BTD*1 │ │新規薬剤を含む療法:│
│(3～4コース)│ │(3～4コース)│ │CBD, TD*1, TAD*1, BLd*1│
│           │ │           │ │(3～4コース)│
└──────────┘ └──────────┘ └──────────┘
     │奏効*2      │奏効*2      │奏効*2
     ▼           ▼           ▼
┌─────────────────────────────────────┐
│ G-CSF単独, HD-CPA+G-CSFまたは       │
│ plerixafor*3 などで末梢血幹細胞採取  │
└─────────────────────────────────────┘
              │
              ▼
┌─────────────────────────────────────┐
│      HDT (HD-MEL)/AHSCT              │
└─────────────────────────────────────┘
              │
              ▼
┌─────────────────────────────────────┐
│            経過観察                  │
│             または                   │
│   臨床試験による地固め・維持療法:    │
│     B, T*1, L*1±corticosteroid       │
│         またはタンデム移植           │
└─────────────────────────────────────┘
```

❸ 移植適応の初発症候性骨髄腫における治療ガイドライン

本文を参照のこと.
*1 国内保険適用外.
*2 導入療法にて非奏効の場合は,導入療法の変更,あるいは再発・難治例に対する治療を選択.
*3 国内未承認.
M(MEL):メルファラン,P:プレドニゾロン,B:ボルテゾミブ,T:サリドマイド,L:レナリドミド,C(CPA):シクロホスファミド,V:ビンクリスチン,A:ドキソルビシン,D:デキサメタゾン,HDD:高用量デキサメタゾン,d:低用量デキサメタゾン,HDT:高用量治療,AHSCT:自家造血幹細胞移植
(日本血液学会,編.造血器腫瘍診療ガイドライン 2013年版.2013[1]より)

DEXの検討はSWOG-S0232で行われ,中間解析において1年無増悪生存期間(progression-free survival;PFS)が対象群のDEXより良好であった(77% vs 55%).

- 3剤以上による寛解導入療法では,HOVON-65/GMMG-HD4試験において,PAD-auto-HSCT-BOR維持療法 vs VAD-auto-HSCT-THAL維持療法の比較が行われ,奏効率はいずれの時点においても前者が優れていたが,OSでは有意差を認めなかった[6].
- 現時点でわが国における初発患者に対して適応がある新規薬剤はBORであるため,日本血液学会の造血器腫瘍診療ガイドラインではそれ以外の新規薬剤における推奨治療にはコメントが付帯している(❸,❹).
- CRより深いsCRやmCRを求めて,新規薬剤同士を組み合わせた治療や,auto-HSCT後に新規薬剤による地固め療法を追加する方法などが模索されている.
- MMにおける予後不良因子にはdel(17p), t(14;16), t(14;20)などの染色体異常などが知られており,新規薬剤がこれらの予後不良因子を改善させることも示唆されている.その結果を踏まえ,従来のリスク分類の改訂が行われていると同時に,リスク別に治療目標や治療方法を設定する治療戦略も模索されている.Mayoクリニックが提唱する層別化治療はmSMARTとして知ら

MEMO

PAD療法:ボルテゾミブ,ドキソルビシン,デキサメタゾン

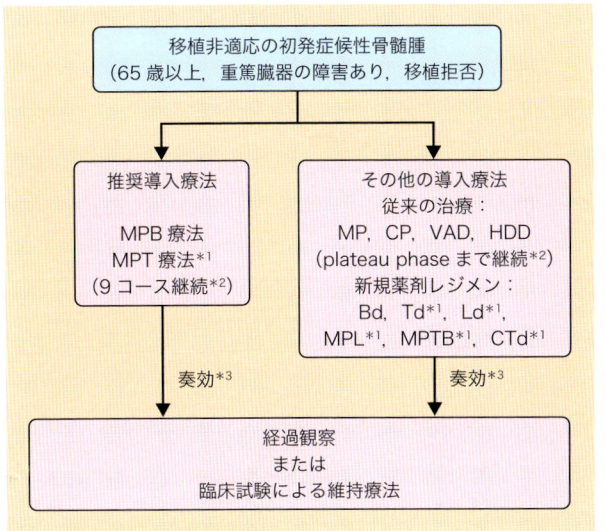

❹ 移植非適応の初発症候性骨髄腫における治療ガイドライン

```
移植非適応の初発症候性骨髄腫
（65歳以上，重篤臓器の障害あり，移植拒否）
         │
    ┌────┴────┐
推奨導入療法   その他の導入療法
MPB療法      従来の治療：
MPT療法*1    MP，CP，VAD，HDD
（9コース継続*2） （plateau phaseまで継続*2）
             新規薬剤レジメン：
             Bd，Td*1，Ld*1，
             MPL*1，MPTB*1，CTd*1
    │奏効*3      │奏効*3
    └────┬────┘
      経過観察
       または
    臨床試験による維持療法
```

本文を参照のこと．
*1 国内保険適用外．
*2 従来の化学療法はプラトーまで継続して終了するが，新規薬剤レジメンでは至適投与期間に関するエビデンスはない．
*3 導入療法にて非奏効の場合は，導入療法の変更，あるいは再発・難治例に対する治療を選択．
B：間質性肺炎，重篤な末梢神経障害を有する場合は不適．
L：血栓症や進行性の腎障害を有する場合は不適．
T：血栓症や重篤な末梢神経障害を有する場合は不適．
（日本血液学会，編．造血器腫瘍診療ガイドライン　2013年版．2013[1]より）

れており，3つのリスク別に異なる治療方法を提唱している．
- 新規薬剤にて深い寛解を得ても治癒は困難であることから，治癒が見込める同種造血幹細胞移植は若年者にとって重要な治療戦略の一つである．ただし，移植関連死亡，移植片対宿主病（GVHD），感染症などにより高い死亡率を示し，auto-HSCTに引き続きミニ移植を行う治療戦略などが検討されている．現時点ではauto-HSCTに対して有意性を認めないことから，難治例や予後不良症例などに考慮することが一般的である[7]．
- また，auto-HSCTにおいては，1回行うsingleと2回行うtandemの2つの方法があるが，導入療法でVGPR以上を示した患者ではauto-HSCTの上乗せ効果が少ないことが判明している．残存腫瘍量によって有効性が異なるものと考えられている．

初発移植非適応症例

- MMにおける移植非適応症例の割合は約70%前後と推定されており，実臨床における治療の主体はこの群である．MP＋新規薬剤 vs MPにおける比較試験が積極的に検証されている．前者が良好な成績を示したことから，この群における導入療法の推奨治療となっている[1]（❹）．
- MPT療法とMP療法との比較では，奏効率およびPFSにおいてMPT群が有意に優れていた結果が得られている．一方，OSに関しては半数の試験においては有意差を認めなかった．そこで，主な6つの試験を合わせて解析を行ったところ，OSに関しても有意差が検出された．
- MPB療法とMP療法との比較においては，全奏効率71% vs 35%，≧nCR率30% vs 4%とMPB群がMP群と比較し有意に良好であり，5年時における解析においてもOS中央値は56.4および43.1か月と，やはりMPB群が有意に優れていることが示された[8]．
- MPL療法はMM-015試験で検討され，MPL導入＋LEN維持療法群

MEMO

MPT療法：メルファラン，プレドニゾロン，サリドマイド
MPB療法：メルファラン，プレドニゾロン，ボルテゾミブ
MPL療法：メルファラン，プレドニゾロン，レナリドミド

❺ 再発・再燃・難治性骨髄腫における治療ガイドライン

本文を参照のこと.
(日本血液学会, 編. 造血器腫瘍診療ガイドライン 2013年版. 2013[1]) より)

[フローチャート:]
再発・再燃・難治性骨髄腫[*1]
→ 移植適応 / 移植非適応
- 移植適応 → 救援療法[*2] (±臨床試験) or 自家造血幹細胞移植[*3] or 同種造血幹細胞移植
- 移植非適応 → 救援療法[*2] (±臨床試験)
→ 最善の補助治療

[*1] 自家移植後も含む.
[*2] 救援療法の選択：①初回治療終了時から6か月以上経過後の再発・再燃であれば, 初回治療を再度試みてもよい. ②初回治療終了時から6か月未満の再発・再燃に対しては, ボルテゾミブ, レナリドミド, サリドマイドを中心とした初回治療以外の救援療法を選択する.
[*3] 自家造血幹細胞移植は55歳未満, 初診時β_2ミクログロブリン2.5 mg/L 未満, 移植後奏効期間9か月以上, CR到達例などの例で有効性が報告されている.

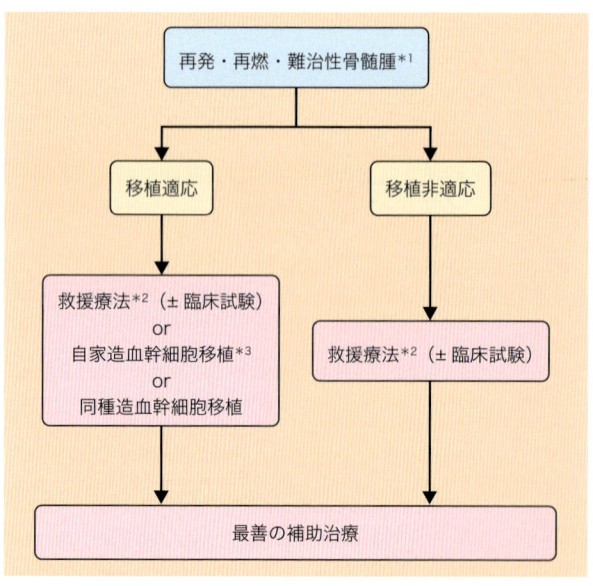

BOR-based	LEN-based
BOR BOR/DEX BOR/PLD[*1] BOR/CPA/DEX[*2]	LEN/DEX LEN/CPA/DEX[*2] LEN/DXR/DEX[*2]
BOR/IMiDs-based	**THAL-based**
BOR/LEN/DEX[*2] BOR/THAL/DEX[*2]	THAL THAL/DEX THAL/DEX/PLD[*1]
その他	
high-dose CPA DEX/CPA/ETP[*1]/CDDP[*1] (DCEP) DEX/THAL/CDDP[*1]/DXR/CPA/ETP[*1] (DT-PACE) ± BOR (BDT-PACE) ベンダムスチン[*1]	

[*1] PLD, ETP, CDDP, ベンダムスチン：国内保険適用外.
[*2] わが国において第Ⅰ相試験が実施されていない併用療法については, 原則として施設IRB (治験審査委員会) の許可を得たうえで被験者から文書による同意を得て実施する.
BOR：ボルテゾミブ, LEN：レナリドミド, THAL：サリドマイド, DEX：デキサメタゾン, PLD：ペグ化リポソームドキソルビシン, DXR：ドキソルビシン, CPA：シクロホスファミド, ETP：エトポシド, CDDP：シスプラチン

(MPL-L) vs MPL群 vs MP群の3群間比較試験として行われた. 奏効率では前者2群が, PFS中央値ではMPL-L群が他群と比較し有意に良好であった一方で, 3年OSでは3群間で差を認めなかった.
- 一方, 新規薬剤同士の比較試験として, Ld療法 vs MPT療法の無作為比較試験 (FIRST試験) が行われた. Ld継続群 vs Ld18サイクル (Ld18) 群 vs MPT群の3群間において, 奏効率はLd継続群がMPT群と比較し有意に良好であり, またLd継続群およびLd18群はMPT群に対しPFSにおいても有意差をもって優れていた. OSに関しては, Ld継続群がMPT群に対し有意に良好であった[9].

再発・再燃・難治症例
- 再発・再燃・難治時の治療は, それまでの治療内容や再発までの期間や程

> **MEMO**
> Ld療法：レナリドミド, 低用量デキサメタゾン

度，全身状態，合併症の有無など，さまざまな要因が重なることから画一的な標準的な方向性を示すことは難しい．日本血液学会の造血器腫瘍診療ガイドラインにおいても，新規薬剤を中心としてさまざまな組み合わせの治療選択肢が列記されている[1]（❺）．

- 再発・再燃・難治症例の基本病態は，既使用薬剤に対する耐性クローンの増殖が主体であることから他剤への変更が基本である．BOR 耐性症例に対してはIMiDs を含む治療法を用い，またIMiDs 耐性症例に対してはBOR を含む治療法を用いる．ただし，半年以上の休薬期間があれば同一薬剤を再度利用しても約半数程度に効果を認める報告がなされている．
- IMiDs 同士では一定の交差耐性が存在することに注意が必要である．
- 現在さらに新規薬剤の開発が多数進行中である．プロテアソーム阻害薬のcarfilzomib（カルフィルゾミブ），ixazomib（イクサゾミブ），IMiDs のポマリドミド，ヒト化抗CS1モノクローナル抗体製剤である elotuzumab（エロツズマブ），ヒストン脱アセチル化酵素阻害薬ボリノスタット，さらには慢性リンパ性白血病，濾胞性リンパ腫などで使われているベンダムスチンなどを含め，わが国でも臨床試験が行われている薬剤も含まれ，これら薬剤の成績が今後の治療方針に関与するものと思われる[10]．

注意点

- 新規薬剤における主立った有害事象（AE）を❶に示す．
- THAL における AE のなかで特に問題となるのは，末梢神経障害（peripheral neuropathy；PN）および静脈血栓である．前者は全使用例の6～54%に認められ，特に触覚および運動神経障害が出現するが，薬剤の減量，中止により回復する．一方，血栓に関しては，DEX やドキソルビシンなど他剤との併用でさらに出現率が高まり，患者の潜在的な血栓の危険性によって，アスピリンやワルファリンなどの抗凝固療法による予防投与を行う．ただし，わが国の報告では欧米ほど血栓症の頻度は高くないが，大規模試験での解析が存在しないことから，明確な指針は示されていない．
- BOR における AE では PN，ヘルペス感染症および骨髄抑制が grade 3/4 に発展しやすい．PN は症状の軽いうちに薬剤の減量，中止を行えば回復可能であるが，重症化すると不可逆性となる．BOR は週2回の静脈投与が標準とされていたが，移植非適応症例では PN 発症率が高く，治療中断率が増加したため週1回投与に変更したところ，奏効率もほぼ変わらず，AE による中止率が低下したことで全体の成績が改善し，週1回投与が標準となった．さらに BOR を皮下注射することで PN の発現頻度が軽減することが明らかとなり，静脈注射から皮下注射へと方法が変わってきている．ヘルペス感染症はアシクロビルの少量投与を予防投与することで防止可能である．骨髄抑制は減量，休薬により回復する．
- LEN では grade 3/4 の AE を呈する PN の発現は少なく，骨髄抑制，腎障

害，静脈血栓が主たる AE である．骨髄抑制に関しては，好中球減少および血小板減少が出現し，減量，休薬，顆粒球コロニー刺激因子（G-CSF）投与などにより対処可能である．血栓に関しては grade 3/4 の発症が 10〜20％程度に認められることから，THAL 同様に予防投与を行うことが一般的である．新規薬剤3剤のなかで，LEN のみが腎代謝であり（❶），腎不全患者に使用する際には減量が必要となる．さらにアルキル化薬の使用経験のある患者において LEN による二次性発がんが問題となっているが，OS を改善させていることや限られた新規薬剤の1つであることから，現在は長期使用に関して注意が喚起されている．

- 特に高齢者や全身状態の悪い患者においては忍容性が治療を規定していることから，薬剤量，投与期間，投与間隔などの調節を行うことで治療継続が可能となり，通常治療と比較しても同等かそれ以上の治療成績が得られる傾向にある．
- 腫瘍根絶が困難である現実を踏まえ，維持療法を組み込んでいる臨床試験は数多く存在するが，大規模試験における維持療法のみの優位性を示したデータはない．一方で，特に腫瘍の残存量が多い傾向にある移植非適応症例の増悪防止に有効との報告もあり，今後の解析が待たれている．
- 今後，わが国でも数多くの新薬が登場してくることから，治療ガイドラインは漸次改訂がなされていくものと想定される．

（得平道英，木崎昌弘）

文献

1) 日本血液学会，編．造血器腫瘍診療ガイドライン　2013年版．東京：金原出版；2013．
2) Hideshima T, et al. Mechanism of action of proteasome inhibitors and deacetylase inhibitors and the biological basis of synergy in multiple myeloma. Mol Cancer Ther 2011; 10: 2034-42.
3) Quach H, et al. Mechanism of action of immunomodulatory drugs（IMiDS）in multiple myeloma. Leukemia 2010; 24: 22-32.
4) Gay F, et al. Complete response correlates with long-term progression-free and overall survival in elderly myeloma treated with novel agents: analysis of 1175 patients. Blood 2011; 117: 3025-31.
5) 得平道英，木崎昌弘．新規薬剤時代における多発性骨髄腫の標準治療．臨床血液 2012；53：1675-88．
6) Sonneveld P, et al. Bortezomib induction and maintenance treatment in patients with newly diagnosed multiple myeloma: results of the randomized phase III HOVON-65/GMMG-HD4 trial. J Clin Oncol 2012; 30: 2946-55.
7) Holstein SA, et al. Multiple Myeloma. Hematol Oncol Clin North Am 2014; 28: 1113-29.
8) San Miguel JF, et al. Bortezomib plus melphalan and prednisone for initial treatment of multiple myeloma. N Engl J Med 2008; 359: 906-17.
9) Benboubker L, et al. Lenalidomide and dexamethasone in transplant-ineligible patients with myeloma. N Engl J Med 2014; 371: 906-17.
10) Ocio EM, et al. New drugs and novel mechanisms of action in multiple myeloma in 2013: a report from the International Myeloma Working Group（IMWG）. Leukemia 2014; 28: 525-42.

4章 疾患の理解と治療／骨髄腫

ALアミロイドーシス

専門医からのアドバイス

- クローン性の異常形質細胞から産生されるモノクローナルな免疫グロブリン（M蛋白）の軽鎖（L鎖）に由来するアミロイド蛋白によるものをALアミロイドーシスと呼び，診断には生検組織の抗軽鎖抗体を用いた免疫染色が必須である．
- 本症の治療目標は，アミロイド蛋白の前駆蛋白である免疫グロブリンL鎖の産生を速やかに抑制することにある．
- 治療は，移植適応例では自家末梢血幹細胞移植を，移植非適応例ではMD（メルファラン，デキサメタゾン）療法が行われる．
- 新規薬剤の登場により優れた治療効果が報告されているが，安全性については今後の課題である．

疫学・病態・症状

- ALアミロイドーシス（AL amyloidosis）はまれな疾患であり，わが国の患者数は500人前後である．
- ALアミロイドーシスは，クローン性の異常形質細胞から産生されるモノクローナルな免疫グロブリン（M蛋白）の軽鎖（L鎖）に由来するアミロイド蛋白が諸臓器の細胞外に沈着することによって機能障害を引き起こす疾患である．
- 皮膚，喉頭，消化管，尿管，肺などに限局してアミロイド沈着がみられる場合は限局性アミロイドーシスと呼ばれ，化学療法の対象にはならない．
- 基礎疾患をもたないいわゆるMGUS（monoclonal gammopathy of undetermined significance；意義不明の単クローン性ガンマグロブリン血症）に随伴した原発性と，多発性骨髄腫や原発性マクログロブリン血症など基礎疾患を有する二次性に分類されてきたが，両者の鑑別困難な症例もみられ，2008年版WHO血液腫瘍分類では両者をまとめて原発性アミロイドーシスとしている．
- 主な臓器障害は心臓，腎臓，肝臓，消化管，神経である．
- 臨床症状として，蛋白尿/腎障害（54％）が最も多く，次いでうっ血性心不

▶ リンパ腫・骨髄腫
p.313参照

MEMO

AHアミロイドーシス：アミロイド蛋白が免疫グロブリン重鎖（H鎖）に由来するものはAHアミロイドーシスと呼ばれている．1990年に初めて報告されて以来，約30例の報告がある．60歳以上に多く，腎障害を主徴とする症例が多い．診断にアミロイド蛋白解析を必要とすることが多く，ALアミロイドーシスと誤診されている可能性もある．ALおよびAH両者をあわせて免疫グロブリン性アミロイドーシスと呼ばれている．

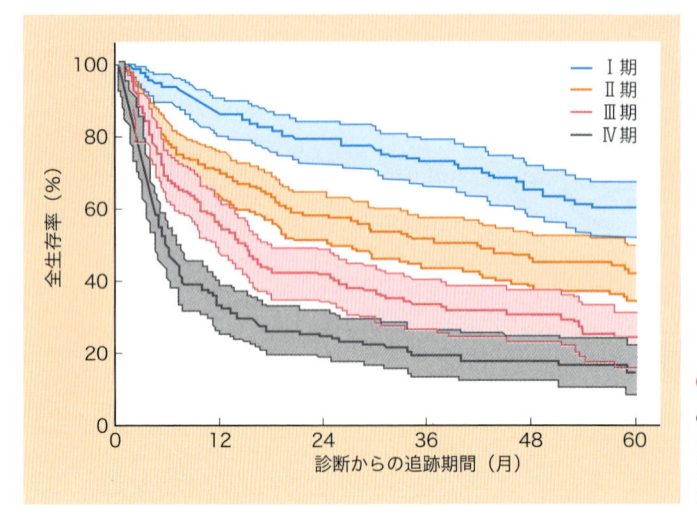

❶ Revised Prognostic Staging System
cTnT 0.025 ng/mL 以上，NT-proBNP 1,800 pg/mL 以上，dFLC 180 mg/L 以上を各1点とし，合計から4期（0～3点）に分類されている．
(Kumar S, et al. J Clin Oncol 2012[3] より)

全（25%），末梢神経障害（10%），肝腫大/肝機能障害（8%），不整脈（5%），腫瘤形成（アミロイドーマ），リンパ節腫脹，消化管出血，腸閉塞などがある[1]．
- 巨舌は特徴的で約20%にみられ，出血傾向による眼窩周囲の紫斑は「アライグマの眼サイン」と呼ばれる．
- AL アミロイドーシスの予後予測モデルとして，心病変の生化学的バイオマーカーである cTnT（心筋トロポニン T）と NT-proBNP（N 末端プロ脳性ナトリウム利尿ペプチド）を用いた病期分類がある[2]．
- 最近提唱された Revised Prognostic Staging System は，これに予後因子である dFLC（involved FLC〈free light chain；遊離軽鎖〉と uninvolved FLC の差）を組み合わせたものである．dFLC 180 mg/L 以上，cTnT 0.025 ng/mL 以上，NT-proBNP 1,800 pg/mL 以上を各1点とし，その合計より4期（0～3点）に分類され，Ⅰ期，Ⅱ期，Ⅲ期，Ⅳ期の生存期間は 94.1，40.3，14，5.8 か月であった[3]（❶）．

検査・診断（鑑別診断）

- 確定診断は生検組織の病理学的診断による．アミロイド蛋白はコンゴーレッド染色陽性で，偏光顕微鏡下で緑色の複屈折を示す．
- 病型診断のために抗免疫グロブリン軽鎖抗体を用いた免疫染色を行い，他の病型と鑑別する．必要に応じて，質量分析法によるアミロイド前駆蛋白の同定が行われる．
- 生検部位として，胃，直腸，腹壁脂肪，骨髄が比較的安全で有用である．
- M 蛋白の検出には血清および尿の蛋白電気泳動，免疫電気泳動，免疫固定法に加え，血清 FLC の測定が行われる．
- FLC の測定は M 蛋白の検出感度が高く，診断，治療効果判定に有用である．

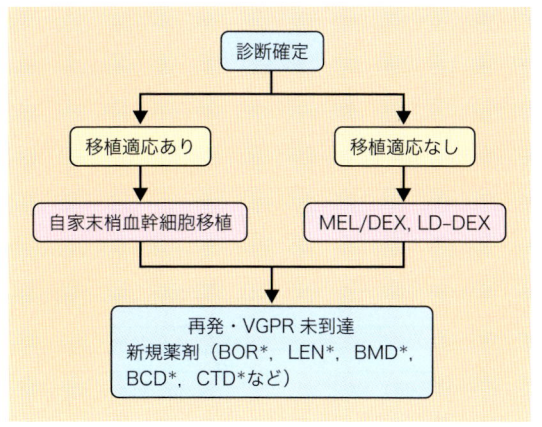

❷ 日本血液学会ガイドラインによる AL アミロイドーシスの治療アルゴリズム

MEL/DEX：メルファラン＋デキサメタゾン，LD-DEX：低用量デキサメタゾン，BOR：ボルテゾミブ，LEN：レナリドミド，BMD：ボルテゾミブ＋メルファラン＋デキサメタゾン，BCD：ボルテゾミブ＋シクロホスファミド＋デキサメタゾン，CTD：シクロホスファミド＋サリドマイド＋デキサメタゾン
*保険適用外．
(日本血液学会，編．造血器腫瘍診療ガイドライン 2013年版．東京：金原出版；2013．p.311より)

- 骨髄ではクローナルな形質細胞の増加を認めるが，多くは10％以下である．
- アミロイド沈着臓器に応じた生化学検査や超音波検査などを行う．
- 肝病変における血清アルカリホスファターゼ値の単独の上昇は特徴的である．
- 心病変では，心電図，心エコー，MRIによる評価のほか，cTnTとNT-proBNPの測定を行う．
- 診断には厚生省特定疾患調査研究班による診断基準と第10回国際アミロイド・アミロイドーシス会議コンセンサス・オピニオンによる診断基準が用いられる[4,5]．
- 全身性アミロイドーシスの診断には，少なくとも2臓器にわたる病変を認めることが必要である．
- 基礎疾患として，多発性骨髄腫，原発性マクログロブリン血症を除外する．

治療

●ガイドラインの現況

- 日本血液学会の『造血器腫瘍診療ガイドライン（2013年版）』に日本における AL アミロイドーシスに対する治療の推奨が掲載されている（❷）．
- 海外では Mayo クリニックからリスクに応じた治療アルゴリズムが提唱されている[6]（❸）．
- 自家造血幹細胞移植の適応の有無により，治療は2つに分けられる．
- いずれの治療アルゴリズムにおいても新規薬剤の記載があるが，科学的エビデンスが存在する現状には至っていない．

治療効果判定基準

- FLC と心バイオマーカーを取り入れた新しい治療効果判定基準が提唱され，新たに VGPR（very good partial response；最良部分奏効）の基準が

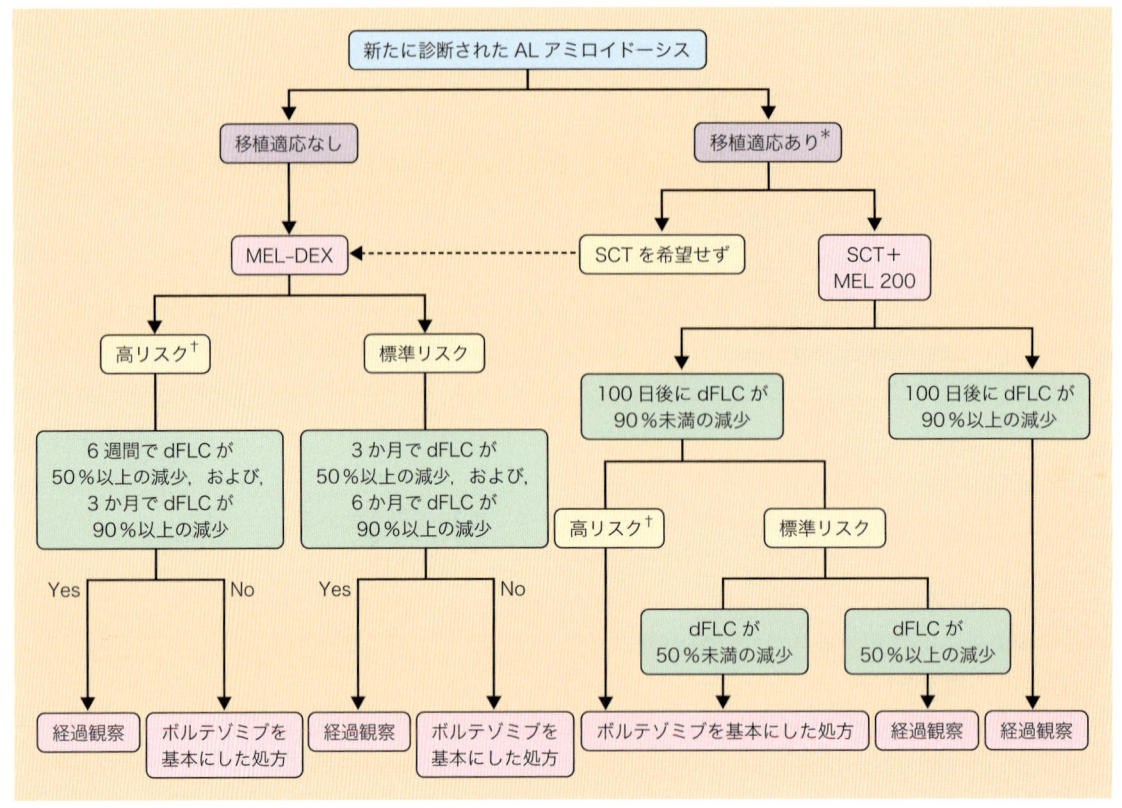

❸ MayoクリニックによるALアミロイドーシスの治療アルゴリズム

* 年齢70歳以下，PS 2以下，cTnT 0.06 ng/mL以下，クレアチニンクリアランス30 mL/分以上（慢性透析中でない場合），NYHA class Ⅰ/Ⅱ，2つの重要臓器（肝臓，心臓，腎臓，自律神経）病変のないこと．
† Mayo病期分類Ⅲ期（cTnT＞0.035 ng/mL かつ NT-proBNP＞332 pg/mL）．
MEL-DEX：メルファラン＋デキサメタゾン，SCT：造血幹細胞移植，dFLC：クローン性遊離軽鎖（FLC）と非クローン性FLCの差
(Dispenzieri A, et al. Blood Rev 2012[6] より)

設けられた[7]（❹）．
- 効果判定は血液学的効果と臨床（臓器）効果に分けて評価される．

自家末梢血幹細胞移植適応例
- 自家末梢血幹細胞移植とMD療法との無作為化比較試験では自家移植の優位性は示されなかったが，現時点で移植適応を満たせば実施することが推奨されている[8]．
- 自家移植の適応として，performance status（PS）2以下，左室駆出率40％以上，酸素飽和度95％以上，仰臥位での収縮期血圧90 mmHg以上，などがあげられる．
- Mayoクリニックの適応基準では，年齢70歳以下，PS 2以下，cTnT 0.06 ng/mL以下，クレアチニンクリアランス30 mL/分以上，NYHA class Ⅰ/Ⅱ，2臓器以上の重要臓器（肝臓，心臓，腎臓，自律神経）病変のないことをあげている．
- 移植前処置としてメルファラン 200 mg/m² が推奨されているが，リスクに

MEMO
MD療法：メルファラン，デキサメタゾン

❹ 原発性 AL アミロイドーシスの新治療効果判定基準

血液学的効果	complete response（CR） 　free light chain（FLC）値の正常化と FLC 比の正常化 　免疫固定法による判定にて血清および尿中 M 成分が消失
	very good partial response（VGPR） 　dFLC（involved FLC と uninvolved FLC の差）40 mg/L 未満
	partial response（PR） 　dFLC 50％以上の減少
	no response 　PR 以下の効果
	progression 　1）CR の状態からの再発 　　血清あるいは尿中の M 蛋白の再検出（免疫固定法）あるいは血清 FLC 比の異常の出現（軽鎖は2倍以上） 　2）PR の状態からの再発 　　血清 M 蛋白の最低値からの50％以上の増加により0.5 g/dL 以上へ増加 　　あるいは尿中 M 蛋白の50％以上の増加により200 mg/日以上へ増加 　　（M スパイクが観察されること） 　　FLC の50％以上の増加により100 mg/L 以上になること
臨床効果（臓器効果）	1．心臓 　NT-proBNP response：30％および300 ng/L 以上の減少（基準値650 ng/L 以上） 　NYHA（New York Heart Association）class response：2段階の改善がみられること（基準値 class Ⅲ あるいは Ⅳ）
	2．腎臓 　24時間尿中蛋白量50％以上（少なくとも0.5 g/日）の減少（ただし，治療前尿中蛋白量は0.5 g/日以上であること） 　血清クレアチニン値，クレアチニンクリアランスの増悪が基準値の25％以内であること
	3．肝臓 　血清アルカリホスファターゼ値50％以上の減少 　放射線学的に肝臓のサイズの少なくとも2 cm の減少
	4．神経 　神経伝達速度の改善（まれ）
増悪	1．心臓 　NT-proBNP の増加（30％以上かつ300 ng/L 以上の増加）* 　あるいは cTnT の増加（33％以上） 　あるいは ejection fraction の増悪（10％以上の低下）
	2．腎臓 　24時間尿中蛋白量50％以上（少なくとも1 g/日）の増加により1 g/日以上 　あるいは血清クレアチニン値，クレアチニンクリアランスの25％以上の増悪
	3．肝臓 　血清アルカリホスファターゼ値の最低値より50％以上の増加
	4．神経 　筋電図あるいは神経伝達速度による神経障害の増悪

*進行性の腎機能障害を認める場合は NT-proBNP で評価できない．
（Comenzo RL, et al. Leukemia 2012[7] より）

応じて減量を行う[9]（❺）．
- ボストン大学の連続421例の自家末梢血幹細胞移植の解析では，治療関連死亡11.4％（最近5年間では5.6％に低下），完全奏効（CR）率34％，無イベント生存（EFS）期間，全生存（OS）期間はそれぞれ2.6年，6.3年であっ

❺ リスクによるメルファラン投与量の層別化

リスクグループ		メルファランの用量
低リスク	全年齢に適用，以下のすべてを満たす ・2臓器以下の障害 ・心臓が正常 ・Ccr が 51 mL/分以上	200 mg/m² （60歳以下） 140 mg/m² （61〜70歳） 100 mg/m² （71歳以上）
標準リスク	71歳未満に適用，以下のどちらかを満たす ・2臓器以下の障害（心障害または Ccr 51 mL/分以下の腎障害を含むこと） ・心症状はないか，代償期である	140 mg/m² （60歳以下） 100 mg/m² （61〜70歳）
高リスク	全年齢に適用，以下のどちらかを満たす ・3臓器の障害 ・進行した心障害あり	メルファラン大量は施行せず他の化学療法を行う

Ccr：クレアチニンクリアランス
（Comenzo R, et al. Blood 2002[9] より）

た．1年以上生存した340例では，CR 率43 ％でそのうち78 ％に臓器効果を認めた．CR 例の EFS, OS は8.3年，13.2年であった[10]．

自家造血幹細胞移植非適応例
- 自家移植非適応例の標準治療は MD 療法である．
- 部分奏効（PR）以上の血液学的奏効は67 ％で，効果発現は4.5か月以内，臓器効果は48 ％で忍容性も高い．長期観察結果では，OS 中央値5.1年，無増悪生存（PFS）期間3.8年であった．MD 療法と自家移植との無作為比較試験でも，OS 中央値は56.9か月であった．

新規薬剤
- サリドマイドは単剤での効果は乏しいが，デキサメタゾンとの併用（TD 療法）で CR 19 ％を含む48 ％の血液学的奏効が報告され，シクロホスファミドを加えた3剤併用（CTD 療法）では CR 21 ％を含む78 ％の血液学的奏効が報告されている．
- レナリドミドは最大耐用量が15 mg/日とされ，デキサメタゾンとの併用（LD 療法）で CR 29 ％を含む67 ％に血液学的奏効を認めた．
- レナリドミドの特異な有害事象として，NT-proBNP の上昇が報告されている．
- ボルテゾミブは第Ⅰ/Ⅱ相試験で，1.6 mg/m² 週1回投与，1.3 mg/m² 週2回投与の安全性が確認され，血液学的奏効率は週1回投与群69 ％（CR 38 ％），週2回投与群67 ％（CR 24 ％）であった．1年 PFS 率は72 ％，75 ％，1年 OS 率は94 ％，84 ％であった．
- ボルテゾミブ，デキサメタゾン，シクロホスファミドの3剤併用（BCD 療法）の後方視的解析では，血液学的奏効率は81〜94 ％（CR 42〜71 ％）と報告されている．
- 新規薬剤は高い奏効率が報告されているが，安全性についてはさらに検討が必要である．

> **MEMO**
> ixazomib：初の経口プロテアソーム阻害薬である ixazomib が2014年12月アメリカ食品医薬品局から画期的新薬に指定された．現在，ixazomib＋デキサメタゾンと既存薬＋デキサメタゾンとの第Ⅲ相試験（TOURMALINE-AL1試験）が進行中であるが，指定を受けたことで迅速な審査が行われ，アメリカで AL アミロイドーシスに対する初の新薬として承認されることが期待されている．

> **MEMO**
> 新規薬剤の無作為化比較試験：AL アミロイドーシスに対する新規薬剤の無作為化試験はきわめて少ない．そのなかで，EMN-03試験では初発例を対象に BMD（ボルテゾミブ＋MD）と MD との比較が行われた．中間解析では3サイクル後の VGPR 率は BMD 群65 ％，MD 群35 ％と BMD 群でより深い奏効が得られているが，OS では有意差はなく，より長期間の観察が必要とされている．

注意点

- AL アミロイドーシスは，コンゴーレッド染色における過マンガン酸前処理抵抗性とされるが，本検査の信頼度は低く推奨できない．
- アミロイドーシスでは，腎生検や肝生検は出血のリスクが高く一般的に禁忌とされる．
- 病型診断には生検組織における免疫染色が必須である．血清中に M 蛋白が存在するからといって，AL アミロイドーシスとは限らない．高齢者では老人性アミロイドーシスに MGUS を合併することもある．
- 臓器障害を有する AL アミロイドーシスに対する自家末梢血幹細胞移植では，治療関連死亡が5％程度と多発性骨髄腫の場合と比較し高い．適応を慎重に考慮し，リスクに応じたメルファランの減量が重要である．

（島崎千尋）

文献

1) Matsuda M, et al. Clinical manifestations at diagnosis in Japanese patients with systemic AL amyloidosis: a retrospective study of 202 cases with a special attention to uncommon symptoms. Intern Med 2014; 53: 403-12.
2) Dispenzieri A, et al. Serum cardiac troponin and N-terminal pro-brain natriuretic peptide: a staging system for primary systemic amyloidosis. J Clin Oncol 2004; 22: 3751-7.
3) Kumar S, et al. Revised prognostic staging system for light chain amyloidosis incorporating cardiac biomarkers and serum free light chain measurements. J Clin Oncol 2012; 30: 989-95.
4) 難病情報センター．全身性アミロイドーシス．http://www.nanbyou.or.jp/sikkan/004_i.htm
5) Gertz MA, et al. Definition of organ involvement and treatment response in immunoglobulin light chain amyloidosis（AL）: a consensus opinion from the 10th International Symposium on Amyloid and Amyloidosis Tours, France, 18-22 April 2004. Am J Hematol 2005; 79: 319-28.
6) Dispenzieri A, et al. What do I need to know about immunoglobulin light chain（AL）amyloidosis? Blood Rev 2012; 26: 137-54.
7) Comenzo RL, et al. Consensus guidelines for the conduct and reporting of clinical trials in systemic light-chain amyloidosis. Leukemia 2012; 26: 2317-25.
8) Jaccard A, et al. High-dose melphalan versus melphalan plus dexamethasone for AL amyloidosis. N Engl J Med 2007; 357: 1083-93.
9) Comenzo R, Gertz MA. Autologous stem cell transplantation for primary systemic amyloidosis. Blood 2002; 99: 4276-82.
10) Cibeira MT, et al. Outcome of AL amyloidosis after high-dose melphalan and autologous stem cell transplantation: long-term results in a series of 421 patients. Blood 2011; 118: 4346-52.

4章

疾患の理解と治療

止血・凝固異常

4章 疾患の理解と治療／止血・凝固異常／出血性疾患

血友病

専門医からのアドバイス

- 血友病は，重症度の正確な評価に基づいて診断早期から治療計画を立てることが必要である．
- 血友病の最も重要な合併症である血友病性関節症の発症を防ぐためにも，幼少期からの定期補充療法が勧められている．
- インヒビターの発生は血友病診療上重要な課題であるが，免疫寛容療法やバイパス定期投与療法など新規治療法も進められている．
- 血友病診療は，専門施設との診療連携が必須である．

疫学・病態・症状

▶ 血栓・止血異常
p.36参照

疫学

- 血友病（hemophilia）は，幼少期から出血症状を反復する先天性出血性疾患で，先天性血液凝固障害症のなかでは最も発生頻度が高い．
- 一般に血友病の発生頻度は男性5,000〜10,000人に1人で，わが国では6,000〜12,000人存在することになる．厚生労働省委託事業「血液凝固異常症全国調査 平成26年度報告書」[1]での生存血友病患者数は5,904人（血友病A 4,870人，血友病B 1,034人）である．女性血友病患者は，血友病Aが30人，血友病Bが13人である．
- 遺伝形式はX連鎖劣性で，通常，患者は男性に発症し，ヘテロ接合体の女性は保因者である．

病態

- 第Ⅷ因子の量的・質的異常症が血友病A，第Ⅸ因子の異常症が血友病Bである．
- 第Ⅷ因子および第Ⅸ因子は，第Ⅹ因子活性化反応系（Xase複合体）における必須の凝固因子として機能している．第Ⅷ因子は循環血漿中ではvon Willebrand因子（VWF）と複合体を形成しているが，出血時に微量なトロンビンにより限定分解を受けて活性化され，VWFから遊離して活性型第Ⅷ因子（FⅧa）に変換される．FⅧaは活性化血小板上に露出されたリン脂質膜上で構築される第Ⅹ因子活性化複合体に取り込まれる．FⅧaの存在に

より，活性型第Ⅸ因子の第Ⅹ因子活性化反応の Vmax は約2万倍に増幅される．したがって，第Ⅷ因子や第Ⅸ因子の低下は重大な出血傾向をもたらすことになる．

- 第Ⅷ因子遺伝子は X 染色体長腕末端部の Xq28 に存在している．第Ⅷ因子遺伝子は 186 kb にも及ぶ巨大な遺伝子で，26個のエクソンと介在するイントロンから成り立っている．血友病 A の遺伝子異常は，点変異（ナンセンス，ミスセンス），逆位，欠失，スプライシング異常などが代表的である．なかでも最も特徴的な遺伝子異常はイントロン22の逆位で，重症型の約4割に検出される．最近，イントロン1由来逆位も見つかっている．逆位，大きな欠失，ナンセンス点変異は第Ⅷ因子の完全欠損タイプで null 変異と呼ばれ，後述するインヒビターの発生リスクとなる．
- 第Ⅸ因子遺伝子は Xq27.1 に存在し，全長は 34 kb で8個のエクソンと介在する7個のイントロンから成り立つ．第Ⅸ因子遺伝子は，大きく6つのドメインに分けられる．血友病 B の遺伝子異常は，血友病 A と異なり 90％以上が点変異である．

症状

- 血友病の出血症状は oozing と表現される内出血が主体である．皮下，関節内，筋肉内，口腔内出血や血尿などの頻度が高い．

皮下出血

- 血友病の出血症状のなかでは最も多い．点状出血はみられず，指頭大～貨幣大（時にはそれ以上）の斑状の紫斑を呈する．しばしば，皮下硬結（bruising）が触知される．注射部位の圧迫が不十分な場合にも，皮下出血がみられる．
- 活動が増加してくる乳児後半期からみられるようになる．

関節内出血

- 関節内出血は血友病の最も特徴的で重要な出血症状である．通常，歩行開始時期以降から出現する．出血部位は膝，足および肘関節の順に多い．
- 急性期の関節内出血では，関節の違和感や倦怠感などの前兆の後に，激しい疼痛や熱感を伴う関節の腫脹が出現する．出血すると関節の可動域は大きく制限される．乳幼児では疼痛が明確でないときもあるが，当該関節の可動制限はほとんどの例でみられる．
- 関節内出血を反復するとヘモジデリンが沈着し，さらにサイトカインが作用することによって関節滑膜の変性や炎症が進行し，次第に慢性滑膜炎の病像を呈するようになる．血友病性関節症が進行すると，関節軟骨も変性をきたして萎縮するために関節裂隙が狭小する．さらに進行すると骨棘や骨嚢胞を形成して非可逆的な骨の変形および破壊過程が進む．

筋肉内出血

- 関節内出血と並んで，運動機能障害を呈する重要な出血症状である．一般に，腓腹筋，ヒラメ筋，大腿筋，殿筋，腸腰筋などの下肢の筋や，前腕の屈筋などに発生しやすい．外傷や過激な運動，筋肉注射後に出現することが多

> **MEMO**
> 血友病保因者と女性血友病：血友病 A および血友病 B は X 連鎖遺伝形式で，異常遺伝子を有するヘテロ接合体は保因者となる．血友病の娘，2人以上の患児を出産した母親，1人の血友病患児を出産し母方家系に血友病患者が存在する場合には，家系図だけで保因者と診断できるために確実保因者と呼ばれる．1人の血友病患児を出産したが家系に患者が存在しない場合は，遺伝学上保因者の可能性があり，推定保因者と呼ばれる．女性の X 染色体の一方は，細胞単位にランダムに不活性化されている（Lyon の仮説）．したがって，理論的には血友病保因者の凝固因子活性は 50％であるが，正常の凝固因子の範囲には，たとえば第Ⅷ因子では 60～180％で保因者の活性も 30～90％と幅がある．両方のX染色体に異常を有する場合には真の女性血友病であるが，X 染色体の極端な不活性化により凝固因子がさらに低下するために出血傾向を呈する場合がある．このような保因者も女性血友病と呼ばれる．

> **MEMO**
> 血友病 A の遺伝子異常はデータベース化されており，Factor VIII Variant Database (http://www.factorviii-db.org) からのアクセスが可能である．血友病 B の遺伝子異常も Factor IX Variant Database (http://www.factorix.org) から検索できる．

いが，原因が明らかでない場合も多い．
- 出血部位では疼痛と腫脹がみられ，運動制限をきたす．筋肉内出血のなかで腸腰筋の出血では，患者が特徴的な股関節の屈曲位をとり，psoas positionと呼ばれる．出血部位が右の腸腰筋の場合には虫垂炎と診断される場合もあり，注意を要する．
- 出血により筋区画内の圧力が上昇するために循環不全をきたして筋肉組織や神経組織が障害されるコンパートメント症候群をきたすことがある．

血尿
- 血尿は，年長児や成人の重症型患者でよくみられる出血症状である．出血は糸球体あるいは尿細管由来であるが，尿中赤血球は均一である．
- 一般に，腰部の違和感や疼痛などの前兆を伴うことが多い．しばしば再発する．

口腔内出血
- 一般に，わずかな切傷や咬傷によって歯肉，上口唇小帯，舌小帯，口唇，および舌に発生することが多い．しばしば血腫を形成する．歯周囲炎や乳歯や永久歯の萌芽時期も出血の原因になりやすい．
- 口腔内出血は止血困難なことが多く，適切な補充療法を行わないと出血が遷延し，血腫も縮小と増大を反復する．口腔内粘膜は線溶活性が高いため再出血をしやすい．

その他の重篤な出血
（1）頭蓋内出血
- 中枢神経系の出血で最も頻度が高いのが頭蓋内出血で，血友病の出血による死因として最も多い．
- 外傷性が多いが，軽微な外傷や原因不明の自然出血もある．血友病性の頭蓋内出血は比較的進展が遅い．反復例もまれでない．また，吸引分娩や鉗子分娩が原因で新生児期に発症することもある．

（2）腹腔内出血
- 進展は緩徐であるが，しばしば重症な貧血を呈する．腹部に皮下出血をみたときは，常に腹腔内出血に留意する必要がある．近年，MRIや腹部エコー技術の向上により腸管壁内出血の報告が増えている．
- 強い腹痛が主訴であるが，出血の程度によりイレウスを呈する．

（3）頸部出血
- 発生頻度は頭蓋内出血よりはるかに低いが，窒息をきたすことがあり，致死率の高い危険な出血である．
- 一般に，頸部の違和感に始まる有痛性の頸部腫脹で気づかれる場合が多い．

検査・診断（鑑別診断）

- 血友病では，内因系を反映する活性化部分トロンボプラスチン時間（APTT）が延長するが，外因系を反映するプロトロンビン時間（PT）は正常である．

- 確定診断は，第Ⅷ因子あるいは第Ⅸ因子の欠乏〜低下所見による．両凝固因子の測定は，凝固1段法が一般的であるが，合成発色基質法でも測定できる．von Willebrand 因子（VWF）は正常〜上昇する．血友病の出血症状は第Ⅷ因子あるいは第Ⅸ因子の凝固活性によく相関する．活性が＜1％を重症，1〜5％を中等症，＞5％を軽症と分類する．
- 血友病は，凝固因子活性のみならず凝固因子抗原によっても分類される．第Ⅷ，Ⅸ因子抗原が検出されない病型は cross reacting material negative（CRM⁻），凝固因子抗原が低下する例は cross-reacting material reduced（CRMʳ），凝固因子抗原が正常量（＞50％）みられる病型は cross-reacting material positive（CRM⁺）と分類される．CRM⁺病型は機能異常を有する分子異常症である．

治療

● ガイドラインの現況

- 日本血栓止血学会から『インヒビターのない血友病患者に対する止血治療ガイドライン（2013年改訂版）』[2] および『インヒビター保有先天性血友病患者に対する止血治療ガイドライン（2013年改訂版）』[3] が発行されている．
- 国際的には，国際血友病連盟（World Federation of Hemophilia；WFH）から『WFH Guidelines for the Management of Hemophilia』が公表されている（http://www1.wfh.org/publications/files/pdf-1472.pdf）．なお，WFHのホームページでは順次アップデートされている．

- 血友病の治療の原則は，第Ⅷ因子製剤あるいは第Ⅸ因子製剤による補充療法である．凝固因子製剤には，血漿由来製剤と遺伝子組換え製剤がある（❶）．補充療法は，出血ごとに投与するオンデマンド補充療法と（❷），出血を予防する予防的補充療法に大別される．

オンデマンド補充療法

- 凝固因子製剤の投与は出血症状の重症度，外科的処置や手術の有無により必要な止血レベルを維持するように計画する．目標とするピークレベルと最も低下するトラフレベルの両方の評価が必要である．
- 第Ⅷ因子製剤投与後のピークは，体重（kg）あたりの製剤投与量（U/kg）×2.0で，第Ⅸ因子製剤投与後のピークは体重（kg）あたりの投与量（U/kg）×[1.0〜1.3]で計算する．
- 製剤投与後10〜15分でピークレベルに達する．遺伝子組換え型第Ⅸ因子製剤の回収率は，血漿由来製剤に比して30％程度低い．トラフ値（最低値）は半減期により左右される．血液中の半減期は，第Ⅷ因子では7.4〜16.5時

> **MEMO**
> 血友病の定期的補充療法と薬物動態評価：血友病の定期的補充療法の薬物動態評価で重要なのが半減期とトラフ値である．定期補充療法の概念は，凝固因子活性が＞1％で出血症状が激減すること，頭蓋内出血などの重篤な出血が激減することである．したがって，定期補充療法においてトラフ値を＞1％にすることが国際的なゴールドスタンダードであるが，近年の血友病患者の活動性の向上から，より活動性の高い患者については＞1％のトラフ値でも不十分な場合がある．また，月・水・金の週3回の定期投与が一般的であるが，週末には凝固因子レベルが下がることに留意する必要がある．

❶ 血友病治療製剤

治療法	種類	製剤名	製造/販売会社名	規格（溶解液量）
補充療法	血漿由来第Ⅷ因子製剤	クロスエイトMC	日本血液製剤機構/日本赤十字社	250単位（5 mL） 500単位（5 mL） 1,000単位（5 mL）
	遺伝子組換え型第Ⅷ因子製剤	コージネイト®FSバイオセット	バイエル薬品	250単位（2.5 mL） 500単位（2.5 mL） 1,000単位（2.5 mL） 2,000単位（5 mL）
		アドベイト	バクスター	250単位（5 mL） 500単位（5 mL） 1,000単位（5 mL） 2,000単位（5 mL）
		ノボエイト®	ノボノルディスクファーマ	250単位（4 mL） 500単位（4 mL） 1,000単位（4 mL） 1,500単位（4 mL） 2,000単位（4 mL） 3,000単位（4 mL）
	血漿由来第Ⅷ因子/VWF複合体製剤	コンファクト®F	化学及血清療法研究所/アステラス製薬	250単位（10 mL） 500単位（20 mL） 1,000単位（40 mL）
	血漿由来第Ⅸ因子製剤	クリスマシン®M	日本血液製剤機構/田辺三菱	400単位（4 mL） 1,000単位（10 mL）
		ノバクト®M	化学及血清療法研究所/アステラス製薬	400単位（5 mL） 500単位（5 mL） 800単位（5 mL） 1,000単位（5 mL） 1,600単位（10 mL） 2,000単位（5 mL）
	血漿由来第Ⅸ因子複合体製剤	PPSB®-HT「ニチヤク」	日本製薬/武田薬品工業	200単位（10 mL） 500単位（25 mL）
	遺伝子組換え型第Ⅸ因子製剤	ベネフィクス®	ファイザー/武田薬品工業	500単位（5 mL） 1,000単位（5 mL） 2,000単位（5 mL） 3,000単位（5 mL）
	長時間作用型遺伝子組換え型第Ⅸ因子製剤	オルプロリクス®	バイオジェン・アイデック・ジャパン	250単位（5 mL） 500単位（5 mL） 1,000単位（5 mL） 2,000単位（5 mL） 3,000単位（5 mL）
バイパス止血療法	血漿由来活性型プロトロンビン複合体製剤（APCC）	ファイバ	バクスアルタ	500単位（10 mL） 1,000単位（20 mL）
	遺伝子組換え活性型第Ⅶ因子製剤（rFⅦa）	ノボセブン®HI	ノボノルディスクファーマ	1 mg（1.1 mL） 2 mg（2.1 mL） 5 mg（5.2 mL） 8 mg（8.1 mL）
	乾燥濃縮人第Ⅹ因子加活性化第Ⅶ因子製剤	バイクロット®	化学及血清療法研究所	FⅦa 1.56 mg FX 15.6 mg （2.5 mL）

❷ 急性出血の補充療法

出血部位	目標ピーク因子レベル	追加輸注の仕方	備考
1) 関節内出血 　軽度 　重度	 20〜40% 40〜80%	原則初回のみ. ピーク因子レベルを40%以上にするよう12〜24時間ごとに出血症状消失まで.	急性期は局所の安静保持を心がける. 外傷性の関節内出血もこの投与法に準じて行う. なお, 急性期に関節穿刺を行う場合には「各種処置・小手術」の項[2]に従って補充療法を行う.
2) 筋肉内出血 （腸腰筋以外）	関節内出血に準ずる.		急性期は局所の安静保持を心がける.
3) 腸腰筋出血	80%以上	以後トラフ因子レベルを30%以上に保つように出血症状消失まで.	原則入院治療として安静を保つ. 関節手術に準じて持続輸注を選択してもよい.
4) 口腔内出血 舌や舌小体, 口唇小体, 口蓋裂傷	20〜40% 40〜60%	原則1回のみ. 止血困難であれば, ピーク因子レベルを20%以上にするよう12〜24時間おきに出血症状消失まで. ピーク因子レベルを40%以上にするよう12〜24時間おきに3〜7日間.	トラネキサム酸1回15〜25 mg/kgを1日3〜4回内服か1回10 mg/kgを1日3〜4回の静注を併用してもよい. なお, 舌や舌小体, 口唇小体, 口蓋裂傷では流動食などの軟らかい食事を心がけ, 入院加療を考慮する.
5) 消化管出血*	80%以上	トラフ因子レベルを40%以上に保つように12〜24時間おきに, 止血しても3〜7日間継続.	消化管壁内出血に対してもこの方法に準じる. 関節手術に準じて持続輸注を選択してもよい. 入院にて行い, 原因の検索を行う.
6) 閉塞のおそれのある気道出血*	消化管出血に準じて行う.		入院にて行う.
7) 皮下出血 ※大きな血腫や頸部, 顔面	原則不要 20〜40%	症状に応じて12〜24時間おきに1〜3日間.	気道圧迫のおそれがある場合は気道出血の補充療法に準じ, 入院加療を考慮する.
8) 鼻出血 ※止血困難時	原則不要 20〜40%	症状に応じて12〜24時間おきに1〜3日間.	局所処置とトラネキサム酸1回15〜25 mg/kgを1日3〜4回内服か1回10 mg/kgを1日3〜4回の静注を優先する.
9) 肉眼的血尿 ※止血困難時	原則不要 40〜60%	症状に応じて12〜24時間おきに1〜3日間.	安静臥床と多めの水分摂取（あるいは補液）を行い, 原因検索を行う. トラネキサム酸の使用は禁忌.
10) 頭蓋内出血*	100%以上	トラフ因子レベルを50%以上保つように少なくとも7日間続ける.	入院治療とする. 持続輸注が望ましい.
11) 乳幼児の頭部打撲	50〜100%	速やかに1回輸注し, 必要に応じてCTスキャンを行う.	CTスキャン検査で頭蓋内出血が否定された場合でも2日間は注意深く観察を行う. 乳幼児の頭蓋内出血の初期は典型的な症状を呈することが少ないので注意を要する.
12) 骨折*	100%以上	トラフ因子レベルを50%以上保つように少なくとも7日間続ける.	関節手術に準じて持続輸注を選択してもよい. 上下肢の骨折では血腫によるコンパートメント症候群の発症に留意する.
13) 外傷：ごく軽微な切創 ※それ以外*	口腔内出血, 皮下出血, 鼻出血の補充療法に準じる. 骨折の補充療法に準じる.		軽微な外傷以外は入院治療とする.
14) コンパートメント症候群*	関節内出血（重度）に準じて行う.		整形外科紹介が必要.

*専門医のいる施設, または専門医に相談のうえで対応できる施設への入院が望ましい.
（藤井輝久ほか. 血栓止血誌 2013[2] より）

間，第Ⅸ因子では17〜24時間である．したがって，同じ体重あたりの投与量でも半減期が違うとトラフレベルも異なるために，患者ごとに投与量を調節する必要がある．
- 頭蓋内出血などの重篤な出血や大きな外科手術の際は，止血レベルを一定に維持する必要があり，持続輸注療法がより効率的である．まず，目標因子レベルに上昇させるのに必要な製剤量をボーラスで1回輸注後，各製剤のクリアランス値（mL/kg/時）を指標にシリンジポンプなどを用いて持続投与する．輸注速度（U/kg/時）は，クリアランス（mL/kg/時）×目標因子レベル（U/mL）で計算する．クリアランス値は，第Ⅷ因子製剤で2.4〜3.4 mL/kg/時，第Ⅸ因子製剤で3.8〜4.3 mL/kg/時である．
- 大手術時の術中・術後は凝固因子の消費が高まることもあり，凝固因子レベルのモニタリングが必要である．

予防的補充療法
- 運動会や校外学習など出血リスクが高い場合に実施するオンデマンド予防的補充療法と，長期に継続して投与する定期補充療法に分けられる．定期補充療法ではトラフ値を＞1％にすることが必要で，通常，血友病Aでは30〜50単位/kg/回，週3回あるいは隔日投与する．血友病Bでは30〜50単位/kg/回を週2回投与する．前述したように，半減期には個人差があり，トラフ値を維持できるように投与量や投与間隔を調節する必要がある．
- 近年，定期投与の普及により血友病患者の活動性も向上しており，運動への参加も可能になっている．最近，早期定期補充療法が血友病性関節症の発症と進行を防ぐことが明らかにされ，関節内出血の初回出現後に定期補充療法を開始する一次的補充療法が国際的に勧められている[4]．小児早期から頻回の経静脈投与は困難な場合も多く，週1回から開始して段階的に投与回数を上げる方法が実際的である．

その他の止血療法
- 血友病Aの中等症および軽症患者の軽度な出血症状に対しては，合成抗利尿ホルモン製剤であるデスモプレシン酢酸塩（DDAVP）も使用される．DDAVPの投与により生体内に貯蔵されている第Ⅷ因子/VWFが放出され，血漿中のレベルが上昇する．投与量は0.2〜0.4 μg/kgを生理食塩水約20 mLに希釈して患者に静脈注射する．
- トラネキサム酸も血友病の止血補助剤として使用されるが，血尿には禁忌である．

補充療法の副作用とその対策
- 製剤中の第Ⅷ因子あるいは第Ⅸ因子を非自己と認識して，抗第Ⅷ因子あるいは抗第Ⅸ因子同種抗体（インヒビター）が出現することがある．インヒビターの発生までの曝露日数の中央値は11日で，50投与日数以内にほとんどの症例で出現している．
- インヒビターが発生すると，以後の補充療法の止血効果は激減〜消失するために血友病の治療管理は困難になる．

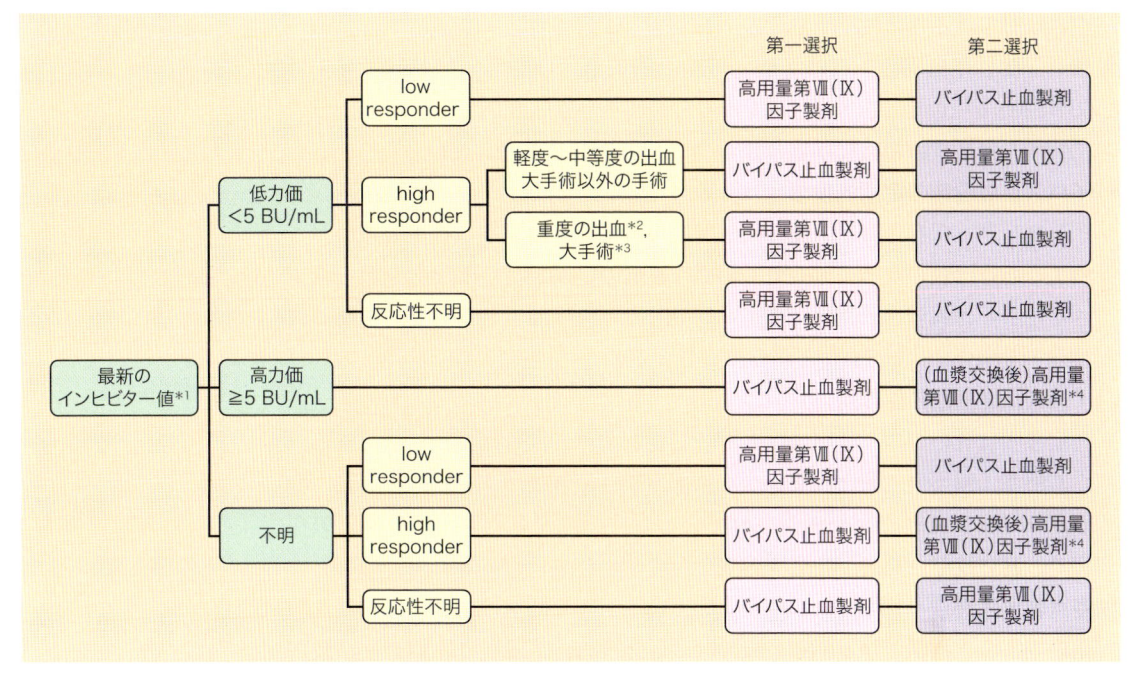

❸ **インヒビター保有血友病患者に対する治療製剤選択のアルゴリズム**

[*1] 少なくとも最近数か月以内のインヒビター値をさすが，重度の出血や手術時では直近のインヒビター値が必要である．
[*2] 重度の出血とは，致命的な出血もしくは後遺症を残す可能性のある重篤な関節や筋肉内出血をさす．
[*3] 大手術とは，生命にかかわる手術およびそれ以外でも出血量が多く止血困難が予想される手術をさす．
[*4] 5～10 BU/mL のインヒビターでは血漿交換を行わなくとも，理論的には高用量の第Ⅷ（Ⅸ）因子製剤による中和が可能である．
（酒井道生ほか．血栓止血誌 2013[3]）より）

インヒビターの診断

- 補充療法の止血効果が低下したときはインヒビター発生を疑う．確定診断はBethesda 法によるインヒビターの検出による．インヒビター力価が高値の場合〔＞5 Bethesda 単位（BU）/mL〕を high responder（HR），持続的に低い場合（＜5 BU/mL）を low responder（LR）と呼ぶ．HR の場合，補充療法製剤を再度投与すると，投与後5～7日にインヒビターが急上昇する（anamnestic response）．

インヒビター保有患者の止血療法

- インヒビターが検出された場合，インヒビター力価，反応性（HR またはLR），出血症状の重症度により止血療法を決定する．インヒビターが＜5 BU/mL で LR の場合は，一般的に補充療法の続行が第一選択になる．一方，HR ではバイパス止血療法が第一選択になる（❸）．
- バイパス止血療法製剤は，活性型プロトロンビン複合体製剤（APCC）と遺伝子組換え活性型第Ⅶ因子製剤（rFⅦa）の2剤が使用される（❶）．APCC は血漿由来製剤であり，プロトロンビン，第Ⅸ，第Ⅶ，第Ⅹ，活性型第Ⅶ，活性型第Ⅹ因子などを含有する．一般に，APCC の1回の投与量は50～100 IU/kg で8～12時間ごとに投与する．1日の最大投与量は200 IU/kg である．一方で，rFⅦa の標準的な投与量は90 μg/kg で，2～3時間ごとに

- 止血が得られるまで投与する[3]．
- 最近，活性型第Ⅶ因子と第Ｘ因子の複合製剤も市販された．初回投与量は60〜120μg/kgで，追加投与は1回のみ初回投与から8時間以上36時間以内に行う．投与量は初回投与量と合わせて180μg/kgを超えない．

バイパス止血製剤の定期的投与

- インヒビター保有患者は一般に標的関節も多く，止血困難な症例も多い．このような難治性の症例に対して，APCC製剤の定期的投与が出血回数を減少させることが報告された[5]．最近，わが国でも保険適用となった．定期的に投与する場合には週3回から隔日に投与する．

バイパス止血療法の副作用

- 発症頻度は低いが，バイパス止血療法で留意すべき副作用は血栓症である．心筋梗塞，脳卒中，肺血栓塞栓症，深部血栓性静脈炎および播種性血管内凝固症候群（DIC）などが報告されている．血栓症をきたしたほとんどの症例で，過剰投与，肥満，脂質異常症などのリスク要因がみられる．

免疫寛容導入療法（ITI）

- 免疫寛容導入療法（immune tolerance induction；ITI）は，補充療法製剤を反復して投与することによりインヒビターの消失を図る治療で，インヒビター陽性例の重要な治療法である．特にインヒビター値が<10 BU/mLに低下して治療を開始した場合，有効率は70％以上といわれている．統計学的に有意なITI成功要因は，過去のピークインヒビター力価とITI開始時のインヒビター力価が低いことである．
- ITIは製剤の投与量から，200 U/kgを連日投与する高用量投与法と，50 U/kgを週3〜3.5回投与する低用量投与法に分けられる．最近実施された国際研究によると，高用量投与法のほうが免疫寛容に至る期間が短いが，有効率は低用量投与法と同等である[6]．

理学的治療

- 血友病の出血時は，止血治療のみならず，当該部位の安静，冷罨法や固定が重要である．急性の重度の関節内出血に対しては関節穿刺が考慮される．

（嶋　緑倫）

文献

1) 血液凝固異常症全国調査委員会（瀧　正志委員長）．厚生労働省委託事業 血液凝固異常症全国調査 平成26年度報告書．エイズ予防財団；2015.
2) 藤井輝久ほか．インヒビターのない血友病患者に対する止血治療ガイドライン：2013年改訂版．血栓止血誌 2013；24：619-39.
3) 酒井道生ほか．インヒビター保有先天性血友病患者に対する止血治療ガイドライン：2013年改訂版．血栓止血誌 2013；24：640-58.
4) Manco-Johnson MJ, et al. Prophylaxis versus episodic treatment to prevent joint disease in boys with severe hemophilia. N Engl J Med 2007; 357: 535-44.
5) Leissinger C, et al. Anti-inhibitor coagulant complex prophylaxis in hemophilia with inhibitors. N Engl J Med 2011; 365: 1684-92.
6) Hay CR, et al. The principal results of the International Immune Tolerance Study: a randomized dose comparison. Blood 2012; 119: 1335-44.

後天性血友病 A

> **専門医からのアドバイス**
> - 突然，高齢者が異常出血をきたし，止血検査で活性化部分トロンボプラスチン時間（APTT）のみが延長し，さらに第Ⅷ因子活性の低下があれば後天性血友病 A を疑う．
> - 止血治療と免疫抑制療法を並行して行う必要がある．
>   - 重篤な出血には，速やかにバイパス止血製剤による止血治療を行う．
>   - 診断後，直ちにプレドニゾロン（PSL）単独もしくは PSL とシクロホスファミド（CPA）の併用による免疫抑制療法を開始する．

疫学・病態・症状

▶ 血栓・止血異常 p.46参照

- 後天性血友病 A（acquired hemophilia A）の発症頻度は，100万人あたり年間1.48人と報告されている[1]．
- 発症年齢は50歳以降が多いが，若年女性では妊娠・分娩に関連した発症がみられる[2]（❶）．
- 本症は，凝固第Ⅷ因子に対する自己抗体が発生する自己免疫疾患である．
- 特発性の症例が25〜63.3％を占め，自己免疫疾患が11.6〜17.0％，腫瘍性疾患が11.8〜19.9％，妊娠・分娩に関連した発症が2.0〜8.4％を占める[1-4]．その他，薬剤の関連が疑われる症例や皮膚疾患に起因するものなどがある[1-4]（❷）．
- 皮下出血や筋肉内出血，消化管出血，創傷出血などが多くみられるが，腹腔内出血や胸腔内出血，頭蓋内出血，後腹膜出血などの重篤な出血もみられる[2]（❸）．
- 先天性血友病 A と比較すると，皮下出血は広範なものが多く，関節内出血よりも筋肉内出血が多い[2,3]．
- 寛解率は52〜80％と報告されているが，再燃も7.5〜20％の症例でみられる[1-4]．
- わが国の死亡率は14〜25％と報告されており，出血や感染が原因となることが多い[2,3]．

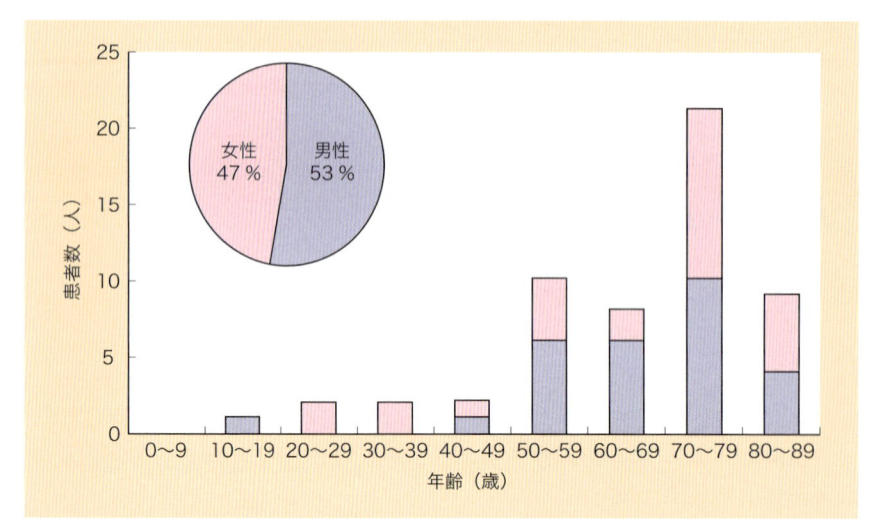

❶ わが国における後天性血友病 A の性別および年齢分布

3 年間の調査で 55 例が登録され，そのうち男性は 29 例で女性は 26 例（男女比 1：0.9）であった．また，発症年齢は 12〜85 歳（中央値 70 歳）で，50 歳以降が多かった．
（田中一郎ほか．血栓止血誌 2008[2] より）

❷ 後天性血友病 A の基礎疾患・病態

特発性	妊娠・分娩
自己免疫疾患	薬剤関連性
全身性エリテマトーデス（SLE），関節リウマチ，Sjögren 症候群，皮膚筋炎，自己免疫性溶血性貧血，重症筋無力症，Basedow 病，橋本病，自己免疫性肝炎，Goodpasture 症候群	ペニシリン，クロラムフェニコール，フェニトイン，スルファミド，メチルドパ，フルダラビン，インターフェロン α，BCG ワクチン
固形腫瘍	皮膚疾患
肺がん，膵がん，胆管がん，舌がん，喉頭がん，胃がん，大腸がん，腎がん，前立腺がん，乳がん，皮膚がん，肝がん，子宮がん	天疱瘡，乾癬，剥脱性皮膚炎
	その他
血液腫瘍	多発性硬化症，側頭動脈炎，潰瘍性大腸炎，Crohn 病，気管支喘息，慢性閉塞性肺疾患，糖尿病，B 型肝炎，C 型肝炎，ネフローゼ症候群，移植片対宿主病（GVHD），手術
慢性リンパ性白血病，非ホジキンリンパ腫，多発性骨髄腫，Waldenström マクログロブリン血症，骨髄異形成症候群，骨髄線維症，赤白血病	

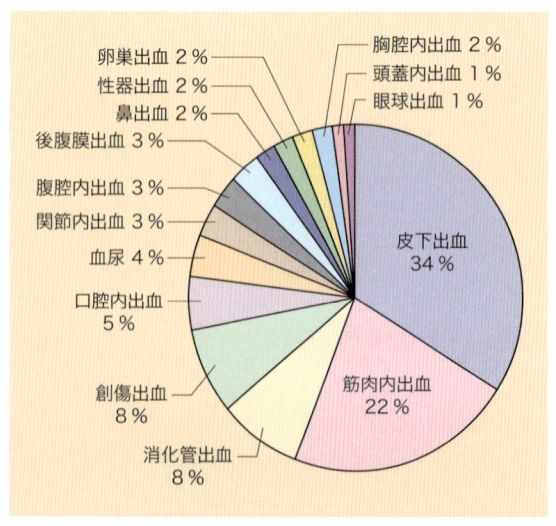

❸ 後天性血友病 A の出血症状

皮下出血が 34％，筋肉内出血が 22％ で全体の半数強を占め，続いて消化管出血と創傷出血が 8％ ずつを占めていた．腹腔内出血や胸腔内出血，頭蓋内出血，後腹膜出血，卵巣出血などの重篤な出血は合わせて 11％ にみられた．
（田中一郎ほか．血栓止血誌 2008[2] より）

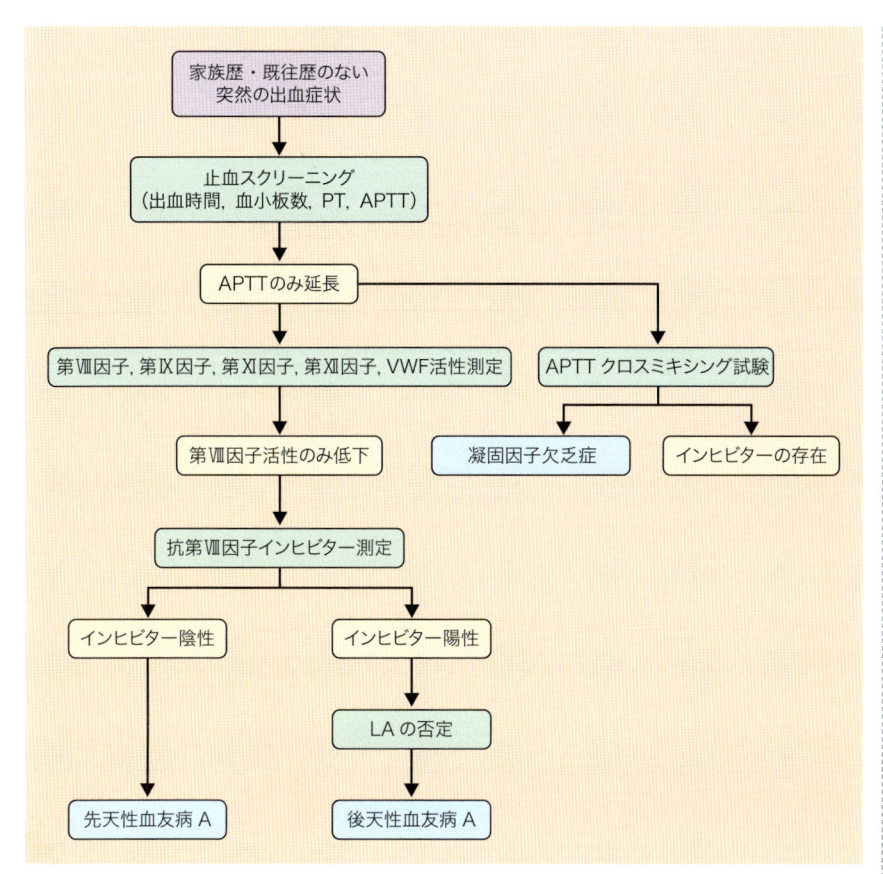

❹ 後天性血友病 A の診断

止血スクリーニング検査で PT が正常で APTT が延長した場合，鑑別のために第Ⅷ，Ⅸ，Ⅺ，Ⅻ因子活性および VWF 活性を測定する．このうち第Ⅷ因子活性のみが低下していれば，次に抗第Ⅷ因子インヒビターを測定する．抗第Ⅷ因子インヒビターが検出されれば後天性血友病 A と診断されるが，確定診断のためには LA の存在を否定しておく必要がある．また，インヒビターの結果が出るまで時間を要する場合は，APTT クロスミキシング試験を行うことで，APTT 延長が凝固因子欠乏によるものか，インヒビターの存在によるものかをある程度鑑別することができる．すなわち，凝固因子欠乏では，正常血漿添加により APTT 延長は容易に補正されるが，インヒビター存在下では補正されにくい．
PT：プロトロンビン時間，APTT：活性化部分トロンボプラスチン時間，VWF：von Willebrand 因子，LA：ループスアンチコアグラント

検査・診断（鑑別診断）

- プロトロンビン時間（PT）は正常で，活性化部分トロンボプラスチン時間（APTT）は延長する．さらに，第Ⅷ因子活性の低下が認められ，第Ⅷ因子に対するインヒビターが検出されれば本症と診断される（❹）．
- APTT 延長の原因が，凝固因子の欠乏かインヒビターの存在によるのかを簡易に鑑別する方法として APTT クロスミキシング試験がある．
- 確定診断のためにはループスアンチコアグラント（LA）の存在を否定する必要がある．
- インヒビターが存在するにもかかわらず第Ⅷ因子活性の存在する，いわゆるタイプ 2 インヒビターがしばしばみられる[5,6]．

MEMO
インヒビターが第Ⅷ因子活性を阻害する様式には 2 種類のタイプがある．タイプ 1 では抗体濃度の上昇とともに残存第Ⅷ因子活性は直線的に減衰し完全に失活するが，タイプ 2 では第Ⅷ因子活性は完全に不活化されず，インヒビターと第Ⅷ因子活性がしばしば共存する．

MEMO
LA の存在下では APTT が延長し，さらに第Ⅷ因子活性が見かけ上，低下する．しかも，インヒビター検査で偽陽性を示すことがあるので，慎重な診断が必要である．

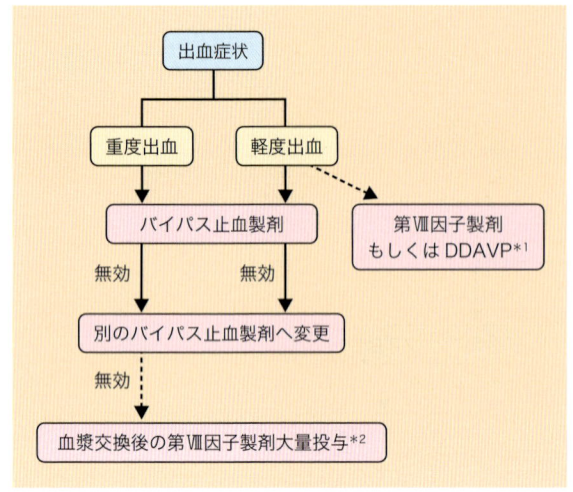

❺ 後天性血友病Aの止血治療

バイパス止血製剤が第一選択である．ただし，軽度の出血で，インヒビター力価が低い場合には第Ⅷ因子製剤やデスモプレシン（DDAVP）の使用も考慮される．なお，1つのバイパス止血製剤が無効の場合，別の製剤に切り替えることで止血効果が得られることがある．また，重度の出血で，いずれのバイパス止血製剤も無効の場合，血漿交換施行後に第Ⅷ因子製剤を大量に投与する方法が考慮されるが，この治療法は設備や態勢の整った専門施設で行われることが望ましい．
*1 インヒビターが低力価の場合に限る．
*2 専ら専門施設において行われる．

- 致死的な出血で発症することがあり，その診断は迅速かつ適切でなければならない．そのため，国内外のガイドラインでは本症を疑った段階で専門家にコンサルトすることを推奨している[5,7]．

治療

- 治療の二本柱は，急性出血時の止血治療とインヒビターの消失を目的とした免疫抑制療法である．

●ガイドラインの現況

- わが国では，日本血栓止血学会から『後天性血友病A診療ガイドライン』が発行されている[5]．
- 海外では，イギリスの The United Kingdom Haemophilia Centre Doctors' Organisation（UKHCDO）[8,9]，北欧のグループ[10]および日米欧の専門家グループ[6,7]が，おのおののガイドラインで本症の診断および治療に関する推奨を行っている．

止血治療 ❺

- バイパス止血製剤が第一選択である．ただし，軽度の皮下出血などで貧血の進行を認めない場合は，注意深い観察のみで経過をみることもある[8]．
- 軽度の出血でインヒビター力価が低い場合の選択肢として，第Ⅷ因子製剤やデスモプレシン（DDAVP）の使用も考慮される．

バイパス止血製剤

- 遺伝子組換え活性型第Ⅶ因子製剤（rFⅦa）もしくは活性型プロトロンビン複合体製剤（APCC）が用いられる．なお，最近わが国でFⅦaと第Ⅹ因子を混合した新たな血漿分画製剤が市販された．

MEMO

添付文書上，バイパス止血製剤とトラネキサム酸などの抗線溶薬は，血栓傾向を助長するおそれがあるため併用注意となっている．特に腎尿路出血では尿路閉塞を起こす可能性があり，併用しない．

❻ バイパス止血製剤の比較

	遺伝子組換え活性型第Ⅶ因子製剤（rFⅦa）	活性型プロトロンビン複合体製剤（APCC）	第Ⅹ因子加活性化第Ⅶ因子製剤
製剤名（製造・販売会社名）	ノボセブン®HI静注用（ノボノルディスクファーマ）	ファイバ注射用（バクスアルタ）	バイクロット®配合静注用（化学及血清療法研究所）
種類	遺伝子組換え製剤	血漿分画製剤	血漿分画製剤
規格	1 mg, 2 mg, 5 mg	500単位, 1,000単位	第Ⅶ因子　1.56 mg 第Ⅹ因子　15.6 mg
半減期	2.7～3.5時間（小児 1.3～2.6時間）	4～8時間	第Ⅶ因子　2.2～3.4時間 第Ⅹ因子　21～24時間
用法・用量	90～120 μg/kg 2～3時間ごとに1～3回	50～100単位/kg 8～12時間ごとに1～3回 1日最大200単位/kg	第Ⅶ因子として ・初回60～120 μg/kg ・追加投与は8～36時間後に1回のみ ・初回と追加投与を合わせて180 μg/kgを超えない ・追加投与の後は48時間以上あける

UKHCDOのガイドライン（2013年）[8] ではrFⅦaの1回使用量は90 μg/kgを超えないように推奨している．

- 現時点でどの製剤がより有効であるというエビデンスはなく，それぞれの製剤の特性を考慮して選択する（❻）．また，一つの製剤が無効の場合，別の製剤に切り替えることで止血効果が得られることがある[5,6]．

第Ⅷ因子製剤
- インヒビターが低力価の場合に考慮されるが，その止血効果は乏しく不確実であるとの報告が多い[2,3]．そのため，第Ⅷ因子製剤を使用する場合は，製剤投与後の止血モニタリングが必須となる．
- 重度の出血でバイパス止血製剤が無効な場合の選択肢として，専門施設では血漿交換施行後に第Ⅷ因子製剤の大量投与が行われることがある[5,8]．

デスモプレシン（DDAVP）
- インヒビターが低力価で第Ⅷ因子活性が検出される症例には有効とされている．ただし，確実な第Ⅷ因子活性の上昇が期待できず，長期連用が困難なため，重篤な出血には適さない[5]．

免疫抑制療法（❼）
- ガイドラインでは，診断確定後，直ちに免疫抑制療法を開始することが推奨されている[5-8]．
- 基本的にプレドニゾロン（PSL）の単独療法（1 mg/kg/日）が行われるが，より強力な免疫抑制が必要で，かつ忍容可能と判断される場合はPSLとシクロホスファミド（CPA）の併用（50～100 mg/日）も行われる．
- 治療開始4～6週間後を目処に治療効果の判定を行い，インヒビター力価の低下がなければ治療薬の追加もしくは変更を考慮する．
- 追加もしくは変更する薬剤には，CPA以外にリツキシマブ，シクロスポリンA（CyA），アザチオプリン（AZT）などがある．
- 高用量γグロブリン製剤は本症に対する有効性が低く推奨されない．

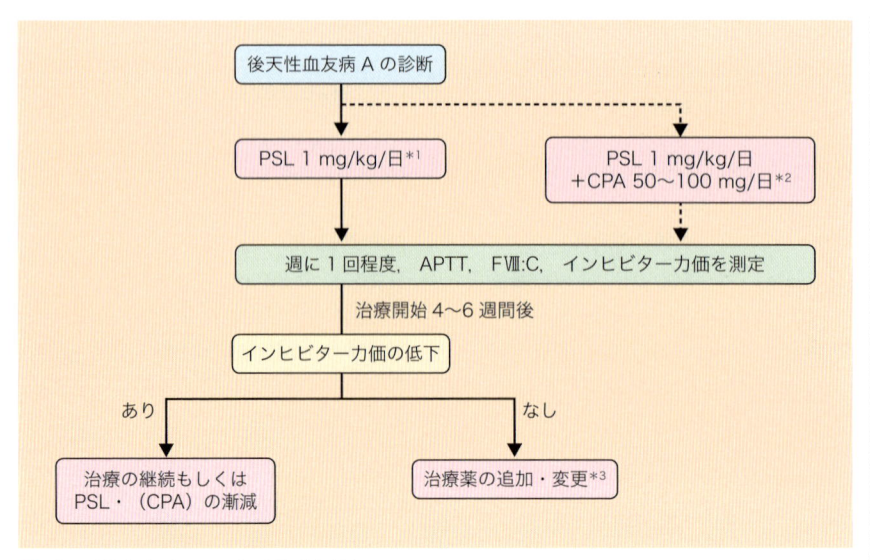

```
                    ┌─────────────────────┐
                    │ 後天性血友病 A の診断 │
                    └──────────┬──────────┘
                               │
              ┌────────────────┼─────────────────┐
              ▼                                  ▼
   ┌──────────────────┐             ┌──────────────────────────┐
   │ PSL 1 mg/kg/日*¹ │             │ PSL 1 mg/kg/日           │
   │                  │             │ +CPA 50〜100 mg/日*²     │
   └─────────┬────────┘             └────────────┬─────────────┘
             │                                   │
             └────────────────┬──────────────────┘
                              ▼
   ┌──────────────────────────────────────────────────────┐
   │ 週に１回程度，APTT，FⅧ:C，インヒビター力価を測定      │
   └───────────────────────────┬──────────────────────────┘
                  治療開始 4〜6 週間後
                               ▼
                 ┌─────────────────────┐
                 │ インヒビター力価の低下 │
                 └──────────┬──────────┘
              あり          │          なし
       ┌──────────────────┴────────────────┐
       ▼                                   ▼
┌────────────────┐              ┌──────────────────┐
│ 治療の継続もしくは │              │ 治療薬の追加・変更*³│
│ PSL・(CPA) の漸減 │              │                  │
└────────────────┘              └──────────────────┘
```

❼ 後天性血友病 A の免疫抑制療法

*¹ PSL（1 mg/kg/日）の単独療法を基本とするが，すでにステロイドが使用されている患者などでより強い免疫抑制に忍容可能であると判断される場合は PSL と CPA の併用療法も考慮する．
*² 高齢者などで CPA 連日投与の副作用の危険性が高いと判断される場合は，CPA パルス療法を考慮する．
*³ 追加・変更する薬剤は，CPA（PSL 単独で開始した場合），リツキシマブ，CyA，AZT などから選択する．
PSL：プレドニゾロン，CPA：シクロホスファミド，CyA：シクロスポリン A，AZT：アザチオプリン，APTT：活性化部分トロンボプラスチン時間，FⅧ:C：第Ⅷ因子活性
(田中一郎ほか．血栓止血誌 2011[5] より)

注意点

- 基礎疾患に先行してインヒビターが出現する場合があるので，自己免疫疾患や悪性腫瘍などの検索を注意深く進める必要がある[5]．
- 女性患者で妊娠中にインヒビターを保有する場合は，経胎盤性に移行したインヒビターにより新生児に重度の出血症状を引き起こすことがある[5]．
- 先天性血友病と違い，第Ⅷ因子活性は出血症状の重症度と相関しない．そのため，たとえ第Ⅷ因子活性が数％存在しても軽症とは限らない．
- インヒビター力価が低ければ，残存する第Ⅷ因子活性の影響で見かけ上インヒビターが検出されない場合がある[5]．
- 不必要な医原性出血を減らすために，侵襲的な診断・治療手技は極力避けることが望ましい[7,8]．
- バイパス止血製剤による重大な副作用として，心筋梗塞や脳梗塞，肺塞栓症，深部静脈血栓症，播種性血管内凝固症候群（DIC）などが報告されている[5]．
- 肥満や脂質異常症，潜在性の虚血性心疾患などの危険因子をもつ高齢者にバイパス止血製剤を使用する際は，血栓症のモニタリングを行うなど，十分な血栓症対策が必要である[5]．

- 高齢者に DDAVP を使用する際は，血圧上昇などの副作用に注意が必要である．
- 妊娠可能な年齢の女性には CPA などのアルキル化薬の使用を控える．
- 免疫抑制療法の経過中に重篤な感染症を併発する可能性があり，個々の患者の状況に応じて慎重に治療法を選択しなければならない[2,5]．
- インヒビターが消失した回復期の患者では，第Ⅷ因子活性が正常を超えて高値をとることがある[6,8]．そのため，長期臥床患者や血栓症のハイリスク患者では注意深いモニタリングと血栓予防対策が必要である．

(田中一郎)

文献

1) Collins PW, et al. Acquired hemophilia A in the United Kingdom: a 2-year national surveillance study by the United Kingdom Haemophilia Centre Doctors' Organisation. Blood 2007; 109: 1870-7.
2) 田中一郎ほか．わが国における後天性凝固因子インヒビターの実態に関する3年間の継続調査―予後因子に関する検討．血栓止血誌 2008；19：140-53.
3) 嶋 緑倫ほか．本邦における血液凝固後天性インヒビターの実態．血栓止血誌 2003；14：107-21.
4) Knoebl P, et al. Demographic and clinical data in acquired hemophilia A: results from the European Acquired Haemophilia Registry (EACH2). J Thromb Haemost 2012; 10: 622-31.
5) 田中一郎ほか．後天性血友病A診療ガイドライン．血栓止血誌 2011；22：295-322.
6) Huth-Kühne A, et al. International recommendations on the diagnosis and treatment of patients with acquired hemophilia A. Haematologica 2009; 94: 566-75.
7) Collins P, et al. Consensus recommendations for the diagnosis and treatment of acquired hemophilia A. BMC Res Notes 2010; 3: 161-8.
8) Collins PW, et al. Diagnosis and management of acquired coagulation inhibitors: a guideline from UKHCDO. Br J Haematol 2013; 162: 758-73.
9) Hay CR, et al. The diagnosis and management of factor Ⅷ and Ⅸ inhibitors: a guideline from the United Kingdom Haemophilia Centre Doctors Organisation. Br J Haematol 2006; 133: 591-605.
10) Tengborn L, et al; Working Group on Acquired Haemophilia of the Nordic Haemophilia Centres. Acquired haemophilia: Nordic Guidelines for Diagnosis and Treatment. http://www.nordhaemophilia.org/document/NHC_guidelines_acquired_hemophilia_2009.pdf

4章 疾患の理解と治療／止血・凝固異常／出血性疾患

von Willebrand 病

> **専門医からのアドバイス**
>
> ▶ von Willebrand 病（VWD）では，VWF の血小板 GP Ib への結合と第Ⅷ因子への結合の 2 つの機能の低下があることを理解するべきである．
> ▶ 臨床検査として，VWF：RCo や VWF：Ag はルーチンに測定されないので，実際には特徴的な臨床症状があって，第Ⅷ因子への結合低下に伴う APTT の軽度延長が診断のきっかけになることが多い．
> ▶ リストセチン惹起血小板凝集（RIPA）はリストセチン存在下での PRP の凝集能を検討するもので，VWD では低下するもののその感度はあまり高いとはいえない．
> ▶ 血漿中の VWF 量は ABO 血液型によっても左右され，O 型個体の平均 VWF：Ag は他の血液型の個人に比べ約 25％低い．

疫学・病態・症状

▶ 血栓・止血異常
p.57 参照

VWF 遺伝子

- *VWF* 遺伝子は，12 番染色体短腕の先端近く 12p13.2 に位置する[1,2]．52 個のエクソンから成り 180 kb[3] の大きさを有する長大な遺伝子構造のなかでエクソン 28 が特に大きく，A1, A2 ドメインをコードしている（❶）．
- 不完全な，転写・翻訳されない pseudogene（偽遺伝子）が 22q11.2 に存在することが特徴であり，遺伝子解析上注意を要する[4]．pseudogene は本物の遺伝子のエクソン 22 から 34，ドメイン A1 から A3[5] に相当する部分を含み，mutation を多数含み，転写されることはないが *VWF* 遺伝子と 3.1％しか差異がないため，PCR 法を用いたエクソンの解析にはこれを考慮したプライマーが用いられる．

症状

- von Willebrand 因子（VWF）の量的・質的異常をきたす先天性のヒト疾患が von Willebrand 病（VWD）である．したがって，病態，検査所見，臨床症状は VWF の 2 つの機能，すなわち GP Ib への結合と第Ⅷ因子への結合の 2 つの機能の低下による．
- VWD の臨床症状は主に GP Ib への結合の低下に伴う血小板粘着能が障害されることにより，①鼻出血，紫斑，血腫，口腔内出血，異常生理出血などが

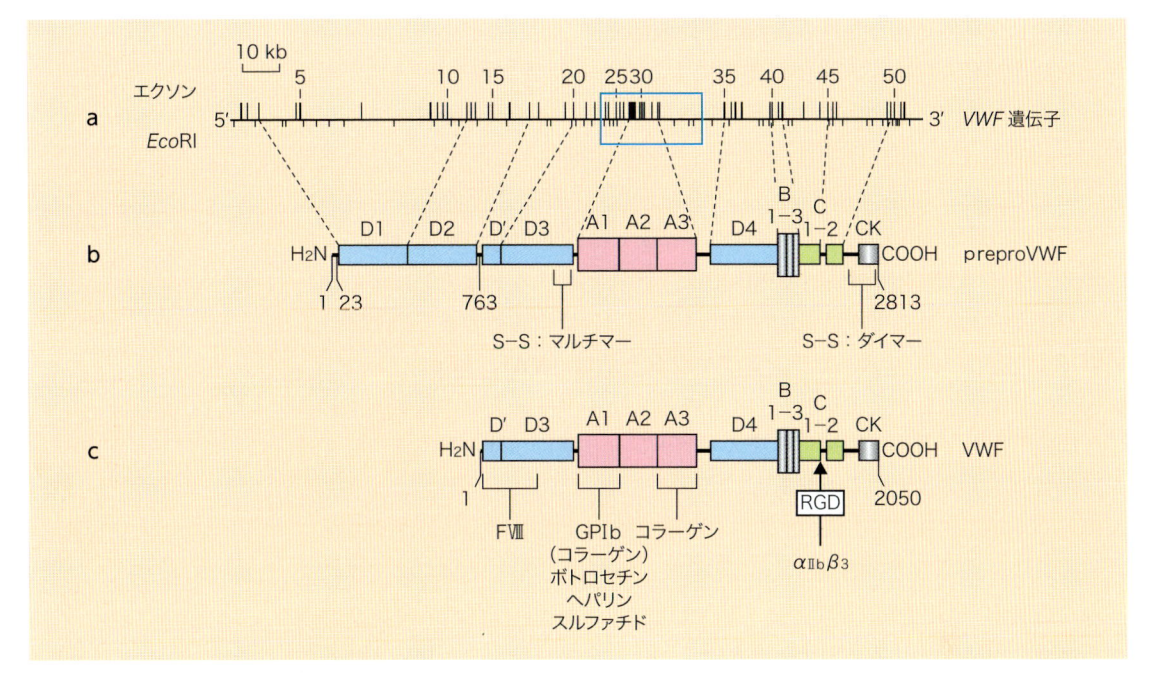

❶ ヒトVWF遺伝子および翻訳蛋白

a：VWF遺伝子の構造中にはエクソンの位置が縦棒で示されている．EcoRI site はクローニングに使用されたもの．青枠内は22番染色体にある pseudogene に相当する部分．エクソン28が特に大きい．
b：preproVWFは2,813アミノ酸から成り，現在この番号が使用される．したがって，764-2813が mature subunit となる．図にはマルチマー形成，ダイマー形成に関与しているとみられるシステイン残基の場所を示した．
c：mature subunit における各機能単位を示した．

前面に出る．一方，第Ⅷ因子の活性低下に起因するものとして，特にタイプ3患者を中心に，②血友病と同様な，関節内出血，筋肉内出血，時に頭蓋内出血をきたすことがある．

- 臨床検査として，後述するリストセチンコファクター活性（VWF：RCo）やVWF抗原量（VWF：Ag）はルーチンに測定されないので，実際には主に①の臨床症状があって，第Ⅷ因子への結合低下に伴う活性化部分トロンボプラスチン時間（APTT）の軽度延長が診断のきっかけになることが多い．すなわち，臨床症状と検査所見はVWFの別の面を見ていることに注意すべきである．
- VWDは最も多い遺伝性出血性疾患の一つであるが，実際に臨床上問題となるレベルの症状をきたすVWDはその一部と考えてよく，特に軽症のものは診断に至っていないケースが多いと推測される．

検査・診断（鑑別診断）

臨床検査
出血時間，血小板凝集能
- VWDでは出血時間の延長が特徴であり，多くは10〜15分以上の著明な延

長を示し，原則正常とされる血友病と対照的である．
- 出血時間の延長は血小板機能異常症でもみられる特徴であり，VWF が凝固因子でありながらその機能は一次止血機能であることを反映している．
- 血小板凝集能は，VWD ではリストセチン凝集能のみ低下する．リストセチン惹起血小板凝集（RIPA）は，リストセチン存在下での多血小板血漿（PRP）の凝集能を検討するもので，VWD では低下するが感度は低い．しかし，タイプ 2B や血小板型 VWD では，低濃度のリストセチンによる血小板凝集が亢進することが特徴的であり，診断にはほぼ必須の検査である．

VWF の活性測定──リストセチンコファクター活性（VWF：RCo）
- GP Ib 結合活性を測定するアッセイである．ホルマリンまたは凍結乾燥により固定したヒト血小板に対するリストセチン存在下における凝集能を吸光度計にて（半）定量するものである．
- 固定血小板は GP IIb-IIIa に依存する血小板凝集（血小板内のシグナル伝達機構により血小板が活性化する必要がある）が起こらないが，固定された血小板表面の GP Ib は VWF をブリッジとして，VWF 依存性の凝集が起こる．したがって，リストセチン存在下に起こる凝集はサンプル中の VWF の活性を反映することになる．

VWF の抗原量測定[6]
- 免疫学的方法（ELISA など）による抗原量（VWF：Ag）の測定である．通常，ポリクローナル抗体による sandwich ELISA が行われる．

VWF プロペプチド
- VWF プロペプチド（VWFpp）をモノクローナル抗体の sandwich ELISA で測定するものである．
- VWF が分泌後，循環内で急速に代謝を受け消失するような病態では相対的に VWFpp が上昇することが知られており，タイプ 1 Vicenza（以前はタイプ 1C と呼ばれていた；R1205H）で顕著な VWFpp/VWF：Ag 比の上昇を示す．
- 一部のタイプ 2A，2B，2M でもみられ，ADAMTS13 による分解が亢進しているものとみられる．

SDS アガロースゲル電気泳動解析によるマルチマー解析
- SDS-PAGE 法と同様のバッファーを用いるが，ゲル担体はポリアクリルアミドではなく，アガロースを用いる．VWF マルチマーの分子量はダイマーでも 500 kDa 以上であり，核酸を泳動するのに用いるアガロース担体が必要である．

第VIII因子の VWF 結合能
- マイクロプレートに純化ヒト第VIII因子（遺伝子組換え rFVIII などが用いられる）を固相化し，被検血漿を添加，抗 VWF 抗体を用いて検出する．

分類
- 1994 年に国際血栓止血学会（ISTH）が提唱した病型分類[7]では，VWF：RCo，VWF：Ag，マルチマー解析の結果をもとに，タイプ 1〜3 の 3 つの大

> **MEMO**
> VWF：Ag は，第VIII因子関連抗原（FVIII：RAG）と呼ばれていたものと同じである．この呼称はかつて VWF：Ag が第VIII因子抗原と混同されて扱われていた時代の名残で，現在でも一部の検査機関はこの名称を用いているが著しく適当ではない．

> **MEMO**
> VWD の病型，最新の mutation 情報などは Sheffield 大学が運用するデータベースに詳しい．
> ISTH-SSC VWF Online Database（VWFdb）：http://www.vwf.group.shef.ac.uk/

きなカテゴリーに分ける．

タイプ1[8]

- タイプ1は，VWFが量的に欠乏するタイプと定義されている．このタイプでは基本的にVWFマルチマー構成は正常で，VWF：RCo，VWF：Agは平等に低下している．おそらく70％の患者はこのタイプと考えられるが[9]，正確な頻度ではない．
- 血漿中のVWF量はABO血液型によっても左右され，O型個体の平均VWF：Agは他の血液型の個人に比べ約25％低い[10]．したがって，正確な診断には臨床症状，家族歴とVWF量との一致など，注意深い観察が必要である．
- これまでタイプ1であると診断された患者にはフレームシフト変異，ナンセンス変異，塩基欠失など，タイプ3にもみられるmutationが発見されているが，本来典型例では常染色体優性遺伝形式を示すことが多い．
- タイプ1ではmutationをもつサブユニットは小胞体以降移送されず，おそらく細胞内で消化されてしまうため，正常サブユニットのみが少量分泌され，マルチマー構成は正常となると考えられる（❷a）．

タイプ2A

- タイプ2はVWFの質的異常であると定義される．このなかでタイプ2Aはタイプ2のなかで最も多い．
- VWFではマルチマーサイズが大きいと，連なったA1ドメインを通じてより多くの血小板GP Ibに結合することができるので，高分子マルチマーの相対的減少は止血異常につながる．
- タイプ2Aは典型的な常染色体優性遺伝形式をとるのが特徴で，これまで見出されたmutationはほとんどA2ドメインに集中している＊．
- これらのmutationの結果，①Golgi内でのマルチマー形成が阻害される（group Ⅰ mutation），②マルチマーは正常に形成されるが，mutationにより血中でより速やかにADAMTS13などによりA2ドメインで分解を受けやすくなり，高分子のものが分解されて低分子マルチマーに移動する（group Ⅱ mutation），の2つの病態が明らかにされている[12]．
- タイプ2Aのなかでgroup Ⅰ mutation（❷b）[12,13]では，高分子マルチマーの移送が障害されることにより，相対的に高分子マルチマーを欠如し，低分子マルチマーが相対的に増加すると考えられる．
- 一方，group Ⅱ mutation（❷c）では，各マルチマーの分泌は正常に行われるが，ADAMTS13による分解を非常に受けやすく，高分子マルチマーが欠如することがわかっている[12]．

タイプ2B

- タイプ2BのmutationをもつVWFは，血小板GP Ibに対する結合能が増強している[14]．結合能は高分子マルチマーのほうがより強く，さらに高ずり応力下ではADAMTS13がより強く働くため，高分子マルチマーが減少すると考えられている．

> **MEMO**
> 一般的にコラーゲンはVWFのA3ドメインが主たる結合場所だと考えられているが，近年A3ドメインの異常が報告されるようになっている[11]．Legendreらが報告する2家系はVWF：Ag，VWFコラーゲン結合活性（VWF：CB）が低下するタイプで，これまでの分類ではタイプ1となるが，今後再分類されていく可能性のある病型と考えられる．

＊前述のデータベースを参照

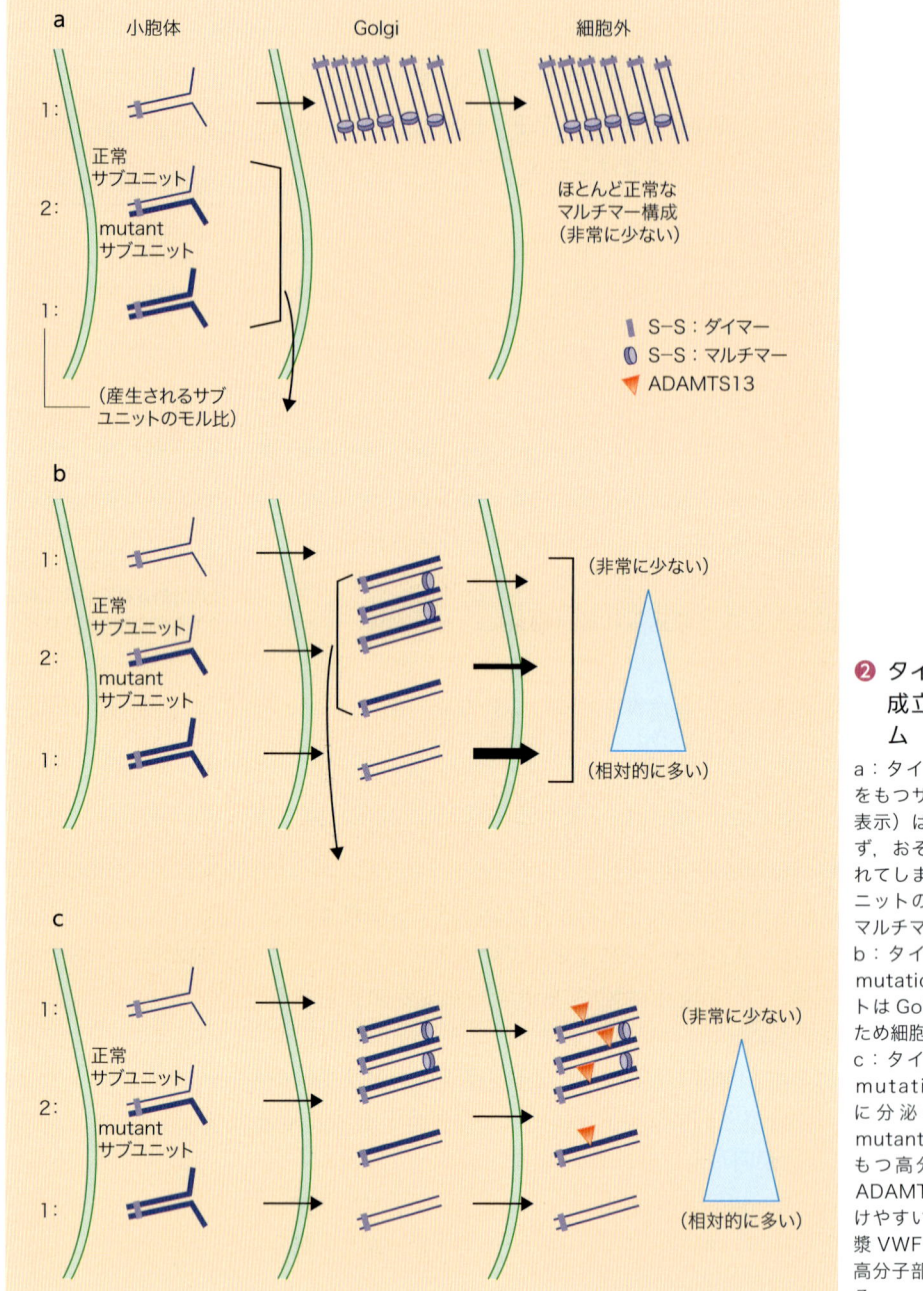

❷ タイプ1, 2A VWD成立の分子メカニズム

a：タイプ1ではmutationをもつサブユニット（太線で表示）は小胞体以降移送されず，おそらく細胞内で消化されてしまうため，正常サブユニットのみが少量分泌され，マルチマー構成は正常となる．
b：タイプ2Aのgroup Ⅰ mutationをもつサブユニットはGolgi以降移送されないため細胞外に分泌されない．
c：タイプ2Aのgroup Ⅱ mutationではすべて正常に分泌されるが，血中でmutantサブユニットを多くもつ高分子マルチマーほどADAMTS13による分解を受けやすいため，結果として血漿VWFのマルチマー構成は高分子部分を欠いたものとなる．

- 同時に血小板減少を伴うことが多く，この理由としてVWFに結合したままクリアランスされるためと説明されているが，正確な機序は不明である．しかしながら，VWFの機能亢進として血栓性血小板減少性紫斑病のような血栓症状を呈することはない．
- これまで33種類のmutationが見つかっているが*，これらはすべてA1ドメインにあり，立体構造上GP Ib結合部位の主に反対側に位置することか

*前述のデータベースを参照

ら，mutationにより，コンフォメーション変化が促進される可能性が示唆されている[9]．

タイプ2M
- タイプ2M（"M"は"multimer"）は血小板への結合が低下しており，この病型だけがマルチマー構成が正常である．これまで機能の低下について詳細が確認されているmutationはすべてA1ドメインにあり*，たとえばG561S患者では重篤な出血症状を呈する[15]．

*前述のデータベースを参照

タイプ2N
- タイプ2Nでは，ミスセンス変異が第Ⅷ因子結合部分に見出されている．これらのmutationにより血小板GP Ibへの結合，マルチマーのパターンは正常であるが，第Ⅷ因子の活性は＜10％で[16,17]，一見，血友病Aと同様の症状を呈する．
- 症状発現には第Ⅷ因子結合ドメインのすべてが異常である必要があるようで，これまで確認された症例では一般的に遺伝形式は常染色体劣性遺伝形式である．
- 診断には第Ⅷ因子に対する結合低下をbinding assayによって証明する必要があり，このアッセイが一般に普及していないことから潜在的にはかなりの患者が，血友病，あるいは血友病保因者として，正確に診断されていない可能性がある．
- 本疾患患者に対する第Ⅷ因子濃縮製剤の投与は疾患の性格からいって無効である可能性が高いので，血友病A，特に軽症例での診断には伴性劣性遺伝形式で遺伝していることをきちんと確かめるなど，家族歴の詳細な聴取を欠かしてはならない．

タイプ3
- タイプ3は常染色体劣性遺伝形式で，血漿中にVWF抗原は基本的に検出されない．
- 症状も当然ながら重篤で，第Ⅷ因子の低下も著しく，血友病にみられるような関節内出血，軟部出血を頻繁に起こす．時に軽微な出血症状を呈することがあるとされるものの両親など一般的にタイプ3家系におけるヘテロ接合体個体は一般的に無症状である．
- 一方，約10％のタイプ3症例にアナフィラキシー症状を呈する抗VWFインヒビターを発症するとの報告が一部にある．タイプ3におけるインヒビターは抗原の輸注によりアナフィラキシー症状を惹起するため，止血効果が得られないばかりか，生命に危険でもある．したがって，タイプ3においては濃縮因子製剤による補充療法中も注意深いインヒビターのチェックが必要と考えられる[18]．

治療

●ガイドラインの現況

- アメリカのNHLBI（National Heart, Lung, and Blood Institute）から『The Diagnosis, Evaluation, and Management of von Willebrand Disease』[19] が公表されており，VWDに対する治療の推奨が掲載されている（http://www.nhlbi.nih.gov/files/docs/guidelines/vwd.pdf）．ほかに，UKHCDO（The United Kingdom Haemophilia Centre Doctors' Organisation）のガイドラインなどがある．

- VWDの内科的治療方針は，出血時におけるデスモプレシン（DDAVP）もしくは第Ⅷ因子濃縮製剤の投与である．
- タイプ1のVWDは，通常まずDDAVPで治療される．2007年，アメリカNHLBIはVWDのガイドラインをリリースし，VWF：RCo＞10 IU/dLの場合は特にDDAVPのトライアルを出血時に行っておくことを推奨している．VWDに対しては0.4 μg/mLを緩徐に点滴または静注する．
- タイプ2Aも反応するが，タイプ2Bとタイプ3はDDAVPの治療適応はない．
- また同ガイドラインは，小手術・処置においてはVWF：RCoを1～5日間30％以上に保ち，重症出血や大手術においては当初少なくとも100％に保ち，7～10日間は最低でもトラフレベルを50％以上に保つよう勧告している[19]．
- 本治療法は繰り返して投与すると効果が減弱するので，重度の出血症状ないし大手術の際は，第Ⅷ因子濃縮製剤の投与をためらってはならない．
- DDAVPが使用できない場合や，重篤な出血や大手術においては，VWFを含む第Ⅷ因子濃縮製剤を投与する．現在，わが国においてコンファクトF®が主に利用可能であるが，そのほかの遺伝子組換え型製剤やモノクローナル抗体処理製剤などの高純度第Ⅷ因子製剤はVWDの治療に用いることはできない．

手術・処置における出血対策

- Lubetskyらは，少数例ながらタイプ3のVWD患者に対する手術時の持続輸注経験から，個人差はあるものの，VWF：RCoからみた半減期を12～16時間，クリアランスを2.8～3.9 mL/kg/時，回収率を1.38～1.9％/U/kgと算出している[20]．ただし用いられたのはわが国で使用されていない製剤であり，製剤ごとのVWF含有量をあらかじめ添付文書などで確認する必要がある．

- VWDの妊婦の出産に対しては，DDAVPもしくは第Ⅷ因子濃縮製剤が必要に応じて使用される．

(松下　正)

文献

1) Ginsburg D, et al. Human von Willebrand factor（vWF）: isolation of complementary DNA（cDNA）clones and chromosomal localization. Science 1985; 228: 1401-6.
2) Kuwano A, et al. Precise chromosomal locations of the genes for dentatorubral-pallidoluysian atrophy（DRPLA）, von Willebrand factor（F8vWF）and parathyroid hormone-like hormone（PTHLH）in human chromosome 12p by deletion mapping. Hum Genet 1996; 97: 95-8.
3) Mancuso DJ, et al. Structure of the gene for human von Willebrand factor. J Biol Chem 1989; 264: 19514-27.
4) Patracchini P, et al. Sublocalization of von Willebrand factor pseudogene to 22q11.22-q11.23 by in situ hybridization in a 46,X,t（X;22）(pter;q11.21) translocation. Hum Genet 1989; 83: 264-6.
5) Mancuso DJ, et al. Human von Willebrand factor gene and pseudogene: structural analysis and differentiation by polymerase chain reaction. Biochemistry 1991; 30: 253-69.
6) Favaloro EJ, et al. Discrimination of von Willebrands disease（VWD）subtypes: direct comparison of von Willebrand factor:collagen binding assay（VWF:CBA）with monoclonal antibody（MAB）based VWF-capture systems. Thromb Haemost 2000; 84: 541-7.
7) Sadler JE. A revised classification of von Willebrand disease. For the Subcommittee on von Willebrand Factor of the Scientific and Standardization Committee of the International Society on Thrombosis and Haemostasis. Thromb Haemost 1994; 71: 520-5.
8) Johnsen JM, et al. Common and rare von Willebrand factor（VWF）coding variants, VWF levels, and factor Ⅷ levels in African Americans: the NHLBI Exome Sequencing Project. Blood 2013; 122: 590-7.
9) Sadler JE. Biochemistry and genetics of von Willebrand factor. Annu Rev Biochem 1998; 67: 395-424.
10) Gill JC, et al. The effect of ABO blood group on the diagnosis of von Willebrand disease. Blood 1987; 69: 1691-5.
11) Legendre P, et al. Mutations in the A3 domain of von Willebrand factor inducing combined qualitative and quantitative defects in the protein. Blood 2013; 121: 2135-43.
12) O'Brien LA, et al. Theoretical structural explanation for GroupⅠand GroupⅡ, type 2A von Willebrand disease mutations. J Thromb Haemost 2005; 3: 796-7.
13) Kashiwagi T, et al. L1503R is a member of group I mutation and has dominant-negative effect on secretion of full-length VWF multimers: an analysis of two patients with type 2A von Willebrand disease. Haemophilia 2008; 14: 556-63.
14) Ruggeri ZM, et al. Heightened interaction between platelets and factor Ⅷ/von Willebrand factor in a new subtype of von Willebrand's disease. N Engl J Med 1980; 302: 1047-51.
15) Rabinowitz I, et al. Type ⅡB mutation His-505 → Asp implicates a new segment in the control of von Willebrand factor binding to platelet glycoprotein Ⅰb. J Biol Chem 1993; 268: 20497-501.
16) Nishino M, et al. New variant of von Willebrand disease with defective binding to factor Ⅷ. Blood 1989; 74: 1591-9.
17) Mazurier C, et al. A new von Willebrand factor（vWF）defect in a patient with factor Ⅷ（FⅧ）deficiency but with normal levels and multimeric patterns of both plasma and platelet vWF. Characterization of abnormal vWF/FⅧ interaction. Blood 1990; 75: 20-6.
18) Mannucci PM, et al. Life-threatening reaction to factor Ⅷ concentrate in a patient with severe von Willebrand disease and alloantibodies to von Willebrand factor. Eur J Haematol 1987; 39: 467-70.
19) National Heart, Lung, and Blood Institute. The Diagnosis, Evaluation, and Management of von Willebrand Disease. Bethesda: NIH Publication; 2007.
20) Lubetsky A, et al. Safety and efficacy of continuous infusion of a combined factor Ⅷ− von Willebrand factor（vWF）concentrate（Haemate-P^{TM}）in patients with von Willebrand disease. Thromb Haemost 1999; 81: 229-33.

4章 疾患の理解と治療／止血・凝固異常／出血性疾患

特発性血小板減少性紫斑病

> **専門医からのアドバイス**
>
> ▶ 特発性血小板減少性紫斑病（ITP）では，抗血小板自己抗体による血小板破壊亢進が主体である．同時に抗体による巨核球の成熟障害により血小板産生も抑制されている．
> ▶ 診断は除外診断が主体となる．病態に即した検査法として網状血小板比率や血漿トロンボポエチン濃度が有用であるが，いまだ保険適用外である．
> ▶ 治療目標は，血小板数を正常に戻すことではなく，重篤な出血を予防しうる血小板数に維持することである．
> ▶ 第一選択は副腎皮質ステロイドである．*Helicobacter pylori* 感染例の場合は，除菌療法を試みる．
> ▶ トロンボポエチン受容体作動薬の使用は難治症例に限定すべきである．

疫学・病態・症状

▶ 血栓・止血異常
p.80参照

- 特発性血小板減少性紫斑病（idiopathic thrombocytopenic purpura；ITP）は，抗血小板自己抗体により主として脾臓での血小板破壊が亢進し血小板減少をきたす後天性の自己免疫疾患である[1,2]．
- 厚生労働省の指定難病に認定されている．
- 2009年に国際作業部会（International Working Group；IWG）が primary ITP（primary immune thrombocytopenia）との名称を提唱している．
- 全身性エリテマトーデス（SLE）やHIV感染など基礎疾患に随伴するITPは，二次性（secondary）ITPとして区別する．
- ITPの臨床個人調査票をもとに解析すると，有病者数は約2万人で，年間約3,000人が新規に発症・登録されている．
- 20〜40歳代の若年女性の発症ピークに加え，60〜80歳に発症ピークがみられる（❶）[3]．
- 急性型と慢性型に分類される．6か月以内に自然寛解する病型は急性型，それ以後も血小板減少が持続する病型は慢性型と分類する．最近では，慢性型を血小板減少が1年以上持続した場合とする意見もある．

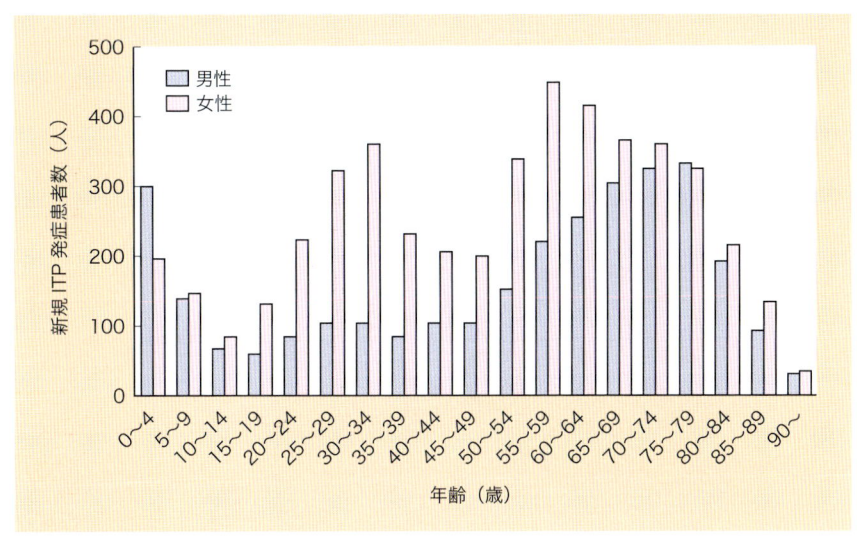

❶ 新規登録 ITP 症例の年齢分布

血液凝固異常症に関する調査研究班による 2004～2007 年度臨床調査個人票の解析結果の平均を示している。従来の 20～40 歳代の若年女性での発症に加え，60～80 歳代での発症ピークが認められる．10 万人あたり年間 2.16 人が新規に発症している（男性 10 万人あたり 1.72 人，女性 10 万人あたり 2.58 人）．
(Kurata Y, et al. Int J Hematol 2011[3] より)

- 小児 ITP では急性 ITP が約 75～80% を占め，ウイルス感染や予防接種を先行事象として有する場合が多い．
- ITP における血小板減少の主たる病態は，血小板の破壊亢進である．
- 慢性 ITP では，血小板は抗血小板自己抗体（主に IgG）により感作されており，自己抗体に感作された血小板は早期に脾臓を中心とした網内系においてマクロファージの Fc 受容体を介して捕捉・破壊され血小板減少をきたす．
- 抗血小板自己抗体の主要な標的抗原は，血小板膜糖蛋白である GP Ⅱb-Ⅲa および GP Ib-Ⅸ である．
- ITP においては，脾臓が主な血小板破壊部位であるとともに，血小板抗体産生部位でもある（❷）[4]．
- 血小板破壊亢進に加え，ITP においては巨核球の成熟障害や細胞障害を生じており，血小板産生も抑制されている．血小板自己抗体が骨髄巨核球にも結合し，血小板の産生障害を引き起こしている（❷）[4]．
- ITP の主な臨床症状は，皮下出血，歯肉出血，鼻出血，性器出血など皮膚粘膜出血である．
- 一般的な血小板数と出血症状の関係を以下に示す（個人差あり）．
  - 5 万/μL 以上あれば出血傾向は明らかではなく，打撲時に四肢を中心に紫斑が出現する程度である．
  - 3～5 万/μL であれば易出血性を自覚することが多い．
  - 3 万/μL 未満であれば出血傾向が明らかとなる．
  - 血小板数が 1 万/μL 未満になると血尿，消化管出血，吐血，網膜出血を認

❷ ITPの病態生理

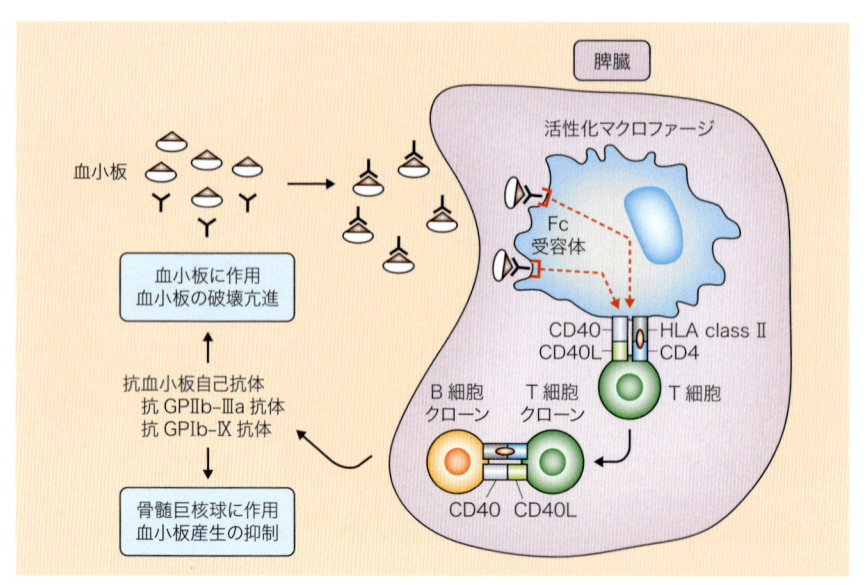

主に脾臓で産生された抗血小板自己抗体（主にIgG）は，血小板膜GPⅡb-Ⅲaあるいは GPⅠb-Ⅸに結合し，感作血小板は主として脾臓内でマクロファージ上のFc受容体を介して捕捉され，破壊される．血小板を取り込んだマクロファージは，GPⅡb-Ⅲaあるいは GPⅠb-Ⅸの抗原ペプチドをHLA抗原上に表出し，HLA classⅡ-CD4に加え副刺激経路（ここではCD40-CD40Lを提示）などを介して自己反応性ヘルパーT細胞を活性化し，さらにはB細胞を活性化し抗体産生を誘導する．一方では，これらの抗体は巨核球の成熟障害などを誘導し，血小板産生を抑制する．
（冨山佳昭．臨床血液 2011[4]）より）

めることがある．
- 血友病など凝固因子欠損症では関節内出血や筋肉内出血を生じるが，ITPでは通常これら深部出血は認めない．

検査・診断

- ITPの診断は除外診断が主体である．
- 血小板減少の基準は，10万/μL未満である．出血の持続により貧血を示すことがある．凝固検査は正常値である．骨髄検査は必須ではないが，高齢者（60歳以上）や骨髄異形成症候群などが疑われる場合は，積極的に行うべきである．
- PAIgG（platelet-associated IgG；血小板関連IgG）は，ITPの補助診断として2006年に保険収載された．ITPの90％以上でPAIgGが上昇しており，その疾患感度は高いが特異度は低く，PAIgGの診断的意義は少ない．
- ITPの病態に即した新たな診断法として網状血小板比率測定，血漿トロンボポエチン（TPO）濃度測定，GPⅡb-ⅢaもしくはGPⅠb-Ⅸに対する自己抗体検出があるが，これらの検査は2015年現在保険未収載である．

MEMO

血小板数が5万/μL未満の症例で出血傾向がまったくみられない場合や，末梢血の検査コメントに血小板凝集（＋）とある場合は，EDTA（エチレンジアミン四酢酸）依存性偽性血小板減少症を積極的に疑うべきである（❸）．

MEMO

網状血小板比率（％）は，新たに産生された幼若血小板の指標として用いられる．ITPなど血小板破壊亢進時では網状血小板比率が増加するが，再生不良性貧血など血小板造血障害においては増加しない．一方，血漿TPO濃度は，ITPでは正常ないしは軽度増加しているのみであるが，再生不良性貧血など造血障害による血小板減少では著増する（❹）[1]．

a	血小板数
抗凝固薬（−）	22.6万/μL
EDTA-2K	
採血後　1分	20.4万/μL
15分	8.5万/μL
30分	5.2万/μL
1時間	3.5万/μL
2時間	3.3万/μL
3時間	3.2万/μL

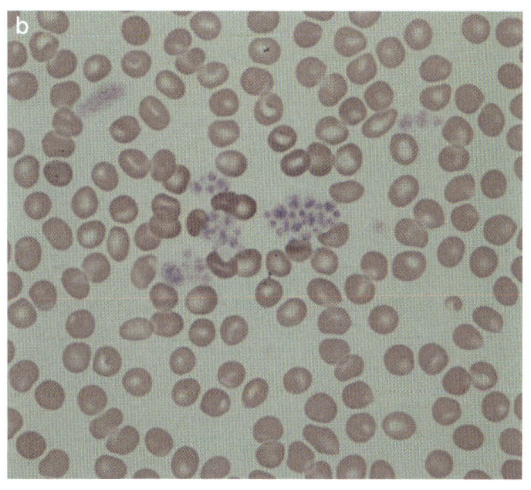

❸ EDTA依存性偽性血小板減少症

EDTA採血時，EDTA依存性の抗体により血小板が採血後時間とともに凝集するため，みかけ上血小板数が低値となる．治療は不要である．
a：自験例における血小板減少の経時的変化．
b：採血1時間後の末梢血塗抹標本．

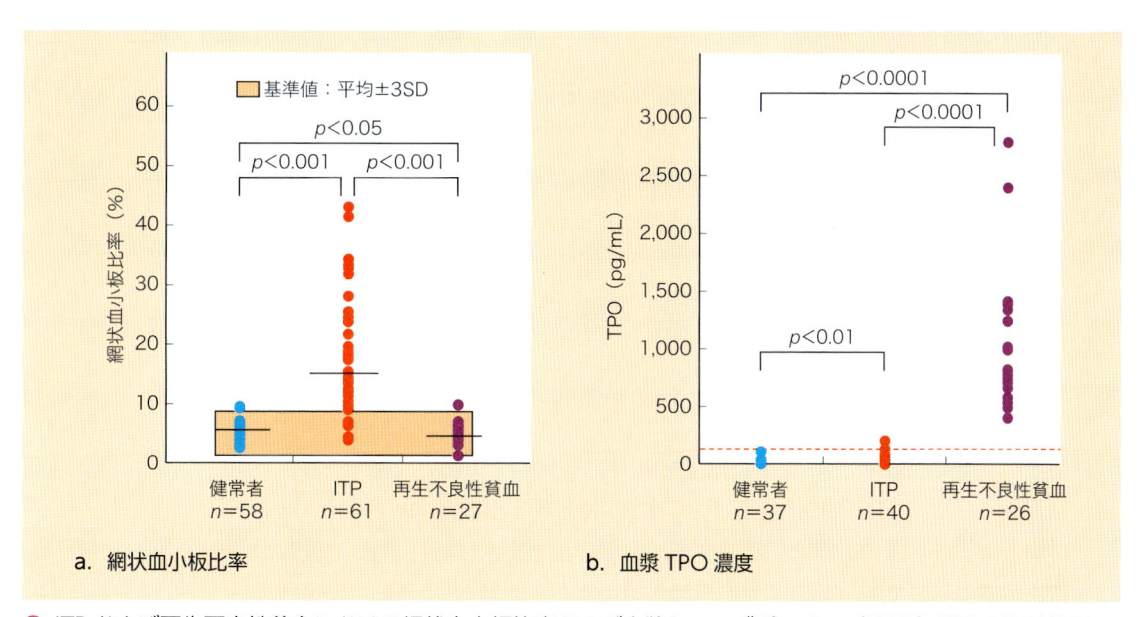

a．網状血小板比率

b．血漿TPO濃度

❹ ITPおよび再生不良性貧血における網状血小板比率および血漿トロンボポエチン（TPO）濃度の比較検討

a：網状血小板（reticulated platelets；RP）はRNAが豊富に存在する大型血小板で，巨核球から新たに産生された幼若血小板である．患者血小板数あたりの網状血小板比率（RP％）を検討すると，ITPではRP％は著明に増加しているが，再生不良性貧血ではそのような増加はみられない．
b：TPOはその大部分が肝臓で産生されており，血小板数の変動に関係なくその産生量は一定に保たれている．TPO受容体であるc-Mplは血小板/巨核球系に発現しており，c-MplによるTPO吸着が血漿TPOレベルを制御している．再生不良性貧血では巨核球が減少し血小板産生が低下しているため血漿TPO濃度は著増する．一方，ITPにおいては，血小板減少にもかかわらず血漿TPO濃度は正常ないしは軽度増加しているのみであることが特徴である．-----は基準値上限を示す．
（冨山佳昭ほか．臨床免疫・アレルギー科 2013[1]）より）

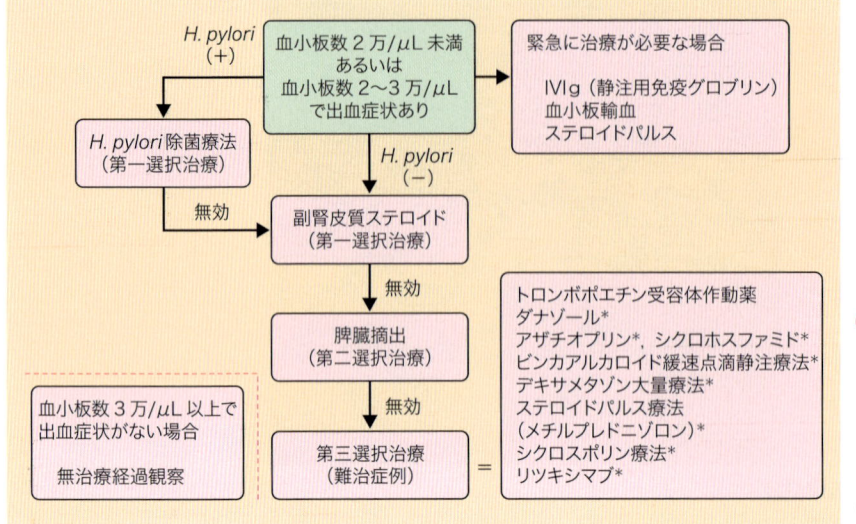

❺ 血液凝固異常症に関する調査研究班が作成した『成人特発性血小板減少性紫斑病治療の参照ガイド 2012年版』の概要

*現時点で保険適用のない薬剤

```
H. pylori（＋）→ 血小板数2万/μL未満   → 緊急に治療が必要な場合
                あるいは               IVIg（静注用免疫グロブリン）
                血小板数2〜3万/μL      血小板輸血
  ↓             で出血症状あり         ステロイドパルス
H. pylori除菌療法      ↓
（第一選択治療）    H. pylori（−）
  │無効             ↓
  └→  副腎皮質ステロイド
       （第一選択治療）
             ↓無効
          脾臓摘出        トロンボポエチン受容体作動薬
       （第二選択治療）    ダナゾール*
             ↓無効       アザチオプリン*，シクロホスファミド*
       第三選択治療    ＝ ビンカアルカロイド緩速点滴静注療法*
       （難治症例）      デキサメタゾン大量療法*
                       ステロイドパルス療法
血小板数3万/μL以上で   （メチルプレドニゾロン）*
出血症状がない場合     シクロスポリン療法*
  無治療経過観察        リツキシマブ*
```

治療[5)]

● ガイドラインの現況

- 厚生労働科学研究費補助金（難治性疾患克服研究事業）血液凝固異常症に関する調査研究班により『成人特発性血小板減少性紫斑病治療の参照ガイド（2012年版）』が作成され公開されている（https://www.jstage.jst.go.jp/article/rinketsu/53/4/53_433/_pdf）．
- 海外のガイドラインでは，アメリカ血液学会2011年版としてエビデンスに基づいたITP診療ガイド，国際作業部会が作成したITP診療に関するコンセンサスレポートが作成されている．
- 治療目標は，血小板数を正常化させることではなく，危険な出血を予防することである．
- 当面の目標は血小板数3万/μL以上であり，可能なら5万/μL以上を目指す．一方，初診時に血小板が3万/μL以上あり出血傾向を認めない場合は，無治療での経過観察とする．血小板数を正常に維持するために高用量の副腎皮質ステロイドを長期に使用すべきではない．❺に成人特発性血小板減少性紫斑病治療の参照ガイド（2012年版）の概要を示す[5)]．

Helicobacter pylori（H. pylori）除菌療法

- H. pylori 除菌療法はわが国におけるユニークな治療法である．H. pylori 感染陽性の場合，緊急時を除き，血小板数に関係なく，H. pylori 除菌療法を行う．除菌療法奏効例のうち約60〜70％において血小板増加が認められる．2010年6月から保険適用されている．

- わが国では H. pylori 除菌療法の有効性は高いが，アメリカやスペインでは除菌療法の ITP への有効性は低く，除菌療法の効果は一定ではない．

副腎皮質ステロイド療法（第一選択治療）
- 血小板数2万/μL 未満の症例，2〜3万/μL で出血症状を伴う症例が対象である．特に口腔内や鼻腔内の出血を認める場合は積極的に治療を行う．50〜75％において血小板が増加するが，多くは副腎皮質ステロイド減量に伴い血小板が減少する．4〜6週間投与後，血小板数の増加がなくても徐々に減量する．血小板数および出血症状をみながら5 mg の割合でゆっくり減量し10 mg/日で維持し，経過が良ければさらに減量する．

脾臓摘出術（脾摘）（第二選択治療）
- 発症後6か月以上経過し，ステロイドの維持量にて血小板数3万/μL 以上を維持できない症例，ステロイドの副作用が顕著な症例は積極的に脾摘を行う．寛解率は約60％である[6]．

難治 ITP 症例への治療法（第三選択治療）
- 対象は，副腎皮質ステロイドおよび脾摘療法が無効の症例，脾摘の了解が得られない症例もしくは合併症により脾摘が困難な症例，副腎皮質ステロイド不耐容症例でかつ血小板数は3万/μL 未満であり出血症状を伴う症例，である．第三選択治療薬で，保険収載されているのは現時点では TPO 受容体作動薬のみである．
- TPO 受容体作動薬には，経口薬のエルトロンボパグ（毎日内服〈空腹時服用〉）と皮下注製剤のロミプロスチム（週1回投与）の2種類がある．

> 【処方例】
> - レボレード®（経口薬），12.5〜50 mg/日，1日1回，毎日内服（空腹時服用）
> - ロミプレート®（皮下注製剤），1〜10 μg/kg，毎週1回，皮下注射

- TPO 受容体作動薬は c-Mpl に結合し，巨核球の成熟を促進し血小板産生を亢進させる薬剤である（❻）[7]．いずれの薬剤も用量依存的に血小板増加反応を示す．一定用量投与により5〜7日目から血小板数が増加し始め，12〜16日目に最大の血小板数となる．難治症例の80％以上に有効で，出血が回避される．
- 現時点では，TPO 受容体作動薬は数年間の投与においても比較的安全に用いられている．しかし留意すべき副作用として，
  ①血栓塞栓誘発（特に脳梗塞，心筋梗塞，肺塞栓などの血栓症の既往のある症例や抗リン脂質抗体陽性症例，がん患者などの血栓合併症のハイリスク患者に対して），
  ②骨髄でのレチクリン（細網）線維の増生（投与を中止すれば回復するとの報告がある），
  ③使用中止後のリバウンドによる血小板減少，
  などがあげられる．小児および妊婦には使用を避けるべきである．

> **MEMO**
> 抗 CD20 抗体（リツキシマブ）（保険適用外）：リツキシマブは自己抗体産生 B 細胞に対しても細胞傷害作用を有することから，現在までに種々の自己免疫疾患に対してその有効性が示されている．欧米における後方視的解析では，60％に部分寛解以上（5万/μL 以上）の効果を誘導しうるとされている．しかしながら，肝炎ウイルス再活性化などに留意する必要がある．
> 2013年，わが国で血小板数3万/μL 未満の難治 ITP を対象に，リツキシマブ 375 mg/m² を1週間ごとに4回投与し，6か月後の有効性（血小板数＞5万/μL）を検討した（医師主導型治験）．有効率は30.8％．2015年現在いまだ保険収載には至っていない．

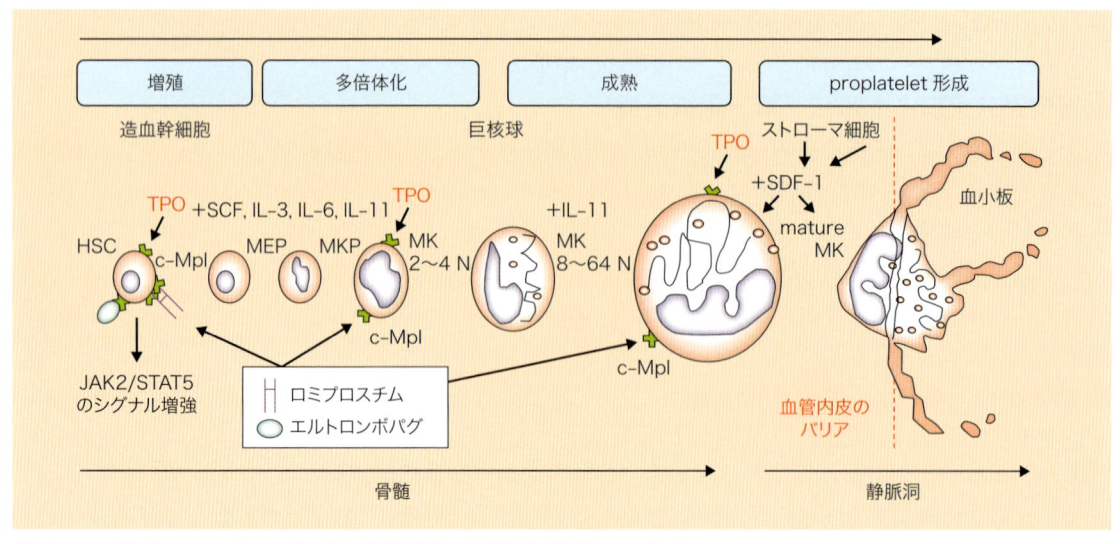

❻ トロンボポエチン（TPO）受容体作動薬の巨核球系細胞への作用

TPO 受容体作動薬は，巨核球のみならず造血幹細胞にも作用し巨核球分化を促進する．血小板数のピークは薬剤開始後，約10〜14日で得られる．
c-Mpl：TPO 受容体，HSC：hematopoietic stem cell（造血幹細胞），MEP：megakaryocyte-erythroid progenitor（赤芽球/巨核球系前駆細胞），MKP：megakaryocyte-committed progenitor（巨核球系前駆細胞），MK：megakaryocyte（巨核球），SDF-1：stromal cell-derived factor-1（ストローマ細胞由来因子1）
（Nurden AT, et al. Lancet 2009[7] より）

緊急時の治療

- 診断時に消化管出血や頭蓋内出血などの重篤な出血を認める症例や，脾摘など外科的処置が必要な症例には，γグロブリン大量療法やメチルプレドニゾロンパルス療法にて血小板数を速やかに増加させ出血をコントロールする必要がある．
- 血小板輸血は一般には行わないが，急性 ITP の重症例では治療抵抗性であることもあり，このような場合には血小板輸血も考慮する．

（冨山佳昭）

文献

1) 冨山佳昭ほか．免疫性血小板減少性紫斑病の免疫病態．臨床免疫・アレルギー科 2013；59：649-57.
2) McMillan R. The pathogenesis of chronic immune thrombocytopenic purpura. Semin Hematol 2007; 44（Suppl 5）: S3-11.
3) Kurata Y, et al. Epidemiology of primary immune thrombocytopenia in children and adults in Japan: a population-based study and literature review. Int J Hematol 2011; 93: 329-35.
4) 冨山佳昭．トロンボポエチン受容体作動薬による難治性 ITP の治療．臨床血液 2011；52：627-32.
5) 藤村欣吾ほか．成人特発性血小板減少性紫斑病治療の参照ガイド 2012年版．臨床血液 2012；53：433-42.
6) Vianelli N, et al. Efficacy and safety of splenectomy in immune thrombocytopenic purpura: long-term results of 402 cases. Haematologica 2005; 90: 72-7.
7) Nurden AT, et al. New-generation drugs that stimulate platelet production in chronic immune thrombocytopenic purpura. Lancet 2009; 373: 1562-9.

4章 疾患の理解と治療／止血・凝固異常／出血性疾患

血小板機能異常症

専門医からのアドバイス

- 血小板機能異常症では，紫斑（点状出血〜斑状出血），過多月経，消化管出血などの皮膚粘膜出血を認める．
- 出血症状の丁寧な観察と問診（程度，誘因，発現時期など），既往歴，服用薬剤，嗜好品，詳細な家族歴の聴取が重要である．
- 血小板数正常（〜軽度低下），PT，APTT正常，出血時間延長例では血小板機能異常症を疑う．
- 血小板無力症などの先天性血小板機能異常症における重篤な出血傾向には血小板輸血で対応するが，同種抗体の産生に注意する．
- 多くの薬剤，サプリメント，嗜好品が血小板機能に影響することに留意する．

疫学・病態・症状

▶ 血栓・止血異常 p.92参照

- 血小板による止血は，「血管損傷部位への血小板接着→血小板活性化と放出反応→血小板凝集塊形成」という一連の反応により生じる．これらの過程のいずれかに異常が生じた場合に血小板機能異常が生じる（❶）．
- 血小板機能異常症では，主に紫斑（点状出血〜斑状出血），鼻出血などの粘膜出血，過多月経および手術や抜歯時の止血困難などの出血傾向をきたす．
- 関節内出血や筋肉内出血などの深部出血はまれである．
- 血小板機能異常のほとんどは，さまざまな基礎疾患，あるいはその治療に用いられる薬剤による後天性の要因によるが，先天的な遺伝子異常に伴う血小板機能症がまれに存在する．
- 診察においては，出血症状の確認とともに，その発現時期，既往歴，服用薬剤，アルコールなどの嗜好品，さらに血族結婚を含めた詳細な家族歴の聴取が重要である．

検査・診断（鑑別診断）

- プロトロンビン時間（PT），活性化部分トロンボプラスチン時間（APTT），

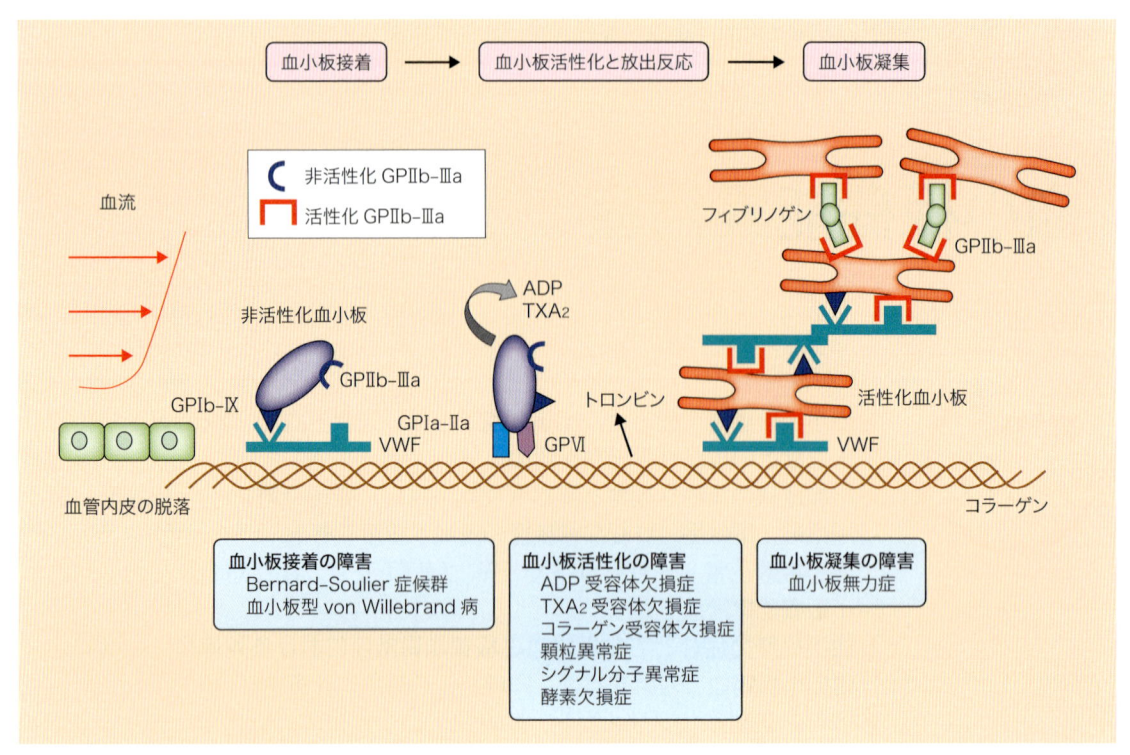

❶ 血小板血栓の形成過程とその異常による疾患
TXA$_2$：トロンボキサン A$_2$，VWF：von Willebrand 因子

　フィブリノゲン，フィブリン/フィブリノゲン分解産物（FDP）などの凝固系スクリーニング検査および von Willebrand 因子（VWF）抗原量/活性が正常であり，かつ血小板数に見合わない出血傾向を認める場合に血小板機能異常症を疑う．

- 末梢血塗抹標本にて，血小板の形態異常（サイズ，顆粒の異常）の有無について確認する．
- 出血時間が延長することが特徴であるが，出血時間は穿刺部の皮膚の状態や穿刺手技によるばらつきが大きく，その有用性はあまり高くない．
- 一般的には，比濁法を用いた血小板凝集能検査にて血小板機能異常症のスクリーニングを行う．
- 先天性血小板機能異常症の確定診断は，フローサイトメトリー，電子顕微鏡を含めた形態検査，遺伝子解析などを用いてなされる．
- 先天性血小板機能異常症は，その分子メカニズムおよび原因遺伝子から❷のように分類することができる．

血小板無力症（Glanzmann thrombasthenia；GT）[1]

- GT は GPⅡb-Ⅲa（$\alpha_{IIb}\beta_3$）の量的あるいは質的異常により重篤な出血傾向をきたす常染色体劣性遺伝形式の先天性疾患である．
- GT では血小板凝集能検査にてリストセチンを除くすべてのアゴニストによる血小板凝集が欠如している．

MEMO
比濁法を用いた血小板凝集能検査は血小板機能検査のゴールドスタンダードであるが，血小板減少患者，著しい血小板増多患者，および乳糜血漿においては測定が困難であることに注意する．

MEMO
GPⅡb-Ⅲa はインテグリンファミリーに属し，GPⅡb と GPⅢa がカルシウムイオン依存性に 1：1 で非共有結合した複合体である．フィブリノゲン，VWF などの受容体として，血小板凝集に必須の分子である．

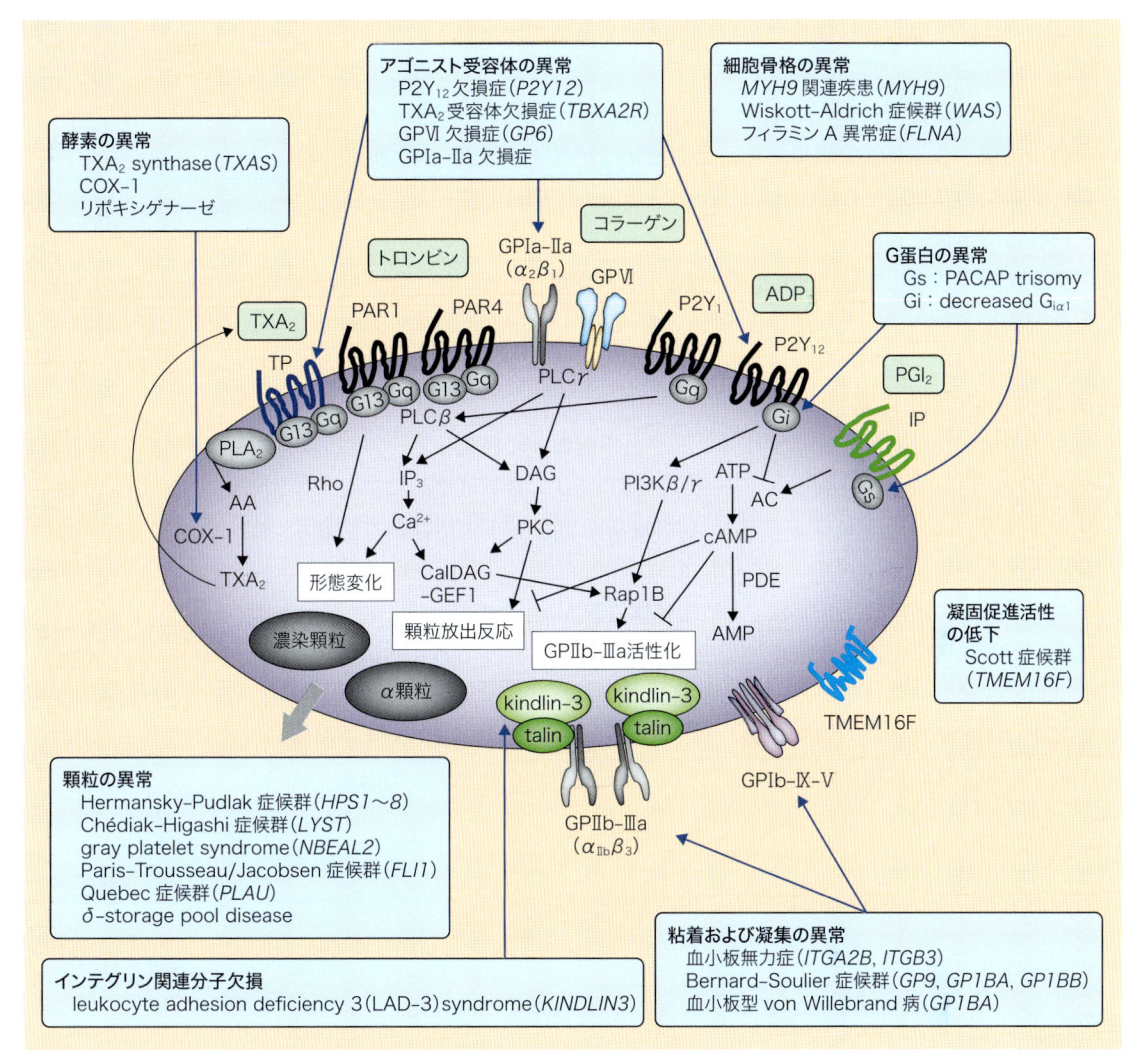

❷ 先天性血小板機能異常症の分類と主な疾患およびその原因遺伝子

- 確定診断はフローサイトメトリーなどを用いて，GPⅡb-Ⅲa 発現低下あるいは機能異常を証明することによりなされる．

Bernard-Soulier 症候群（BSS）[2]

- BSS は GPⅠb-Ⅸ-Ⅴ 欠損/異常により重篤な出血傾向をきたす常染色体劣性遺伝形式の先天疾患である．
- 血小板凝集能検査にて，VWF と GPⅠb-Ⅸ-Ⅴ 結合に依存するリストセチン凝集が欠如する．
- 末梢血塗抹標本にて巨大血小板を伴う血小板減少を認める．
- 診断にはフローサイトメトリーが有用である．

ストレージ・プール病

- 血小板内には，α 顆粒，濃染顆粒およびリソソームと呼ばれる顆粒が存在し，血小板活性化刺激により顆粒内容物の放出反応が生じる．これら顆粒の

MEMO

GPⅠb-Ⅸ-Ⅴ 複合体は，GPⅠbα, GPⅠbβ, GPⅨ, GPⅤ の 4 つの膜貫通領域を有するサブユニットの複合体である．VWF の受容体として血小板接着に必須の分子である．

- 形成あるいは放出異常に伴う血小板機能異常症をストレージ・プール病と呼ぶ．
- 灰白血小板症候群（gray platelet syndrome）は，α顆粒の欠損した大型血小板が出現する先天性疾患である．出血症状は軽度〜中等度，血小板減少と骨髄線維症および脾腫を伴う．末梢血塗抹標本にて顆粒が欠損した大型かつ灰白色の血小板を認める．
- 濃染顆粒異常症として，Hermansky-Pudlak症候群，Chédiak-Higashi症候群などが知られている．出血傾向は通常軽度であり，ADP凝集における二次凝集の欠如，エピネフリン，コラーゲン凝集の低下などを認める．

後天性血小板機能異常症

- 多くの薬剤，食物あるいはサプリメントが血小板機能に影響する．
- アスピリンは，シクロオキシゲナーゼ-1（COX-1）を不可逆的にアセチル化することにより，トロンボキサンA_2合成を阻害し血小板活性化を抑制する．
- チエノピリジン系抗血小板薬はADP受容体（$P2Y_{12}$）を阻害する．
- 抗血小板薬単剤での出血合併症の頻度は年間0.4〜1％程度であり，抗血小板薬併用療法においては年間2％程度である．
- 非ステロイド抗炎症薬（NSAIDs）は，アスピリンと同様にCOX-1を阻害する．しかしこの作用は可逆的であり，たとえばイブプロフェンの出血リスクは24時間で消失する．
- 尿毒症，骨髄増殖性疾患，異常蛋白血症などの全身性疾患に伴い血小板機能異常が生じることがある．
- 血小板膜蛋白に対する自己抗体により血小板機能異常症が生じる場合がある．

治療

> ### ●ガイドラインの現況
> - 先天性血小板機能異常症は，その希少性からエビデンスに基づくガイドラインは作成されていない．
> - 2006年にイギリス血友病センター医師会（The United Kingdom Haemophilia Centre Doctors' Organisation；UKHCDO）から，当時の最新の文献をレビューし，先天性血小板異常症の病因・病態の解説と診断，出血傾向に対する対応，特に外科的処置や妊娠時の対応をまとめたガイドラインが発表されている[3]．

- 血小板機能異常症における出血に対しては，局所療法に加えて，重症度に応じて以下のような治療を考慮する．

抗線溶薬
- トラネキサム酸は口腔内出血や月経過多，鼻出血などの軽度の粘膜出血に有

MEMO
デスモプレシン（DDAVP）が，一部の血小板機能異常症における出血管理に有効である可能性があるが[4]，保険承認されていない．

効である.

血小板輸血
- 重篤な出血時や大手術時には血小板輸血にて対応する．GT や BSS では血小板輸血により抗 HLA 抗体だけでなく，GPⅡb-Ⅲa や GPⅠb-Ⅸに対する同種抗体が産生され，血小板輸血不応状態となることがあるため，血小板輸血は必要最小限にとどめることが望ましい．

遺伝子組換え活性型第Ⅶ因子製剤（ノボセブン®HI）
- 同種抗体産生により血小板輸血不応となった GT の出血時に使用を考慮する[5]．

（柏木浩和，冨山佳昭）

MEMO

血小板機能異常症では二次止血は正常であることから，いったん止血すれば再出血することはまれである．外傷を避けること，血小板機能を抑制する可能性のある薬剤（NSAIDs など）の使用に注意するとともに，鼻出血時の効果的な止血方法などの患者教育が重要である．

文献

1) Nurden AT, et al. Glanzmann thrombasthenia: a review of *ITGA2B* and *ITGB3* defects with emphasis on variants, phenotypic variability, and mouse models. Blood 2011; 118: 5996-6005.
2) Lanza F. Bernard-Soulier syndrome (hemorrhagiparous thrombocytic dystrophy). Orphanet J Rare Dis 2006; 1: 46.
3) Bolton-Maggs PH, et al. A review of inherited platelet disorders with guidelines for their management on behalf of the UKHCDO. Br J Haematol 2006; 135: 603-33.
4) Leissinger C, et al. Desmopressin (DDAVP) in the management of patients with congenital bleeding disorders. Haemophilia 2014; 20: 158-67.
5) Poon MC, et al. Prophylactic and therapeutic recombinant factor Ⅶa administration to patients with Glanzmann's thrombasthenia: results of an international survey. J Thromb Haemost 2004; 2: 1096-103.

静脈血栓塞栓症

専門医からのアドバイス

- 静脈血栓塞栓症（VTE）は特異的な症状は乏しく，問診，身体所見からVTEの可能性を疑ったときには，速やかに専門医に相談することが必要である．
- 手術患者などVTE発症リスクの高い患者では，発症リスクに応じて適切な予防策をとることが大切である．
- VTEの治療は抗凝固療法である．
- がん患者ではVTE発症率が高く，がん患者の主要な死因の一つとなっている．

疫学・病態・症状

▶ 血栓・止血異常 p.114参照

- 静脈血栓塞栓症（venous thromboembolism；VTE）は，欧米では1年間に1,000人あたり約1人が発症するとされており，心筋梗塞，脳梗塞とともに代表的な血栓性疾患とされている．
- 発症率には人種差があり，黒人，次いで白人で発症率が高く，アジア人の発症率は黒人の約20％といわれている[1]．
- 日本人におけるVTE発症率は明らかではないが，近年増加傾向にあると考えられている[2]．
- VTEには手術，長期臥床など発症の誘因が明らかなVTEと，発症の誘因が不明の特発性のVTEがある（❶）．
- VTE発症には血流の停滞，血管内皮の損傷，血液凝固能亢進が関与しており，Virchowの三徴と呼ばれている．
- VTEの多くは下腿の深部静脈血栓症（deep vein thrombosis；DVT）として発症する．その後，近位に進展，さらに血栓の一部が遊離して肺血栓塞栓症（pulmonary thromboembolism；PTE）〔肺塞栓症（pulmonary embolism；PE）〕を起こすと考えられている．しかし，下肢のDVTの所見がなくてもPEを発症することもある．また，中心静脈カテーテル留置症例などでは上肢にDVTを発症することもある．
- DVTの主な症状は，下肢の腫脹・疼痛・圧痛，下腿周囲径の左右差，

❶ 静脈血栓塞栓症（VTE）発症の主な誘因

手術*，下肢外傷，ギプス固定，悪性腫瘍，急性内科疾患，心不全，長期臥床，妊娠，経口避妊薬，肥満，高齢

*特に脊椎手術，股関節置換術，膝関節置換術などの整形外科手術，腹部骨盤腔の悪性腫瘍の手術ではVTE発症の危険性が高い．

❷ 深部静脈血栓症（DVT）の主な症状

片側性にみられる下肢の腫脹・疼痛・圧痛，下腿周囲径の左右差，Homans徴候

❸ 肺血栓塞栓症（PE）の主な症状

呼吸困難，胸痛，失神，血痰，冷汗，不安感，頻呼吸，頻脈，ショック

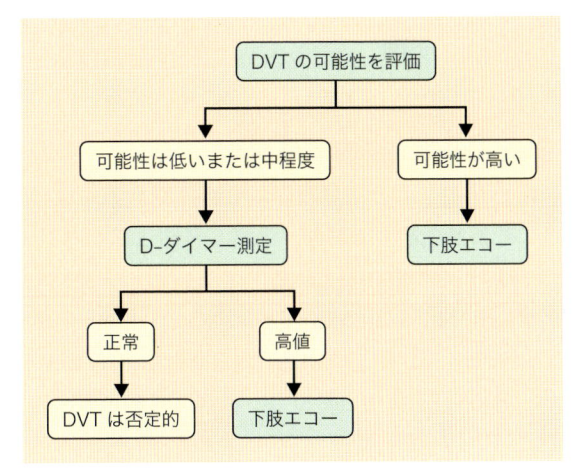

❹ 深部静脈血栓症（DVT）の診断手順

- Homans徴候（足関節の背屈により出現する下腿痛）であるが，自覚症状のない無症候性のDVTも多い（❷）．
- PEの症状は呼吸困難，胸痛，頻呼吸，頻脈，血痰などであるが，いずれもPEに特異的な症状ではない．また，無症候性のPEが悪性腫瘍の病期診断のために施行したCTで偶然発見されることもある（❸）．
- PEの1〜8％は致命的経過をたどることがあり，突然死の原因ともなる．
- DVT患者は，長期にわたり下肢の腫脹，疼痛などに悩まされる血栓後症候群を発症することがある．

検査・診断（鑑別診断）

- VTEが疑われる症例では，症状に加えて身体所見，危険因子などを組み合わせてスコア化してVTEの可能性を評価することが行われている[3,4]．
- DVTの可能性を臨床的に評価してDVTの可能性が低い，あるいは中程度と判断した場合にはD-ダイマーの測定を行う．D-ダイマーの上昇がみられない場合にはDVTは否定的である．D-ダイマーが高値の場合は下肢エコーを施行する．
- DVTの可能性を臨床的に評価してDVTの可能性が高いと判断した場合には下肢エコーを施行する（❹）．
- PEを疑った場合には血液検査，胸部X線，心電図などをスクリーニング検査として行うが特異的検査所見はない．D-ダイマーが正常であればPEの可能性は低い．診断確定のためには造影CT，静脈造影，造影剤を使用できない症例では換気血流シンチグラフィ，MRIなどの画像検査を行い確定診断する．

予防・治療

● ガイドラインの現況

- わが国では日本循環器学会合同研究班により『肺血栓塞栓症および深部静脈血栓症の診断，治療，予防に関するガイドライン（2009年改訂版）』が作成されている[5]．
- 海外ではAmerican College of Chest Physicians（ACCP）のガイドラインが有名である[6]．その他，術後のVTE予防，あるいはがん患者のVTE予防に関して，多くの学会でガイドラインが作成されている．

予防

- VTE発症の危険性を評価して，危険性に応じて予防策をとる必要がある．
- VTE発症の危険性が中等度以上と判断された場合には，弾性ストッキング着用，間欠的空気圧迫法などの予防策が必要である．
- 股関節置換術後，膝関節術後などの整形外科手術後，あるいは腹部・骨盤腔内の悪性腫瘍に対する大手術施行後などの患者では，出血の危険性が高い場合を除いて予防的に抗凝固療法を行う．
- 従来，予防的抗凝固療法としては未分画ヘパリン（UFH）が使用されていたが，その後欧米で低分子ヘパリン（LMWH），フォンダパリヌクス，新規経口抗凝固薬（NOAC）と呼ばれるダビガトラン，リバーロキサバン，アピキサバン，エドキサバンなどがUFHと比較して同等以上に有効で，合併症が少ないことが証明されて，広く使用されるようになった．ただし，わが国では術後のVTE予防目的での使用が保険適用となっているのは，LMWHのエノキサパリン，フォンダパリヌクス，NOACのエドキサバンのみである．
- サリドマイド，レナリドミドなどの免疫調節薬を内服している多発性骨髄腫患者ではVTE発症率がきわめて高い．これらの患者では，ほかにVTE発症の危険因子を有しない場合ではアスピリン，有する場合には海外ではLMWH，わが国ではワルファリンが予防投与される．
- その他の悪性腫瘍患者，特に膵臓がん，胃がんなどの患者ではVTE発症率が高い[7]．ただし，VTEを発症していない悪性腫瘍患者に対してVTE予防目的で抗凝固療法を施行することの有効性は，上記の免疫調節薬内服中の多発性骨髄腫患者以外では確立されていない．
- 近位にDVTを発症している患者が外科手術を要する場合には，致命的PE発症を予防するために下大静脈フィルターの留置を考慮する必要がある．

治療

- VTEと診断された患者では速やかに抗凝固療法を開始する．
- 従来は，速やかにUFHないしLMWH（わが国では2015年7月現在未承認）投与を開始して最低5日間継続，ワルファリンを併用してワルファリンが治

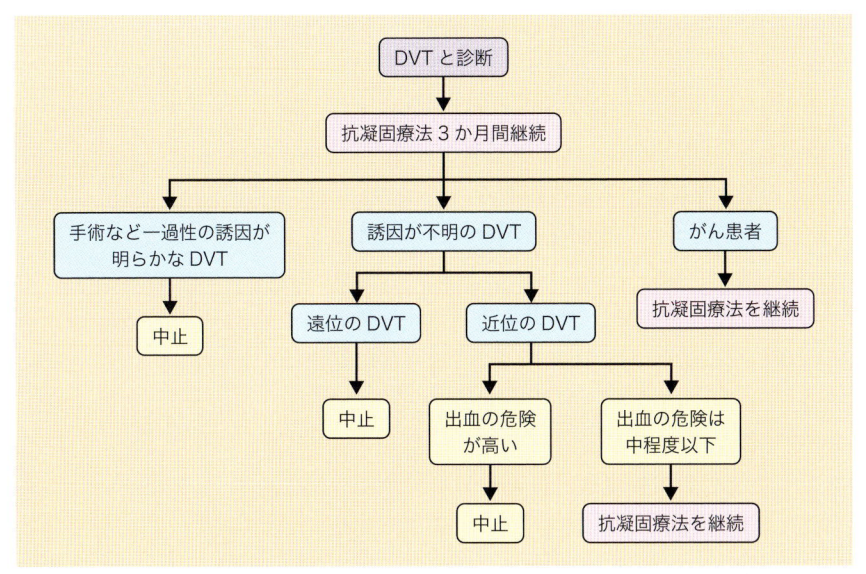

❺ 深部静脈血栓症（DVT）の治療

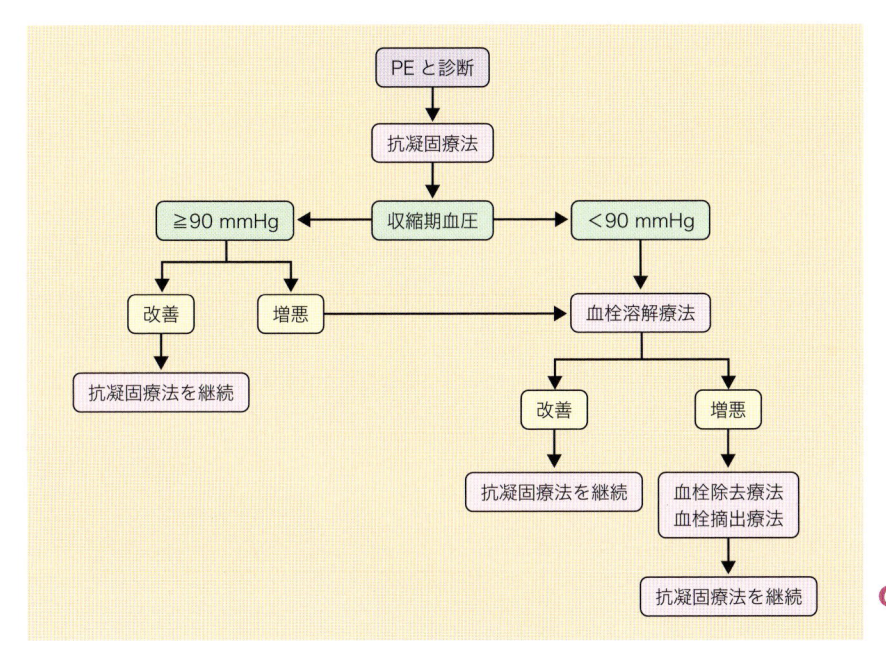

❻ 肺血栓塞栓症（PE）の治療

療域に入ったことを確認した後に UFH，LMWH は中止，その後ワルファリン投与を一定期間継続，という治療が行われてきた．
- 近年，フォンダパリヌクス，NOAC も VTE 治療に有効であることが明らかにされた．ただし，わが国ではフォンダパリヌクスおよびエドキサバンのみが急性期 VTE 治療薬として保険適用となっている．
- 血行動態が不安定な重症の PE では，ウロキナーゼ，アルテプラーゼなど線溶薬投与による血栓溶解療法，カテーテル，あるいは外科手術による血栓除去療法が施行されることもある．

- VTE 発症後に抗凝固療法を継続する期間は，VTE の発症部位，原因，患者の出血の危険性により判断する．
- 手術，長期臥床などが原因となって発症した誘因が明らかな VTE では，抗凝固療法を 3 か月継続して中止する．一方で，誘因が不明な近位の DVT，あるいは PE では長期間抗凝固療法を継続する必要がある．
- 誘因が不明な VTE を再発した症例でも，長期間抗凝固療法を継続する必要がある（❺，❻）．
- がん患者で VTE を発症した場合には LMWH を継続することが海外のガイドラインでは推奨されているが[8,9]，わが国では 2015 年 7 月現在保険適用はなく，ワルファリンが使用されている．また，がん患者に対する NOAC 投与の有効性は確立されていない．
- 先天性の血栓傾向（アンチトロンビン欠損症，プロテイン C 欠損症，プロテイン S 欠損症など），あるいは後天性の血栓傾向（抗リン脂質抗体症候群など）を有する患者で VTE を発症した場合にも，長期に抗凝固療法を継続する必要がある．

（横山健次）

文献

1) Stein PD, et al. Pulmonary thromboembolism in Asians/Pacific Islanders in the United States: analysis of data from the National Hospital Discharge Survey and the United States Bureau of the Census. Am J Med 2004; 116: 435-42.
2) Sakuma M, et al. Increasing mortality from pulmonary embolism in Japan, 1951-2000. Circ J 2002; 66: 1144-9.
3) Wells PS, et al. Evaluation of D-dimer in the diagnosis of suspected deep-vein thrombosis. N Engl J Med 2003; 349: 1227-35.
4) Le Gal G, et al. Prediction of pulmonary embolism in the emergency department: the revised Geneva score. Ann Intern Med 2006; 144: 165-71.
5) 循環器病の診断と治療に関するガイドライン（2008 年度合同研究班報告）．【ダイジェスト版】肺血栓塞栓症および深部静脈血栓症の診断，治療，予防に関するガイドライン（2009 年改訂版）．日本循環器学会．http://www.j-circ.or.jp/guideline/
6) MacLean S, et al. Patient values and preferences in decision making for antithrombotic therapy: a systematic review: Antithrombotic Therapy and Prevention of Thrombosis, 9th ed: American College of Chest Physicians Evidence-Based Clinical Practice Guidelines. Chest 2012; 141 (2 Suppl): e1S-23S.
7) Khorana AA, et al. Risk factors for chemotherapy-associated venous thromboembolism in a prospective observational study. Cancer 2005; 104: 2822-9.
8) NCCN Clinical Practice Guidelines in Oncology（NCCN Guidelines®）. Cancer-Associated Venous Thromboembolic Disease（Ver2. 2014）.
9) Lyman GH, et al. Venous thromboembolism prophylaxis and treatment in patients with cancer: American Society of Clinical Oncology clinical practice guideline update. J Clin Oncol 2013; 31: 2189-204.

4章 疾患の理解と治療／止血・凝固異常／血小板減少を伴う血栓性疾患

抗リン脂質抗体症候群

専門医からのアドバイス

- ▶抗リン脂質抗体症候群（APS）は，抗リン脂質抗体が持続的に検出され，血栓症または妊娠合併症を呈する自己免疫疾患である．
- ▶APSの治療において，動脈血栓症，静脈血栓症，妊娠合併症では治療法の選択が異なる．
  - 動脈血栓症では，アスピリンを含む抗血小板薬の併用，またはアスピリンとワルファリンの併用を行う．
  - 静脈血栓症では，ワルファリンの投与を行う．
  - 妊娠合併症では，アスピリンとヘパリンの併用を行う．

疫学・病態・症状

▶血栓・止血異常
p.164参照

- 抗リン脂質抗体症候群（antiphospholipid syndrome；APS）は，若年女性に多い血栓症または妊娠合併症を呈する自己免疫疾患である．
- 約半数が全身性エリテマトーデスを合併する．
- 抗リン脂質抗体（antiphospholipid antibodies；aPL）が持続的に検出される．
- 主なaPLはループスアンチコアグラント，抗カルジオリピン抗体，抗β_2グリコプロテインI（β_2 glycoprotein I；β_2GP I）抗体，ホスファチジルセリン依存性抗プロトロンビン抗体である（❶）．
- aPLの力価が高いほど，また多種のaPLが検出されるほど血栓症のリスクが高まる[1]（❷）．

MEMO

ループスアンチコアグラント：自己抗体が原因で起こるリン脂質依存性凝固時間の延長である．実際には，活性化部分トロンボプラスチン時間（APTT），希釈Russell蛇毒時間などのリン脂質依存性凝固時間の延長がみられ，正常血漿との混合試験やリン脂質添加試験によって凝固時間の延長が凝固因子の欠損が原因ではないことが確認された場合，ループスアンチコアグラント陽性と判断する．

❶ 日本人APS患者における抗リン脂質抗体のプロファイル

抗リン脂質抗体	n（%）
ループスアンチコアグラント	116（82.3）
抗カルジオリピン抗体	83（58.9）
抗β_2GP I 抗体	73（51.8）
ホスファチジルセリン依存性抗プロトロンビン抗体	98（69.5）

（Fujieda Y, et al. Lupus 2012[2] より改変）

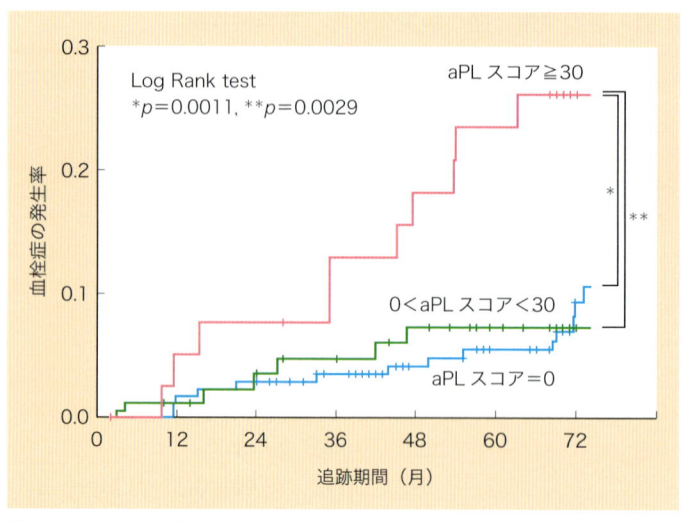

❷ aPLスコアと血栓症リスク

aPLスコアは抗リン脂質抗体の力価および種類に基づき算出されるスコアで，高力価，多種であるほど値は高くなる．
(Otomo K, et al. Arthritis Rheum 2012[1] より)

❸ 日本人APS患者でみられる臨床所見

臨床所見	n (%)
血栓症	121 (85.8)
動脈血栓症	93 (66.0)
脳梗塞	86 (61.0)
虚血性心疾患	6 (4.3)
下肢虚血	3 (2.1)
腸間膜動脈閉塞症	3 (2.1)
脾梗塞	1 (0.7)
腎梗塞	1 (0.7)
静脈血栓症	46 (32.6)
深部静脈血栓症	33 (23.4)
肺塞栓症	14 (9.9)
表在性血栓性静脈炎	4 (2.8)
網膜中心静脈閉塞症	2 (1.4)
妊娠合併症	45 (64.3)
流死産	32 (45.7)
早産	12 (17.1)
習慣性流産	10 (14.3)

(Fujieda Y, et al. Lupus 2012[2] より改変)

- 脳梗塞，静脈血栓塞栓症，流死産が主にみられ，日本人では特に脳梗塞が多い[2] (❸).
- 約30％に血小板減少がみられる[3].

検査・診断（鑑別診断）

- 若年者の血栓症，反復する妊娠合併症がみられた場合は，APSの可能性を念頭において鑑別を行う必要がある．
- ループスアンチコアグラント，抗カルジオリピン抗体（抗カルジオリピン・β_2GPI複合体抗体）のいずれかが12週以上の間隔をおいて2回以上検出された場合，APSと診断される[4].
- 先天性血栓性素因であるプロテインS欠損症，プロテインC欠損症，アンチトロンビン欠損症が鑑別となる．ネフローゼ症候群は，後天性血栓性素因として重要である．また，経口避妊薬は血栓症のリスクを増大させるため服用の有無を必ず問診する．
- 特発性血小板減少性紫斑病（idiopathic/immune thrombocytopenic purpura；ITP）と診断されたものの，後に血栓症を合併しAPSと診断される例がしばしばみられる[5].

MEMO

ホスファチジルセリン依存性抗プロトロンビン抗体：ホスファチジルセリンを固相化，プロトロンビンを吸着して抗原としたELISAにより検出される抗体である．ループスアンチコアグラントの存在と非常に強い相関があり[6]，ループスアンチコアグラントの判定困難な例，何らかの理由で良質な血漿サンプルが得られない場合，すでにワルファリンやヘパリンを使用していて凝固検査に向かない場合などに特に有用である．

治療

● ガイドラインの現況

- 2015年7月現在，日本のガイドラインはない．
- 海外のガイドラインでは，イギリスの The British Society for Haematology の分科会である The British Committee for Standards in Haematology のガイドラインに APS に対する治療の推奨が掲載されている[7]．

動脈血栓症（主に脳梗塞の再発予防）

- アスピリン喘息など禁忌がない限り，アスピリンの投与を行う．
- アスピリンの投与のみでは十分に再発を予防できない場合が多いため，他の抗血小板薬またはワルファリンを併用することが望ましい．
- aPL 陽性の脳梗塞患者20例をアスピリン単独群とアスピリン＋ワルファリン（PT-INR 2.0〜3.0）併用群にランダムに振り分け，3.9±2.0年間観察した試験では，アスピリン＋ワルファリン併用群のほうが脳梗塞の再発率が低かった（$p=0.026$）[8]．

【処方例】
① バファリン®（81 mg）またはバイアスピリン®（100 mg）1錠，分1，朝食後
② プレタール®（100 mg）2錠，分2，朝夕食後
③ プラビックス®（75 mg）1錠，分1，朝食後
④ ワーファリン®（適当量）分1，朝食後（PT-INR が2.0〜3.0になるよう投与量を調整）
①に②，③または④を併用する．

静脈血栓症（主に静脈血栓塞栓症の再発予防）

- ワルファリンによる抗凝固療法を行い，PT-INR が2.5前後（2.0〜3.0）になるよう投与量を調整する．
- aPL 陽性の血栓症患者109例をワルファリンの投与により PT-INR を2.0〜3.0に調整する群と3.0〜4.5に調整する群にランダムに割り付け，3.6年間観察した試験では，血栓症の再発率はそれぞれ5.8％（3/52），11.1％（6/54）で，PT-INR を3.0以上に調整する価値は認められなかった[9]．
- 動脈血栓症の合併がなければ，抗血小板薬の投与は不要である．

【処方例】
- ワーファリン®（適当量）分1，朝食後（PT-INR が2.0〜3.0になるよう投与量を調整）

MEMO

動脈血栓症に対するワルファリン：脳梗塞（心原性脳塞栓症を除く）の再発予防においてワルファリンが使用されることは通常ないが，APS ではしばしば使用され有効性も報告されている[8]．速い血流下で生じる動脈血栓症では，血流に抗して損傷血管壁に粘着する血小板が主役を演じるため，抗血小板薬が治療薬として使用されるのが一般的である．APS の病態は完全には解明されていないが，外因系凝固反応のイニシエーターである組織因子の発現亢進が血栓発症の機序として重要と考えられている．よって，APS においては臨床所見の種類にかかわらず抗凝固薬であるワルファリンの投与が病態に即した治療である可能性がある．

妊娠合併症（主に流死産の予防）
- 妊婦に安全に使用できる抗血栓薬はアスピリンとヘパリン（未分画ヘパリンまたは低分子ヘパリン）である．
- 両者の併用が基本的に推奨されているが，アスピリンの単独投与も選択肢となる．
- 血栓症の既往がある場合はヘパリンの使用が必須である．

【処方例】
①バファリン®（81 mg）またはバイアスピリン®（100 mg）1錠，分1，朝食後
②ヘパリンカルシウム®（5,000単位）皮下投与，12時間ごと
挙児希望の時点から①を開始し，子宮内妊娠が確認できた時点から②を併用する．

再発・治療抵抗性 APS
- トロンビン阻害薬，第Xa因子阻害薬，スタチン，hydroxychloroquine（ハイドロキシクロロキン），B細胞阻害薬，補体阻害薬，β_2GP I ドメインV由来ペプチド，ビタミンDなどが試みられているが[10]，現時点でコンセンサスの得られている治療法はなく，専門医へのコンサルトが望ましい．
- 理論的には，aPLの力価を下げることができれば血栓症の再発を抑制できると考えられるが[1]，大部分の症例において免疫抑制療法を行ってもaPLの力価は変化しないか，低下しても消退しないことが多い．

注意点
- アスピリンの副作用で重要なものは消化管潰瘍である．消化管潰瘍がみられた場合は，『EBMに基づく胃潰瘍診療ガイドライン』に準じ抗潰瘍薬の投与や Helicobacter pylori の除菌などを行う．ただし，プロトンポンプ阻害薬は吸収障害を介したアスピリン抵抗性，CYP2C19を介したクロピドグレル抵抗性にかかわることを知っておくべきである．
- ワルファリンと相互作用を起こす薬剤は多数あるが，ミコナゾール（フロリード®ゲル）が特に重要である．塗布剤のためか注意せずに処方される傾向にあり，ワルファリンと併用した場合PT-INRが高度に上昇する．
- ワルファリンの拮抗薬としてビタミンKがあるが，出血急性期に単独で投与すると，肝内での凝固因子産生までに時間がかかり効果に乏しいどころか，ビタミンK依存性抗凝固因子であるプロテインC，プロテインSが凝固因子よりも早く産生され出血を助長する可能性さえある．『循環器疾患における抗凝固・抗血小板療法に関するガイドライン』では，ワルファリンの効果を中和する方法として第IX因子複合体製剤とビタミンKを併用する方法が推奨されている．
- ヘパリンの副作用で重要なものは骨粗鬆症である．妊婦に安全に使用できる

骨粗鬆症治療薬がなく薬物による予防は困難であるため，インフォームドコンセントが重要となる．
- 血栓症の既往のない患者でaPL陽性が判明した場合（全身性エリテマトーデスの診断や流死産の原因検索を目的とした検査では，血栓症の既往がなくてもaPLが測定される），血栓症の一次予防を支持する十分な根拠はない．
- aPL陽性の血小板減少症をどう扱うべきかについては，Diz-Küçükkayaら[5]の報告では，aPL陽性，陰性ITP患者それぞれ31例，51例を5年間観察したところ，thrombosis-free survivalがそれぞれ39％，97.7％とaPL陽性群で血栓症の発症率が有意に高かった（$p=0.0004$）．また，血栓症を発症した14例中1例を除く13例において，血栓症発症時の血小板数が10万/μLを超えていた．APS患者の約30％に血小板減少がみられ，ITP患者の約30％にaPLが検出される[2]．以上より，無症状の（出血傾向のない）ITP患者に治療介入を行う際は，aPLを測定のうえ，血小板増加時の血栓症発症リスクについてインフォームドコンセントを得ることが望ましい．

（加藤　将，渥美達也）

文献

1) Otomo K, et al. Efficacy of the antiphospholipid score for the diagnosis of antiphospholipid syndrome and its predictive value for thrombotic events. Arthritis Rheum 2012; 64: 504-12.
2) Fujieda Y, et al. Predominant prevalence of arterial thrombosis in Japanese patients with antiphospholipid syndrome. Lupus 2012; 21: 1506-14.
3) Cervera R, et al. Task Force on Catastrophic Antiphospholipid Syndrome (APS) and Non-criteria APS Manifestations (Ⅱ): thrombocytopenia and skin manifestations. Lupus 2011; 20: 174-81.
4) Miyakis S, et al. International consensus statement on an update of the classification criteria for definite antiphospholipid syndrome (APS). Thromb Haemost 2006; 4: 295-306.
5) Diz-Küçükkaya R, et al. Antiphospholipid antibodies and antiphospholipid syndrome in patients presenting with immune thrombocytopenic purpura: a prospective cohort study. Blood 2001; 98: 1760-4.
6) Atsumi T, et al. Association of autoantibodies against the phosphatidylserine-prothrombin complex with manifestations of the antiphospholipid syndrome and with the presence of lupus anticoagulant. Arthritis Rheum 2000; 43: 1982-93.
7) Keeling D, et al; British Committee for Standards in Haematology. Guidelines on the investigation and management of antiphospholipid syndrome. Br J Haematol 2012; 157: 47-58.
8) Okuma H, et al. Comparison between single antiplatelet therapy and combination of antiplatelet and anticoagulation therapy for secondary prevention in ischemic stroke patients with antiphospholipid syndrome. Int J Med Sci 2009; 7: 15-8.
9) Finazzi G, et al. A randomized clinical trial of high-intensity warfarin vs. conventional antithrombotic therapy for the prevention of recurrent thrombosis in patients with the antiphospholipid syndrome (WAPS). J Thromb Haemost 2005; 3: 848-53.
10) Erkan D, et al. 14th International Congress on Antiphospholipid Antibodies: task force report on antiphospholipid syndrome treatment trends. Autoimmun Rev 2014; 13: 685-96.

4章 疾患の理解と治療／止血・凝固異常／血小板減少を伴う血栓性疾患

播種性血管内凝固症候群（DIC）

> **専門医からのアドバイス**
> ▶ 播種性血管内凝固症候群（DIC）は，その病態に共通点があるものの相違点も多い．DICの診断のみならず病型分類（線溶抑制型，線溶亢進型，線溶均衡型）にまで踏み込むことで，よりよい治療を行うことができる．
> ▶ 今後は，日本血栓止血学会DIC診断基準暫定案が普及していくものと考えられる．急性期DIC診断基準は，造血器悪性腫瘍のような骨髄抑制をきたした疾患や病態では使用できないために注意を要する．

疫学・病態・症状

▶ **血栓・止血異常**
p.174, 184参照

疫学

- 内科領域では，播種性血管内凝固症候群（disseminated intravascular coagulation；DIC）を生じやすい疾患としての絶対数は，敗血症，非ホジキンリンパ腫，肝細胞がん，急性骨髄性白血病（acute myelogenous leukemia；AML），肺がんの順である．発症頻度は，急性前骨髄球性白血病（acute promyelocytic leukemia；APL），劇症肝炎，敗血症，乳がん，AMLの順である．
- 外科領域では，絶対数は敗血症，結腸がん，胃がん，胆管がん，ショックの順である．発症頻度は，急性膵炎，腹膜炎，敗血症，ショック，急性呼吸窮迫症候群（ARDS）の順である．
- 救急領域では，絶対数はショック，肝硬変，外傷性出血，劇症肝炎，敗血症の順である．発症頻度は，劇症肝炎，外傷性出血，肝細胞がん，ショック，敗血症の順である．
- DICの基礎疾患としては多くの疾患が知られているが（❶），そのなかでも急性白血病，固形がん，敗血症は三大基礎疾患である．
- 旧厚生省研究班の疫学調査によると，わが国におけるDIC年間患者数は73,000人（1施設9.2人，発症頻度1.9％）である．

病態・症状

- DICは，基礎疾患の存在下に全身性かつ持続性の著しい凝固活性化をきたし，細小血管内に微小血栓が多発する重篤な病態である．いわば，究極の血

❶ DICの基礎疾患

1. 感染症
   - 敗血症
   - その他の重症感染症（呼吸器，尿路，胆道系など）
2. 造血器悪性腫瘍
   - 急性前骨髄球性白血病（APL）
   - その他の急性白血病
   - リンパ腫　など
3. 固形がん（通常は転移を伴った進行がん）
4. 組織損傷：外傷，熱傷，熱中症，横紋筋融解
5. 手術後
6. 血管関連疾患
   - 胸部および腹部大動脈瘤
   - 巨大血管腫
   - 血管関連腫瘍
   - 膠原病（血管炎合併例）　など
7. 肝障害：劇症肝炎，急性肝炎，肝硬変
8. 急性膵炎
9. ショック
10. 溶血，血液型不適合輸血
11. 蛇咬傷
12. 低体温
13. 産科合併症
    - 常位胎盤早期剥離
    - 羊水塞栓
    - 子癇
    - DIC型後産期出血　など
14. 新生児疾患：新生児仮死，感染症，母体の常位胎盤早期剥離，多胎の一児胎内死亡，呼吸窮迫症候群，脳室内出血など
15. その他

栓症ともいえる病態である．凝固活性化とともに線溶活性化（血栓を溶解する機序）がみられるが，その程度は基礎疾患により相当な差違がみられる．

- 進行すると血小板や凝固因子といった止血因子が，多発する微小血栓の材料として消費されて低下するために消費性凝固障害（consumption coagulopathy）の病態となる[1-6]．
- 基礎疾患によりDICの発症機序は異なるが，多くの場合は直接的あるいは間接的に組織因子（tissue factor；TF）が重要な役割を演じている．
- 敗血症などの重症感染症に合併したDICの発症にはサイトカインの関与が大きい．敗血症においては，lipopolysaccharide（LPS）やTNF，IL-1などの炎症性サイトカインの作用により，単球/マクロファージや血管内皮から大量のTFが産生され，著しい凝固活性化を生じる．さらに，LPSやサイトカインは，血管内皮上の抗凝固性蛋白であるトロンボモジュリン（thrombomodulin；TM）の発現を抑制するため，凝固活性化に拍車がかかることになる．
- 凝固活性化の結果として生じた多発性微小血栓は，線溶活性化により溶解されようとするが，LPSやサイトカインの作用によって血管内皮で線溶阻止因子であるPAIが過剰発現し線溶が抑制されるために多発性微小血栓が残存し，微小循環障害による多臓器不全が進行する．
- 一方，急性白血病や固形がんなどの悪性腫瘍においては，腫瘍細胞中のTFにより外因系凝固が活性化されることが，DIC発症の原因と考えられている．血管内皮や炎症の関与がほとんどない点において，より直接的な凝固活性化の病態となっている．
- DICにおいては，「出血症状」と「臓器症状」の大きく2つの症状がみられる．臨床的には，出血症状が前面に出るタイプのDICでは臓器症状がみられにくく，臓器症状が前面に出るタイプのDICでは出血症状がみられにく

MEMO

PAI：プラスミノゲンアクチベータインヒビター（plasminogen activator inhibitor）の略．組織型プラスミノゲンアクチベータ（tissue plasminogen activator；tPA）と1対1結合することで抗線溶効果を発揮する．PAI，tPAともに血管内皮から産生される．

❷ DIC 診断基準の比較

	旧厚生省 DIC 診断基準*	ISTH DIC 診断基準	急性期 DIC 診断基準
基礎疾患 臨床症状	有：1点 出血症状：1点 臓器症状：1点	必須項目 — —	必須項目，要除外診断 SIRS（3項目以上）：1点
血小板数 （×10⁴/μL）	8〜12：1点 5〜8：2点 <5：3点	5〜10：1点 <5：2点	8〜12 あるいは 30％以上減少/24時間：1点 <8 あるいは 50％以上減少/24時間：3点
FDP （μg/mL）	10〜20：1点 20〜40：2点 >40：3点	FDP, DD, SF 中等度増加：2点 著明増加：3点	10〜25：1点 >25：3点
フィブリノゲン （mg/dL）	100〜150：1点 <100：2点	<100：1点	—
PT	PT比 1.25〜1.67：1点 >1.67：2点	PT秒 3〜6秒延長：1点 6秒以上延長：2点	PT比 >1.2：1点
DIC 診断	7点以上	5点以上	4点以上

FDP：フィブリン/フィブリノゲン分解産物，PT：プロトロンビン時間，ISTH：国際血栓止血学会，DD：D-ダイマー，SF：可溶性フィブリン，SIRS：全身性炎症反応症候群
*旧厚生省 DIC 診断基準：白血病群（骨髄抑制のある病態）では，出血症状や血小板数低下の原因は DIC のためではないので，この 2 項目をスコアから外し，4 点以上で DIC と診断する．

いという特徴がある．
- DIC における出血症状の原因は，消費性凝固障害と過度の線溶活性化である．血小板数や凝固因子（フィブリノゲンなど）の低下（消費性凝固障害）よりも過度の線溶活性化のほうが出血の原因としてより重要と考えられている．
- 血小板数や凝固因子の低下度が軽くても，線溶活性化が高度の場合には，重症の出血症状をきたすことがある．DIC における線溶活性化は血管内に多発した微小血栓を溶解するという観点から生体防御反応的な側面もあるが，これが過度であると止血のための血栓（止血血栓）までも溶解して出血症状をきたす．ただし，線溶活性化が高度の場合は，臓器症状はみられにくい．
- DIC における臓器症状の原因は，微小血栓の多発による微小循環障害のためと理解されている．しばしば複数の臓器で同時に臓器障害が進行して，多臓器不全（multiple organ failure；MOF）の病態となる．線溶活性化が軽度な DIC において臓器症状がみられやすいが，この場合，出血症状は比較的軽度である．

検査・診断（鑑別診断）

- DIC の診断基準として最も頻用されているのは，旧厚生省 DIC 診断基準である（❷）．基礎疾患，臨床症状（出血症状，臓器症状），血小板数，フィブリン/フィブリノゲン分解産物（fibrin/fibrinogen degradation product；FDP），フィブリノゲン，PT 比（患者 PT/正常対照 PT）によってスコア

❸ DICと鑑別すべき血小板数低下をきたす代表的疾患・病態

1. 血小板破壊や凝集の亢進
    - 血栓性微小血管障害症（TMA）：血栓性血小板減少性紫斑病（TTP），溶血性尿毒症症候群（HUS），HELLP症候群，造血幹細胞移植後TMA
    - ヘパリン起因性血小板減少症（HIT）
    - 特発性血小板減少性紫斑病（ITP），全身性エリテマトーデス（SLE），抗リン脂質抗体症候群（APS）
    - 体外循環　など
2. 骨髄抑制，骨髄不全をきたす病態
    - 造血器悪性腫瘍（急性白血病，慢性骨髄性白血病の急性転化，骨髄異形成症候群，多発性骨髄腫，リンパ腫の骨髄浸潤など）
    - 血球貪食症候群
    - 固形がん（骨髄浸潤あり）
    - 骨髄抑制を伴う化学療法あるいは放射線療法中
    - 薬物に伴う骨髄抑制
    - 一部のウイルス感染症
    - 造血器悪性腫瘍以外の一部の血液疾患（再生不良性貧血，発作性夜間ヘモグロビン尿症，巨赤芽球性貧血など）
3. 肝不全，肝硬変，脾機能亢進症
4. 敗血症
5. Bernard-Soulier症候群，*MYH9*異常症（May-Hegglin異常症など），Wiskott-Aldrich症候群
6. 希釈
    - 大量出血
    - 大量輸血，大量輸液
    - 妊娠性血小板減少症　など
7. 偽性血小板減少症
8. その他

リングして診断する（骨髄抑制をきたすような白血病群では，出血症状，血小板数を含めない）．典型的なDICにおける臨床・検査所見を網羅している点が特徴であるが，早期診断には不向きとの指摘がある．この診断基準では，非白血病群では7点以上，白血病群では4点以上の場合にDICと診断される．

● 急性期DIC診断基準は，より早期診断が可能な診断基準として救急領域において期待されている．特に，感染症に合併したDICの診断には威力を発揮するが，造血器悪性腫瘍など（白血病群）には適用できない．

● 国際血栓止血学会（ISTH）の診断基準は，日本の厚生労働省診断基準を模して作成されたものであるが，さらに早期診断には不向きである．

● 上記の問題点を克服したより良い診断基準が求められてきたが，2014年10月に，日本血栓止血学会DIC診断基準暫定案が誌上公開された．DICの本態である凝固活性化分子マーカーが組み込まれている点と，アルゴリズムを用いて診断基準を使い分けるという斬新かつ優れた診断基準である[4]．

● DICと鑑別すべき疾患は多いが，特に血小板数が低下する他疾患との鑑別は確実に行う必要がある（❸）．

● 著しい凝固活性化はDICの主病態であり全症例に共通しているが，その他の点については基礎疾患により病態が相当異なっている（❹）．

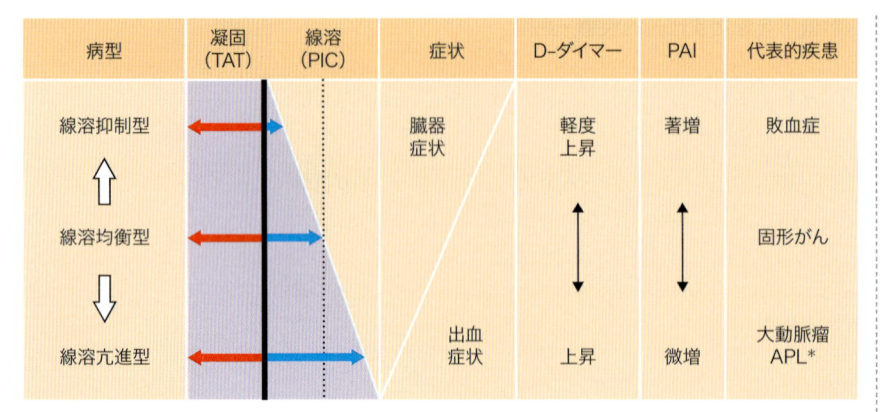

病型	凝固 (TAT)	線溶 (PIC)	症状	D-ダイマー	PAI	代表的疾患
線溶抑制型	←		臓器症状	軽度上昇	著増	敗血症
線溶均衡型	←	→				固形がん
線溶亢進型	←	→	出血症状	上昇	微増	大動脈瘤 APL*

❹ DIC の病型分類
TAT：トロンビン-アンチトロンビン複合体，PIC：プラスミン-α_2プラスミンインヒビター複合体，
PAI：プラスミノゲンアクチベータインヒビター，APL：急性前骨髄球性白血病
*APL はアネキシン II による線溶活性化が加わる点で特殊病型．

- 凝固活性化は高度であるが線溶活性化が軽度にとどまる DIC は，敗血症に合併した例に代表される．線溶阻止因子 PAI が著増するために強い線溶抑制状態となり，多発した微小血栓が溶解されにくく微小循環障害による臓器障害が高度になりやすいが，出血症状は比較的軽度である．このような DIC を「線溶抑制型 DIC」と称している．検査所見としては，凝固活性化マーカーである TAT や SF は上昇するものの，線溶活性化マーカーである PIC は軽度上昇にとどまる．また，微小血栓の溶解を反映する FDP や D-ダイマー（DD）も軽度上昇にとどまるのが特徴である．
- 一方，凝固活性化に見合う以上の著しい線溶活性化を伴う DIC においては，PAI は上昇せずに線溶活性化が強く，止血血栓が溶解されやすいことと関連して，出血症状が高度になりやすいが臓器障害はほとんどみられない．このような病型の DIC を「線溶亢進型 DIC」と称している．検査所見としては，TAT（および SF），PIC 両者とも著増し，FDP や DD も上昇する．フィブリノゲン分解も進行するために FDP/DD 比は上昇（DD/FDP 比で表現する場合は低下）しやすい．代表的基礎疾患は，APL，動脈瘤，前立腺がん，悪性黒色腫などである．
- 凝固・線溶活性化のバランスがとれており，上記両病型の中間的病態を示すもの（固形がんに合併した DIC など）を「線溶均衡型 DIC」と称している．進行例を除くと，出血症状や臓器症状は比較的みられにくい．

> **MEMO**
> TAT：トロンビン-アンチトロンビン複合体 (thrombin-antithrombin complex) の略．トロンビン産生を反映した凝固活性化マーカー．
> PIC：プラスミン-α_2プラスミンインヒビター複合体 (plasmin-α_2 plasmin inhibitor complex) の略．プラスミン産生を反映した線溶活性化マーカー．
> SF：可溶性フィブリン (soluble fibrin) の略．凝固活性化マーカー．トロンビンが確実にフィブリノゲンに作用したことを意味する．

> **MEMO**
> 日本血栓止血学会 DIC 診断基準暫定案は，基礎疾患で診断基準を使い分けること，分子マーカーやアンチトロンビンが診断基準に組み込まれていること，誤診対策がなされているなど優れた点が多く，今後の展開が期待される[4]．

❺ DIC 治療の実際

A. 基礎疾患の治療	全例必須, 最重要
B. 抗凝固療法	原則全例, 以下から選択する 1. ヘパリン類, アンチトロンビン（AT）濃縮製剤：いずれかを用いる 　1) オルガラン®：1,250単位を1日2回, 静注（腎障害, 低体重例：1日1回） 　2) フラグミン®：75単位/kg/日, 持続点滴 　3) 未分画ヘパリン：5〜10単位/kg/時間, 持続点滴 　・AT活性≦70%：AT濃縮製剤併用, 1,500単位/日を3〜5日間. 産科的・外科的DICなどで緊急処置：40〜60単位/kg/日 2. 遺伝子組換えトロンボモジュリン製剤（rTM） 　・リコモジュリン®注＊：1回380単位/kg, 1日1回, 約30分で点滴静注. 腎障害：130単位/kgに減 3. 合成プロテアーゼインヒビター（SPI） 　1) フサン®注：1.44〜4.8 mg/kg/日, 持続点滴（200 mg/24時間程度） 　2) エフオーワイ®注：20〜39 mg/kg/日, 持続点滴（2,000 mg/24時間程度）
C. 補充療法	必要例のみ 　1) 濃厚血小板：10（〜20）単位/1回, 必要があれば経日的に繰り返す 　2) 新鮮凍結血漿：500 mL程度/1回, 必要があれば経日的に繰り返す
D. 抗線溶療法	原則禁忌. ただし, 線溶亢進型DICに対してはヘパリン類との併用でしばしば有効 　・ヘパリン類, トラネキサム酸：専門家に必ずコンサルトする

＊リコモジュリン®注の投与期間
・添付文書抜粋：臨床試験及び使用成績調査において, 7日間以上の投与経験は少なく, 本剤を7日間以上投与した場合の有効性及び安全性は確立していない.
・筆者私見：ヘパリン類の投与期間と同様に考えたい. DICが軽快しているが離脱には至っていない場合に, rTMを中止するのは人道的観点からも困難だろう.

治療

● ガイドラインの現況

- 日本血栓止血学会から『科学的根拠に基づいた感染症に伴うDIC治療のエキスパートコンセンサス』[5]が公表されている（http://jsth.org/committee/pdf/DIC.pdf）.
- Journal of Thrombosis and Haemostasis（2013;11:761-7）に, 日本, イギリス, イタリアにおけるDICの診断・治療ガイドが欧文論文で紹介されている[7].

● DICの進展を阻止するためには, 基礎疾患の治療とともに, 凝固活性化を阻止する必要がある（❺）. 基礎疾患の治療を行っても, 基礎疾患が一両日中に治癒することはきわめて例外的であるため, この間にDICが原因で病

播種性血管内凝固症候群（DIC） ● 525

❻ ヘパリン類の比較

薬物	ヘパリン製剤 未分画ヘパリン（標準ヘパリン）	ヘパリン製剤 低分子ヘパリン（ダルテパリン）	ダナパロイド	フォンダパリヌクス
商品名	ヘパリン	フラグミン®	オルガラン®	アリクストラ®
適応症	・DIC ・体外循環の血液凝固防止（透析） ・血栓症の予防・治療	・DIC ・体外循環の血液凝固防止（透析）	・DIC	・下肢整形外科手術・腹部手術施行患者のVTE発症抑制
抗Xa/トロンビン比	1：1	2〜5：1	22：1	7,400：1
半減期	1時間	2〜4時間	20時間	17時間
用法・用量	5,000〜10,000単位/日点滴（DIC）	75単位/kg/24時間（DIC）	1,250単位×2回静注（DIC）	2.5 mg（1.5 mg）×1回皮下注（DVT予防）

VTE：静脈血栓塞栓症，DVT：深部静脈血栓症

態が悪化することを防がなければならない．

基礎疾患の治療

- 全DIC症例において，基礎疾患の治療は最重要である．急性白血病や進行がんに対する化学療法，敗血症に対する抗菌薬治療などがこれに相当する．

抗凝固療法

ヘパリン類，アンチトロンビン（AT）濃縮製剤

- DICに対して使用可能なヘパリン類としては，ダナパロイド，低分子ヘパリン，未分画ヘパリンがある（❻）．これらのヘパリン類は，いずれもAT依存性に抗凝固活性を発揮する点で共通しているが，抗Xa/トロンビン（Ⅱa）活性比や，血中半減期に差違がみられる．
- ヘパリン類は，AT活性が低下した場合は十分な効果が期待できないため，AT濃縮製剤を併用する．

合成プロテアーゼインヒビター

- 合成プロテアーゼインヒビターは，AT非依存性に抗トロンビン活性を発揮する．代表的薬剤は，ナファモスタットメシル酸塩およびガベキサートメシル酸塩である．出血の副作用はまずない．また，両薬は膵炎治療薬でもあり，膵炎合併例にも良い適応となる．
- ナファモスタットメシル酸塩は臨床使用量で抗線溶活性も強力であり，線溶亢進型DICには特に有効である．ただし，本薬剤の高カリウム血症の副作用には注意が必要である．両薬剤ともに静脈炎の副作用があり，中心静脈からの投与が原則である．

遺伝子組換えトロンボモジュリン製剤（recombinant thrombomodulin；rTM）

- rTMは抗炎症効果を併せもち，特に炎症性疾患に合併したDICに対して，抗凝固，抗炎症の両面から期待されている．今後のDIC治療薬の主軸になるものと考えられる．

補充療法
- 血小板や凝固因子の著しい低下（消費性凝固障害）のため出血がみられる場合には，補充療法を行う．
- 血小板の補充目的としては濃厚血小板，凝固因子の補充目的としては新鮮凍結血漿を用いる．

抗線溶療法
- DIC における線溶活性化は，微小血栓を溶解しようとする生体の防御反応の側面もあり，トラネキサム酸などの抗線溶療法は原則禁忌である．特に，敗血症に合併した DIC では絶対禁忌である．
- また，APL 症例において，全トランス型レチノイン酸（all-*trans* retinoic acid；ATRA）による分化誘導療法を行っている場合も，トラネキサム酸を投与すると全身性血栓症を併発して死亡したという報告が多数みられるため，絶対禁忌である．
- ただし，線溶亢進型 DIC の著しい出血例に対して，ヘパリン類併用下にトラネキサム酸を投与すると出血に対して著効することがあるが，使用方法を間違うと全身性血栓症をきたすために，必ず専門家にコンサルトのうえで行う必要がある．

APL に合併した DIC の治療
- APL は，著明な線溶活性化を特徴とした DIC（線溶亢進型 DIC）を発症する．
- APL に合併した DIC の特殊性として，ATRA による治療をあげることができる．ATRA は，APL の分化誘導として有効であるが，APL に合併した DIC に対してもしばしば著効する．
- APL において線溶亢進型 DIC を合併する理由は，APL 細胞に存在するアネキシンⅡの果たす役割が大きい．
- APL に対して ATRA を投与すると，APL 細胞中の TF およびアネキシンⅡの発現も抑制される．このため，凝固活性化と線溶活性化に同時に抑制がかかり，APL の DIC は速やかに改善する（抗凝固療法を必要としないことが多い）．
- ただし，ATRA 投与中に ATRA 症候群を合併する場合には，DIC が悪化するため rTM などによる治療が必要となる．
- なお，ATRA によるアネキシンⅡ発現の抑制は強力であり，APL の著しい線溶活性化の性格は速やかに消失する．APL に対して ATRA を投与している場合に，トラネキサム酸などの抗線溶療法を投与すると全身性血栓症や突然死の報告がみられる．

注意点
- すべての DIC に対してトラネキサム酸の単独療法は禁忌である．
- 線溶亢進型以外の DIC に対してはトラネキサム酸は禁忌であるため，線溶

> **MEMO**
> アネキシンⅡ：血管内皮細胞，マクロファージ，いくつかの腫瘍細胞などの表面に発現している Ca^{2+}/リン脂質結合性の細胞表面膜受容体．アネキシンⅡは，tPA とプラスミノゲンの両線溶因子と結合し，これにより tPA によるプラスミノゲンの活性化能が飛躍的に高まる．

> **MEMO**
> トラネキサム酸は止血剤としてのみならず，抗炎症効果を有するために感冒などにも使用されることがある．しかし，トラネキサム酸の抗線溶作用は強力であり，安易な使用は血栓症を誘発する懸念がある．

❼ 線溶亢進型 DIC の病態診断を行うための指針

1. 必須条件	TAT≧20 μg/L かつ PIC≧10 μg/mL*
2. 検査所見	下記のうち 2 つ以上を満たす 1) FDP≧80 μg/mL 2) フィブリノゲン＜100 mg/dL 3) FDP/DD 比の高値（DD/FDP 比の低値）
3. 参考所見	下記所見がみられる場合，さらに重症出血症状をきたしやすい 1) 血小板数低下（＜5万/μL） 2) α_2-PI 活性低下（＜50％）

線溶亢進型 DIC の病型になりやすい基礎疾患：急性前骨髄球性白血病（APL），APL 以外の急性白血病，転移性の前立腺・悪性黒色腫，転移性の固形がん（大腸がん，乳がん，胃がん，膵がんなどの一部），血管関連腫瘍，大動脈瘤，巨大血管腫など．
*この必須条件を満たす場合は典型例である場合が多い．TAT や PIC が，上記の 7〜8 割レベルの上昇であっても，線溶亢進型 DIC の病態と考えられることもある．

亢進型 DIC の診断は万全を期する必要がある（❼）．
- APL に対して ATRA を投与する場合には，トラネキサム酸は絶対禁忌である．
- 造血器悪性腫瘍などのように血小板産生低下のある疾患や病態には，急性期 DIC 診断基準を用いてはいけない．
- 今後の DIC 診断は，日本血栓止血学会 DIC 診断基準暫定案が頻用されるようになるであろう（すべての基礎疾患において）[4]．

（朝倉英策）

文献

1) 朝倉英策, 中尾眞二. 止血の生理と血栓の病態. 朝倉英策, 編. 臨床に直結する血栓止血学. 東京：中外医学社；2013. pp.2-11.
2) 朝倉英策. 播種性血管内凝固症候群（DIC）. 上掲書. pp.168-78.
3) 朝倉英策. しみじみわかる血栓止血 Vol.1. DIC・血液凝固検査編. 東京：中外医学社；2014. pp.1-146.
4) DIC 診断基準作成委員会. 日本血栓止血学会 DIC 診断基準暫定案. 血栓止血誌 2014；25：629-46.
5) 日本血栓止血学会学術標準化委員会 DIC 部会. 科学的根拠に基づいた感染症に伴う DIC 治療のエキスパートコンセンサス. 血栓止血誌 2009；20：77-113.
6) Asakura H. Classifying types of disseminated intravascular coagulation: clinical and animal models. J Intensive Care 2014; 2: 20.
7) Wada H, et al; The Scientific and Standardization Committee on DIC of the ISTH. Guidance for diagnosis and treatment of disseminated intravascular coagulation from harmonization of the recommendations from three guidelines. J Thromb Haemost 2013; 11: 761-7.

4章 疾患の理解と治療／止血・凝固異常／血小板減少を伴う血栓性疾患

血栓性血小板減少性紫斑病

専門医からのアドバイス

- 血栓性血小板減少性紫斑病（TTP）は無治療の場合には致死的疾患であり，早期治療（血漿交換）が重要である．
- 原因不明の血小板減少と溶血性貧血で疑い，ADAMTS13活性著減（10％未満）症例のみをTTPと診断する．
- 治療法として，後天性TTPでは血漿交換，先天性TTP（USS）では血漿輸注が行われる．
- 2015年1月から実施された難病医療費助成制度でTTPは指定難病となり，医療費の助成対象となった．

疫学・病態・症状

- 血栓性血小板減少性紫斑病（thrombotic thrombocytopenic purpura；TTP）には，先天性（Upshaw-Schulman症候群；USS）と後天性が存在する[1]．
- 発症率は100万人に4人程度と報告されているが，USSは日本国内で2014年末までに55人確認されている．
- 後天性は，無治療の場合には90％以上が死亡する予後不良疾患である．
- 後天性は20～40歳代の女性に多いといわれていたが，日本国内では60歳前後に多く，高齢者ほど男性が多い傾向がある[2]（❶）．
- 後天性は，約1/3が1年以内に再発するといわれる再発率の高い疾患である．
- USSは先天性でありながら，成人後に診断されることも多く，特に女性では妊娠時に発作を起こして診断されることが多い．そのため，常染色体劣性遺伝でありながら，日本国内の集計では女性に多い傾向が認められる[3]．
- von Willebrand因子（VWF）切断酵素であるADAMTS13活性著減により，血管内皮細胞から分泌直後の超高分子量VWF重合体（unusually-large VWF multimer；UL-VWFM）が切断されずに切れ残り，微小血管で血小板血栓が形成される（❷，❸[4]，❹）．
- 後天性TTPではADAMTS13に対する自己抗体が産生されることで同活性が著減する．多くの症例は活性を阻害する抗体（インヒビター）が産生されるが，活性を阻害しない抗体もあり，ADAMTS13の血液中からのクリア

▶ 血栓・止血異常
p.150参照

MEMO

ADAMTS13：a disintegrin-like and metalloproteinase with thrombospondin type 1 motifs 13の略で，ADAMTSファミリーで13番目に発見された分子である．2001年にクローニングされ，主として肝臓の星細胞で産生されていることが報告されている．

血栓性血小板減少性紫斑病 ● 529

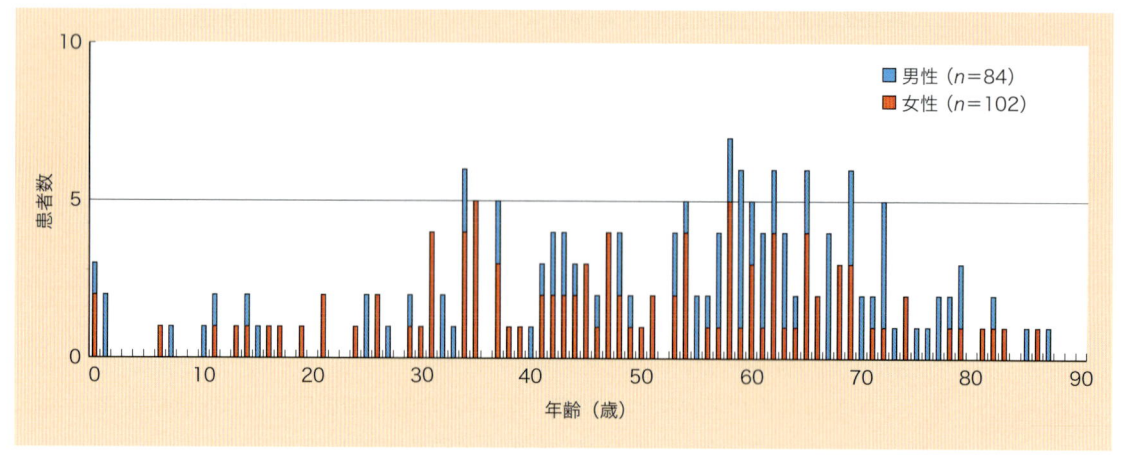

❶ 後天性原発性 TTP における発症年齢分布
奈良県立医科大学輸血部で集積した ADAMTS13 活性 5％未満の後天性原発性 TTP 186 例の発症年齢を示した．60 歳前後に最も大きな発症ピークがあり，40 歳前後にもピークを認めた．
（Matsumoto M, et al. PLoS One 2012[2] より）

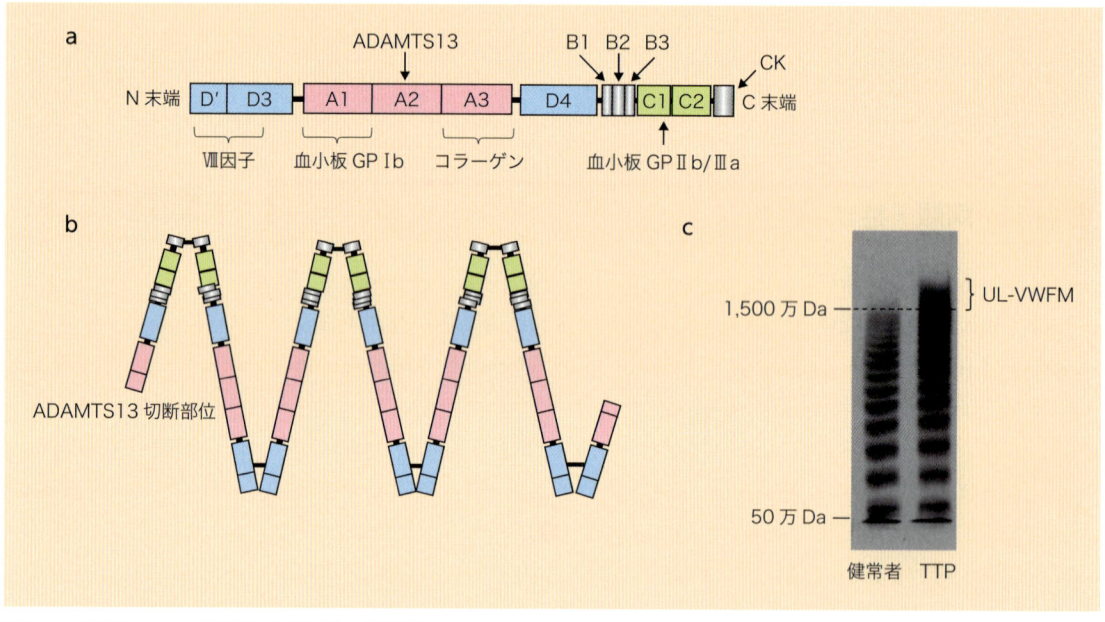

❷ von Willebrand 因子（VWF）の構造
a：血液中に存在する VWF は，1 つのサブユニットが 2,050 アミノ酸から成り，A1，A2，A3 などのさまざまなドメインから構成されている．血液凝固第Ⅷ因子と結合する部位や血小板の GP Ⅰb，GP Ⅱb/Ⅲa と結合する部位，血管内皮細胞下などに存在するコラーゲンと結合する部位などの機能ドメインが存在する．ADAMTS13 は，VWF サブユニットの A2 ドメイン内の 1,604 番目アミノ酸チロシンと 1,605 番目のメチオニン間のペプチド結合を切断する．
b：VWF の 1 つのサブユニットが N 末端同士，C 末端同士で結合し，非常に大きな VWF 重合体（VWF multimer；VWFM）が形成される．結合するサブユニットの数や ADAMTS13 による切断により，さまざまな大きさの VWFM が血液中に存在する．
c：VWF マルチマー解析により，サブユニットが 2 つ結合した 50 万 Da のものから，1,500 万 Da 以上の非常に大きな分子量の VWF が血漿中には存在する．TTP 患者では，健常者には認めない超高分子量 VWFM（UL-VWFM）を認めることがある．

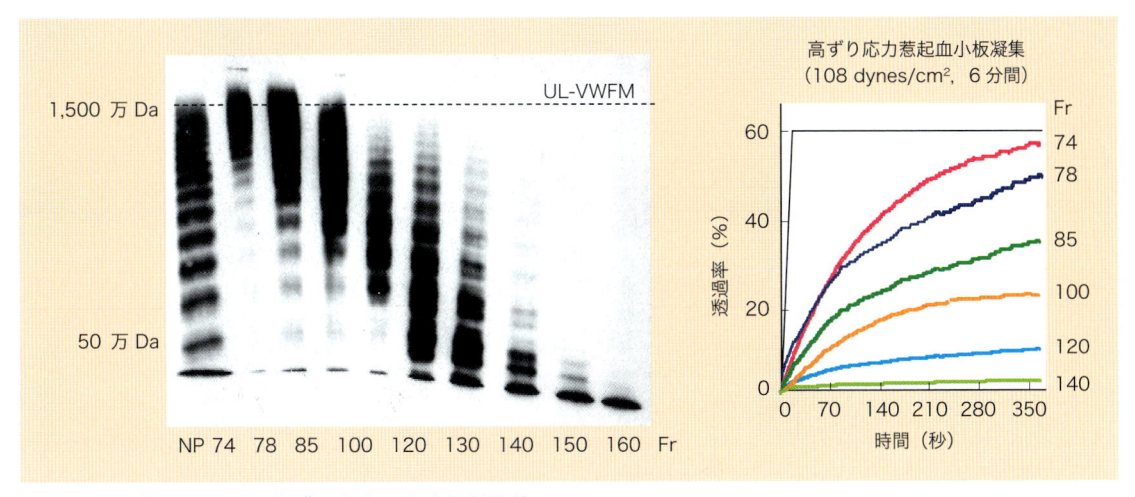

❸ VWF の分子量による高ずり応力下血小板凝集能

VWF は，血液中では左図の左端（NP）に示すように，分子量 50 万～1,500 万 Da に分布する不連続な重合体（マルチマー）として存在する．これを血液中から精製して，分子ふるいカラムで分子量別に分離し，高ずり応力惹起血小板凝集計で測定すると，高分子量の VWF で凝集能がより大きい．
Fr：フラクション番号，NP：健常者血漿，UL-VWFM：超高分子量 VWF 重合体
（Matsumoto M, et al. Pathophysiol Haemost Thromb 2005[4] より）

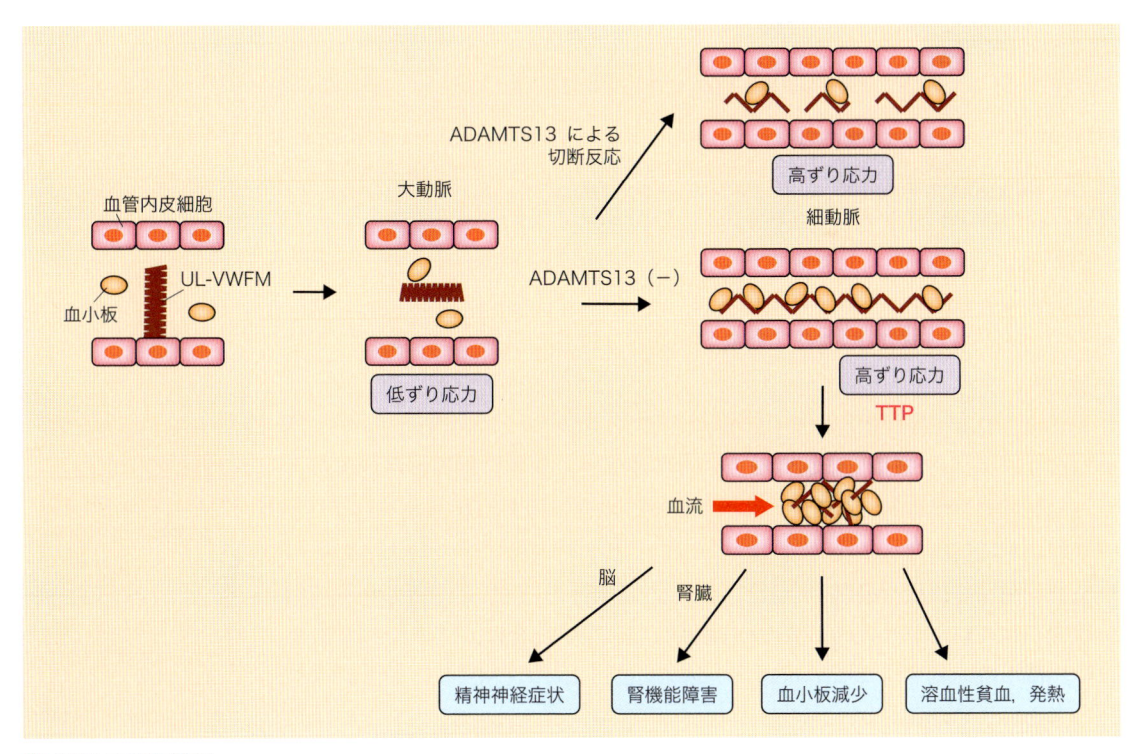

❹ TTP の発症機序

血管内皮細胞から分泌直後の VWF は，超高分子量 VWF 重合体（UL-VWFM）である．大動脈などのずり応力の低い部位では，折りたたまれたような形態で血小板との結合は弱い．しかし，細動脈などでは高いずり応力が発生し UL-VWFM は伸展構造となり，血小板との反応性が高くなる．そのため，健常者では ADAMTS13 により VWF を切断し，血栓傾向となることを防いでいる．しかし，ADAMTS13 活性が著減すると細動脈で血小板血栓が形成され，血流が遮断されることで，腎障害，脳神経障害などの臓器障害が発生すると考えられている．

❺ TTP の診断手順

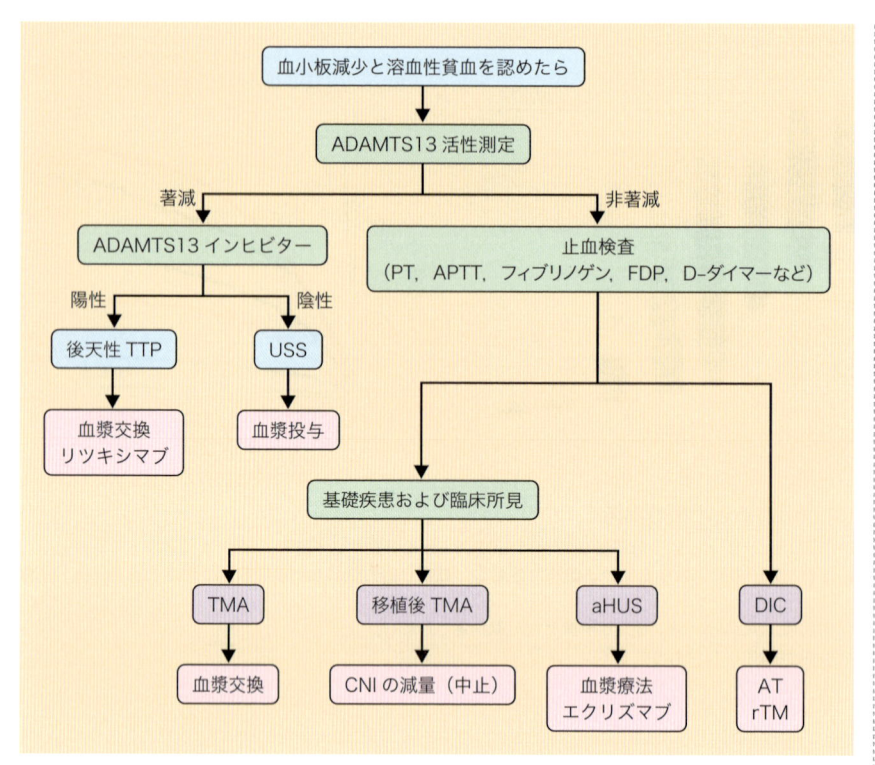

原因不明の血小板減少と溶血性貧血を認めた場合，まず ADAMTS13 活性を測定し，鑑別診断を行う．ただし，現状では ADAMTS13 活性の報告まで数日かかることから，TTP が強く疑われる場合に ADAMTS13 の結果を待って治療を開始すべきではない．
USS：Upshaw-Schulman 症候群，TMA：血栓性微小血管障害症，aHUS：非典型溶血性尿毒症症候群，DIC：播種性血管内凝固症候群，CNI：カルシニューリンインヒビター，AT：アンチトロンビン，rTM：リコンビナントトロンボモジュリン

ンスを増加させると考えられている．

- USS では，*ADAMTS13* 遺伝子に異常があり同活性が著減する．異なった遺伝子異常をペアでもつ複合ヘテロ接合体性異常の症例が多いが，同じ遺伝子異常をもつホモ接合体性異常も存在する[3]．
- TTP は，血小板減少，溶血性貧血，腎機能障害，発熱，精神神経症状の古典的五徴候[5]が有名であるが，すべてが揃う場合は病期が進行していることが明らかになった．
- 造血幹細胞移植後や膠原病などに合併した二次性の TTP と診断される症例が知られていたが，ADAMTS13 が著減していない場合は，TTP ではなく血栓性微小血管障害症（thrombotic microangiopathy；TMA）と診断すべきと考えられている．

検査・診断（鑑別診断）

- 原因不明の血小板減少と溶血性貧血を認めた場合，後天性 TTP を疑い ADAMTS13 活性を測定する[6]（❺）．

MEMO

ADAMTS13 活性測定：VWF を尿素などの界面活性剤存在下で切断させることで ADAMTS13 活性は測定されてきたが，切断反応が長時間を要するために結果が出るまでに数日を要した．その後，73 残基から成る短い基質が短時間で切断されることが報告され，現在では ELISA などにて数時間で測定可能となっている．外注検査として実施可能であるが，まだ保険収載されていない．

- ADAMTS13活性が10％未満に著減している場合はTTPと診断され，インヒビターが存在すれば後天性と考えられる．インヒビターが検出されなければUSSの可能性があるが，インヒビター検査の実施と結果判断は難しい場合があり，USSの診断は専門医に相談する．
- USSの診断は，両親のADAMTS13活性が30～50％程度に低下していることで確実となり，確定診断は*ADAMTS13*遺伝子解析である．
- 古典的五徴候をもつ症例はADAMTS13活性にかかわらずTTPと診断されてきたが，ADAMTS13著減症例以外は病因が明らかでないため，TTP類縁疾患と考えられている．
- 鑑別すべき疾患として，播種性血管内凝固症候群（disseminated intravascular coagulation；DIC），溶血性尿毒症症候群（hemolytic uremic syndrome；HUS），HELLP症候群（hemolysis, elevated liver-enzymes, low platelets），Evans症候群などがあげられるが，判断が難しい場合はADAMTS13活性測定を行うことが重要である．

> **MEMO**
> ADAMTS13インヒビター：患者血漿を56℃，30分で非労化し，正常血漿と等量で混合し，37℃，2時間インキュベーションして，残存活性を測定する．活性を50％抑制する場合を1 Bethesda単位と定義する．

治療

● ガイドラインの現況
- 国内では指定難病で使われている診断基準はあるが，治療ガイドラインは策定されていない．
- 海外ではイギリスの診断，治療ガイドラインが有用である[6]．

後天性TTP
- 後天性TTPで科学的根拠の示されている治療は血漿交換のみである[7]（❻）．治療の遅れは予後を悪化させるので，TTPを疑えば直ちに血漿交換を開始することが重要である．血漿交換によって，ADAMTS13の補充，ADAMTS13自己抗体の除去，UL-VWFMの除去などの効果が期待できる．

【血漿交換】
- 循環血漿量1～1.5倍，1日1回連日

- 血漿交換は，血小板が正常化するまで連日行うことが理想であるが，日本での保険適用は，「一連につき週3回を限度として，3か月間に限って算定できる」とされており十分な回数が実施できないことが多い．実際には，当初3～5日間連日血漿交換を施行し，その後隔日で行うことが多い．
- 自己抗体の産生抑制の目的で，血漿交換と同時にステロイドパルス療法などのステロイド治療が行われることが多い（保険適用外）．

【ステロイドパルス療法】
- ソル・メドロール® 静注用，1,000 mg，点滴静注，3日間，その後漸減

❻ 後天性 TTP に対する血漿交換と血漿輸注の比較試験

		血漿交換	血漿輸注	両群比較
症例数		51	51	
FFP 投与量		循環血漿量 1.5倍：3日間 1倍：9日目まで4日	初日 30 mL/kg/日 その後 15 mL/kg/日 9日目まで	血漿交換群は血漿輸注群の3倍投与量
9日目	治療反応	24（47%）	13（25%）	$p=0.025$
	死亡	2（3.9%）	8（16%）	$p=0.035$
6か月後	治療反応	40（78%）	25（49%）	$p=0.002$
	死亡	11（22%）	19（37%）	$p=0.036$

（Rock GA, et al. N Engl J Med 1991[7] より）

- 血漿交換とステロイド治療で寛解に至らない難治例，もしくは再発例に対してリツキシマブの有効性が報告されている[8]（2015年7月現在保険適用外）．

【処方例】
- リツキサン®注，375 mg/m²，週1回，点滴静注，4回

- 難治例に対して，免疫抑制薬としてシクロホスファミド，ビンクリスチン，シクロスポリンなどが使用されてきた．すべて保険適用外で，効果は確実ではない．

【処方例】
- 注射用エンドキサン®，500 mg，点滴静注，1〜2回
- オンコビン®注射用，1 mg，静注，1〜2回
- ネオーラル®カプセル，4〜6 mg/kg，分2

- 血小板の回復期に抗血小板薬を再発予防に投与することがあるが，アスピリン少量が使用されることが多い．

【処方例】
- バイアスピリン®錠（100 mg），1錠，分1

先天性 TTP

- USS では，ADAMTS13 を補充する目的で新鮮凍結血漿（fresh frozen plasma；FFP）を2週間に1回程度の頻度で予防的に輸注する．

【血漿輸注】
- FFP，5〜10 mL/kg，2週間に1回

- ただし，ADAMTS13が常に0.5％未満に著減しているUSS症例においてもFFP輸注が常に必要な症例は約半数で，発作時にのみFFPの輸注を行っている．

> **MEMO**
> 後天性 TTP に対するリツキシマブ治療：リツキシマブは，CD20に対するモノクローナル抗体であり，当初はB細胞リンパ腫に対する治療薬として導入された．その後，自己免疫疾患に適応が拡大されており，2014年に国内でTTPに対する医師主導治験が行われ，保険適用に向けた準備が行われている．

注意点

- 溶血性貧血が明らかでない症例があるため，原因不明の血小板減少を認める症例ではTTPを鑑別診断として考慮することが重要である．
- 後天性TTPの血漿交換では，アルブミンではなくFFPを置換液として使用する．アルブミンではADAMTS13の補充ができない．
- 後天性TTPの治療は，血漿交換以外はステロイド治療を含め保険適用ではないので留意する．

（松本雅則）

文献

1) Sadler JE. Von Willebrand factor, ADAMTS13, and thrombotic thrombocytopenic purpura. Blood 2008; 112: 11-8.
2) Matsumoto M, et al. Acquired idiopathic ADAMTS13 activity deficient thrombotic thrombocytopenic purpura in a population from Japan. PLoS One 2012; 7: e33029.
3) Fujimura Y, et al. Natural history of Upshaw-Schulman syndrome based on ADAMTS13 gene analysis in Japan. J Thromb Haemost 2011; 9 Suppl 1: 283-301.
4) Matsumoto M, et al. Platelets treated with ticlopidine are less reactive to unusually large von Willebrand factor multimers than are those treated with aspirin under high shear stress. Pathophysiol Haemost Thromb 2005; 34: 35-40.
5) Amorosi EL, Ultmann JE. Thrombotic thrombocytopenic purpura: report of 16 cases and review of the literature. Medicine 1966; 45: 139-60.
6) Scully M, et al. Guidelines on the diagnosis and management of thrombotic thrombocytopenic purpura and other thrombotic microangiopathies. Br J Haematol 2012; 158: 323-35.
7) Rock GA, et al. Comparison of plasma exchange with plasma infusion in the treatment of thrombotic thrombocytopenic purpura. Canadian Apheresis Study Group. N Engl J Med 1991; 325: 393-7.
8) Scully M, et al. A phase 2 study of the safety and efficacy of rituximab with plasma exchange in acute acquired thrombotic thrombocytopenic purpura. Blood 2011; 118: 1746-53.

4章 疾患の理解と治療／止血・凝固異常／血小板減少を伴う血栓性疾患

溶血性尿毒症症候群

専門医からのアドバイス

- 溶血性尿毒症症候群（HUS）は大きく2つに分類され，O157などの志賀毒素産生性大腸菌感染によるものと，それ以外の非典型HUS（aHUS）がある．
- 血小板減少と溶血性貧血に，急性腎不全が伴った場合はHUSを疑う[1]が，基礎疾患によって治療方針が大きく異なるので，鑑別が重要である．
- aHUSは，補体活性化第二経路の異常に起因し（狭義のaHUS），2015年1月から実施された難病医療費助成制度の指定難病として医療費の助成対象となった．

疫学・病態・症状

- 溶血性尿毒症症候群（hemolytic uremic syndrome；HUS）の分類を❶に示すが，志賀毒素産生性大腸菌（Shiga toxin-producing *Escherichia coli*；STEC）-HUSと非典型HUS（atypical HUS；aHUS）に分類して記載する．

STEC-HUS
- STEC感染症は，日本国内での届出数は年間3,000～4,000人程度であり，このうち3～4％程度がHUSを発症するといわれている[2]．
- 国内のSTEC-HUSの約70％はO157：H7によるものであるが，最近では富山での食中毒によるO111感染などの他の大腸菌感染による重症例が報告されている．
- STECに感染した食物の摂取後，3～7日の潜伏期間を経て水溶性下痢が出現し，その後HUSの三徴候（血小板減少，溶血性貧血，急性腎不全）が出現する．
- 志賀毒素（Stx）が腎臓の内皮細胞を中心に障害し，HUSを発症すると考えられている．

aHUS
- 欧米からの報告では，成人では100万人に2人，18歳未満では100万人に3.3人発症するとされている[3]．
- 補体第二経路の制御・活性化因子であるH因子，I因子，MCP（membrane

▶ 血栓・止血異常
p.150参照

MEMO

志賀毒素（Shiga toxin；Stx）：1つのAサブユニットと5つのBサブユニットから成り，Stx1とStx2の2種類が存在する．細胞毒性はStx2のほうが強い．Stxはglobotriaosylceramide（Gb3）を介して細胞と結合し，Aサブユニットが蛋白合成を障害する．

❶ 溶血性尿毒症症候群（HUS）の分類

分類			原因
STEC-HUS	感染		志賀毒素産生性大腸菌（O157：H7など）
非典型HUS（aHUS）	補体系異常	制御因子	CFH遺伝子異常 抗CFH自己抗体 CFI遺伝子異常 MCP（CD46）遺伝子異常 THBD遺伝子異常
		活性化因子	補体C3遺伝子異常 CFB遺伝子異常
	凝固系異常		DGKE遺伝子異常 プラスミノゲン遺伝子異常

CFH：complement factor H（補体H因子），CFI：complement factor I（補体I因子），CFB：complement factor B（補体B因子），MCP：membrane cofactor protein，THBD：thrombomodulin（トロンボモジュリン），DGKE：diacylglycerol kinase ε（ジアシルグリセロールキナーゼε）

❷ aHUS患者にみられる遺伝子変異の頻度とその特徴

遺伝子変異/ 抗CFH自己抗体	頻度 欧米	頻度 日本（n=50）	初発時または発作から1年以内にESRDに至る確率	再発率	血漿交換に対する短期反応
CFH	20〜30%	8%	50〜70%	50%	寛解率60%
CFI	4〜10%	0%	50%	10〜30%	寛解率30〜40%
MCP	5〜15%	8%	0〜6%	70〜90%	血漿療法の適応なし
C3	2〜10%	38%	60%	50%	寛解率40〜50%
CFB	1〜4%	4%	50%	0%（3/3）	寛解率30%
THBD	3〜4%	2%	50%	30%	寛解率60%
抗CFH自己抗体	5〜10%	14%	30〜40%	40〜60%	寛解率70〜80%（免疫抑制療法を併用）
変異なし	約30%	約30%	—	—	—

ESRD：end stage renal disaese（末期腎不全）
（吉田瑤子ほか．Annual Review 血液 2015．2015[2]より）

cofactor protein），C3などに異常が認められる．海外ではH因子異常が多いが，日本ではC3の異常が多いことが報告されている[4]（❷）．

- 現在までに報告されている補体制御・活性化因子の異常として，H因子，I因子，MCP，トロンボモジュリン，C3，B因子の6因子の遺伝子異常が報告されている（❷）．H因子に対する抗体産生症例も報告されており，これらによって発症するHUSが狭義のaHUSと考えられている．
- HUSを発症する凝固系の異常として，ジアシルグリセロールキナーゼε（diacylglycerol kinase ε；DGKE）とプラスミノゲン異常が最近報告され，広義のaHUSに含められている．DGKEは，血管内皮細胞や血小板，podocyteに発現する血栓形成抑制因子である．
- 腎不全に至る確率や治療に対する反応性は，異常分子によって大きく異なることが報告されている（❷）．

検査・診断（鑑別診断）

STEC-HUS
- 三徴候に加え，STEC感染が確認されればSTEC-HUSと診断される．
- STEC感染の診断は，便の培養検査によりSTECを検出することが重要であるが，検出率は60〜70％といわれている．そのため，ELISAやPCR法などでSTEC抗原，Stx，それらの遺伝子およびSTECのLPS抗体などの検査を試みる努力が重要である．

aHUS
- 補体第二経路が異常活性化することで発症するため，典型例ではC3が低下しC4は低下しない．しかし，両者とも正常値である症例が多い．
- 三徴候が存在し，STEC感染がなく，ADAMTS13活性が10％以上であることでaHUSが疑われるが，このなかに含まれる狭義のaHUSは少数であり，ほとんどの症例が他の病因であることを認識すべきである．
- 特異的な診断マーカーはなく，現在の日常臨床レベルで確定診断することは困難である．研究室レベルの検査である溶血試験[4]でスクリーニングできる症例もある．確定診断は補体制御因子などの遺伝子解析であるが，遺伝子異常が発見できない症例が30％程度存在する（❷）．

> **MEMO**
> aHUSの診断基準：2013年に日本腎臓学会，日本小児科学会合同でaHUSの診断基準が作成され，日本国内におけるaHUSの認知度を大きくアップさせた．一方で，この診断基準に従えば，造血幹細胞移植後や膠原病を合併した症例もaHUSと診断されることになり，臨床現場で混乱が認められるので，現在改訂作業中である．

治療

●ガイドラインの現況
- 日本国内では『溶血性尿毒症症候群の診断・治療ガイドライン』（http://www.jsn.or.jp/academicinfo/report/hus2013book.pdf）で包括的にSTEC-HUSとaHUSの診断と治療が記載されている．治療に関しては推奨グレードも示されている．
- 海外からのaHUS治療ガイドラインとして，イギリス[5]やヨーロッパ[6]からのものがあるが，2009年のものであり，エクリズマブの記述がない．

STEC-HUS
- STEC-HUSでは保存的治療が原則で，輸液や透析による体液管理と血圧管理が重要である．
- STECに対する抗菌薬の使用は基本的には推奨されていないが，日本国内からホスホマイシンの投与によりHUS発症率が低下したことが報告されている[7]．

aHUS
- 血漿療法が第一選択である[5,6]．新鮮凍結血漿（fresh frozen plasma；FFP）を用いた血漿交換で，異常な補体制御分子や自己抗体を除去し，正常な分子

- を補充する効果が期待できる.
- MCPは膜結合蛋白のため,MCP異常症例では血漿交換の適応はない.
- 補体C5に対するモノクローナル抗体であるエクリズマブが狭義のaHUSに対して有効であることが報告されている[8].
- エクリズマブはaHUSに対して非常に有効な薬剤であるが,高価な薬剤であることから,その適応について慎重に判断する必要がある.

注意点

- エクリズマブの使用により髄膜炎菌感染が報告されているので,使用前に髄膜炎菌ワクチン接種が必要である.
- 造血幹細胞移植後や全身性エリテマトーデス(SLE)に合併してaHUSと同様の症状が出現することがある.これらは,二次性の血栓性微小血管障害症(TMA)と診断されるべきものであり,エクリズマブの適用ではない.

(松本雅則)

> **MEMO**
> エクリズマブ:C5からC5bへの開裂を抑制し,膜侵襲複合体の形成を阻害する.発作性夜間ヘモグロビン尿症に対する治療薬として開発されたが,日本国内でも2013年からaHUSに対して保険適用となった.

文献

1) Gasser C, et al. Hemolytic-uremic syndrome: bilateral necrosis of the renal cortex in acute acquired hemolytic anemia. Schweiz Med Wochenschr 1955; 85: 905-9.
2) 吉田瑤子,松本雅則.溶血性尿毒症症候群(HUS)の分類と治療の進歩.高久史麿ほか,編.Annual Review 血液 2015.東京:中外医学社;2015.pp.225-31.
3) Constantinescu AR, et al. Non-enteropathic hemolytic uremic syndrome: causes and short-term course. Am J Kidney Dis 2004; 43: 976-82.
4) Yoshida Y, et al. A novel quantitative hemolytic assay coupled with restriction fragment length polymorphisms analysis enabled early diagnosis of atypical hemolytic uremic syndrome and identified unique predisposing mutations in Japan. PLoS One 2015; 10: e0124655.
5) Taylor CM, et al; working party from the Renal Association, the British Committee for Standards in Haematology and the British Transplantation Society. Clinical practice guidelines for the management of atypical haemolytic uraemic syndrome in the United Kingdom. Br J Haematol 2010; 148: 37-47.
6) Ariceta G, et al. Guideline for the investigation and initial therapy of diarrhea-negative hemolytic uremic syndrome. Pediatr Nephrol 2009; 24: 687-96.
7) Ikeda K, et al. Effect of early fosfomycin treatment on prevention of hemolytic uremic syndrome accompanying *Escherichia coli* O157: H7 infection. Clin Nephrol 1999; 52: 357-62.
8) Legendre CM, et al. Terminal complement inhibitor eculizumab in atypical hemolytic-uremic syndrome. N Engl J Med 2013; 368: 2169-81.

4章 疾患の理解と治療／止血・凝固異常／血小板減少を伴う血栓性疾患

ヘパリン起因性血小板減少症

専門医からのアドバイス

- ヘパリン起因性血小板減少症（HIT）は，低分子ヘパリンを含めたヘパリンによる出血に次ぐ重大な副作用である．
- わが国ではHITはまれであると信じられているので，しばしば播種性血管内凝固症候群（DIC）と混同されHITの診断・治療が遅れることがある．
- わが国ではHIT診断の確認検査として必要な^{14}Cセロトニン放出試験が実施されていないので，臨床所見を中心としたHIT診断を行う．
- 臨床現場でのHIT診断は，ヘパリン開始から5〜10日後に発生する50％以上の血小板減少と，その減少原因が手術，敗血症，薬剤などHIT以外の原因が完全に除外できることが求められる．
- 治療は，ヘパリンの中止とHITに合併する血栓の予防と治療のため，抗トロンビン薬アルガトロバンを使用する．出血リスク例，DICとの判別が困難な場合は，経験的にメシル酸ナファモスタットが用いられている．

疫学・病態・症状

▶ 血栓・止血異常
p.193参照

- ヘパリン起因性血小板減少症（heparin-induced thrombocytopenia；HIT）は，ヘパリンや低分子ヘパリン投与後に起こる免疫介在性の副作用で，血小板減少と，出血ではなく血栓の合併が特徴である[1]．
- HITの発症には，血小板第4因子（PF4）のヘパリンによる構造変化が抗原誘導する．すなわち，PF4とヘパリンが荷電的に複合体を形成し，PF4上に構造変化が起こり，PF4表面に抗原基が露呈する．
- 形成されたPF4/ヘパリン複合体が抗原となって，HIT抗体が産生される．HIT抗体の3種の免疫グロブリン（以下，HIT-IgG/A/M抗体）中で，IgG分画を含むHIT抗体（以下，HIT-IgG抗体）がHITの病因となる．
- HIT抗体検査の手順として，まずHIT-IgG/A/M抗体検査が陽性で，さらにHIT-IgG抗体活性を検出する機能（活性）検査が陽性であれば，血清学的にHITと診断できる．
- HITは，ヘパリン使用者の0.5〜5％に発症するが，低分子ヘパリンからの発症頻度は低い．しかし，いったん発症すると通常のHITと同様の経過をとる．

❶ 4項目スコア方式（スコア方式）によるHITの臨床診断へのアプローチ

	HITの得点（HITの可能性：低0〜3，中4〜5，高6〜8）		
	2点	1点	0点
Ⅰ．血小板減少症[*1]	・＞50％の低下と最低値は2万/μL以上で近々3日以内の手術歴なし	・＞50％の低下だが直近の3日以内の手術歴あり ・2点と0点に該当しない血小板低下とその最低値[*3]	・＜30％の低下 ・最低値＜1万/μLの低下
Ⅱ．血小板減少あるいは血栓の発生のタイミング[*2]	・ヘパリン開始5〜10日後の血小板低下 ・ヘパリン開始1日以内の血小板低下と5〜30日以内のヘパリン使用歴がある場合	・血小板低下は5〜10日に一致だが不明確（例：血小板数が不明） ・ヘパリン開始1日以内の血小板低下と31〜100日間のヘパリン使用歴がある場合 ・11日以後の血小板低下	・過去100日以後のヘパリン使用歴がない4日以内の血小板低下
Ⅲ．血栓症（その他のHITの続発症）	・明らかな血栓の新生（静脈あるいは動脈） ・注射部位の皮膚壊死 ・一回静注によるアナフィラキシー様の反応 ・副腎出血	・抗凝固療法中の静脈血栓の再発 ・血栓症疑い（画像による確認診断待ち） ・ヘパリン注部位の紅斑様の皮膚病変	・血栓症疑いなし
Ⅳ．血小板減少症のほかの原因	・ほかの原因による血小板低下の明らかなエビデンスはない	・ほかの原因の可能性もある[*4]	・ほかに明らかな原因がある[*5]

[*1] 最低値の決定は一連の血小板数低下の前あるいは経過中の最高値と比較（％）．
[*2] 直近のヘパリン投与開始日を0日とする．
[*3] 例：30〜50％の血小板数の低下あるいは最低値が1〜1.9万/μLの低下．
[*4] 病原菌種不明の敗血症など．
[*5] 術後72時間以内，過去20日以内の化学療法あるいは放射線療法，確認された菌血症・真菌血症，HIT以外の原因によるDICなど．

- HITの発症頻度は，整形外科術後，心臓外科術後，透析患者の導入期は高いが，一般内科やICUでの頻度は1％以下と低い．
- HIT抗体の産生はヘパリン開始後5〜10日を要するので，その後に＞50％の血小板減少と血栓合併が起こる．しかし，100日以内にヘパリンの使用歴があり，すでにHIT抗体が血中に存在していると，ヘパリンの再投与により急速に全身症状を伴ってHITが発症することもある[2]．
- HITの血栓合併は約50％に出現し，その多くは深部静脈血栓で，それに続く肺塞栓である．心筋梗塞や脳卒中など動脈系血栓は少数である．また，血栓合併リスクは，血小板減少の大きさとも関係する．
- ヘパリンで抗凝固療法中に，血栓の新生や増悪があれば血小板数を測定しHITを鑑別する．HITに関連する血栓は，血小板減少に先行することもあるので，血小板数をチェックする．
- HITの臨床診断には，広く知られている4項目スコア方式（以下，スコア方式）を用いる（❶）．①血小板数減少，②血小板減少出現のタイミング，③血栓新生，増悪の有無，④血小板減少にHIT以外の原因がない，の4項目について評価する．各項目別に0〜2点の3段階で採点する．HITの可能性は，合計点数が0〜3点では低い，4〜5点は中間，6〜8点は高いと判定する．

- スコア方式で合計点が「低い」の判定ではHITは除外できる．「中間」と判定できた大半の症例はHITの可能性は少ない．しかし，「高い」の判定例では半数以上にHITの可能性がある．
- スコア合計点数が4点以上であれば，HITを除外する目的で，酵素免疫測定法でHIT抗体検査を実施する．合計点数が0～3点であれば血小板減少の原因をHIT以外と考え，その減少の原因を究明する[3)]．
- ICUにおいて，術後72時間以内，敗血症，化学療法や放射線治療，DIC，輸血後紫斑，GPⅡb/Ⅲa拮抗薬などの薬剤の副作用など，HIT以外の原因による血小板減少があれば，スコア方式で2点の加点はできないので，HITの可能性は低くなる．
- 透析導入期の血液透析や術後の血液濾過透析中に反復する回路内凝血は，HITの可視性サインとなることもある．
- スコア方式で「中間」「高い」と判定された例では，ヘパリンを中止し，HIT抗体検査の結果が判明するまで，代替の抗凝固薬（アルガトロバン）を開始する．ヘパリンの中止後10日くらいで血小板数の改善がない場合は，HITの可能性は低くなる．
- ヘパリンを使用する心臓外科では，術後にHIT抗体の検出率は25～50％と高い．しかし，HITの発生率は0.5～2％にとどまる．
- 心臓手術が原因となる血小板減少は，術後反応性に増加する．HITを発症すると，増加中の血小板数が，術後5～10日間に，突然＞50％に低下する．術後HITは，血小板数の経過パターンがちょうど逆V字型を示すのが特徴で，この場合は臨床的HITと診断し治療を開始する．

検査・診断

- スコア方式で4点以上であれば，HITの血清学的検査として，抗PF4/ヘパリン複合体抗体（HIT抗体）測定を行う．HIT検査法には機能検査と酵素免疫検査の2種類がある．欧米でHIT検査として汎用されているのは，機能検査の^{14}Cセロトニン放出試験（MEMO参照）と酵素免疫検査のHIT-IgG/A/M抗体3分画の測定キット（PF4 Enhanced®〈Immucor GTI Diagnostics〉．以下，GTI-HIT抗体測定法と略）である（❷）．
- わが国で用いることのできる機能検査として，ヘパリン惹起性血小板凝集法がある．ベッドサイドで短時間に結果を得ることができるが，測定法が標準化されていないので，普及していない．
- わが国では酵素免疫検査に相当するものとして，専用分析装置を用いる化学発光免疫測定法とラテックス凝集（比濁）法の2方法がある．化学発光免疫測定法には，HIT-IgG抗体測定用とHIT-IgG/A/M抗体測定用の2種類のキットがある．
- 化学発光免疫測定法とラテックス凝集法ともに，HIT抗原としてPF4/ヘパリン複合体ではなく，ヘパリンと類似の荷電構造をもつポリアニオンが使用

MEMO

^{14}Cセロトニン放出試験：^{14}Cセロトニンで標識された正常血小板に，0.1単位のヘパリンと患者血漿の添加により放出される^{14}Cセロトニンの放出活性が20％以上であれば，HIT抗体陽性と診断する．特異度が95％以上と高く，HIT診断のゴールドスタンダードとして広く知られているが，わが国では実施されていない．

❷ HIT抗体検査法の分類（2015年7月現在）

	検査名	わが国での使用可否	医療保険適応可否	コメント
機能検査（抗体活性）	^{14}C セロトニン放出試験	×	×	・特異度が＞95％と高く，HIT診断のゴールドテストとして，HITの確認検査に欧米で広く利用されている ・陽性：セロトニン放出率＞20％
	ヘパリン惹起性血小板凝集法	○	○	・特異度は高〜中等度で，感度は劣る ・迅速に判定できる利点があるが，用いる正常ドナーにより感度が異なる難点がある ・陽性：血小板凝集率＞20％
酵素免疫検査（抗体量）	酵素免疫測定法[*1]	○	×	・高感度は95％以上，測定キットとして広く用いられている ・特異度は低く，偽陽性率が高いのが難点である ・測定結果は，吸光度（OD）として表記 ・カットオフ値≧0.4
	化学発光免疫測定法[*2]	○	○	・感度，特異度，偽陽性率は，酵素免疫法なみかそれ以下である ・測定結果は相対光量として表記 ・カットオフ値≧1.0 RLUs/mL
	ラテックス凝集法[*3]	○	○	・感度は，酵素免疫法よりさらに劣るため，過小診断のリスクがある．偽陰性率が高いことが難点 ・抗原抗体反応を凝集阻害量として測定 ・臨床文献は皆無 ・カットオ値≧1.0 U/mL

[*1] 酵素免疫測定法：Asserachrom® HPIA（Stago，フランス），PF4 Enhanced®（Immucor GTI，アメリカ）から，それぞれ測定キットとして販売されている．

[*2] 化学発光免疫測定法：専用試薬として，ヒーモスアイエルアキュスター HIT-Ab(PF4-H) と，ヒーモスアイエルアキュスター HIT-IgG(PF4-H) の2種類がある．

[*3] ラテックス凝集法：専用試薬として，ヒーモスアイエル HIT-Ab(PF4-H) がある．

されている．PF4/ポリアニオン複合体が使用されているGTI-HIT抗体測定法がプロトタイプとなって，化学発光免疫測定法とラテックス凝集法が近年に開発された．

- 化学発光免疫測定法とラテックス凝集法のHITの診断的意義に関するエビデンスはごく少数である．GTI-HIT抗体測定法と比較して，感度および特異度は同等かそれ以下と考えられているが，エビデンスは乏しい．
- 化学発光免疫測定法とラテックス凝集法とも測定結果は数値表示で，あたかも定量測定のごとく報告書が作成される．これは，企業が任意に定めたカットオフ値による陽性・陰性の判定であり，HIT抗体陽性イコールHITと診断してはならない．日常的に用いる生化学検査のように基準値からの偏差で有病と無病を診断する仕組みではなく，単にHIT抗体が血中に存在していることを示しているマーカーの一つにすぎない．
- わが国ではラテックス凝集法が外注検査として採用されているが，海外で一定の評価をもつGTI-HIT抗体測定法と比較すると感度が低いので，陽性を見逃す可能性があり，開発途上の検査法とされている[4]．
- ラテックス凝集法の測定値と化学発光免疫測定法のカットオフ値は両者とも≧1.0である．両測定値間に互換性はなく，紛らわしいので化学発光免疫測

定法による測定結果はRLUs/mL単位で表記する.
- 化学発光免疫測定法で2種類のHIT抗体, HIT-IgG抗体とHIT-IgG/A/M抗体が測定できる. 測定結果は, 両抗体測定結果ともカットオフ値≧1.0 RLUs/mLが陽性と判定される. しかし, GTI-HIT抗体測定法の測定結果（読み取り吸光度）にみられるような測定値の高低とHIT診断確率との因果関係についてのエビデンスはない. また, HIT疑い患者で, 化学発光免疫測定法を用いてHIT-IgG抗体とHIT-IgG/A/M抗体を同時に測定することの臨床的意義はない[5].
- わが国では, ^{14}Cセロトニン放出試験でHIT診断を確認できないので, スコア方式を中心とした臨床診断と, HIT抗体検査の結果を参考にしながら, HIT治療を開始するかどうかの判断が求められる.

治療

●ガイドラインの現況

- HIT治療に関するガイドラインは, 米国のTreatment and prevention of heparin-induced thrombocytopenia: Antithrombotic Therapy and Prevention of Thrombosis, 9th ed: American College of Chest Physicians Evidence-Based Clinical Practice Guidelines（2012年）[6]（以下, 米国指針と略）を用いるとよい.

- 米国指針に記載されているヘパリン代替薬として, 5種の抗凝固薬がある. その3種がわが国で薬事承認をもっている. それには, HITに適応をもつアルガトロバンと, HITに適応をもたないダナパロイドとフォンダパリヌクスがある. ほかに薬事承認をもたないbivalirudin（MEMO参照）とlepirudinの2種類があり, 前者はHIT患者の心臓外科や心インターベンションを中心に, その使用が推奨されている. 後者のlepirudinは腎排泄型で腎不全をもつHITには使用できない点を除いて, アルガトロバン同様の使い方ができる.
- わが国ではダナパロイドはDICに適応をもつが, 米国指針では妊婦HITに対しての適応が示唆されている. わが国ではフォンダパリヌクスは深部静脈血栓に適応をもつが, 米国指針によればHIT治療に対する評価は現在進行中である.
- 米国指針によると, HITのヘパリン代替薬としてアルガトロバンの使用が推奨されている病態として, 血栓合併HITと非合併HIT（エビデンスグレード1C）, 腎不全の有無に関係なく使用可（グレード2C）と透析を含めた腎代替療法（グレード2C）である（MEMO参照）.

HITのアルガトロバン治療

- スコア方式とHIT抗体検査の結果を参考にしながら, 臨床的所見を中心に

MEMO
bivalirudin：ヒルジンと類似の抗凝固薬で, 選択的抗トロンビン作用をもつが, わが国ではHITの治療薬としての承認はない. 米国指針によれば, 薬物の排泄が肝臓, 腎臓経由ではないため, HIT患者の経皮的冠動脈インターベンション, 心カテーテル検査（グレード2B）や緊急の心臓手術（グレード2C）に対する使用が勧められている.

MEMO
エビデンス分類：グレード1Cはエビデンスレベル強であるが推奨度は低い, グレード2Cはエビデンスレベル弱で推奨度も低い, グレード2Bはエビデンスレベル弱だが推奨度は中等度である.

HITを診断する．
- スコア合計点数が4〜5点では，HITの可能性について再度チェックをする．特にHITの可能性が高い6点以上であれば，まずヘパリンフラッシュやヘパリンロックを含めて，すべてのヘパリンや低分子ヘパリンを中止する．
- アルガトロバンは，$0.7\mu g/kg/$分から開始する．出血リスク，心不全，肝不全，多臓器不全例では$0.2\mu g/kg/$分の低用量から開始する．
- アルガトロバン投与量の調節は，APTTで行う．APTTが投与前値の1.5〜3倍を治療域の目標にする．出血リスク例では，APTTが1.5〜2倍を目標とする．
- 血小板数が10〜15万/μL以上に改善すると，低用量ワルファリンの併用を開始し，最低5日間継続する．PT-INR（国際標準化比）が≧2.5に到達すればアルガトロバンは中止し，ワルファリン単独に移行し，以後PT-INRが2〜3に投与量を調節する．
- ワルファリンの投与期間は，血栓非合併HITでは4〜6週間，血栓合併HITでは3〜6か月を目安にする．

メシル酸ナファモスタット（NM）の利用

- NMは米国指針では言及はないが，トロンビン阻害を含めたセリンプロテアーゼ阻害薬で，血液浄化療法で出血など非ヘパリン性抗凝固治療を必要とする際に局所性抗凝固薬として，クエン酸透析（グレード2C）と並んでNM透析も選択肢となる[7]．
- 透析導入期に，適切なヘパリン使用にもかかわらず透析ごとに反復する回路内凝血をHIT発症のサインとして考え，NMに抗凝固薬の変更のみで回路内凝血が寛解する症例がある[8]．
- 術後の腎不全による濾過透析回路の凝血や出血リスクを示すHIT疑い例では，HIT抗体の結果が判明するまで，ヘパリン代替の抗凝固薬としてNMが選択肢となる[9]．
- 低分子ヘパリンやヘパリンでDIC治療中に，さらなる血小板減少と消耗性凝固障害を認めた場合に，DICの進行かDICにHITの合併かの判定が困難なときにはヘパリンを中止し，HIT抗体検査の結果が判明するまでNMを使用する[10]．

（松尾武文）

> **MEMO**
> メシル酸ナファモスタットの薬事承認適用：DIC，血液透析およびプラスマフェレーシスとその他膵炎がある．

文献

1) Warkentin TE. New approaches to the diagnosis of heparin-induced thrombocytopenia. Chest 2005; 127 (2 Suppl): 35S-45S.
2) Matsuo T, et al. Clinical evaluation of acute systemic reaction and detection of IgG antibodies against PF4/heparin complexes in hemodialysis patients. Thromb Res 2012; 129; 474-8.
3) Warkentin TE, Linkins LA. Non-necrotizing heparin-induced skin lesions and the 4T's score. J Thromb Haemost 2010; 8; 1483-5.
4) Davidson SJ, et al. Performance of a new, rapid, automated immunoassay for the detection of anti-platelet factor 4/heparin complex antibodies. Blood Coagul Fibrinolysis 2011; 22: 340-4.
5) Legnani C, et al. Evaluation of a new automated panel of assays for the detection of anti-PF4/heparin antibodies

in patients suspected of having heparin-induced thrombocytopenia. Thromb Haemost 2010; 104: 402-9.
6) Linkins LA, et al. Treatment and prevention of heparin-induced thrombocytopenia: Antithrombotic Therapy and Prevention of Thrombosis, 9th ed: American College of Chest Physicians Evidence-Based Clinical Practice Guidelines. Chest 2012; 141 (2 Suppl): e495S-530S.
7) Davenport A. What are the anticoagulation options for intermittent hemodialysis? Nat Rev Nephrol 2011; 7: 499-508.
8) Matsuo T, et al. Can nafamostat mesilate be used for temporary management of hemodialysis in a patient with heparin-induced thrombocytopenia (HIT)? Thromb Haemost 2001; 86: 1115-6.
9) Matsuo T, Wanaka K. Management of uremic patients with heparin-induced thrombocytopenia requiring hemodialysis. Clin Appl Thromb Hemost 2008; 14: 459-64.
10) Matsuo T, el al. Anti-heparin/PF4 complexes by ELISA in patients with disseminated intravascular coagulation. Pathophysiol Haemost Thromb 2007; 36: 305-10.

《プリンシプル血液疾患の臨床》シリーズ総目次

総編集●金倉　譲　　編集委員●伊豆津宏二　冨山佳昭　松村　到　山﨑宏人（五十音順）

ここまできた 白血病/MDS 治療

第1章　総論
- 疾患概念と症候・病態　2
- 疫学　8
- 発症機構
  - 白血病幹細胞　12
  - 分子異常　16

第2章　分類　28

第3章　検査・診断
- 一般検査　40
- 骨髄穿刺/骨髄生検　43
- 形態診断　46
- 細胞化学的検査　54
- 細胞表面形質検査　57
- 遺伝・分子生物学的検査
  - 染色体検査　63
  - クロナリティ解析　67
  - 分子生物学的検査　70

第4章　治療総論
- 抗がん剤　78
- 分子標的薬　85
- 放射線療法　94
- 造血幹細胞移植
  - HLA 適合とドナー選択　99
  - 移植前処置　106
  - GVHD と GVL　112
  - 合併症　122

第5章　治療各論
- 急性骨髄性白血病（non-APL）―寛解導入療法　132
- 急性骨髄性白血病（non-APL）―寛解後療法　139
- 再発・難治性急性骨髄性白血病（non-APL）　146
- 急性前骨髄球性白血病―初発　157
- 急性前骨髄球性白血病―再発　165
- 二次性（治療関連）白血病　171
- 混合表現型急性白血病　176
- 急性リンパ性白血病（non-Ph）―寛解導入療法　179
- 急性リンパ性白血病（non-Ph）―寛解後療法　186
- 再発・難治性急性リンパ性白血病（non-Ph）　193
- フィラデルフィア染色体陽性急性リンパ性白血病　203
- 高齢者白血病　210
- 低リスク MDS　217
- 高リスク MDS　226
- 小児急性骨髄性白血病　233
- 小児急性リンパ性白血病　242
- 初発慢性期の慢性骨髄性白血病　250
- イマチニブ抵抗性・不耐容の慢性期の慢性骨髄性白血病　260
- 移行期，急性転化期の慢性骨髄性白血病　268
- 慢性リンパ性白血病　273
- 骨髄線維症　280
- 本態性血小板血症　286
- 真性赤血球増加症（真性多血症）　290

第6章　支持療法
- 輸血
  - 輸血製剤とその適応　296
  - 輸血合併症　301
- 感染症対策
  - クリーン管理　307
  - サイトカイン　311
  - 感染症の予防　315
  - 感染症の治療　320
- その他の合併症対策　325

リンパ腫・骨髄腫の最新療法

第1章　リンパ腫診断総論
- リンパ腫の病理・分類　2
- リンパ腫の疫学　14
- リンパ節生検　21
- 染色体・分子遺伝学　26
- 画像診断　36
- 病期・予後因子　46

第2章　リンパ腫治療総論
- 分子標的薬　62
- 放射線療法　74
- 大量化学療法・自家造血幹細胞移植　80
- 同種造血幹細胞移植　87
- 治療効果判定・経過観察　101

第3章　リンパ腫治療各論
- びまん性大細胞型 B 細胞リンパ腫の初回治療　110
- 再発・治療抵抗性びまん性大細胞型 B 細胞リンパ腫　120
- 原発性縦隔大細胞型 B 細胞リンパ腫　126
- 血管内大細胞型 B 細胞リンパ腫　131
- 濾胞性リンパ腫　137
- MALT リンパ腫　146
- 脾リンパ腫・ヘアリーセル白血病　151
- 原発性マクログロブリン血症・リンパ形質細胞性リンパ腫　159
- マントル細胞リンパ腫　163
- バーキットリンパ腫　169
- 末梢性 T 細胞リンパ腫　174
- 節外性 NK/T 細胞リンパ腫，鼻型　180
- 皮膚 T 細胞リンパ腫　187
- 成人 T 細胞白血病/リンパ腫　195
- ホジキンリンパ腫　203
- 原発性中枢神経系リンパ腫　212
- 医原性免疫不全状態に伴うリンパ増殖性疾患―MTX 関連リンパ増殖性疾患を中心に　220
- AIDS リンパ腫　226

小児リンパ腫	232

第4章 骨髄腫総論
骨髄腫の分子病態	240
骨髄腫の診断基準	246
病期・予後因子	254
多発性骨髄腫―新規薬剤の作用機序と副作用	261
治療効果判定	272

第5章 骨髄腫各論
若年者骨髄腫の初回治療	282
高齢者骨髄腫の初回治療	293
再発・治療抵抗性骨髄腫	303
AL アミロイドーシスの診断と治療	313

新戦略による貧血治療

序章　初診時のアプローチ	2

第1章 造血必須物質の欠乏による貧血
鉄欠乏性貧血	10
Mini Lecture：鉄剤不応性/再発性鉄欠乏性貧血に対する *Helicobacter pylori* 除菌療法	19
Mini Lecture：鉄代謝のバイオマーカー	23
巨赤芽球性貧血	29
微量元素（亜鉛/銅）欠乏による貧血	38
腎性貧血	42
Mini Lecture：貧血患者に対する栄養指導	53

第2章 溶血性貧血
病型診断の進め方	60
自己免疫性溶血性貧血（温式）	66
Pitfall：Coombs 陰性自己免疫性溶血性貧血	76
寒冷凝集素症	79
発作性寒冷ヘモグロビン尿症	84
発作性夜間ヘモグロビン尿症	87
遺伝性球状赤血球症	99
赤血球酵素異常症	106
サラセミア	110
不安定ヘモグロビン症	121

第3章 骨髄不全とその周辺疾患
検査・診断	
免疫病態の診断	126
異形成所見	134
骨髄病理	142
染色体分析・遺伝子検査	150
フローサイトメトリーを用いた表面形質の解析	157
画像検査	162
骨髄異形成症候群の病型分類	166
再生不良性貧血〈成人〉	177
Mini Lecture：ATG 投与後の EBV 再活性化とその対策	193
再生不良性貧血〈小児〉	196
Fanconi 貧血	208
Pitfall：成人 Fanconi 貧血―小児科医からのアドバイス	213
先天性角化不全症	214
骨髄異形成症候群〈成人〉	220
Mini Lecture：5q−症候群	230
Pitfall：ICUS（idiopathic cytopenia of undetermined significance）	234
Pitfall：鉄芽球性貧血	237
骨髄異形成症候群〈小児〉	240
赤芽球癆	249
Mini Lecture：輸血後鉄過剰症	257

第4章 続発性貧血
anemia of chronic disease（ACD）	264
薬剤性貧血	273

よくわかる 血栓・止血異常の診療

第1章 血栓・止血異常症を理解するために
血栓・止血機構オーバービュー	2
凝固反応を理解する	4
血小板による止血・血栓形成を理解する	14
線溶反応とは	23

第2章 出血性疾患
凝固因子の異常	
血友病	36
後天性血友病 A	46
von Willebrand 病	57
まれな凝固因子異常症	67
血小板の異常	
特発性血小板減少性紫斑病（ITP）	80
血小板機能異常症	92
先天性血小板減少症	105

第3章 血栓性疾患
静脈血栓塞栓症の診断と予防，治療	114
凝固阻止因子欠乏症/異常症	122
線溶系異常症	131
本態性血小板血症/多血症	138

第4章 血小板減少を伴う血栓性疾患
血栓性血小板減少性紫斑病（TTP）	150
抗リン脂質抗体症候群	164
播種性血管内凝固症候群（DIC）	174
血液疾患と DIC	184
ヘパリン起因性血小板減少症	193

第5章 標準治療と新規薬剤
抗血小板薬	206
抗凝固薬	216
トロンボモジュリン製剤の使用の位置づけ	228
血小板輸血の実際	238
新鮮凍結血漿使用の実際	248

第6章 血栓・止血の検査値をどう読むか
出血性疾患における検査値異常とその意義	258
血栓性疾患における検査値異常とその意義	273
皮膚症状からみた血栓・止血異常症	284

索引

●太字の頁は詳述箇所を示す.

和文索引

あ

亜急性連合性脊髄変性症 156
悪性貧血 20, 154
アグレッシブリンパ腫 348, 380, 389
アザシチジン 241, 247, 306
アザチオプリン 173, 225
アシクロビル 127, 136
アズール顆粒 283
L-アスパラギナーゼ 99, 409
アスピリン 332, 337, 517, 518, 534
アトピー性皮膚炎 411
アナグレリド 332
アネキシンⅡ 527
アピキサバン 512
亜ヒ酸 118, 287
アファチニブ 114
アプレピタント 102
アミロイド蛋白 465
アルガトロバン 544
アルキル化薬 100
アレムツズマブ 117, 323
アレルギー疾患 10
暗殺 33
アンチトロンビン 26, 70
アンチトロンビン欠損症 516
アントラサイクリン系薬剤 99
　　心毒性 101

い

胃潰瘍 21, 309
易感染性 115, 173
息切れ 2, 270
異形成 230
異型リンパ球 55, 57
意識障害 303, 456
萎縮性胃炎 155
萎縮性舌炎 156
易出血性 26, 334
異常生理出血 490
異常リンパ球 419
異食症 148
移植片対宿主病 122, 201
移植前処置 121, 125

維持療法 287
イソニアジド 225
イダルビシン 99, 278
胃腸管出血 329
溢血斑 7
遺伝子組換え活性型第Ⅶ因子製剤 481, 487, 509
遺伝子組換えトロンボモジュリン製剤 526
遺伝子再構成 84
遺伝子診断 207
遺伝性球状赤血球症 20, 75, **186**
イトラコナゾール 135
易疲労感 2, 18, 21
イブリツモマブ　チウキセタン 117, 392
イホスファミド 429
イマチニブ 113, 312
イリノテカン 101
インターフェロン 413
インターフェロンα 337
インヒビター 480, 485, 529
インヒビター保有患者の止血療法 481
陰部・肛門部ケア 134
胃 MALT リンパ腫 375

う

ウイルス抗原検査法 91
ウイルス抗体検査法 91
ウサギ ATG 200
うっ血症状 334
うっ血性心不全 465
ウニ状赤血球 53

え

エクリズマブ 117, 182, 539
エドキサバン 512
エトポシド 101, 409, 413, 421
エノシタビン 281
エピジェネティック関連遺伝子変異 118
エベロリムス 119
エポエチン　アルファ 110, 164
エポエチン　ベータ 110, 164
エポエチン　ベータ　ペゴル 110, 164

エリスロポエチン 3, 17, **110**, 160, 215, 220, 240, 336
エルトロンボパグ 503
嚥下障害 23
炎症性サイトカイン 220
炎症性貧血 219

お

黄疸 2, 3, 168, 188
悪心・嘔吐 151
オファツムマブ 117, 323
温式抗体 73
温式自己免疫性溶血性貧血 **167**, 170
オンデマンド補充療法 477

か

外因系凝固 67
改訂 IPSS 234
改訂 Rai 分類 319
化学療法施行時の B 型肝炎対策 137
芽球 231
芽球増加 11
芽球増加を伴う不応性貧血 251, 256
顎骨壊死 173
下肢エコー 511
下肢の腫脹・疼痛・圧痛 510
下腿周囲径の左右差 510
過多月経 23
活性型プロトロンビン複合体製剤 481, 487
活性化部分トロンボプラスチン時間 26, 66, 476, 485
過粘度症候群 456
過分葉好中球 55, 57, 157
ガベキサートメシル酸塩 526
鎌状赤血球 53
可溶性フィブリン 72, 524
顆粒球コロニー刺激因子 9, 101, **107**, 282
カルバマゼピン 225
カルボプラチン 101
肝炎関連再生不良性貧血 197
寛解後療法 278
寛解導入療法 99, 277, 285
感覚障害 175
間欠的空気圧迫法 512

還元型グルタチオン濃度定量 77	胸腺腫 217	血管内溶血 180
ガンシクロビル 127, 136	胸腰椎 MRI 198	血管免疫芽球性 T 細胞リンパ腫
肝腫大 466	局所放射線照射 413	346, 399
肝障害 114	巨赤芽球 157	血球減少 114, 180, 230
関節内出血 475, 491	巨赤芽球性貧血 12, 20, **154**, 198	血球貪食症候群 12, 43
関節の可動域制限 475	薬剤性 225	月経 153
間接ビリルビン 3, 23	巨舌 466	血算値の共用基準範囲 52
乾癬 411	巨大顆粒 57	血腫 476, 490
完全寛解 99	巨大桿状核球 157	血漿交換 533, 538
感染症 4, 34	巨大血小板 58	血小板 25, 58
感染症予防 **133**	巨大腫瘤 356	血小板関連 IgG 500
肝脾腫 417	巨脾 6, 325	血小板機能異常症 29, **505**
寒冷凝集素症 170, **175**	起立性低血圧 303	血小板凝集能検査 29, 32, 492, 506
緩和治療 143	菌状息肉症 410	血小板減少(症) 28, 45, 58, 498, 532, 536
	菌状息肉症・Sézary 症候群	鑑別診断 29
き	治療アルゴリズム 412	血小板増加症 58
	筋肉内出血 28, 475, 483, 491	血小板粘着能 31
奇形赤血球 193	筋力減退 18	血小板濃厚液 102
偽性血小板減少症 28, 58	偽 Pelger 核異常 55, 57	血小板無力症 506
偽性高カリウム血症 330		血小板輸血 200, 240, 509
偽性高リン血症 330	**く**	血清鉄 3, 23, 149
寄生虫 10		結節性リンパ球優位型 HL 143
喫煙 9	くすぶり型骨髄腫 453	血栓傾向 7, 26
キニーネ 225	クラドリビン 136, 323, 382, 392	血栓後症候群 511
機能性収縮期心雑音 18	クリゾチニブ 447	血栓症 180, 482
キノロン系抗菌薬 151	クローン性増殖 260	血栓除去療法 513
球状赤血球 53, 54, 188	クロスミキシング試験 68, 485	血栓性血小板減少性紫斑病 21, **529**
急性骨髄性白血病 99, 206, 211, 230,	クロナリティ 84	診断手順 532
268, 274, 294	クロピドグレル 225	血栓性素因 70
遺伝子変異 275	クロラムフェニコール 226	血栓性微小血管障害症 21, 225, 532
発症モデル 264		血栓溶解療法 513
予後分類 276	**け**	血糖上昇 114
急性腎不全 536		血尿 476
急性前骨髄球性白血病 12, **283**, 527	経口鉄剤 151	血友病 48, **474**
危険因子 284	経口避妊薬 516	補充療法 477
急性白血病 43, 520	形質芽細胞性リンパ腫 344	血友病性関節症 475
急性白血病移行 230	形質細胞の単クローン性増加 451	血友病治療製剤 478
急性リンパ芽球性白血病 294	形質細胞白血病 450	血友病保因者 475
急性リンパ性白血病 34, 99, **298**	頸部出血 476	ゲムシタビン 100, 413
治療アルゴリズム 300	頸部静脈コマ音 18	ゲムツズマブ オゾガマイシン 117, 287
予後因子 298	けいれん 104, 106	下痢 105, 114, 151
急性 GVHD 重症度分類 126	血液学的寛解 171	検体解析法 81
凝固異常	血液学的完全寛解 311	倦怠感 18, 325
鑑別診断 30	血液型検査 130	原発性好酸球増加症候群 10
凝固因子 25	血液凝固反応 25	原発性骨髄線維症 10, 325, 331
凝固検査 284	血液生化学検査 3	治療アルゴリズム 327
胸骨穿刺 61	血液製剤 131	予後不良因子 326
狭心症 303	血液塗抹標本 3	原発性縦隔大細胞型 B 細胞リンパ腫
狭心症様症状 2	結核性リンパ節炎 36, 440	**355**
狭心痛 18	血管性雑音 18	原発性中枢神経系リンパ腫 **429**, 442
胸水貯留 114	血管内大細胞型 B 細胞リンパ腫 361	
	PET/CT 像 363	

治療フローチャート ……… 431	後腸骨稜 ……………………… 61	骨髄抑制 …………………… 101
原発性皮膚未分化大細胞リンパ腫	後天性血小板機能異常症 …… 508	骨粗鬆症 ……………… 173, 518
…………………………… 410	後天性血友病 A …………… **483**	骨軟化症 …………………… 152
治療アルゴリズム ………… 414	止血治療 ………………… 486	骨病変 ……………………… 452
原発性皮膚 CD30 陽性リンパ増殖症	免疫抑制療法 …………… 488	古典的ホジキンリンパ腫
…………………………… 410	後天性 von Willebrand 症候群	……………… 142, 349, 402, 425
原発性マクログロブリン血症 **385**, 465	……………………… 330, 336	治療アルゴリズム ………… 426
治療アルゴリズム ………… 387	高度肥満 …………………… 21	孤立性形質細胞腫 ………… 143
	抗内因子抗体 ……………… 155	混合型 AIHA ……………… 169
こ	口内炎 ………………… 105, 304	混合表現型急性白血病 …… **294**
高悪性度 B 細胞リンパ腫 … 394	紅斑 ………………………… 410	コンパートメント症候群 … 476
抗胃壁細胞抗体 …………… 155	紅皮症 ……………………… 410	
好塩基球増加 ……………… 10	抗ヒト胸腺細胞免疫グロブリン … 200	**さ**
好塩基性斑点 …………… 53, 54	後腹膜リンパ節腫大 ……… 386	再移植 ……………………… 128
口角炎 ……………………… 23	抗免疫グロブリン軽鎖抗体 … 466	催奇形性 …………………… 253
高カリウム血症 …………… 104	抗リウマチ薬 ……………… 434	サイクロセリン …………… 226
高カルシウム血症 ……… 417, 452	高リスク MDS ……… 232, 236, **243**	細血管障害性溶血性貧血 …… 21
抗カルジオリピン抗体 …… 70, 515	抗リン脂質抗体 ………… 26, 515	再生不良性貧血 ……… 12, 20, **196**
抗カルジオリピン-β₂GPI 複合体 … 70	抗リン脂質抗体症候群 …… 48, **515**	重症度分類 ……………… 199
抗がん剤治療 ……………… **98**	高齢者 AML ……………… **303**	診断 ……………………… 198
悪心・嘔吐 ……………… 102	治療アルゴリズム ………… 279	治療指針 ………………… **202**
血管外漏出 ……………… 102	抗 β₂ グリコプロテイン I … 515	薬剤性 …………………… 226
催吐リスク ……………… 103	抗 CCR4 抗体療法 ………… 421	再生不良性貧血-発作性夜間ヘモグ
副作用 …………………… **101**	抗 CD20 抗体 ……………… 177	ロビン尿症症候群 ……… 197
抗がん性抗生物質 ………… 101	抗 HIV 薬 …………………… 441	臍帯血移植 ………………… 121
抗凝固療法 ……………… 512, 526	抗 HTLV-1 抗体 …………… 400	サイトカイン性貧血 ……… 219
抗菌薬 ……………………… 127	小型球状赤血球 …………… 188	細胞遺伝学的完全寛解 …… 312
口腔ケア …………………… 134	呼吸困難 …………………… 303	細胞表面抗原 ……………… 88
口腔内出血 ……………… 476, 490	国際予後指標 ……… 348, 402, 440	細胞表面マーカー検査 …… 6
口腔内白斑 ………………… 210	国際予後スコアリングシステム … 233	左季肋部の違和感 ………… 6
抗血小板自己抗体 ………… 499	黒色便 ……………………… 23	サザンブロット法 ……… 80, 85
交差適合試験 ……………… 130	固形がん ……………… 206, 520	匙状爪 …………………… 3, 23, 148
好酸球増加 ………………… 10	骨髄異形成/骨髄増殖性腫瘍 … 268	痤瘡 ………………………… 173
高脂血症 …………………… 173	骨髄異形成症候群 … 12, 20, 110, 199, 206,	サラセミア ………… 20, 150, **192**, 221
甲状腺機能低下症 ………… 128	211, 216, 227, **230**, 331	サリドマイド …………… 328, 457
後出血 ……………………… 7	骨髄移植 ……………… 121, 124, 201	サルコイドーシス ………… 35
抗真菌薬 …………………… 127	骨髄系腫瘍 ………………… 265	
抗線溶薬 …………………… 508	骨髄検査 …………………… 3	**し**
抗線溶療法 ………………… 527	骨髄検査針 ………………… 59	自家移植 …………………… 122
抗体依存性細胞傷害 ……… 115	骨髄腫 ……………………… 450	紫外線療法 ………………… 413
抗体製剤 …………………… 116	治療ガイドライン ………… 460	痔核 ………………………… 153
抗体-薬物複合体 …………… 115	骨髄腫関連疾患の病型分類 … 452	地固め療法 …………… 279, 287
抗体療法 …………………… 115	骨髄腫腎 …………………… 452	志賀毒素産生性大腸菌 …… 536
高地居住 …………………… 21	骨髄生検 ………… **63**, 198, 270, 349	自家末梢血幹細胞移植 …… 468
高地トレーニング ………… 21	骨髄赤芽球 ………………… 215	シグナル経路阻害薬 ……… 118
好中球アルカリホスファターゼスコ	骨髄線維症 ………………… **325**	シクロスポリン … 125, 200, 216, 225
ア …………………………… 57	骨髄穿刺 ……………… **60**, 270, 349	シクロホスファミド … 99, 125, 173, 216, 413
好中球減少 ………………… 12	骨髄増殖性腫瘍 … 10, 21, 231, 265, 329	止血異常 …………………… 26
好中球増加 ………………… 9	骨髄低形成 ………………… 197	止血困難 …………………… 505
好中球脱顆粒 …………… 55, 57	骨髄非破壊的前処置 ……… 212	自己免疫疾患 ……………… 34

索引 ● 551

自己免疫性溶血性貧血 21, 73, **167**, 175	神経リンパ腫症 362	赤血球 **50**
診断基準 170	進行性多巣性白質脳症 172	赤血球恒数 51
自己免疫性リンパ増殖症候群 258	真性赤血球増加症（真性多血症）	赤血球酵素異常症 76
自己溶血試験 189	10, 20, 331, **334**	赤血球酵素活性測定 77
脂質代謝異常症 35	診断基準 335	赤血球浸透圧脆弱性試験 75
シスプラチン 101, 226	治療アルゴリズム 337	赤血球浸透圧抵抗試験 189
自然流産 184	腎性貧血 20, 110, **160**, 221	赤血球数 3, 17
持続型 ESA 164	原因 162	赤血球増加症 **19**, 45, 53
持続性ヒトパルボウイルス B19 感染	新鮮凍結血漿 534, 538	診断アルゴリズム 24
症 217	身体活動度 348	分類 19
シタラビン 99, 278, 429	シンチグラフィ 95	赤血球造血刺激因子製剤 164
失神 18, 329	深部出血 7	赤血球濃厚液 102
自動血球分析装置 50	深部静脈血栓症 510	赤血球膜異常症 75
歯肉出血 270, 499	心不全 303	赤血球膜蛋白異常 187
紫斑 475, 490, 505	腎不全 452	赤血球輸血 201, 216
シプロフロキサシン 135		赤血球 EMA 結合能 76, 189
耳鳴 18	**す**	絶対的赤血球増加症 19
若年者 AML 277	膵酵素上昇 114	舌乳頭萎縮 3, 23
治療アルゴリズム 278	髄膜炎菌ワクチン 183, 539	セフトリアキソン 224
若年性骨髄単球性白血病 257	頭痛 2, 18, 21, 329, 456	線維化 326
瀉血療法 336	ステロイド 99, 102, 126, 171, 216, 421, 503	前駆リンパ系腫瘍 270
出血 283, 474	副作用 173	穿刺吸引不能 63
出血傾向 2, 7, 26, 456, 475, 499, 505	ステロイドパルス療法 533	染色体正常核型 AML 275
出血時間 31, 66, 70, 491	ステロイド不応性 AIHA 172	染色体断裂試験 207
出血性素因 66	ストレージ・プール病 507	染色体不安定性症候群 207
出血斑 28	ストレス赤血球増加症（ストレス多	染色体分析 271, 310
出産 497	血症） 19	全身倦怠感 309, 417
腫瘍熱 4		全身皮膚電子線照射 413
腫瘍崩壊症候群 104, 277, 300, 365, 398	**せ**	全身放射線照射 125, 201
循環抗凝血素 30	性器出血 499	全身麻酔による副作用 124
消化性潰瘍 173, 518	正球性正色素性貧血 215	先天性角化不全症 196, 207, **210**
小球性赤血球症 194	成熟 B 細胞腫瘍 270	先天性血小板機能異常症 507
症候性骨髄腫 452	成熟 T 細胞および NK 細胞腫瘍 270	先天性心疾患 21
静注用鉄剤 152	正常止血機構 **25**	先天性無巨核球性血小板減少症
小児非ホジキンリンパ腫 446	精神症状 429	207, 211
小児不応性血球減少症 255	精神神経症状 532	先天性免疫不全症 13
小児リンパ腫 **443**	成人 Fanconi 貧血 208	全トランス型レチノイン酸
小児 MDS **254**	成人 T 細胞白血病/リンパ腫	112, 285, 527
消費性凝固障害 521	34, 136, 410, **416**	全脳照射 429
静脈血栓症 70	治療アルゴリズム 413	専門医への紹介 37, **43**
静脈血栓塞栓症 **510**, 516	治療指針 420	線溶反応 26
小リンパ球性リンパ腫 323	成人 T 細胞白血病/リンパ腫細胞 55	前リンパ球 320
食欲低下 2	精巣原発 DLBCL 352	
食欲不振 304, 417	生物学的製剤 435	**そ**
女性血友病 475	赤芽球癆 20, 164, **214**	造血幹細胞 121
ショ糖溶血試験 75	薬剤性 225	造血幹細胞移植 **121**, 136, 208, 242, 301
視力障害 329	赤色血栓 25	感染症対策 127
腎機能障害 532	舌炎 2, 304	再発 128
心筋トロポニン T 466	節外性 NK/T 細胞リンパ腫, 鼻型 **405**	晩期合併症 128
神経症状 2	治療アルゴリズム 407	造血不全 180

巣症状	429	
相対的赤血球増加症	19	
総鉄結合能	23	
瘙痒	21, 309, 335	
組織型プラスミノゲンアクチベータ	183	
ソブゾキサン	421	
ソラマメ	228	

た

第Ⅷ因子	474
第Ⅷ因子製剤	477, 487, 496
第Ⅸ因子	474
第Ⅸ因子製剤	477
第Ⅹ因子加活性化第Ⅶ因子製剤	487
大顆粒リンパ球性白血病	217
大関節内出血	28
大球性貧血	250
代謝拮抗薬	100
体重減少	304, 325
大小不同	150, 193
大腿骨頭壊死	173
大量抗がん剤	125
大量 G-CSF の副作用	124
ダウノルビシン	99, 278
楕円赤血球	53, 54
ダカルバジン	100
タクロリムス	125, 225
多血症	19
ダサチニブ	113, 312
多臓器不全	521
ダナゾール	212
ダナパロイド	526, 544
多発性骨髄腫	45, 100, 136, 450, **456**, 465, 512
進展と多段階発がん	451
病期分類	453
ダビガトラン	512
タミバロテン	287
ダルベポエチン アルファ	110, 164, 240
単核巨核球	251
単球増加	11
単球様 B 細胞	375
弾性ストッキング	512
胆石	188
胆囊摘出術	188
蛋白同化ステロイド	201
蛋白同化ホルモン	328
蛋白尿	465

ち

チアノーゼ	175
チクロピジン	225
中枢神経症状	106, 362, 440
中毒性顆粒	55, 57
中毒性皮膚壊死	423
直接抗グロブリン試験	73
直接 Coombs 試験	169
貯蔵鉄	147
治療関連骨髄性腫瘍	290
治療関連白血病	**290**
治療アルゴリズム	292
治療関連 AML	274
チロシンキナーゼ阻害薬	113, 312

つ

痛風発作	334
爪の萎縮	210
爪の菲薄化	2

て

手足の異常感覚	105
手洗い	134
低悪性度 B 細胞腫瘍	379
低悪性度 B 細胞リンパ腫	367, 385
低カルシウム血症	104
低形成髄	198
低腫瘍量	369
低分子ヘパリン	512, 518, 526
低力価寒冷凝集素症	177
低リスク MDS	232, **236**
MDACC モデル	237
低リン血症	152
デキサメタゾン	286, 457
デクスラゾキサン	104
デスモプレシン	480, 487, 496
鉄芽球性貧血	150, 221
薬剤性	225
鉄キレート療法	195, 218, 240, 252
鉄欠乏性貧血	12, 20, **146**, 221
診断基準	149
他の小球性貧血との鑑別	150
ACD との鑑別診断	222
鉄代謝マーカー	150
鉄補充療法	164
テトラサイクリン系抗菌薬	151
デフェラシロクス	201
テムシロリムス	119
テモゾロミド	429
テロメア長測定	211

点状出血	7, 28, 270
伝染性単核球症	11
点突然変異検出法	84

と

頭蓋内圧亢進症状	429
頭蓋内出血	476, 491
盗汗	325
動悸	2, 18
銅欠乏	157
同種造血幹細胞移植（同種移植）	122, 136, 201, 246, 312, 323, 327, 422
糖尿病	173
動脈血酸素飽和度測定	23
動脈血栓	329
動脈血栓症	70
ドキソルビシン	99
特発性血小板減少性紫斑病	**498**, 516
トシリズマブ	117
ドセタキセル	101
ドナー	124
トポイソメラーゼ阻害薬	101
塗抹標本	63
トラネキサム酸	480, 508, 527
トランスフェリン飽和率	149
トロンビン-アンチトロンビン複合体	71, 524
トロンボテスト	68
トロンボポエチン	501
トロンボポエチン受容体作動薬	503

な

内因系凝固	68
内因子	154
内分泌疾患	221
捺印標本	63
ナファモスタットメシル酸塩	526, 545

に

二次性貧血	3
二次発がん	128
ニボルマブ	117
ニューモシスチス肺炎	136
ニロチニブ	113, 312
妊娠	9, 184, 217, 483
妊娠合併症	518
認知症	303

ね

ネフローゼ症候群 516
粘膜関連リンパ組織型節外性辺縁帯
　リンパ腫 374
年齢調整国際予後指標 349

の

脳梗塞 516

は

バーキットリンパ腫 349, **394**, 442, 443
　　　治療アルゴリズム 395
　　　DLBCL との中間型 345
バーキットリンパ腫の白血病化 270
肺炎球菌敗血症 190
敗血症 520
肺血栓塞栓症 510
肺塞栓症 510
胚中心 33
胚中心細胞類似細胞 375
バイパス止血製剤 486
バイパス止血療法 481
白色血栓 25
白赤芽球症 11, 325
白内障 173
パクリタキセル 101
破砕赤血球 53, 54
播種性血管内凝固症候群 21, 43, 270, 520, 533
白金製剤 101
白血球 **56**
白血球減少（症） 12, 56
　　　鑑別フローチャート 15
白血球数 **8**
白血球増加（症） **9**, 56
　　　鑑別フローチャート 14
白血球分画 39, 56
　　　機械法 43
白血病 **260**
　　　遺伝子異常 260
白血病幹細胞 260
白血病裂孔 10
抜歯 28
発熱 2, 3, 4, 270, 417, 532
発熱性好中球減少症 101, 108
　　　発症リスク因子 109
パノビノスタット 118
ハプトグロビン 3, 23
ハプトコリン 155
バルガンシクロビル 136

ひ

バルキー病変 342, 350
バルプロ酸ナトリウム 225
汎血球減少（症） 12, 43, 197
　　　鑑別診断 198
　　　原因疾患 39
斑状出血 7

皮下出血 7, 270, 475, 483, 499
被疑薬の中止 227
鼻腔 MRI 406
非血縁ドナー 201
脾腫 3, **6**, 188, 309, 334
鼻出血 490, 499, 505
微小管阻害薬 101
微小血栓 520
微小残存病変 82, 89, 312
皮疹 114
ヒスタミン H_2 受容体拮抗薬 224
ビスホスホネート製剤 171
脾臓摘出術（脾摘） 172, 190, 503
ビタミン B_{12} 3, 23
ビタミン B_{12} 欠乏 154
　　　原因 155
ビタミン B_{12} 補充療法 158
ビタミン D 171
非定型胸痛 329
ヒト遺伝子組換え EPO 製剤 164
ヒドロキシウレア 331, 337
ヒドロキシカルバミド 100
菲薄赤血球 53
皮膚原発濾胞中心リンパ腫 344
皮膚紅痛症 329, 336
皮膚色素沈着 210
皮膚粘膜蒼白 2, 17
皮膚 B 細胞リンパ腫 142
皮膚 T 細胞リンパ腫 142, **410**
非ヘム鉄 151
ピペラシリン 224
脾辺縁帯リンパ腫 **379**
　　　治療アルゴリズム 383
　　　予後予測モデル 380
びまん性大細胞型 B 細胞リンパ腫 100, 140, 343, **348**, 372, 442, 443
　　　治療アルゴリズム 351, 352
　　　バーキットリンパ腫との中間型 345
　　　ホジキンリンパ腫との中間型 345
病的骨折 456

標的赤血球 53
日和見リンパ腫 434
ピラジナミド 226
ビンクリスチン 99
貧血 **2**, **17**, 50, 102, 114, 452
　　　鑑別診断 22
　　　赤血球恒数による分類 52
　　　病態からみた分類 18
頻呼吸 18
ビンブラスチン 100
頻脈 2, 18

ふ

不安定ヘモグロビン症 76
フィブリノゲン 26, 66, 69
フィブリン 26
フィブリン/フィブリノゲン分解産物 26, 66
フィラデルフィア染色体 298, 308
フェナセチン 226
フェニトイン 225
フェリチン 3, 23, 149, 152, 221
フォンダパリヌクス 512, 544
腹腔内出血 476
腹痛 151
腹部膨満感 309
浮腫 114
ブスルファン 101, 125, 337
不整脈 104
不妊 128
不飽和鉄結合能 3, 23
プラスミノゲンアクチベータインヒビター 521
プラスミン-$α_2$ プラスミンインヒビター複合体 524
プリンアナログ製剤 136
フルオロキノロン系抗菌薬 135
フルコナゾール 135
フルダラビン 99, 125, 136, 201, 321, 383, 392
ブレオマイシン 100
プレドニゾロン 100
ブレンツキシマブ ベドチン 117, 427
フローサイトメトリー 80, 88, 271
プロテアソーム阻害薬 117
プロテイン C 26, 70
プロテイン C 欠損症 516
プロテイン S 26, 70
プロテイン S 欠損症 516
プロトロンビン時間 26, 66, 476, 485

プロトロンビンフラグメント1+2 — 71	ボリコナゾール — 135	無効造血 — 230
プロトンポンプ阻害薬 — 151, 224	ボリノスタット — 118, 413, 463	むずむず脚症候群 — 149
分化症候群 — 283	ポリミキシンB — 135	無治療経過観察 — 321, 369, 421
分子遺伝学的完全寛解 — 312	ボルテゾミブ — 117, 136, 353, 392, 458	無痛性リンパ節腫大 — 424
分子遺伝学的大寛解 — 313	本態性血小板血症 — 10, **329**	無トランスフェリン血症 — 150
分子標的薬 — 100, **112**	診断基準 — 330	
作用点 — 119	治療アルゴリズム — 332	**め**
分染法 — 80		メチルマロン酸 — 157
	ま	メテノロン酢酸エステル — 201
へ	マイトマイシンC — 225	メトトレキサート — 99, 125, 225, 301, 413, 429, 434
ヘアリーセル白血病 — **379**	マクログロブリン血症 — 34	
平均赤血球ヘモグロビン濃度 — 51	末梢血幹細胞移植 — 121, 124	めまい — 2, 18, 21
平均赤血球ヘモグロビン量 — 51	末梢神経障害 — 105, 118, 466	6-メルカプトプリン — 100
平均赤血球容積 — 21, 39, 51, 149	末梢性T細胞リンパ腫 — 142, **399**	メルファラン — 100, 468
ヘパプラスチンテスト — 68	治療アルゴリズム — 403	免疫寛容導入療法 — 482
ヘパリン — 182	末梢性T細胞リンパ腫,非特定型 — 345, 399	免疫グロブリン — 92
ヘパリン起因性血小板減少症 — **540**		免疫再構築症候群 — 442
4項目スコア方式 — 541	マラリア原虫 — 53, 54	免疫組織化学染色 — 88
ヘビースモーカー — 20	マルク — 60	免疫調節薬 — 458
ヘプシジン — 20, 147, 161, 220	マルチマー解析 — 492	免疫抑制薬 — 173, 534
ヘマトクリット値 — 3, 17	満月様顔貌 — 173	免疫抑制療法 — 200, 216, 254, 487
ヘム鉄 — 151	慢性好中球性白血病 — 10	
ヘモグロビン尿 — 180	慢性骨髄性白血病 — 10, 46, **308**	**も**
ヘモグロビン濃度 — 3, 17, 51	治療効果判定法 — 311	網状血小板比率 — 501
偏食 — 23	慢性期の治療アルゴリズム — 315	網状皮斑 — 329
ペンタミジン — 136	慢性骨髄単球性白血病 — 11, 231, 244	網赤血球 — 39, 169
ベンダムスチン — 100, 323, 383, 388, 392, 463	慢性疾患に伴う貧血 — 219	網赤血球数 — 3, 21, 52, 215
	慢性腎臓病 — 160	モガムリズマブ — 117, 413, 421
ペントスタチン — 383	慢性腎不全 — 153	
便秘 — 105, 151	慢性肺疾患 — 21	**や**
扁平上皮がん — 211	慢性リンパ性白血病 — 34, 99, **318**	薬剤アレルギー — 4
	治療方針 — 322	薬剤性貧血 — **224**
ほ	病期分類 — 319	薬剤性溶血性貧血 — 224
放射線照射輸血用血液 — 132	予後因子 — 320	薬剤歴 — 2
放射線療法 — **139**, 369	慢性リンパ性白血病細胞 — 55	薬疹 — 411
歩行障害 — 303	慢性GVHD — 127	
ホジキンリンパ腫 — 10, 99, **424**, 443	マントル細胞リンパ腫 — 142, **389**	**ゆ**
DLBCLとの中間型 — 345	治療アルゴリズム — 391	有棘赤血球 — 53
ホスカルネット — 136		有口赤血球 — 53
ボスチニブ — 113, 312	**み**	輸血関連急性肺障害 — 132
ホスファチジルセリン依存性抗プロトロンビン抗体 — 515	ミエロペルオキシダーゼ染色 — 271	輸血関連循環過負荷 — 132
	味覚異常 — 2	輸血後移植片対宿主病 — 132
補体 — 92	味覚障害 — 304	輸血後鉄過剰症 — 218, 238, 252
発作性寒冷ヘモグロビン尿症 — 170, **178**	ミトキサントロン — 101	輸血熱 — 4
発作性夜間ヘモグロビン尿症 — 12, 21, 74, 153, **180**	ミニ移植 — 125	輸血の原則 — 129
	未分化大細胞リンパ腫 — 346, 399, 443	輸血副作用 — 131
診断基準 — 181	未分画ヘパリン — 512, 518, 526	輸血療法 — **129**, 182, 195, 238
ポップコーン細胞 — 425		
ポマリドミド — 458, 463	**む**	**よ**
ホモシステイン — 157	無形成発作 — 188	溶血性尿毒症症候群 — 21, 533, **536**

溶血性貧血	20, 73, 532, 536	
診断基準	170	
薬剤性	224	
葉酸	3, 23, 171, 190	
葉酸欠乏	154	
葉酸補充療法	159	
溶性ピロリン酸第二鉄	151	
腰痛	456	
予防的抗凝固療法	512	
予防的補充療法	480	

ら
ラニムスチン	101, 337
ランダム皮膚生検	364

り
リストセチン凝集能	492
リストセチンコファクター活性	492
リツキシマブ	100, 117, 172, 177, 200, 322, 377, 388, 503, 534
リバージョン・モザイク	207
リバーロキサバン	512
リバビリン	225
流死産	516
緑内障	173
リンパ芽球性リンパ腫	443
リンパ球減少	13
リンパ球増加	11
リンパ形質細胞リンパ腫	385
リンパ系腫瘍	269
リンパ腫	34, 217, **340**
リンパ腫様丘疹症	411
リンパ節腫脹	5, 33, 45, 417
鑑別診断のアルゴリズム	36
リンパ節生検	5, 36, 81
指針	37
リンパ節転移	35
リンパ増殖性疾患	434

る
涙滴赤血球	53, 54, 325
類白血病反応	11
ループスアンチコアグラント	30, 485, 515
ルキソリチニブ	113, 114, 327

れ
冷式抗体	74, 175
レチノイド	413
レナリドミド	240, 252, 324, 328, 353, 458

レボドパ	225
レボフロキサシン	135
連銭形成	53

ろ
労作時息切れ	18
濾胞	33
濾胞性リンパ腫	100, 141, 343, **367**
治療アルゴリズム	370
濾胞性リンパ腫国際予後指標	368
ロミプロスチム	503

わ
ワルファリン	183, 512, 517, 545

欧文索引

数字
5q−症候群	**249**
7＋3療法	296, 305
11q23欠失	320
13q14欠失	320
17p13欠失	321

A
ABL 阻害薬	113
ABO major 不適合ドナー	217
ABVD 療法	100, 426
acanthocyte	53
acidified-serum test	75
acquired hemophilia A	**483**
activated partial thromboplastin time（APTT）	26, 66, 68, 476, 485
acute lymphoblastic leukemia（ALL）	**298**
acute myeloid leukemia（AML）	206, 231, **274**
acute promyelocytic leukemia（APL）	**283**
ADAMTS13	529
adult T-cell leukemia/lymphoma（ATL）	**416**
病型分類チャート	418
age-adjusted IPI（aaIPI）	349
AIDS リンパ腫	**439**
AITL prognostic index（ATPI）	401
AL アミロイドーシス	457, **465**
治療アルゴリズム	467, 468

ALK（anaplastic lymphoma kinase）	346
ALK 遺伝子	401
ALK 陰性 ALCL	402
ALK 阻害薬	115
ALK 陽性 ALCL	401
allele burden	85, 338
allo-HSCT	312
all-*trans* retinoic acid（ATRA）	112, 285, 527
anaplastic large cell lymphoma（ALCL）	346, 399
anemia of chronic disease（ACD）	17, 150, 160, **219**
鉄欠乏性貧血との鑑別診断	222
anemia of inflammation	219
angioimmunoblastic T-cell lymphoma（AITL）	346, 399
anisocytosis	150
Ann Arbor 病期分類	342
antibody-drug conjugate（ADC）	115
antiphospholipid antibodies（aPL）	515
antiphospholipid syndrome（APS）	**515**
antiretroviral therapy（ART）	439
antithymocyte globulin（ATG）	200
APL 細胞	283
APL 分化症候群	285
aplastic anemia	**196**
AspaMetDex 療法	409
ATL-prognostic index（ATL-PI）	417
ATO＋ATRA 療法	288
Auer 小体	232, 283
autoimmune hemolytic anemia（AIHA）	21, 73, **167**

B
β₂ミクログロブリン	92
B 型肝炎	173
B 細胞前リンパ球性白血病	320
B 細胞リンパ腫	341, 436
B リンパ芽球性白血病/リンパ腫	270
B prolymphocytic leukemia（B-PLL）	320
bafetinib	324
basophilic stippling	53
BCD 療法	470

BCL2	368	
BCR-ABL 融合遺伝子	308	
BD 療法	459	
BEACOPP 療法	427	
Bernard-Soulier 症候群	507	
Binet 分類	319	
bivalirudin	544	
blinatumomab	117	
bone marrow transplantation（BMT）	121, 124	
Born の比濁法	32	
BR 療法	371, 392	
BRAF 阻害薬	119	
BRAF V600E 変異	381	
BTK 阻害薬	114	
Burkitt leukemia variant	270, 394	
Burkitt lymphoma（BL）	**394**	
burr cell	53	

C

C 型慢性肝炎	153
CALR 変異	326, 330
carfilzomib	118, 463
Castleman 病	35
CCND1-IGH 転座	390
CCR4	420
CD4	420
CD5	320, 375
CD5陽性 DLBCL	349
CD10	320, 344, 368, 375, 401
CD20	375
CD20免疫染色	363
CD23	320
CD25	420
CD38	88
CD45	88
CD55	75, 182
CD56	406
CD59	75, 182
CD79a	375
CEBPA 遺伝子変異	275
central pallor	150
centroblast	343, 368
centrocyte	343
centrocyte-like cell	344
CHASE-R 療法	353
Chédiak-Higashi 症候群	508
chemotherapy-induced nausea and vomiting（CINV）	102
chlorambucil	377

CHOP 療法	100, 350, 392, 396, 402
CHOP-21 療法	421
chronic kidney disease（CKD）	160
chronic lymphocytic leukemia（CLL）	**318**
chronic myeloid leukemia（CML）	308
chronic myelomonocytic leukemia（CMML）	231, 244
circulating anticoagulant（CA）	30
classical Hodgkin lymphoma（CHL）	402
CMV 再活性化	136
CODOX-M/IVAC 療法	396
cold agglutinin disease（CAD）	**175**
combined modality therapy（CMT）	369
Coombs 陰性 AIHA	169
Coombs 試験	73, 189
COP 療法	100
cord blood transplantation（CBT）	121
core binding factor-AML	275
CRAB	452, 456
crizotinib	115
CT	349
CTD 療法	470
CXCL13	401
cyclin D1（CCND1）	320, 375, 390
cytokine-mediated anemia	219
cytokine release syndrome	117

D

D-ダイマー	26, 66, 69, 511, 524
dacryocyte	53
DA-EPOCH-R 療法	352, 357, 396
dasatinib	324
decitabine	118
deep vein thrombosis（DVT）	510
DHAP 療法	398
Diamond-Blackfan 貧血	214
DIC（disseminated intravascular coagulation）	21, 43, 270, **520**, 533
診断基準	522
病型分類	524
differentiation syndrome（DS）	283
diffuse large B-cell lymphoma（DLBCL）	343, **348**, 372
direct antiglobulin test（DAT）	73
DLBCL and FL	344

Döhle 小体	55, 57
Döhle 様小体	55, 57
Donath-Landsteiner 抗体	178
DRC 療法	388
drepanocyte	53
dry tap	63, 381
dyskeratosis congenita（DC）	**210**

E

EBV	345, 434
EBV 抗体	91
EBV 再活性化	91, 200, 436
EBV DNA 量	200, 406
EBV-encoded small RNA（EBER）	406
echinocyte	53
EDTA 依存性偽性血小板減少症	501
EGFR 阻害薬	114
elliptocyte	53
elotuzumab	463
EPO（erythropoietin）	23, **110**, 160, 220, 223
EPO 産生腫瘍	21, 161
EPO 製剤	110, 225
erythropoiesis stimulating agent（ESA）	110, 164
essential thrombocythemia（ET）	**329**
EUTOS スコア	310
Evans 症候群	168, 533
extranodal marginal zone lymphoma of mucosa-associated lymphoid tissue	374
extranodal NK/T-cell lymphoma, nasal type（ENKL）	**405**

F

FAB 分類	231, 266
Fanconi 貧血	196, **206**, 211
FC 療法	322
FCR 療法	322
FDG-PET 検査	95, 349, 425
FDG-PET/CT	96
febrile neutropenia（FN）	101, 108
fibrin/fibrinogen degradation products（FDP）	26, 66, 69, 524
FISH（fluorescence *in situ* hybridization）法	82, 271, 454
flow cytometry	88
flower cell	55

FLT3 遺伝子変異 275	HTLV-1 15, 416	**J**
FLT3 阻害薬 115	Hunter 舌炎 23	*JAK2* 遺伝子変異 24, 326, 335
follicular lymphoma（FL） 343, **367**	Hyper-CVAD 療法 296	*JAK2* V617F 変異 329
Follicular Lymphoma International Prognostic Index（FLIPI） 368	**I**	**K**
fostamatinib 324	ibrutinib 114, 324, 353, 388, 392	keratocyte 53
free light chain（FLC） 466	ICE 療法 357	*KIT* 遺伝子変異 281
fresh frozen plasma（FFP） 534, 538	idelalisib 119, 324	**L**
G	idiopathic thrombocytopenic purpura（ITP） **498**	LA 70
G 分染法 82, 271	IELSG スコア 430	Ld 療法 462
G6PD 欠損症 224	IFN/AZT 療法 422	LD 療法 470
Gaisböck 症候群 21	IgG 169, 178	LDH 3, 23
G-CSF（granulocyte colony-stimulating factor） 9, 101, **107**, 240, 246, 282	IgM 175	lemon-yellow skin 156
	IgM 型 M 蛋白血症 386	lepirudin 544
G-CSF 製剤 108	immune reconstitution inflammatory syndrome（IRIS） 442	leptocyte 53
GELF 規準 369, 377		leukemia stem cell（LSC） 260
Glanzmann thrombasthenia（GT） 506	immune tolerance induction（ITI） 482	leukoerythroblastosis 325
graft-versus-host disease（GVHD） 122, 125, 201	immunohistochemistory 88	Lower-Risk Prognostic Scoring System（LR-PSS） 234
gray platelet syndrome 508	immunomodulatory drugs（IMiDs） 458	Lugano 基準（分類） 349, 425
GVL（graft-versus-leukemia）効果 121	infusion reaction 115, 287, 365	Lugano 分類〔消化管リンパ腫〕 342
	international normalized ratio（INR） 67	LVD 療法 409
H	International Prognostic Index（IPI） 348, 402, 440	lymphoplasmacytic lymphoma（LPL） 385
H₂ 受容体阻害薬 151	International Prognostic Score（IPS） 424	lymphoproliferative disease（LPD） 434
hairy cell leukemia（HCL） **379**	International Prognostic Scoring System（IPSS） 233	**M**
Ham 試験 75		
Hasford スコア 310	International Prognostic Scoring System for Waldenström Macroglobulinemia（ISSWM） 385	M 蛋白 451, 457
Helicobacter pylori 153, 375		MACOP-B 療法 357
除菌療法 375, 502		MALT リンパ腫 141, **374**
HELLP 症候群 533	intravascular large B-cell lymphoma（IVLBCL） 361	mantle cell lymphoma（MCL） **389**
hemolytic uremic syndrome（HUS） 21, 533, **536**		Mantle Cell Lymphoma International Prognostic Index（MIPI） 389
	involved field radiation therapy（radiotherapy）（IFRT） 140, 350, 402, 425	
hemophilia **474**		May-Hegglin 異常 55, 58
heparin-induced thrombocytopenia（HIT） **540**	involved site radiation therapy（ISRT） 140	MD 療法 468
		MDS（myelodysplastic syndrome） 20, 206, 227, **230**
hereditary spherocytosis（HS） 20, 75, **186**	IPSET（International Prognostic Score for ET） 331	移植適応 238, 246
Hermansky-Pudlak 症候群 508	IPSET-thrombosis 331	診断基準 231
HIT 抗体 540	iron deficiency anemia（IDA） 20, **146**	治療アルゴリズム 245
HIT 抗体検査法 543		病型分類 232
HIV 感染症 13	ISS + FISH 病期分類 454	MDS/MPN 231, 268
Hodgkin lymphoma（HL） **424**	ixazomib 118, 463	mean corpuscular hemoglobin（MCH） 51
Hodgkin/Reed-Sternberg 細胞 425		
Homans 徴候 511		mean corpuscular hemoglobin concentration（MCHC） 51
Howell-Jolly 小体 53, 54, 190		mean corpuscular volume（MCV） 21, 51, 149
HSV 再活性化 136		

megaloblastic anemia	**154**	
MEK 阻害薬	119	
Mentzer index	194	
MIB-1 index	395	
microangiopathic hemolytic anemia（MHA）	21	
minimal residual disease（MRD）	82, 312	
mixed phenotype acute leukemias（MPAL）	294	
monoclonal gammopathy of undetermined significance（MGUS）	450, 465	
monocytoid cell	344	
MP 療法	457	
MPB 療法	461	
MPL 変異	326, 331	
MPL 療法	461	
MPT 療法	461	
MRI	430	
MSKCC 予後スコア	430	
mTOR 阻害薬	119	
mucosal block	152	
multiple myeloma	**456**	
MYC 転座	350	
mycosis fungoides	410	
MYD88 L265P 変異	386	
myelofibrosis	**325**	
myeloma-defining event（MDE）	452	
myeloproliferative neoplasm（MPN）	231, 265	

N

N 末端プロ脳性ナトリウム利尿ペプチド	466
NAP スコア	57, 272
neurolymphomatosis	362
NK/T 細胞リンパ腫，鼻型	142
NK/T-cell lymphoma prognostic index（NK-PI）	405
Nordic regimen	392
NPM1 変異	275
NPM/ALK キメラ遺伝子	401

O

obinutuzumab	117, 324
osmotic fragility test（OF）	75

P

paroxysmal cold hemoglobinuria（PCH）	**178**
paroxysmal nocturnal hemoglobinuria（PNH）	21, 74, **180**
PCR 法	80, 85, 271
PD-1	401
Pearson 症候群	207, 211
performance status（PS）	348
peripheral blood stem cell transplantation（PBSCT）	121, 124
peripheral T-cell lymphoma（PTCL）	**399**
peripheral T-cell lymphoma, not otherwise specified（PTCL, NOS）	345, 399
pernicious anemia	154
PET/CT	95, 425
PI3 キナーゼ阻害薬	119
pica	148
Pickwick 症候群	21
PIGA 遺伝子	180
plasmin-α₂ plasmin inhibitor complex（PIC）	524
plasminogen activator inhibitor（PAI）	521
platelet-associated IgG（PAIgG）	500
Plummer-Vinson 症候群	23, 149
PML-RARA 融合遺伝子	283
PNH 血球	182
poikilocyte	150
polycythemia vera（PV）	20, **334**
ponatinib	115, 312
post-essential thrombocythemia myelofibrosis（post-ET MF）	331
post-polycythaemic myelofibrosis phase（post-PV MF）	335
pre-fibrotic fibrosis	328
primary central nervous system lymphoma（PCNSL）	**429**
primary mediastinal large B-cell lymphoma（PMLBCL）	**355**
primary myelofibrosis（PMF）	325
prognostic index for AITL（PIAI）	401
prognostic index for PTCL-NOS（PIT）	400
prothrombin time（PT）	26, 66, 67, 476, 485
psoas position	476
pulmonary embolism（PE）	510
pulmonary thromboembolism（PTE）	510
punched-out lesion	453
pure red cell aplasia	**214**

Q

QTc 延長	114
quizartinib	115

R

Rai 分類	319
RAS-associated ALPS-like disease（RALD）	258
Raynaud 症状	175
R-CHOP 療法	350, 357, 365, 370, 377, 392
R-CHOP/R-DHAP 交替療法	392
R-CVP 療法	370, 377, 388
R-DHAP 療法	353
recombinant thrombomodulin（rTM）	526
red cell fragment	53
refractory anemia with excess blasts（RAEB）	251, 256
refractory cytopenia of childhood（RCC）	255
relative dose intensity	100
renal anemia	**160**
R-ESHAP 療法	353
restless legs syndrome	149
revised IPSS（IPSS-R）	233
Revised Prognostic Staging System	466
R-FC 療法	392
R-FM 療法	370
RHOA 遺伝子	401
R-Hyper-CVAD 療法	396
R-Hyper-CVAD/MA 療法	392
R-ICE 療法	353, 398
Richter 症候群	319
R-MPV 療法	431
romidepsin	118
rouleaux formation	53
RT-2/3DeVIC 療法	408
RT-PCR（reverse transcription and polymerase chain reaction）法	83

S

Sanger 法 ... 84
Sanz score ... 284
schizocyte ... 53
Schwachman-Diamond 症候群 ... 207, 211
Sézary 症候群 ... 410
sickle cell ... 53
SKY（spectral karyotyping）法 ... 82, 271
small lymphocytic lymphoma（SLL） ... 323
SMILE 療法 ... 408
smudge 細胞 ... 320
Sokal スコア ... 310
soluble fibrin（SF） ... 524
spherocyte ... 53
splenic conditioning ... 188
splenic marginal zone lymphoma（SMZL） ... 379
spoon nail ... 148
ST 合剤 ... 136, 218, 225, 422, 441
Stanford V 療法 ... 427
starry sky appearance ... 395
Stevens-Johnson 症候群 ... 423
stomatocyte ... 53
stress erythrocytosis ... 20
subclinical PNH ... 182
sucrose hemolysis test ... 75
supportive care ... 305
SUVmax ... 380

T

T 細胞リンパ腫 ... 341
T リンパ芽球性白血病/リンパ腫 ... 270
t（11;18） ... 375
target cell ... 53
TD 療法 ... 470
tear drop cell ... 53
thalassemia ... **192**
therapy-related AML（t-AML） ... 274
therapy-related myeloid neoplasms（t-MN） ... 290
thiotepa ... 429
thrombin-antithrombin complex（TAT） ... 524
thrombotic microangiopathy（TMA） ... 21, 225, 532
thrombotic thrombocytopenic purpura（TTP） ... 21, **529**
TNM 分類 ... 342
total body irradiation（TBI） ... 125, 143, 201
total iron-binding capacity（TIBC） ... 23, 146, 149
TP53 変異 ... 235
trametinib ... 119
transferrin saturation（TSAT） ... 149
tumor lysis syndrome（TLS） ... **104**, 398

U

Upshaw-Schulman 症候群 ... 529

V

VAD 療法 ... 459
VCAP-AMP-VECP 療法 ... 421
vemurafenib ... 119
venous thromboembolism（VTE） ... **510**
von Willebrand 因子（VWF） ... 32, 490, 529
von Willebrand 病（VWD） ... 48, **490**
VR-CAP 療法 ... 392
VWF 遺伝子 ... 490
VWF プロペプチド ... 492
VWF：Ag ... 29, 492
VWF：RCo ... 29, 492
VZV 再活性化 ... 136

W

Waldenström macroglobulinemia（WM） ... **385**
watch and wait ... 321
watchful waiting ... 99, 369
WHO 分類 ... 231, 266, 340
WHO-classification-based Prognostic Scoring System（WPSS） ... 233
whole brain radiotherapy（WBRT） ... 429
withdrawal syndrome ... 115
WT1 定量検査 ... 87
WT1 mRNA 測定 ... 241

中山書店の出版物に関する情報は,
小社サポートページを御覧ください.
http://www.nakayamashoten.co.jp/
bookss/define/support/support.html

最新ガイドライン準拠
血液疾患 診断・治療指針

2015年10月30日　初版第1刷発行ⓒ　〔検印省略〕

編　集　　　　金倉　譲（かなくら　ゆずる）

発行者　　　　平田　直

発行所　　　　株式会社 中山書店
　　　　　　　〒113-8666　東京都文京区白山1-25-14
　　　　　　　TEL 03-3813-1100（代表）　振替 00130-5-196565
　　　　　　　http://www.nakayamashoten.co.jp/

装丁　　　　　花本浩一（麒麟三隻館）
本文デザイン・DTP　　株式会社 Sun Fuerza
印刷・製本　　三松堂株式会社

ISBN978-4-521-74279-3
Published by Nakayama Shoten Co., Ltd.　　　　　Printed in Japan
落丁・乱丁の場合はお取り替え致します

- 本書の複製権・上映権・譲渡権・公衆送信権（送信可能化権を含む）は株式会社中山書店が保有します.

- JCOPY ＜(社)出版者著作権管理機構 委託出版物＞
  本書の無断複写は著作権法上での例外を除き禁じられています.複写される場合は,そのつど事前に,(社)出版者著作権管理機構(電話 03-3513-6969, FAX 03-3513-6979, e-mail: info@jcopy.or.jp)の許諾を得てください.

- 本書をスキャン・デジタルデータ化するなどの複製を無許諾で行う行為は,著作権法上での限られた例外(「私的使用のための複製」など)を除き著作権法違反となります.なお,大学・病院・企業などにおいて,内部的に業務上使用する目的で上記の行為を行うことは,私的使用には該当せず違法です.また私的使用のためであっても,代行業者等の第三者に依頼して使用する本人以外の者が上記の行為を行うことは違法です.

内科学書 改訂第8版

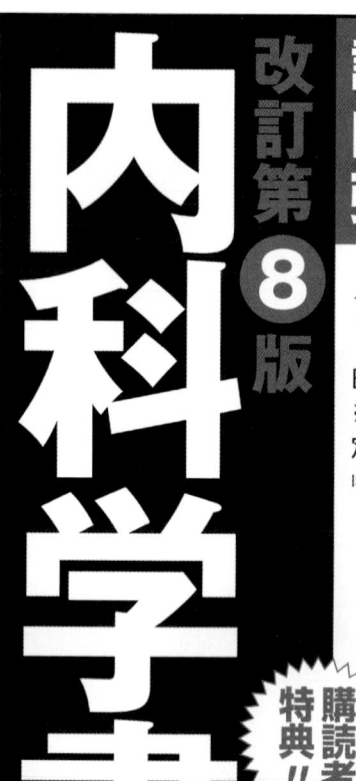

**読者の利便性を考慮した7分冊
内科学テキストのスタンダード
強力バージョンアップの第8版!**

全6冊+別巻

B5判／オールカラー／総3,080頁
※分売不可
定価（本体29,000円+税）
ISBN978-4-521-73775-1

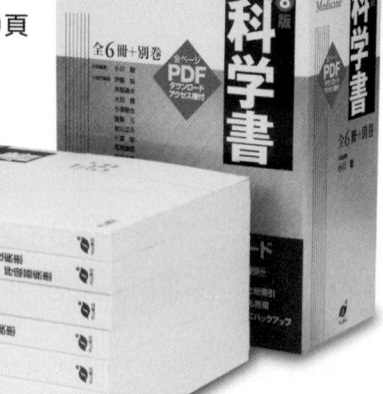

購読者特典!!
全ページ **PDF** ダウンロードアクセス権付!

3,000頁超のデータをタブレットに入れて，いつでもどこでも携帯!

◉総編集
小川　聡

◉部門編集（50音順）
伊藤　裕	井廻道夫
大田　健	小澤敬也
後藤　元	祖父江元
千葉　勉	花房俊昭
伴信太郎	藤田敏郎
三嶋理晃	三森経世
山本和利	

◉編集協力
塩沢昌英（Dr.一茶）

Dr.一茶の『内科学書検討講座』動画講義公開中!
QRコードで簡単にアクセス

読者の多様なニーズをここに実現!

- ◉他社内科テキストに比べて，情報は最新，ボリュームは最大!
- ◉疾患に至るまでの病態の解説が充実．学生・研修医にとって最適!
- ◉解説は内科的領域のみならず他科との境界領域の疾患も臓器別に詳細に説明することにより，鑑別診断の理解が深まるように編集．
- ◉今回も7分冊を実現，薄くて携帯に便利! 関連分野でまとまり，効率的な学習が可能!
- ◉診断ポイントの明示，典型的な症例写真で"見てわかる"教科書を追求!
- ◉現象面の説明にとどまらず，「どうしてそうなるのか」の理由を解説．
- ◉「講義の場で学生がもちやすい疑問点」をとりあげ，それらに応える解説を加筆．
- ◉鑑別診断の表が豊富．
- ◉あらたに国試（過去10年間）の出題頻度順の項目索引を収載!

中山書店　〒113-8666　東京都文京区白山1-25-14
TEL 03-3813-1100　FAX 03-3816-1015
http://www.nakayamashoten.co.jp/

「How To Report Statistics in Medicine」待望の完全邦訳！

わかりやすい医学統計の報告
医学論文作成のためのガイドライン

第2版

監訳――**大橋靖雄** 東京大学大学院医学系研究科生物統計学分野教授
　　　林 健一 アラメディック株式会社／東京大学大学院医学系研究科非常勤講師
著　――Thomas A. Lang／Michelle Secic

How To Report **Statistics** in **Medicine**

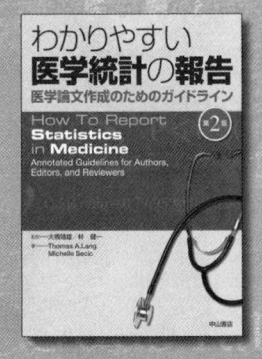

医学論文の統計に関する報告や解釈をする際のガイドラインとして定評のある「How To Report Statistics in Medicine」(第2版)の完全邦訳．統計について解説した書籍は多数あるが，「科学的な公表をする際に，統計に関する情報をどのように示すか」について詳しく解説した書籍はほとんどない．論文執筆者や編集者，査読者まで，論文に関わるすべての人に活用されるべき，待望の書がついに発行！

B5判／並製／456頁／定価（本体7,800円＋税）
ISBN978-4-521-73366-1

Contents

第1部　医学領域の統計の報告に関するガイドライン
- 第1章　データを要約する　数値と記述統計量の報告
- 第2章　イベントの確率を比較する　リスクの尺度の報告
- 第3章　標本から母集団に一般化する　推定値と信頼区間の報告
- 第4章　P値とともにグループを比較する　仮説検定の報告
- 第5章　複数のP値を調整する　多重検定の問題
- 第6章　関係を調べる　関連と相関の解析の報告
- 第7章　1つ以上の変数から値を予測する　回帰分析の報告
- 第8章　複数の変数を用いてグループを解析する　分散分析(ANOVA)の報告
- 第9章　イベント発生までの時間をエンドポイントとして評価する　生存時間解析の報告
- 第10章　疾患の有無を決定する　診断検査の性能特性の報告
- 第11章　「事前確率」を考慮する　ベイズ流統計解析の報告
- 第12章　集団内の疾病と障害の傾向を記述する　疫学指標の報告

第2部　研究デザインと研究活動の報告に関するガイドライン
- 第13章　実験的研究で介入の効果を評価する　ランダム化比較試験の報告
- 第14章　曝露からアウトカムまで前向きに観察する　コホート研究または縦断研究の報告
- 第15章　アウトカムから曝露まで後ろ向きに観察する　ケースコントロール研究の報告
- 第16章　曝露とアウトカムを同時に観察する　調査や横断研究の報告

第3部　研究の統合手法の報告に関するガイドライン
- 第17章　関連する研究の結果を合成する　系統的レビューとメタアナリシスの報告
- 第18章　治療の費用と結果を秤にかける　経済的評価の報告
- 第19章　治療の選択肢を伝える　決定分析と診療ガイドラインの報告

第4部　図表を用いたデータと統計量の提示に関するガイドライン
- 第20章　表を用いてデータと統計量を示す　表による値，グループおよび比較の報告
- 第21章　視覚的にデータと統計量を示す　図による値，グループおよび比較の報告

第5部　統計用語と統計手法のガイド

第6部　付録
1. 文中に数値を記載する際の規定
2. 数学記号の表記法
3. 統計学の用語と仮説検定のスペル
4. 報告方法に関する他のガイドラインへのリンク
5. 生物医学研究で生じる誤差，交絡およびバイアスの原因

中山書店　〒113-8666　東京都文京区白山1-25-14　TEL 03-3813-1100　FAX 03-3816-1015
http://www.nakayamashoten.co.jp/

プリンシプル 血液疾患の臨床

疾患の本質を理解し，最良の治療を実現する!!

全4冊

■B5判，平均330頁，オールカラー

総編集● 金倉　譲（大阪大学）
編集委員● 伊豆津宏二（虎の門病院）
（50音順）　冨山佳昭（大阪大学）
　　　　　松村　到（近畿大学）
　　　　　山﨑宏人（金沢大学）

全4冊の構成

□ **ここまできた白血病/MDS治療**
専門編集●松村 到（近畿大学）　定価（本体10,000円＋税）

□ **リンパ腫・骨髄腫の最新療法**
専門編集●伊豆津宏二（虎の門病院）　定価（本体11,000円＋税）

□ **新戦略による貧血治療**
専門編集●山﨑宏人（金沢大学）　定価（本体11,000円＋税）

□ **よくわかる血栓・止血異常の診療**
専門編集●冨山佳昭（大阪大学）　定価（本体11,000円＋税）

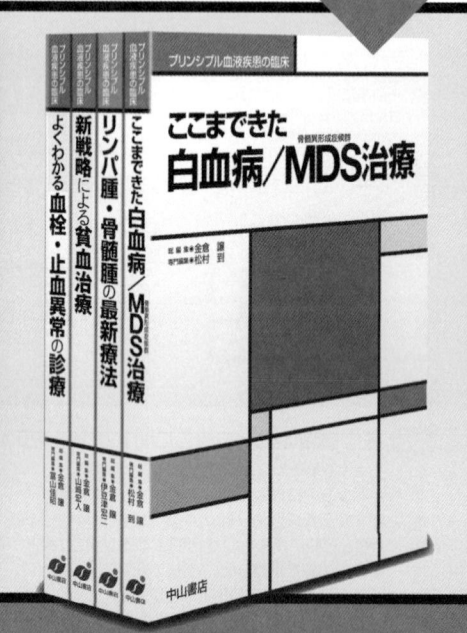

血液内科の日常臨床をプラクティカルに支える実用書．それぞれの疾患に対する最新の知識と最適な診療の進め方を丁寧に解説．専門家ならではの考え方やコツなどが披露された，血液内科医の専門知識とスキルが高まるシリーズ！

中山書店　〒113-8666　東京都文京区白山1-25-14　TEL 03-3813-1100　FAX 03-3816-1015
http://www.nakayamashoten.co.jp/